济众新编释

孙振杰　时霄霄　宋淑平　杨金和　主编

中医古籍出版社

图书在版编目（CIP）数据

济众新编释/孙振杰，等校注．-北京：中医古籍出版社，2007.6
ISBN 978-7-80174-511-8

Ⅰ.济… Ⅱ.孙… Ⅲ.方书-注释-朝鲜-近代 Ⅳ.R289.2

中国版本图书馆CIP数据核字（2007）第050740号

济众新编释

主　　编：孙振杰　时霄霄　宋淑平　杨金和

责任编辑：刘　婷
封面设计：天水工作室
出版发行：中医古籍出版社
社　　址：北京东直门内南小街16号（100700）
印　　刷：北京财经印刷厂
开　　本：787mm×1092mm　1/16
印　　张：36.25
字　　数：980千字
版　　次：2007年7月第一版　2007年7月第一次印刷
印　　数：0001～2500册
ISBN 978-7-80174-511-8
定　　价：56.00元

《济众新编释》编委会

内容提要

本书按照《济众新编》原著内容顺序编排，共分八卷。内容包括内、外、妇、儿、眼、耳、鼻、舌、齿、喉各科诸证及急救、养老、药性等。分门汇类，提纲挈维，每证之下，症脉分立，当用之方，列其条后，脉络清晰，条理井然。其中，卷一为风、寒、暑、湿、燥、火，并列其脉、症、方药。卷二为内伤、虚劳、身形、精、气、神、血、梦、声音、言语、津液、痰饮，并列其脉、症、方药。卷三为五脏、六腑、虫、小便、头、面、眼、耳、鼻、口舌、牙齿、咽喉，并列其脉、症、方药。卷四为颈项、背、胸、乳、腹、脐、腰、胁、皮、脉、手、足、毛发、前阴、后阴、霍乱、呕吐、咳嗽，并列其脉、症、方药。卷五为积聚、浮肿、腹胀、消渴、黄疸、痎虐、瘟疫、邪祟、痈疽、诸疮、诸伤、解毒、救急、杂方，并列其脉、症、方药。卷六为妇人、胞，并列其脉、症、方药。卷七为小儿、痘疹、麻疹、养老，并列其脉、症、方药。卷八为药性歌诀。

前　言

中医药学是个伟大的宝库，是五千年中华文明的重要组成部分，也是世界文化的宝贵遗产，明清时期，随着生产力的发展和社会的进步，中医药学得到了长足的发展，达到了相当的水平和规模。邻邦日本、朝鲜、东南亚各地也都相继涌现出了不少的中医名家，留下了许多传世之作，其中朝鲜的康命吉及其编纂的《济众新编》，就是这一时期的优秀代表作。康命吉（1737~1801年），朝鲜李朝正祖时期医家。因医术高超，得到了正祖李算的赏识，进入太医院，出任内局首医20余载，官至崇禄大夫行知中枢府事。《济众新编》为康氏入太医院后奉王命所编纂，此书至完成，历时近30年，于1799年成书。原书共8卷，囊括了内、外、妇、儿、眼、耳、鼻、喉、舌齿各科诸证及急救、养老的常用经典方及经验方，内容分门别类，每方之下，症脉分立，脉络清晰，条理井然，就今天看来，仍不失其重要的使用和研究价值，但是，随着时代的变迁及古今文字的演变，今天的人们阅读起来产生了一定的困难，为了更好地传承这份文化遗产，我们本着忠实于原著的原则，给原文添加了标点符号，对原文及其中的疑难字词进行了语释和注解，给某些经典名方添加了临床新用，采用原文、语释、词解、临床新用的格式，分段进行了整理，编辑成《济众新编释》一书。本书是对古代医籍的发掘整理，其刊印面世，必将成为各级中医药从业人员临床、教学、科研的重要资料，更是广大群众寻医问药不可多得的良师益友。

值得说明的是，在历代中医书籍中，有些观念现代科学尚不能解释，或因受当时历史条件的限制，夹杂着一些狐魂鬼怪之类的主观唯心思想，《济众新编》也不例外，在阅读本书时，我们希望读者能以辩证唯物主义的观点，吸取精华，剔去糟粕，用科学的方法进行分析研究，使中医药事业发扬光大，源远流长。

孙振杰

丁亥年初春于古梁邹

目　录

济众新编释卷之二

济众新编释卷之三

济众新编释卷之四

济众新编释卷之五

济众新编释卷之六

济众新编释卷之七

济众新编释卷之八

濟衆新編卷之一

【原文】

風①**：**附風痺、麻木、歷節風、破傷風、痓痙②。

脉法：中風③脉浮滑兼痰，氣微而虚者不可疎散，浮遲者吉，急疾者凶。

卒中風救急：昏倒牙噤、潮涎、喎斜，以大指掐人中，刺十指井穴及合谷、人中，竹瀝、薑汁、香油、童便調蘇合香元④（氣門）⑤，牛黄清心元灌之，香油調麝香一二分灌之。痰盛者，白礬水吐之。口噤者，烏梅肉和南星、細辛末，以中指蘸擦自開。虚者，獨参湯（氣門）加竹瀝、薑汁。中暑、中寒、中濕、痰厥、氣厥、食厥、熱厥、虚暈⑥等症皆卒倒不語，類卒中風，勿以風治，各考本門治之。

［语释］

风病：有风痹、麻木、历节风、破伤风、痓痉这些病症。

脉法：中风病为浮脉，滑脉则有痰，气微而虚的人不可用疏散方法治疗，脉浮迟的病人，预后较好，脉急速的病人，预后不好。

卒中风救急：昏倒后，牙牙关紧闭、潮涎、口眼歪斜，则用大拇指掐人中穴，刺十指井穴及合谷穴、人中穴，用竹沥、姜汁、香油、童便调“苏合香丸”（行气开窍），或“牛黄清心丸”灌服，或香油调麝香一二分灌服。痰盛的病人，灌服白矾水使其呕吐痰涎。口噤的病人，用中指蘸乌梅肉和南星、细辛末擦鼻，则口自开。虚弱的病人，用“独参汤”（大补元气）加竹沥、姜汁治疗。中暑、中寒、中湿、痰厥、气厥、食厥、热厥、虚晕等病症，皆卒倒不语，好像突然得了中风病，但是不可按风邪为病治疗，可参考治疗中风病的方法加以治疗。

［词解］

①風：“六淫”之一，为病因。六淫：风、寒、暑、湿、燥、火六种外感病邪的总称。

②風痺、麻木、歷節風、破傷風、痓痙：病症名。

風痹：病名。又名行痹、筋痹，指风邪为病所致关节、筋脉疼痛的病症。

麻木：症名。麻，非痛非痒，肌肉内若有虫行，按之不止搔之愈甚。木，不痛不痒，安置布知掐之不觉，如木厚之感。

歷節風：病名。因气血虚弱，被风寒所侵，所历之节气血凝涩，悉皆疼痛之病症。

破伤風：病名。又名伤痉，多因风邪侵入破伤或伤口所致。初起四肢无力，头痛，两腮酸痛，口噤，颈部转动不灵，发热发冷，进而面肌痉挛，呈苦笑面容，牙关紧闭，舌强口噤，流涎，甚则全身肌肉紧张，角弓反张，频频发作，窒息而死。

痓痉：病症名。痓者，为口噤而角弓反张；痉者，筋劲强直而不柔和。

③中風：病名。又名卒中，指猝然昏仆，不省人事，或突然口眼歪斜，半身不遂，语言蹇涩的病症。

④元：同“丸”。

⑤气門：即汗毛孔。是阳气开闭的门户。

⑥中暑、中寒、中湿、痰厥、气厥、食厥、热厥、虚晕：病症名。

中暑：指暑邪为病，表现为或吐、或泄、或喘、或满、或渴，手足微冷，冷汗自出，甚则昏倒不省人事。

中寒：指寒邪为病，表现为身体强直，口噤不语，或四肢战抖，或恶寒，或发热，或猝然眩晕，身无汗之症状。

中濕：指外感或内伤湿邪引起的疾患，可出现皮肤顽麻，喘满，倦怠，肿胀，腰胯疼痛，肢体强硬，肢节不利等多种症候。

痰厥：厥证之一。指痰盛气闭所致的四肢厥冷，甚至昏厥的病症。

氣厥：厥证之一。指中气衰竭，或气机怫郁，上逆而厥。

食厥：厥证之一。指暴饮暴食所致昏厥的病症。

熱厥：厥证之一。指邪热过盛，阴分不足所致的厥证，或阳郁于里不能外达所致的厥证。

虛暈：病症名。因虚所致的眩晕。

【原文】

（内局①）**牛黃清心元：**（寶鑑）②治卒中風不省人事、痰涎壅塞③、精神昏憒④、言語謇澁⑤、口眼喎斜、手足不遂。山藥七錢、甘草炒五錢、人參、蒲黃炒、神麯炒各二錢五分、犀角二錢，大豆黃捲炒、官桂、阿膠炒各一錢七分五里、白芍藥、麥門冬、黃芩、當歸、防風、朱砂水飛⑥、白朮各一錢五分，柴胡、桔梗、杏仁、白茯苓、川芎各一錢二分五里，牛黃一錢二分、羚羊角、麝香、龍腦各一錢、雄黃八分、白蘞、乾薑炮⑦各七分五里，金箔一百二十箔，内四十箔為衣，大棗十枚蒸取肉研膏，右⑧末，棗膏入煉蜜和勻，每兩作十丸，金箔為衣，每一丸溫水化下。

［语释］

（内局）**牛黄清心元：**《宝鉴》治卒中风不省人事、痰涎壅塞、精神昏愦、言语謇涩、口眼㖞斜、手足不遂。方药组成为山药七钱、炒甘草五钱、人参、蒲黄（炒用）、神曲（炒用）各二钱五分、犀角二钱，大豆黄卷（炒用）、官桂、阿胶（炒用）各一钱七分五厘、白芍药、麦门冬、黄芩、当归、防风、朱砂（水飞）、白术各一钱五分，柴胡、桔梗、杏仁、白茯苓、川芎各一钱二分五厘，牛黄一钱二分、羚羊角、麝香、龙脑各一钱、雄黄八分、白蔹、干姜（炮）各七分五厘，金箔一百二十箔，内四十箔为衣，大枣十枚，蒸熟后取肉研成膏，又将药末、枣膏加入炼蜜和匀，每一两制成十丸，金箔为衣，每次一丸，用温水服下。

［词解］

①内局：指朝鲜李朝正祖时的内医院。

②寶鑑：书名，指朝鲜许浚著的《东医宝鉴》。

③壅塞：堵塞。

④昏憒：糊涂。

⑤蹇澁：不流利。蹇，通“謇”。

⑥水飛：为中药材研成极细粉末炮制方法之一，即将不溶于水的药材与水共研细，倾出上液，余药如法再研再顷，待混悬液沉淀后去水取药并干燥，即得极细粉。

⑦炮：中药材炮制方法之一。炮同“泡”，此指干姜经炒制达到外皮焦黄、内部发泡的炮制程度。

⑧右：同“又”。

【原文】

奪命通關散：（保元）①治中風中氣，痰厥②不省、牙關緊急、湯水不下。皂角去皮弦二兩，用白礬一兩苧布包，入水與皂角同煑化，去苧再煑乾，出曬乾為末，細辛為末五錢，右和勻，每遇痰厥與喉閉③，不省者先以少許吹鼻，有嚏可治，無嚏不可治，却用蜜湯調服二匙即吐痰，不吐再服。

［语释］

夺命通关散：《保元》治中风中气，痰厥不省、牙关紧急、汤水不下。皂角（去皮丝）二两，用白矾一两（苎布包），入水与皂角同煮，白矾化后，拿去苎布包再煮干，拿出晒干研为细末，细辛（研末）五钱，又将两药和匀，每遇痰厥与喉闭症时，对不省人事的患者，先以少许药末吹鼻，打喷嚏可治，无喷嚏不可治，而用蜜汤调服二匙即吐痰，不吐再服。

［词解］

①保元：书名，指《寿世保元》。为明朝内府大御医龚廷贤所著，全书共为十卷，内容涉及脏腑络、诊法、治则、药物、方剂、民间单验方、气功、急救、食疗等精切的知识，是一部一度被内府秘而不示的医养奇著。

②痰厥：病症名，指突然昏迷不省人事而喉部有痰作声的症状。

③喉闭：病症名，即喉痹。指咽喉部肿起，喉道闭塞。

［临床新用］

夺命通关散 本方现代常用于治疗食管癌、精神病、慢性鼻炎、鼻窦炎等疾病。

（1）**晚期食管癌** 李氏报道，以“开关散”合“麻白龙”及麦硼注射液治疗晚期食管癌35例，吞咽困难和疼痛症状均有改善，且2年生存率达37.5%，3年生存率达11.5%，未见有肝、肾、心及脊髓的副作用出现（李加飞，中药开关散及麻白龙和麦硼注射液治疗食管癌35例疗效观察．河南肿瘤学杂志，1992，5（1）：59）。

（2）**精神病、癔病** 属于闭证者，可用通关散涂抹吹入鼻腔内取嚏，能使牙关紧闭、痰涎上壅、神志不清等症状明显缓解（冷方南．中国基本中成药（一部）．北京：人民卫生出版社，1988.242）。

（3）**慢性鼻炎、鼻窦炎** 以本药治疗慢性鼻炎、鼻窦炎引起的鼻窍不通，鼻塞鼻流清涕等证属于风寒者，可获得较好疗效旧（冷方南．中国基本中成药（一部）．北京：人民卫生出版社，1988.242）。

【原文】

星香正氣散：（入門①）卒中②人事稍醒，關節動活后，用此理氣，亦治中惡中氣③，藿香正氣散（寒門）加南星、木香。（保元）加當歸、防風。

小續命湯：（寶鑑）治一切風初中無汗表實。防風一錢五分、防己、官桂、杏仁、黄芩、白芍藥、人參、川芎、麻黄、甘草各一錢，附子炮五分，薑三片，棗二枚。一方無防己有當歸、石膏，有熱加白附子。

［语释］

星香正气散：《入门》病人卒中后稍醒，且关节稍能动活后，用该方理气，该方亦治中恶、中气，方为“藿香正气散”（解表散寒）加南星、木香。而《保元》加当归、防风。

小续命汤：《宝鉴》治一切风初中，无汗表实。方药组成为防风一钱五分、防己、官桂、杏仁、黄芩、白芍药、人参、川芎、麻黄、甘草各一钱，附子（炮）五分，姜三片，枣二枚。另方，无防己，有当归、石膏，若有热，加白附子。

［词解］

①入門：书名，指《医学入门》。为明·李梴撰。全书共八卷，以歌诀形式为主，加注文补充说明，汇集了各家学说，内容包括历代医家传略、诊断、针灸、本草及内、外、妇、儿各科疾病证治及急救方等。内容广博，分类明晰，易学易诵，是初学中医者人门的最佳读本。

②卒中：病名，即中风，指猝然昏仆、不省人事。

③中惡中氣：病名。

中恶：又名客忤，卒忤。指感受秽毒或不正之气，突然昏逆不省人事的病症。

中氣：即气中。指因内伤气逆为病，症状与中风同。

【原文】

中腑：多着四肢手足拘急，脉浮，惡風寒，面見五色[①]，在表宜汗，易治。

疎風湯：（寶鑑）治風中腑，手足不仁。先用解表，後用愈風湯調理。羌活、防風、當歸、川芎、赤茯苓、陳皮、半夏、烏藥、白芷、香附子各八分，桂枝、細辛、甘草各三分，薑三片。

中臟：多滯九竅[②]，脣緩、失音、耳聾、鼻塞、目瞀[③]，二便祕，在里宜下[④]，難治，脾約丸（大便）。

滋潤湯：（寶鑑）治風中臟二便祕，先服此後以愈風湯調理。當歸、生地黄、枳殼、厚朴、檳榔、大黄、麻仁、杏仁各一錢，羌活七分，紅花酒焙[⑤]三分。

［语释］

中腑：得病后多表现为四肢手足拘急，脉浮，恶风寒，面见五色，在表宜用“发汗法”治疗，易治。

疏风汤：《宝鉴》治腑感受了风病，症见手足不仁。先用解表药治疗，后用愈风汤调理。方药组成为羌活、防风、当归、川芎、赤茯苓、陈皮、半夏、乌药、白芷、香附子各八分，桂枝、细辛、甘草各三分，姜三片。

中臟：症见九窍多滞涩，唇缓、失音、耳聋、鼻塞、目瞀，二便秘，在里宜用“下法”治疗，但是较难治，用脾约丸治疗，以使大便通畅。

滋润汤：《宝鉴》治风中脏后，二便秘结，先服此汤药，后用“愈风汤”调理。当归、生地黄、枳壳、厚朴、槟榔、大黄、麻仁、杏仁各一钱，羌活七分，红花（酒焙）三分。

［词解］

①五色：指反映五脏病变及各种症候的五种病色。

②九竅：指眼耳口鼻面部七窍及前后阴。

③目瞀：目眩，眼花。

④下法：也叫泻下法，是通过荡涤肠胃，泻出肠中积滞，或积水、衃血，使停留于肠胃的宿食、燥屎、冷积、瘀血、结痰、停水等从下窍而出，以祛邪除病的一种治疗方法。《素问》说：“其下者，引而竭之；中满者，泻之于内。”就是下法的理论依据之一。

⑤酒焙：中药材炮制方法之一。即用酒拌药后微火烘干。

【原文】

臟腑俱中

三化湯：（寶鑑）治腑臟俱中，便尿不利，厚朴、大黄、枳實、羌活各等分，右剉，一兩作一貼，煎服，日二三次，微利即止。

羌活愈風湯：（寶鑑）中腑中臟先服本藥，後用此調理。凡中風內外邪除盡，當服此藥行導諸經療肝腎虛調養陰陽，久則大風悉去，清濁分榮衛和[①]。蒼朮、石膏、生地黄各六分，羌活、防風、當歸、蔓荊子、川芎、細辛、黄芪、枳殼、人參、麻黄、白芷、甘菊、薄荷、枸杞子、柴胡、知母、地骨皮、獨活、杜冲、秦艽、黄芩、白芍藥、甘草各四分，官桂二分，薑三片，水煎朝夕服。

［语释］

臟腑俱中

三化汤：《宝鉴》治疗腑脏俱感受风邪，便尿不利的病症。方药组成为厚朴、大黄、枳实、羌活各等分，又将药剉碎，以一两为一剂，水煎服，每日服二三次，大小便感觉微通利，即停止服药。

羌活愈风汤：《宝鉴》中腑、中脏先服本药，后用此调理。凡中风后内外病邪除尽，当服此药引导诸经达到治疗肝肾虚、调养阴阳的目的，慢慢地则风邪就会全部祛除，使清浊得分、荣卫调和。方药组成为苍术、石膏、生地黄各六分，羌活、防风、当归、蔓荆子、川芎、细辛、黄芪、枳壳、人参、麻黄、白芷、甘菊、薄荷、枸杞子、柴胡、知母、地骨皮、独活、杜仲、秦艽、黄芩、白芍药、甘草各四分，官桂二分，姜三片水煎服，早晚各一次。

【原文】

中血脉：無表里症，但口眼喎斜，肢不舉，口不言。

養榮湯：（寶鑑）治風中血脉，外無六經形症，內無便尿阻隔，但肢不舉口不言，或痰迷不省。當歸、川芎、白芍藥、生地黄、麥門冬、遠志、石菖蒲、陳皮、烏藥、白茯苓、枳實、黄連、防風、羌活、秦艽、半夏、南星、甘草各六分，薑三片，竹茹一塊。

暴瘖[①]**：**語澀皆屬風。腎虛內奪則舌瘖足廢，熱者涼膈散（火門[②]）加菖蒲、遠志、朱砂。痰塞心竅滌痰湯，熱者加芩連。氣血虛腎虛忽不言，十全大補湯（虛勞[③]）去桂加菖蒲、遠志。

［语释］

中血脉：无表里病症，但口眼歪斜，四肢不能抬举，嘴不能说话。

养荣汤：《宝鉴》治风中血脉病症，外表不表现六经形症，体内没有便尿阻隔，只是肢不举口不言，或痰迷不省。方药组成为当归、川芎、白芍药、生地黄、麦门冬、远志、石菖蒲、陈皮、乌药、白茯苓、枳实、黄连、防风、羌活、秦艽、半夏、南星、甘草各六分，姜三片，竹茹一块。

暴瘖：语涩病症皆属风邪为病。肾虚内耗则舌喑足废，属热者，治疗方剂为“凉膈散”（泻火）加菖蒲、远志、朱砂治疗。痰塞心窍，用“涤痰汤”治疗，属热者，处方中加黄芩、连连。若气血虚、肾虚，忽然不能说话，用“十全大补汤”（补虚劳）去桂枝，加菖蒲、远志治疗。

［词解］

①瘖：（yǐn）“喑”的异体字。指嗓子哑，不能说话。

②火門：此指火邪为病。

③虛勞：病名，指气血、脏腑等正气损伤所至的虚弱症。此指十全大补汤可治气血虚、肾虚。

【原文】

腎瀝湯：（寶鑑）治腎藏風語音蹇。吃羊腎[①]一具，生薑二兩切，磁石碎一兩七錢，以水煑半乃入玄參、白芍藥、白茯苓各一兩二錢五分，黄芪、川芎、五味子、桂心、當歸、人參、防風、甘草各一兩，地骨皮五錢並剉，再煑取二升去滓，分三服。

地黄飲子[②]**：**（寶鑑）治風舌瘖[③]足廢、腎虛氣厥不至舌下。熟地黄、巴戟、山茱萸、肉蓯蓉、石斛、遠志、五味子、白茯苓、麥門冬各一錢，附子炮、官桂、石菖蒲各五分，薑三片，棗二枚，薄荷少許，空心服。

清神解語湯：（寶鑑）治中風痰迷心竅，語言謇澀，或不省人事。南星、半夏二味同白礬、生薑、皂角水浸三日曬乾各一錢，當歸、川芎、白芍藥、生地黄、麥門冬、遠志、石菖蒲、陳皮、白茯苓、烏藥、枳實、黄連、防風、羌活、甘草各五分，薑三片，竹茹一團，水煎調童便、薑汁、竹瀝服。

［语释］

肾沥汤：《宝鉴》治肾藏风邪，语音謇涩。吃羊肾一具，生姜（切片）二两，磁石（打碎）一两七钱，以水煮至将要熟时一半时间，就把下列挫碎的药材加入，玄参、白芍药、白茯苓各一两二钱五分，黄芪、川芎、五味子、桂心、当归、人参、防风、甘草各一两，地骨皮五钱，再煮取二升，将药滓去掉，分三副汤剂服用。

地黄饮子：《宝鉴》治疗风邪为病所至舌喑足废、肾虚气厥不至舌下病症。方药组成为熟地黄、巴戟、山茱萸、肉苁蓉、石斛、远志、五味子、白茯苓、麦门冬各一钱，附子（炮制）、官桂、石菖蒲各五分，姜三片，枣二枚，薄荷少许，水煎后空腹服。

清神解语汤：《宝鉴》治中风痰迷心窍，语言謇涩，或不省人事。方药组成为南星、半夏二味（同白矾、生姜、皂角水浸三日晒干）各一钱，当归、川芎、白芍药、生地黄、麦门冬、远志、石菖蒲、陈皮、白茯苓、乌药、枳实、黄连、防风、羌活、甘草各五分，姜三片，竹茹一团，水煎煮，汤液加童便、姜汁、竹沥调匀服用。

［词解］

①羊腎：指公羊的生殖器。

②飲子：指宜于冷着喝的汤药。

③舌瘖：舌瘖，病名。瘖，同"喑"，嗓子哑。《说文》："瘖，不能言也。"《疡医大全》卷十五："舌瘖者，中风而舌不转运，舌强不能言是也。"《证治准绳·幼科》："若咽喉声音如故，而舌不能转运语言，则为舌瘖"。

［临床新用］

地黄饮子　本方现代主要用于脑血管病、老年性痴呆、糖尿病、假性球麻痹、皮肤病、痿证、中风、阳痿的治疗。

（1）**脑血管病**　以本方配合其他方分期分型辨证治疗脑血栓形成240例。结果痊愈98例，占40.5%；显效80例，占33.4%；好转56例，占23.4%；无效6例，占2.1%。总有效率97.9%（张小明，等．分期分型辨证治疗脑血栓形成240例临床观察．河北中医，1986，（1）：12）。应用本方加减治疗中风病67例。结果：痊愈12例，显效24例，有效22例，无效6例，恶化3例。治疗时间平均20天（周利．地黄饮子加减治疗中风67例疗效观察．浙江中医学院学报，1995，（4）：8）。经确诊为脑血管疾病，经治疗后留有半身不遂后遗症者43例，分为地黄饮子加味治疗组和西药对照组。治疗组24例，以本方加益气通络药物为主，研末，每服10克，日3次。对照组19例，口服潘生丁，阿司匹林。二组皆以3个月为一疗程。结果：治疗组治愈16例；对照组治愈6例。两组治愈率间有显著性差异（$P<0.05$）。治疗组明显优于对照组（管相友、吴玉霞、周建国．地黄饮子加益气通络法治疗半身不遂临床观察．黑龙江中医药，1995，（2）：14）。应用地黄饮子合清栓酶治疗脑血栓形成166例；并设对照组150例，常规西药合维脑路通加低分子右旋糖酐静点。结果：治疗组治愈99例，显效39例，好转26例，无效2例，总有效率为98.8%。对照组治愈68例，显效46例，好转18例，无效18例，总有效率为88%。两组比较，$P<0.05$（肖燕芳．地黄饮子合清栓酶治疗脑血栓形成166例．湖南中医杂志，1998，（3）：43）。

（2）**老年性痴呆**　地黄饮子加减治疗老年性痴呆50例；并设对照组40例，服西药尼莫地平，脑复康等。结果：治疗组显效24例，有效21例，无效5例，总有效率90%。对照组显效0例，有效17例，无效23例，有效率42.5%（王宏献．地黄饮子加减治疗老年性痴呆50例．北京中医，1998，（1）：13）。

（3）**糖尿病**　应用地黄饮子加减治疗气阴两虚型糖尿病20例。结果：显效5例，有效11例，无效

4例，总有效率80%（刘玉琴．地黄饮子治疗气阴两虚型糖尿病20例临床观察．上海中医药杂志，1995，（8）：28）。

（4）**假性球麻痹** 应用地黄饮子化裁治疗假性球麻痹60例。结果：17例痊愈，40例好转，3例无效，总有效率为93%。其中25例复查CT，结果病灶缩小16例，消失2例，无变化7例（葛保立、葛彤．地黄饮子治疗假性球麻痹60例疗效观察．浙江中医杂志，1996，（3）：109）。

（5）**皮肤病** 以地黄饮子加减辨证论治全身性瘙痒症180例。结果：临床痊愈103例；显效42例；无效35例。总有效率为80.5%。在无效病例中，5例曾有过慢性肾衰，3例伴有恶性肿瘤（徐宜厚．全身性瘙痒症的辨证论治．中医杂志，1983，（5）：27）。应用本方加安神定志，镇惊祛风药内服为主，并外用止痒擦剂，对48例神经性皮炎患者进行治疗。结果：治愈23例，显效15例，有效9例，无效1例（杨恒裕．地黄饮子加味治疗泛发性神经性皮炎48例观察．中国农村医药，1986，（6）：20）。

（6）**痿证** 以本方加味治疗中医喑痱症120例。发病1周内的配合胞二磷胆碱，脑活素静脉滴注1~2疗程。结果：总有效率96%，60例经CT扫描，其病灶缩小或消失的达75%（王秀琴、刘亚群．地黄饮子加味治疗喑痱症120例．山东中医学院学报，1994，（5）：345）。应用地黄饮子加味合针刺独取阳明治疗痿证11例。下肢肌力Ⅲ~Ⅳ级5例，Ⅱ级6例，上肢11例均达Ⅳ级。结果：治疗9次愈者3例，22次愈者4例，35~60次愈者4例（张俊杰．地黄饮子加味合针刺独取阳明治痿证．天津中医，1995：（3）：22）。

（7）**中风** 应用地黄饮子加益气通络药治疗中风后遗症24例，并设对照组口服潘生丁，阿司匹林19例。结果：治疗组治愈16例，治愈率为66.66%；对照组治愈6例，治愈率为31.8%。两组间治愈率间有明显差异（P<0.05）（管相友、吴玉霞、周建国．地黄饮子加益气通络法治疗半身不遂临床观察．黑龙江中医药，1995，（2）：14）。

（8）**阳痿** 应用地黄饮子加减治疗阳痿40例。结果：治愈21例，好转15例，无效4例，总有效率90%（王劲松．地黄饮子加减治疗阳痿40例．四川中医，1996：（10）：26）。

【原文】

口眼喎斜： 風中血脉也，生鵲剖腹帶血熱付，烏鷄也可，萆麻子[①]去殼搗爛付[②]之，石灰醋炒如泥付之，並左取右，右取左。

清痰順氣湯：（竇鑑）治風中經絡，口眼喎斜。南星、瓜蔞仁、荊芥穗、貝母、陳皮、蒼朮、官桂、防風各一錢，黃連、黃芩並酒炒、甘草各六分，薑三片水煑，入木香、沉香末各五分調服。

［语释］

口眼喎斜： 是风中血脉所至病症，可用生鹊剖腹带血热付患处治疗，用乌鸡代替也可，或用蓖麻子（去壳）捣烂敷之，或用石灰醋炒如泥敷之，并左边发病取右贴敷，右边发病取左贴敷。

清痰顺气汤：《宝鉴》治风中经络，口眼歪斜。方药组成为南星、瓜蒌仁、荆芥穗、贝母、陈皮、苍术、官桂、防风各一钱，黄连黄芩（均酒炒用）、甘草各六分，生姜三片，水煎好后加入木香、沉香末各五分，调匀服用。

［词解］

①萆麻子：即蓖麻子。

②付：同“敷”。

【原文】

手足癱瘓： 氣血虛而痰火流注[①]也，遷延不死者，如木根未衰而一枝先痿，男忌左，女忌右。左癱，四物湯（血門[2]）加竹瀝、薑汁、桃仁、紅花、白芥子，（保元）去桃紅芥加鈎藤。右癱，六君子湯（痰飲[3]）加竹瀝、薑汁、白芥子，（保元）去芥加鈎藤。不用風藥深治用平和藥。實者，防風通聖散。（入門）云脾實疎風順氣元（大便），脾虛十全大補湯（虛勞），獨活寄生湯（足門[4]）。

加減潤燥湯：（寶鑑）治左半身不遂，屬血虛與死血。白芍藥酒炒[5]二錢，當歸一錢二分，川芎、白茯苓、白术、南星、半夏、天麻各一錢，生地黃酒炒、熟地黃薑汁炒[6]、陳皮鹽水洗、牛膝酒洗、黃芩酒炒、酸棗仁炒各八分，桃仁、羌活、防風、薄桂各六分，紅花酒洗，甘草炙各四分，黃栢[7]酒炒三分，右作兩貼，水煎入竹瀝薑汁調服。

［语释］

手足瘫痪：这是气血虚而痰火流注造成的，迁延不死者，好比树根未死而一枝先苦痿，男忌左边瘫痪，女忌右边瘫痪。左边瘫痪，治疗方剂为“四物汤”（补血）加竹沥、姜汁、桃仁、红花、白芥子治疗，《保元》去桃仁、红花、荆芥，加钩藤。右边瘫痪，治疗方剂为“六君子汤”（化痰饮）加竹沥、姜汁、白芥子治疗，《保元》去白芥子，加钩藤。手足瘫痪，只用平和药治疗，不用祛风药物。实症，方用“防风通圣散”。《入门》云：“脾实，用疎风顺气丸（使大便通畅），脾虚，用“十全大补汤”（补虚劳）、独活寄生汤（治疗下肢为病）。”

加减润燥汤：《宝鉴》治左半身不遂，此属血虚与死血。方药组成为白芍药（酒炒）二钱，当归一钱二分，川芎、白茯苓、白术、南星、半夏、天麻各一钱，生地黄（酒炒用）、熟地黄（姜汁炒用）、陈皮（盐水洗用）、牛膝（酒洗用）、黄芩（酒炒用）、酸枣仁（炒用）各八分，桃仁、羌活、防风、薄桂各六分，红花（酒洗用），甘草（炙用）各四分，黄柏（酒炒用）三分，又分为两副，每剂水煎好后，加入竹沥、姜汁调匀服用。

［词解］

①流注：病名，指人体气血流动不息，向各处灌注的意思。

②血門：经外奇穴名。位于脐上四寸，再旁开腹正中线三寸处。

③痰飲：病名。指体内水湿不化而生饮酿痰。

④足門：此指下肢为病。

⑤酒炒：中药材炮制方法之一。即用酒拌中药材再炒制。

⑥薑汁炒：中药材炮制方法之一。即用生姜汁拌中药材再炒制。

⑦栢：“柏”的异体字。

【原文】

去風除濕湯：（寶鑑）治右半身不遂，屬氣虛與濕痰。白术一錢二分、白茯苓、當歸酒洗、陳皮、赤芍藥、半夏、蒼术、烏藥、枳殼、羌活、黃連黃芩並酒炒各一錢，人參、川芎、桔梗、防風各八分，白芷七分、甘草炙五分，右分二貼，薑五片。

加味大補湯：（寶鑑）治左右癱瘓，此氣血大虛。黃芪蜜炒、人參、白术、白茯苓、當歸酒洗、川芎、白芍藥、熟地黃各七分，烏藥、牛膝酒洗、杜沖[1]酒炒、木瓜、防風、羌活、獨活、薏苡仁各五分，附子炮、沈香[2]、木香、官桂、甘草各三分，薑三片，棗二枚。

［语释］

去风除湿汤：《宝鉴》治右半身不遂，此属气虚与湿痰。方药组成为白术一钱二分、白茯苓、当归（酒洗）、陈皮、赤芍药、半夏、苍术、乌药、枳壳、羌活、黄连黄芩（均酒炒）各一钱，人参、川芎、桔梗、防风各八分，白芷七分、甘草炙五分，又分为二副，每副加生姜五片。

加味大补汤：《宝鉴》治左右两边瘫痪，这是气血大虚造成的。方药组成为黄芪（蜜拌炒用）、人参、白术、白茯苓、当归（酒洗）、川芎、白芍药、熟地黄各七分，乌药、牛膝（酒洗）、杜仲（酒炒）、木瓜、防风、羌活、独活、薏苡仁各五分，附子（炮）、沉香、木香、官桂、甘草各三分，生姜三片，大枣二枚。

[词解]

①杜沖：即“杜仲”。

②沈香：即“沉香”。

【原文】

痰涎壅盛：風病皆痰為患，故開關化痰為先，急則祛風，緩則順氣，久則活血。熱者，涼膈散（火門）加黃連，或牛黃清心元；虚者，三生飲[①]。

導痰湯：（寶鑑）治中風痰盛、語澁眩暈（方見痰飲）。加香附子、烏藥、沉香、木香，名順氣導痰湯。加黃芩、黃連，名清熱導痰湯。加羌活、白术，名祛風導痰湯。加遠志、菖蒲、芩、連、朱砂，名寧神導痰湯。

滌痰湯：（寶鑑）治中風痰迷心竅，舌強不言，此藥豁痰清熱、利氣補虛。半夏、南星並薑制[②]各二錢，枳實一錢五分、茯苓、陳皮各一錢，石菖蒲、人參、竹茹各五分，甘草三分，薑五片。

三生飲：（寶鑑）治卒中風，痰塞昏僕不省，脉沉無熱。南星生二錢，川烏生、白附子生各一錢，木香五分，薑十五片。（得效方[③]）烏附皆炮用。（保元）南星五錢、木香一錢五分，薑十片、烏附一錢並生用，氣虛甚，加人參一兩，如氣盛人，只南星五錢、木香一錢、薑十四片，名星香散。

[语释]

痰涎壅盛：风病皆痰造成的，所以开窍化痰为先，病急则祛风，病缓则顺气，病久则活血。热者，治疗方剂为“凉膈散”（泻火）加黄连，或“牛黄清心丸”；虚者，用“三生汤”治疗。

导痰汤：《宝鉴》治中风痰盛、语涩眩晕（症见痰饮时方可应用）。加香附子、乌药、沉香、木香，名“顺气导痰汤”。加黄芩、黄连，名“清热导痰汤”。加羌活、白术，名”祛风导痰汤”。加远志、菖蒲、芩、连、朱砂，名“宁神导痰汤”。

涤痰汤：《宝鉴》治中风痰迷心窍，舌强不言，此方药豁痰、清热、利气、补虚。方药组成为半夏、南星（均姜炙）各二钱，枳实一钱五分、茯苓、陈皮各一钱，石菖蒲、人参、竹茹各五分，甘草三分，生姜五片，水煎服。

三生饮：《宝鉴》治卒中风痰塞昏仆不省人事、脉沉、无热症状。方药组成为南星（生用）二钱，川乌（生用）、白附子（生用）各一钱，木香五分，生姜十五片。《得效方》川乌、附子皆炮制用。《保元》南星五钱、木香一钱五分，生姜十片、川乌附子（均生用）一钱，气虚甚者，加人参一两，如气盛者，仅用南星五钱、木香一钱、生姜十四片，名“星香散”。

[词解]

①飲：即饮子，宜于冷服的汤药。

②薑制：中药材炮制方法之一。薑制即“姜炙”，是用生姜汁拌药炒。

③得效方：书名。即《世医得效方》，元·危亦林撰于至元三年（1337年），本书虽对内、外、妇、儿、五官、骨伤等各科病证及其治疗方法、方药都有叙述，但其主要成就在于骨伤科方面，首次记载了脊椎骨折，并发明了悬吊式复位方法及外固定法，研制“草乌散”用作全身麻醉药，使药物麻醉法有了新的进步。

［临床新用］

涤痰汤　本方现代主要用于治疗冠心病、癫痫、眩晕、脑血管意外及其他精神神经系统疾病属正虚痰阻心窍者。

（1）**冠心病**　临床表现为心前区发作性绞痛，绞痛时间约4～5分钟，伴有胸闷憋气，服硝酸甘油只能解决发作时的难受，饮食不节或吃了不消化的食物即诱发，形体肥胖，平时吐痰多，容易头晕心跳，脉弦滑，舌质红，苔白腻等。蒲老用涤痰汤加减治疗1例，处方：茯苓10克，法半夏6克，橘红4.5克，炙甘草2克，炒枳实3克，姜南星3克，白芥子3克，苍术3克，厚朴4.5克，生姜3片。隔日1剂，药后二十天，心绞痛只发3次，疼痛程度减轻，咽间痰减少，舌脉如前，去苍术，加菖蒲2克，远志3克，隔日1剂，如此加减治疗近4月，病情稳定而停药（高辉远．蒲辅周医案．北京：人民卫生出版社，1972.15）。

（2）**中风**　临床表现为突然跌仆，肢体麻木或半身不遂，舌强，语謇，神志不清，喉中痰鸣，或兼见头昏、头晕，舌体歪斜，舌苔厚腻，脉象弦滑者，可用本方加减。翟氏报道用加减涤痰汤治疗89例。用药：法半夏、胆南星、石菖蒲、陈皮、僵蚕、木通各10克，茯苓15克，白附子3克。每日1剂，文火水煎2次，温服或鼻饲，7天为1疗程。结果：显效67例，好转13例，无效或死亡9例，总有效率为90%（翟龙法．加减涤痰汤治疗中风早期89例．湖南中医杂志，1995，11（4）：31）。

（3）**眩晕**　临床表现为头晕，恶心呕吐，视物旋转，如坐舟车之中，不能站立。急性发作时，有水平性眼球震颤，或伴耳鸣、耳聋，血小板减少。肖氏报道用涤痰汤加减治疗120例。用药：法半夏10克，茯苓15克，橘红6克，枳壳12克，胆南星10克，党参20克，昌蒲11克，竹茹10克，甘草5克，生姜3片。加减：伴有水平性眼球震颤者，加苍术、菊花；伴耳鸣、耳聋者，加何首乌、菊花；伴腹泻者，加猪苓、苍术；伴贫血者，加当归、川芎、黄芪，去菖蒲、胆南星；伴血小板减少者，加补骨脂、巴戟天、阿胶珠，去菖蒲、竹茹、胆南星。结果：治愈109例，好转11例，总有效率为100%（肖艳芳．涤痰汤加减治疗眩晕病120例．湖南中医杂志，1993，9（5）：31）。

（4）**老年性痴呆**　临床表现为神情呆滞，行动呆板迟缓，记忆力衰退，反应迟钝，少寐心悸，口齿不清，口角流涎，舌淡微紫，苔白腻，脉弦细。杜氏报道用涤痰汤加减治疗38例。用药：法半夏、枳壳、石菖蒲、郁金、僵蚕各10克，辰茯苓、苍术、胆南星、天麻各12克，丹参30克，陈皮、甘草各6克。结果：脑血管性痴呆20例中显效11例，好转7例，无效2例；阿尔采默性痴呆18例中好转6例，无效12例（杜曦．涤痰化瘀汤治疗老年痴呆38例．浙江中医学院学报，1995，19（1）：25）。

（5）**小儿癫痫**　癫痫是小儿时期最常见的一种神经系统疾病，病因复杂、发作反复，是脑部兴奋性过高的神经元过量放电而引起的阵发性大脑功能紊乱。临床表现为反复发作、肌肉抽搐和意识障碍，也可有感觉、情感、行为或植物神经功能的异常。胡氏报道用涤痰汤加减治疗105例。方药：太子参、茯苓、半夏、胆南星、青果、石菖蒲、枳实、陈皮、天麻、琥珀（冲）、羌活、川芎。每日1剂，水煎服。加减：以肢体抽搐为主者，加生铁落、钩藤；以意识障碍为主者，重用石菖蒲，加青礞石、沉香；有零脑外伤或颅内器质性病变者，加丹参、郁金；正气虚弱者，加紫河车、黄芪、六曲；大便干燥者，加风化硝；烦躁忿怒者，加黄芩。取效后改用基本方制散，每次服1.5～6克，每日3次。结果：105例中Ⅳ级48例，Ⅲ级24例，Ⅱ级18例，Ⅰ级9例，0级6例，发作完全控制者占45.77%，总有效率为85.71%（胡思源．扶正涤痰标本同治小儿癫痫105例．辽宁中医杂志．1995，22（3）：130。

（6）**有机磷农药中毒后遗症**　临床表现为精神抑郁，表情淡漠，胸闷叹息，腹胀纳呆，呕恶不适，体倦乏力，舌淡苔薄白，脉弦细。张氏等报道用涤痰汤加减治疗50例。方药：制半夏12克，制南星12克，陈皮7克，枳实10克，茯苓10克，人参5克，石菖蒲5克，竹茹15克，甘草3克，生姜5片。结果：治愈47例，显效3例，总有效率为100%，治疗时间最长21天，最短3天（张立营，等．涤痰汤加减治疗有机磷农药中毒后遗症50例．浙江中医杂志，1992，27（5）：214）。

【原文】

中風熱症：風因熱生，熱勝[①]則風動，多食者木盛，脾虚求助於食。

防風通聖散：（寶鑑）治熱、風、燥三者之總劑也。滑石一錢七分、甘草一錢二分，石膏、黄芩、桔梗各七分，防風、川芎、當歸、赤芍藥、大黄、麻黄、薄荷、連翹、芒硝各四分五里，荊芥、白朮、梔子各三分五里、薑五片。

人参羌活散：（寶鑑）治中風痰盛煩熱。羌活、獨活、前胡、人參、防風、天麻、赤茯苓、薄荷、川芎、黄芩、枳殼、蔓荊子、桔梗、甘草各七分，薑三片，桑白皮七寸。

［语释］

中风热症：风邪因热而生，热盛则风动，吃东西多的人，为而肝强，脾弱的人，要求助于饭食。

防风通圣散：《宝鉴》本方是治疗热、风、燥三邪为病的综合方。方药组成为滑石一钱七分、甘草一钱二分，石膏、黄芩、桔梗各七分，防风、川芎、当归、赤芍药、大黄、麻黄、薄荷、连翘、芒硝各四分五厘，荆芥、白术、栀子各三分五厘、姜五片。

人参羌活散：《宝鉴》治中风痰盛烦热。方药组成为羌活、独活、前胡、人参、防风、天麻、赤茯苓、薄荷、川芎、黄芩、枳壳、蔓荆子、桔梗、甘草各七分，生姜三片，桑白皮七寸。

［词解］

①熱勝：即热盛。勝，同“盛”。

［临床新用］

防风通圣散　本方现代主要用于偏头痛、高脂血症、肥胖症、皮肤病、急性结膜炎、唇风、荨麻疹、斑秃的治疗。

（1）**偏头痛**　本方丸剂治疗偏头痛13例，每次6克，每日2次。结果：8例2个月发作，3例发作明显减少，1例发作减少一半，有效率80%（刘玲、李作汉、陈勇．防风通圣丸对偏头痛疗效及血小板聚集率观察．中医杂志，1989，（6）：17）。

（2）**高脂血症**　本方治疗中老年高脂血症121例，耳聋者去芒硝加菖蒲；涎唾者加半夏；自利去芒硝及大黄；自汗者去麻黄。年龄35～72岁，平均53.41岁。30日为1疗程，治疗后痊愈69例，有效28例，无效24例。总有效率80.1%（胡家庭、濮艳姑．防风通圣散治疗中老年高脂血症121例．四川中医，1998，（5）：31）。

（3）**肥胖症**　本方合防风黄芪汤治疗肥胖症68例，其中30%的患者体重减轻，对20～30岁的女性疗效尤佳（张志鸿、倪宏摘译．黄芪汤和防风通圣丸治愈妇女肥胖症．中成药研究，1984，（4）：46）。本方治疗肥胖无排卵症患者10例，结果：3例排卵，1例妊娠（佐藤芳昭．防风通圣散及肥胖女性の无排卵症に效果する．汉方医学，1984，（4）：46）。

（4）**皮肤病**　本方加减治疗风热型老年瘙痒症40例，若夜卧不宁者加合欢皮、夜交藤、珍珠母；肠胃湿热偏盛者去石膏减大黄、芒硝用量，加土茯苓、白鲜皮。外用三合粉擦局部。2周为1疗程，治疗2个疗程，结果：痊愈35例，无效5例（任昌伟、王学典．防风通圣散治疗风热型老年型瘙痒症40例．黑龙江中医药，1992，（1）：33）。本方治疗斑秃50例，以防风通圣散方生药酒浸一夜，焙干研末内服，患部涂半夏酒浸液，治愈率达98%（梅全喜．防风通圣散的临床新用．新疆中医药，1990，（2）：60）。本方散剂治疗扁平疣141例，每日1次，每次10克，总有效率为87.2%（濮德蕃．防风通圣散对扁平疣的治验．新医学，1985，（3）：135）。本方丸剂治疗扁平疣94例，1周为1疗程，治疗4个疗程后，痊愈59例，显效13例，有效9例，无效13例，总有效率为96.2%（濮德蕃．防风通圣丸治疗扁平疣94例疗效分析．新医学，1985，（3）：135）。本方丸剂治疗小儿风热型荨麻疹23例，结果：痊愈4例，显效5例，有效9例，无效5例，总有效率78.2%；治疗小儿湿热型荨麻疹17例，结果：痊愈11例，显效3例，有效1例，无效2例，总有效率88.2%（唐定书．防风通圣丸治疗小儿丘疹性荨麻疹．四川中医，1996，（3）：42）。防风通圣丸治疗痤疮50例，年龄15～43岁，平均19.2岁。2周为1疗程，结果：痊愈8例，占16%；显效20例，占40%；有效13例，占26%；无效9例，占18%；总有效率82%（李政设．防风通圣丸治疗痤疮50例观察．实用中医药杂志，1998，（12）：23）。本方配合碘酊治疗寻常性痤疮继发感染48例，防风通圣丸每次69，局部外涂2%碘酊溶液，每日2次。结果：显效36例，有效12例（董元坤、段长丽．防风通圣丸合碘酊治疗寻常性痤疮继发感染．山东中医杂志，1999，(4)：182)。

(5) **急性结膜炎** 本方加减治疗急性结膜炎200例，若白睛赤甚者加红花；痒甚者加白蒺藜、蝉蜕、蔓荆子；痛甚者加白芷、羌活、没药；眼眵多者加车前子、泽泻；眼红肿甚者加蒲公英、金银花、鱼腥草；大便不结去芒硝；素体阴虚血亏、自汗盗汗者去麻黄。结果：全部治愈，疗程最短1天，最长5天（陈石保．防风通圣散加减治疗急性结膜炎200例．湖北中医杂志，1988，(5)：20)。本方丸剂治疗春季结膜炎15例，其中睑结膜者7例，角膜缘型5例，混合型3例，结果：自觉症状于7~14天后开始减轻，20日后基本消失，2个月后自觉症状和体征完全消失（刘必方、刘必红．防风通圣丸治疗春季结膜炎．新医学，1976，(11)：555)。

(6) **唇风** 防风通圣散加浮萍草、公英、芦根治疗唇风60例，日1剂，6剂为1疗程，服药1~2疗程痊愈15例；3疗程痊愈36例，4疗程痊愈8例，显效1例（崔宝荣．防风通圣散加减治疗唇风60例．陕西中医，1997，(1)：31)。

(7) **荨麻疹** 某女，5岁。两天前外出玩耍后，躯干、四肢出现多个红色丘疱疹，自觉瘙痒，丘疹中心可见绿豆大小水疱，舌红、苔黄腻，脉滑数。西医诊断：丘疹性荨麻疹。中医诊断：风疹。方用防风通圣丸内服，每日4克，日2次。3日后瘙痒明显减轻，丘疹色变淡，丘疹中心水疱吸收，6日后丘疹全部消退，瘙痒消失，获痊愈（唐定书．防风通圣丸治疗小儿丘疹性荨麻疹．四川中医，1996，(3)：42)。按：本案之荨麻疹因禀性不耐，内蕴湿热，复感风邪所致，证属湿热型，故用防风通圣丸解表通里，疏风清热，利湿。方中防风、荆芥、麻黄、薄荷疏风解表。大黄、芒硝泄热于下；栀子、滑石利湿泻火，使里热从二便而解；桔梗、石膏、黄芩、连翘清解肺胃之热；当归、川芎、白芍和血祛风；白术健脾燥湿令通利而不伤中；甘草缓急和中。诸药合用则上下分消，内外通治，湿祛热除，则荨麻疹自愈。

(8) **斑秃** 某男，30岁。患者于6月前头发突然脱落，追述病因无忧、思、悲、恐、惊等因素，饮食睡眠尚可，无家族史，舌质红，苔黄腻，脉沉缓。方用防风通圣散加减：荆芥、连翘、栀子、白术各12克，当归、白芍、黄芩各15克，川芎、薄荷、麻黄、大黄、芒硝、桔梗、甘草各10克，石膏、滑石各30克，生姜6克，药末用白酒浸泡1夜，焙干为末，每服6克，日2次。另用醇酒500毫升，半夏60克，浸泡一夜用搽患处，早晚各一次。内外连用3月，新发长出如故（陶开国．防风通圣散在皮肤科的运用．四川中医，1998，(4)：54)。

【原文】

中風虛症：中風，年逾五旬，氣衰之際，多有之，壯年肥盛者，亦有之，是形盛氣衰然也。

萬金湯：（寶鑑）治風補虛及手足風爨驗，續斷、杜冲、防風、白茯苓、牛膝、細辛、人參、桂皮、當歸、甘草各八分，川芎、獨活、秦艽、熟地黃各四分。

中風宜調氣：氣一流行風亦疎散。

烏藥順氣散：（寶鑑）治一切風疾先服此疎通氣道，進以風藥麻黃、陳皮、烏藥各一錢五分，川芎、白芷、白殭蚕、枳殼、桔梗各一錢，乾薑五分，甘草三分，薑三片，棗二枚。

八味順氣散：凡中風，當間服此藥，又云凡中風先宜服此以順氣（方見氣門）。

[语释]

中风虚症：年过五旬的人因处于气衰之际，故多得中风病，壮年肥胖的人亦有得此病的，这是形貌看似强而气已衰的缘故。

万金汤：《宝鉴》治疗因虚而得风病及治疗手足风病屡屡获效。方药组成为续断、杜仲、防风、白茯苓、牛膝、细辛、人参、桂皮、当归、甘草各八分，川芎、独活、秦艽、熟地黄各四分。

中风宜调气：气的特性是流动的，风亦有疏散的特性。

乌药顺气散：《宝鉴》治一切风病时先服此药以疏通气道，进而再用治风药治疗。本方组成为麻黄、陈皮、乌药各一钱五分，川芎、白芷、白僵蚕、枳壳、桔梗各一钱，干姜五分，甘草三分，生姜三片，大枣二枚。

八味顺气散：凡中风，当服此药，也有人说，凡中风应先服此以顺气为宜。本方见“气门”篇。

【原文】

諸風通治：乌药顺气散。

祕傳順氣散：（寶鑑）治中風喎斜、癱瘓一切風疾。青皮、陳皮、枳殼、桔梗、烏藥、人參、白朮、白茯苓、半夏、川芎、白芷、細辛、麻黄、防風、乾薑、白殭蚕、甘草各六分，薑五片。

木香保命丹：（寶鑑）治中風一切諸症。木香、白附子生、桂皮、杜冲、厚朴、藁本、獨活、羌活、海桐皮、白芷、甘菊、牛膝酒浸，白花蛇酒炒、全蝎炒、威靈仙酒洗、天麻、當歸、蔓荊子、虎骨酒浸酥灸①、南星漿水②煑、防風、山藥、甘草、酥灸赤箭③各五錢，朱砂七錢五分半為衣，麝香一錢五分，右末，蜜丸如彈子，朱砂為衣，每一丸細嚼，溫水下。

［语释］

诸风通治：凡得风病皆可服“乌药顺气散”治疗。

秘传顺气散：《宝鉴》治中风口眼歪斜、肢体瘫痪一切风症。方药组成为青皮、陈皮、枳壳、桔梗、乌药、人参、白朮、白茯苓、半夏、川芎、白芷、细辛、麻黄、防风、干姜、白僵蚕、甘草各六分，生姜五片。

木香保命丹：《宝鉴》治中风所出现的一切病症。方药组成为木香、白附子生、桂皮、杜冲、厚朴、藁本、独活、羌活、海桐皮、白芷、甘菊、牛膝（酒浸），白花蛇（酒炒）、全蝎（炒）、威灵仙（酒洗）、天麻、当归、蔓荆子、虎骨（酒浸酥炙）、南星（浆水煮）、防风、山药、甘草、酥炙赤箭各五钱，朱砂七钱五分（其中一半留作制衣用），麝香一钱五分，以上药材又制成粉末，做成象弹子大小的蜜丸，用朱砂作衣，每次一丸细嚼，用温水冲下。

［词解］

①酒浸酥灸：灸，为炙。中药材炮制方法之一。即用酒浸渍后用火烤酥。酥，松而易碎。

②漿水：此指用以炮制天南星的白矾、生姜水。

③赤𥲤：即“天麻”。

【原文】

斑龍固本丹：（保元）治諸虚百損羸瘦衰朽、中年陽事不舉、左癱右瘓、脚膝酸痛、小腹疝氣、婦人下元①虛冷久無孕育神效滋補之聖藥。菟絲子酒煨②四兩，人參、山藥、生地黄、熟地黄、天門冬、麥門冬、山茱萸、枸杞子、五味子、巴戟酒浸去心、肉蓯蓉酒浸、牛膝酒洗、杜冲薑炒、白茯苓、栢子仁、木香、虎脛骨酥灸各二兩，覆盆子、地骨皮、車前子各一兩五錢，澤瀉、遠志甘草水泡去心、石菖蒲、川椒、附子炮各一兩，右細末，好酒化五仁斑龍膠為丸如桐子，每百丸空心溫酒下，服至半月陽事雄壯，服至一月顏如童子，目視十里，小便清滑，服至三月白髮再黑，久服神氣不衰，身輕體健可升仙位。

五仁斑龍膠治眞陽内乏致胃弱下虛及夢泄、自漢頭眩、四肢無力，此膠生精養血、益智寧神、補心腎、暢三焦、填五臟却病延年，乃虛損聖藥。鹿角連腦葢[③]骨者佳，自解者不用，去葢至生淨五十兩截作三寸，叚[④]新汲[⑤]淡泉井水浸去垢，吹去角内血腥穢水，盡同枸杞子八兩、人參、天門冬、麥門冬、牛膝各五兩五品藥[⑥]，以角入淨罈内注水至罈肩，用笋殼油紙封固罈口，大鍋内注水，文武火[⑦]密煑三晝夜足時，常加入沸湯於鍋内以補乾耗，取出漉[⑧]去滓[⑨]，將汁復入闊口[⑩]砂鍋内熬成膠，和藥末聽用，和上項藥末作丸時，量取五仁斑龍膠酒化用之得宜。

［语释］

斑龙固本丹：《保元》是治疗各种虚损病症如身体衰弱、中年阳痿不举、肢体瘫痪、脚膝酸痛、小腹疝气、妇女小腹虚冷久不怀孕疗效非常好的滋补药。方药组成为菟丝子（酒煨用）四两，人参、山药、生地黄、熟地黄、天门冬、麦门冬、山茱萸、枸杞子、五味子、巴戟（酒浸去心用）、肉苁蓉（酒浸）、牛膝（酒洗）、杜仲（姜汁炒用）、白茯苓、柏子仁、木香、虎胫骨（酥炙用）各二两，覆盆子、地骨皮、车前子各一两五钱，泽泻、远志（甘草水泡去心用）、石菖蒲、川椒、附子（炮用）各一两，又制成细末，有好酒化“五仁斑龙胶”，制成若梧桐子大小的丸剂，每剂制成百丸，服用时空腹温酒冲下。服半月后可治疗阳痿，服一个月后面容象儿童，眼能看十里之外的东西，小便清滑，服三个月后白发会变成黑发，久服则能使精神旺盛不知疲倦，使身轻体健象升仙一般。“五仁斑龙胶”能治真阳内乏所致的胃弱下虚，及梦泄、自汗头眩、四肢无力，此胶能生精养血、益智宁神、补心肾、畅三焦、填五臟去病延年，是治疗虚损之佳药。鹿角连脑盖骨者佳，自行脱落者不用，鹿角去掉附着的头盖骨及残肉毛发净五十两，并截成三寸，用新打的淡泉井水浸去污物，吹尽角内的血腥秽水，同枸杞子八两、人参、天门冬、麦门冬、牛膝各五两最好的中药，连同鹿角放入干净的坛子内，加水到坛肩，用竹笋皮、油纸封固坛口，再在大锅内加水，将坛子放于大锅内，用文武火煮整好三昼夜，期间常锅内加入开水以补充耗掉的水分，取出漉去药渣，再将药汁倒入大口砂锅内熬成胶，和药末备用，如加入上述药末作成丸即时，量取“五仁斑龙胶”，用酒化开，制成丸剂较好。

［词解］

①下元：小腹。

②煨：中药材炮制方法之一。用微火慢慢地煮；放在带火的灰里使烧熟。

③葢：“盖”的异体字。

④叚：“假”的异体字，借用的意思。

⑤汲：从下往上打水。

⑥五品藥：过去将中药分为“下品、中品、上品、精品、极品”五品。此指最好的中药。

⑦文武火：指“文火”和“武火”，是中药煎煮时的火候。文火，较小的火。武火，较强的火。

⑧漉：过滤。

⑨滓：渣子。

⑩闊口：广口，大口。

【原文】

預防中風：凡人拇指次指麻木，必中風之漸。（保元）云朝服六味地黄丸、八味丸（並五臟[①]）。暮服竹瀝枳术丸（痰飲）。

單豨薟丸：（保元）治中風不語，喎斜吐涎，麻痺骨痛，腰膝無力，一切風濕。五月五日，六月六日，九月月九日彩豨薟葉洗淨曝乾，入甑[②]中層層灑酒與蜜蒸之，又曬，如此九遍爲末，煉蜜丸如梧子，每服五七十丸溫酒下。

［语释］

预防中风：凡是人们拇指食指感觉麻木，必定是中风的先兆。《保元》说："早晨服六味地黄丸、八味元（均补五脏）；晚上服竹沥枳术丸（化痰饮）。"

单豨莶丸：《保元》治中风不语，口眼喎斜，吐涎，麻痹骨痛，腰膝无力，一切风湿病症。五月五日，六月六日，九月月九日采豨莶叶洗净晒干，入甑中层层洒酒与蜜蒸后再晒，如此九遍制成药末，用炼蜜制成如梧子大小的丸剂，每次温酒冲服五十至七十丸。

［词解］

①五臟：指心、肝、脾、肺、肾五个脏器的合称。《素问·五脏·别论》："所谓五脏者，藏精气而不写也。"《灵枢·本脏》："五脏者，所以藏精神气血魂魄者也。"

②甑：古代炊具，底部有许多小孔，放在鬲上蒸食物。

【原文】

風痹：脉浮緩屬濕，浮緊屬寒。芤澁死血，浮濡氣虚。浮澁[①]而緊，風寒濕三氣合也。有皮、脉、氣、筋、骨五痹[②]，風勝爲行痹，寒勝爲痛痹，濕勝爲著痹。痹症筋攣肌肉不仁，若初起驟用參芪歸地，氣血滯而邪欝不散，虚者宜行濕流氣散。麻猶痹，痹則雖不知痛痒，尚覺氣微行在手，多兼風濕，在足多兼寒濕。木則非惟不知痛痒，氣亦不流行。麻是氣虚，木是濕痰死血，盖麻猶痹也，俗與風痿通治大誤也。痿因血虚火盛肺焦而成也，痹因風寒濕三氣合而成也。（保元）云：因濕麻木香蘇散（寒門[③]）加蒼朮、麻黄、桂枝、白芷、羌活、木瓜。

［语释］

风痹：浮缓脉属湿，浮紧脉属寒。芤涩脉属体内有死血，浮濡脉属气虚。脉浮涩而紧，为风寒湿三气均存在。痹证有皮、脉、气、筋、骨五痹，风盛为"行痹"，寒盛为"痛痹"，湿盛为"着痹"。痹症筋脉拘挛，肌肉麻木不仁，若初起骤用人参、黄芪、当归、生地，就会使气血滞而邪郁不散，虚人宜行气导滞，使湿气流散。"麻证"如同"痹证"，痹证虽然不知痛痒，但尚能感觉气在手微行，多兼风湿，而在足多兼寒湿。"木证"则不但不知痛痒，且也感觉不到气的流行。麻是气虚引起的，木是湿痰死血引起的，所以麻证如同痹证，世俗将其与风痿通治，是极大的错误。"痿证"因血虚火盛肺焦而成，"痹证"因风寒湿三气相合而成。《保元》说："因湿邪而致的麻木，用香苏散（有寒邪）加苍术、麻黄、桂枝、白芷、羌活、木瓜治疗。"

［词解］

①澁："涩"的异体字。

②痹：病名。指风寒湿邪侵袭经络、痹阻气血，引起以关节、肌肉酸痛、拘急为主症的一类疾病。

③寒門：此指寒邪为病。

【原文】

增味五痹湯：（寶鑒）治風寒濕合爲痹，肌體麻痹不仁。羌活、防已、薑黄、白术、海侗皮[①]、當歸、白芍藥各一錢，甘草炙七分五里，薑十片。

行濕流氣散：（寶鑒）治風寒濕痹，肌體麻木不仁，手足煩軟。薏苡仁二兩，白茯苓一兩五錢，蒼术、羌活、防風、川烏炮各一兩，右末，每二錢，溫酒或蔥白湯調下。

蠲痹湯：（寶鑒）治手冷痹[①]，身寒不熱、腰脚沉重，即寒痹[②]之甚。當歸、赤芍藥、黄芪、防風、薑黄、羌活各一錢五分，甘草五分，薑五片，棗二枚。

［语释］

增味五痹汤：《宝鉴》治疗风、寒、湿三邪合而为痹所致的肌体麻痹不仁。方药组成为羌活、防已、姜黄、白术、海桐皮、当归、白芍药各一钱，甘草（炙）七分五里，生姜十片。

行湿流气散：《宝鉴》治疗风寒湿痹所致的肌体麻木不仁、手足心烦、软弱无力。方药组成为薏苡仁二两，白茯苓一两五钱，苍术、羌活、防风、川乌（炮）各一两，又制成粉末，每次二钱，用温酒或葱白煎汤冲服。

蠲痹汤：《宝鉴》治疗手冷痹所致的身寒不热、腰脚沉重，也就是比较重的寒痹。方药组成为当归、赤芍药、黄芪、防风、姜黄、羌活各一钱五分，甘草五分，生姜五片，大枣二枚。

［词解］

①海侗皮：即“海桐皮”。侗，同“桐”。

②冷痹：病名。人体为风寒湿邪所侵，但寒邪偏多，症见脚膝四肢酸痛、行履艰难，甚则一身不随。

③寒痹：病名。指人体为湿邪所侵又遇风寒，致使四肢挛痛、关节浮肿，得热稍减，得寒愈甚。

【原文】

升麻湯：（寶鑒）治熱痹[①]，肌肉熱極，體上如鼠走，唇口反縱[②]，皮色變。升麻二錢，茯神、人參、防風、犀角、羚羊角、羌活各一錢，桂皮五分，薑五片同煎，竹瀝五匙調服。

雙合湯：（寶鑒）治濕痰死血作麻木。當歸、川芎、白芍藥、生乾地黄、陳皮、半夏、白茯苓、白芥子各一錢，桃仁八分，酒紅花、甘草各三分水煎，入竹瀝薑汁調服。

［语释］

升麻汤：《宝鉴》治疗热痹，症见肌肉热极、体上如鼠走、唇口反裂、皮肤色变。方药组成为升麻二钱，茯神、人参、防风、犀角、羚羊角、羌活各一钱，桂皮五分，生姜五片同煎，竹沥五匙调服。

双合汤：《宝鉴》治湿痰死血所致的麻木。方药组成为当归、川芎、白芍药、生干地黄、陈皮、半夏、白茯苓、白芥子各一钱，桃仁八分，酒红花、甘草各三分水煎，入竹沥、姜汁调服。

［词解］

①熱痹：病名。指热毒流注关节，或内有蕴热复感风寒湿邪，症见关节红肿热痛，发热、烦闷、烦渴。

②反縱：反裂。

【原文】

開結舒經湯（寶鑒）：治婦人七情六鬱[①]，氣滯經絡，手足麻痹。紫蘇葉、陳皮、香附子、烏藥、川芎、蒼术、羌活、南星、半夏、當歸各八分，桂枝、甘草各四分，姜三片，水煎入竹瀝薑汁調服。

加味八仙湯（保元）：治麻木，遍身手足俱麻，此氣血兩虛。白术二錢，白茯苓一錢，陳皮、白芍藥酒炒各八分，當歸酒洗、川芎、熟地黄、半夏麯各七分，秦艽、牛膝、人參各六分，羌活、防風各五分，柴胡各四分，桂枝、甘草炙各三分，薑一片，棗一枚，食遠服。氣虛，加黄芪蜜炒八分。

［语释］

开结舒经汤：《宝鉴》治疗妇女七情、六郁所致的气滞经络手足麻痹。方药组成为紫苏叶、陈皮、香附子、乌药、川芎、苍术、羌活、南星、半夏、当归各八分，桂枝、甘草各四分，生姜三片，水煎入竹沥姜汁调服。

加味八仙汤：《保元》治疗麻木，或遍身手足俱麻，这是气血两虚引起的病症。方药组成为白术二钱，白茯苓一钱，陈皮、白芍药（酒炒用）各八分，当归（酒洗）、川芎、熟地黄、半夏曲各七分，秦艽、牛膝、人参各六分，羌活、防风各五分，柴胡各四分，桂枝、甘草（炙）各三分，生姜一片，大枣一枚，应长久服食。气虚的病人加黄芪（蜜炒）八分。

［词解］

①七情六鬱："七情"指喜、怒、忧、思、悲、恐、惊七种情志活动，作为病因指这些活动过于强烈、持久，引起脏腑气血功能失调而致病。"六鬱"为六种郁证的总称，即气郁、湿郁、痰郁、热郁、血郁、食郁。

【原文】

歷節風：内因血虚有火，外因風濕生痰，徧[①]歷關節痛如虎咬，夜則痛甚，血行于陰也，盖由飲酒當風，或血虚熱沸，或受濕取冷所致，在上多屬風，在下多屬濕，治法活血踈[②]風消痰。虚者獨活寄生湯（足門[③]）。又名痛風

大羌活湯：（寶鑒）治風濕相搏，肢節肿痛，不可屈伸。羌活、升麻各一錢五分，獨活一錢，蒼术、防己、威靈仙、白术、當歸、赤茯苓、澤瀉、甘草各七分。

［语释］

历节风：血虚有火是内因，风湿生痰是外因，全身关节历经如虎咬般痛疼，黑夜则更利害，这是由于饮酒受风或血虚火热，或感受湿寒之邪，又于阴中运行的缘故，在上多属风，在下多属湿，治法为活血、疏风、消痰。虚人用"独活寄生汤"（下肢为病）治疗。又名"痛风"

大羌活汤：《宝鉴》治疗风湿相搏所致肢节肿痛不可屈伸。方药组成为羌活、升麻各一钱五分，独活一钱，苍术、防己、威灵仙、白术、当归、赤茯苓、泽泻、甘草各七分。

［词解］

①徧："遍"的异体字。

②踈："疏"的异体字。

③足門：此指下肢为病。

【原文】

踈風活血湯（寶鑒）：治四肢百節流注刺痛，皆是風濕痰死血所致，其痛處或肿或紅。當歸、川芎、威靈仙、白芷、防己、黄栢、南星、蒼术、羌活、桂枝各一錢，紅花三分，薑五片。

靈仙除痛飲（寶鑒）：治肢節肿痛，痛屬火，肿屬濕，兼受風寒，發動經絡之中濕熱，流注肢節之間。麻黄、赤芍藥各一錢，防風、荊芥、羌活、獨活、威靈仙、白芷、蒼术、片芩酒炒、枳實、桔梗、葛根、川芎各五分，當歸梢、升麻、甘草各三分。

［语释］

疏风活血汤：《宝鉴》治疗四肢百节流注刺痛，都是风、湿、痰、死血所造成的，其痛处或肿或红。方药组成为当归、川芎、威灵仙、白芷、防己、黄柏、天南星、苍术、羌活、桂枝各一钱，红花三分，生姜五片。

灵仙除痛饮：《宝鉴》治疗肢节肿痛，痛属火肿属湿，兼受风寒，发动经络之中湿热，流注肢节之间。方药组成为麻黄、赤芍药各一钱，防风、荆芥、羌活、独活、威灵仙、白芷、苍术、片芩（酒炒）、枳实、桔梗、葛根、川芎各五分，当归梢、升麻、甘草各三分。

【原文】

破傷風：多由亡血，汗下過多，或産婦及病瘡人擊破皮肉，風邪外襲，寒熱、口噤①、目斜、角弓反張②。分表里、半表里③，用汗下和三法④。痓病⑤亦同，無汗爲剛痓，有汗爲柔痓。破傷風及二痓通用小續命湯。柔痓則去麻黄，熱減桂冬去芩⑥，或並用九味羌活湯（寒門⑦）。手執蠐螬一二介⑧，待蟲⑨口吐水，抹破傷處，厚衣微汗，又取肚內黄水少許，調熱酒飲。

［语释］

破伤风：多是由于失血，或出汗太多，或产妇及患疮病人击破皮肉，风邪外袭而出现寒热、口噤、目斜、角弓反张症状。本病分表里、半表里症，用“汗、下、和”三法治疗。痓病也一样，无汗称为“刚痓”，有汗称为“柔痓”。“破伤风”及“二痓”通用“小续命汤”治疗。“柔痓”则去掉麻黄，夏天减桂枝，冬天去黄芩，或一块用“九味羌活汤”（寒邪为病）治疗。手拿一二个蛴螬，待虫口吐水，抹破伤处，盖厚衣使轻微出汗，又取蛴螬肚内黄水少许，用热酒冲下。

［词解］

①口噤：证名。指牙关紧急，口不能张开的症状。

②角弓反張：证名。指项背强直，使身体向后反折如弓状。

③表里、半表里：均为证名。“表里”指表证和里证，是八纲中用以辨别病位深浅和病情轻重的二纲。一般外感初起，邪在肌表，属表证，病较轻浅；病在脏腑，则属里证，病较深重。“半表里”指邪即不在表，也不在里，而是在表里之间的病证。

④汗下和三法：“汗、下、和”是治疗八法中的三法。“汗”指汗法，又称“解表法”，是通过开泄凑里，调和营卫，发汗去邪，以解除表邪的治疗方法。“下”指下法，是运用有泄下、攻逐、润下的药物以通导大便、消除积滞、荡涤实热、攻逐水饮的治法。“和”指和法，又称“和解法”，是针对外感病，邪即不再表又不在里，而在半表半里之间，不能使用汗、下等法时，用以和解的治法。

⑤痓病：病名，同“痉”；证名，指口噤而角弓反张。

⑥熱減桂冬去芩：夏天减桂枝，冬天去黄芩。“熱”指夏天。

⑦寒門：此指寒邪为病。

⑧介：甲；介虫。

⑨蟲：“虫”的异体字。

【原文】

玉真散（寶鑒）：治破傷風口噤身強直。防風、南星等末，每二錢薑汁和溫酒調服，以滓付瘡口上。口噤者童便調下，南星爲防風所制，服之不麻，可以開關定搐。

參歸養榮湯（寶鑒）：治風痰痓、陰痓①。人參、當歸、川芎、白芍藥、熟地黄、白术、白茯苓、陳皮各一錢，甘草五分，薑三片，棗二枚。

瓜樓枳實湯（寶鑒）：治痰火痓。瓜樓仁、枳實、貝母、桔梗、片芩、陳皮、梔子、茯苓、麥門冬、人參、當歸、蘇子各八分，甘草三分，薑三片，煎和竹瀝薑汁服。

［语释］

玉真散：《宝鉴》治破伤风出现的口噤、身强直症状。用防风、天南星等末，每二钱姜汁和温酒调服，以药渣付疮口上。口噤者，用童便调服，天南星的副作用被防风所抑制，服后舌喉不麻，能开窍定搐。

参归养荣汤：《宝鉴》治风痰痓、阴痓。方药组成为人参、当归、川芎、白芍药、熟地黄、白术、白茯苓、陈皮各一钱，甘草五分，生姜三片，大枣二枚。

瓜楼枳实汤：《宝鉴》治痰火痓。方药组成为瓜蒌仁、枳实、贝母、桔梗、片芩、陈皮、栀子、茯苓、麦门冬、人参、当归、苏子各八分，甘草三分，生姜三片，煎好后，和竹沥、姜汁服。

［词解］

①陰痓：病名。又称“柔痓”，“阴痉”。《丹溪心法·痓》：“阴痓曰柔，有汗。”痓病症见四肢厥冷者。

［临床新用］

玉真散　本方现代主要用于面神经麻痹、外伤性溃疡、破伤风的治疗。

（1）**面神经麻痹**　以本方为主方，气虚加黄芪50克；风痰阻络者加全蝎、僵蚕各15克。治疗面神经麻痹43例。结果：痊愈17例，显效22例，无效4例，总有效率为90%（董国隆．玉真散加味治疗面神经麻痹43例．陕西中医，1991，12（10）：465）。

（2）**外伤性溃疡**　应用本方水煎，过滤去渣，用消毒纱布蘸药水清洗患处，再用干药液浸湿敷料块置于溃疡面上，每剂可用3次。共治外伤性溃疡50例。结果：有效46例，71无效4例（许连池．玉真散治疗外伤性溃疡50例．陕西中医，1989，10（12）：551）。

（3）**破伤风**　应用玉真散合用西药治疗破伤风21例。西药以精制破伤风抗毒素2～6万单位、青霉素钠1000万单位，加入5%葡萄糖氯化钠500毫升静滴。中药以本方加减：对声、光、风等刺激敏感而抽搐频繁者，重加白附子用量；抽搐，加全蝎、白僵蚕。结果：观察治疗40天，治愈18例，好转3例（吴子茂、梁洪忠．中西医结合治疗破伤风21例．山东中医杂志，1997，（4）：172）。

【原文】

寒

脉法：宜洪大，忌沉細。左右俱緊盛，挾食傷寒[①]；右虛空左緊盛，勞力傷寒。

太陽病[②]：頭疼、身熱、脊強、無汗、惡寒、尺寸浮緊傷寒，浮緩傷風。

九味羌活湯（寶鑒）：不問四時但有頭痛、骨節痛、發熱惡寒、無汗脉浮緊宜用，乃解表神方。羌活、防風各一錢五分，蒼术、川芎、白芷、黄芩、生地黄各一錢二分，細辛、甘草各五分，薑三片，棗二枚，蔥白二莖。

［语释］

寒

脉法：脉宜洪大，忌沉细。左右脉俱紧盛，为挟食伤寒；右脉虚空、左脉紧盛，为劳力伤寒。

太阳：症见头疼、身热、脊强、无汗、恶寒、尺寸脉浮紧属伤寒，浮缓属伤风。

九味羌活汤：《宝鉴》不问四季时间，只要有头痛、骨节痛、发热恶寒、无汗脉浮紧宜用本方，乃解除表症的神方。方药组成为羌活、防风各一钱五分，苍术、川芎、白芷、黄芩、生地黄各一钱二分，细辛、甘草各五分，生姜三片，大枣二枚，葱白二根。

［词解］

①傷寒：①病名。泛指外感热性病。②指感受寒邪的太阳表证。③指冬季感寒所致的病症。也名正伤寒。④指感受寒邪的深浅程度。

②太陽：为太阳经病或太阳经证。

［临床新用］

九味羌活汤　本方现代主要用于头痛、副鼻窦炎、急性荨麻疹的治疗。

（1）**头痛**　以九味羌活汤加葛根、当归为基本方，头晕重者，加天麻、钩藤、菊花；体弱者加生黄芪、党参、白术；久病者加桃仁、红花、全虫；偏头痛者，加柴胡、龙胆草；后头痛连及颈项者，加蔓荆子、桂枝；巅顶痛者加藁本。治疗风湿型头痛28例，临床治愈12例，有效14例，无效2例，总有效率为92.86%（高磊、李岩．九味羌活汤加诚治疗风湿型头痛28例．四川中医，1999，(8)：35)。

(2) **副鼻窦炎** 用九味羌活汤合三花汤加减治疗副鼻窦炎109例，基本方：双花30克，野菊花30克，辛夷花15克，羌活、防风、白芷、黄芩、川芎、生地各10克，细辛、炙甘草各6克，头痛甚者川芎加至20~30克；头晕甚加蔓荆子；浓涕多加鱼腥草、苍耳子；鼻塞甚加石菖蒲；便秘加川军；热盛加栀子；脾虚加党参、白术，结果：平均服药8.4剂，痊愈84例，好转22例，无效3例，有效率97%(郭秀兰、聂海潮．中药治疗副鼻窦炎．实用中医药杂志，1997，(6)：18)。

(3) **急性荨麻疹** 用九味羌活汤加减治疗急性荨麻疹152例，服药3~10剂，144例痊愈，6例好转，2例无效，总有效率98.7%，随症加减法：无寒热，去生姜、葱白头；风热，去细辛；因药物反应，重用甘草，加绿豆；寄生虫引起者，加槟榔、乌梅肉；反复发作者，加蝉衣、浮萍草、地肤子（闵捷．加减九味羌活汤治疗急性荨麻疹．上海中医杂志，1982，(4)：21)。

【原文】

陽明①：目痛、鼻乾、不眠、發熱無汗，尺寸長而微洪經病，長而沉數腑病。

葛根解肌湯：（寶鑒）治陽明經病，目疼鼻乾不得臥，宜解肌。葛根、柴胡、黄芩、芍藥、羌活、石膏、升麻、白芷、桔梗各一錢，甘草五分，薑三片，棗二枚。

白虎湯（寶鑒）：治陽明病，汗多煩渴，脉洪大。石膏五錢，知母二錢，甘草七分，粳米半合②。加人參一錢，名人參白虎湯，治中暍③傷氣，兼治發斑。加蒼术一錢，名蒼术白虎湯，治中暑傷濕，兼治疫癘④及秋感熱。

[语释]

阳明病：症见目痛、鼻干、不眠、发热无汗，尺寸脉长而微洪属经病，长而沉数属腑病。

葛根解肌汤：《宝鉴》治阳明经病，症见目疼鼻干不得卧，治宜解肌。方药组成为葛根、柴胡、黄芩、芍药、羌活、石膏、升麻、白芷、桔梗各一钱，甘草五分，生姜三片，大枣二枚。

白虎汤：《宝鉴》治阳明病，症见汗多烦渴，脉洪大。方药组成为石膏五钱，知母二钱，甘草七分，粳米半合。加人参一钱，名“人参白虎汤”，治中暍伤气，兼治发斑疹。加苍术一钱，名“苍术白虎汤”，治中暑伤湿，兼治疫厉及秋感热。

[词解]

①陽明：指阳明经病或阳明经证。

②合：(gě) 容量单位。十勺等于一合，十合等于一升。

③中暍：(yē) 古病名。即中暑，中热。

④疫癘：病名。指具有强烈传染性、可致一时一地流行的疾病。

[临床新用]

白虎汤 本方现代主要用于急性热病、乙型脑炎、流脑、流行性出血热、流感、肺炎、风湿性关节炎、风湿性心肌炎、糖尿病、闭经、儿科疾病、眼科疾病的治疗。

(1) **急性热病** 以本方去粳米、甘草，加葛根、柴胡，治疗病毒性感染发热69例，总有效率为87%（初航．石知柴葛汤治疗病毒感染性发热69例临床观察．辽宁中医杂志，1984，(4)：54)。

(2) **乙型脑炎** 以本方加板蓝根、连翘、葛根治疗乙型脑炎78例，均取得满意疗效（何世英．乙脑的中医治疗．天津医药，1980，(7)：422)。以白虎汤去粳米，加银花、竹叶、麦冬、玄参为基本方，治疗乙脑67例。随症加减：抽搐者，加全蝎、钩藤、羚羊角、僵蚕等；神昏痰多者，加竹沥、天竺黄；壮热神昏者，配合安宫牛黄丸、紫雪丹等。结果：痊愈63例(94%)，有效2例(3%)，死亡2例(3%)（杜惠芳．白虎汤加减治疗乙脑67例疗效分析．河南中医药学刊，1995，(4)：54)。

(3) **流脑** 以本方治疗流脑，辨证属于气分实热证233例，疗程为2~7天，结果：痊愈222例，显效4例，死亡6例，自动出院1例（罗道揆．中西医结合治疗流脑233例疗效观察．浙江中医杂志，1982，(3)：101)。

(4) **流行性出血热** 以本方加减治疗流行性出血热40例，疗程6～15天，结果全部治愈，大部分病人使用中药治疗后都有越期或缩短病期，跳期率达72.5%（王绪山．白虎汤加减治疗流行性出血热．中西医结合杂志，1987，(5)：300)。

(5) **流感** 以本方治疗流行性感冒，配合银翘散、桑菊饮、柴胡解肌汤等，治疗15487例患者，结果治愈率为75.9%（广西中医药研究文献研究室．中药治疗流行性感冒15487例观察和探讨．辽宁医学杂志，1959，(6)：54)。以本方加羌活、板蓝根治疗50例流感患者，均在2日内显效（姚华．白虎汤加减治疗流感高热的体会．江苏中医杂志，1986，(1)：9)。

(6) **肺炎** 本方合泻白散加减，治疗大叶性肺炎有高热者32例。结果：在1～10天中热退，临床症状多在2～3天消失，肺部炎性病变在2天内消失（叶景华．辨证治疗大叶性肺炎32例临床观察．浙江中医杂志，1980，(3)：133)。

(7) **风湿性关节炎** 以本方加制川乌、乳香、没药治疗急性风湿热28例，治愈22例，好转2例，无效4例（赵利君．生地石膏汤治疗急性风湿热．河北中医，1989，(4)：21)。以本方合桂枝汤为主治疗12例活动性风湿性关节炎（热痹），平均11天痊愈（龚琼模．以白虎加桂枝汤为主治疗12例活动风湿性关节炎（热痹）1临床报告．江西中医药，1965，(7)：907)。

(8) **风湿性心肌炎** 以本方加防己、木瓜，治疗风湿性心肌炎12例。结果：平均服药1个月左右，全部患者症状消失，亦无发生慢性心瓣膜损伤（缪宝迎．银翘白虎汤加减治疗风湿性心肌炎的体会．浙江中医杂志，1985，(11)：495)。

(9) **糖尿病** 以本方加味治疗糖尿病268例，治愈81例，显效58例，有效110例，无效19例（东明县人民医院．中医中药治疗268例糖尿病疗效观察．山东中医杂志，1984，(5)：23)。

(10) **闭经** 以本方加味治疗药物性闭经30例，痊愈20例，好转7例，无效3例（周小波．抗精神病药物所致闭经的中医治疗．北京中医，1987，(2)：15)。

(11) **儿科疾病** 以本方合导赤散治疗小儿疱疹性口腔炎100例，平均4.6天治愈（程容照．白虎汤加导赤散治疗小儿疱疹性口腔炎100例临床疗效观察．四川医学，1982，(2)：100)。以本方治疗小儿胃热纳差20余例，一般服药2～3剂后食欲显著好转，服药5～10剂后食欲恢复正常（赵聚凯．白虎汤治疗新病杂谈．新中医，1984，(7)：45)。以本方加沙参、麦冬、五味子、水牛角等，治疗小儿夏季发热35例，其中15例治愈，17例有效，3例无效（熊九如．小儿夏季热35例临床分析．中级医刊，1980，(7)：14)。

(12) **眼科疾病** 以本方治疗外障，症见局部红肿瘀滞较重，刺激症状比较严重，均取得较好疗效（姚其蔚．白虎汤加减在眼科上的应用．上海中医药杂志，1964，(4)：23)。以本方治疗22例青光眼，近期疗效较好（常德中医院眼科．青光眼的中医辨证治疗．湖南中医杂志，1977，(2)：34)。以本方加减治疗100例角膜溃疡，结果：81例治愈，12例好转，7例无效（庞赞襄．角膜溃疡100例治疗小结．浙江中医杂志，1980，(9)：411)。

【原文】

少陽①：耳聾、脇痛、寒熱、嘔而苦、尺寸俱弦。

小柴胡湯（寶鑒）：治少陽病半表半里往來寒熱，能和其內熱解其外邪，傷寒方之正道也。柴胡三錢，黃芩二錢，人參、半夏各一錢，甘草五分，薑三片，棗二枚。

黃芩芍藥湯（寶鑒）：治少陽半表半里。里證多者宜用此（方見大便）。

十棗湯：（寶鑒）治傷寒有懸飲②、伏飲③、脇下引痛。芫花微炒、甘遂、大戟炒，右等末。別④取大棗十枚，水一盞⑤，煎半調藥末，強人一錢，弱人五分服，大便利下即以粥補之。

［语释］

少阳病：症见耳聋、胁痛、寒热、呕而苦、尺寸俱弦。

小柴胡汤：《宝鉴》治少阳半表半里证，症见寒热往来，能和解其内热，解除其外邪，伤寒方中最常用治疗方剂。方药组成为柴胡三钱，黄芩二钱，人参、半夏各一钱，甘草五分，升姜三片，大枣二枚。

黄芩芍药汤：《宝鉴》治少阳半表半里证。里证多者宜用此方。方药见"大便"篇。

十枣汤：《宝鉴》治伤寒有悬饮、伏饮、胁下牵引作痛。方药组成为芫花（微炒用）、甘遂、大戟（炒用），又粉末等量。另取大枣十枚，水一杯，煎至半杯时调匀药末，体格强壮的人每次服一钱，体格瘦弱的人每次服五分，大便泻下就用粥补养。

［词解］

①少陽：指少阳经病或少阳经证。

②懸飲：病证名，四饮之一。因饮邪停留于胁肋部所致。《金匮要略·痰饮咳嗽病脉证治》："饮后水流在胁下，咳唾引痛，谓之悬饮。"

③伏飲：病证名，四饮之一。饮邪伏匿体内，或留饮去而不尽，潜伏为患的病证。《金匮要略·痰饮病脉证并治》："膈上病痰，满喘，咳唾，发则寒热，背痛腰疼，目泣自出，其人振振身瞤剧，必有伏饮。"

④别："另"的意思

⑤一盞：一杯。

［临床新用］

小柴胡汤　本方现代主要用于病毒性肝炎、发热、胆囊炎、胰腺炎、登革热、地方性斑疹伤寒、变应性鼻炎、感冒、口腔干燥症、咳嗽、支气管哮喘、早搏、心绞痛、返流性食管炎、胃窦炎、胃脘痛、胃下垂、胆汁返流性胃炎、非溃疡性消化不良、老年性便秘、慢性肾功能不全、慢性泌尿系感染、梅尼埃病、眩晕、坐骨神经痛、癫痫、偏头痛、抑郁症、疲劳综合征、妊娠感冒、妊娠恶阻、产后感冒、产后发热、乳癖、痛经、经前期综合征、小儿夏季感冒、百日咳、小儿传染性单核细胞增多症、小儿痄腮、结膜炎、急性扁桃体炎、流行性腮腺炎、口腔溃疡、肝癌介入后副反应、湿疹的治疗。

（1）**病毒性肝炎**　以小柴胡汤加栀子、滑石为基本方，治疗各型病毒性肝炎307例。结果：临床痊愈268例，好转32例，无效7例；总有效率87.75%；29例HBsAg（+）患者，转阴23例（袁长津．小柴胡汤加减治疗病毒性肝炎的体会．湖南中医杂志，1987，（3）：5）。对经强的松治疗无效且产生副作用的慢性活动性肝炎45例，以小柴胡汤等治疗2~6个月，不仅明显地改善、消除激素的副作用，且其自觉症状、体征及肝功能均得到控制，改善率分别为78%、62%和58%（户田静男．汉方方剂的变态反应学探讨（1）．新药与临床，1982，（4）：651）。采用小柴胡汤水煎液100毫升，分2次服，日1剂，2周为1疗程，并设肝炎合剂对照组，两组均为30例，结果：在消化道症状改善时间、黄疸消退、ALT恢复情况等方面，组间疗效比较有统计学意义（$P<0.01$）。（胡天明．小柴胡汤治疗病毒性肝炎30例探讨．中国中西医结合杂志，1994，（11）：690）。用小柴胡汤为主，肝胃不和型，加当归、白芍等；肝郁脾虚型，加黄芪、茯苓等；气滞血瘀型，加当归、川芎等；肝胆湿热型，加茵陈蒿、栀子等；肝肾阴虚型，加生地、沙参等；寒凝肝脉型，加桂枝、附子等。治疗慢性活动性乙型病毒性肝炎56例，显效22例，有效15例，无效19例，总有效率66.07%；对照组56例治以益肝灵、联苯双酯及维生素类，显效18例，有效14例，无效24例，总有效率为57.14%，两组无显著性差异（$P>0.05$），但HBeAg、HBeAg的阴转率、抗-HBs及抗-HBe的阳转率以治疗组为优（$P<0.05$）（胡家庭．小柴胡汤加减治疗慢性活动性乙型病毒性肝炎56例．四川中医，1995，（6）：22）。以小柴胡汤或小柴胡汤合用乙肝疫苗或口服益肝灵、复方树舌片分别治疗慢性乙型肝炎94、82、70例，结果：总有效率分别为94.7%、

89.0%及67.1%，差异非常显著（P<0.01）（谢士达．小柴胡汤或合用乙肝疫苗治疗慢性乙型肝炎176例．江苏中医，1995，（9）：7）。将156例病毒性肝炎患者随机分为治疗组104例和对照组52例，均严格隔离，并注意饮食、卧床休息的合理调节，对照组：以丹参液、益肝灵等治疗；治疗组：在对照组基础上，加用小柴胡汤，并随症加减：湿热重者，加大黄、赤芍、板蓝根，去党参、生姜；腹胀明显，加青木香、大腹皮；血瘀重者，加红花、五灵脂；乙肝阳性者，加白花蛇舌草、黄芩、枸杞子。结果：治疗组显效94例，好转10例；对照组显效39例，好转10例，无效3例（崔万胜．小柴胡汤和丹参液治疗病毒性肝炎疗效观察．实用中西医结合杂志，1996，（1）：51）。用维生素C、维生素E、肌苷、小柴胡汤治疗丙型病毒性肝炎50例；身目黄染加茵陈、栀子，腹胀加厚朴，纳差加焦三仙，基本治愈36例，显效9例，有效3例，无效2例，总有效率96.0%，HCV－RNA阳性32例，阴转2例，占6.25%；对照组用维生素C、维生素E、肌苷、茵陈合剂治疗，50例中，基本治愈33例，显效7例，有效1例，无效9例，总有效率为82.0%，HCV－RNA阳性34例无阴转（胡金弟．小柴胡汤治疗丙型病毒性肝炎50例．实用中西医结合杂志，1997，（9）：860）。用加味小柴胡汤及维拉帕米治疗慢性乙型肝炎38例，肝功能恢复正常为87%，HBeAg阴转率58%，随访14~28个月HBeAg阴转率68%、HBeAg反跳率7.9%，与能量合剂、肝必复、肝炎宁治疗的对照组相比，具有显著差异（P<0.005）（王一明．加味小柴胡汤及钙通道阻滞剂治疗慢性乙型肝炎的临床观察．实用中西医结合杂志，1998，（6）：483）．采用小柴胡汤加猪苓、黄芪、蚤休等，治疗慢性乙型肝炎50例，治愈13例，显效17例，好转13例，无效7例，总有效率86.0%，对照组采用复方益肝灵片治疗，共计50例，治愈4例，显效13例，好转21例，无效12例，总有效率为76.0%。两组总有效率无明显差异（P≥0.05），但其治愈率有显著性差异（P<0.05）。据统计，治疗组与对照组HBsAg阴转率比较无显著性差异，而HBeAg与HBcAb阴转率比较有差异（P<0.01或0.025）（高忠国．小柴胡汤加减治疗慢性乙型肝炎50例．浙江中医学院学报，1999，（3）：36）。

（2）**发热**　本方加白花蛇舌草、半枝莲等为基本方，治疗癌症发热32例，结果：17例缓解；13例好转；2例无效。加减法为：气阴两虚者，加玉屏风散、鳖甲等；湿热留恋者，加茵陈、薏苡仁等；热毒炽盛，高热不退者，加生石膏、知母（钱宝延．小柴胡汤加减治疗癌症发热32例．陕西中医，1995，（2）：57）。运用小柴胡汤加板蓝根、贯仲、白薇，身痛者加葛根，舌质偏红者加丹皮、生地，治疗发热128例，服5剂以内，体温降至37.2℃以下，无反复，相应症状改善者119例，服上方5剂而热不退者9例（肖祥建．小柴胡汤加味治疗发热病128例．湖南中医杂志，1996，（2）：32）。以小柴胡汤加葛根、薄荷等为基本方，咽喉肿痛，去半夏，加牛蒡子、山豆根等；大便燥结，合大承气汤；兼表寒证，加桂枝、白芍；两腮肿痛，加玄参、山豆根等；咳喘者，加桔梗、百部等；胸痛，加瓜蒌；鼻塞，加苍耳子、辛夷等。治疗外感高烧425例，显效410例，无效15倒，显效率为96.47%（邹世光．加味小柴胡汤治疗外感高烧425例疗效观察：四川中医，1996，（7）：25）。小柴胡汤加生石膏为主，小便短少加滑石；身痛加藿香；咽痛去半夏加板蓝根；纳差加神曲；体温高于40℃合用解热药对症治疗，治疗病毒性上感高热35例，对照组30例静滴病毒唑合口服西药治疗，结果总有效率分别为91.43%和50%，以治疗组为优（P<0.01）（杨东红．小柴胡汤治疗病毒性上感高热35例临床观察．实用中医药杂志，1998，（10）：15）。用小柴胡汤加黄柏、白芍为基本方，发热恶寒甚者加桂枝，去党参；大便不畅，加枳实、芒硝、厚朴；小便不利，加泽泻、茯苓、瞿麦。治疗痔瘘术后发热患者共计42例，服1剂热退者3人，服3剂热退者30人，服5剂热退者7人，无效者2人，总有效率95.2%（陆新瑜．加减小柴胡汤治疗痔瘘术后发热．黑龙江中医药，1998，（5）：20）。对丝虫病后周期性发热32例患者，采用小柴胡汤加槟榔、木瓜等为基本方治疗，发热重者，加石膏、知母；呕吐者，加竹茹；下肢肿胀湿偏甚者，加苍术、苡仁等；血瘀者，加丹参、地龙、红花。结果：显效23例，好转7例，无效2例，总有效率93.7%（饶亚非．小柴胡汤加减治丝虫病周期性发热32例．江西中医药，1999，（1）：28）。对外感发热反复不退者165例，分别采用小柴胡片（105例）和小柴胡冲剂（60例）治疗，所有病例均符合少阳病诊断，体温在37℃~39℃，发病时间在10天以内，小柴胡片组每次4片，3次/天，小柴胡冲剂组10克/次，3

次/天，均以5天以内为疗程。结果，两组总有效率分别为90.5%和90.0%，总显效率分别为42.9%和43.3%，疗效上无显著性差异（P>0.05）。（汤立玮．小柴胡片临床疗效观察．时珍国医国药，1999，（6）：454）。以小柴胡汤加当归、川芎等为基本方，风寒束表，恶寒汗少加荆芥、防风、桂枝；感暑夹湿，头重，肢体酸楚，舌苔黄腻，加鸡苏散、青蒿、佩兰等；乳汁郁结，乳胀结块，加橘核、夏枯草、炮山甲等；风邪犯肺，咳嗽咯痰，加杏仁、桔梗等；瘀阻胞络，小腹疼痛，恶露色黯量少夹块，加桃仁、生山楂、炮姜等，治疗产后发热42例，其中体温24小时恢复正常者27例，48小时恢复正常者9例，72小时恢复正常者3例，96小时恢复正常者3例（刘芳．小柴胡汤加减治疗产后发热42例．广西中医药，1999，（1）：29）。以小柴胡汤加当归、桃仁为主，烦渴加石膏、知母；乳房肿痛，加银花、蒲公英；食滞加神曲、山楂，治产后发热70例，治愈45例，好转22例，无效3例，治愈率和总有效率分别为64.29%和95.71%（王庆霞．小柴胡汤加味治疗产后发热70例．江苏中医，1999，（10）：24）。

（3）**胆囊炎**　应用小柴胡汤治疗胆囊炎285例，其中男134例，女151例，平均年龄40.1岁，病程平均2.7年，急性胆囊炎61例，慢性胆囊炎224例，日1剂，15日为1疗程。治愈273例，好转9例，无效3例，总有效率98.9%（刘风树．大剂小柴胡汤治疗胆囊炎285例体会．实用中西医结合杂志，1993，（4）：218）。以小柴胡汤加川楝子、香附为基本方，有黄疸者，加茵陈、郁金；有结石者，加芒硝、金钱草；大便秘结者，加大黄；便溏者加炒白术、炒山药，治疗本病146例，服药14天治愈27例，服药21天治愈52例，服药28天治愈21例；服药35天好转28例；服药40天后无效18例。治愈率为68.5%，总有效率为87.7%（闫辉．小柴胡汤治疗慢性胆囊炎146例观察．实用中医药杂志，1997，（1）：15）。

（4）**胰腺炎**　以小柴胡汤加减，配合针炙和阿托品治疗急性水肿型胰腺炎50例，平均服药6.8天获愈，尿淀粉酶、白细胞、退热恢复正常平均所需时间分别为2.9天，3.3天和3.5天、SGBT升高者皆于10日内恢复正常（李兴华．小柴胡汤加减治疗急性胰腺炎50例．中医杂志，1982，（9）：40）。

（5）**登革热**　以小柴胡汤加板蓝根、大青叶为主，治疗本病37例，结果：12例服药后24小时体温降至正常，16例在48小时降至正常，6例在48小时内体温略有下降，3例无效；总有效率达91.8%（丁世新．小柴胡汤加味治疗登革热．河南中医，1989，（2）：10）。

（6）**地方性斑疹伤寒**　以小柴胡汤加连翘、大青叶、金银花等为基础方，治疗本病60例，结果痊愈45例，显效13例，有效21例，总有效率为100%（姜梅英．加味小柴胡汤治疗地方性斑疹伤寒60例．山东中医杂志，1987，（2）：24）。

（7）**变应性鼻炎**　应用小柴胡汤为主，随症加减，鼻痒、喷嚏严重者，加辛夷花、菊花；流清涕较多，加苍术、升麻；鼻甲肿胀明显，加白芷、薄荷；鼻腔充血、炎症反应重者，加黄连、川芎；鼻甲息肉样变者，加桃仁、葛根，等等。治疗本病65例，总有效率90.8%；对照组以扑尔敏口服治疗，计65例，总有效率76.9%（黄庆山．小柴胡汤治疗变应性鼻炎临床研究．实用中医药杂志，1995，（2）：27）。

（8）**感冒**　应用小柴胡冲剂治疗感冒82例，10克/次，3次/日，1周为1疗程，体温超过38℃，WBC增高者，合用抗生素，结果显效42例，有效31例，总有效率89.02%；对照组30例，服用板蓝根冲剂10克/次，1周为1疗程，显效11例，有效15例。总有效率86.67%，但显效率以治疗组为高（P<0.01）（程荣珍．小柴胡冲剂治疗感冒82例．时珍国医国药，1998，（6）169：494）。

（9）**口腔干燥症**　以小柴胡汤方提取剂日5克，早晚空腹服，疗程4周，治疗具有口腔干燥患者19例，包括口腔干燥症12例，口眼干燥关节炎综合征5例，放射性口腔干燥症2例，治疗有效率分别为91.7%，80%和100%（吉成一贞．小柴胡汤治疗口腔干燥症的临床研究．国外医学中医中药分册，1988，（5）：306）。

（10）**咳嗽**　小柴胡汤合“千金苇茎汤”为基本组成，酌情加入荆芥、防风、瓜蒌仁、葶苈子等，治疗咳嗽70例，其中风寒型35例，治愈35例；痰热型22例，治愈20例，有效2例；其他13例，治愈11例，有效2例。计治愈66例，有效4例（黄长林．小柴胡汤合千金苇茎汤加减治疗咳嗽70例临床观察．云南中医中药杂志，1995，（6）：11）。小柴胡汤加细辛、干姜、杏仁等治疗久咳52例，显效13例，有效35例，无效4例，总有效率92.3%（薛堂语．小柴胡汤加减治疗久咳疗效观察．山西中医，1995，（6）：12）。以小柴胡汤加减治疗邪郁少阳之久咳患者162例，药物组成：柴胡、法半夏、桔梗、枳壳各9～12克，黄芩、五味子、苦杏仁各9～15克，干姜6～9克，细辛、甘草各3～6克。兼呕吐者，易干姜为生姜5～10克。服5剂后，显效102例，有效45例，无效15例，总有效率90.7%（蒋波．小柴胡汤加减治疗久咳162例．新中医，1999，（3）：45）。以小柴胡汤加味治疗郁火咳嗽50例，服药3～6天，痊愈者占88%，减轻者占12%，全部有效（汪新象．小柴胡汤加减治疗郁火咳嗽50例初探．中医杂志，1986，（4）：43）。

（11）**支气管哮喘**　应用小柴胡汤治疗类固醇依赖型重症难治性哮喘为主的患者28例，显效4例，有效14例，有效率64.3%（谷崎胜朗．小柴胡汤治疗支气管哮喘的临床研究．国外医学中医中药分册，1992，（4）：202）。

（12）**早搏**　以小柴胡汤加丹参、甘松、菖蒲为基本方，面红、便干加龙胆草、夏枯草；心烦失眠加炒山栀、淡豆豉、茯神；纳差脘胀，加苏梗、生谷麦芽；乏力自汗，加生芪、霜桑叶。治疗春季发作性心脏期前收缩16例，痊愈9例，有效4例，好转3例（赵岩．小柴胡汤加减治疗春季发作性心脏期前收缩16例．南京中医药大学学报，1996，（1）：55）。

（13）**心绞痛**　以小柴胡汤加当归、川芎、附子为基础方，加减：气虚甚者用人参，阳虚甚用附子，气血瘀阻甚用柴胡、当归、川芎，痰浊甚用半夏、生姜。治疗心绞痛41例，服药后35例临床症状消失，心电图缺血改变均得到不同程度的改善（邵桂珍．加味小柴胡汤治疗心绞痛41例临床观察．河南中医，1986，（3）：18）。

（14）**反流性食管炎**　以小柴胡汤治疗本病78例，男性40例，女性38例，年龄38～65岁；病程4个月至3年，加减法：泛酸加煅瓦楞子30克，兼血瘀者加丹参20克，灼痛加乌梅、白芍各30克，经治30天，结果：治愈69例，好转6例，无效3例，总有效率96.2%（傅昌格．小柴胡汤加味治疗反流性食管炎近期疗效观察．中国中西医结合杂志，1992，（11）：686）。以小柴胡汤合小陷胸汤为主，伴有嗳气频作，胸脘痞闷或胀满者，加枳壳、檀香、厚朴；泛酸者，加海螵蛸、煅瓦楞子；泛吐清水、恶心者，加焦白术、砂仁；吞咽困难者，加桔梗、代赭石、枳实；口干、咽干、大便干结者，加麦冬、沙参、石斛；治疗反流性食管炎54例，临床治愈26例；显效18例；有效8例；无效2例（王贤斌．经方组合治疗返流性食管炎．湖北中医杂志，1997，（3）：20）。

（15）**胃窦炎**　小柴胡汤加旋覆花、桃仁等治疗胃窦炎107例，15剂为1疗程，服药1个疗程痊愈12例，2个疗程痊愈43例，3个疗程痊愈20例，3个疗程好转22例，无效10例，总有效率90.70%（刘庆春．小柴胡汤加味治疗胃窦炎107例．实用中西医结合杂志，1996，（5）：312）。

（16）**胃脘痛**　以小柴胡汤为基本方，随症加用乌梅、丹参、五灵脂、丹皮等，治疗胃脘痛151例，治愈84例，有效49例，无效18例（祝建华．小柴胡汤治疗胃脘痛151例临床总结．河南中医，1995，（4）：212）。

（17）**胃下垂**　以小柴胡汤加生麦芽、鸡内金等为基本方，痞满嗳气者，加旋覆花、代赭石；胃脘痛者，去党参加"失笑散"、酒大黄；性情抑郁者，加当归、白芍、炒香附；胃中冷者，加吴茱萸、良姜；湿邪困脾者，加苍术、苏梗、陈皮；有食积者，加砂仁、建曲；阴虚者，加石斛、沙参。治疗胃下垂60例，1个月为1疗程，经治1个疗程，痊愈29例，显效22例，有效9例（范道长．小柴胡汤加味治疗胃下垂60例．四川中医，1995，（2）：20）。

（18）**胆汁反流性胃炎**　以小柴胡汤随症加减治疗胆汁反流性胃炎36例，具体加减法为：久病兼有瘀血者，加丹参；郁热重者，加黄连；腹胀满者，加枳壳；合并溃疡者，加三七、乌贼骨、枯矾。日1剂，30天为1疗程，经治后症状均明显好转或消失，组织活检和胃镜检查显示胃炎均有不同程度的好转（高耀洁．小柴胡汤加味治疗胆汁返流性胃炎近期疗效观察．中医杂志，1983，（5）：41）。以小柴胡汤为基本方，脾胃气虚，合"香砂六君子汤"；气阴两虚，加山楂、白芍、乌梅；肝气犯胃，加白芍、佛手；肝胃郁火，加左金丸，等等。治疗本病42例，平均服药20天，总有效率达92%（李艳娜．小柴胡汤治疗胆汁返流性胃炎42例报告．江西中医药，1998，（6）：23）。将本组病例46例分治疗组31例和对照组15例，治疗组治以小柴胡汤加白芍、赤芍为基本方，热甚者，加黄连、竹茹、大黄；气滞，加川楝子、郁金等；虚寒，加黄芪、干姜等；阴虚，加百合、沙参、乌梅。治愈15例，好转12例，无效4例，总有效率87.1%；对照组治以胃复安、消炎利胆片，治愈1例，有效7例，无效7例，总有效率为53.3%（陶峰．加味小柴胡汤治疗胆汁返流性胃炎31例．上海中医药杂志，1998，（2）：26）。

（19）**非溃疡性消化不良**　用小柴胡汤治疗本病50例，包括慢性胃炎16例，十二指肠炎10例，胃十二指肠炎11例，上消化道功能紊乱13例，中医分为三型，脾胃气虚型24例，肝胃不和型15例，脾胃湿热型11例。结果：显效27例，有效13例，好转5例无效5例，总有效率90%，治疗后胃全部排空，钡剂达回盲部，小肠排空时间较治疗前分别提前36、38、42分钟（陈友蓉．小柴胡汤治疗非溃疡性消化不良的疗效观察．实用中医内科杂志，1995，（3）：16）。

（20）**老年性便秘**　小柴胡汤加炒莱菔子、桃仁等为基本方，热象明显，加败酱草、黄芩；腹痛甚，加延胡索、白芍增量；腹胀重，加厚朴、大腹皮。治疗本病48例，痊愈30例，显效16例，有效2例（刘坤旺．小柴胡汤加减治疗老年性便秘48例．山西中医，1996，（5）：33）。

（21）**慢性肾功能不全**　将慢性肾功能不全患者90例随机分为观察组与对照组，前者60例，后者30例，两组均给予少量优质蛋白、高维生素饮食。对照组常规西药治疗，观察组加用小柴胡汤加减，基本方为小柴胡汤加丹参、大黄、益母草等，气阴两虚，湿毒壅盛型，加太子参、生地黄、枸杞子；脾肾衰败，水湿不化型，加炒白术、附子。两组均以3个月为1疗程，结果：观察组显效12例，有效24例，稳定14例，无效10例，总有效率83.33%；对照组显效4例，有效6例，稳定10例，无效10例，总有效率66.67%（王静．小柴胡汤加减治疗慢性肾功能不全临床研究．山东中医杂志，1998，（8）：359）。

（22）**慢性泌尿系感染**　以小柴胡汤为基本方，一般选加白茅根、车前草、败酱草、石韦。尿道痛甚，加琥珀；兼气虚，加黄芪；阴虚者，加太子参、女贞子。治疗泌尿系感染97例，痊愈73例，显效13例，有效6例，无效5例，总有效率占94.8%（吴士康．小柴胡汤加味治疗慢性泌尿系感染97例．四川中医，1996，（7）：21）。

（23）**梅尼埃病**　小柴胡汤加川芎、菊花等为主，随证加减，治疗本病268例，对照组予西药对症处理，计80例，结果：总有效率分别为97%和76%，以治疗组为优（$P<0.01$）（毛良知．加味小柴胡汤治疗美尼尔氏综合征268例疗效观察．实用中西医结合杂志，1997，（11）：1054）。

（24）**眩晕**　以小柴胡汤加防风、藿香等治疗急性发作性眩晕20例，14例24小时内痊愈，4例显效，2例好转（李树标．加味小柴胡汤治疗急性发作性眩晕20例疗效观察．实用中西医结合杂志，1996，（5）：294）。小柴胡汤为主治疗颈性眩晕66例，肾精不足者，加菟丝子、山茱萸等；气血不足，加黄芪、当归；脾虚不运，加黄芪、升麻等；颈项不舒，加葛根；湿郁化热，加黄连、佩兰。结果：临床治愈40例，好转22例，无效4例（关建国．小柴胡汤加味治疗颈性眩晕66例临床观察．河南中医，1995，（3）：145）。小柴胡汤为主，肾精不足，加菟丝子等；气血不足，加黄芪、当归；脾虚，加苡仁、白术、升麻；颈项不舒，加葛根，治疗眩晕42例，治愈35例，好转5例，无效2例，总有效率95%，对照组36例，用654－2等治疗，治愈22例，好转5例，无效9例，总有效率75%（关建国小柴胡汤加味治疗眩晕症42例．上海中医药杂志，1995，（11）：14）。小柴胡汤合“二陈汤”为基本方，热象明显，去生姜、半夏、党参，加花粉；耳鸣耳聋耳闷者，加远志、石菖蒲；呕恶者，加藿香、竹茹；汗出明显，加桂枝；胸脘满闷，纳呆明显，加神曲。治疗发作性眩晕56例，痊愈39例，显效11例，好转6例（郭茂明．加味小柴胡汤治疗发作性眩晕56例．四川中医，1998，（10）：21）。

（25）**坐骨神经痛**　小柴胡汤加当归、川芎、伸筋草等为主，随症加减，治疗本病60例，临床治愈56例，有效2例，无效2例，总有效率96.67%（江天．小柴胡汤治疗坐骨神经痛60例．陕西中医函授，1995，（4）：31）。

（26）**癫痫**　以小柴胡汤加减治疗癫痫107例，总有效率为93.5%，痊愈率31.8%（王伟．加减小柴胡汤治疗癫痫．四川中医，1988，（10）：26）。以小柴胡汤加节菖蒲、丹参、僵蚕为基本方，风盛搐搦者，加全蝎、蜈蚣；痰阻窍道者，加胆南星、枳实；惊惕不安，加天麻、珍珠母，治疗本病45例，显效35例，有效7例，效差2例，无效1例，总有效率93.6%。其中植物神经性发作21例，显效19例，有效2例，总有效率100%（杨丽珍．小柴胡汤加减治疗小儿癫痫45例临床观察．中医药学报，1999，（2）：40）。

（27）**偏头痛** 以小柴胡汤加川芎、白芷、细辛治疗偏头痛50例，治愈32例，好转15例，无效3例，总有效率为94%（彭洁．加味小柴胡汤治疗偏头痛50例．广西中医药，1996，（3）：3）。以本方为主，头痛甚者，加白芷、川芎；兼寒邪者，加细辛、桂枝；小便不利者，去黄芩，加茯苓。治疗偏头痛50例，临床治愈32例，好转15例，无效3例（李良英．加味小柴胡汤治疗偏头痛50例．新中医，1998，（3）：48）。

（28）**抑郁症** 以小柴胡汤为基本方，阴虚内热合"增液汤"；肝郁气滞，加香附、郁金、枳壳；痰湿困脾，加厚朴、白术、茯苓。治疗抑郁症90例，痊愈64例，好转7例，19例效果不佳，合用西药治疗。总有效率78.8%（李发明．小柴胡汤治疗抑郁症90例临床观察．山西中医，1996，（2）：10）。

（29）**疲劳综合征** 以小柴胡汤加陈皮、槟榔、炒莱菔子等为主，随症化裁，治疗感冒后疲劳综合征300例。一般服药2~4付，全部治愈（王新玲．小柴胡汤加味治疗感冒后疲劳综合征300例．河南中医，1999，（4）：14）。小柴胡汤加板蓝根、桂枝治疗本病36例，10剂为1疗程，服药1~3个疗程，症状完全消失26例；服药4个疗程，大部分症状消失10例，此类疾病以低热畏寒，心情沮丧，全身疼痛，乏力，口苦咽干时作，纳谷不香等为主要表现，病程较长，迁延难愈，时轻时重（孙艳平．小柴胡汤加味治疗慢性疲劳综合征36例．河北中医，1998，（6）：375）。

（30）**妊娠感冒** 以小柴胡汤加荆芥、防风、苏叶为基本方，伴呕吐加藿香、竹茹、砂仁；伴恶寒发热明显，头身疼痛者，去大枣，加葛根、羌活；咽痛咽痒呛咳者，加桔梗、金银花、射干，等等。治疗妊娠感冒92例，6剂以下治愈51例，好转33例，无效6例，2例中断服药（姚天明．小柴胡汤加减治疗妊娠感冒92例．云南中医学院学报，1997，（1）：39）。

（31）**妊娠恶阻** 小柴胡汤治疗320例妊娠恶阻患者，治愈180例，有效100例，无效40例，总有效率88%（凌绥百．小柴胡汤治疗妊娠恶阻320例．陕西中医，1989，（5）：203）。以小柴胡汤加砂仁、藿香等为基本方，明显脱水者去党参，加太子参、麦冬、乌梅。治疗本病85例，结果：痊愈78例，显效5例，好转2例，全部有效（杨宝山、杨莉．小柴胡汤加味治疗妊娠恶阻85例．山西中医，1998，（1）：19）。小柴胡汤加竹茹、砂仁、藿香、伏龙肝治疗妊娠恶阻85例，有明显脱水及酸中毒现象者，加太子参代党参，麦冬、乌梅。服药5~7天，痊愈78例，显效5例，好转2例，总有效率100%（杨宝山．加味小柴胡汤治疗妊娠恶阻85例．内蒙古中医药，1997，（4）：5）。

（32）**产后感冒** 应用小柴胡汤加味治疗产后感冒178例，基本方为小柴胡汤加黄芪、益母草、当归；口干、鼻塞流浊涕，去生姜，加桑叶、菊花、薄荷、芦根；鼻塞，加苏叶；发热、无汗，加青蒿；咯吐稠痰，加知母、浙贝母；咯吐白色泡沫痰，加陈皮、茯苓；咽痛，加板蓝根、射干、马勃；舌红少苔，加玉竹；恶露不尽，加桃仁、红花。结果：服药1~2剂，症状消失154例，症状减轻18例，无效6例，有效率96.6%（张玉文．小柴胡汤加味治疗产后感冒178例．四川中医，1996，（10）；41）。

（33）**产后发热** 用小柴胡汤加当归、益母草等为基本方，咽痛，加银花、荆芥穗；小腹刺痛，恶露不畅，加桃仁、红花；乳房胀痛，加公英、炒山甲。治疗产后发热60例，结果所有病例均有效，平均退热时间为10小时（刑燕军．小柴胡汤加味治疗产后发热临床体会．实用中西医结合杂志，1997，（19）：1927）。运用小柴胡汤加竹叶为基本方，恶露多夹血块者，加益母草、炒蒲黄；腹剧痛，加延胡索、川楝子；口渴，去法半夏，加天花粉、知母；热甚，加生石膏；小便短赤，加滑石、四苓散；大便闭结，加大黄，等等。治疗人工流产后发热36例，1~3日退热9例，4~7日退热17例，1周以上退热10例（陈玉苑．小柴胡汤加减治疗人工流产后发热．天津中医，1995，（2）：18）。

（34）**乳癖** 小柴胡汤加甲珠、生牡蛎、橘核等治疗乳癖30例，临床治愈22例，显效7例，无效1

例，总有效率达96.7%（吴文慧．小柴胡加味治疗乳癖30例．云南中医中药杂志，1995，(5)：27)。

(35) 痛经 以小柴胡汤治疗原发性痛经57例，于每月行经之日起，服用小柴胡汤，每日1剂，连服10剂，3个月为1疗程。结果：痊愈28例，显效22例，好转5例，无效2例，总有效率为96.5%（刘军．小柴胡汤加味治疗原发性痛经57例疗效观察．江西中医药，1992，(4)：39)。

(36) 经前期综合征 以小柴胡汤化裁治疗经前综合征167例。伴乳胀胁痛者，加川楝子、夏枯草、白芍；烦躁发热者，去人参、半夏，加丹皮、栀子、生地；泄泻者，加炒白术、薏苡仁；水肿者，加茯苓、泽泻、车前子；心悸失眠者，加远志、炒枣仁、当归；恶心呕吐者，去甘草、大枣，加竹茹、苏梗；头晕、头痛者，加菊花、川芎；不孕者，加紫石英、女贞子。治疗结果：治愈77例，显效57例，有效22例，总有效率为93.41%（刘长江．运用小柴胡汤治疗经前期紧张征167例疗效医，1987，(6)：30)。

(37) 小儿夏季感冒 应用小柴胡汤加羌活、板蓝根治疗34例，男患者18例，女患者16例，服药半剂热退症减者8例，1剂热退症减者21例，一剂半痊愈者5例，全部治愈（韩家祥．小柴胡汤治疗小儿夏季感冒34例．江苏中医，1991，(5)：16)。

(38) 百日咳 本方加百部，去人参，治疗百日咳28例，年龄7个月~13岁，咳甚者加杏仁、桑白皮、僵蚕；痰稠粘者，加海蛤壳、白芥子；热甚者，加生石膏、葛根；经治1周后，24例痊愈，2例好转，2例无效，总有效率为92.8%（蔡耀庚．小柴胡汤加减治疗百日咳28例．浙江中医杂志，1995，(9)：402)。

(39) 小儿传染性单核细胞增多症 采用小柴胡汤加减治疗此病患儿22例，全部治愈，其中服药不超过7天者19例（郭路南．小柴胡汤加减治疗小儿传染性单核细胞增多症．浙江中医杂志，1990，(5)：206)。

(40) 小儿痄腮 小柴胡汤加连翘、僵蚕为基本方，咽痛加桔梗、玄参；并发睾丸炎加龙胆草、夏枯草等，治疗小儿痄腮96例，外敷金黄散，结果：服3剂愈59例，服6剂愈28例，服9剂以上愈9例，疗程平均4.1天（刘秀顺．小柴胡汤加味治疗小儿痄腮96例．甘肃中医，1995，(3)：18)。

(41) 结膜炎 以小柴胡汤治疗春季结膜炎60例（116眼），日1剂，分2次服，消炎痛对照组56例（105眼），口服25毫克/次，日3次，两组均用2%色甘酸钠眼药水滴眼，每日4次。均治疗2周后，治疗组35例显效，20例有效，5例无效，总有效率91.4%；对照组26例显效，18例有效，12例无效，有效率78.1%。两组总有效率比较有显著性差异（$P<0.01$）。随访1年，治疗组55例，复发6例，复发率为10.6%，对照组44例，复发13例，复发率为29.5%，组间复发率比较有显著性差异（$P<0.05$）（黄庆山．小柴胡汤治疗春季结膜炎60例．新中医，1994，(10)：18)。

(42) 急性扁桃体炎 基本方为小柴胡汤加射干、夏枯草。咽痛甚，加板蓝根；化脓，加马勃、蒲公英；咳嗽痰多，加桑白皮、瓜蒌；大便未下，或难下者，加大黄炭；便溏，加蚕沙、车前子；鼻流浊涕，加辛夷花、苍耳子；口渴甚，加石膏、芦根。治疗本病108例，结果：102例痊愈，有效率达94%（蔡丽娜．小柴胡汤加味治疗急性扁桃体炎108例．福建中医药，1996，(3)：36)。

(43) 流行性腮腺炎 以本方加海藻、橘核、板蓝根，日1剂，水煎服，治疗本病合并睾丸炎25例，全部治愈（樊英诚．小柴胡加石膏汤治疗流行性腮腺炎合并睾丸炎．中医杂志，1985，(6)：38)。以小柴胡加夏枯草，减人参等为基本组成，初起加桔梗、牛蒡子；表证重加荆、防；风热疫毒上壅加僵蚕、金银花等；湿热内蕴加藿香、佩兰等；便秘加大黄；合并乳腺炎加橘核；伴睾丸炎加荔枝核。治疗本病47例，痊愈45例，无效2例（杨连竹．小柴胡汤治疗流行性腮腺炎47例．安徽中医学院学报，1995，(2)：35)。

(44) 口腔溃疡 用小柴胡汤加黄连，日1剂，并留出适量漱口，治疗复发性口腔溃疡40例，少则3剂，多则15剂，全部治愈（杨连竹．小柴胡汤加黄连治疗复发性口腔溃疡40例．陕西中医学院学报，1999，(4)：39)。

(45) 肝癌介入后副反应 对确诊为原发性肝癌而无法手术切除的住院患者300例，在介入治疗后出现发热、呕吐、肝区疼痛、消化道出血等副反应时，随机分为治疗组和对照组各150例，均采取对症处理的同时，治疗组加用小柴胡汤加减治疗。基本方为小柴胡汤加仙鹤草、郁金等。于术后第3天开始，日1剂分2次服用。热甚阴伤，加地骨皮、五味子；实热，加栀子、石膏等；热结血瘀，加桃仁、全蝎等；血亏气虚，加黄芪、鸡血藤；热盛风动，加羚羊角、钩藤；神昏谵语，加用"安宫牛黄丸"或牛黄；湿热蕴蒸，加黄连、茵陈等；痛甚，加延胡索、麝香；或用蟾蜍皮外敷；呕吐甚，加旋覆花、代赭石、竹茹等。结果：发热天数观察组平均8.5天，对照组平均11.5天，以观察组为优（$P<0.05$）；呕吐观察组9例，对照组42例，观察组明显优于对照组（$P<0.01$）；胃纳差者观察组25例，对照组97例，观察组明显优于对照组（$P<0.05$）；平均疼痛天数观察组10.5天，对照组14.4天；3天和7天时观察组疼痛分别为116例、20例，对照组分别为114例、50例，7天时观察组明显优于对照组（$P<0.05$）（叶安娜．小柴胡汤治疗肝癌介入后副反应的临床研究．中医杂志，1999，(12)：734)。

（46）**湿疹** 采用小柴胡汤加金银花、防风等内服，配合外洗方（含大黄、黄连、黄芩、地肤子、蛇床子、百部），治疗湿疹50例，经治后，全部患者皮肤恢复正常，平均用药5天。1年内无复发者48例，占98.0%，1例经治愈后6个月复发，再按上法治愈（张文．加减小柴胡汤内服配合外洗方治疗湿疹50例．实用中医药杂志，1998，(4)：17)。

十枣汤 本方现代主要应用于胸膜炎、小儿肺炎、胃酸过多、流行性出血热等的治疗。

（1）**胸膜炎** 本方随症加减，治疗94例胸膜炎患者，胸水全部吸收（陈林才．十枣汤加味治疗胸膜炎94例．浙江中医杂志，1985，(12)：297)。将甘遂、大戟、芫花研末各1～4克，大枣10枚，清晨大枣煎汤顿服或早晚分服，伴结核者，配合抗痨药物，肺炎应用抗生素，压迫症状严重配合抽液治疗，计治疗本病28例，治愈16例，显效7例，有效2例，无效3例，总有效率89.2%（王振洲．十枣汤治疗渗出性胸膜炎28例．陕西中医，1998，(6)：279)。用生芫花、生甘遂、生大戟各等分，共研细末，以肥大枣10至20枚煎汤约150毫升，候温调入药末3克，于清晨空腹1次服下，得快下5～10余次，服米粥调养，若服后不泻或泻下不著者，可于翌晨加量至4.5～6.0克，再服1次。如此，治疗渗出性胸膜炎19例，均获效（杭东辉．十枣汤治疗渗出性胸膜炎19例．实用中医内科杂志，1997，(4)：22)。芫花、甘遂、大戟三药等分为末，15枚肥大枣煎汁300毫升，于清晨空腹服，150毫升肥大枣水煎汁，5分钟后以另150毫升肥大枣水将上述药末4克送服，治疗结核性胸膜炎28例，其中胸腔积液在2～3前肋以下者18例，3～4肋以下者6例，4～5肋以下者4例，结果：胸水24小时内吸收者13例，48小时内吸收者9例，72小时以上吸收者6例（王恕．十枣汤治疗28例结核性胸膜炎对胸水吸收的临床疗效观察．中医药学报，1984，(1)：53)。

（2）**小儿肺炎** 将大戟、芫花、甘遂等量，加醋煮沸后晾干，研为细末，日服1次，每次0.5～29，用大枣10枚煎汤送服。服药前先注射冬眠灵1毫克/千克，以防止呕吐。结果：治疗小儿肺炎45例，平均治疗5.7～8.7天，44例治愈，1例死亡（张恩勤．方剂学．科学出版社，1992.78)。

（3）**胃酸过多** 将大戟、甘遂、芫花各7.5克，研细末，大枣10个煎汤两碗，晨起空腹服用1碗，1小时后以余下的大枣汤冲服药末，治疗胃酸过多症14例，均获愈，无1例复发（王兢民．十枣汤治疗胃酸过多病．福建中医药，1963，(3)：42)。

（4）**流行性出血热少尿期** 用大枣10枚煎水冲服大戟、芫花、甘遂三药等分的细末，每次1～2.5克，日1次，同时采用西药常规治疗，计治疗流行性出血热少尿期33例，治愈30例，好转2例，死亡1例，总有效率97%，对照组30例单纯采用西药常规治疗，治愈20例，好转2例，无效5例，死亡3例，总有效率73.3%，组间疗效比较有显著性差异（$P<0.01$）（袁毓梅．以十枣汤为主治疗重症流行性出血热少尿期肾功能衰竭33例．中国中西医结合杂志，1995，(6)：373)。

【原文】

太陰①：腹滿、咽乾、自利②、尺寸沈實有力當下，沈細無力當溫。

理中湯：（寶鑒）治太陰腹痛、自利不渴。人参、白术、乾薑炮各二錢，甘草炙一錢。加陳皮、青皮等分，名治中湯，治太陰腹痛。加附子炮共一錢，名附子理中湯，治中寒口噤、身強直。

［语释］

太阴病：症见腹满、咽乾、自利，尺寸脉沉实有力，当用“下法”治疗，脉沉细无力，当用“温法”治疗。

理中汤：《宝鉴》治太阴病腹痛、自利不渴。方药组成为人参、白术、干姜（炮用）各二钱，甘草（炙用）一钱。加陈皮、青皮等分，名“治中汤”，治太阴腹痛。加附子（炮用）共一钱，名“附子理中汤”，治中寒口噤、身强直。

［词解］

①太陰：指太阴经病或太阴经证。

②自利：便下通利。

【原文】

少陰[①]：舌乾口燥，尺寸沉實有力當下，沉微無力當溫。

通脉四逆湯：（寶鑒）治少陰病，下利、四肢厥冷[②]、脉微欲絕，或無脉。附子二錢五分，乾薑一錢五分，甘草一錢。脉絕者，猪膽汁半枚，和溫服。面赤色者，蔥白三莖同煎。

［语释］

少阴病：症见舌干口燥，尺寸脉沉实有力时，当用“下法”治疗，脉沉微无力时，当用“温法”治疗。

通脉四逆汤：《宝鉴》治少阴病，下利、四肢厥冷、脉微欲绝，或无脉。附子二钱五分，干姜一钱五分，甘草一钱。若脉绝，猪胆汁半个，调和温服。若面色红者，加葱白三根，煎服。

［词解］

①少陰：指少阴经病或少阴经证。

②四肢厥冷：四肢寒冷。

【原文】

厥陰[①]：煩滿、囊拳[②]，尺寸沉實有力當下，沉遲無力當溫。

三味参萸湯（寶鑒）：治厥陰證乾嘔吐涎沫、頭痛，及少陰證厥冷、煩躁欲死，陽明食穀[③]欲嘔者皆妙。吳茱萸三錢人，參二錢，薑四片，棗二枚。

當歸四逆湯（寶鑒）：治厥陰證，手足厥冷，脉微欲絕。當歸、白芍藥各二錢，桂枝一錢五分，細辛、通草、甘草各一錢，棗二枚。

［语释］

厥阴病：症见烦躁满闷、囊拳，尺寸脉沉实有力时，当用“下法”治疗，脉沉迟无力时，当用“温法”治疗。

三味参萸汤：《宝鉴》治厥阴证干呕吐涎沫、头痛，及少阴证厥冷、烦躁欲死，或阳明证食谷后欲呕的病人，疗效都非常好。方药组成为吴茱萸三钱人，人参二钱，生姜四片，大枣二枚。

当归四逆汤：《宝鉴》治厥阴证，症见手足厥冷，脉微欲绝。方药组成为当归、白芍药各二钱，桂枝一钱五分，细辛、通草、甘草各一钱，大枣二枚。

［词解］

①厥陰：指厥阴经病或厥阴经证。

②囊拳：指男子阴囊蜷缩。

③食穀：吃谷物类粮食。

【原文】

傷寒陽症：即太陽表症也。

香蘇散（寶鑒）：治四時傷寒，頭痛身疼，發熱惡寒，及傷風①、傷濕②、傷寒，時氣③、瘟疫④。香附子、紫蘇葉各二錢，蒼术一錢五分，陳皮一錢，甘草炙五分，薑三片，蔥白二莖。去蔥白加川芎、白芷各一錢，棗二枚，治傷風傷寒頭痛甚者，及陰陽未分皆可服，名芎芷香蘇散。

人参敗毒散（寶鑒）：治傷寒、時氣發熱，頭痛項強，肢體煩疼，及傷風咳嗽，鼻塞聲重。羌活、柴胡、前胡、枳殼、桔梗、川芎、赤茯苓、人參、甘草各一錢，薑三片，薄荷少許。加天麻、地骨皮等分，名人參羌活散。加荊芥穗、防風等分，名荊防敗毒散。

［语释］

伤寒阳症：即太阳表症。

香苏散：《宝鉴》治四季感受寒邪，头痛身疼，发热恶寒，及伤风、伤湿、伤寒，时气、瘟疫。方药组成为香附子、紫苏叶各二钱，苍术一钱五分，陈皮一钱，甘草（炙用）五分，生姜三片，葱白二根。去葱白，加川芎、白芷各一钱，大枣二枚，治伤风伤寒头痛严重的病人，以及阴阳不分的病人都可服，名“芎芷香苏散”。

人参败毒散：《宝鉴》治伤寒，时气发热，头痛项强，肢体烦疼，及伤风咳嗽，鼻塞声重。方药组成为羌活、柴胡、前胡、枳壳、桔梗、川芎、赤茯苓、人参、甘草各一钱，生姜三片，薄荷少许。加天麻、地骨皮等分，名“人参羌活散”。加荆芥穗、防风等量，名“荆防败毒散”。

［词解］

①傷風：病名。指风邪犯表所致的一种外感轻症。又称冒风、感冒。

②傷濕：受湿邪所伤而发病。

③時氣：病名。又名疫疠、天行、时行、时疫。是具有强烈传染性、流行性的病邪。《全生集时气》：“时气者，乃天时暴厉之气流行人间。”

④瘟疫：病名。指感受疫疠之气，造成流行性、急性传染病的总称。

［临床新用］

人参败毒散　本方现代主要用于小儿外感发热、上呼吸道感染、急性病毒性肝炎、婴幼儿腹泻、慢性化脓性腮腺炎的治疗。

（1）**小儿外感发热**　用人参败毒散加减治疗小儿外感发热136例，年龄6个月~12岁；病程1~7天。其中完全用中药治疗者79例；先用抗生素疗效不佳而改用中药者36例；合并感染加用抗生素者21例。结果：3天内痊愈者125例，余11例于3天后热仍未退而更药治疗，有效率为91.9%（曲春瑛．人参败毒散加减治疗小儿外感发热136例．陕西中医，1994，（8）：34－7）。

（2）**上呼吸道感染**　采用败毒散治疗小儿病毒性上呼吸道感染37例。药用：柴胡、前胡、太子参、川芎、枳壳、茯苓、桔梗各6克，羌活、独活各5克，薄荷3克，生姜3片。水煎服。结果：治愈17例，显效18例，2例在治疗过程中家长放弃纯用中药治疗，加用西药，作无效计。总有效率在94%左右（钱玉凡、谈娴娴．败毒散治疗小儿病毒性上呼吸道感染37例．陕西中医，1999，（7）：297）。

（3）**急性病毒性肝炎**　应用本方治疗急性病毒性肝炎152例，病程5~12天。用药：人参（党参代）、茯苓、枳壳、桔梗、柴胡、前胡、川芎、羌活、独活、甘草各9克，薄荷3克，生姜3片，每日1剂，分2次煎服，4周为1个疗程。结果：治愈139例，占91.4%；无效13例，占8.6%。服药剂量28~42剂（黄晓玲．人参败毒散治疗急性病毒性肝炎152例．国医论坛，1992，(5)：27)。

(4) **婴幼儿腹泻** 用本方治疗婴幼儿腹泻132例，用药：人参（党参代）、茯苓、甘草、枳壳、桔梗、前胡、柴胡、羌活、独活、川芎、薄荷、生姜，表邪较重，加荆芥、防风；咳嗽痰多，加陈皮、半夏；呕吐，加竹茹、半夏；伤食，加焦麦芽；脾虚久泻，加白术、扁豆；湿重，加苍术、苡仁；脾胃虚寒，以炮姜易生姜。风寒型以汤剂为主，脾虚型以散剂为主。结果：服1剂痊愈者14例，占11%；服2~3剂痊愈者79例，占60%；服4剂痊愈者24例，占18%；服2剂无效而改用它法或服药中又用抗生素者15例，占11%，总有效率89%（席兴胜．人参败毒散治疗婴幼儿腹泻132例．浙江中医杂志，1989，(1)：15)。

(5) **慢性化脓性腮腺炎** 用人参败毒散加减治疗慢性化脓性腮腺炎36例，药用：人参30克，柴胡、前胡各15克，羌活、独活、桔梗、茯苓各12克，薄荷、甘草、昆布、桃仁、枳壳各9克。气虚甚者加黄芪30克；腮腺肿胀甚者加牡蛎、玄参各12克，红花3克；脓液多者加白花蛇舌草12克，半枝莲9克等。结果：痊愈25例，有效11例（黎文德．人参败毒散加减治疗慢性化脓性腮腺炎36例．成都中医药大学学报，1997，(2)：26)。

【原文】

香葛湯：（寶鑒）治傷寒，不問陰陽兩感、頭痛寒熱。蒼术、紫蘇葉、白芍藥、香附子、升麻、乾葛、陳皮各一錢，川芎、白芷、甘草各五分，薑三片，蔥白二莖，豉七粒。

參蘇飲：（寶鑒）治感傷風寒，頭痛發熱、咳嗽，及內因七情痰盛，胷[①]滿潮熱。人參、紫蘇葉、前胡、半夏、乾葛、赤茯苓各一錢，陳皮、桔梗、枳殼、甘草各七分五里，薑三片，棗二枚。

小青龍湯：（寶鑒）治傷寒表不解，因心下有水氣乾嘔、氣逆，發熱咳喘。麻黃、芍藥、五味子、半夏各一錢五分，細辛、乾薑、桂枝、甘草炙各一錢，服此渴者，里氣溫水欲散也。

[语释]

香葛汤：《宝鉴》治伤寒，不管阴阳两感、头痛寒热皆可治疗。方药组成为苍术、紫苏叶、白芍药、香附子、升麻、干葛、陈皮各一钱，川芎、白芷、甘草各五分，生姜三片，葱白二根，豆豉七粒。

参苏饮：《宝鉴》治感伤风寒，头痛发热、咳嗽，及内因七情痰盛，胸满潮热的病人。方药组成为人参、紫苏叶、前胡、半夏、干葛、赤茯苓各一钱，陈皮、桔梗、枳壳、甘草各七分五里，生姜三片，大枣二枚。

小青龙汤：《宝鉴》治伤寒表不解，因心下有水气干呕、气逆，发热咳喘。方药组成为麻黄、芍药、五味子、半夏各一钱五分，细辛、干姜、桂枝、甘草（炙用）各一钱，服此药方出现渴的病人，是体内阳气上升，水饮欲散除的征兆。

[词解]

①胷："胸"的异体字。

[临床新用]

参苏饮 本方现代主要用于感冒、上呼吸道感染、气虚外感的治疗。

(1) **感冒** 用参苏冲剂治疗老年寒性感冒100例，20克/次，每日2次，结果痊愈49例，显效33例，好转9例，无效9例，总有效率为91%；服用参苏丸治疗本病50例，痊愈12例，显效11例，好转18例，无效9例（彭亿海．参苏冲剂治疗老年寒性感冒（附100例疗效分析）．新中医，1987，(8)：54)。

（2）**上呼吸道感染** 以本方为基础，痰热阻肺者加黄芩、大贝；便燥者加瓜蒌，治疗上呼吸道感染39例，确诊为病毒感染者34例，细菌感染者5例，33例经治4~17天获愈，余6例经治18~20天获愈（李佩玉．参苏饮化裁治疗上呼吸道感染39例．辽宁中医杂志，1987，（12）：48）。

（3）**气虚外感** 运用参苏饮加味治疗气虚外感60例。基本方：人参、茯苓、陈皮、半夏、苏叶、前胡、葛根、桔梗、柴胡、枳壳、木香、炙甘草。咳嗽频繁日久加百部、仙鹤草；痰多白者加白前、紫菀；大汗淋漓，肢倦乏力者加黄芪。结果：60例全部治愈，其中服3剂痊愈者38例，4~6剂者20例，7~10剂者2例（陈德兴．参苏饮加味治疗气虚外感60例．福建中医药，1996，（6）：49）。

小青龙汤 本方现代主要用于哮喘、小儿支气管哮喘、鼻炎、支气管炎、小儿支气管炎、肺炎、小儿肺炎、咳嗽、结核性渗出性胸膜炎病窦综合征的治疗。

（1）**哮喘** 将小青龙汤制成口服液，日3次，每次1~3支，服用1~3周，治疗支气管哮喘30例，结果：临床控制2例，显效9例，有效15例，无效4例，总有效率86.7%，无效7例（张建国．小青龙口服液治疗支气管哮喘的疗效观察．上海中医药杂志，1993，（9）：25）。以小青龙汤加味治疗哮喘39例，包括支气管哮喘26例，慢性支气管炎9例，均为喘息型，急性支气管炎4例，日1剂，6剂为1疗程，结果：临床痊愈12例，临床控制20例，有效6例，无效1例（陶凯．小青龙汤夏用治疗哮喘39例．山东中医学院学报，1992，（1）：43）。应用本方治疗支气管哮喘32例，发作期，寒喘痰多难咯加白芥子、莱菔子；热喘气粗口渴加石膏、鱼腥草等；缓解期，肺气虚者加蛤蚧、乌概脾肾阳虚加白术、山药、防风等。日1剂，10天为1疗程，发作轻者3~5剂可收效，较重者5~10剂可收效，缓解期，2~3个疗程收效。结果痊愈4例，显效17例，有效8例，无效3例，总有效率90.63%（刘晓平．小青龙汤加味治疗支气管哮喘32例．湖北中医杂志，1995，（2）：23）。小青龙汤加黄丹、麻油，熬制成黑药膏，每张膏重5克，贴于双侧肺俞穴上，7日换1次，4次为1疗程，治疗小儿寒哮69例，年龄7~12岁，病程1~11年，痊愈28例，显效21例，有效13例，无效7例，总有效率为89.9%（刘天骥、袁逵、温淑梅．小青龙膏贴肺俞穴治疗小儿寒哮69例．天津中医，1995，（6）：27）。将小青龙汤药渣用薄布包裹，趁热敷于患儿背部的肺至脾俞穴区，日1次，1次6~8小时，计治小儿咳喘30例，经2次治愈者12例，5次治愈者13例，余5例治疗5次后明显减轻（屈德仓．小青龙汤热敷背俞区治疗小儿咳喘．新中医，1992，（7）：17）。小青龙冲剂治疗成人哮喘证属外寒内饮者102例，总有效率为99.02%（郎郎．小青龙冲剂治疗咳喘痰102例临床观察．吉林医药工业，1988，（2）：10）。小青龙汤为基本方，随证加减，治疗咳喘258例，年龄6~67岁，病程均在1个月以上；结果：120例急性支气管炎服药4剂全部治愈；128例慢性支气管炎及慢性支气管炎急性发作，6剂后症状消失；肺气肿与胸膜炎6剂后症状减轻；肺结核、肺癌各1例，均无效（丁建华．小青龙汤加减治疗咳喘258例．山东中医杂志，1994.（8）：342）。用小青龙汤去麻黄加杏仁治喘息型支气管炎30例，临床控制11例，显效12例，有效6例，无效1例（雷平．小青龙汤去麻黄加杏仁治喘30例疗效观察．四川中医，1996，（12）：35）。运用小青龙汤加苏子、款冬花、紫菀为基本方，热喘者加生石膏、黄芩等；咳甚者加仙鹤草、百部；喘甚加射干、白果等；痰多加莱菔子、白芥子；阴虚痰粘少加沙参、麦冬等；面肢浮肿加车前子、陈葫芦。同时配合螺旋霉素等西药治疗，对照组单纯以西药治疗。结果治疗支气管哮喘45例，临床控制39例，显效3例，有效2例，无效1例，总有效率97.8%；对照组45例，临床控制18例，显效5例，有效13例，无效9例，总有效率80%，组间有非常显著的差异（$P<0.01$）。治疗组肺部哮鸣音消失平均1.3天，止咳平均为1.8天；对照组则分别为4天和6.1天，组间差异显著（$P<0.01$）（张桂明．治疗支气管哮喘疗效观察．上海中医药杂志，1996，（1）：16）。采用小青龙汤加赤芍、黄芩等为基本方，热甚去桂枝加石膏、芦根、知母；阳虚汗多加黄芪、制附片；阴虚汗多合当归六黄汤加减；肾虚加冬虫夏草、海参食疗等。同时配合复方白芥子粉穴位敷贴等法，治疗哮喘389例，半个月为1疗程，结果临床治愈157例，显效110例，有效97例，无效25例，总有效率93.57%（萧桂芳．小青龙汤化裁内服合穴位敷贴治疗哮喘389例．广西中医药，1997，（1）：23）。采用择时内服中药治疗哮喘30例，临床控制7例，显效10例，好转10例，无效3例，总有效率90%。治疗方法为：哮喘发作时服用小青龙汤加石膏、旋

覆花、黄芩，易白芍为赤芍；哮喘无发作或缓解时，三伏天内服小青龙汤加地龙、桃仁、丹参；冬至后服平喘固本胶囊（由紫河车、蛤蚧、地龙、川贝、桃仁、杏仁组成）（王宝林、张学宝、李密．夏服小青龙汤冬服固本平喘胶囊治疗哮喘30例．陕西中医，1997，（4）：164）。以小青龙汤加蒲公英、白芥子、黄芩等治疗寒性哮喘49例，肺气虚者加玉屏风散，感染明显者加抗生素，显效30例，有效16例，无效3例，总有效率为94%（旦开蓉．小青龙汤治疗寒性哮喘49例临床观察．新疆中医药，1998，（1）：24）。将小青龙汤制成冲剂，用于表实兼寒饮之咳喘50例，痊愈21例，显效17例，好转8例，无效4例，总有效率为92%。对照组采用氨必仙胶囊等西药常规治疗，50例中，痊愈9例,。显效5例，好转14例，无效22例，总有效率为56%，组间疗效比较有显著性差异（$P<0.01$），对主要临床症状体征咳喘，呕逆、痰鸣、罗音等的改善，组间疗效亦有显著性差异（$P<0.01$）（吴福群、屈建城．小青龙冲剂治疗咳喘50例疗效观察．湖南中医杂志，1995，（6）：34）。加减小青龙汤治疗咳喘181例，其中服药最短2剂，最长8剂，治愈171例，余10例配合抗生素治愈（贺哲．加减小青龙汤治疗咳喘181例．陕西中医，1992，（7）：314）。

（2）**小儿支气管哮喘**　方用小青龙汤（半夏6克，甘草、细辛、生姜、桂枝、麻黄、芍药、五味子各3克）提取2克加赋形剂，成人1日量5克，小儿按成人量比例计算，2岁以下用1/4，2~4岁用1/3，4~7岁用1/2，7~15岁用2/3，分2次口服，给药4周，治疗31例患儿，显效4例，有效16例，微效4例，总有效率为64.5%（木岛昭．小青龙汤治疗小儿支气管哮喘．国外医学中医中药分册，1979，（1）：33）。以小青龙汤随证加减，治疗本病42例，年龄1~3岁30例，1岁以内12例，男26例，7女16例，结果：痊愈35例，显效5例，元效2例，总有效率95%（李继功．小青龙汤加减治疗小儿哮喘性气管炎．山东中医杂志，1990，（3）：48）6以小青龙汤治疗小儿痰喘70例，风寒痰喘型：麻黄9克，桂枝6克，其他药物4.5克，并加射干6克，枇杷叶9克，杏仁6克；痰盛咳喘型：法夏9克，干姜易生姜6克，其他药用量4.5克，加葶苈子9克，苏子6克；脾虚痰喘型：干姜、桂枝各6克，其他药物用量4.5克，加太子参、白术、陈皮各6克；肾虚痰喘型：五味子12克，细辛6克，其他药用量4.5克，加制附片6克，川贝6克，白芥子9克。并依据小儿年龄增减用量。4剂为1疗程，所有病例均经治3个疗程以内，结果：痊愈57例，好转10例，无效3例，总有效率95.6%（桂三保．小青龙汤治疗小儿痰喘70例．江西中医药，1995，（4）：31）。

（3）**鼻炎**　以小青龙汤浸膏散3~5克/日，饭前空腹服，治疗变态反应性鼻炎16例，急性下呼吸道感染2例，急性副鼻窦炎和急性鼻炎各1例，服药4~90天；结果：显效1例，有效12例，微效5例，无效2例，有效率为90%（今井真二．小青龙汤浸膏散对变态反应性鼻炎等症的疗效．国外医学·中医中药分册，1980，（2）：84）。用本方治疗53例变态反应性鼻炎，病程2周至12年，诊断依据：临床见有鼻内痒感，阵发性连续喷嚏，大量水样清涕，鼻黏膜苍白等症状，且有既往史者。结果：痊愈26例，显效24例，无效3例，总有效率为94.3%（桑进．小青龙汤治疗变态反应性鼻炎53例．南京中医药大学学报，1995，（4）：14）。对50例该病患者用小青龙汤治疗，15天为1疗程，32例治疗1个疗程，18例治疗2个疗程，结果：显效25例，有效18例，无效7例，总有效率86%（马学忠、尹昕、马岕．小青龙汤治疗变应性鼻炎50例．国医论坛，1996，（3）：17）。以小青龙汤加柴胡治疗过敏性鼻炎386例，结果：显效164例，有效177例，无效45例，总有效率88.3%。对照组201例，给特非那定片治疗，并间用鼻黏膜收敛剂和扑尔敏等，结果总有效率52.7%（张瑞和、张红岩、高素梅．小青龙汤加味治疗过敏性鼻炎的疗效观察．新疆中医药，1996，（4）：20）。小青龙汤加苍耳子、白芷、辛夷治疗过敏性鼻炎30例，痊愈21例，有效7例，无效2例，总有效率93.3%（陆远．小青龙汤加味治疗过敏性鼻炎30例．内蒙古中医药，1998，（4）：14）。

（4）**支气管炎**　以小青龙汤水煎，日1剂，同时注射青霉素，口服强的松，治疗410例毛细支气管炎，结果3天内吼喘、肺部喘鸣音消失者310例，4~6天内消失者27例，7~10天内消失者2例，与对照组相比，差异非常显著（马贵珍．中西医结合治疗毛细支气管炎410例疗效观察．中西医结合杂志，1986，（5）：302）。本方加石膏汤原方治疗急性支气管炎100例，平均治疗3.2天，全部治愈（熊永厚．

小青龙汤加石膏汤治疗急性支气管炎100例．成都中医学院学报，1980，(3)：29)。小青龙汤加减治疗本病51例，经服药2~4剂，显效27例，好转15例，有效8例，无效1例（彭宗承．小青龙汤加减治疗慢支炎51例．四川中医，1986，(12)：15)。以小青龙汤为主，药用麻黄、桂枝、炙甘草、干姜、半夏各10克，赤芍15克，细辛1.5克，咳喘缓解后，以苓桂术甘汤健脾化痰为主，病愈后，以山药、薏苡仁、百合煮粥温补肺肾为主。治疗慢性支气管炎68例，临床治愈48例，好转19例，无效1例（吴克华、吴秋、周腊梅．小青龙汤治疗慢性支气管炎．湖北中医杂志，1998，(4)：31)。运用小青龙汤为主治疗肺寒亏虚，痰浊壅盛型慢性支气管炎32例，加减法：喘者加紫菀、款冬花等；脾虚者加党参、白术等；肾虚者加巴戟天、补骨脂等；有瘀血者加当归、桃仁等。结果：临床治愈20例，显效6例，有效4例，无效2例，总有效率93.7%（张宏、张小兰．小青龙汤临床应用．时珍国医国药，1999，(3)：213)。采用小青龙汤加紫石英、佛耳草等为主，偏于风寒者，去紫石英，加桂枝、桔梗；气喘明显者去佛耳草，加大白芍量，并加射干、川朴等。治疗老年慢支急性发作134例，临床治愈68例，有效54例，无效12例，总有效率91.1%。对照组30例，以洁霉素每次0.5克，日3次治疗，临床治愈4例，有效10例，无效16例，总有效率46.7%，组间P<0.01，有非常显著性差异（王学东．加减小青龙汤治疗老年慢支急性发作134例．实用中医内科杂志，1995，(3)：27)。

(5) 小儿支气管炎 以小青龙汤加川贝、桔梗、紫菀等为基本方，热邪偏盛者，加金银花、山栀、石膏；风寒重者，加荆芥、白前；咳嗽频繁，声嘶者，加杏仁、牛蒡子、玄参；痰湿盛者，加苍术、藿香，治疗小儿毛细支气管炎65例，治愈57例，好转6例，无效2例，总有效率为96%（朱尔睽、李正、刘培华．加味小青龙汤治疗小儿毛细支气管炎65例．陕西中医，1997，(4)：174)。

(6) 肺炎 用小青龙汤加鱼腥草、黄芩、杏仁为基本方，寒痰黏稠，加白芥子、紫苏子、旋覆花，去黄芩、白芍；痰热郁肺，加石膏、川贝母，去干姜、桂枝、细辛；体虚，加人参、白术、当归、熟地，去黄芩、麻黄。治疗肺炎89例，平均治疗14天，治愈72例，另17例合西药临床治愈（詹锐文．小青龙汤加减治疗肺炎89例．河北中医，1998，(2)：114)。

(7) 小儿肺炎 以小青龙汤去白芍、干姜、甘草，加射干、生石膏，制成平喘合剂，治疗本病389例，结果：治愈318例，好转69例，死亡2例（阎田玉．小儿肺炎喘型389例的疗效观察和临床治疗探讨．中医杂志，1982，(11)：29)。以小青龙汤治疗小儿支气管肺炎102例，平均年龄2.2岁，并采用常规治疗。另50例单用西药治疗作为对照组，结果：治疗组平均治疗时间6.2天，对照组平均治疗9天：两组均全部获愈（张玉珍．小青龙汤为主治疗小儿支气管肺炎102例．辽宁中医杂志，1993，(1)：33)。

(8) 咳嗽 采用小青龙汤加沙参、紫菀等为基本方，发热加知母；气虚多汗加黄芪；痰黏稠转黄色减干姜、细辛用量，加生石膏、黄芩，服药3~6剂，60例风寒咳嗽者均获愈（范广生．小青龙汤加味治风寒咳嗽60例．河南中医，1999，(2)：16)。以本方为基本方，久咳偏虚者，加兰花草、野棉花根，治疗百日咳患儿100例，年龄1.5~7岁，病程10~60天，3天痊愈者84例，6天痊愈者16例（李凌．加味小青龙汤治疗顿咳100例疗效观察．江西中医药，1990，(1)：39)。

(9) 结核性渗出性胸膜炎 应用小青龙汤加味治疗本病35例，同时以抗痨治疗，忌食寒凉、辛辣之物，服药7剂后，胸水全部消失者10例，消失75%者14例，消失50%者5例，消失25%者6例，25例体温正常，10例仍有低热，继续服药4剂后，胸水全部消失者30例，5例胸水消失75%（梁建春．小青龙汤加味治疗结核性渗出性胸膜炎35例．广西中医药，1992，(3)：13)。

(10) 病窦综合征 采用小青龙汤加人参、丹参治疗病窦综合征34例，并与山莨菪碱等西药治疗组30例对照，结果治疗组窦性心动过缓显效20例，窦房阻滞显效9例，交界心律显效1例，慢、快综合征显效1例，总显效率91.1%，对照组分别为14例，3例、2例、0例，总显效率63.3%。两组患者晕厥发生率的改善及固有心率测定转阴率等指标均以治疗组为优（陈玉珍、王晓舟、王灿勋．小青龙汤加味治疗病窦综合征34例．山东中医杂志，1995，(5)：211)。

【原文】

傷寒陰症：厥冷、吐利①、不渴、靜踡②。

五積散：（寶鑒）治感傷風寒，頭痛身疼，四肢逆冷，胷腹作痛，嘔吐泄瀉，或内傷生冷、外感風冷。蒼术二錢，麻黄、陳皮各一錢，厚朴、桔梗、枳殼、當歸、乾薑、白芍藥、白茯苓各八分，白芷、川芎、半夏、桂皮各七分，甘草六分，薑三片，葱白三莖。除白芷、桂皮餘材慢火炒，令色變攤冷，入桂、芷和匀煎，名熟料五積散。

人参養胃湯：（寶鑒）治傷寒陰症及外傷風寒内傷生冷，憎寒壯熱③，頭痛身疼。蒼术一錢五分，陳皮、厚朴、半夏各一錢二分五里，茯苓、藿香各一錢，人參、草果、甘草炙各五分，薑三片，棗二枚，梅一箇。

［语释］

伤寒阴症：症见厥冷、吐利、不渴、静蜷。

五积散：《宝鉴》治感受伤风、伤寒，症见头痛身疼，四肢逆冷，胸腹作痛，呕吐泄泻，或内伤生冷、外感风冷所致病症。方药组成为苍术二钱，麻黄、陈皮各一钱，厚朴、桔梗、枳壳、当归、干姜、白芍药、白茯苓各八分，白芷、川芎、半夏、桂皮各七分，甘草六分，生姜三片，葱白三根。除白芷、桂皮外，其余药材用慢火炒，炒至色变时，立即摊晾放冷，加入桂枝、白芷和匀煎煮，名“熟料五积散”。

人参养胃汤：《宝鉴》治伤寒阴症，及外伤风寒、内伤生冷，症见憎寒壮热，头痛身疼。方药组成为苍术一钱五分，陈皮、厚朴、半夏各一钱二分五里，茯苓、藿香各一钱，人参、草果、甘草（炙用）各五分，生姜三片，大枣二枚，梅子一个。

［词解］

①吐利：吐泻。

②静踡：蜷卧不动。

③憎寒壯熱：“憎寒”害怕寒冷。“壮热”，证名，指发热热势壮盛，属高热范畴。

【原文】

藿香正氣散：（寶鑒）治傷寒陰症頭痛身疼，如不分表里證，以此導引經絡不致變動。藿香一錢五分，紫蘇藥一錢，白芷、大腹皮、白茯苓、厚朴、白术、陳皮、半夏、桔梗、甘草炙各五分，薑三片，棗二枚。

不換金正氣散：（寶鑒）治傷寒陰症頭痛身疼，或寒熱往來。蒼术二錢，厚朴、陳皮、藿香、半夏、甘草各一錢，薑三片，棗二枚。

辛黄三白湯：（寶鑒）治陰症傷寒在表經者。人參、白术、白芍藥各二錢，白茯苓、當歸各一錢，細辛、麻黄各五分，薑三片，棗二枚。

［语释］

藿香正气散：《宝鉴》治伤寒阴症，症见头痛身疼，如不分表里证，以此导引经络，不致变生他病。方药组成为藿香一钱五分，紫苏药一钱，白芷、大腹皮、白茯苓、厚朴、白术、陈皮、半夏、桔梗、甘草（炙用）各五分，生姜三片，大枣二枚。

不换金正气散：《宝鉴》治伤寒阴症，症见头痛身疼或寒热往来。方药组成为苍术二钱，厚朴、陈皮、藿香、半夏、甘草各一钱，生姜三片，大枣二枚。

辛黄三白汤：《宝鉴》治伤寒阴症，病程在表经者。方药组成为人参、白术、白芍药各二钱，白茯苓、当归各一钱，细辛、麻黄各五分，生姜三片，大枣二枚。

［临床新用］

藿香正气散 本方现代主要用于婴幼儿腹泻、急性胃肠炎、急性食物中毒、痱子、感冒、荨麻疹、恶阻、皮肤病、泄泻、术后肠胀气、寒哮的治疗。

（1）**婴幼儿腹泻** 应用本方加减治疗婴幼儿腹泻96例。结果：发热呕吐止，粪便形态恢复正常，小于6个月婴儿每日排便少于4次，6个月至3岁婴幼儿少于2次治愈。其中于药后12~48小时止泻者8例，48~72小时止泻者24例，痊愈85例，有效6例，无效5例，治愈率为88.5%，总有效率为94.7%（高鸿兰．藿香正气散治疗婴幼儿腹泻96例．山东中医学院学报，1993，（1）：39）。应用本方片剂治疗婴幼儿秋冬季腹泻128例，并设西药对照组92例。结果：全部治愈，两组病例在腹泻轻重及入院病程等方面，差别不显著，但两组治愈所用天数（治疗组3.265±1.16，对照组4.15±1.37，$P<0.01$）有显著性差异（郭占霞．藿香正气片治疗婴幼儿秋冬季腹泻疗效观察．辽宁中医杂志，1999，（8）：352）。

（2）**急性胃肠炎** 应用藿香正气散制成冲剂治疗急性胃肠炎150例，另设本方水剂对照40例。结果：临床痊愈95例，占63.3%；好转55例，占36.7%；无效为0。总有效率为100%。水剂对照组总有效率为97.5%（尹宝莲、谢克华．藿香正气冲剂的药理及临床观察．中草药，1992，（9）：479）。

（3）**急性食物中毒** 应用本方加减治疗急性食物中毒33例，对照组29例用西药治疗。结果：两组全部治愈，治愈时间中药组为52小时，对照组为56小时，两组比较无显著差异，但在解除发热，头身痛、腹胀、腹痛等症状及病后恢复方面，中药组明显优于对照组（$P<0.01$）（李辑敏．藿香正气散化裁治疗急性食物中毒33例．陕西中医，1990，（5）：224）。

（4）**痱子** 应用本方制成水剂涂患处。治疗痱子30例。结果：治愈27例，3例因局部继发感染成痱疖转用它药治疗（王兰镇．藿香正气水治疗痱子．山东中医杂志，1990，（5）：51）。

（5）**感冒** 应用藿香正气水灌肠治疗小儿夏令感冒34例。结果痊愈率100%（刘国栋、齐浩波．藿香正气水灌肠治疗夏令感冒34例退热效果观察．河北中医，1991，（5）：12）。应用本方治疗小儿外感286例。热重加生石膏；咽红痛加牛蒡子、板蓝根；咳喘加麻黄、杏仁。结果：治愈273例，无效13例。总有效率为95.45%，无效率为4.55%（吴男芳、马兴萍、赵秀英．藿香正气散加减治疗小儿外感286例临床观察．陕西中医，1995，（8）：21）。应用本方加减治疗湿温87例。方药：藿香、白术各129，苏叶、白芷、桔梗、炙甘草、生姜各10克，大腹皮、茯苓、半夏曲、陈皮、厚朴各9克，大枣3克。结果全部治愈（陈南．藿香正气散加减治疗湿温87例．陕西中医，1991，12（6）：271）。

（6）**荨麻疹** 应用藿香正气散治疗荨麻疹32例，服药最多者为35剂，最少者3剂，均获得临床治愈（封万富．藿香正气散治疗荨麻疹32例．吉林中医药，1982，（1）：34）。

（7）**恶阻** 用藿香正气丸治疗恶阻中焦100例，患者口淡纳呆，恶心呕吐，头晕困倦，服药后效果显著，病者痊愈（周仲贵、罗杰英．藿香正气散方的实验研究和临床新用．中成药，1991，（12）：35）。

（8）**皮肤病** 用藿香正气水外搽治疗股癣、足癣、体癣、手癣82例，空白对照组42例，结果痊愈率为86.6%和38.1%，经统计学处理有显著性差异（陈德宇、朱玉祥、黄淑芳．藿香正气水抗真菌作用实验与临床观察．泸州医学院学报，1992，（3）：192）。应用藿香正气水治疗夏季皮炎患者100例。结果：痊愈47例，有效27例，无效26例，与西药对照治愈率比较有显著性差异（宋兆友．藿香正气丸治疗春季皮炎的观察．临床皮肤科杂志，1987，（3）：159）。用藿香正气水外涂治疗婴儿湿疹48例。48例中有36例曾用脱敏剂等治疗。治疗方法：取藿香正气水一支按比例加温开水稀释。药液与水的比例不满6个月者为1:3，6~12个月者为1:2，大于1岁者为1:1。用棉签将稀释后的药液涂于患处，每日2次，7天为1疗程。用药期间停用他药。1疗程后显效31例，有效14例，无效3例。总有效率为95.8%（李燕宁、杨雅丽．藿香正气水治疗婴儿湿疹48例．中成药，1995，17（2）：49）。

（9）**泄泻** 应用本方治疗100例夏季急性肠炎，治疗组50例，对照组50例用氟哌酸胶囊0.2克/次，日3次。结果：治疗组痊愈39例，好转8例，无效3例，总有效率95%；对照组痊愈25例，好转

15例，无效10例，总有效率80%（诸葛丽敏．藿香正气散治疗急性肠炎临床观察．浙江中医学院学报，1994，(3)：8)。中西医结合治疗婴幼儿秋季腹泻，并作疗效观察。中药组64例，用藿香正气片包煎，每次20ml，每日3次；对照组46例，用氨苄青霉素每日15~30毫克/千克口服。结果治疗组和对照组的止泻天数分别为3.26±1.18天和4.15±1.37天，两组比较，P<0.01（查安生、刘桂琴、杨文义．中西医结合治疗婴幼儿秋季腹泻64例．安徽中医学院学报，1992，11（2)：34)。

(10) **术后肠胀气** 应用本方加减治疗183例术后肠胀气，应用热敷、按摩而未见好转者。对照组22例，予新斯的明治疗。经治疗，第1天症状和体征全部消失者中药组占67%，西药组占41%（丁正权、成富林．藿香正气散加减治疗183例术后肠胀气．江苏中医，1994，13（5)：18)。

(11) **寒哮** 应用藿香正气散治疗寒哮38例。若哮喘症状急迫者，可短时予喘康速气雾剂喷吸，但用药不得超过2天。结果：本组病例经治疗后，痊愈19例，好转17例，未愈2例，总有效率94.7%（余传星、王启国、严桂珍．藿香正气散治疗寒哮38例．新中医，1999，(1)：31)。

不换金正气散 本方现代主要用于湿滞腰痛的治疗。某女，46岁，腰痛3年，入院时，腰痛酸重，右腿麻木，纳呆口苦，舌偏红，苔白腻，脉濡滑。X片显示：腰椎椎体肥大增生。证属脾虚湿滞，经脉闭阻。治拟化湿运中，健脾和络。方予不换金正气散加山楂、藤。经治一个月，症状消失出院（陈琳琳．芳香化湿法4则．南京中医药大学学报，1996，(1)：25)。

【原文】

傷寒里症：陽明入腑，潮熱[①]不大便，惡熱狂譫發渴，腹滿濈濈[②]，汗出，里症悉俱，脉實有力。

大承氣湯：（寶鑑）治傷寒里證大熱大實大滿宜急下者，大黄四錢，厚樸、枳實、芒硝各二錢，水二盞，先煎枳樸，煎半[③]乃下大黄，煎至七分[④]去滓入硝，再一沸[⑤]溫服。小承氣湯治傷寒里證小熱小實小滿宜緩下者，大黄四錢，厚樸、枳實各一錢五分。調味承氣湯治傷寒里證大便硬小便赤譫語潮熱，大黄四錢，芒硝二錢，甘草一錢，先煎大黄甘草至半，去滓入芒硝，再一沸溫服。

大柴胡湯：（寶鑑）治傷寒病少陽轉屬陽明，身熱不惡寒，反惡熱，大便堅，小便赤，譫語，腹脹，潮熱。柴胡四錢，黄芩芍藥各二錢五分，大黄二錢，枳實一錢五分，半夏一錢，薑三片，棗二枚。

[语释]

伤寒里症：阳明病由表入腑转为里症，出现潮热、不大便、恶热、狂谵、发渴、腹胀满满、汗出，里症悉俱表现出来，脉实有力。

大承气汤：《宝鉴》治伤寒里证，症见大热、大实、大满，宜急用“下法”治疗的病人。方药组成为大黄四钱，厚朴、枳实、芒硝各二钱，水二杯，先煎枳实、厚朴，煎煮时间到半时才入大黄，煎煮到十分之七的时间时，去掉药渣加入芒硝，再煎煮开锅即可，药液温服。“小承气汤”治伤寒里证，症见小热、小实、小满，宜用“缓下”的治疗方法，用大黄四钱，厚朴、枳实各一钱五分。“调味承气汤”治伤寒里证，症见大便硬结、小便赤涩、谵语、潮热，用大黄四钱，芒硝二钱，甘草一钱，先煎大黄、甘草时间到半，去掉药渣加入芒硝，再煮开即可，药液温服。

大柴胡汤：《宝鉴》治伤寒病少阳转属阳明病，症见身热、不恶寒，反恶热、大便硬结、小便赤涩、谵语、腹胀、潮热。方药组成为柴胡四钱，黄芩、芍药各二钱五分，大黄二钱，枳实一钱五分，半夏一钱，生姜三片，大枣二枚。

[词解]

①潮熱：证名。指发热如潮汛之有定时。

②溉溉：聚积的样子。

③煎半：煎药时间至煎好时一半。

④煎至七分：煎药时间至煎好时十分之七的时间。

⑤一沸：开锅一次。

［临床新用］

大承气汤 本方现代主要用于肠梗阻、胃排空延迟症、肠麻痹、急性阑尾炎、术后腹胀腹痛、急性胰腺炎、胆道感染、小儿虫积、有机磷农药中毒、铅中毒、呼吸窘迫综合征、肺心病、感染性休克、肾绞痛、破伤风、颅脑损伤、骨折、泌尿系结石、急性湿疹等的治疗。

（1）肠梗阻 以大承气汤加莱菔子、黄芩水煎液灌肠治疗肠梗阻78例，其中男42例，女36例，平均年龄43岁，1日1次，连续3日，结果：1剂有效者50例，2剂有效者22例，有效率92.3%，无效6例，对照组口服大承气汤，92例中，男52例，女40例，平均41岁，1剂有效者46例，2剂有效者24例，有效率76.1%，无效22例，两组对比有显著性差异（陈国忠．中药灌肠治疗肠梗阻78例．中西医结合杂志，1989，（5）：282）。以大承气汤加木香、桃仁等，水煎服或从胃管灌入，每日1～2剂，疗程1.3天。治疗肠梗阻200例，结果：痊愈167例，33例转为手术治疗（莫月吉，等．复方大承气汤治疗急性单纯性肠梗阻200例体会．广西中医药，1981，（5）：18）。大承气汤加赤芍、当归、红花等治疗粘连性肠梗阻66例，全部治愈（张树峰、李淑琴、姜旭昌，等．大承气汤加味治疗粘连性肠梗阻66例报告．中医药信息，1995，（3）：46）。将大承气汤原方经加工制成“肠通冲剂”，治疗214例肠梗阻患者，其中肠粘连性梗阻95例，痊愈率为83.2%；蛔虫性梗阻50例，痊愈94%；粪团性4例，功能性24例，不明原因者16例，均全部治愈；对肠扭转11例，内疝6例，肿瘤所致8例，均无效（项育民．大承气汤的剂型改革及其临床运用．中药通报，1984，（3）：27）。采用大承气汤加炒莱菔子、桃仁、木香，配合针刺足三里、上巨虚等穴位，及西医对症治疗，治疗本病98例，包括痞结型2例，瘀结型89例，疽结型7例，其中非手术治疗74例，治愈66例，治疗无效转手术治疗8例，治愈7例，1例拒绝手术而死亡；直接手术24例，治愈23例，死亡1例（张卫华．中西医结合治疗急性肠梗阻98例．四川中医，1997，（7）：29）。以大承气汤加竹茹、赭石、莱菔子、郁李仁治疗本病188例，158例获愈，30例无效（王林、胡宪阁、王海鹏．加味承气汤治疗粘连性肠梗阻188例临床观察．中国中医急症，1997，（2）：65）。以大承气汤：生大黄12克，芒硝30克，枳实、厚朴各15克。2剂，分别浓煎，每剂100毫升，口服及保留灌肠。如未奏效，12小时后再煎2剂，药量加倍，同时配合胃肠减压，补液及抗感染，治疗急性肠梗阻30例，显效16例，有效6例，总有效率73.3%（王紫逸．大承气汤治疗急性肠梗阻30例．实用中医药杂志，1999，（5）：19）。

（2）胃排空延迟症 本病以术后5～8天改变饮食方式而频繁呕吐，含胆汁，无腹痛，肠鸣音为主要表现，稀钡造影示残胃或胃扩张明显，有液平，观察5～10分钟无蠕动，仅见少量稀钡通过吻合（或幽门），进入输入输出段（或十二指肠）。本组26例，均出现在胃肠道系统术后。用大承气汤加桃仁、赤芍、炒莱菔子经胃管给药，联合足三里注射新斯的明等疗法，结果：全部患者均于给药后4～6小时出现肛门排气排便恢复，稀钡造影示胃蠕动恢复（周伟民、金培英、赵如钦．大承气汤联合足三里注射新斯的明治疗术后胃排空延迟症26例．实用中西医结合杂志，1997，（21）：2104）。大承气汤治疗本病12例，以38。C生理盐水洗胃后，自胃管内注人大承气汤200毫升，将胃管夹闭2小时，每6小时1次。结果：6例患者经用大承气汤1次，4小时内胃有落空感伴有饥饿，X线钡透证实胃液潴留消失；5例患者经用药2～3次，12～36小时有饥饿感，解稀便1～2次，胃液潴留消失；1例患者用药4次，48小时胃液潴留消失（边进科，等．大承气汤治疗残胃无张力症．江苏中医杂志，1994，（7）：13）。

（3）术前准备 将35例腹部恶性肿瘤术前病人，随机分为中药组17例，于手术前两天服用大承气冲剂，每次1袋，每日2次，术前晚服2袋；西药组18例，术前两天开始服用甲硝唑1克，氟哌酸0.4克，每日3次，术前晚和手术当日清晨清洁洗肠。结果：中药组肠鸣音恢复时间与排气时间均早于西药组（$P<0.05$），而排便时间无差异。对血清NO、TNF、ICAM－1等指标的改善均以中药组为优（王绍

山、齐清会．大承气冲剂术前肠道准备对腹部恶性肿瘤患者血清 NO、TNF 和 ICAM－1 的影响．中医杂志，1999，（5）：293）。

（4）**肠麻痹** 以大承气汤为主，并据原发疾病不同而加减灌肠治疗肠麻痹 40 例，23 例在灌肠后 30～60 分钟内即可听到肠鸣音，另 17 例在 1～4 小时听到肠鸣音，所有病例均在 2～6 小时开始有肛门排气，排便和腹痛、腹胀逐渐缓解，X 线腹部透视见肠胀、汽消失，全部治愈（余秀兰、陈光瑞．大承气汤加减灌肠治愈肠麻痹 40 例．中国中西医结合杂志，1992，（11）：695）。以大承气汤为基本方，瘀血甚加丹参、赤芍、桃仁；腹胀甚加木香、元胡、莱菔子；气虚甚加党参、黄芪；湿热甚加银花、公英之类；治疗腹部术后肠麻痹 93 例，结果：术后 24 小时内排气排便者 81 例，36 小时内排气排便者 7 例，48 小时内排气排便者 5 例（贾新成．大承气汤加味治疗腹部术后肠麻痹 93 例．陕西中医函暇，1995，（3）：35）。

（5）**术后腹胀腹痛** 应用大承气汤加桃仁、赤芍、莱菔子，水煎药液 250 毫升盛于输液瓶内，以每分钟 60～80 滴滴入肛门内，治疗术后腹胀 55 例，疗效优良率达 96.8%，氯讹钾对照组优良率为 37.9%，组间比较差异显著（谭正宇．加减大承气汤直肠滴人治疗术后腹胀的临床观察．中级医刊，1985，（10）：53）。妇产科进腹术后胃肠功能康复对照组与治疗组各 175 例常规抗炎止血等处理，在此基础上，治疗组 175 例，用大承气汤治疗，结果：治疗组：肠胃积热，气机阻滞，气血虚弱夹气滞型，术后 24 小时内肛门排气率分别为 35.3%、19.4%、21.8%；术后 48 小封内肛门排气率分别为 94.2%、97.2% 和 94.2%，各型之间疗效无显著性差异（$P>0.05$），其平均排气时间为 32.8 小时，对照组平均排气时间 52.14 小时，经统计学处理，$P<0.05$（顾江红、孙丽珍．大承气汤加速妇产科进腹手术后胃肠功能康复的临床观察．浙江中医学院学报，1995，（4）：37）。用本方加味治疗 100 例产后腹痛，证属食滞不化，湿热内蕴，腑气不通，浊气不降者，均获痊愈，平均治疗 7 天（许振宜．大承气汤在产后腹痛的应用．福建中医药，1984，（3）：22）。

（6）**急性阑尾炎** 大承气汤加败酱草、丹参等治疗化脓性阑尾炎患者 150 例，治愈 147 例，好转 2 例，转手术 1 例；西药对照组 150 例，治愈 120 例，好转 10 例，转手术 20 例；两组间比较，有非常显著性差异（$P<0.01$），中药组平均治疗 3～6 天，西药组平均治疗 5～8 天（梁修万．灭滴灵复方大承气汤联合治疗化脓性阑尾炎 150 例疗效分析．新中医，1985，（11）：22）。

（7）**阑尾炎术后** 以大承气汤加厚朴、桃仁等为基本方，瘀血重者，加丹参、红花，甚者，加三棱、莪术；高热者，加黄连、黄芩、栀子；低热、口渴不欲饮者，加藿香、佩兰、冬瓜仁；口干渴、舌红少津者，加生地、玄参；腹胀重者，加大厚朴用量，加莱菔子、陈皮、黄连；腹腔脓多者，如阑尾周围脓肿，加穿山甲、皂刺、黄连；气血不足者，加黄芪、白术、当归，用于 116 例阑尾炎术后患者，于术后当日均应用抗生素，术后 12～24 小时停用抗生素，改服中药汤剂，轻者每日 1 剂，重者每日 2 剂，第 1 天分 4。6 次服，其后均 1 次服用。全部病人均于术后 30 小时内肛门排气，其中用药前排气者 34 例，用药后排气者 82 例，24 小时内排气者 96 例，24 小时后排气者 20 例；体温术后 2 天最高 38.4℃，第 3 天均恢复正常；切口均甲级愈合。1 例术后 9 天拆线，1 例术后 11 天拆线，余均术后 7 天拆线。随访 1～2 个月，均无腹痛、腹胀发生（赵运峰、薛玉荣．大承气汤加味阑尾炎术后应用．山东中医杂志，1999，（10）：454）。

（8）**胆囊切除术** 对 35 例胆囊切除手术病人，应用大承气汤内服代替术前插留置胃管、术后胃肠减压的传统方法，结果：全部病例均在 24～36 小时内排气排便，恢复管功能，术中见肠管空虚，血运良好，肠道蠕动连续不断，且服药效果与手术难易程无明显关系。服法：手术前 2 天开始服用，日 1 剂，早晚 2 次分服，饮食不限。手术日晨 5 时第 3 剂的半量吞服，禁饮食。术后第 1 天始，再服大承气汤，日 1 剂，分 2，次服完，至排气排便后停服，一般 2 剂即可（胡保槐、司书支．大承气汤在胆囊切除术的应用．实用中西医结合杂志，1996，（3）：169）。

（9）**梗阻性黄疸** 将 62 例本病患者分为对照组 24 例，大承气汤保留灌肠组 38 例，两组均采用常规治疗。5 日后，对照组血清内毒素水平为 591.4±73.7Pg/ml，大承气治疗组其水平为 219.6±31.4Pg/

ml，两组比较，具有统计学意义（P<0.01）（李金婷、艳敏．大承气汤保留灌肠对梗阻性黄疸患者血清内毒素水平影响．天津中医，1999，（4）：9）。

（10）**急性胰腺炎** 以大承气汤加黄芩、黄柏、柴胡为基础方，肠胃实热型，热重，加银花、连翘；湿热蕴结型，有黄疸者，加茵陈、栀子；合并胆道蛔虫者，加苦楝皮、槟榔、细辛。1日2剂，每6小时1次，每次500毫升，大便通者去硝黄，改为日1剂。治疗急性胰腺炎48例，其中男20例，女28例，结果：平均治疗8.34天，全部治愈（韩惠兰．大承气汤加味治疗急性胰腺炎48例疗效分析．辽宁中医杂志，1985，（2）：24）。本方加黄芩、茯苓等为基本方，随症加减：腹痛重者加玄胡、川楝子；呕吐甚者加法夏、竹茹等，合并结石者加茵陈、金钱草等，治疗急性胰腺炎28例，全部治愈（王柏枝．运用下法为主治疗急性胰腺炎28例临床报告．江西中医药，1981，（2）：29）。

（11）**胆道感染** 以大承气汤加莱菔子制成"通腑合剂"，用作保留灌肠，配合内服大柴胡汤加减方，治疗急性胆道感染144例，结果：治愈140例，有效率达97.2%，余4例无效转手术治疗（朱广银．大承气汤灌肠为主治疗胆系感染144例疗效观察．上海中医药杂志，1984，（9）：14）。用大承气汤加龙胆草、金钱草、干姜，第1天服药2剂，第2天以后，日服1剂，并适当运用西药，治疗急性梗阻性化脓性胆管炎103例，结果：全程服中药治疗者92例，治愈81例，好转7例，死亡4例；另11例服中药无效转手术治疗（和胜．急性梗阻性化脓性胆管炎的中药治疗体会．中医杂志，1987，（8）：602）。以本方加减治疗急性胆系感染128例，结果治愈81例，好转33例，无效14例，总有效目80%（孙思宏．泻法治疗急性胆系感染128例临床观察．吉林中医药，1988，（2）：12）。本，加蒲公英、金钱草、田七为基础方，气滞型加香附、郁金；实热型加银花、连翘；湿热型加茵陈、山栀。日2剂，治疗急性胆囊炎75例，平均治疗8.34天。结果：大部分病例经1~2天治疗，临床症状和体征迅速缓解，血常规恢复，B超复查胆囊收缩功能正常者50例（曹亚庆．大承气汤加味治疗急性胆囊炎75例．福建中医药，1992，（1）：31）。以大承匀汤为基本方，痛甚加青皮、川楝子、元胡；热盛加银花、连翘；恶心呕吐加黄连、竹茹；湿重加苍术；黄疸加茵陈；结石加海金沙、鸡内金。治疗急性胆囊炎21例，治愈17例，显效3例，有效1例（傅捷．大承气汤治疗急性胆囊炎21例．实用中医药杂志，1999，（12）：21）。

（12）**小儿虫积腹痛** 以大承气汤加槟榔、川楝子、玄胡、甘草水煎顿服，每日1剂。治疗本病34例，结果：单纯性蛔虫病27例，显效26例，有效1例；合并肠梗阻者3例，显效2例，无效1例，合并胆道蛔虫者4例，显效3例，有效1例，排虫率为80.6%（邹卉．大承气汤加味治疗小儿虫积腹痛34例．光明中医，1992，（1）：36）。

（13）**有机磷农药中毒** 以大承气汤抢救本病35例，在洗胃后，经胃管予以大承气汤1剂，24小时内排便33例，痊愈32例，死亡3例，治愈率为91.4%；对照组给予33%硫酸镁30~50毫升，24小时内排便5例，痊愈29例，死亡6例。两组的治愈率之间有显著差异（P<0.01）（计磊．大承气汤在抢救口服有机磷农药中毒中的应用．实用中西医结合杂志，1993，（2）：755）。

（14）**铅中毒** 以大承气汤为主，腹绞痛剧烈加元胡、乌药；便秘日久加牵牛子、郁李仁；食欲不振加山楂、莱菔子、鸡内金；气血不足加人参、黄芪、当归、白芍。治疗慢性铅中毒30例，全部治愈，对照组8例以西药解痉止痛、祛铅，疗效次于治疗组（徐明庚．大承气汤治疗慢性铅中毒腹绞痛30例小结．江西中医药，1993，（1）：17）。

（15）**呼吸窘迫综合征** 用大承气汤治疗严重创伤后所致本病30例，存活26例，有效率为86.7%；对照组30例采用西药常规治疗，存活16例，有效率为53.3%，组间有显著性差异（P<0.01）（刘福成．大承气汤治疗严重创伤呼吸窘迫综合征的临床研究．河北中医，1994，（5）：2）

（16）**肺心病** 用大承气汤加地鳖虫、莪术等为主，随症加减，采用中西医结合疗法治疗肺心病急性发作32例，显效5例，好转22例，无效5例，总有效率84.4%；对照组17例，总有效率为64.7%（李国贤、段德卿、袁茂云．通里攻下、活血化瘀法则治疗肺心病的疗效观察．江西中医药，1981，（4）：12）。

（17）**感染性休克** 将感染性休克71例，随机分为两组，中西医结合治疗组36例，按常规应用抗生素和抗休克治疗，配合大承气汤适当加味，结果：27例治愈，6例好转，3例死亡；西医组35例，单纯以西药常规治疗，结果：治愈17例，好转11例，死亡7例。组间治愈率有显著差异（宿清和．运用通腑固脱治则治疗感染性休克的临床观察．中西医结合杂志，1986，(3)：182)。

(18) **肾绞痛** 以大承气汤加番泻叶治疗肾绞痛63例，显效48例，有效11例，无效4例，总有效率为93.65%（刘国栋．大承气汤为主治疗肾绞痛63例．湖南中医杂志，1997，(2)：25)。

(19) **破伤风** 以大承气汤加蝉衣，水煎取200毫升，冷后加灭滴灵1克灌肠，儿童用量减半，重型日2次，并配合西药常规治疗，计治破伤风351例，轻、中型249例，全部治愈；重型102例，死亡33例，占重型32.35%（徐凤翱．大承气汤配合西药治疗破伤风351例．中国中医急症，1995，(3)：110)。

(20) **颅脑损伤** 在常规西药治疗的同时，以大承气汤加丹参、菖蒲等为主，随症加减治疗重症颅脑损伤32例，日1剂，分2次温服，10天为1疗程，一般治疗2个疗程。结果：治愈28例，显效4例，总有效率为100%（宋晓光、胡化祥．大承气汤加减治疗重症颅脑损伤32例．河南中医，1995，(5)：309)。

(21) **胸腰椎压缩性骨折** 对96例胸腰椎压缩性骨折，早期伴腹满胀痛便秘者，运用骨折常规疗法，并予大承气汤加桃仁、炙甘草为基本方内服治疗。显效68例，好转28例，无效0例，总有效率100%，服药1~3剂，药后排气排便时间为6~30小时。加减法："燥实"者重用硝黄，"痞满"者重用枳朴，酌加木香；骨折处肿痛甚者加苏木、地龙；胸肋伤兼咳喘憋闷者加杏仁、莱菔子；口苦咽干，恶心呕吐者加黄芩、竹茹（魏学东、高则志．大承气汤加减治疗胸腰椎压缩性骨折早期伴腹满胀痛便秘者的应用．黑龙江（中医药，1999，(4)：19)。

(22) **泌尿系结石** 以大承气汤加金钱草、海金沙等治疗本病138例，结果治愈134例，无效4例，总有效率97.2%，排石最快2天，最慢33天（李瑞兰、刘种德．加味大承 气汤治疗泌尿系结石138例．中西医结合杂志，1989，(11)：692)。

(23) **急性湿疹** 大承气汤加蝉蜕、赤芍、金银花等为主，治疗急性湿疹34例，10天为1疗程，1个疗程治愈19例，2个疗程治愈13例，好转2例，总有效率100%。痒甚加白鲜皮、苦参；便溏去芒硝，加山药；渗出重加蒲公英、苍术；体温升高加地龙（彭万军、赵福玉．大承气汤化裁治疗急性湿疹34例．山东中医杂志，1996，(6)：261)。

大柴胡汤 本方现代主要用于胆系感染、胆石症、急性胰腺炎、胆道蛔虫症、胆胰疾病小儿发热、胆绞痛、胃下垂、急性扁桃体炎、脂肪肝、急慢性阑尾炎、经行咽喉肿痛、皮脂溢出症的治疗。

(1) **胆系感染** 应用大柴胡汤加味治疗胆系感染胆石症36例，男性16例，女性20例；年龄最大者62岁，最小者32岁。其中胆系感染30例中，经B超及胆囊造影确诊为慢性胆囊炎者10例；经体查结合临床症状确诊为急性胆囊炎及慢性胆囊炎急性发作者20例。6例胆石症，均经B超确诊。用药：大柴胡汤加味：重加金银花30~120克，赤芍、川楝子等，水煎服，每日1剂。结果：30例胆系感染患者，临床症状及体征完全消失者26例，好转者4例（常学义．大柴胡汤加味治疗胆系感染胆石症30例体会．中医内科通讯，1986，(1)：30)。治疗急性胆囊炎、胆石症52例，其中男12例，女40例；年龄20~54岁。用药：柴胡10~15克，黄芩10~15克，白芍10~15克，大黄10~40克，甘草6克，半夏10~15克，枳壳10~15克，生姜15克，大枣5枚。气滞，加延胡索10~15克，郁金10~20克；湿热，加金钱草30~50克，虎杖15~30克；实火，加黄连3~10克，黄柏10克，茵陈30克。水煎服，日1剂，分2次服。结果：单用中药疼痛缓解者50例，中西药结合止痛者2例，经保守治疗无效而转手术者1例。随着疼痛平息间排出结石者15例，疼痛消失后继续服中药而排出结石者6例（孙光远．大柴胡汤加减治疗急性胆囊（道）炎、胆石症52例．广州中医学院学报，1989，6(3)：130)。对急性胆道感染患者73例，分为单用本方治疗组36例，本方加抗生素治疗37例，结果：两组在不同年龄、不同血常规、不同病种间疗效均无显著差异，说明加用抗生素者疗效并不优于单纯用大柴胡汤组（林连、林瑞珠．大柴胡汤加减与加用抗生素治疗急性胆道感染疗效观察．福建中医药，1991，(2)：21)。用该方加味治疗急性胆系感染75例，结果：临床治愈56例，占74.6%；其中18例B超检查有结石，治疗后结石消失（乔宦莲．大柴胡汤为主治疗急性胆系感染75例．上海中医药杂志，1994，(12)：20)。应用大柴胡汤加减治疗急性胆囊炎36例，结果31例患者化验正常，B超证实胆囊恢复正常，全身症状消失，痊愈出院，其中服药3剂者5例，服药6剂者16例，服药7~10剂者10例（宋耀辉．大柴胡汤治疗急性胆囊炎36例．河北中医，1996，(2)：33)。用大柴胡汤加减治疗急性胆囊炎30例，用药：柴胡10~20克，黄芩15~20克，枳壳10克，大黄15~30克（后下），芒硝15~30克（冲服），大枣10枚，半夏10克，生姜6克，白芍15克；腹痛较重者，加木香、延胡索、郁金；黄疸较重者，加茵陈、栀子；发热及腹膜刺激征较重者，加双花、败酱草、蒲公英；合并胆结石者，加海金沙、金钱草。结果：治愈23例，治愈率为76.7%；好转6例，无效1例，总有效率为96.7%（于富波、稽怀珠、焦英杰．大柴胡汤加减治疗急性胆囊炎30例．中医药信息，1998，(1)：22)。用大柴胡汤加味治疗老年急性胆囊炎病人120例。其中急性胆囊炎15例，慢性胆囊炎急性发作105例。伴有胆囊结石81例（占68.1%)，伴有胆囊息肉19例（占，15.8%)，方药：柴胡、黄芩、郁金各15克，白芍、虎杖、海金沙各20克，枳实、制半夏、姜黄各12克，茵陈、金钱草各30克，大黄（后下)，甘草各6克。湿热重者，加青蒿、蒲公英；呕吐土者，加黄连、生姜；气郁重者，加延胡索、川楝子；右胁痛如针刺者，加三棱、莪术。水煎，一日2次，七天为一个疗程。治疗结果：临床治愈79例（占65.8%)，显效22例（占18.3%)，有效9例（占7.5%)，无效1例（占8.3%)，总有效率91.7%（解震河．大柴胡汤加味治疗老年急性胆囊炎120例．四川中医，1999，(4)：19)。

(2) **胆石症** 用加减大柴胡汤治疗胆道术后残余结石患者26例，排石18例，排石率为69.2%，停药随访3年内未复发者16例，占61.5%，治疗天数为87~250天（张志圣．加减大柴胡汤治疗胆道术后残余结石26例疗效观察．中医杂志，1984，(5)：46)。用大柴胡汤加味治疗胆石症120例，其中胆管结石34例，治愈12例，有效率88.2%；胆囊结石65例，有效率为78.5%；胆道胆囊混合结石21例，治愈2例，有效率76.2%；总有效率80.8%（郑祥光．大柴胡汤加味治疗胆石症120例．山东中医杂志，1987，(3)：18)。对B超确诊为胆石小于1.3厘米的200例胆石症患者口服本方，用药2~6剂后，治愈70例，显效70例，好转29例，总有效率为87%（吴文尧、李源清．大柴胡汤加减治疗胆石症200例疗效观察．贵阳中医学院学报，1989，(2)：24)。用本方加减治疗多发性肝胆管泥沙样结石患者15例。方药：柴胡、木香（后下)、枳实、白芍各15克，金钱草、茵陈各30克，大黄（后下)、玄明粉（冲）各10克，黄芩、法半夏各12克，湿热重者加蒲公英、山栀子、郁金；纳差便溏者，去玄明粉，加苍术、川厚朴、陈皮、鸡内金；痛剧者，木香加至30克（后下)，合金铃子散；体虚者，加太子参、当归。每日1~2剂，治疗1~3个月。结果15例病人临床症状均消失，2例病人B超复查提示结石消失，8例病人大便中可见结石（何世东．加减大柴胡汤治疗胆管结石15例．新中医，1994，(11)：49)。

(3) **急性胰腺炎** 以大柴胡汤为主中西医结合治疗300例急性胰腺炎患者，结果无论手术率、死亡率及症状体征消失时间，均比单纯西医治疗的113例为优（郑显理、吴成中、许树朴．中西医结合治疗急性胰腺炎300例总结．中医杂志，1965，(7)：12)。用本方治疗小儿胰腺炎50例，均痊愈（天津市南开医院、天津市中西医结合急腹症研究所．中西医结合治疗小儿急性胰腺炎．新医药学杂志，1975，(10)：14)。应用大柴胡汤加味治疗急性胰腺炎132例，其中129例为急性水肿型，3例为急性坏死型。方药：柴胡、黄芩、芍药、半夏、大黄、枳实、生姜、大枣，水煎150毫升，每日1~2剂。兼发热，加银花30克，连翘30克；伴黄疸，加茵陈15克，金钱草30克；大便秘结不通，腹胀，加元明粉9克（冲)，川楝子15克；呕吐不止，加竹茹9克，陈皮6克；腹痛持续不减，针刺阳陵泉、足三里。结果：132例中，除3例急性坏死型无效死亡外，余129例急性水肿型皆愈，治愈率为97.7%（蔡金伟．大柴胡汤加味治疗急性胰腺炎132例体会．辽宁中医杂志，1986，(2)：21)。以本方治疗急性胰腺炎85例，一般口服或胃管灌入，腹胀或腹痛明显者，可用本药200毫升保留灌肠，感染重者加用抗生素，结果治愈78例（欧阳雄．加减大柴胡汤治疗急性胰腺炎——附85例临床观察．湖南中医杂志，1987，(1)：23)。用大柴胡汤加玄明粉（冲服）10克，苏梗9克为基本方，气滞夹积者，加川楝子6克，大腹皮9

克；肝胃实热者，去枳实加川楝、黄连各6克，姜竹茹9克；肝胆湿热，加黄连6克，山栀9克；气滞血瘀，去玄明粉、半夏，加赤芍、桃仁、红花、五灵脂各9克，水煎服。治疗急性胰腺炎216例。结果：水肿型210例均获痊愈，出血型6例中痊愈3例。死亡3例；治愈率达98.5%（裴兢克．大柴胡汤加减治疗．急性胰腺炎216例．浙江中医杂志，1988，（6）：252）。用大柴胡汤加味治疗急性胰腺炎84例，其中慢性胰腺炎急性发作17例。合并胆石症、胆囊炎28例，肺部感染3例；轻度41例，中度38例，重度5例。对22例严重感染者同时应用抗生素及对症支持疗效。结果：腹痛多在2~5天内消失，呕吐2~3天消失，体温多在2~5天正常，腹部体征在3~5天消失，便秘平均缓解时间为1.8天；治疗前X线检查提示48例明显结肠积气、肠鸣音减弱，均随大便通畅而缓解。血淀粉酶平均2.9天降至正常，尿淀粉酶平均3.5天降至正常，白细胞计数2~5天恢复正常（王玉芬、田德禄、李康，等．大柴胡汤加味治疗急性胰腺炎84例总结．北京中医学院学报，1991，（4）：12）。以大柴胡汤加减治疗急性胰腺炎15例。治疗方法：肝郁气滞型，用大柴胡汤去大枣加延胡索、木香、胡黄连各10克；脾胃蕴热型，用大柴胡汤加黄连、当归各15克，牡丹皮10克；便结腑实型，用大柴胡汤去生姜、大枣、半夏，加胡黄连15克，木香5克，生大黄10克（后下），芒硝10克（冲服）；脾胃虚弱型，用大柴胡汤加三仙15克，大黄15克，每日保持大便2~3次为宜，疼痛不显不宜用攻下药。结果治愈9例，好转6例（刘文华、鲍传萍．大柴胡汤加减治疗急性胰腺炎．吉林中医药，1999，（3）：20）。

（4）**胆道蛔虫症**　应用大柴胡汤治疗胆道蛔虫病32例。药物组成：柴胡、黄芩、枳壳、法夏、白芍、生姜、大枣、大黄。合并结石者，加金钱草；伴有黄疸者，去白芍、生姜、大枣，加茵陈、栀子，大黄后下，每日1剂，分3次煎服。15天为1疗程。结果：治愈29例，有效1例，无效2例，治愈率为90.63%，总有效率为93.75%，治愈者平均服药15天。观察到大柴胡汤具有消炎止痛、利胆排蛔的作用（岳发元．大柴胡汤治疗胆道蛔虫病32例．云南中医中药杂志，1995，（2）：7）。中西医结合治疗胆道蛔虫病46例，分为蛔滞型与蛔热型，蛔滞型用乌梅丸化裁。蛔热型用清热利胆，通里排虫法，大柴胡汤化裁：柴胡15克，黄芩10克，芒硝10克（冲服），枳壳10克，乌梅15克，茵陈15克，金钱草15克，苦楝皮10克，使君子10克，槟榔10克，每日1剂。西医治疗用解痉止痛、抗感染法。结果：排虫率达91.3%（袁小祥、温盛华．中西医结合治疗胆道蛔虫病46例．中国中医药信息杂志，1997，（7）：35）。用大柴胡汤加味治疗胆道死蛔瘟105例，用药柴胡、枳实、制大黄、莪术、皂角刺各15克，白芍、生姜各30克，大枣5枚，甘草5克。每日1剂，水煎服，5天为1疗程，饮食降脂少餐。痛甚加玄胡15克，徐长卿30克；发热，加青蒿、虎杖各30克；黄疸，加茵陈、金钱草各30克；畏寒，加吴萸5克，制附片（先煎）10克；呕恶，加降香、川朴各10克；舌红苔少，加生地、玄参各15克。结果：第一个疗程治愈64例，显效41例；第二个疗程治愈39例，显效2例；总有效率100%（潘建华．大柴胡汤加味治疗胆道死蛔症105例疗效观察．国医论坛，1991，（2）：15）。

（5）**胆胰疾病**　应用大柴胡汤加减治疗胆胰疾病200例，其中急性胆囊炎、胆石症102例，胆道蛔虫症合并胆道感染74例，急性胰腺炎20例，急性阻塞性化脓性毛细胆管炎4例。方药：柴胡15~40克，黄芩15~25克，大黄15~25克（后下），枳壳25~50克，半夏15克，杭芍50克，木香25~50克，郁金25克，甘草15克，水煎服，每日1剂，分2次服。结果：200例中，有效183例，有效率为91.5%。对30例胆石症患者作排石观察，有21例从粪中找到结石，排石率为70%，结石最太为3.0cm×3.0cm×2.5cm，最多8块，泥沙样未计（高杰臣．大柴胡汤治疗胆胰疾病200例分析．吉林中医，1977，（3）：7）。

（6）**小儿发热**　应用大柴胡汤治疗小儿高热39例，患儿均接受足量抗生素和解热药治疗效果不明显而转中医治疗，体温最高40.5℃，最低38℃，病程最长34天，最短3天。血象：白细胞最高16900，中性83%；最低3840，中性42%；其中>10000的14例，35例胸透正常，2例右肺野纹理增多，2例未作胸透；临床诊断病毒感染者28例，上呼吸道感染者9例，右下肺炎症2例；中医辨证本组高热患儿均属少阳。阳明合病。方药：柴胡10克，黄芩10克，半夏10克，大黄6克，枳实10克，白芍10克，大枣3枚，生姜3片，每日1剂，水煎至100~250毫升，分2次服用。第1剂中大黄后下，若患儿服药后腹泻1～2次，第2剂中大黄可同煎，如患儿热退，则可去掉大黄。5岁以下患儿酌减。服药期间停用抗生素与解热药。结果：服药1剂退热者17例（43.6%），服2剂退热者14例（35.9%），服药3～6剂退热者6例（15.3%），2例右下肺炎者无效（5.19%）（张俊杰．大柴胡汤治疗小儿高热39例．中西医结合杂志，1990，(3)：167)。运用大柴胡汤治疗小儿“子时”发热37例，病程最长1月余，最短4天；“子时”发热体温最高41℃，最低38℃。方药：柴胡、黄芩、白芍、半夏、枳实、大黄、生姜、大枣。上方根据患儿年龄、体温增减药量。日1剂，水煎后早晚温服。结果：37例全部治愈，其中服药3剂即愈30例，服药6剂痊愈7例，有5例愈后再次发病，又服大柴胡汤3剂而解（杨震、楚朴芝、李密峰．大柴胡汤治疗小儿“子时”发热37例。甘肃中医，1996，(4)：25)。

(7) **胆绞痛** 应用柴胡、黄芩、芍药、半夏、枳实、大黄、大枣、生姜，水煎服。服药至临床症状消失，胆区无叩击痛后停药。治疗胆绞痛，依据诊断标准。选取胆绞痛患者324例。结果：本组病例单服中药解除疼痛者306例，占94.5%；中西医并用解除疼痛者13例，占4%；经保守治疗无效，转外科手术者5例，占1.5%（王承训．大柴胡汤加减治疗胆绞痛324例临床观察．中医杂志，1986，(10)：44)。

(8) **脂肪肝** 应用大柴胡汤治疗脂肪肝18例，病程半年至3年。基本方：柴胡12克，黄芩6～9克，半夏9克，芍药15克，枳实6～9克，大黄6～12克，丹参15克，决明子20克，山楂15克。加减：胸胁满闷者，加郁金10克，丹参15克；脘痞呕恶者，加茯苓15克，陈皮6克；纳减乏力者，加黄精15克；山药20克；口干口苦、便秘者，大黄增至12克，加生地15克；肝区疼痛者，加川楝10克，元胡10克；肝功能异常者，加蒲黄9克，茵陈15克。每日1剂，早晚服，30天为1疗程，治疗2个疗程，中间可休息7～10天。治疗结果：治愈5例，显效8例，有效4例，无效1例，总有效率94.4%（黄河清、程坚、郑晓峰．大柴胡汤加减治疗脂肪肝18例．福建中医药，1995，(6)：43)。

(9) **胃下垂** 应用大柴胡汤加味治疗胃下垂228例，其中病程最长21年。方药组成：柴胡、枳壳、黄芩、半夏、苍术、厚朴、陈皮各10克，白芍15克，大黄6克，芦根30克，甘草5克。每日1剂，水煎分服。加减：胃脘灼热甚者，加黄连；胁痛背胀明显者，加川楝子；小腹坠胀，加砂仁。15天为1疗程，疗程间隔3天，3个疗程后，观察疗效。治疗结果：120例治愈；84例显效；18例好转；6例无效。总有效率97.4%（张庆新、张长义．大柴 胡汤加味治疗胃下垂228例．浙江中医杂志，1997，(10)：441)。

(10) **急性扁桃体炎** 以大柴胡汤加金银花、连翘为基本方，头痛重者加白芷，咽痛甚者加板蓝根、射干，咳嗽甚者加浙贝母，水煎服，每日1剂。治疗急性扁桃体炎36例。结果全部治愈（庞瑞英．大柴胡汤治疗急性扁桃体炎36例．四川中医，1987，(5)：44)。运用大柴胡汤加减治疗急性化脓性扁桃体炎60例，病程1～7天。用药：生大黄（后下）6～15克，柴胡、黄芩各6～12克，半夏、枳实各5～10克，赤芍12～15克，蒲公英、大青叶各20～30克，生甘草梢6克，每日1剂，水煎服。表热盛，可选加金银花、连翘、薄荷；里热较甚，可选加石膏、黄连；热毒较甚，加地丁、栀子；痰黄稠者，加瓜蒌、射干；便秘日久，加玄明粉。结果：痊愈53例；好转5例；无效2例。总有效率96.7%（彭世桥二大柴胡汤治疗急性化脓性扁桃体炎60例．云南中医杂志，1992，(1)：15)。

(11) **急慢性阑尾炎** 运用大柴胡汤加减治疗急慢性阑尾炎56例，用药：柴胡25克，枳实10克，大黄10克，黄芩7.5克，半夏15克，白芍15克，牡蛎25克，川楝子25克，姜3片，红枣5枚，水煎服，每剂服3次。轻者日服2次，重者1天1剂。结果：痊愈56例，其中4例随访有复发，2例手术治疗，另2例又服本方痊愈（张国卿．大柴胡汤加减治疗急慢性阑尾炎56例疗效观察．辽宁中医杂志，1978，(1)：38)。

(12) **经行咽喉肿痛** 应用大柴胡汤加减治疗经行咽喉肿痛66例。其中病程最长者3年，最短者6个月。药物组成：柴胡、大黄、枳实、黄芩、当归、桃仁、桔梗各10克，生地15克，甘草6克。水煎服，每日1剂。每次月经来潮第1天开始服药，根据病情结果：66例经服药3～18剂全部治愈，其中服药3剂痊愈者18例，4～6剂者24例，7～18剂者24例（张长义、张庆新．大柴胡汤加减治疗经行咽喉肿痛66例．山东中医杂志，1996，（4）：165）。

（13）**皮脂溢出症** 用大柴胡汤加减治疗皮脂溢出症40例，其中病程最短1月，最长6年。基本方：柴胡、枳实、黄芩各12克，大黄（后下）6～12克，白芍、山楂、白花蛇舌草、生石膏各30克，生甘草6克。加减：颜面、胸背有丘疹脓疱者，加皂刺、莪术各12克；脱发者，加女贞子30克，制首乌15克，露蜂房9克；痒甚者，加白鲜皮15克，蝉蜕12克；舌苔厚腻者，加龙胆草15克，白蔻仁12克。治疗结果：显效24例，占60%；有效15例，占37.5%；无效1例，占2.5%；总有效率97.5%。上述病例一般服药1～2周症状改善，在显效的24例中最少服药28剂，最多服药60剂（程晓春、岳代荣、张世荣．大柴胡汤加减治疗皮脂溢出症40例．四川中医，1997，（11）：49）。

【原文】

傷寒陰毒：冷汗，甲青，而身痛若鞭，六脈[1]沉細，而一息[2]七八至以上，或不可數。灸臍下二三百壯[3]，更以熱藥助之，手足煖[4]者生，不煖者死。陰症發斑，相火[5]乘肺，但[6]出腦揹手足稀少，脈沉，身無大熱，為異，理中湯加附子玄參。

迴陽救急湯：（寶鑑）治傷寒陰症，及陰毒，四肢厥冷、脈沉細、唇青黴黑。人參、白朮、白茯苓、陳皮、半夏、乾薑炮、官桂、附子炮、五味子、甘草炙各一錢，薑七片。

［语释］

伤寒阴毒：症见冷汗、甲青、而身痛若鞭打，六脉沉细，而一息七八至以上，或不可数。治疗应灸脐下二三百壮，又用热性药加以治疗，手足变暖的患者可能生还，而手足不暖的患者可能死。伤寒阴症发斑疹，是相火乘肺，斑疹只在头上、背上，而手足上面较稀少，脉沉，身无大热，这是与伤寒阴毒的区别，用“理中汤”加附子、玄参治疗。

回阳救急汤：《宝鉴》治伤寒阴症及阴毒所致的四肢厥冷、脉沉细、唇青面黑。方药组成为人参、白术、白茯苓、陈皮、半夏、干姜（炮）、官桂、附子（炮）、五味子、甘草（炙）各一钱，生姜七片。

［词解］

①六脈：指两手寸、关、尺三部脉的合称。

②一息：指一呼一吸。

③壯：针灸术语。每灸一个艾柱称为一壮。

④煖：“暖”的异体字。

⑤相火：寄居于肝肾二脏的阳火，是人体生命活动的动力。《景岳全书》中说：“心为君火，肾为相火，心有所动，肾必应之。

⑥但：只。

【原文】

傷寒陽毒：無汗，眼紅，而遍身斑紋，胷緊若石。

三黃石膏湯：（寶鑑）治陽毒發斑，身黃，眼赤，狂叫[1]慾走，譫語，六脈洪大。石膏三錢，黃芩、黃連、黃栢、山梔仁各一錢五分，麻黃一錢，香豉半合，薑三片，細茶一撮。

陽毒升麻湯：（寶鑑）治傷寒陽毒，黴赤，狂言，或見鬼，脈浮大數。黃芩二錢，犀角一錢五分，升麻、射幹、人參各一錢，甘草七分。

［语释］

伤寒阳毒：症见无汗、眼红，而遍身出现斑纹，胸口向石头一样紧急。

三黄石膏汤：《宝鉴》治阳毒发斑，症见身黄、眼赤、狂叫欲走、谵语、六脉洪大。方药组成为石膏三钱，黄芩、黄连、黄柏、山栀仁各一钱五分，麻黄一钱，香豉半合，生姜三片，细茶一小把。

阳毒升麻汤：《宝鉴》治伤寒阳毒，症见面赤、狂言，或见鬼，脉浮大数。方药组成为黄芩二钱，犀角一钱五分，升麻、射干、人参各一钱，甘草七分。

［词解］

①叫："叫"的异体字。

【原文】

陰極似陽：火浮於外發躁，擾亂狀若陽症，但身雖煩躁而引衣自覆，口雖燥渴而漱水不下，脈必沉細無力而不擊①或無脈，脣青麵黑，大便自利，黑水身冷，或身熱，慾坐井地，宜通脈四逆湯。

迴陽返本湯：（寶鑑）治陰盛隔陽②。附子炮、乾薑炮、人參、陳皮、麥門冬、五味子、甘草炙、臈茶③各一錢，以清泥漿二盞，通煎，去滓入蜜五匙，調和放冷服之，取汗為效，麵赤者，入蔥白七莖，黃連少許。

［语释］

阴极似阳：火浮于外发躁，扰乱心神的症状象阳症，但是身虽烦躁，却拿衣盖在身上，口虽燥渴而用水漱口却不欲咽下，脉必沉细无力而不跳动，或无脉搏，唇青面黑，大便自利，便下黑水，身冷，或身热欲坐井地，宜服"通脉四逆汤"。

回阳返本汤：《宝鉴》治阴盛隔阳证。附子（炮制）、干姜（炮制）、人参、陈皮、麦门冬、五味子、甘草（炙）、腊茶各一钱，用清泥浆二杯，一起煎煮，去药渣，入蜂蜜五匙，调匀放冷服，以有汗为取得效果，面色发红的患者，再入葱白七根，黄连少许。

［词解］

①不擊：不跳动。擊，为"击"的繁体字。

②陰盛隔陽：即阴盛格阳，简称格阳。指体内阴寒过盛，格阳于外，阴阳寒热格拒，表现为内真寒外假热的证候。临床表现为身热，面红，口渴，脉大等假热症状；身虽热，反欲盖衣被；口虽渴，反欲热饮，或饮水不多；脉虽大，却按之无力；面虽红，却浮如妆，游移不定。同时可见四肢厥冷，下利清谷，小便清长，舌淡苔白等真寒症状。

③臈茶：即腊茶，是茶的一种，其制作：择上等嫩芽，细碾入罗，杂脑子诸香膏油，调剂如法，印作饼子制样，任巧候干，仍以香膏油润饰之，其制有大小龙团，带胯之异，此品惟充贡献，民间罕见之。臈，为"腊"的繁体字。

【原文】

陽極似陰：熱伏於內，身寒厥逆，狀如陰症，但身雖冷而不慾近衣，神雖昏而氣色光潤，脈必沉滑數有力而鼓擊，大柴胡湯，或白虎湯、竹葉石膏湯。

傷寒煩躁：煩，乃心中懊憹①慾吐之貌，躁，則手掉足動，起臥不安，皆氣雖火升。煩主氣，肺也；躁主血，腎也，先煩而後躁為陽症，不煩而便發躁為陰症。懊憹者，菀悶②不舒貌。燥屎症，亦有怫鬱③懊憹二症。

梔子豉湯：（寶鑑）傷寒汗下後，虛煩不得眠劇者，必反覆顛倒，心中懊憹主之，按之心下軟者，虛煩也。梔子七箇，豉半合，水二盞，先煎梔子至半，納豉再煎至七分，去滓溫服，得吐止，未吐再服，若胷滿少氣，加甘草，名梔豉甘草湯，若胷滿而嘔，加生薑，名梔豉生薑湯。

［语释］

阳极似阴：热伏于内则身寒厥逆，状如阴症，但身虽冷而不欲盖衣，虽然神昏而气色光润，脉必沉滑数有力若击鼓搏动，用“大柴胡汤”或“白虎汤”、“竹叶石膏汤”治疗。

伤寒烦躁：烦，是心中懊恼欲吐之貌，躁，为手垂足动、起卧不安，都是气虽火升引起的。烦有气所主，根源在肺；躁有血主，根源在肾，先烦而后躁为阳症，不烦就发躁为阴症。懊恼者，为郁闷不舒貌。燥屎症，亦有怫郁、懊恼二症状。

栀子豉汤：《宝鉴》伤寒病用“汗下”治疗后，虚烦不眠严重的患者，必定反来复去睡不着，这是心中懊侬引起的，按压心下软的患者，表现为虚烦。方药组成为栀子七个，豆豉半升，水二杯，先煎栀子到药液的一半，再放入豆豉，再煎至剩七成，去药渣温服，呕吐停止服药，不吐再服，若胸满少气，加甘草，名“栀豉甘草汤”，若胸满而呕吐，加生姜，名“栀豉生姜汤”。

［词解］

①懊侬：烦恼；痛悔。

②菀閟：郁闷。

③怫鬱：忧愁或愤怒。

【原文】

舌胎[①]：邪在表，無胎，邪初傳里，白而滑，熱深則白而澁，熱深入胃則黃。尖白根黃者，表多里少，熱極則紫黑，或生芒刺、燥裂，宜下之。黑尖者，虛煩也，黃而中黑至尖，或黑亂點者，熱毒深也。有弦红心黑，或白胎中現黑點，表未解。冷滑如淡黑者，無根虛火，宜化痰降火，或淡黑一二點，補腎降火。中濕、濕痺，舌上如胎，非真胎也，丹田[②]有熱，胃中有寒，宜五苓散。青布浸井水洗淨舌上，薑片浸水剮舌，黑胎自退，不退者凶。

［语释］

舌胎：邪在表，舌苔无变化，邪初传里时，舌苔白而滑，热邪重时，舌苔则白而涩，热邪深入胃部时，舌苔则黄。舌尖白、舌根黄的病人，是表症多，里症少，热极则呈现紫黑舌苔，或舌苔生芒刺、燥裂，宜用“下法”来治疗。舌尖黑的人易患虚烦，舌苔黄而中间至舌尖黑，或舌苔上有乱黑点的病人，是热毒深入的征兆。有舌边红中心黑，或白苔中出现黑点，是表证未解。舌苔冷滑，若淡黑，为无根虚火的表现，宜化痰降火，或舌苔上有一二个淡黑点，应补肾降火。中湿、湿痹，舌上有象舌苔一样的一层，但不是真正的舌胎，这是丹田有热、胃中有寒造成的，宜用“五苓散”治疗。用青布浸井水擦净舌上，或用姜片浸水剐舌上黑苔，黑苔应自行消失，不去的预后不良。

［词解］

①舌胎：即“舌苔”。胎，同“苔”。

②丹田：人体部位名。位于脐下三寸关元穴部位。

【原文】

傷寒戴陽[①]：下虛[②]而陽浮於麵，身微熱，脈沉遲，麵雖赤，不紅活而黯[③]，理中湯。實熱者，麵赤而光潤。

陶氏益元湯：（寶鑑）治傷寒戴陽症。甘草炙二錢，附子炮、乾薑炮、人參各一錢，麥門冬、黃連、知母各七分，熱艾[④]三分，五味子二十粒，薑五片，棗二枚，蔥白三莖水煎，臨熟入童尿三匙，去滓冷服。

［语释］

伤寒戴阳：下元虚损而致阳浮于面，身微热，脉沉迟，面容虽红而不光润，且有狡黠之貌，用“理中汤”治疗。实热患者，面红而光润。

陶氏益元汤：《宝鉴》治伤寒戴阳症。方药组成为甘草（炙用）二钱，附子（炮）、干姜（炮）、人参各一钱，麦门冬、黄连、知母各七分，干艾三分，五味子二十粒，生姜五片，大枣二枚，葱白三根水煎，快要熬好时加入童尿三匙，去药渣冷服。

［词解］

①戴陽：证名。指面颧色淡红如妆，游走不定为特征，下真寒而上假热的危重病证。多有下元虚衰，真阳浮越所致。《伤寒论·辨厥阴病脉证并治》：“其面戴阳，下虚故也。”常伴见口鼻作衄，或口燥齿浮，足胫逆冷，脉浮大，按之空虚无力，或微细欲绝等。

②下虚：下元虚衰，指肾阴亏损。

③黠：聪明而狡猾。

④熱艾：干艾。

【原文】

傷寒戰慄：戰者，身振而動，正氣勝邪，大汗而鮮，不必藥；慄者，心戰而惕，邪勝正也，心寒足踡，鼓頷厥冷，便溺妄出，不省者，理中湯，或通脈四逆湯。若傳經[1]熱症，口燥咬牙，虽厥冷，有時溫和脈數，表症慄者，九味羌活湯；里症慄者，大柴胡湯。

傷寒動悸：傷寒過多，其人义手自冒心[2]心下，悸慾得按，甚則身振，振慾擗地。

陶氏升陽散火湯：（寶鑑）治撮空症[3]，此因肝熱乘[4]肺，元氣[5]虛弱，不能主持，以致譫語神昏，義手冒心，或撮空摸牀。人參、當歸、芍藥、柴胡、黃芩、白术、麥門冬、陳皮、茯神、甘草各一錢，薑三片，棗二枚，入熟金煎服。

［语释］

伤寒战栗：战，指身体振动正大量出汗，是正气战胜邪气征兆，不必用药；栗，指心颤抖，是邪气战胜正气的征兆，心寒、足蜷、鼓颌、厥冷、便尿妄出、不省人事者，用“理中汤”或“通脉四逆汤”治疗。若伤寒传经出现热症，口燥、咬牙、虽厥冷有时温和，脉数，如果是表症栗的患者，用“九味羌活汤”；如果表现为里症栗的患者，用“大柴胡汤”治疗。

伤寒动悸：伤寒过多，患者想用手去摸心口，心下悸动时欲用手去按压，甚则身摇动想扑打地面。

陶氏升阳散火汤：《宝鉴》治撮空症，此因肝热乘肺，元气虚弱，不能推动正常的相生相克，以致于患者出现谵语神昏、义手冒心，或撮空摸床的症状。方药组成为人参、当归、芍药、柴胡、黄芩、白术、麦门冬、陈皮、茯神、甘草各一钱，生姜三片，大枣二枚，入熟金煎服。

［词解］

①傳經：指伤寒六经病的传变，病邪从一经传入另一经的证候。

②义手自冒心：义手，指想象中手。自冒心，指想象中的手去摸心口。

③撮空症：指患者意识不清，两手伸向空间，像要拿东西样的症状，是病情危重时的一个症状。出《中藏经》。又名两手撮空。

④乘：反克。

⑤元氣：即原气，又名真气。是承受于天，随着生命而来，是由“元精”化生，藏之于肾，依赖后天之精气不断滋养，通过经络运行于人体全身，推动激发五脏六腑，维持人体的正常发育和活动的物质。

【原文】

傷寒動氣：病人素有積，因傷寒，新邪與舊積相搏[1]而痛，築築肰[2]跳動，虛者，理中湯去白术，加官桂；熱者，柴胡桂枝湯。

柴胡桂枝湯：（寶鑑）治傷寒動氣[3]築痛。柴胡二錢，桂皮、黄芩、人參、芍藥各一錢，半夏八分，甘草炙六分，薑五片，棗二枚。

［语释］

伤寒动气：病人平素有积，因伤寒使新邪与旧积相搏而痛，感觉壅堵一样跳动，虚证患者，用“理中汤”去白术，加官桂治疗；热证患者，用“柴胡桂枝汤”治疗。

柴胡桂枝汤：《宝鉴》治伤寒动气壅堵一样痛疼。方药组成为柴胡二钱，桂皮、黄芩、人参、芍药各一钱，半夏八分，甘草（炙）六分，生姜五片，大枣二枚。

［词解］

①相搏：相互斗争。

②築築肰：壅堵的样子。築築，即“堵堵”。肰，“然”的异体字。

③動氣：脉搏跳动时的动态、气势。

【原文】

傷寒煩渴：水入即吐，名水逆。熱在表，不渴，在里則瀉。陰盛隔陽，口燥渴而漱水不咽，此經熱里寒，附子理中湯妙。

五苓散：（寶鑑）治太陽症入里，煩渴，而小便不利。澤瀉二錢五分，赤茯苓、白术、猪苓各一錢五分，官桂五分。去官桂，名四苓散，治火泄[1]。

竹葉石膏湯：（寶鑑）治傷寒解後餘熱，及陽明症自汗煩渴，並差[2]後虛煩等症。石膏四錢，人參二錢，麥門冬一钱五分，半夏一錢，甘草七分，竹葉七片，粳米百粒水煎，入薑汁二匙。

［语释］

伤寒烦渴：喝水即吐，名“水逆”。热在表，不渴，在里则泻下。阴盛隔阳，则口燥渴，而用水漱口却不想咽下，这是经热、里寒，用“附子理中汤”治疗较好。

五苓散：《宝鉴》治太阳症入里，症见烦渴，而小便不利。方药组成为泽泻二钱五分，赤茯苓、白术、猪苓各一钱五分，官桂五分。去掉官桂，名“四苓散”，治疗火泄。

竹叶石膏汤：《宝鉴》治伤寒解后留有余热，及阳明症自汗、烦渴，并且病愈后虚烦等症。方药组成为石膏四钱，人参二钱，麦门冬一钱五分，半夏一钱，甘草七分，竹叶七片，粳米百粒水煎，药液入姜汁二匙。

［词解］

①火泄：病症名。又称火泻、热泄。《证治汇补·泄泻》：“火泄者，暴注下迫，焦黄秽臭。”《杂病源流犀烛·泄泻源流》：“火泄，即热泄，脉数实，腥痛肠鸣，口干喜冷烦渴，小便赤涩，后重如滞，泻水，痛一阵，泻一阵，泻后尚觉涩滞，仲景谓之协热自利是也，宜黄芩芍药汤。”

②差：同“瘥”，病愈。

［临床新用］

五苓散　本方现代主要用于急性肾炎、肾衰、妊娠高血压综合征、慢性充血性心力衰竭、三叉神经痛、眼病、梅尼埃病、胃肠炎、水肿、积液、泌尿系感染、尿潴留、泌尿系结石、尿崩症、神经性尿频的治疗。

（1）**急性肾炎**　用五苓散加白茅根治疗急性。肾炎38例，每日1剂并随证加味，结果痊愈36例，显效2例；水肿1～5天消失者25例，6～10天消失13例；小便转阴时间：15天以内27例，16～30天9例，1月以上2例（易安全．五苓散加白茅根治疗急性肾炎．四川中医，1985，（9）：19）。用五苓散加味治疗化疗性急性肾衰24例，一般病例服药5～7剂，病情重者连服数十剂，临床缓解率87.5%，显效4.1%，总有效率91.7%（程剑华．五苓散加味治疗化疗性肾衰的临床研究．中医杂志，1993，（1）：42）。治疗肾性水肿42例，38例水肿全消，4例肾功能不全效果不显，总有效率90%，消肿时间最短3天，最长36天，平均16天（石志乔．五苓散加减治疗肾炎水肿42例．实用中医内科杂志，1989，（1）：40）。以本方加味治疗20例早期肾功能不全，结果显效6例，有效8例，总有效率70%（孙界平．五苓散为主治疗早期肾功能不全20例．新中医，1987，（7）：44）。用本方加减治疗肾炎水肿42例，结果38例肿消，消肿最短的仅3天，总有效率为90%（石志乔．五苓散加减治疗肾炎水肿42例．实用中医内科杂志，1989，（1）：40）。

（2）**肾衰**　以本方加减治疗20例早期肾功能不全患者。结果：有效14例，显效6例（孙界平．五苓散为主治疗早期肾功能不全20例．新中医，1987，（7）：44）。应用本方加味治疗化疗引起的急性肾功能衰竭24例，结果：临床症状消失21例；临床症状改善1例；无效2例；临床缓解率为87.5%；总有效率为91.7%（程剑华．五苓散加味治疗化疗性肾衰的临床研究．中医杂志，1993，（1）：42）。

（3）**妊娠高血压综合征**　用本方加桑寄生、大腹皮、木瓜、砂仁治疗妊娠高血压综合征209例，日服1剂，10天1疗程，结果痊愈156例，治愈率75%（李智芬．加味五苓散治疗妊娠高血压综合征209例．陕西中医，1993，（12）：534）。

（4）**慢性充血性心力衰竭**　用五苓散加味治疗肺心病心衰30例，显效71.4%，有效92.8%，无效7.14%；对照组用强心、利尿剂，显效44%，无效20%，优于西药对照组（曹兴亚．活血化瘀、温阳利水法治疗慢性肺源性心脏病心力衰竭的临床观察．中西医结合杂志，1984，（10）：589）。

（5）**三叉神经痛**　应用五苓散每次2.5克，日服3次。必要时配用酰胺咪嗪。治疗三叉神经痛17例，患者年龄41～82岁。服用五苓散后显效2例，有效4例，无任何副作用（里村敬．五苓散治疗三叉神经痛．国外医学・中医中药分册，1986，（6）：366）。

（6）**眼病**　用五苓散汤剂为主治疗中心性视网膜病52例（53只眼），结果痊愈40只眼，显效7只眼，好转3只眼，无效3只眼；用本方合六味地黄汤治中心性视网膜脉络膜炎25例（29只眼），痊愈25只眼，显效2只眼，好转1只眼，无效1只眼，总有效率96.5%（程广里．五苓散合六味地黄汤加味治疗中心视网膜脉络膜炎．山西中医，1985，（4）：42）。用本方加减治疗中心性浆液性视网膜病变30例（32只眼），结果：1疗程内治愈6例（7只眼），2疗程内治愈10例（10只眼），3疗程内好转9例（9只眼）4疗程内无效者5例（6只眼）（孟万里、王粉娟、王建筑．五苓散加味治疗中心性浆液性视网膜病变30例．新中医，1993，（3）：23）。应用本方加味治疗中心性浆液性脉络膜视网膜病变35例，结果：治愈28例；基本治愈6例；1例无效；总有效率97.1%（贺宗林．五苓散治疗中心性浆液性脉络膜视网膜病变35例．中西医结合眼科，1991，（4）：205）。应用本方片剂治疗青光眼105例，结果：60%的患者眼压下降533.2kPa以上，30%的患者眼压下降在399.9kPa以下，10%的患者在服药前后无变化（贺汝温．中药五苓散的降压作用105例临床效果观察．中西医结合眼科，1986，（4）：25）。

（7）**梅尼埃病**　用本方治疗梅尼埃病61例，辨证为痰湿中阻31例，肾精不足12例，肝阳上扰9例，心脾两虚7例，肾阳不足和风热上扰各1例。本方加党参、黄芪。3天为1个疗程。治疗1疗程后，痰湿中阻型愈29例，好转1例，有效率96.8%；肾精不足型愈6例，好转4例，有效率83.3%；肝阳上亢型愈3例，好转4例，有效率77.8%；心脾两虚型愈3例，好转2例，有效率71.4%；肾阳不足和风热上扰各1例，分别为治愈和无效（祝定泉、朱曙东．五苓散加味治疗耳源性眩晕61例．浙江中医学院学报，1995，（3）：30）。以本方加味治疗梅尼埃病60例，结果：全部患者症状完全消失，其中30例复发患者过去曾多次服中西药物治疗，但仍复发，服本方后眩晕症状均消失（程一剑华．五苓散加味治疗美尼埃病60例观察．中西医结合杂志，1986，（5）：303）。应用本方同时加丹参注射液10～16毫升，治疗梅尼埃病56例，结果：治愈44例，有效9例，无效3例；总有效率94.7%（关启文．五苓散加丹参注射液治疗梅尼埃病56例观察．现代十医，1992，(2)：61）。

（8）**胃肠炎腹泻及其他呕吐症** 本方治疗112例婴幼儿秋季腹泻（轮状病毒肠炎），所有病例随机单盲分为治疗与对照两组，对照组以抗病毒、饮食疗法和支持疗法为主，结果治疗组平均止泻天数2.30±0.35天，对照组为4.12±1.34天，疗效优于对照组（孙建军．五苓散治疗婴幼儿轮状病毒肠炎112例疗效观察．中国医药学报，1992，(4)：28）。用本方治疗婴幼儿腹泻90例，发热加葛根，呕吐加藿香、生姜，痊愈89例，1例因脱水补液视为无效（林志谋．五苓散治疗婴幼儿腹泻90例．湖北中医杂志，1992，(4)：48）。用本方加车前子、薏苡仁并随证加减治疗小儿泄泻20例，治愈16例，占80%；好转4例，占20%（陈厚忠．五苓散治疗小儿难治性泄泻20例．湖南中医杂志，1990，(5)：20）。用本方加半夏、陈皮，治疗30例呕吐，结果29例均在短期内获临床治愈，最多8剂，最少2剂，1例加用西药（胡禄庭．五苓散治疗呕吐30例．甘肃中医，1992，(2)：27）。应用本方加减治疗流行性腹泻112例，结果全部治愈，服药最多者5剂，最少者半剂，多为1~3剂（陈良春．五苓散加减治疗流行性腹泻．湖南中医杂志，1989，(1)：12）。应用本方按原书分量比例配方，研末。对照Ⅰ组用复方新诺明加口服补液盐。对照Ⅱ组用复方瓣明加胃蛋白酸。治疗腹泻引起脱水症347例，结果：五苓散组116例，治愈111例；元效5例。对照组Ⅰ组116例，治愈101例；无效15例。对照Ⅱ组115例，治愈81例，无效34例。五苓散组明显优于对照组Ⅰ、Ⅱ组（$P<0.01$）（范准成．五苓散治疗腹泻日起的脱水症临床疗效观察．云南中医杂志，1987，(5)：1）。

（9）**水肿、胸腔积液、关节腔积液、肝腹水及其他器官、组织积液** 本方加黄芪并随症加减，治疗特发性水肿56例，结果显效30例，好转20例，有效率89.3%（陈齐鸣．黄芪五苓散为主治疗特发性水肿56例．浙江中医杂志，1991，(2)：56）。治胸腔积液42例，随证加减，每日1剂，分2~3次温服，14天为1疗程，治愈38例，好转3例，无效1例（张腊林．五苓散加减治疗胸腔积液42例．湖南中医杂志，1992，(2)：36）。用本方加味配合外治法治疗关节腔积液34例，每日1剂，治愈26例，占76.5%，好转6例，随访1~5年，未见复发（王光晃．五苓散加味治疗关节腔积液34例．陕西中医，1985，(6)：257）。50例肝硬化腹水患者分为两组，一组36例用五苓散加减，治愈17例，显效7例，好转12例；另一组用本方化裁治疗14例，治愈6例，好转8例（宋振衍．五苓散化裁治疗肝硬化腹水14例．中西医结合肝病杂志，1994，(2)：42）。本方加桑白皮、杜仲、车前子治疗羊水过多50例，痊愈27例，显效16例（王忠余．五苓散加味治疗羊水过多症50例．云南中医学院学报，1994，(1)：35）。以本方加减治疗肝硬化腹水36例，痊愈17例，显效7例，好转12例（重庆市第一中医院．五苓散加减治疗肝硬化腹水36例．中华内科杂志，1958，(10)：1003）。用本方治疗肝硬化腹水20例，腹水全消者17例，无效3例。腹水消除最短20天，最长4个月，一般2个月消肿（钟志南、杨建仁．五苓散加味治疗肝硬化腹水20例．湖南中医杂志，1993，(4)：40）。应用本方治疗肾炎水肿42例，其中急性肾炎25例，慢性肾炎17例，结果：38例水肿全消，其中消肿最短3天，最长36天，平均消肿16天。肾功能不全者4例，治疗1周后效果不大，加西药视为无效；总有效率为90%（石志乔．五苓散加减治疗肾炎水肿42例．实用中医内科杂志，1989，(1)：40）。

（10）**泌尿生殖系感染** 五苓散加减治疗淋病合并睾丸炎93例，痊愈67例，好转20例，总有效率93.5%（杨香锦．五苓散加减治疗淋病合并睾丸炎93例．湖南中医杂志，1991，(2)：44）。

（11）**尿潴留** 用本方加杜仲、车前等治产后尿潴留69例，1剂有效者41例，2剂有效者22例，无效6例，总有效率91.3%（卡仕萍．五苓散加味治疗产后尿潴留69例．内蒙古医药，1993，(4)：19）。

（12）**泌尿系结石** 用本方加减治疗53例泌尿系结石，排石33例，一般服药1~3剂即见症状缓解，排石少则2剂，多则50剂（谭国文．五苓散加减治疗泌尿系结石53例．花县科技，1976，(1)：15）。

（13）**尿崩症** 应用五苓散治疗肾性尿崩症8例。若肾阴不足，阴虚火旺加黄柏、龙骨、牡蛎；若气阴两虚加黄芪、党参。结果：临床治愈7例，未效1例（高金鑫．五苓散治疗肾性尿崩症8例．辽宁中医杂志，1999，(6)：264）。

（14）**神经性尿频**　应用五苓散加升麻、柴胡治疗小儿神经性尿频56例。结果：痊愈55例，其中治疗3天内痊愈26例，6天痊愈23例，9天痊愈5例，1例12天治愈。1例加用针灸，未列入痊愈（史纪．五苓散加味治疗小儿神经性尿频56例．四川中医，1999，（8）：50）。

竹叶石膏汤　本方现代主要用于暑温高热、放射性肺炎、头痛、治疗。

（1）**暑温高热**　用竹叶石膏汤治疗暑温高热65例。服本方药时，停输液及一切西药。结果：60例患者服药1剂后，当日体温均有不同程度下降，体温降为正常时间：24小时21例，48小时35例，72小时4例。5例服药2剂后高热不降，其中2例大便不通，予调胃承气汤攻下，便通后高热渐退。另3例血栓肥达氏反应阳性，西医诊断为伤寒，经氯霉素等治疗体温渐降（林尔东、陈绍根．竹叶石膏汤治疗暑温高热65例．福建中医药，1996，（3）：36）。

（2）**放射性肺炎**　以竹叶石膏汤治疗放疗后出现放射性肺炎证属气阴两伤者11人，症见发热，干咳少痰，口干纳少，烦躁不寐。以竹叶石膏汤加太子参治疗1个月，肺炎症状消失，经X线复查，肺炎痊愈。在服中药的同时，继续放疗，经2个疗程治疗，病情稳定，期间未再出现放射性肺炎（刘霞、杨卫琴、赵迎晖．经方治疗放化疗毒副反应临证举隅．河南中医，1996，（3）：152）。

（3）**头痛**　以竹叶石膏汤加味治疗儿童头痛120例。用法：收集以头痛为主诉的儿童240名，其中120例采用加味竹叶石膏汤治疗，另120例采用西药治疗，作为对照组，两组病人在性别、年龄、临床诊断等方面均无显著差别。治疗方法：①治疗组：处方：生石膏25克，人参6克，半夏6克，麦冬6克，龙胆草5克，粳米10克。用法：水煎温服，日3次。首次连服6剂，效显著继服3剂，效不显则停药易法，不用其他辅助药。②对照组：用青霉素或红霉素加甲硝唑静点或口服14天，另用呋麻液滴鼻剂滴鼻，以助消炎引流。结果：治疗组治愈110例，随访1年未复发，治愈率95.6%；对照组治愈50例，占41.6%。两组经统计学处理 $P<0.001$，具有显著差异性（朱福明、陈静、刘爱芹，等．加味竹叶石膏汤治疗儿童头痛120例临床观察．实用中西医结合杂志，1998，（1）：54）。

【原文】

傷寒譫語鄭聲： 譫語者，亂語無次第，數數更端①也，實也，黄連解毒湯。鄭聲者，頻煩②也，只將一句舊言重疊頻言也，獨参湯。

黄連解毒湯：（寶鑑）治傷寒大熱，煩躁，不得眠，或差後飲酒復劇者，及一切熱毒③。黄連、黄芩、黄栢、梔子各一錢二分五里。

［语释］

伤寒谵语郑声： 谵语，表现为语无伦次，事事更改，属实证，用“黄连解毒汤”治疗。郑声，即频烦，只将说过去的一句反复重复，用“独参汤”治疗。

黄连解毒汤：《宝鉴》治伤寒大热、烦躁、不得眠，或病愈后饮酒又加重的患者，及一切热毒。方药组成为黄连、黄芩、黄柏、栀子各一钱二分五厘。

［词解］

①數數更端：说过的每一件事都加更改。

②頻煩：即“频繁”，指次数多。烦，同“繁”。

③熱毒：①病名。即时毒，一名温毒。《重订广温热论·论温热兼症疗法》：“其六兼毒，病名温毒，一名热毒，重称时毒。”详见时毒条。②病邪名。指火热病邪郁结成毒。《素问·五常政大论》：“太阳在泉，热毒不生。”

［临床新用］

黄连解毒汤　本方现代主要用于流行性乙型脑炎、流行性脑脊髓膜炎、肛门湿疹、耳前瘘管、脑梗死、小儿水痘、下肢溃疡、盆腔炎、阴道炎、中耳炎、小儿反复上呼吸道感染、缺血性中风、脑血管意外、脑损伤、骨科术后预防感染、蛇伤性溃疡、脓疱疮、结肠梗阻手术前准备、烧伤回吸期毒血症、淋病、肾病腹水并发自发性细菌性腹膜炎、急性脑血管病、脑梗死的治疗。

（1）**流行性乙型脑炎** 本方为主加味制成三黄解毒汤，水煎口服治疗56例乙脑患者。结果：服药后痊愈51例，治愈率达91%，死亡4例，占7%，平均退热时间为4.9天（郑明祥．三黄解毒汤加减治疗乙型脑炎56例，福建中医药，1960，（6）：7）。

（2）**流行性脑脊髓膜炎** 本方为主治疗12例流行性脑脊髓膜炎患者，服药3剂而愈者4例，4剂者2例，5剂者5例，6剂者1例，12例病人均未遗留任何后遗症（张榕．黄连解毒汤治愈春温伏邪（流行性脑脊髓膜炎）12例临床观察初步报告．广东中医，1960，（6）：293）。

（3）**肛门湿疹** 以黄连解毒汤加减治疗肛门湿疹证属慢性者。处方：黄连10克，黄芩8克，土茯苓15克，地肤子20克。每日1剂，水煎坐浴外洗，每次30分钟，日4次。半月后治愈，随访年余未复发（陶维能．黄连解毒汤新用．新中医，1998，（1）：52）。

（4）**耳前瘘管** 处方：黄连、白芷各6克，黄柏10克，黄芩5克，甘草3克。每日1剂，水煎浓缩成300毫升，每次100毫升外洗15分钟，洗后用无菌纱布沾药液湿敷患处，每日3次。半月后痊愈，经随访2年未见复发，亦无明显瘢痕（陶维能．黄连解毒汤新用．新中医，1998，（1）：52）。

（5）**脑梗死** 用本方为主加味治疗50例脑梗死患者，每日1剂，水煎服，15日为1疗程，结果：32例痊愈；9例显效；5例好转；4例无效。服药最多60剂，最少10剂，平均32剂，总有效率92%（彭世桥、柴英勤、吕长青．加味黄连解毒汤治疗脑梗塞．浙江中医杂志，1991，（12）：540）。

（6）**小儿水痘** 用本方加味治疗小儿水痘30例。治疗方法：基本方：黄连2～6克，黄芩3～10克，黄柏2～6克，山栀3～6克，泽泻5～10克，茯苓6～10克：结果：30例经治后均痊愈，平均退热时间3天，平均结痂时间3天。全部病例未见并发症或继发病（梁治新．黄连解毒汤加味治疗小儿水痘30例．陕西中医，1996，（8）：362）。

（7）**下肢溃疡** 处方：黄连、黄柏、黄芩各10克，白芷15克，土茯苓20克。水煎外洗，浸洗20分钟后，用无菌纱布浸药湿敷，每日3次。半月后痊愈（陶维能．黄连解毒汤新用．新中医，1998，（1）：52）。

（8）**盆腔炎** 将本方用水煎成100毫升药液，温度调至38。CZE右行保留灌肠，治疗盆腔炎128例。每日1次，10次为1疗程。结果：治愈95例；显效19例，进步9例，无效5例，总有效率96.1%（陈影萍．加味三黄汤灌肠治疗慢性盆腔炎128例．浙江中医学院学报，1985，（2）：31）。

（9）**阴道炎** 用本方加减制成三黄粉治疗380例阴道炎。用法：局部涂搽，每日1次，5～7天为1疗程。结果：霉菌性阴道炎345例，治愈276例，其余均好转；滴虫性阴道炎35例，均获痊愈（汪桂芳．三黄粉治疗380例阴道炎．新中医，1985，（4）：23）。

（10）**中耳炎** 本方用黄栀子配成四黄液治疗中耳炎50例。用法：用药液滴耳每次4～5滴，每日3～4次。结果：除2例中断治疗外，48例中痊愈32例，进步9例，无效7例，总有效率85.4%（张乃仁．四黄液治疗慢性化脓性中耳炎．中医杂志，1988，（10）：67）。

（11）**小儿反复上呼吸道感染** 用黄连解毒汤加减治疗小儿反复上呼吸道感染30例。治疗方法：①治疗组：黄连解毒汤加减。黄连6～9克，黄芩6～9克，山栀6～9克，生大黄6～9克，连翘9～12克，薄荷6～9克（大黄、薄荷后入），水煎2次，取药液100～150毫升，分3次服，日1剂。于出现面赤，心烦、溲赤，便干，手足心热，唇红，口鼻，苔黄厚等里热征象时服药，大便稀或热证除后即停，间断服药3个月。②对照组：左旋咪唑2毫克/千克/日，分3次口服，每周用3天停4天，连续服药3个月。结果：治疗组30例中，显效18例，占60%，好转10例，占33.33%，无效2例，占6.67%；对照组30例中，显效14例，占46.67%，好转12例，占40%，无效4例，占13.31%。二者相比较 $P>0.05$，（李燕宁．黄连解毒汤加减治疗小儿反复上呼吸道感染．黑龙江中医药，1995，（1）：9）。

（12）**缺血性中风** 用黄连解毒汤原方随证加减治疗缺血性中风患者120例。用法：用本方水煎，每日1剂，早晚分服，连服2～4周，长者7周。结果：基本痊愈48例，显效38例，有效29例，无效3例，恶化2例，基本痊愈率40%，总有效率95.1%（姜崇智．黄连解毒汤加味治疗缺血性中风120例．

中医杂志，1994，35（10）：608）。

（13）**脑血管意外** 采用黄连解毒汤加味治疗脑血管意外45例。治疗方法：黄连、黄芩、黄柏、栀子各10克，甘草3克。水煎服，每日1剂，昏迷者鼻饲。大便秘结，舌红少苔者加生地20克，生大黄6克；神昏者加服安宫牛黄丸；合并上消化道出血者加参三七粉3克冲服。治疗过程中给予补液支持，保持水电解质平衡。凡脑出血及蛛网膜下腔出血的加甘露醇脱水降颅压。治疗结果：基本治愈12例，显著进步17例，进步8例，无变化5例，恶化3例。显效率64.4%，总有效率82.2%（鲍益铭．黄连解毒汤加味治疗脑血管意外45例．陕西中医，1996，（9）：388）。

（14）**脑损伤** 用本方治疗闭合性脑损伤恢复期患者14例，其中颅内血肿清除术后2例，轻度脑挫伤4例，重度脑挫伤1例，脑震荡7例。全部病例均有恢复期综合征状，3例伴有神经肢体瘫痪，1例伴有视神经损伤。用法：黄连、黄柏、黄芩、栀子各10克，水煎服，每日2次，7～10天为1疗程。结果：1疗程后，10例其自觉症状（头痛、失眠、烦躁）明显改善；第2个疗程后，8例精神症状消失，4例自觉症状改善，2例无效，1例肢体功能有部分恢复；第3个疗程后，4例自觉症状消失，1例肢体功能完全恢复，1例肢体功能有改善，视神经损伤1例无明显改善（吴自力．黄连解毒汤治疗脑损伤恢复期14例．辽宁中医杂志，1994，21（8）：368）。

（15）**骨科术后预防感染** 用本方注射液作为骨科手术后预防性治疗，观察50例，其中上肢手术14例，下肢32例，脊椎4例，除2例改用抗生素治疗外，其余均用本方注射液治疗，无一例发生术后感染，切口均为1期愈合，预防感染的总有效率为96%（杨吉成．黄连解毒汤注射液在骨科术后的应用．湖北中医杂志，1981，（4）：30）。

（16）**蛇伤性溃疡** 以本方为主，配合外洗外用珠甲散、苦木膏治疗蛇伤性溃疡54例，疗程最长8天，最短3天。结果：54例均获痊愈，病程最长83天，最短10天（余培南．中药为主治疗蛇伤性溃疡54例．广西中医药，1986，（6）：13）。

（17）**脓疱疮** 用本方加减治疗脓疱疮31例。用法：每剂药头煎早晚分服，二煎冷后每天外洗局部2～3次。结果：全部治愈，且疗程多在10天以内（丁营成．黄连解毒汤治疗脓疱疮31例．安徽中医学院学报，1987，（3）：16）。

（18）**结肠梗阻手术术前准备** 用黄连解毒汤灌洗结肠对急性低位结肠梗阻患者20例进行术前肠道准备。用法：黄连30克，黄芩20克，黄柏20克，栀子30克，以文火煎2次，取汁混合浓缩至1000毫升，放在保温瓶内，温度保持在35℃～40℃。术中采用黄连解毒汤灌洗结肠，清洁肠道，在切除肿瘤或坏死肠袢后作一期吻合手术。结果：由于肠道清洁效果好，手术顺利，20例无一发生吻合口瘘，腹腔感染，切口感染等并发症。一般术后3～4天体温基本正常。且肠功能恢复较快，排气排便时间可提早8～12小时。患者全身情况恢复良好，出院时间可提早3.5天（陈潭林．黄连解毒汤在结肠梗阻手术中的作用．江苏中医，1998，（3）：30）。

（19）**烧伤回吸期毒血症** 在用西药常规治疗同时，加服黄连解毒汤加味治疗烧伤回吸期毒血症21例。用法：黄连10克，黄柏10克，黄芩10克，山栀10克，金银花12克，连翘12克，大黄6克，水煎服，每日1剂，分3次服。结果：患者体温降至38℃以下所需时间为2.5～5天，平均为3.2±1.8天，治疗5天后诸多症状改善良好（黄树林．黄连解毒汤加味治疗烧伤回吸期毒血症21例．中国中西医结合杂志，1998，（12）：754）。

（20）**淋病** 以黄连解毒汤加味治疗淋病患者32例。用法：采用黄连解毒汤加味治疗。其药物组成：黄连129，黄芩、黄柏、车前仁、大黄各10克，栀子9克，败酱草15克，萆薢12克。水煎日1剂，早晚分服，服药期间忌辛、热、酸、腥等刺激性食物。7天为1疗程，一般服药1.2个疗程。结果：临床治愈22例，占68.8%；好转9例，占28.1%；无效1例，占3.1%。总有效率占96.9%（胡江来．黄连解毒汤加味治疗淋病32例．实用中医药杂志，1998，（12）：19）。

（21）**肾病腹水并发自发性细菌性腹膜炎** 以加味黄连解毒汤治疗成人肾病腹水并发自发性细菌陛腹膜炎16例。用法：在治疗原发病及支持疗法，纠正水、电解质失衡的基础上，用加味黄连解毒汤，日 1 剂浓煎 250 毫升，分早晚 2 次高臀位保留灌肠，疗程 7~10 天。结果：治愈 7 例，好转 5 例，无效 4 例。其中发热 15 例，治愈 11 例，好转 2 例，无效 2 例；腹痛 14 例，治愈 8 例，好转 2 例，无效 4 例（刘玉英．加味黄连解毒汤治疗成人肾病腹水并发自发性腹膜炎 16 例．中国中医急症，1998，（3）：138）。

（22）**急性脑血管病** 用黄连解毒汤清热泻火治疗急性脑血管病 50 例。用法：药物组成：黄连、黄芩、生地各 10 克，山栀、黄柏、金银花各 12 克，连翘 15 克，水牛角（研末冲服）、甘草各 6 克，鲜竹沥（冲服）25 克。大便秘结加大黄 10 克；头晕头痛明显加夏枯草、怀牛膝各 10 克，珍珠母 30 克；伴有发热病人加羚羊角粉 0.5 克冲服；痰量较多病人加鲜竹沥增至 30 克。水煎服，日 1 剂，分 2 次服，不能口服者，用胃导管灌注。对于闭证病人可酌加安宫牛黄丸或苏合香丸，对于脱证病人可用大剂量参附注射液 100~160 毫升入液静滴，日 1 次，对于西医确诊颅内压高者，则加甘露醇 250 毫升静点 1~4 次/日。治疗结果：基本痊愈 21 例，显效 15 例，有效 9 例，无效 4 例，恶化 1 例。总有效率 90.0%（张建平．黄连解毒汤为主治疗急性脑血管病 50 例．实用中医药杂志，1998，（9）：10）。

（23）**脑梗死** 用加味黄连解毒汤治疗脑梗死 100 例，其中男 60 例，女 40 例，年龄 43~76 岁。55 例具有高血压病史，全部脑梗死为颅脑 CT 或 MRI 检查证实。对照组 100 例，男 65 例，女 35 例，年龄 45~74 岁。其临床表现及脑梗死灶分布范围均与治疗组相对照。方法：治疗组服用加味黄连解毒汤，水煎服，日 1 剂，疗程 6~8 周。对照组静滴普乐林注射液，尼莫通等药，2~3 疗程（6 个月为 1 疗程）。疗程结束后，将两组症状改善情况相对照。方药：黄连、黄芩、黄柏、栀子各 109，黄芪 20 克，川芎 9 克，丹参 20 克，全蝎 4 克。头痛加白芷 10 克，眩晕加天麻 15 克，四肢麻木加鸡血藤 20 克。治疗结果：治疗组：治愈 48 例，显效 38 例，好转 10 例，无效 4 例，总有效率 96%；治愈率与显效率之和为 86 例。对照组：治愈 36 例，显效 23 例，好转 32 例，无效 9 例，总有效率 91%；治愈与显效率之和为 59 例。经统计学处理，两组总有效率无明显差异（$P>0.05$），但治愈率与显效率之和，治疗组则明显优于对照组（$P<0.01$）（温跃才．加味黄连解毒汤治疗脑梗死 100 例．吉林中医药，1998，（1）：26）。

【原文】

傷寒發狂：熱毒入心，神昏妄笑，妄語①，甚則登高踰垣②，陽毒，升麻湯，或三黄石膏湯，或破棺湯。輕者，辰砂五苓散。

破棺湯：（寶鑑）治傷寒熱病，發狂心躁、言語不定、不省人事。屎乾者燒存性，水漬飲汁一二盞，即甦，或研細如麪，新汲水調下三錢，亦可，俗名野人乾水。

［语释］

伤寒发狂：热毒入心所致神昏，胡言乱语，甚则登高翻墙，出现阳毒症状，用“升麻汤”，或“三黄石膏汤”，或“破棺汤”治疗。病轻，用“辰砂五苓散”。

破棺汤：《宝鉴》治伤寒热病，症见发狂心躁、言语不定、不省人事。用干屎烧灰存性，水渍后饮汁一二杯，即苏醒，或研成细面，用新提取的水调服三钱亦可，俗名“野人干水”。

［词解］

①妄笑妄語：胡言乱语。妄，荒谬不合理。

②踰垣：翻墙。踰，“逾“的异体字。垣，墙。

【原文】

傷寒結胷：表未解，反下之，結胷①心下，按之痛，熱結，小陷胷湯；寒結，五積散。大結胷，不按而痛，連臍腹，硬痛，渴譫，便閉，脈沉實，大陷胷湯加枳殼桔梗。小結胷，按之方痛、心下硬、脈浮滑，小陷胷湯。水結胷，飲水多，水停胷脇，頭汗，身無大熱，心下滿，按之汩汩[②]有聲，半夏茯苓湯，與胷門參看。

大陷胷湯：（寶鑑）治大結胷。大黄三錢，芒硝二錢，甘遂五分，又分二貼，每取一貼，先煎大黄至六分，納硝再煎一二沸，去滓，納甘遂末攪服，得快利[③]止，後服。

小陷胷湯：（寶鑑）治小結胷。半夏五錢，黄連二錢五分，瓜蔞大者四分之一，水二盞，先煎瓜蔞至半，乃入半夏黄連，煎至半，去滓，溫服，未利再服，利下黄涎便安。

半夏茯苓湯：（寶鑑）治水停心下，為水結胷，痞滿頭汗。半夏赤茯苓各二錢，陳皮、人參、川芎、白术各一錢，薑五片。

［语释］

伤寒结胸：表症未解，反用“下法”治疗，结胸心下，按之痛，热结，用“小陷胸汤”治疗；寒结，用“五积散”治疗。大结胸证，不按而痛，痛连脐腹，硬痛，口渴、谵语、便闭、脉沉实，用“大陷胸汤”加枳壳、桔梗治疗。小结胸证，按之方痛、心下硬、脉浮滑，用“小陷胸汤”治疗。水结胸证，饮水多、水停胸胁、头汗、身无大热、心下满，按之汩汩有声，治疗方剂为“半夏茯苓汤”。参看“胸门”篇。

大陷胸汤：《宝鉴》治大结胸证。方药组成为大黄三钱，芒硝二钱，甘遂五分，共分成二剂，每取一剂，先煎大黄，至剩六分时，加入芒硝，再煎开锅一二次，去药渣，加入甘遂末搅匀，服用，得泻即停用，饭后服。

小陷胸汤：《宝鉴》治小结胸证。方药组成为半夏五钱，黄连二钱五分，瓜蒌大者四分之一，水二杯，煎至药液剩一半，加入半夏、黄连，再煎至剩一半，去药渣温服，未泻再服，泻下黄涎，病就好了。

半夏茯苓汤：《宝鉴》治水停心下，水结胸之证，症见痞满、头汗。方药组成为半夏、赤茯苓各二钱，陈皮、人参、川芎、白术各一钱，生姜五片。

［词解］

①結胷：证名。指邪气结于胸中，而出现心下痛，按之硬满的病证。结胸之证有三：不按而痛者名大结胸；按之而痛者名小结胸；下怔忡头汗出者名水结胸也。胷，“胸”的异体字。

②汩汩：水流动的声音或样子。

③利：泻下。

［临床新用］

大陷胸汤　本方现代主要用于肠梗阻、急性胰腺炎、急性腹膜炎的治疗。

（1）**肠梗阻**　将大陷胸汤制成甘遂硝黄散（生甘遂粉0.9克，大黄粉0.6克，芒硝0.3克，为1次用量），治疗肠梗阻30例，日服2次，病情重者可4小时重复1次，服药24~48小时内缓解，其中3例服药过程中转手术治疗（北京海淀医院外科急腹症小组．甘遂硝黄散在外科急腹症的应用．中草药通讯，1979，(9)：35）。

（2）**急性胰腺炎**　用大陷胸汤加柴胡、元胡等，配合针刺，治疗急性胰腺炎100例，有效率达95%以上（张务一．大陷胸汤浅探．中成药研究，1984，(1)：28）。

（3）**急性腹膜炎**　将大陷胸汤制成甘遂硝黄散，一次用量为：生甘遂粉0.9克，大黄粉0.6克，芒硝0.3克，日服2~4次，病重者酌加次数。每1剂以200毫升沸水冲化，空腹口服或由胃管注入，治疗急性腹膜炎40例，结果：治愈38例，治愈率为95%（北京市第六人民医院．甘遂硝黄散在外科急腹症的应用（附80例分析）．中西医结合杂志，1977，(1)：7）。

小陷胸汤　本方现代主要用于急性糜烂性胃炎、慢性肝炎、返流性食管炎、支气管炎、矽肺、肺心病心衰、结核性胸膜炎、渗出性胸膜炎、急性心肌梗死、心绞痛、胃脘痛的治疗。

（1）**急性糜烂性胃炎**　以小陷胸汤治疗急性糜烂性胃炎65例，并设西药对照组36例。治疗组中出血者14例，浅表溃疡者9例，局部病变者12例，整个胃黏膜病变者53例；对照组中出血者6例，浅表溃疡者5例，局部病变者8例，整个胃黏膜病变者28例。基础方：小陷胸汤加乌贼骨、仙鹤草。加减：便血者，加地榆；呕血者，加赭石；泛酸甚者，加煅牡蛎；痛甚者，加青木香、白芍、延胡索；浅表溃疡者，加蒲公英、鱼腥草。对照组按常规用药。结果：治疗组中痊愈48例，好转11例，无效6例；总有效率90.8%。对照组中痊愈9例，好转22例，无效5例，总有效率86.1%。治疗组疗效明显优于对照组（邹永胜．小陷胸汤治疗急性糜烂性胃炎临床观察．江西中医药，1998，(6)：22)。

（2）**慢性肝炎** 以本方加味治疗乙型肝炎迁延日久而成肝硬化72例，均有不同程度功能损害。日1剂，30天为1疗程。结果：症状消失，肝功能恢复正常者41例，症状与肝功能取得不同程度改善者29例，另2例中途换方。其中1个疗程收效者53例，2个疗程收效者17例（邵桂珍．加味小陷胸汤对肝功能恢复疗效观察．吉林中医药，1992，(1)：37)。

（3）**返流性食管炎** 以小柴胡汤合小陷胸汤加减治疗返流性食管炎54例。均经上消化道钡餐或胃镜检查确诊。基础方：小陷胸汤加柴胡、黄芩。随证加减：伴嗳气频作，胸脘痞闷或胀满者，加枳壳、檀香、厚朴；泛酸者，加海螵蛸、煅瓦楞子；泛吐清水，恶心者，加焦白术、砂仁；吞咽困难者，加桔梗、代赭石、枳实；口干，咽干。大便干结者，加麦冬、沙参、石斛。水煎服，日1剂，15天为1疗程。服本方期间停用与治疗本病有关的其他药物。结果：临床治愈26例，显效18例，有效8例，无效2例（王贤斌．经方组合治疗返流性食管炎．湖北中医杂志，1997，(3)1：20)。

（4）**支气管炎** 以本方合“麻杏甘石汤”治疗小儿支气管炎50例，痊愈37例，好转7例，无效6例。对照组50例仅用麻杏甘石汤治疗，痊愈26例，好转5例，无效19例。二组的治愈率和有效率分别为74%、52%和88%、62%（庞华威．麻杏甘石汤合小陷胸汤加减治疗小儿急性支气管炎50例．上海中医药杂志，1986，(1)：26)。

（5）**矽肺** 本方合“瓜蒌薤白半夏汤”治疗煤工矽肺33例，日1剂，20天为1疗程，2~3个疗程。结果显效28例，好转3例无效2例。总有效率93.93%，血清免疫球蛋白测定，IgG治疗前后差异显著（$P<0.05$），IgA、IgM前后无显著差异（$P>0.05$）（樊智勇．小陷胸汤合栝蒌薤白半夏汤治疗煤工尘肺合并肺部感染33例．北京中医药大学学报，1994，17(1)：37)。

（6）**肺心病心衰** 以加味小陷胸汤治疗肺心病心衰112例。心功能诊断标准按州NYHA标准，心衰Ⅰ度21例，心衰Ⅱ度59例，心衰Ⅲ度32例。基本方：小陷胸汤加枳实、泽泻、炙草。加减：便实者加大黄，小便黄赤者加滑石。给予此药时，配合常规抗感染治疗，并停用其他强心类中西药物。疗效标准：治愈：7天内心衰完全控制；显效：7天内心功能改善Ⅱ级；有效：7~14天内心功能改善Ⅱ级；无效，治疗14天心功能无改善。结果：治愈12例，显效52例，有效40例，无效8例；总有效率92.9%（苏和、黄燕．加味小陷胸汤治疗肺心病心衰112例临床观察．内蒙古中医药，1998，(3)1：18)。

（7）**结核性胸膜炎** 本方合瓜蒌薤白汤治疗结核性胸膜炎24例。其中6例发热，用药后5例恢复正常；8例胸水中4例完全或基本吸收，2例减少，2例无效（史常永．结核性胸膜炎24例的临床分析．上海中医药杂志，1986，(1)：36)。

（8）**渗出性胸膜炎** 以本方加味治疗渗出性胸膜炎22例。日1剂，30天为1疗程，并根据病情适当配用抗痨或抗炎药。结果：显效（用药1个疗程，胸痛、咳嗽、气促消失，X线片复查，胸腔积液消失，胸膜肥厚消失）13例，有效（用药1个疗程，胸痛、咳嗽、气促减轻，X线片复查胸腔积液80%吸收，胸膜肥厚减轻）17例，无效（治疗前后无变化或加重2例），总有效率为90.9%（李正．小陷胸汤加味治疗渗出性胸膜炎22例．陕西中医，1994，15(8)：368)。

（9）**急性心肌梗死** 应用本方合“丹参饮”为基础方，随证加减，治疗急性心肌梗死之胃脘瘀积型30例，结果痊愈4例，显效，23例。无效1例（邵念方．31例急性心肌梗塞的辨证论治．上海中医药杂志，1987，(11)：8)。

（10）**心绞痛** 以小陷胸汤治疗冠心病心绞痛52例，并设消心痛、心痛定对照组34例。治疗组用小陷胸汤合冠心病Ⅱ号：瓜蒌、半夏、黄连、川芎、降香，水煎服，日1剂，分2次服。对照组口服消心痛10毫克、心痛定10毫克，日3次。均30天为1疗程，观察1~2个疗程。根据1979年中西医结合治疗冠心病心绞痛及心律失常座谈会制定的《冠心病心绞痛及心电图疗效评定标准》评定疗效，结果：对心绞痛疗效，治疗组显效19例，好转23例，无效8例，总有效率84.0%；对照组显效18例，好转13例，无效4例，总有效率87.88%。治疗组与对照组在缓解心绞痛方面差异不大（$P>0.05$）（胡天真．小陷胸汤合冠心Ⅱ号治疗冠心病心绞痛52例．山东中医杂志，1997，(9)：396）。

（11）**胃脘痛**　以本方加味治疗胃脘痛病人83例，其中胃炎36例，胃神经官能症17例，胃十二指肠溃疡30例。结果痊愈52例，好转29例，无效2例。观察结果，本方对急慢性胃炎的治疗效果最佳（马晓中．小陷胸汤加味治疗胃痛83例．湖北中医杂志，1984，(1)：33）。本方加枳实、赤芍治疗痰热型胃脘痛26例，服药3～30剂，平均14剂，全部治愈，停药1～2月复发者4例，服药9～15剂后治愈（郭文荣．小陷胸汤加味治疗胃痛83例．四川中医，1986，(7)：38）。用小陷胸汤加味随证加减，治疗慢性胃炎67例。组成：小陷胸汤加附子、公英。临床症状显著改善12例，好转42例，组织显著好转11例，好转16例，临床症状改善率82%，组织病变好转率79.4%（彭振声．半夏瓜蒌附子配伍治疗慢性胃炎67例疗效观察．实用中医药杂志，1994，(2)：10)。

【原文】

傷寒痞氣[①]：病發於陰而反下之，因作痞，通用桔梗、枳殼各二錢，甘草一錢，薑五片，煎服。熱痰，胷痞脇痛，或咳喘，柴梗半夏湯（胷門）。

半夏瀉心湯：（寶鑑）半夏二錢，黄芩人参甘草各一錢五分，乾薑一錢，黄連五分，薑三片，棗二枚。

［语释］

伤寒痞气：病发于阴，却用“下法”治疗，因而成痞，通用桔梗、枳壳各二钱，甘草一钱，生姜五片煎服。热痰、胸痞胁痛，或咳喘，用“柴梗半夏汤”治疗（胸胁胀满）。

半夏泻心汤：《宝鉴》组方为半夏二钱，黄芩、人参、甘草各一钱五分，干姜一钱，黄连五分，生姜三片大，枣二枚。

［词解］

①痞气：脾之积名曰痞气，在胃脘，覆大如盘。满而不痛名为痞，触之无形，按之柔软。

［临床新用］

半夏泻心汤　本方现代主要用于慢性胃炎、胆汁返流性胃炎、慢性结肠炎、消化性溃疡、返流性食管炎、幽门梗阻、疣状胃炎、胃窦胃炎、萎缩性胃炎、糜烂性胃炎、非溃疡性消化不良、胃下垂、上消化道出血、贲门痉挛、胃肠功能紊乱、急性胃肠炎、肠易激综合征、十二指肠壅积症、消化道肿瘤、腹泻、慢性胆囊炎、胆石症、慢性活动性肝炎、慢性肾功能衰竭、嗜酸粒细胞增多症、口腔黏膜溃疡、胃脘痛、腹痛的治疗。

（1）**慢性胃炎**　以本方配合庆大霉素80毫克治疗慢性胃炎50例。结果：痊愈（胃脘痛止，余症消失，实验室检查正常）14例，好转（胃脘痛缓解，次数减少，余症好转）33例，无效（胃痛如故）3例。总有效率为94%（孟凡霞．中西医合用治疗慢性胃炎50例．山东中医杂志，1993，(4)：36)。以本方为基本方，根据辨证随症加元胡、木香、柴胡、焦三仙、吴萸、佩兰等药治疗浅表性胃炎60例。结果：胃镜检查恢复正常及症状全部消失为临床痊愈，共4例；症状不同程度减轻为好转，共53例；胃镜检查及症状无变化为无效，共3例；总有效率为95%（纪延龙．半夏泻心汤治疗浅表性胃炎60例．陕西中医，1991，12(3)：128)。以本方为基本方，随证酌加焦三仙、郁金、龙胆草、三七、生大黄等药，治疗浅表性胃炎54例。病程几个月至3年。结果：自觉症状消除，胃镜复查正常为临床痊愈，共10例；主要症状明显消失，胃镜复查好转，程度减轻为显效，共30例；自觉症状有所减轻，胃镜复查无改变为有效，共10例；自觉症状及胃镜复查均无改变，为无效，共4例；总有效率为93.54%（贾孟辉、贺晓慧．半夏泻心汤化裁治疗浅表性胃炎62例．陕西中医，1993，(1)：8)。以本方为基本方治疗慢性胃炎52例，中医辨证属脾胃虚弱20例，胃中积热12例，肝郁气滞10例，胃阴不足10例。胃镜及病理检查结果，慢性浅表性胃炎18例，慢性浅表性、萎缩性胃炎14例，慢性萎缩性胃炎20例。随证加减：痞满加枳实、厚朴；呕恶加竹茹、橘皮；便溏加白术、茯苓；便干加生地、麻子仁；胃脘疼痛加元胡；吞酸加乌贼骨、煅瓦楞；口苦加龙胆草；食少加内金、神曲；乏力加黄芪。结果：治愈18例，有效30例，无效4例，总有效率92.31%（齐霁．半夏泻心汤治疗慢性胃炎52例疗效观察．天津中医，1997，(1)：15）。以半夏泻心汤加白花蛇舌草为基础方治疗胃幽门螺旋杆菌相关性胃炎63例。中医辨证肝郁气滞6例，脾虚肝郁23例，脾气亏虚9例，脾虚胃热25例。临证加减：肝郁气滞加枳实、香附、白芍、郁金；脾虚肝郁加香附、茯苓、白术、砂仁；脾气亏虚加茯苓、白术、大枣；脾虚胃热加蒲公英、茯苓、白术、栀子。结果：胃黏膜恢复正常9例，胃黏膜病变有所改善33例，无效21例（卢涛．半夏泻心汤治疗胃幽门螺旋杆菌相关性胃炎63例．新中医，1995，(6)：54）。以本方合四逆散治疗胃炎30例，临证加减：湿热盛者重用芩、连；寒湿盛者重用姜、夏；脾胃虚寒者减芩、连用量，加高良姜、香附；脾胃虚者加黄芪、白术；口渴加石斛、麦冬、玉竹；腹胀甚加厚朴、砂仁；痛剧加延胡索、川楝子、乌药；嗳气甚加旋覆花、代赭石；胃黏膜充血水肿或萎缩程度较重加蒲公英、败酱草；厌食纳呆者加鸡内金、麦芽、谷芽。结果：显效4例，有效24例，无效2例（郑时梧．半夏泻心汤合四逆散治疗胃炎30例．福建中医药，1996，(1)：47）。以半夏泻心汤加枳壳、金橘、白芍，人参易为太子参为主方治疗慢性胃炎19例，临证加减：纳差加白术、茯苓，枳壳易为枳实；嗳气频作者加沉香、千张纸；泛酸者加煅瓦楞、象贝；痛如针刺者加刺猬皮、九香虫；妊娠者加苏梗、白术；便溏者干姜易为炮姜，加白术、茯苓；肠鸣者甘草加量；夜半痛醒、汗出怕冷者加附子、法半夏、太子参、干姜；乏力气短者加百合。结果：痊愈11例，显效3例，有效4例，无效1例（崔桂琴．半夏泻心汤加味治疗慢性胃炎19例．上海中医药杂志，1996，(8)：29）。以半夏泻心汤人参易为太子参，去大枣，加木香、厚朴、砂仁、蒲公英为基本方，治疗慢性胃炎123例，其中浅表性胃炎68例，糜烂性胃炎34例，肥厚性胃炎2例，萎缩性胃炎2例，十二指肠炎14例，残胃炎3例。临症加减：阴虚加生地、石斛、绿萼梅，去半夏、干姜；虚寒加高良姜、肉桂，去黄芩、黄连；气虚加黄芪、白术；气滞加枳实、延胡索、川楝子；便秘加大黄、火麻仁；热重加石膏；血瘀或肠上皮化生，术后瘢痕，黏膜隆起者加丹参、三棱、莪术、王不留行、穿山甲；有溃疡或出血，泛酸者加白及、乌贼骨、阿胶（董良蔼．半夏泻心汤加减治疗慢性胃炎．山东中医杂志，1999，(10)：450）。

（2）**胆汁反流性胃炎**　以半夏泻心汤去大枣，人参易为太子参，加白芍、枳壳为基本方治疗胆汁反流性胃炎52例。随证加减：纳差者加白术、茯苓，枳壳易枳实；嗳气频作者加沉香曲、代赭石；痛如针刺者，加九香虫、青皮；大便溏泄者，干姜易炮姜；夜半痛醒，汗出怕冷者，加附子，去半夏、太子参、干姜；乏力气短者，加百合等。治疗结果：痊愈16例，占30.8%，显效18例，占34.6%，有效14例，占26.9%，无效4例，占7.7%；总有效率92.3%（孟天玉．半夏泻心汤加减治疗胆汁反流性胃炎52例．浙江中医学院学报，1997，(4)：33）。以半夏泻心汤去大枣、炙甘草为基础方治疗36例胆汁反流性胃炎。临证加减：肝郁气滞伴血瘀者去干姜，加柴胡、乌药、三七粉；脾胃虚寒，胃失和降者加吴茱萸、竹茹、大枣。结果：显效20例，有效10例，无效6例，总有效率83.3%（毛建军．加味半夏泻心汤治疗胆汁反流性胃炎36例．广西中医药，1997，(1)：17）。以本方加吴茱萸、代赭石为基本方治疗反流性胃炎36例，临证加减为：胃中灼热嘈杂加煅瓦楞、乌贼骨；口干渴加玉竹、沙参；便秘加大黄；心胸烦热加栀子、薄荷。结果：治愈9例，好转23例，无效4例；总有效率88.9%（张春盈．半夏泻心汤加减治疗返流性胃炎36例临床观察．河南中医，1996，(2)：16）。以半夏泻心汤去人参、甘草、大枣加吴萸、槟榔、延胡索、佛手为基础方治疗胆汁反流性胃炎40例。临症加减：肝经实火者加栀子、蒲公英；胃痛偏寒者加荜澄茄、九香虫；腹胀矢气者加莱菔子、枳实；气逆嗳气者加代赭石、旋覆花；黏膜出血或便血者加地榆炭、仙鹤草、三七。结果：痊愈20例（5%），好转16例（40%），无效4例（10%）；总有效率90%（阮宗武．半夏泻心汤治疗胆汁反流性胃炎40例．四川中医，1998，(9)：19）。以半夏泻心汤为基本方治疗胆汁反流性胃炎86例，随症加减为：气滞加佛手、木香、砂仁；

食滞加神曲、山楂、枳实；嗳气频作加代赭石、陈皮；肝胃郁热加白芍、川楝子，易党参为太子参；胃阴不足加石斛、玉竹、北沙参；胃黏膜出血或便血加白及、三七、地榆。结果：痊愈44例，好转34例，无效8例，有效率为90.7%（陈仁康．半夏泻心汤加减治疗胆汁反流性胃炎86例．河南中医，1999，（3）：15）。

（3）**慢性结肠炎** 以本方加葛根、莪蒾、白花蛇舌草、蒲公英为主方治疗慢性结肠炎15例。临证可视病情酌加金铃子、玄参、诃子等，痊愈12例，好转3例（黄炳初．半夏泻心汤加减治疗慢性结肠炎15例．江西中医药，1985，（4）：23）。以本方加黄芪为主保留灌肠治疗慢性结肠炎29例，灌肠须保留2小时再排便，15次为1疗程，一般治疗2~3个疗程。同时口服补中益气汤加枳壳。结果：痊愈21例，占72.4%；显效4例，占13.8%；好转3例，占10.3%，无效1例，占3.5%。总有效率为96.5%（应乔麟．半夏泻心汤保留灌肠治疗慢性结肠炎29例．四川中医，1997，（4）：29）。以半夏泻心汤合苇茎汤为基础方治疗慢性结肠炎23例，随证加减为：大便稀者加山药、木香、扁豆、莲子；便于者加大黄、木香、熟地、砂仁、川楝子。结果：15例痊愈，5例显效，3例无效（王书杰．半夏泻心汤合苇茎汤加味治疗慢性结肠炎23例．四川中医，1997，（6）：25）。以半夏泻心汤去大枣，加大黄为基本方治疗慢性非特异性溃疡性结肠炎33例，临证加减为：腹痛甚加木香、白芍、当归；便血加牡丹皮炭、生地黄炭、槐花炭；泄泻甚加薏苡仁、马齿苋；里急后重甚加升麻；脘胁作胀者加柴胡、枳壳；久泻不愈，腰膝疫冷者去黄连、加补骨脂、肉桂。结果：治愈17例，显效8例，有效7例，无效1例，总有效率96.9%（张国梁．半夏泻心汤加减治疗慢性非特异性溃疡性结肠炎32例临床观察．新中医，1997，（6）：14）。以半夏泻心汤合暖肝煎去茯苓为基本方治疗溃疡性结肠炎35例，随症加减：腹痛甚加白芍、当归，便血加侧柏叶、干姜易为干姜炭；久泻不愈，腰膝疫冷者去黄连，加肉桂；里急后重甚加升麻、黄芪；脘腹作胀甚合四逆散。结果：临床治愈18例，有效15例，无效2例，总有效率94.3%（范育玲．半夏泻心汤合暖肝煎化裁治疗溃疡性结肠炎35例．实用中医药杂志，1999，（2）：12）。

（4）**消化性溃疡** 以本方合西药西咪替丁治疗消化性溃疡52例，其中胃溃疡26例，十二指肠溃疡20例，复合性溃疡6例。辨证加减为：气滞型加柴胡，郁热型加重黄芩用量；阴虚型加白芍；虚寒型加附子；血瘀型加桃仁、红花。结果：临床治愈32例，占61.5%；好转17例，占32.7%；无效3例，占5.8%（马书才．中西医结合治疗消化性溃疡52例．云南中医中药杂志，1997，（2）：9）。以本方为基本方治疗32例消化性溃疡出血患者，其中胃溃疡18例，十二指肠球部溃疡14例。加减：呕血者以炮姜炭易于姜，加小蓟；便潜血阳性者，以炮姜炭易干姜，加小蓟、阿胶；呕血兼便血者以炮姜炭易干姜，加小蓟、阿胶、白及；腹痛者加延胡索。结果：服4剂药血止21例；服6剂药血止7例；服10剂药血止4例（蒋中南．半夏泻心汤治疗消化性溃疡出血．黑龙江中医药，1996，（5）：27）。以半夏泻心汤加乌贼骨、白及、蒲公英、三七粉为基本方，治疗消化性溃疡31例，其中胃溃疡8例，十二指肠溃疡22例，复合性溃疡1例。结果：治愈20例，占64.5%；好转8例，占25.8%；无效3例，占9.7%。总有效率为90.3%（郭玉平．半夏泻心汤加减治疗消化性溃疡31例．吉林中医药，1999，（6）：17）。

（5）**反流性食管炎** 以半夏泻心汤加竹茹、沉香、苏梗为基本方治疗反流性食管炎46例，其中伴十二指肠球部溃疡10例，伴胃窦炎6例，并发食管裂孔疝2例，胆囊炎10例。随症加减：吞咽困难，疼痛明显者加白芍、威灵仙；伴十二指肠溃疡或呕吐酸水较多者，加乌贼骨、煅瓦楞；伴胃窦炎或胃脘部灼热不适者，加公英、栀子；有胆囊炎或胁胀痛者，加柴胡、金钱草；便秘者，加大黄、枳实。结果：治愈8例；显效34例，无效4例，总有效率91.3%（王淑贞、井庆泉．半夏泻心汤加味治疗返流性食管炎46例．黑龙江中医药，1998，（3）：30）。

（6）**幽门梗阻** 以本方治溃疡病或胃癌引起的幽门梗阻或不全性幽门梗阻91例，一般3剂后症减，显效33例，好转58例（黄异同．半夏泻心汤治疗幽门梗阻91例．甘肃中医学院学报，1993，（3）：21）。

（7）**疣状胃炎** 以半夏泻心汤去黄芩、干姜、大枣加茯苓、香附、丹参、乌药、三七末、蒲公英治疗疣状胃炎28例。结果：痊愈16例，占57.1%；好转7例，占25%；无效5例，占17.9%；总有效率为 82.1%（董明国．半夏泻心汤加减治疗疣状胃炎 28 例．浙江中医杂志，1998，(3)：13)。

(8) **胃窦胃炎**　以本方加白芍为基本方治疗胃窦胃炎 62 例，其中单纯胃窦胃炎 31 例，伴幽门痉挛 16 例，高血压病者 15 例。临证加减为：单纯性胃窦胃炎加佛手、砂仁、厚朴；伴幽门痉挛加公丁、柿蒂；伴高血压者加代赭石、夏枯草、天麻。结果：显效 48 例，好转 12 例，无效 2 例。总有效率 96.7%（蒲祖纯．半夏泻心汤加减治疗胃窦胃炎 62 例．湖南中医杂志，1997，(1)：30)。

(9) **萎缩性胃炎**　以本方加公英、丹参、白芍为主治疗脾胃虚滞湿夹寒热型萎缩性胃炎 49 例，依据血瘀、食滞、气血两虚、寒热的偏盛等酌加以香附、炒麦芽、黄芪、当归、桂枝、苦参等药。结果：显效 32 例，有效 16 例，无效 1 例（李寿山．运用《伤寒论》法辨治萎缩性胃炎 80 例临床报道．新中医，1988，(7)：35)。

(10) **糜烂性胃炎**　以本方去人参加蒲公英、红藤治疗 38 例糜烂性胃炎。病程半个月至 20 年不等。结果：黏膜糜烂和临床症状均消失为痊愈，共 28 例；黏膜局部轻度糜烂，临床症状消失或减轻为好转，共 7 例；黏膜糜烂和临床症状未改善为无效，共 3 例；总有效率为 92.1%（姚越健．半夏泻心汤加减治疗糜烂性胃炎 38 例．浙江中医学院学报，1993，(1)：26)。

(11) **非溃疡性消化不良**　以本方加焦三仙、白芍治疗非溃疡性消化不良 29 例，其中浅表性胃炎 17 例，慢性萎缩性胃炎 7 例。临证加减：泛酸甚加乌贼骨或瓦楞子；脾胃阳虚甚加白术、良姜；肝胃不和加枳壳或柴胡；兼胃阴不足加乌梅或石斛等。结果：治愈 6 例（20.6%），好转 23 例（占 79.3%），全部有效（米子良、米裕春．半夏泻心汤治疗非溃疡性消化不良 29 例．光明中医杂志，1997，(2)：47)。以本方加石菖蒲、地榆、白芍为基本方治疗非溃疡性消化不良 60 例。加减：嗳气加海螵蛸、浙贝母；呕吐加厚朴、枳实。结果治愈 14 例，显效 29 例，有效 14 例，无效 3 例（林则杰．半夏泻心汤加减治疗非溃疡性消化不良 60 例．新中医，1996，(1)：51)。

(12) **胃下垂**　以本方加三七、黄芪、升麻为基本方治疗胃下垂 38 例，中医辨证脾虚气陷 30 例，胃阴不足 8 例。临证加减：纳呆加麦芽、鸡内金；胃阴不足加沙参、麦冬、玉竹、生地。结果：显效 20 例，有效 12 例，无效 6 例，总有效率为 84.1%（陈寿松、张晓琦．加味半夏泻心汤治疗胃下垂 38 例．上海中医药杂志，1998，(4)：30)。

(13) **上消化道出血**　以本方加花蕊石、藕节、白及为基础方，根据肝郁胃热，气血虚弱，胃阴亏虚的不同分别加丹皮、当归、黄芪、沙参、玉竹等药。结果：呕血停止，大便潜血连续 3 次转阴 38 例，止血时间为 3~6 天（乐才文．半夏泻心汤加味治疗上消化道出血 39 例．湖北中医杂志，1987，(3)：22)。

(14) **贲门痉挛**　以本方加旋覆花、代赭石为主，辨证治疗贲门痉挛 41 例，依据血瘀，肝郁、阴虚等证的不同分别酌加元胡、柴胡、沙参、麦冬等药。服药多为 10~20 剂。结果：29 例痊愈，8 例显效，4 例无效（刘浩江．半夏泻心汤加减治疗贲门痉挛 41 例．浙江中医杂志，1987，(2)：61)。

(15) **胃肠功能紊乱**　以半夏泻心汤治疗胃肠功能紊乱伴其他疾病 110 例，中医辨证属噎膈 3 例，妊娠恶阻 57 例，泄泻 21 例，胃病 25 例。其他 4 例。结果：治愈 44 例，显效 51 例，有效 11 例，无效 4 例（张天良．半夏泻心汤对胃肠功能紊乱等疾病的临床应用．中国中西医结合脾胃杂志，1997，(3)：185)。

(16) **急性胃肠炎**　以本方加减治疗急性胃肠炎 100 例。腹泻 5 次/日以上者，倍用黄连；热重者，加葛根；呕吐或腹中冷者，加生姜；腹胀者加木香等。治愈 78 例，好转 14 例，无效 8 例；总有效率为 92%（周庆芳．半夏泻心汤治疗急性肠炎 100 例．浙江中医杂志，1985，(4)：155)。以本方为基本方治疗急性胃肠炎 100 例。随症加减：呕吐较剧者，加重半夏用量；热象明显者，加重黄芩、黄连用量；中阳不足者，加重干姜、党参用量；腹痛较剧者，加苍术、白芍；泄泻较剧者，加白术、车前子。结果：治愈 86 例，好转 6 例，无效 8 例，总有效率 92%（周庆芳．半夏泻心汤治疗急性胃肠炎 100 例．河南中医药学刊，1999，(2)：45)。

(17) **肠易激综合征**　以本方加柴胡、木香、白芍、延胡索治疗腹泻共 37 例，四周为 1 疗程。结果：显效25例，有效8例，无效4例，总有效率89.19%。胃黏液增多，加马齿苋；脾虚，加白术、茯苓；里急后重或气滞，加木香、大腹皮、莱菔子。结果：痊愈38例；好转11例；无效3例。半夏泻心汤加减治疗肠易激综合征56例，临症加减：水样便加车前子、扁豆衣、猪苓、泽泻；黏液便加白头翁、黄柏；腹胀甚、肠鸣，痛而拒按，去党参、白术、大枣，加厚朴、枳实；便秘者，加大黄；夹湿者，加薏苡仁、藿香；偏阳虚，加补骨脂；伴呕恶，加生姜、竹茹。结果：治愈35例（62.5%），好转17例（30.36%），无效4例（7.14%）；总有效率92.86%（栗多能．半夏泻心汤治疗肠易激综合征56例临床观察．中国中医药科技，1998，(1)：45）。

(18) **十二指肠壅积症** 以半夏泻心汤加延胡索、炒麦芽为主方治疗十二指肠壅积症69例，中医辨证分为脾胃虚寒型，脾胃郁热型、肝胃不和型、寒热错杂型4种。临证加减：脾胃虚弱者去黄连，加茯苓、白术、白芍；脾胃郁热者减干姜用量，去党参，加川楝子、乌贼骨、生石膏；肝胃不和者加柴胡、枳壳；寒热错杂者加吴茱萸、陈皮、香附。结果：治愈53例，显效15例，无效1例，总有效率98.7%（王少龙．半夏泻心汤加减治疗十二指肠壅积症72例．山东中医杂志，1995，(7)：307)。以半夏泻心汤加苏梗、槟榔、石菖蒲为基本方治疗十二指肠壅积症48例。加减：气滞重加柴胡、青皮，脾胃气虚重加黄芪、当归、升麻；呕重加旋覆花、竹茹、白蔻。结果：治愈32例，有效12例，无效4例，总有效率91.7%（崔骞、刘其平、冀志芹，等．半夏泻心汤加减治疗十二指肠壅积症48例，四川中医，(10)：31)。

(19) **消化道肿瘤** 以本方联合化疗治疗25例食道癌，完全缓解和部分缓解18例，未见化疗引起外周血白细胞减少或血小板减少症发生（张晓丽、王明星．POD加半夏泻心汤治疗老年人食道癌25例．辽宁中医杂志，1993，(8)：30)。以本方为基础方治疗食道癌吞咽梗阻51例。其中食道上段14例，中段16例，下段21例；中期27例，晚期24例。临证加减：便干、体质不虚者加大黄；体虚者加瓜蒌、火麻仁；舌红少津者去党参、干姜，加沙参、生地、石斛、麦冬；嗳气明显者加旋覆花、代赭石。结果：显效26例，有效14例，无效11例（范准成、李密英．半夏泻心汤治疗食道癌吞咽梗阻51例．陕西中医，1996，(11)：488)。

(20) **腹泻** 以本方加减治疗25例急性腹泻，均为对痢特灵、黄连素、吡哌酸等治疗无效者，辨证“利”“痞”“呕”三症先后并见，以利为主，服药一剂后泻止20例（刘江．半夏泻心合剂治疗腹泻．四川中医，1989，(5)：35)。以半夏泻心汤为基本方治疗小儿寒热错杂泄泻90例，其中急性9例，迁延性47例，慢性34例。临证加减为：大便有不消化食物，舌苔厚者，加神曲、麦芽；大便清稀如水加车前子；大便滑脱不禁伴有脱肛者加升麻；面色苍白，贫血严重者加当归；有宿食者加炒大黄；夜卧不安者加朱砂。结果：痊愈25例，显效43例，好转19例，无效3例，总有效率94.4%（任军芳．半夏泻心汤治疗小儿寒热错杂泄泻90例．陕西中医，1996，(8)：344)。

(21) **慢性胆囊炎、胆石症** 以本方去大枣，加海金沙、金钱草、鸡内金为基础方治疗慢性胆囊炎合并泥沙样结石42例。临证加减：兼气虚者加黄芪、白术、茯苓；兼舌苔黄腻，口干苦或黄疸者去党参、甘草加川楝子、蒲公英、虎杖、茵陈；兼便干者加大黄。结果：显效25例，有效13例，无效4例（江成．半夏泻心汤加减治疗慢性胆囊炎胆石症．浙江中医学院学报，1996，(3)：33)。以半夏泻心汤加鸡内金、延胡索、枳实、白芍为基础方治疗结石性胆囊炎24例。结果：治愈6例，好转18例（喻志华．半夏泻心汤加减治疗结石性胆囊炎24例．湖北中医杂志，1999，(8)：361)。

(22) **慢性活动性肝炎** 以本方加苍术、白术、茯苓、茵陈为基本方治疗慢性活动性肝炎谷丙转氨酶持续异常81例。随症加减：口干尿黄，苔黄腻加栀子、车前草；纳呆、腹胀加厚朴、鸡内金；五心烦热，舌红少苔，腰膝疫软加生地、枸杞、麦冬；胁肋疼痛加延胡索、香附。结果：痊愈（3个月内谷丙转氨酶复常，临床症状消失）46例，好转（谷丙转氨酶下降超过30%，临床症状改善）19例，无效16例（李平、梁勇．半夏泻心汤加减治疗慢活肝转氨酶持续异常．新中医，1996，(10)：49)。

(23) **慢性肾功能衰竭** 以本方为基本方辨证加用附子、肉桂、白术、茯苓、泽泻等治疗慢性肾小球肾炎，慢性肾盂肾炎，多囊肾等引起的慢性肾衰50例，显效23例，好转27例（胡海江．半夏泻心汤治疗慢性肾功能衰竭 50 例观察．首届亚洲仲景学术讨论会议论文集，1993，239）。

（24）**嗜酸粒细胞增多症** 以本方治疗 31 例嗜酸粒细胞增多症，均伴有腹泻，便秘，纳呆，腹胀等症状，服药最多 3 周，血象能恢复接近正常（唐长金．半夏泻心汤治疗嗜酸粒细胞增多症 31 例．安徽中医学院学报，1993，（3）：27）。

（25）**口腔黏膜溃疡** 以本方加减治疗病程 2 月到 3 年的复发性口疮 41 例，痊愈 21 例，半年内未见复发（郭应民．半夏泻心汤治疗复发性口疮 41 例．陕西中医，1991，（4）：174）。以半夏泻心汤合四物汤加全蝎为基础方治疗复发性口疮 110 例，其中辨证以脾虚湿热为主，偏虚型 39 例，偏湿型 47 例，偏热型 15 例，兼阴虚型 9 例。随证加减为：偏虚型加黄芪，减黄连用量；偏湿型去生地，加茯苓，偏热型减干姜用量，加栀子、银花、连翘；兼阴虚型重用生地，加麦冬、石斛，减芩、连、姜的用量。结果：显效 53 例，占 48.2%；有效 57 例，占 51.2%（孟庆林．中药治疗复发性口疮 110 例．四川中医，1997，（10）：48）。以半夏泻心汤加山药为基本方，治疗复发性口腔溃疡 36 例。随症加减：便干加白芍；便稀加芡实；脘腹胀痛加厚朴、白芍；咽干，痛加玄参、薄荷；口干加花粉、竹茹。结果：痊愈 33 例，好转 3 例（杨国光．半夏泻心汤治疗复发性口腔溃疡 36 例．河南中医，1998，（1）：38）。

（26）**胃脘痛** 以本方加减治疗平均 60 岁以上，老年胃脘痛 100 例（胃炎、胃溃疡、十二指肠溃疡），疗程 2 个月，痊愈 31 例，显效 41 例，有效 22 例，总有效率 94%（韩玉秀、张秀妍、杨光．半夏泻心汤加减治疗老年胃脘痛 100 例疗效观察．上海中医药杂志，1989，（10）：31）。以本方治疗幽门螺旋杆菌相关性胃炎 72 例，并设痢特灵对照组 40 例。结果：半夏泻心汤组治愈 36 例，显效 22 例，好转 9 例，无效 5 例，总有效率 93%，明显优于对照组的有效率 68%（徐邦．半夏泻心汤治疗幽门螺旋杆菌相关性胃炎 72 例临床观察．新中医，1993，（3）：24）。以本方治疗胃脘痛 30 例，其中胃窦炎 10 例，十二指肠球部溃疡 4 例，胃溃疡 1 例，浅表性胃炎 15 例。结果：治愈 14 例，显效 9 例，有效 6 例，无效 1 例，总有效率 96.7%（郑玉兰．半夏泻心汤治疗胃脘痛 30 例．山东中医杂志，1990，（1）：25）。以半夏泻心汤为基础方治疗老年胃痛 48 例。其中胃溃疡 11 例，十二指肠球部溃疡 7 例，十二指肠球炎 6 例，慢性浅表性胃炎 8 例，慢性萎缩性胃炎 7 例，反流性胃炎 4 例，胃下垂 3 例，病因未明 2 例。临证加减：痛甚加延胡索、五灵脂；胃脘痞塞加枳实、木香；气血虚弱加黄芪、当归；肠鸣加防风、白芍；便血加白及、地榆；脾虚加山药；便稀加葛根、车前子；食滞胃肠加山楂。结果：治愈 13 例，显效 24 例，有效 8 例，无效 3 例（葛传富．半夏泻心汤治疗老年胃痛 48 例．四川中医，1996，（10）：32）。以半夏泻心汤加枳实、柴胡、丹参为基本方治疗胃脘痛 420 例。临证加减：热邪偏胜原方重用黄芩、黄连，减干姜用量，加大黄、龙胆草；若寒邪偏胜则重用干姜、半夏，加吴萸，减黄芩、黄连用量；胀痛甚加香附、木香；脾虚甚以人参易党参，枳壳易枳实，加白术、茯苓；瘀血明显加蒲黄、五灵脂；泛酸加煅瓦楞、海螵蛸。结果：痊愈 61 例（14.7%），显效 278 例（66.1%），有效 67 例（15.9%）无效 14 例（3.3%），总有效率 96.7%（张继．加味半夏泻心汤治疗胃脘痛 420 例．陕西中医，1998，（7）：310）。以半夏泻心汤为基本方治疗胃痛 300 例，其中胃及十二指肠炎症 233 例，消化性溃疡 67 例。随证加减为：热盛，口干苦，便秘者加生大黄、芒硝；泛酸者加吴茱萸；热伤血络便血者加用大黄粉、蒲黄、阿胶；肝郁者加柴胡、香附、枳壳；热盛伤阴者加白芍、麦冬；腹胀者加木香、枳实；脾胃虚寒者黄芩、黄连减半，干姜倍用，加附子。治疗结果：治愈 294 例，有效 6 例，总有效率 100%（周志龙．半夏泻心汤治疗胃痛 300 例．陕西中医，1997，（7）：299）。以半夏泻心汤加煅瓦楞子、麦芽、谷芽、鸡内金治疗幽门螺旋杆菌（HP）阳性的胃脘痛患者 43 例，其中十二指肠溃疡 27 例，胃溃疡 6 例，慢性胃炎 10 例。结果：25 例痊愈，2 例好转（郑应民．加味半夏泻心汤等三联法治疗 HP 相关胃脘痛．中国中医急症，1998，（4）：167）。

（27）**腹痛** 以半夏泻心汤加延胡索、枳壳为基本方治疗小儿慢性腹痛 36 例，临症加减：舌红苔黄者干姜减量，舌淡红苔白者黄连减量。结果：治愈 34 例，好转 2 例，治愈率 94.4%（陆远．加味半夏泻心汤治疗小儿慢性腹痛 36 例疗效观察．内蒙古中医药，1998，（4）：14）。

【原文】

傷寒血症：表症未解，熱結膀胱，似狂，若血自下者，癒，小腹急結者，宜攻，小便利，大便黑，口燥而漱水不下咽者，下焦瘀血，宜攻之。

桃仁承氣湯：（寶鑑）治血結膀胱，小腹結急，便黑，譫語，漱水，宜此攻之。大黃三錢，桂心芒硝各二錢，甘草一錢，桃仁留尖十枚，水煎，入芒硝，溫服，以瘀血盡為度。

傷寒自利：陽症，身熱，脈數，煩渴自利，柴苓湯，或益元散（暑門）。陰症，身痛，脈沉，嘔渴自利，理中湯。

柴苓湯：（寶鑑）治傷寒熱病，發熱洩瀉。柴胡一錢六分，澤瀉一錢三分，白术、豬苓、赤茯苓各七分五里，半夏七分，黃芩、人參、甘草各六分，桂心三分，薑三片。

［语释］

伤寒血症：表症未解，热结膀胱，似发狂，若血自便下的患者，病会痊愈，而小腹急结的患者，宜用泻下攻积药治疗，若小便通利，大便发黑，口燥，而漱口不欲咽下的患者，是下焦有瘀血，宜用攻逐瘀积药治疗。

桃仁承气汤：《宝鉴》治血结膀胱，小腹结急，便黑，谵语，漱水不欲咽下的患者，宜用本方治疗。方组为大黄三钱，桂心、芒硝各二钱，甘草一钱，桃仁（留尖）十枚，水煎，入芒硝，温服，以瘀血去尽为度。

伤寒自利：阳症，表现为身热、脉数、烦渴、自利，用“柴苓汤”或“益元散”治疗（清暑）。阴症，表现为身痛、脉沉、呕渴、自利，用“理中汤”治疗。

柴苓汤：《宝鉴》治伤寒热病，发热泄泻。方药组成为柴胡一钱六分，泽泻一钱三分，白术、猪苓、赤茯苓各七分五厘，半夏七分，黄芩、人参、甘草各六分，桂心三分，生姜三片。

［临床新用］

桃仁承气汤　本方现代主要用于肝性血卟啉病、胆囊炎、肝炎、急性坏死性肠炎、肠麻痹、慢性肾盂肾炎、乳糜尿、血尿、慢性肾功能不全、肾绞痛、脑血管病脑外伤后头痛、精神病、癫狂病、乳腺炎、急性咽炎、牙痛、经行发热、盆腔淤血症的治疗。

（1）**肝性血卟啉病**　以桃核承气汤加白芍为主方，并随证加减，脱水、呕吐、腹痛剧烈者配西药，治疗肝性血卟啉病35例。结果：治愈31例，好转3例，无效1例，总有效率为97.1%（游开泓．桃核承气汤治疗肝性血卟啉35例报告．中医杂志，1987，(5)：356)。应用本方加丹皮、白芍为主，治疗肝性血卟啉100例，腹胀甚者加枳壳、厚朴，大便燥结者加麻子仁、番泻叶，腹痛重者加元胡、川楝子，瘀血重者加䗪虫、丹参，体弱者加党参、黄芪，平均服药12剂，均获良效（刘启明．经方桃核承气汤治疗肝性血卟啉病100例．中医药学报，1993，(1)：24)。

（2）**胆囊炎**　应用本方去芒硝，加黄连、黄芩、枳实，每日1剂，2次煎液混合，急性者每6小时服1次，慢性者分2次服用。治疗胆囊炎100例中，男47例，女53例；年龄19~54岁，平均32岁；病程1天至13个月；治疗时间5~27天。结果：痊愈23例，临床治愈64例；好转7例；无效6例；总有效率94%（周庄瑞．桃仁承气汤加减治疗胆囊炎100例．山东中医杂志，1993，12(3)：28)。

（3）**肝炎**　应用桃核承气汤提纯颗粒2.0克和柴苓汤提纯片剂4片合用，治疗慢性活动性肝炎10例，非活动性肝炎2例。结果表明，谷丙转氨酶、谷草转氨酶均呈现有意义的降低，尤其对转氨酶高的病例有明显降低倾向，自觉症状亦有改善（周丽译．柴苓汤、桃仁承气汤合用治疗慢性肝炎的效果．日本医学介绍，1986，7(2)：90)。

（4）**急性坏死性肠炎**　应用本方加红花、黄芩、黄连、银花、枳实、莱菔子为基本方配合抗生素及激素治该病患者22例。若高热、烦躁者加水牛角、七叶一枝花、蒲公英等，舌苔黄厚腻者加佩兰、绵茵陈、苡仁；口渴甚、舌质于者加葛根、石斛等。结果：治愈19例，死亡2例，转科1例（肖旭辉、黄兆胜．桃核承气汤加减治疗急性坏死性肠炎22例临床体会．新中医，1984，(2)：34)。

(5) 肠麻痹 用本方加减内服，治疗胸腰段脊柱骨折合并肠麻痹20例，重症可于方中去桂枝加枳实、川朴、番泻叶等。药后大便未通者，用大黄、元明粉各30克，煎水600毫升左右作低压灌肠，一般都通下大便，疗效较好（肖旭辉．应用攻下逐瘀法治疗胸、腰段脊柱骨折合并肠麻痹．新中医，1984，(2)：34)。

(6) 慢性肾盂肾炎 用本方加减，大便稀薄者去芒硝，尿频尿急者加滑石，少腹拘急明显者重用桂枝或加天台乌药，治疗反复发作迁延难愈的慢性肾盂肾炎患者46例。结果：24例显效，15例好转，总有效率80.4%（刘国强．桃仁承气汤治疗慢性肾盂肾炎46例．吉林中医药，1986，(4)：10)。

(7) 乳糜尿 应用本方加丹参、地龙、天花粉、苍术、黄柏为基础方，治疗复发性乳糜尿15例，患者均有丝虫病史。结果：痊愈8例，显效4例，有效12例，临床总有效率93.3%，近期治愈率53.3%（曹会波．桃核承气汤加味治疗复发性乳糜尿15例．安徽中医学院学报，1989，(3)：47)。

(8) 血尿 应用桃核承气汤去甘草、桂枝加当归、牡丹皮、芍药为基础方，并随证加减，治疗小儿特发性血尿22例。结果小便转为正常，尿常规无异常变化，1年以上未复发者17例，占77.3%（刘昌华．桃核承气汤治疗小儿特发性血尿22例，湖北中医杂志，1987，(5)：42)。

(9) 慢性肾功能不全 张氏用加味桃核承气汤（桃仁、大黄、桂枝、炙甘草、黄芪、附子、泽泻、益母草、女贞子）每日1剂，治疗慢性肾衰患者18例，治疗前后BUN、SCR、CO_2CP均有明显差异，血红蛋白亦有显著差异（张喜奎．试论桃核承气证与慢性肾衰．甘肃中医，1993，6(4)：26)。

(10) 肾绞痛 应用本方，每日1剂，日3服，治疗11例泌尿系结石绞痛患者，2~3剂疼痛均消失（陈厚忠．桃核承气汤治疗泌尿系结石绞痛的初步探讨．湖南医药杂志，1984，(3)：44)。

(11) 脑血管病 用桃核承气汤为主，呕恶者加姜半夏、竹茹，头剧痛者加天麻、白芷，痰涎壅盛者加胆南星、川贝，煎汤或鼻饲，治疗出血性脑血管病24例。结果15例痊愈，4例显效，3例好转，2例无效或恶化死亡（权晓理、张慧．桃核承气汤治疗出血性脑血管病24例．陕西中医，1993，14(3)：125)。

(12) 脑外伤后头痛 应用本方加味治疗外伤性头痛10例。结果：其中8例在服药10~15剂后，头痛即明显减轻，服40~90剂后，主症及兼症均全部消失而痊愈，且无任何后遗症（秦增寿．桃核承气汤加味治疗外伤性头痛．河南中医，1983，(4)：12)。以本方为主治疗脑外伤后头痛11例，头痛呕恶者加煅磁石、石决明、钩藤、菊花、豨莶草、地龙，仍不解者加全蝎、蜈蚣，烦躁易怒重者加龙胆草、川连，睡眠不佳者加煅磁石、珍珠母、合欢皮。结果：4例痊愈，5例显效，1例进步，总有效率达90.9%（阎国章．桃仁承气汤加味治疗外伤性头痛11例．天津中医，1990，(1)：23)。

(13) 精神病 用桃核承气汤加木香、生山楂、益母草、丹参治疗经期先后精神紊乱300例。经前可加细辛，腹胀满可加乌药。于每次月经期前6~10天开始服本方。连续至经血来潮，结果265例有效，占88.37%（胡炜昌．加味桃核承气汤治疗经期先后精神紊乱300例．北京中医学院学报，1988，11(4)：33)。

(14) 癫狂症 应用本方加石菖蒲、黑山栀、远志、丹参、赤芍、配合氟哌啶醇针10毫克肌注，或合用氯丙嗪，治疗少女癫狂患者30例。结果：痊愈6例，显效17例，进步4例，无效3例（杨培泉、施引娣．以桃核承气汤加减为主治疗少女癫狂30例．江西中医药，1984，(6)：32)。

(15) 乳腺病 用本方治疗乳腺病130例，单纯乳房胀痛17例，单纯乳腺肿瘤57例，乳房胀痛并有乳房肿瘤者29例，结果三型有效率分别为94%、46%、38%，均较对照组为好（井上雅晴．桃核承气汤治疗乳腺病的效果．国外医学·中医中药分册，1993，15(5)：11)。

(16) 急性咽炎 用本方加怀牛膝、射干、桔梗、胖大海等药，治疗急性咽炎47例。结果：服药2剂痊愈者21例；3~4剂获愈者24例；5剂痊愈者2例，平均治愈时间为2.8天（王继山．桃核承气汤加味治疗急性咽炎47例．广西中医药，1989，12（2）：21）。

（17）**牙痛**　以本方加夏枯草、白芷为基本方治疗牙痛100例。风火牙痛，加防风、全蝎；胃火牙痛，加生石膏、升麻；虚火牙痛，加生地、生白芍；龋齿牙痛，加露蜂房、威灵仙；牙痈，加连翘、大贝母；牙宣，加乌贼骨捣末外用刷牙，早晚各1次，结果治愈94例（白峻峰．桃核承气汤加减治疗牙痛100例．天津中医，1991，（2）：14）。

（18）**经行发热**　运用本方加青蒿、柴胡、丹皮为基本方，大便溏泻者，去芒硝，易生大黄为大黄炭，加葛根、黄芩；高热持续不退者，加金银花；经水晦暗、夹有血块、小腹冷痛者，加失笑散；经水色淡，短气心悸、面色皖白者，加阿胶、黄芪；腹胀纳差者，加焦三仙；少腹胀痛及热势随情绪而变化者，加醋香附、郁金、木香。每个月经前服3~7剂，治疗80例经行发热患者。结果：痊愈73例，好转7例，总有效率100%（王广见．桃核承气汤加味治疗经行发热80例．山东中医杂志，1996，15（1）：19）。

（19）**盆腔瘀血证**　应用本方日3次，饭后温服，治疗盆腔瘀血证35例，病程最短15个月，最长8年。结果显效23例，有效12例（金振堂．桃仁承气汤治疗盆腔瘀血证35例．安徽中医学院学报，1990，9（3）：33）。

柴苓汤　本方现代主要用于肝炎、酒精性肝损伤、肾病综合征、狼疮性肾炎糖尿病性肾病、肾损伤、癌性腹膜炎腹水、抗生素所致上消化道症状、水肿、前列腺炎、类风湿性关节炎、系统性红斑狼疮、婴儿感冒腹泻、溃疡性结肠炎、中耳炎、带状疱疹的治疗。

（1）**肝炎**　应用柴苓汤治疗慢性肝炎48例，确诊为慢性活动性肝炎23例，疑诊为慢性活动性肝炎25例。结果：显效4例，有效13例，好转9例，无效22例。有效率为55.3%（小松真史．柴苓汤对慢性肝炎的疗效．国外医学·中医中药分册，1991，（3）：168）。采用双盲法对柴苓汤及肝水解制剂肝宁片作了对比研究。对88例慢性肝炎患者分二组。结果表明，柴苓汤组GOT，GPT和r－GTP等指标均出现有意义改善，全体改善度为62%，与肝宁片组相比有统计学差异。对有效性评价，柴苓汤组占58%，与肝宁片组比亦有统计学意义，而无明显副作用（国兼诚．柴苓汤与肝水解制剂治疗慢性肝炎的效果比较．日消志，1990，（5）：1294）。将19例自身免疫性肝炎分成两组，柴苓汤组8例中有4例合用类固醇4例单用柴苓汤，对照组11例单用类固醇。结果：柴苓汤与类固醇并用的4例中显效3例，有效1例；单用柴苓汤组显效4例；单用类固醇组显效8例，有效2例，无效1例。显效率柴苓汤组88%，对照组73%。柴苓汤合用类固醇4例中出现满月脸1例，对照组3例（松田彰史．柴苓汤治疗自身免疫性肝炎的效果：类固醇减量和减副作用．国外医学·中医中药分册，1994，（2）：20）。

（2）**酒精性肝损伤**　应用柴苓汤提取液治疗酒精性肝损伤27例，其中酒精性肝炎13例，酒精性脂肪肝11例，酒精性肝硬化3例。结果：改善17例，稍改善8例，不变和微恶化各1例，无1例出现副作用（大原健士郎．柴苓汤治疗酒精性肝损伤．国外医学·中医中药分册，1991，（6）：351）。

（3）**肾病综合征**　应用柴苓汤治疗肾病综合征20例。结果：3/4病例对治疗有抵抗，但在接连复发的5例中有4例显示了显著疗效，且复发次数明显减少（牛野广文．柴苓汤对肾病综合征的疗效．国外医学中医中药分册，1991，（4）：240）。应用本方治疗成人微小病变型肾病综合征18例。结果：先服柴苓汤再服类固醇剂的3例尿蛋白转阴时间明显缩短（北本清．柴苓汤治疗成人微小病变型肾病综合征服法的观．国外医学·中医中药分册，1993，（4）：233）。应用本方加西药强的松龙治疗小儿激素反应性肾病综合征22例。使用本方前1年内复发1次者8例，2次者7例，3次者1例，4次者4例，5次者2例。结果：服本方后1年内未复发者9例，复发1次者5例，2次者6例，3次者2例。经魏尔康氏u检验有显著性差异（稻场进．柴苓汤治疗小儿肾病综合征．国外医学·中医中药分册，1990，（5）：296）。应用本方与补肾中药治疗激素依赖型肾病综合征，治疗组21例，对照组18例。临床观察比较显示对尿蛋白的消除治疗组优于对照组（金仲达．柴苓汤治疗激素依赖型肾病综合征．中医杂志，1992，（6）：30）。应用本方合类固醇治疗24例肾病综合征。结果：治疗后比治疗前复发率降低，且可抑制类固醇引起的肥胖，对类固醇依赖的患者也可脱离类固醇或减量（伊藤克己．肾病与汉方．国外医学·中医中药分册，1989，（6）：18）。

（4）**狼疮性肾炎** 应用本方治疗狼疮性肾炎12例。结果：蛋白尿改善5例，无变化5例，恶化2例；肾功能改善2例，不变10例（鹿野昌彦．柴苓汤对狼疮性肾炎的治疗效果．国外医学·中医中药分册，1993，（1）：23）。

（5）**糖尿病性肾病** 应用本方治疗糖尿病性。肾病15例。结果：改善10例，轻度改善3例，无效2例（姬井孟．柴苓汤治疗糖尿病性。肾病．国外医学·中医中药分册，1990，（5）：247）。应用本方治疗糖尿病性肾病42例。结果：肾功能包括血尿素氮，血肌酐均无显著改变，尿微球蛋白/尿肌酐下降40%（$P<0.01$），约75%的病例有显著改善。空腹血糖投药后有下降趋势，HbA_1C有增加趋势（赖风德在．柴苓汤治疗糖尿病性肾病（第1报）．第九加和汉医药学大会要旨集，1992，899）。

（6）**肾损伤** 用于治疗CDDP所致肾损伤，将26例肺癌患者分二组观察，对照组16例给CDDP80毫克/m^2，VP：1680毫克/m^2，燃裂霉素C8mg/m^2，给药组则加服柴苓汤。结果：肾小管受损增高的NAG下降，Bun下降，Cvv下降（冲本二郎，柴苓汤对CDDP所致肾损伤效果．诊断与治疗，1991，（6）：1492）。

（7）**癌性腹膜炎腹水** 应用本方口服治疗癌性腹膜炎腹水6例。胃癌2例，直肠癌3例，肝癌1例。结果：服本方后，患者状况良好，未见副作用。腹胀、下肢水肿减轻，尿量有所增加。虽未有明显的预后改善，但可使患者完成全身性化疗（森胁义弘．柴苓汤治疗癌性腹膜炎腹水的经验．国外医学·中医中药分册，1993，（3）：143）。

（8）**抗生素所致上消化道症状** 应用本方治疗抗生素引起的上消化道症状19例。结果：症状消失者4例，减轻者7例，无效5例，恶化3例。有效率为58%（佐佐木智康．柴苓汤对抗生素引起的上消化道症状的治疗效果．国外医学·中医中药分册，1993，（1）：22）。

（9）**水肿** 应用本方治疗妊娠水肿12例。结果：10例水肿减轻，2例无变化（小泉麻美．柴苓汤治疗妊娠水肿的效果．国外医学·中医中药分册，1993，（5）：297）。

（10）**前列腺炎** 应用本方治疗慢性前列腺炎18例。结果：11例自觉症状及前列腺压痛改善，但自觉症状中尿频改善率低，无自觉症状恶化（岛居彻．柴苓汤治疗慢性前列腺炎有效的探讨．国外医学·中医中药分册，1993，（3）：176）。

（11）**类风湿性关节炎** 应用柴苓汤提取液治疗类风湿性关节炎28例。结果：①RA的活动性评价，经统计学处理，其改善有意义。②临床检查：表示RF效价的RAHA值，可见有意义的减少，尿中NAG活性值的降低有意义。③患者评价：疲劳消失者10例；无不适，情况良好者9例；尿量增加者8例；僵硬消失者7例（大萱稔．柴苓汤对类风湿关节炎的效果（第3报）．国外医学·中医中药分册，1993，（1）：26）。应用本方提取剂治疗类风湿性关节炎14例；对照组14例。结果：血流速度柴苓汤组呈有意义的增加，对照组无显著意义的变化；对眼球结膜微循环状态的改善柴苓汤组明显优于对照组（花田昌一．柴苓汤负荷时类风湿关节炎微循环及血液流变学的变化．国外医学·中医中药分册，1993，（1）：26）。应用本方治疗类风湿性关节炎患者17例，观察柴苓汤对微循环和血液流变学的影响。结果表明：Lausbury－活动性指数明显降低，高切变率血浆粘度有降低的倾向，两者呈正相关。血流量明显增加，但Lausbury－活动性指数的变化率与血流量的变化率无明显相关。认为柴苓汤具有改善RA患者血行动态，降低其血浆黏度的作用，因而有利RA病态的改善（小幡英章．柴苓汤与类固醇治疗面神经麻痹有效性的比较．国外医学·中医中药分册，1994，（3）：25）。

（12）**系统性红斑狼疮** 服用柴苓汤治疗应用类固醇药物的患者69例。结果：关节炎和光线过敏分别于服用柴苓汤9个月后和12个月后明显改善；尿蛋白26例阳性患者蛋白量减少；白细胞降低的29例患者，3个月后明显增加；末梢淋巴细胞数降低的患者，CD_4与CD_8细胞明显增加；C_3值低于0.59/L的47例患者，C_3值上升；双链DNA抗体呈高值的42例患者，并用柴苓汤6个月后降低17例，不变14例，上升11例；SLE试验阳性的患者，并用柴苓汤6个月后有4例转阴（鹿野昌彦．柴苓汤治疗系统性红斑狼疮的研究．国外医学·中医中药分册，1994，（5）：25）。

（13）**婴儿感冒腹泻**　用柴苓汤治疗对象为咳嗽，发热，腹泻等症者87例，分组观察，柴苓汤组，西药组（鞣酸蛋白），空白组。结果：西药组与空白组无显著性差异，而柴苓汤组与西药组则有显著性差异（五味俊彦．柴苓汤对婴儿感冒腹泻治疗效果．和汉医药学会志，1988，（3）：554）。

（14）**溃疡性结肠炎**　应用柴苓汤治疗50例纤维结肠镜诊断为活动期的慢性溃疡性结肠炎患者，并用类固醇激素以及水杨酸偶氮磺胺嘧啶。结果：黏液血便、腹痛、发热等症状减轻，结肠镜见改善，激素用量减少，并可预防本病活动期持续发展（铃木亮一．柴苓汤治疗溃疡性结肠炎的效果：关于腹证与结肠内窥镜检查所见的探讨．国外医学·中医中药分册，1993，（4）：22）。应用柴苓汤治疗本病，并作进一步观察，并用统计学处理。结果自觉症状减轻，尤其是腹泻次数明显减少（$P<0.01$）；全面结肠镜所见药前发红、出血，溃疡减少；普来得宁，林的龙的用量也明显降低；末梢血NK细胞亚型Leu7^{-}、Leullc^{-1}所占比例明显降低；类固醇停例数明显增多（松生恒夫．柴苓汤对溃疡性结肠炎的效果（第2报）．国外医学·中医中药分册，1994，（4）：17）。

（15）**中耳炎**　应用本方治疗小儿渗出性中耳炎35例（46只耳）。结果：听力检查7耳正常，听力计检查17耳正常，其中治愈4耳，显效9耳，有效12耳，无效10耳。有效以上者占78.3%，好转以上者占52.2%（池田六胜．柴苓汤治疗小儿渗出性中耳炎．国外医学·中医中药分册，1989，（5）：285）。

（16）**带状疱疹**　将带状疱疹患者63例随机分为三组。A组单服本方19例，B组本方与阿糖腺苷并用19例，C组本方与开糖环鸟苷并用25例。结果：A组累积消失率：2天11%，4天32%，7天68%，14天95%，20天100%；B组：2天16%，4天52%，7天68%，14天100%；C组：2天32%，4天52%，7天68%，14天88%，28天100%（田中信．柴苓汤对带状疱疹镇痛效果与西药并用的研究．国外医学·中医中药分册，1992，（1）：51）。应用本方治疗下半身带状疱疹34例，其中带状疱疹27例，疱疹后神经痛7例。结果：27例带状疱疹中，18例有效，7例疱疹后神经痛中，1例无效（五味俊彦．柴苓汤对下半身带状疱疹的镇痛效果．国外医学·中医中药分册，1989，（5）：286）。

【原文】

傷寒吐蛔：胃寒蛔不安，煩渴而漱水不咽，雖有大熱，大忌涼藥，急用安蛔理中湯，待蛔定，小柴胡湯退其熱。

安蛔理中湯：（回春①）傷寒吐蚘②者，手足冷，胃空虛也。白术、茯苓各一錢，人參七分，乾薑炒黑五分，烏梅二箇，花椒去目三分。

［**语释**］

伤寒吐蛔：胃寒蛔虫不安而躁动，病人烦渴而用水漱口不欲咽下，虽有大热，但是大忌用凉药治疗，急用"安蛔理中汤"，待蛔虫安定后，用"小柴胡汤"退其热。

安蛔理中汤：《回春》伤寒吐蛔者，手足冷，有胃空虚的感觉，方药组成为白术、茯苓各一钱，人参七分，干姜（炒黑）五分，乌梅二个，花椒（去椒目）三分。

［**词解**］

①回春：书名。即《万病回春》。共八卷，明·龚延贤撰于1587年，是一部论治内、外、妇、儿、五官等科疾病的方书。

②蚘："蛔"的异体字。即蛔虫。

【原文】

壞症：傷寒再傳至十二日以上不瘥，曰過經不解，由汗下失宜邪氣留連，或重感他邪，經久不差，謂壞症也。

參胡芍藥湯：（寶鑑）治傷寒十四日外餘熱未除，或渴，或煩，不能安臥、不思飲食，大便不快，小便黃赤，此謂壞症。生地黃一錢五分，人參、柴胡、芍藥、黃芩、知母、麥門冬各一錢，枳殼八分，甘草三分，薑三片。

獨參湯：（寶鑑）治傷寒壞症，昏睡垂死，或陰陽二症不明、過經不解，及或因誤服藥，困重垂死，一切危急之症。人參一兩、水二升於銀石器內煎至半，去滓以新水[①]沉冷，一服而盡，汗自鼻樑上出涓涓[②]如水，是藥之效也，一名奪命散。

［语释］

坏症：伤寒再传至十二日以上不愈，叫“过经不解”，是由汗下失宜，邪气留连，或重感他邪，经久不好，叫作“坏症”。

参胡芍药汤：《宝鉴》治伤寒十四日后余热不除，或渴、或烦、不能安卧、不思饮食，大便不快、小便黄赤，这叫“坏症”。方药组成为生地黄一钱五分，人参、柴胡、芍药、黄芩、知母、麦门冬各一钱，枳壳八分，甘草三分，生姜三片。

独参汤：《宝鉴》治伤寒坏症，症见昏睡垂死，或阴症阳症不明显、过经不解、及或因误服药，出现的困重垂死一切危急之症状。方药组成为人参一两、水二升于银石器内煎至一半，去掉药渣，以新水稍沉放冷，一服药一饮而尽，汗自鼻梁上涓涓如水出，是药发挥了效力，又名“夺命散”。

［词解］

①新水：指新提取的凉水。

②涓涓：细水流淌的样子。

【原文】

百合症：誤汗誤下，百脈受病，默默慾食不食，慾臥不臥，慾行不行，如寒無寒，如熱無熱，口苦尿赤，如邪祟。

陶氏柴胡百合湯：（寶鑑）治百合病，及勞復[①]等症。鱉甲醋煑二錢，柴胡、百合、知母、生地黃、陳皮、人參、黃芩、甘草各一錢，薑三片，棗二枚。

勞復：復者，其病如出也，新瘥，氣血虛，梳洗太早、思慮動作太過而成。

麥門冬湯：（寶鑑）治勞復氣慾絕，能起死回生。生甘草炙三錢，麥門冬二錢，粳米一合，水二盞，先煎粳米令熟，去米入二藥及棗二枚、青竹葉十五片，煎至一盞溫服，加人參尤妙。

益氣養神湯：（寶鑑）治勞復，宜養氣血。人參、當歸、白芍藥酒炒、麥門冬、知母、梔子炒各一錢，白茯苓、前胡各七分，陳皮五分，升麻、甘草各三分，棗二枚。

［语释］

百合症：误用“汗法”，误用“下法”，致使百脉受病，出现默默想吃又不吃，想卧又不卧，欲行又不行，如有寒的感觉又无寒，如有热的感觉又无热，口苦、尿赤，如患邪祟之症状。

陶氏柴胡百合汤：《宝鉴》治百合病，及劳复等症。方药组成为鳖甲（醋煮用）二钱，柴胡、百合、知母、生地黄、陈皮、人参、黄芩、甘草各一钱，生姜三片，大枣二枚。

劳复：复，表示病如当初一样出现，这是由于伤寒新愈气血虚，梳洗太早，或思虑太过造成的。

麦门冬汤：《宝鉴》治劳复气欲绝，本方能起死回生。方药组成为生甘草（炙）三钱，麦门冬二钱，粳米一合，水二杯，先将煎粳米熬熟，去米加入甘草、麦门冬及枣二枚、青竹叶十五片，煎至一杯，温服，加人参效果更好。

益气养神汤：《宝鉴》治劳复，能宜养气血。方药组成为人参、当归、白芍药（酒炒用）、麦门冬、知母、栀子（炒用）各一钱，白茯苓、前胡各七分，陈皮五分，升麻、甘草各三分，大枣二枚。

［词解］

①劳復：指伤寒新愈，起居作劳，因而复病，谓之劳复。《三因极一病证方论·劳复证治》："伤寒新差后，不能将摄，因忧愁思虑，劳神而复，或梳沐洗浴，作劳而复，并谓之劳复。"复，指诸症复起。

［临床新用］

麦门冬汤 本方现代主要用于慢性萎缩性胃炎、溃疡病、呕吐、咽痒咳嗽、急性支气管炎、急性胃肠炎、慢性肺原性心脏病、食道裂孔疝、慢性咽炎、胃脘痛、失音的治疗。

（1）**慢性萎缩性胃炎** 应用麦门冬汤加味治疗慢性萎缩性胃炎30例，并设对照组30例。治疗组以麦门冬汤为基本方，对照组服用三九胃泰冲剂。结果表明：麦门冬汤治疗组在主症改善方面优于三九胃泰对照组，在上腹胞胀、疼痛缓解方面与对照组比较有显著差异。在HP清除率，病理形态改善方面有显著差异。在胃镜诊断结果方面无显著差异（孔繁林、赵文善．麦门冬汤加味治疗慢性萎缩性胃炎临床观察．实用中西医结合杂志，1998，（7）：631）。

（2）**溃疡病** 用麦门冬汤加减治疗19例溃疡病患者，病程多在1～5年，平均服药9剂，胃痛消失或者减轻，诸症亦随之消失，总有效率达95%（牛元起、黄文正、王文仲，等．麦门冬汤治疗溃疡19例的体会．中医杂志，1964，（11）：11）。

（3）**呕吐** 麦门冬汤加味治疗胃阴不足型顽固性呕吐42例，服药最少3剂，最多9剂，结果：治愈20例，显效15例，有效4例，无效3例，总有效率达92.8%（邵德田、司素贞．麦门冬汤治疗胃阴不足型顽固性呕吐42例．河南中医，1990，（1）：21）。

（4）**咽痒咳嗽** 应用麦门冬汤加味治疗咽痒咳嗽15例。结果：重症服药9剂见效，轻症3～5剂见效（司明喜．麦门冬汤加味治疗咽痒咳嗽．山东中医杂志，1992，（1）：55）。

（5）**急性支气管炎** 某男，60岁。咳嗽10天，经某医院诊断为急性支气管炎。经用西药无效。症见咳嗽，气促，自汗，口渴，小便短数，胃纳不佳，舌苔白厚而干，脉虚。X线示：双上肺陈旧性结核，双下肺心膈角纹理增粗，边缘模糊不清。此系气阴两虚而余邪未尽，给予麦门冬汤加鱼腥草、桑白皮、知母。每日1剂，水煎服。2剂后咳嗽顿减，继服6剂而愈（冯碧群．麦门冬汤新用．新中医，1995，（4）：53）。按：本症系风热犯肺，然患者气阴两虚，热邪复伤阴液，必须扶正祛邪。方中以麦门冬汤为主重用麦冬生津润燥，滋养肺胃之阴；甘草，粳米大补中气，半夏降逆健胃；鱼腥草、桑白皮、知母以清余邪，综观全方，以扶正为主，兼清余邪，既补土生金，又益气养肺津，如此胃得其润，肺得以滋，咳嗽，气促，自汗等症随之而愈，若一般见咳治肺，不及其他脏腑，恐难奏效。

（6）**急性胃肠炎** 某女，48岁。4天前因不洁饮食，初为胃脘不舒，继而恶心呕吐食物残渣共6次，腹泻水样便1次，无黏液及血便，诊为急性胃肠炎。前医用平胃散加黄连、白头翁等治疗，腹泻止，惟呕吐仍作，咽干口燥，饥不欲食，舌质红绛无苔，脉虚数无力。此系阴津已亏，复外邪犯胃，即投麦门冬汤加石斛、花粉、竹茹以生津养胃，降逆下气，1剂呕吐减，继进2剂而止，调服数剂以收全功（冯碧群．麦门冬汤新用．新中医，1995，（4）：53）。按：本案原系外邪犯胃，察其舌绛，可知患者素体阴虚，阴津不足，平胃散加黄连、白头翁，虽对其病，而未尽其症，今胃阴耗伤，胃失和降，故呕吐仍作，饥不欲食，津液未能上奉，便见咽干，口燥，舌红无苔，故以麦门冬汤生津益胃，降逆下气，恐麦冬生津润燥之力不足，佐以石斛、花粉滋阴生津养胃之功，竹茹与半夏配合和胃降逆下气，诸药合用，共奏养胃降逆之功。

（7）**慢性肺源性心脏** 病某女，70岁。素有慢性支气管炎，肺源性心脏病史。现症见咳嗽气喘，双足肿，小便短。胃纳不佳，舌红苔剥，舌面右边白苔一块，脉虚。此证为正虚邪实之病，故治以补其不足为主，养心益气，健脾除湿，以麦门冬汤为主，加入白术、茯苓、泽泻，养心健脾利水，使水邪下行，但得小便转长，胃纳健旺，咳嗽气喘自解（冯碧群．麦门冬汤新用．新中医，1995，（4）：53）。按：患者年老体弱，心气不足，今又感受风热之邪，但忌过分清热，恐热衰阳亦微，容易使病情突变恶化，对平喘利水之药亦不可过多使用，以免导致元气外脱。方用麦门冬汤为主，更加白术、茯苓、泽泻等补脾利水渗湿，调治月余，药中病机，正复邪去。

（8）**食道裂孔疝**　某女，23岁。主诉进食即吐，吐尽为快，不能控制半年，伴口干，易饥，乏力倦怠，心烦，便秘，诊见面色萎黄，形体羸瘦，少气懒言，舌红少苔，脉细弱。上消化道钡餐透视：食道裂孔疝。予麦门冬汤加代赭石、郁李仁。煎服6剂呕渐止，大便通，仅感饭后腹胀难消，前方加炒谷麦芽，继服5剂症除，钡透正常半年后随访未复发（张燕．经方治疗重症呕吐3例．实用中医药杂志，1998，（1）：29）。按：食已即吐，吐尽为快常为胃肠实热，腑气不通，急迫上冲，《金匮》拟大黄甘草汤通腑泻热，而此例脉症合参实为脾胃气虚，胃津耗损，受纳无权，胃中虚火上逆，故为麦门冬汤主之，养胃益气，滋阴降火，加赭石、郁李仁润肠降逆，气复津生，虚火自敛，呕逆随消。

（9）**慢性咽炎**　某男，51岁。因情志不遂渐感干咳，口渴咽干，咽痒，如有物梗阻，并偶感疼痛，伴胸闷，心烦，手足心热，纳呆，大便干。西医诊为慢性咽炎。予西药和半夏厚朴汤无效。诊见咽部色红，有淋巴滤泡增生，形体消瘦，舌质红，少苔，脉细数。诊为梅核气，属肺胃阴虚，虚火上逆之证。予麦门冬汤加佛手、香附、桃仁。服药6剂，干咳、胸闷、咽部阻塞感明显减轻，随证加减继服15剂，诸症尽愈（李成立．麦门冬汤加味临床应用举隅．天津中医，1998，（3）：131）。按：梅核气辨治，常用方剂为半夏厚朴汤，该方具有行气开郁，降逆化痰之功，适用于痰气郁结而偏于痰湿者，对于阴虚火盛者则非其所宜。本案乃因情志久郁，虚火上逆，肺胃阴伤，咽喉失润而致，故以麦门冬汤滋养肺胃之阴，降逆下气，佐以调气行血之品，使阴液得复，气血畅行，则症乃愈。

（10）**胃脘痛**　某男，46岁。因饮食无常自觉上腹部疼痛，进食少许可缓解。曾患十二指肠溃疡，予西药效不显。诊述上腹部隐痛，入暮为甚，喜按，不思饮食，饭后腹胀，嗳气，四肢无力，夜寐多梦，口燥咽干，大便干结，舌红少津，脉弦细。诊为胃脘痛，属胃阴亏虚，虚火上逆之证，治以滋阴益胃，降逆止痛。方用麦门冬汤加阿胶、当归、佛手、香橼。服用10剂后，胃痛缓解，后以本方加减，继服30余剂，诸症尽去，半年后随访未见复发（李成立．麦门冬汤加味临床应用举隅．天津中医，1998，（3）：131）。按：本例之胃脘痛乃因久病耗损胃阴，火灼胃络，胃失濡养，气逆于上所致。故方中重用麦冬，甘寒滋润，既清肺胃之伏热虚火，又滋养肺胃之阴津不足；又配以人参、甘草、大枣、粳米之健脾益胃之品，大补中气以生津液，使阴津上归；又佐小剂量半夏，以降逆气，化痰浊；共奏滋阴益胃，降逆止痛之效，使胃得以濡养，气顺和降，并佐养血调气之品，故痛胀诸症可愈。

（11）**失音**　某女，35岁。因下痢后声音欠扬，复又语言过多致失音，曾投胖大海无效。现患者声音嘶哑，不能出声，咽燥口干，咳声低微，无痰，舌红无苔，脉细数。病属肺燥津伤，治以滋阴润肺。拟麦门冬汤加玄参、桔梗、蝉蜕。2剂后，语能出声，又3剂，声音如常（金芳．麦门冬汤治疗失音1例．内蒙古中医药，1997，（2）：37）。按：患者系下痢后，精血津液耗伤；复因语言过多，损伤肺气，气阴俱伤，咽喉失养，故致失音。证属肺燥津伤，治宜滋阴润肺。用麦门冬汤加减，燥热清、阴液复，肺得滋润，脾胃得养，故收良效。

【原文】

食復：新瘥胃弱，若恣[①]飲食，不能尅化[②]依前[③]，發熱輕者，損穀[④]自癒。

梔豉枳實湯：（寶鑑）治勞復發熱。香豉五錢、梔子枳實各二錢煎服，微汗之差[⑤]。

小柴胡六君子湯：（醫林）治傷寒發熱已解、平復後勞役食復[⑥]作大熱。柴胡二錢，黄芩陳皮各一錢五分，半夏、茯苓、白术、枳殼各一錢，人參八分，甘草三分，薑三片，食後服。頭痛加川芎，渴加乾葛一錢。

［**语释**］

食复：新愈胃弱，若放纵饮食，不能消化以前吃的饭，出现轻微发热的患者，病人蛔慢慢消化食物自行痊愈。

栀豉枳实汤：《宝鉴》治劳复发热。用香豉五钱，栀子、枳实各二钱煎服，病人稍微出汗就会好了。

小柴胡六君子汤：《医林》治伤寒发热已解、病人平复后又劳役、食复，出现大热症状。方药组成为柴胡二钱，黄芩、陈皮各一钱五分，半夏、茯苓、白术、枳壳各一钱，人参八分，甘草三分，生姜三片，饭后服。头痛加川芎，口渴加干葛一钱。

［词解］

①恣：放纵，不拘束。

②克化：消化。

③依前：同“以前”。

④損穀：指消化食物。

⑤差：同“瘥”，病愈。

⑥食復：指大病初愈，因饮食不节而复发，故名。《黄帝内经·素问·热论》：“病热少愈，食肉则复”。《重订广温热论·温热复症疗法》：“食复，温热瘥后，胃气尚虚，余邪未尽，若纳谷太骤，则运化不及，余邪假食滞而复作。其症仍发热头痛，烦闷不纳。”

【原文】

陰陽易：男病新瘥，女與之交，而反得病，曰陽易；女病新瘥，男與之交，而反得病，曰陰易，言其毒如換易之也。頭重身熱，衝曾，眼火，陰肿，手足攣，小腹腰痛，重者，吐舌數寸，脈離經[①]，死。

燒裩散：（寶鑑）治陰陽易。取近陰處棍檔[②]一片，方圓四五寸，燒存性[③]溫水調服一錢，日三小便即利，陰頭微肿即瘉，男女互用之。又方，人手足指爪甲二十片，燒灰末，米飲調下，其效亦同。

竹皮逍遙散：（寶鑑）治勞復，及易病。青竹皮、生地黄、人参、知母、黄連、滑石、韭白、柴胡、犀角、甘草各一錢，薑三片，棗二枚煎，臨服入燒裩襠末一錢五分調服，微汗之，未汗再服。

［语释］

阴阳易：男病刚好，女与之交欢反而得病，叫“阳易”；女病刚好，男与之交欢反而得病，叫“阴易”，说他的毒象互换了一样。症状表现为头重、身热、冲胸、眼火、阴肿、手足拘挛、小腹腰痛，重者出现吐舌、寸脉数，甚至出现离经脉而死。

烧裩散：《宝鉴》治阴阳易。取近阴处裩裆一片，方圆四五寸，烧存性温水调服一钱，日三次小便即通利，阴头微肿即痊愈，男女互用裩裆治疗。还有别的治疗方法，即用人手足指爪甲二十片，烧灰成末，用米汤冲下，它的效果也一样。

竹皮逍遥散：《宝鉴》治劳复，及易病。方药组成为青竹皮、生地黄、人参、知母、黄连、滑石、韭白、柴胡、犀角、甘草各一钱，生姜三片，大枣二枚煎煮，临服时加入烧裩裆末一钱五分调服，使病人稍微出汗，未出汗再服。

［词解］

①離經：脉学名词。即离经脉，指离其经常数之脉。《难经·十四难》：“脉有损、至，……至之脉，一呼再至曰平，三至曰离经，四至四夺精。”

②棍檔：同“裩裆”。即裤裆。

③燒存性：中药炮制方法之一。是把药烧至外部焦黑，里面焦黄为度，使药物表面部分炭化，里层部分还能尝出原有的气味，即存性。

【原文】

婦人傷寒熱入血室：婦人傷寒發熱，經水適來適斷[①]，晝了，明夜譫語，如見鬼狀，忌汗下，柴胡四物湯、牛黃膏（並婦人）。

傷寒無脈：寒熱而厥[②]，麵色不澤，冒昧[③]，兩手無脈或一手無脈，必有正汗[④]而解。

五味子湯：（寶鑑）治傷寒喘促，脈伏而厥。五味子三錢，人參、麥門冬、杏仁、陳皮各二錢，薑五片，棗二枚。

瘥後昏沉：瘥後，或旬，或二旬無寒熱雜症，但神昏語錯，目赤，舌乾，不飲水，與粥則咽，不與則不思，形貌如醉，此熱傳心也。

陶氏道赤各半湯：（寶鑑）治瘥後昏沉。黃芩、黃連、梔子、知母、麥門冬、茯神、犀角、人參、滑石各一錢，甘草五分，薑一片，棗二枚，燈心一握煎，入生地黃汁三匙。

［语释］

妇人伤寒热入血室：妇人伤寒发热，月经时来时断，但白天没有，就是月明之夜也说胡话，症状想见鬼一样，忌“汗、下法”治疗，用“柴胡四物汤”、“牛黄膏”治疗（有妇科病的一同治疗）。

伤寒无脉：寒热而厥，面色不泽，冒昧，两手无脉或一手无脉，必有正汗而解。

五味子汤：《宝鉴》治伤寒喘促，脉伏而厥。方药组成为五味子三钱，人参、麦门冬、杏仁、陈皮各二钱，生姜五片，大枣二枚。

瘥后昏沉：病好后，或旬，或二旬无寒热杂症，但神昏错语、目赤、舌干不饮水，给粥则吃，不给则不想吃，形貌如醉，此热邪传心经的缘故。

陶氏道赤各半汤：《宝鉴》治病好后头脑昏沉。方药组成为黄芩、黄连、栀子、知母、麦门冬、茯神、犀角、人参、滑石各一钱，甘草五分，生姜一片，大枣二枚，灯心一把煎煮，煎好药液后加入生地黄汁三匙。

［词解］

①厥：即厥证。是由阴阳失调，气机逆乱所引起，以突然昏倒，不省人事，四肢厥冷为主要表现的症状的一种急病。轻者，昏厥时间短，清醒后无偏瘫、失语、口眼歪斜等后遗症。重者，则可一厥不醒而死亡。

②適來適斷：即“时来时断”。

③冒昧：冒失。

④正汗：正常发汗。

【原文】

傷寒瘥後雜症：瘥後不食，神苓白术散、凝神散（並內傷）。虛煩慾嘔，竹葉石膏湯。

辰砂五苓散：（寶鑑）治傷寒發熱，狂言譫語，及瘥後熱不退，虛煩等症。澤瀉、赤茯苓、猪苓、白术各二錢五分，官桂、辰砂各五分，右細末，每二錢沸湯點服。

酸棗仁湯：（寶鑑）治傷寒後虛煩不得眠。酸棗仁炒二錢，麥門冬、知母各一錢五分，茯苓、川芎各一錢，乾薑、甘草炙各二分五里。

竹茹溫膽湯：（回春）治傷寒日數過多，其熱不退、夢寐不寧、心驚恍惚、煩躁多痰，不眠。柴胡二錢，竹茹、茯苓、桔梗、陳皮、半夏、枳實各一錢，香附子八分，人參、黃連各五分，甘草三分，薑三片，棗一枚。

［语释］

伤寒瘥后杂症：病好后不吃饭，用“神苓白术散”、“凝神散”（均内伤）治疗。有虚烦欲呕症状，用“竹叶石膏汤”治疗。

辰砂五苓散：《宝鉴》治伤寒发热，狂言谵语，及病好后热不退、虚烦等症。方药组成为泽泻、赤茯苓、猪苓、白术各二钱五分，官桂、辰砂各五分，又制成细药末，每二钱用开水浸后服用。

酸枣仁汤：《宝鉴》治伤寒后虚烦不得眠。方药组成为酸枣仁（炒用）二钱，麦门冬、知母各一钱五分，茯苓、川芎各一钱，干姜、甘草（炙）各二分五厘。

竹茹温胆汤：《回春》治伤寒日数过多，其热不退、梦寐不宁、心惊恍惚、烦躁多痰不眠。方药组成为柴胡二钱，竹茹、茯苓、桔梗、陈皮、半夏、枳实各一钱，香附子八分，人参、黄连各五分，甘草三分，生姜三片，大枣一枚。

【原文】

中寒症：寒毒直入三陰經，或上從鼻入，下從足心入，昏倒，肢攣強直。厥冷者，急用理中湯，或五積散，並加吳茱萸、附子。極冷，脣青厥逆①，無脈，囊縮，急用蔥熨法，並灸氣海、關元各三五十壯，先用熱酒、薑汁和灌。

葱熨法：（寶鑑）治中寒，身冷脈微，麵青黑。蔥白連根切、小麥麩三升、塩②二升，右以水和勻分二包，炒令極熱絹包之，互熨臍上，冷則用水拌濕，更炒熨之。

［语释］

中寒症：寒毒直入三阴经，或上从鼻入，下从足心入，致使病人昏倒、肢体拘挛，身体强直。厥冷者，急用“理中汤”或“五积散”并加吴茱萸、附子治疗。极冷者，出现唇青、厥逆、无脉、囊缩，急用葱熨法并灸气海关元各三五十壮，先用热酒姜汁和灌。

葱熨法：《宝鉴》治中寒，身冷、脉微、面青黑。方药组成为葱白（连根切用）、小麦麸三升、盐二升，又用水和匀分二包，炒极热后用绢布包好，在脐上熨烫，不热则再用水拌湿，再炒极热熨烫。

［词解］

①厥逆：病症名。①指四肢厥冷。②指久头痛的一种。③指胸腹剧痛，而见两足暴冷，烦而不能食，脉大小皆涩的病症。

②塩：“盐”的异体字。

【原文】

感冒：尋常感冒，不敢輕發汗，或不得其宜，則惟泄其氣，而虛，變生他症，只平和之劑治之，表症，芎芝香蘇散。寒入里，吐利，藿香正氣散。挾濕停痰，人參養胃湯。

升麻葛根湯：（寶鑑）治瘟病，及時令感冒。葛根二錢，白芍藥、升麻、甘草各一錢，薑三片，蔥白二莖。

交加散：（寶鑑）五積散性溫，敗毒散性涼，凡人遇些少感冒，取兩藥對半，合和煎服，則邪氣自散而癒。一名五積交加散。

和解飲：（新增）無論傷寒及毒感，並皆治之。鞦麥畱皮炒五錢，忍冬去皮節炒三錢，生慄畱外皮九箇切，生薑一塊細切。或加蕎麥畱皮炒二錢，蔥白四莖煎服，如或食傷加山楂神麯。大牴我國罕見傳經傷寒，經絡難分，以此連服，直至止煩止渴，則自癒矣，今日瘟疫亦用之有效。

［语释］

感冒：平常感冒，不宜轻易发汗治疗，或不得法，则只泻其气，而虚者变生他症，只用药性平和的药物治疗表症，“芎芝香苏散”。寒邪入里，出现吐泻，用“藿香正气散”治疗。挟湿停痰，用“人参养胃汤”治疗。

升麻葛根汤：《宝鉴》治瘟病及流行感冒。方药组成为葛根二钱，白芍药、升麻、甘草各一钱，生姜三片，葱白二根。

交加散：《宝鉴》“五积散”性温，“败毒散”性凉，凡人们遇到稍微感冒，拿两方药各半，合在一起煎服，则邪气自散而病愈。又名“五积交加散”。

和解饮：（本书新增方剂）无论伤寒及毒感，均可一块治疗。秋麦（留皮炒用）五钱，忍冬（去皮节炒用）三钱，生栗（留外皮）九个切碎，生姜一块切细。有的加荞麦（留皮炒用）二钱，葱白四根，煎服，加入有的出现食伤，加山楂神曲。大抵我国罕见传经伤寒病，经络之病难以区分，用本方连服直到烦渴尽除，病则自愈，今日瘟疫用瓷治疗也有效果。

【原文】

外感挟内傷：傷寒加内傷，十居八九，蓋邪之所湊，其氣必虛，補中益氣湯（内傷）去升麻，加川芎、羌活、防風，薑三片，棗二枚，蔥白二莖，此内傷多者設也，當先補養。若顯外感多者，急宜發散，九味羌活湯、人參養胃湯、參蘇飲選用。

陶氏補中益氣湯：（寶鑑）治内傷氣血、外感風寒，頭痛身熱、惡寒自汗、沉睏無力。人參、生地黄、黄芪、當歸、川芎、柴胡、陳皮、羌活、白术、防風各七分，細辛甘草各五分，薑三片，棗二枚，蔥白二莖煎服，如元氣不足，加升麻三分。

［语释］

外感挟内伤：十之八九的病人会出现伤寒加内伤病，盖邪之所凑，其气必虚之缘故，用“补中益气汤”（内伤）去升麻加川芎、羌活、防风，生姜三片，大枣二枚，葱白二根，这是为内伤症多的患者设的，应当先行补养。若外感症状多的患者，宜立即发散治疗，可从“九味羌活汤”、“人参养胃汤”、“参苏饮”中选方。

陶氏补中益气汤：《宝鉴》治内伤气血、外感风寒，症见头痛身热、恶寒自汗、沉困无力。方药组成为人参、生地黄、黄芪、当归、川芎、柴胡、陈皮、羌活、白术、防风各七分，细辛甘草各五分，姜三片，枣二枚，葱白二茎煎服，如元气不足加升麻三分

【原文】

孕婦傷寒：忌汗吐下，當和解，産前凡藥，必加黄芩白术安胎。太陽症，九味羌活湯；陽明，升麻葛根湯；少陽，小柴胡湯；太陰，平胃散（六腑）加白术枳實，熱者，大柴胡湯加厚樸當歸；少陰，人參三白湯加當歸，熱者，涼膈散（火門）；厥陰，理中湯。以上俱和四物湯（血門）。表症具者，香蘇散、黄龍湯。

香蘇散：（寶鑑）治孕婦傷寒，頭痛，寒熱，咳嗽。黄芩、前胡、麥門冬各一錢，川芎、陳皮、白芍藥各八分，紫蘇葉六分，乾薑五分，甘草三分，薑蔥煎服。

黄龍湯：（寶鑑）治孕婦傷寒發熱及産后發熱熱入血室等症。即小柴胡湯去半夏也，與涼血地黄湯（血門）合用妙。

人參三白湯：（入門）太陰病誤下誤汗，表里俱虛，以致鬱冒[①]，冒傢得汗自瘉，若不得汗而不解者，以此主之，柴胡三錢，人參、白术、白芍藥、白茯苓各一錢五分，川芎一錢，天麻五分。若下虛，脈微弱者，合三生飲（風門），以溫腎固本。

［语释］

孕妇伤寒：治疗时应忌“汗、吐、下”法，当用“和解”法，产前孕妇凡用药，必加黄芩、白术以安胎。太阳病，用“九味羌活汤”治疗；阳明病，用“升麻葛根汤”治疗；少阳病，用“小柴胡汤”治疗；太阴病，用“平胃散”（运脾化湿）加白术、枳实治疗，热者，用“大柴胡汤”加厚朴、当归治疗；少阴病，用“人参三白汤”加当归治疗，热者，用“凉膈散”（泻火）治疗；厥阴病，用“理中

汤”治疗。以上方剂均加“四物汤”（治疗血病）。具有表症的患者，用“香苏散”或“黄龙汤”。

香苏散：《宝鉴》治孕妇伤寒头痛，寒热咳嗽。方药组成为黄芩、前胡、麦门冬各一钱，川芎、陈皮、白芍药各八分，紫苏叶六分，干姜五分，甘草三分，姜葱煎服。

黄龙汤：《宝鉴》治孕妇伤寒发热，及产后发热热入血室等症。即“小柴胡汤”去掉半夏，与“凉血地黄汤”（血病）合用效果好。

人参三白汤：《入门》太阴病因误用“汗、下”法，使患者表里俱虚以致郁冒，患者若出汗就会自愈，若不出汗使病症不解，用该方治疗。柴胡三钱，人参、白术、白芍药、白茯苓各一钱五分，川芎一钱，天麻五分。若下元虚损，脉微弱，加“三生饮”（祛风），以温肾固本。

［词解］

①欝冒：指郁闷眩晕，甚则发生一时性昏厥，但旋即可自行苏醒。可由血虚而亡津液或肝气郁结、外邪阻遏等所致。《金匮要略·妇人产后病脉证治》：“产妇郁冒……所以然者，血虚而厥，厥而必冒。”“郁”的异体字。

【原文】

痼冷[①]**：**臟腑沉寒積冷，痼久不散也，附子理中湯。

加減白通湯：（寶鑑）治沉寒痼冷，臍腹冷痛、大便自利，足脛寒而逆，附子炮二錢，乾薑炮、官桂、草豆蔻、半夏、人參、白术、甘草炙各一錢，薑五片，蔥白五莖煎服，仍灸氣海三里。

金液丹：（寶鑑）治久寒痼冷，及吐利日久，身冷脈微。硫黃十兩研細飛過盛瓷器內，以赤石脂泥縫外，以塩泥固濟，先撅地坑埋小罐子，盛水令滿安合子在上用泥固濟訖[②]，慢火養[③]七日七夜，候足加頂火一斤煆[④]，取出放冷研為細末，右藥末一兩用蒸餅，一兩湯浸去水脈丸如梧子，每三十丸多至百丸溫米飲下空心。

［语释］

痼冷：是脏腑沉寒积冷，痼久不散造成的，用“附子理中汤”治疗。

加减白通汤：《宝鉴》治沉寒痼冷，脐腹冷痛、大便自利，足胫寒而逆，附子（炮）二钱，干姜（炮）、官桂、草豆蔻、半夏、人参、白术、甘草（炙）各一钱，生姜五片，葱白五根煎服，仍灸气海、足三里。

金液丹：《宝鉴》治久寒痼冷，及吐利日久，身冷、脉微。硫黄十两（研细水飞用）盛瓷器内，以赤石脂泥缝外，以盐泥密闭牢固，先挖地坑埋放小罐子，盛满水，在上面安合子，并用泥密闭牢固，完毕后慢火加热七日七夜，完成后在顶火加一斤火用以煅制，取出放冷后研为细末，又将药末一两用来蒸饼，一两用汤浸，去水后制成如梧子大小的丸剂，每次三十丸，最多一百丸，空腹服用，温米汤冲服，。

［词解］

①煆：中药炮制方法之一。直接将药物放於火上煅红，一般用於矿物

②訖：完毕。

③養：加热。

④痼冷：病证名。寒邪久伏于里之阴证。又称内有久寒。多见于素体虚弱，或久病机能衰退的慢性病。《三因极一病证方论·痼冷积热证治》：“痼冷者，中寒也。多因真气既微，胃气不实，复啖生冷、冰雪之属，致肠胃虚寒，阴既停凝，阳不能正，大便洞泄，小便频并，鼻多清涕，呕吐涎沫，水谷不化，洒洒淅淅，皆阳虚阴盛之所为也。”痼，经久难愈。

【原文】

三建湯：（入門）治陽虛，寒邪外攻，手足厥冷、六脈沉微、二便滑數。川烏、附

子、天雄各等分，薑煎，或入麝香少許，上焦陽弱，倍天雄，下部陰痿，倍附子，自汗，加官桂小麥，氣逆，加木香或沉香，名順元散，胃冷，加丁香胡椒，名丁胡三建湯。

黑錫丹：（入門）治脾腎俱虛，冷氣刺痛，止汗墜痰，除濕破癖。黑錫熔去滓、硫黃熔化水浸各二錢，卻將錫再熔化，漸入硫黃，俟結成一片，傾地上去火毒[①]，研至無聲為度，此為丹頭，入附子、故紙、豆蔻、小茴、川練、陽起石、木香、沉香、葫蘆芭各一兩，官桂五錢，為末和勻，酒糊丸如梧子，陰乾入布袋內，擦令光熱[②]，每三五十丸，空心薑塩湯，或棗湯下，婦人艾醋湯下，一切冷痰塩酒下，年高有客熱者，服之效，或加肉蓯蓉、牛膝、白术、丁香，名接骨丹，治真元虛憊。

［语释］

三建汤：《入门》治阳虚，寒邪外攻，症见手足厥冷、六脉沉微、二便滑数。方药组成为川乌、附子、天雄各等分，加姜煎汤服用，或加麝香少许，若上焦阳弱，天雄剂量加倍，若下部阴痿，附子剂量加倍，若自汗，加官桂、小麦，若气逆，加木香，或沉香，名“顺元散”，若胃冷，加丁香、胡椒，名“丁胡三建汤”。

黑锡丹：《入门》治脾肾俱虚，冷气刺痛，本方可止汗坠痰、除湿破癖。黑锡熔化去渣、硫黄熔化后用水浸各二钱，再将锡熔化渐渐加入硫黄中，等凝结成一块倾倒在地上，以去火毒，研细粉到听不到声音为度，这叫“丹头”，加入附子、故纸、豆蔻、小茴、川楝、阳起石、木香、沉香、葫芦芭各一两，官桂五钱，研为细末，和匀，以酒糊丸象梧子大小，阴干后装入布袋内擦令光亮，每次服三十至五十丸，姜盐汤或枣汤服下，空腹服，妇女用艾醋汤冲服，一切冷痰，用盐酒冲服，年高有热的患者有疗效，若加肉苁蓉、牛膝、白术、丁香，名“接骨丹”，治真元虚惫。

［词解］

①去火毒：中药学术语。系一种中药炮制方法。指除去膏药的火毒。膏药熬成后，如果立即涂贴皮肤上，能刺激皮肤，轻的发痒，重的起水泡，甚至引起溃烂，此称之为“火毒”。去火毒的方法有二：一是把刚制成的膏药，放置阴凉地方若干日；二是浸泡在井水或凉水内几天后待用。

②光熱：光亮。

［临床新用］

黑锡丹　本方现代主要用于疮疡的治疗。本方与植物油调合成膏外用治疗疮疡24例，主要为慢性湿疹和神经性皮炎，结果：痊愈9例，其中湿疹4例，神经性皮炎5例；有效13例；其中湿疹6例，神经性皮炎7例；无效2例（房定亚．中成药临床应用指南．科技出版社出版，1994. 179）。

【原文】

暑

脈法：虛微細絃芤遲，體狀無，餘不可汗下，但解熱利小便為度。

暑病形症：麵垢自汗、身熱惡寒、煩渴倦怠、少氣毛聳、頭痛或霍亂，或肢厥前板齒[①]燥，少勞[②]即熱，身體無痛或有，澡浴水濕相搏而痛者。暑毒每入牙頰，故遇暑還急漱口勿咽。

中暑毒急救：道途卒倒，急扶在陰涼淨處，取途中熱塵土積[③]死人心，又積臍上作窩，令人尿其中，生薑或蒜嚼爛，以熱湯或童便下，外用布蘸熱湯熨氣海，立醒，勿與冷水，即死。

中暑中暍[④]辨：中暑者，深堂水[⑤]閣靜而得之，必頭痛，惡寒、身形拘急，肢節痛、煩心，身大熱無汗，為房室之陰寒所遏，使周身陽氣不伸，陰症也，二香散、茹藿湯、六和湯加羌活、川芎、蒼术。中暍者，日中勞役，動而得之，必苦頭痛，發躁熱，惡熱，捫肌大熱、大渴飲、汗大洩，無氣而動，乃天熱外傷肺氣，陽症也，人參白虎湯、竹葉石膏湯（寒門）。

夏暑宜補氣：此時人之陽氣盡浮於肌表，故腹中虛矣。

［语释］

暑

脉法：脉呈现虚、微、细、弦、芤、迟，身体如无其他症状不可用“汗、下”之法治疗，至多解热、利小便。

暑病形症：患者呈现面垢自汗、身热恶寒、烦渴倦怠、少气毛耸、头痛或霍乱，或肢厥前板齿燥，稍为劳作即热，身体无痛或有，澡浴水湿相搏而痛。暑毒每入牙颊，所以遇暑热还应急漱口，不要咽下。

中暑毒急救：路上突然昏倒，应急扶患者到阴凉洁净处，取路上热尘土堆积在患者心口处，再堆积在患者脐上并作成窝，让人将尿洒在其中，生姜或蒜嚼烂用以热汤或童尿服下，外用布蘸热水熨气海穴，患者就会立即苏醒，不要给患者冷水，否则会立即死亡。

中暑中暍辨：中暑者，是喝了房室深处放置陈久凉水所致，必定头痛恶寒、身形拘急、肢节痛疼、心烦、身大热无汗，这是房室阴寒阻遏气机，使周身阳气不畅所致，属阴症，用“二香散”、“茹藿汤”、“六和汤”加羌活、川芎、苍术治疗。中暍者，因日中劳作所致，必定头痛、发躁热恶热，扪肌大热、大渴饮、汗大泄、无气而动，是天热外伤肺气，属阳症，用“人参白虎汤”、“竹叶石膏汤”（祛寒）治疗。

夏暑宜补气：这时人之阳气尽浮于肌表，所以腹中虚。

［词解］

①前板齒：上齿

②少勞：稍微劳作。

③積：堆积。

④中暍：（yē）病名。出《金匮要略·痉湿暍病脉证并治》。一指中暑、中热。二指阴寒之暑证。此指中热。

⑤深堂水：房室深处放置的水。

【原文】

生脈散：（寶鑑）清肺滋水，補元氣，夏月代熟水飲之。麥門冬二錢，人參、五味子各一錢，或加黃芪、甘草各一錢，或加黃栢三分，服之則令人氣力湧出。

清暑益氣湯：（寶鑑）治長夏[①]濕熱蒸人，四肢睏倦，精神短少，懶於動作，身熱煩渴，小便黃而數[②]，大便溏[③]而頻，或泄或痢、不思飲食，氣促自汗。蒼术一錢五分，黃芪、升麻各一錢，人參、白术、陳皮、神麯、澤瀉各五分，酒黃栢、當歸、青皮、麥門冬、乾薑、甘草各三分，五味子九粒。

十味香薷飲：（寶鑑）消暑和胃補氣。香薷一錢五分，厚樸、白扁豆、人參、陳皮、白术、白茯苓、黃芪、木瓜、甘草各七分。或為末，每二錢，熱湯或冷水任調下。

［语释］

生脉散：《宝鉴》清肺滋水、补元气，夏天代熟水喝，麦门冬二钱，人参、五味子各一钱，或加黄芪、甘草各一钱，或加黄柏三分，服后则令人气力涌出。

清暑益气汤：《宝鉴》治长夏湿热蒸人所致四肢困倦、精神短少懒于动作、身热烦渴、小便黄而数、大便溏而频，或泄或痢、不思饮食，气促自汗。方药组成为苍术一钱五分，黄芪、升麻各一钱，人参、白术、陈皮、神曲、泽泻各五分，酒黄柏、当归、青皮、麦门冬、干姜、甘草各三分，五味子九粒。

十味香薷饮：《宝鉴》消暑、和胃、补气。方药组成为香薷一钱五分，厚朴、白扁豆、人参、陈皮、白术、白茯苓、黄芪、木瓜、甘草各七分。或为细末，每二钱热汤或冷水冲服。

［词解］

①长夏：指夏季末、夏秋之交的多雨季节，大约是在阴历7月左右。这段时间是阳气由释放转入收藏的转换过程。

②数：指小便数，即小便频数。证名。

③溏：稀。

［临床新用］

生脉散　本方现代主要用于冠心病、心肌梗死、心律失常、心衰、心肌病、窦房结综合征、休克、低血压、肺心病、脑梗死、老年痴呆、白细胞减少症、无排卵性不孕、中暑、气阴两虚症的治疗。

（1）**冠心病**　生脉口服液治疗冠心病35例，每日3次，每次口服20毫升，3周为1疗程，结果：总有效率为66.7%，显效率19.3%，心电图总有效率为34.8%（张玉兰．生脉口服液治疗冠心病的临床研究．中华心血管杂志，1987，（3）：144）。生脉注射液治疗冠心病心绞痛52例，50毫升生脉注射液加入0.9%生理盐水250ml中静滴，每日1次，15日为1疗程。结果：显效15例，有效24例，总有效率为75%（邱则仁．生脉注射液治疗冠心病心绞痛52例临床观察．黑龙江中医药，1995，（2）：32）。本方加黄芪、丹参、郁金治疗冠心病50例，其中血瘀兼气滞者12例，气虚血瘀者15例，气阴两虚兼血瘀者20例，气虚兼痰浊者3例。结果：痊愈7例，显效12例，有效18例，无效13例（王金荣．加味生脉散治疗心律失常．江苏中医杂志，1987，（7）：21）。生脉注射液治疗冠心病心绞痛53例，均证属气阴两虚型，14日为1疗程，结果：显效12例，有效35例，无效6例。总有效率为88.6%（顾仁樾、郭晶、李明，等．生脉注射液治疗冠心病心绞痛气阴两虚型53例．辽宁中医杂志，1996，（10）：451）。本方加味治疗冠心病66例，治疗后，34例心绞痛患者，有效24例，有效率为70.6%；61例心肌缺血者，有效22例，有效率为36.1%（陈炯抗．生脉散治疗冠心病66例疗效分析．实用中西医结合杂志，1995，（5）：294）。生脉注射液治疗气阴两虚型心绞痛32例，结果：显效17例，有效10例，无效5例，总有效率84.4%（李天玉．生脉注射液治疗气阴两虚型心绞痛32例．天津中医，1998，（2）：68）。生脉注射液治疗冠心病38例，结果：显效6例，有效14例，无效18例，总有效率为52，63%（黄黎民．生脉注射液治疗冠心病38例临床观察．实用中西医结合杂志，1998，（1）：42）。本方加丹参、郁金、三七粉治疗冠心病37例，其中心血瘀阻型13例，心气虚弱型13例，痰浊内阻型8例，心肾阴虚型3例。治疗4周，结果：显效15例，有效18例，无效4例，总有效率89.19%（罗芳．加味生脉散结合辨证治疗冠心病临床观察．广西中医药，1998，（4）：17）。生脉注射液治疗不稳定性心绞痛23例，结果：显效18例，占78.2%；有效3例，占14.3%；无效2例，占9.5%。总有效率92.5%（张大乔．生脉注射液治疗不稳定性心绞痛的临床观察．中医药学报，1998，（6）：23）。生脉注射液治疗冠心病心绞痛64例，男46例，女18例，年龄40~67岁，平均57.73岁。加入5%葡萄糖注射液250毫升静脉滴注，每日1次，连续15日。结果：显效36例，占56.25%；改善22例，占34.37%；无效6例，占9.38%；总有效率58例，占90.62%（张式薇、王玉琪、姚广平．生脉注射液治疗冠心病心绞痛64例．中国中西医结合杂志，1997，（11）：694）。

（2）**心肌梗死**　生脉注射液治疗急性心肌梗死20例，静脉推注30毫升（0.5克生药/毫升），结果：心脏指数平均增加13%，左室每搏作功指数增加11%，体循环血管阻力下降9%（张均华．生脉散注射液对急性心肌梗死不同血流动力学分型的效应．中华内科杂志，1985，（11）：651）。本方治疗急性心肌梗死Ⅰ、Ⅱ型26例，用生脉针20毫升加入50%葡萄糖20ral静脉注射及生脉针30毫升加入10%葡萄糖250ml中静脉点滴，5~7天为1疗程，结果：22例症状明显减轻，4例死亡（余洲海．中药治疗急性心肌梗死26例，陕西中医，1993，（9）：389）。本方加当归、延胡索、赤芍、黄芪、白术、茯苓、桃仁、红花治疗急性心肌梗死12例，结果：治愈4例，占33.3%；好转6例，占50%；无效2例，占16.7%。总有效率83.3%（胡继明．生脉散加减治疗急性心肌梗塞12例．长春中医学院学报，1997，(2)：13)。

(3) 心律失常 生脉注射液治疗房室传导阻滞30例，用生脉注射液10~20毫升加入5%~10%葡萄糖液或低分子右旋糖酐200~300毫升中静滴，7~14日为1疗程，疗程间隔3~7天，连续治疗3~4个疗程，结果：显效19例，有效8例，无效3例，总有效率为90%（蒲绥春．生脉散静滴治疗房室传导阻滞30例临床报告．湖南中医杂志，1994，(2)：11)。生脉散合黄连素片治疗心肌炎并发顽固性心律失常134例，每日4次，4周为1疗程，结果：显效58例，有效42例，无效34例，总有效率为71.8%（郭教礼、张振中、袁高明．中西医结合治疗心肌炎并发顽固性心律失常134例临床观察．实用中西医结合杂志，1991，(5)：265)。生脉注射液治疗缓慢型心律失常21例，其中病态窦房结综合征18例，Ⅱ、Ⅲ度房室传导阻滞3例，每日用40~50毫升加人5%葡萄糖液250毫升，15日为1疗程，近期疗效85.7%（李秀芝、杨燕华、刘中英，等．生脉散注射对心率缓慢型心律失常的疗效观察．成都中医学院学报，1981，(2)：52)。本方随症加减治疗老年心房颤动15例，头晕气短，心悸倦怠者加山药、枸杞、泽泻；头晕气短，心烦口苦者合温胆汤；心胸刺痛，舌质紫黯者加桃仁、丹参，结果均有效，其中13例在服药1~3剂内恢复正常心律；2例服药9剂后自觉症状减轻，但未恢复正常心律（许业辉．生脉散加味治疗老年人心房颤动15例．新中医，1998，(8)：62)。本方加葛根、牡蛎等治疗过早搏动38例，10日为1疗程，服药期间停用其他药物。结果：治愈28例，好转8例，无效2例。总有效率94.7%（熊上中、徐小周．生脉散加味治疗过早搏动38例．广西中医药，1998，(2)：14)。

(4) 心衰 本方加葶苈子治疗充血性心力衰竭50例，葶苈子浸膏片口服2片，每日3次，生脉散注射液2毫升肌注，每日2次。结果：显效36例，总有效率为92%（谢芳．葶苈子合生脉散治疗充血性心力衰竭50例临床观察．湖南中医学院学报，1982，(2)：28)。生脉注射液配合西药治疗充血性心力衰竭50例，日1次，结果：显效28例，有效18例，无效4例，总有效率92%（何友作、邹信芳、李树勋，等．生脉液在充血性心力衰竭治疗中的作用．四川中医，1992，(6)：29)。本方加附子、丹参配合多巴酚丁胺静注治疗充血性心力衰竭36例，男20例，女16例，结果：显效44.4%，有效率50%，总有效率94.4%（邹德玉．生脉散与小剂量多巴酚丁胺合用治疗充血性心力衰竭36例观察．现代中医，1991，(4)：157)。

(5) 心肌病 本方加赤芍、生龙骨、生牡蛎治疗病毒性心肌炎63例，日1剂，15日为1疗程。治疗1~2疗程后，总有效率为90%（朱瑞芬、刘仲杰、孙云．生脉散加味治疗病毒性心肌炎63例．山东中医杂志，1995，(5)：207)。本方加银花、连翘、生地治疗病毒性心肌炎42例，心悸加酸枣仁，胸痛加川芎，胸闷加薤白，频发早搏加玄参；发热加青蒿，日1剂，分2服，10天为1疗程，治疗3个疗程，结果：痊愈17例，有效21例，无效4例。总有效率90.5%（李寿彭．加味生脉散治疗病毒性心肌炎42例．陕西中医，1995，(9)：411)。生脉注射液治疗急性病毒性心肌炎30例，结果：显效22例，有效6例，无效2例，总有效率93%（檀金川、谢惠芬、张成运．生脉散注射液治疗急性病毒性心肌炎30例．河北中医，1995，(4)：47)。生脉注射液治疗新生儿窒息后心肌损害38例，平均胎龄38.32±2.48周，体重3002.26±29.66克。结果：临床症状消失天数为6.46±1.65天；T波改变恢复天数为5.82±1.57天（谭稼荣．生脉注射液治疗新生儿窒息后心肌损害38例．浙江中医杂志，1997，(12)：542)。

(6) 窦房结综合征 本方加细辛、麻黄、远志为主方治疗窦房结综合征37例，每日1剂，分2服，3周为1疗程，结果：显效22例，好转11例，无效4例（殷国健、陈玉凤、鲁浦云．生脉散加味治疗病态窦房结综合征疗效观察．天津中医，1990，(2)：19)。本方加肉桂、细辛治疗窦房结综合征11例，气阴两虚型5例，阴阳两虚型6例。结果：3例Ⅱ度固定型窦房阻滞者，用药5~15天后痊愈；8例心动过缓者，痊愈4例（王玉茹、吕淑贤、李述尧，等．生脉散加味治疗病态窦房结综合征11例疗效观察．河北中医，1987，(2)：18)。

(7) **休克**　生脉、四逆注射液治疗急性心肌梗死并发心源性休克18例，用生脉注射液4毫升静脉注射，每1~2小时1次，或用生脉注射液30毫升加10%葡萄糖500毫升静脉点滴，结果：17例有效，1例死亡（陈成．中西医结合治疗急性心肌梗塞99例的临床体会．新医药杂志，1974，(3)：21)。生脉注射液治疗心源性休克50例，结果血压平均上升20~30mmHg（李玉杰．生脉散等抢救休克70例临床疗效观察，浙江中医药，1977(7)：246)。生脉注射液治疗感染性休克24例，首剂10~20毫升加入5%~10%葡萄糖注射液10~20毫升中静推，再用20~40毫升加入5%葡萄糖注射液中静滴，结果：15例血压在120分钟内恢复正常，17例获稳压效果，7例获升压效果（张泰怀、蒋俊明．生脉注射液治疗感染性休克．中西医结合杂志，1983，(1)：10)。生脉注射液治疗厥脱68例，其中低血容量性休克29例，感染性休克18例，心源性休克13例，过敏性休克8例，中医辨证分型：气阳两虚型36例，真阴耗竭型18例，阳气暴脱型14例。结果：显效46例，占67.7%；有效18例，占26.4%；无效4例，占5.9%。总有效率94.1%（安柏芝．生脉注射液治疗厥脱证68例疗效观察．中国中医急症，1996，(4)：159)。

(8) **低血压**　本方加当归、桂枝、阿胶为主方治疗低血压112例，将上方水煎3次，再将3次药液混合浓缩至600毫升，然后烊化阿胶加红糖，分3服。服药期间停服其他药物，10天为1疗程，治疗3个疗程结果：治愈78例，显效23例，有效8例，总有效率97.32%（王凤桥、王丽萍、盛桂玲，等．生脉散加味治疗低血压112例．河北中医，1993，(2)：11)。本方加味治疗原发性低血压15例，治疗4周后，收缩压平均升高14mmHg，舒张压平均升高6.7mmHg，均值达61mmHg（宋中林．生脉加味治疗原发性低血压．四川医学，1981，(2)：100)。本方治疗高原性低血压30例，每周服药6剂，停服1天，2周为1疗程，结果：治愈22例，占73.33%；好转6例，占20%；无效2例，占2.2%，收缩压平均升高38.8mmHg，舒张压平均升高14.4mmHg（邹恂达．生脉散治疗高原低血压30例临床观察．人民军医，1984，(6)：34)。

(9) **肺心病**　本方加桂枝、瓜蒌、薤白为主方治疗肺心病并发高黏血患者40例，若咳喘重者加鱼腥草、百部，日1剂，15日为1疗程，结果：显效8例，占20%；有效28例，占70%；无效4例，总有效率90%（哈孝圣、孙万华、王丽萍．生脉饮治疗肺心病并发高黏血症疗效观察．天津中医，1992，(4)：27)。

(10) **脑梗死**　生脉注射液治疗脑梗死96例，其中全瘫9例，偏瘫72例，神志不清16例，口眼㖞斜84例，语言障碍54例。结果：基本治愈57例，显效17例，好转14例，无效8例，总有效率91.7%；基本治愈率59.4%（周方均．生脉注射液治疗脑梗塞96例临床观察．实用中西医结合杂志，1996，(11)：695)。

(11) **老年痴呆**　本方代茶饮治疗老年性痴呆14例，日1剂，2个月为1疗程。结果：痊愈1例，有效10例，无效3例（邱森山．生脉饮治疗老年呆病．中药药理与临床，1993，(3)：4)。

(12) **流行性出血热**　本方治疗流行性出血热休克122例，配合采用纠酸、扩容、抗凝等疗法，每日1~2剂，不能口服者则鼻饲，直至血压稳定。并辅以清营汤加减。结果：有效120例，病死2例（徐德先、钱茂、王洪珠，等．生脉汤治疗流行性出血热休克的疗效观察．江苏中医杂志，1983，(3)：19)。

(13) **白细胞减少症**　本方加玉竹、石斛、当归等治疗白细胞减少症39例，男21例，女18例，年龄在39~70岁之间，每日1剂，10剂为1疗程，治疗2~3疗程，结果：显效14例，占30%；有效23例，占58.97%；无效2例，占5.12%（缪培融．生脉散加味治疗白细胞减少39例临床观察．天津中医，1996，(4)：20)。

(14) **无排卵性不孕**　本方治疗无排卵性不孕78例，治疗时间最短1个月，最长6个月。结果：受孕21例，排卵17例，仍不排卵者40例，妊娠率为26.9%，排卵有效率为48.7%（庞保军、赵焕云、王三山．生脉散治疗无排卵性不孕78例．贵阳中医学院学报，1993，(1)：30)。

(15) **中暑**　生脉注射液抢救中暑56例，先兆中暑静滴生脉注射液50ml，日1次；中度中暑静滴

100毫升，日1次；重度中暑，静滴100毫升，日2次。结果：24小时内治愈42例，好转13例，无效1例（胡德才．生脉注射液抢救中暑56例体会．中西医结合实用临床急救，1997，(10)：465)。

(16) 气阴两虚证 生脉胶囊治疗气阴两虚证30例，每次1粒，1日3次，28天为1疗程，结果：显效4例，占13.3%；有效23例，占76.7%；无效3例，占10%。总有效率90%（邹玉．生脉胶囊治气阴两虚证30例临床报告．实用中医药杂志，1997，(1)：25)。

清暑益气汤 本方现代主要用于疰夏、慢性疲劳综合征、头痛、多寐的治疗。

(1) 疰夏 本方治疗疰夏14例，方用黄芪、党参、当归、麦冬、神曲、葛根、白术、升麻、泽泻、黄柏、陈皮、甘草、青皮、生姜、大枣，水煎分两服。随症加减。结果：14例全部显效，多数为3剂显效（杨孝勤．用东垣清暑益气汤治疗疰夏14例．陕西中医学院学报，1987，(1)：19)。

(2) 慢性疲劳综合征 本方治疗慢性疲劳综合征32例，中医辨证均属脾气弱夹湿。日1剂，分3次口服，7日为1疗程，服药2疗程后，症状均有好转，总有效率达80%以上（李云委、陈乔林．东垣清暑益气汤加减治疗慢性疲劳综合征的体会．云南中医中药杂志，1997，(6)：4)。

(3) 头痛 某女，42岁。患者1994年因劳作中暑晕厥后头痛不已，反复发作，暑天加重。曾服正天丸、天麻丸及中药治疗，效不显。就诊症见头晕头痛，沉重倦懒，脘闷纳呆，大便不实，舌苔白腻，脉弦滑。方用清暑益气汤加减：黄芪6克，苍术3克，升麻3克，党参6克，炒神曲3克，陈皮9克，白术3克，麦冬3克，当归2克，青皮2克，黄柏3克，葛根3克，泽泻3克，五味子3克，甘草1克，服药6剂，诸症皆除。随访2年，未复发（孙建光、张振鹏．清暑益气汤治验．山东中医杂志，1999，(1)：37)。按：证属太阴脾虚湿盛，痰浊中阻，清阳不升。治宜益气升清，化痰降浊。方中党参、黄芪补中益气；苍术、白术健脾燥湿；青皮、陈皮、泽泻理气渗湿；黄柏清热燥湿；麦冬、五味子清暑养阴；当归养血和阴；升麻、葛根解肌生津，升阳除湿；炒神曲消食化滞除满；甘草和中健脾。诸药合用，补泻兼施，气阴兼顾，共奏健脾益气，升阳除湿，泻火生津之功。

(4) 多寐 某男，31岁。患者于1周前，长夏懒怠，手足疲软，坐定即寐，头眩胸闷，小便短赤，舌苔黄，脉濡。方用清暑益气汤化裁：党参12克，炙黄芪10克，炒白术12克，苍术10克，升麻10克，麦冬15克，葛根10克，泽泻10克，藿香10克，服药4剂而愈（戎绍奎、楼建英．多寐的治疗体会．中医杂志，1999，(4)：208)。按：证属暑湿伤气之多寐。长夏多雨，暑多夹湿，湿多困脾，脾运失健而使气机不利，出现胸闷、懒怠，四肢无力，坐定即寐，小便短赤，苔薄白腻，脉濡。方中黄芪、党参补益脾气固表；白术、苍术燥湿健脾；藿香清化暑湿；麦冬解暑养阴生津；泽泻理湿而降浊；葛根、升麻解肌热而升清。

【原文】

暑風：抽搦①不省，先服蘇合香元（氣門），候甦，用二香散，或人参羌活散（風門）合香薷散。

二香散：（寶鑑）治感冒暑風，身熱頭痛，或洩瀉嘔吐。香附子、香薷各二錢，紫蘇葉、陳皮、蒼术各一錢，厚樸、白扁豆、甘草各五分，木瓜二片，薑三片，葱白二莖。

消暑敗毒散：（丹谿心法②）治中暑、中風。人参敗毒散（寒門）加香薷二錢，黄連一錢，薑棗。

［语释］

暑风：抽搦不省，先服“苏合香丸”治疗（开窍），候患者苏醒，用“二香散”或“人参羌活散”（祛风）加“香薷散”治疗。

二香散：《宝鉴》治感冒暑风，身热头痛，或泄泻呕吐。方药组成为香附子、香薷各二钱，紫苏叶、陈皮、苍术各一钱，厚朴、白扁豆、甘草各五分，木瓜二片，生姜三片，葱白二根。

消暑败毒散：《丹溪心法》治中暑中风。用“人参败毒散”（伤寒）加香薷二钱、黄连一钱、姜、枣治疗。

［词解］

①抽搦：抽搐拳握。

②丹谿心法：书名。元·朱震亨撰，全书共5卷，分别论述内、外、妇、儿诸科疾病，每卷首冠丹溪原论，次为戴元礼辨证，次列方剂、附录。书后附有宋谦《故丹溪先生朱公石表辞》、戴良《丹溪翁传》。全书比较集中和全面地反映了朱氏“阳常有余、阴常不足”的学说，以及气、血、痰、郁诸病治疗见解和丰富经验，是一部研究内科杂症和朱氏学说的重要著作，对现代中医临床有指导作用。

【原文】

暑熱煩渴：身熱自汗，煩渴引飲，即中暍，人參白虎湯、竹葉石膏湯（並寒）。

益元散：（寶鑑）治中暑，身熱吐瀉、腸澼[①]下痢，宣積氣、通九竅、止渴除煩之劑。滑石六兩，甘草炙一兩，右細末，每三錢，溫蜜水調服，慾冷飲者，井水調下。加乾薑五錢，名溫六丸，治因寒吐瀉反胃。加紅麯五錢，名清六丸，治濕熱洩瀉。兩藥俱以沉米飯丸[②]如梧子，白湯[③]下五七十丸。加牛黃三錢，名牛黃六一散，治煩燥不得眠，右末，每一錢[④]調服。加辰砂一兩，名辰砂六一散，治熱，無所不可。

清肺生脈飲：（寶鑑）治暑傷肺，咳喘煩渴，氣促。黃芪二錢，當歸、生地黃、人參、麥門冬各一錢，五味子十粒。

（內局）**醍醐湯：**（寶鑑）解暑熱、止煩渴。烏梅肉另末一斤，草果一兩，縮砂、白檀香各五錢，煉蜜五斤，右細末，入蜜微沸，攪勻，瓷器盛，冷水調服。（內局）白清[⑤]一鬥，先煎微沸後，入烏梅末十兩、白檀末八錢、縮砂末四錢、草果末三錢，和勻用。

春澤湯：（寶鑑）治暑熱燥渴，引飲無度，或水入即吐。乃五苓散（寒門）去桂，加人參也，加香薷、麥門冬、黃連治伏暑[⑥]。

［语释］

暑热烦渴：身热、自汗、烦渴引饮，即中暍，用“人参白虎汤”、“竹叶石膏汤”（均清热）治疗。

益元散：《宝鉴》治中暑，身热吐泻、肠澼下痢，宜宣积气、通九窍、止渴除烦。用滑石六两，甘草（炙）一两，又制成细末，每次三钱，用温蜜水调服，欲冷饮者，井水调服。加干姜五钱，名“温六丸”，治疗因寒所致的吐泻反胃。加红曲五钱，名“清六丸”，治湿热泄泻。两药俱用沉米泛制成梧子大小的丸子，每次温开水冲服五十粒至七十粒丸。加牛黄三钱，名“牛黄六一散”，治烦躁不得眠，又制成细末，每次一钱，用井华水调服。加辰砂一两，名“辰砂六一散”，治暑热，无所不可。

清肺生脉饮：《宝鉴》治暑伤肺，咳喘、烦渴、气促。方药组成为黄芪二钱，当归、生地黄、人参、麦门冬各一钱，五味子十粒。

（内局）**醍醐汤：**《宝鉴》解暑热、止烦渴。乌梅肉（单研细末）一斤，草果一两，缩砂、白檀香各五钱，炼蜜五斤，又制成细末，入蜜微沸搅匀后，用瓷器盛，冷水调服。（内局）清水一斗，先煎微沸后，入乌梅末十两、白檀末八钱、缩砂末四钱、草果末三钱，和匀用。

春泽汤：《宝鉴》治暑热燥渴，引饮无度，或水入即吐。“五苓散”（祛寒湿）去桂枝、加人参就是该方，加香薷、麦门冬、黄连治伏暑。

［词解］

①腸澼：①指痢疾。垢腻黏滑似涕似脓的液体，自肠排出，故称肠澼。《景岳全书》卷二十四：“痢疾一证，即《内经》之肠澼也。”②指便血。《古今医鉴》卷八：“夫肠澼者，大便下血也。”

②飯丸：中药丸剂制备方法之一。指在转动的适宜的容器或械中将药材细粉与赋形剂交替润湿、撒布，不断翻滚，逐渐增大的一种制丸方法。以泛制法制备的丸剂又称泛制丸。赋形剂多为水、醋、酒、

药汁等。常用于水丸、水蜜丸、糊丸浓缩丸、微丸等制备。

③白湯：白开水。

④井華水：指天明时第一次汲取的井水。

⑤白清：清水。

⑥伏暑：是由暑湿病邪或暑热病邪郁伏而发于秋冬季节的急性外感热病。本病初起即有高热、烦渴、脉数等里热见症。《温病条辨》卷一："长夏受暑，过夏而发者，名曰伏暑。霜未降而发者少轻，霜既降而发者则重，冬日发者尤重。"

［临床新用］

益元散 本方现代主要用于秋季腹泻的治疗。秋季腹泻用益元散及香砂胃苓散治疗秋季腹泻148例。方药：滑石30克，甘草15克，朱砂5克，共为细末。小于1岁0.5克/次，大于1岁1克/次，每日3次。同时服用香砂胃苓散。对照组64例服用复方苯乙哌啶。结果：中药治疗组明显优于西药对照组（路福顺．香砂胃苓散及益元散治疗秋季腹泻148例临床观察．黑龙江中医药，1993，（6）：35）。

春泽汤 本方现代常用于治疗排尿性晕厥、糖尿病性神经原性膀胱、非淋菌性尿道炎、慢性迁延性尿道炎、慢性结肠炎、小儿腹泻、肺心病心衰等疾病。

（1）排尿性晕厥 临床表现为排尿时突然眩晕昏厥。毛氏报道用春泽汤治疗1例，因疝气修补术后发生排尿性晕厥，每月1至2次，甚至几天发作1次。症见形体瘦弱，神情衰惫，语声低弱，小便不畅，尿细无力，滴沥难尽（前列腺Ⅱ度肿大），舌淡苔白，脉弱，此素体气虚，排尿时气陷于下，清阳不升，神明失养之证。治当益气升津以养神明，温养膀胱以助气化。予春泽汤：党参30克，白术、桂枝各15克，茯苓10克，猪苓、泽泻各5克。共服30余剂，除服首剂次日发作1次外，逾月未作。后改用金匮肾气丸加党参、黄芪以巩固之。一年后随访，晕厥未发（毛春，等．古方今用举隅．四川中医，2001，19（5）：78～79）。

（2）劳淋 临床表现为小便淋沥不已，涩痛不甚，遇劳即发，缠绵不愈。小便常规检查有白细胞等。可用春泽汤加味方治疗：白术、桂枝、琥珀（包煎）各10克，猪苓、茯苓、泽泻、党参各15克，鱼腥草30克，菟丝子18克。水煎服，每日1剂。兼见脾虚证候者，加黄芪；兼见肾虚证候者，加女贞子；小便涩痛较甚，加车前子；有尿路结石者，加金钱草。1个月为1疗程，之后每月第1～6日服春泽汤加味方6剂，连续3个月。吴氏治疗32例，结果：治愈17例，好转11例，无效4例，总有效率达87.5%（吴省英．春泽汤加味方治疗劳淋32例体会．新中医，1997，29（3）：25）。

（3）女性非淋菌性尿道炎 本病多有不洁性交史，临床见有不同程度的尿频、尿急、尿痛、尿道刺痒，尿淋漓不尽，白带增多，呈黏液性或浆液脓性，病程超过2个月。若伴有气短懒言，口渴，心烦不寐，舌淡红，少苔，津少，舌有瘀点或瘀斑，脉沉细或细数，属气阴两虚，余热未清，兼夹瘀滞者，可用本方合生脉饮加减治疗。处方：黄芪15克，柴胡12克，泽泻10克，太子参30克，麦冬15克，五味子10克，土茯苓30克，王不留行12克，毛冬青10克，淮山药30克，桑螵蛸15克，益母草15克，丹参20克，白花蛇舌草30克，旱莲草20克。陈氏报道辨证分型治疗25例，结果：全部治愈，其中1疗程治愈18例，2疗程治愈7例（陈新宇．辨证治疗女性慢性非淋菌性尿道炎25例．安徽中医临床杂志，1999，11（1）：25）。

（4）慢性结肠炎 慢性非特异性溃疡性结肠炎是一种原因不明的常见慢性肠道疾病。临床主要表现为腹痛、腹泻、黏液或血性便，伴里急后重、大便次数增多，或腹泻与便秘交替出现等。乙状结肠镜、纤维结肠镜及X线钡灌肠检查，可见结肠炎性改变，伴溃疡形成。如见下腹冷痛，有黏液稀便，面色萎黄，倦怠乏力，恶心纳差，舌质淡红，苔白根厚腻，脉沉无力，属气虚伤湿者，可用本方治疗。如肝脾不和，症见胁肋胀闷，嗳气，食少，舌淡红，脉弦者，加白芍、柴胡、川楝子、郁金；脾虚湿盛，症见便涪，完谷不化，面黄，体倦，舌淡苔白腻，脉滑者，加山药、薏苡仁、苍术、车前子；久泻不止，中气下陷而致脱肛者，加柴胡、黄芪、升麻、枳壳；脾肾阳虚，症见黎明前腹痛即泻，形寒肢冷，舌淡白，脉沉细者，加制附片、炮姜、补骨脂、吴茱萸等。贺氏等报道用本方加减治疗慢性结肠炎168例。

结果：治愈134例，好转26例，无效8例，总有效率为95.4%。一年后追访102例，复发4例（贺书平，等．春泽汤治疗慢性结肠炎168例．中医研究，1997，10（6）：32）。

【原文】

暑病吐瀉：暑毒入腸胃，腹痛，惡心嘔吐，洩瀉。若外不受寒，只內傷生冷，腹痛吐瀉，理中湯（寒門）加麥芽、砂仁。

六和湯：（寶鑑）治暑傷心脾，嘔吐洩瀉，或霍亂轉筋，及浮腫瘧痢。香薷、厚樸各一錢五分，赤茯苓、藿香、白扁豆、木瓜一錢，縮砂、半夏、杏仁、人參、甘草各五分，薑三片，棗二枚。加麸炒[1]黃連一錢，名清暑六和湯。

縮脾飲：（寶鑑）治暑月內傷生冷，腹痛吐瀉。縮砂研一錢五分，草果、烏梅肉、香薷、甘草各一錢，白扁豆、乾葛各七分，薑五片。

茹藿湯：（入門）治夏月外傷納涼，內傷水果，頭身痛寒熱，或胷腹痛，嘔瀉。藿香正氣散（寒門）合香薷散是也。

［语释］

暑病吐泻：暑毒传入肠胃，则腹痛、恶心呕吐、泄泻。若外不受寒邪，只内伤生冷，则出现腹痛吐泻，用“理中汤”（温中祛寒）加麦芽、砂仁治疗。

六和汤：《宝鉴》治暑伤心脾，出现呕吐、泄泻，或霍乱转筋，及浮肿疟痢。方药组成为为香薷、厚朴各一钱五分，赤茯苓、藿香、白扁豆、木瓜一钱，缩砂、半夏、杏仁、人参、甘草各五分，生姜三片，大枣二枚。加黄连（麸炒）一钱，名“清暑六和汤”。

缩脾饮：《宝鉴》治暑月天内伤生冷，腹痛吐泻。方药组成为为缩砂研一钱五分，草果、乌梅肉、香薷、甘草各一钱，白扁豆、干葛各七分，生姜五片。

茹藿汤：《入门》治夏月天外伤纳凉、内伤水果，出现头身痛、寒热或胸腹痛、呕泻，用“藿香正气散”（祛暑湿）合“香薷散”治疗。

［词解］

①麸炒：中药炮制方法之一。是将药物与麦麸拌炒的方法。麸炒的目的是：增强疗效、缓和某些作用猛烈的药物的药性、矫臭。具体炒法：用武火将锅烧热，撒人麦麸炒至起烟时，投入药材，木断翻动并适当控制火力，炒到药材表面呈米黄色或深黄色时取出，筛去麸皮放凉。麦麸用量一般为每100千克药物，用麦麸10～15千克。

【原文】

伏暑：暑毒藏伏腸胃間，寒熱往來、霍亂瘧痢、煩渴或下血，每夏復發。

酒蒸黃連丸：（寶鑑）治伏暑，嘔渴惡心，及年深暑毒不差者。黃連四兩，清酒七合浸之蒸乾，以酒盡為度，右末，麵糊丸[1]如梧子，每三十丸熟水下，以胷膈涼不渴為驗。

注夏[2]：每春末夏初頭痛脚弱，食少體熱，乃陰虛元氣不足，補中益氣湯（內傷），生脈散，或腎氣丸（五臟）。

參歸益元湯：（寶鑑）治注夏病，頭眩眼花、腿酸脚弱、五心煩熱、口苦舌乾、精神睏倦，好睡、飲食減少、脈數無力。當歸、白芍藥、熟地黃、白茯苓、麥門冬各一錢，陳皮、知母、黃栢並酒炒各七分，人參五分，甘草三分，五味子十粒，棗一枚，米一撮。

［语释］

伏暑：暑毒藏伏肠胃间，症见寒热往来、霍乱、疟痢、烦渴或下血，每夏复发。

酒蒸黄连丸：《宝鉴》治伏暑患者，症见呕吐、烦渴、恶心，及经年暑毒不好的患者。方药组成为黄连四两，用清酒七合浸泡后蒸干，以酒尽为度，又制成细末，用面糊丸如同梧子般大小，常常用熟水制成三十丸，以感觉胸膈凉爽，不烦渴为验。

注夏：每春末夏初头痛脚弱、食少体热，乃阴虚元气不足，用“补中益气汤”（内伤）、“生脉散”或“肾气丸”（益肾）治疗。

参归益元汤：《宝鉴》治注夏病，症见头眩眼花、腿酸脚弱、五心烦热、口苦舌干、精神困倦、好睡、饮食减少、脉数无力。方药组成为当归、白芍药、熟地黄、白茯苓、麦门冬各一钱，陈皮、知母、黄柏（后两味药均酒炒用）各七分，人参五分，甘草三分，五味子十粒，枣一枚，米一把。

[词解]

①糊丸：中药制剂方法之一。指将药材细粉加入适量黏合剂，混合均匀，制成软硬适宜、可塑性较大的丸块，再依次制丸条、分粒、搓圆而成丸粒……以塑制法制备的丸剂又称塑制丸。塑制法用于蜜丸、水丸、糊丸、浓缩丸、蜡丸等制备。

②注夏：①经外穴名。②病名。于夏令季节发病，证见头痛、身倦、脚软、食少、体热。注与疰通，即疰夏。《丹溪心法》卷一：“注夏属阴虚，元气不足，夏初春末，头疼脚软，食少体热者。”

【原文】

暑熱通治：治暑之法，清心利小便最好，暑傷氣，宜補真氣①為要。

香薷散：（寶鑑）治傷中一切暑病，或霍亂吐瀉，或昏塞慾絕。香薷三錢，厚樸、白扁豆各一錢五分，入酒少許，沉冷服之。去白扁豆，加黃連七分五里，名黃連香薷散，治中暑熱渴。

香葛湯：（入門）治暑感有熱者，即升麻葛根湯（寒門）合香薷散也。

[语释]

暑热通治：治暑邪为病的方法，清心利小便最好，暑伤气，首先宜补真气。

香薷散：《宝鉴》治一切暑病，或霍乱吐泻，或昏塞欲绝。方药组成为香薷三钱，厚朴、白扁豆各一钱五分，加入少量酒，稍沉放冷后服用。若去白扁豆，加黄连七分五厘，名“黄连香薷散”，治疗中暑热渴。

香葛汤：《入门》治感受暑邪并有热的患者，治疗方剂为“升麻葛根汤”（清热）加“香薷散”治疗。

[词解]

①真氣：是生命活动的物质基础，依靠真气温养付与能量来推动五脏六腑，四肢百体正常生命运动。

[临床新用]

香薷散　本方现代主要用于空调综合征、小儿夏季热的治疗。

(1) **空调综合征**　以香薷饮、桂枝汤加味：香薷10克，扁豆20克，苍术15克，厚朴10克，桂枝9克，白芍10克，炙甘草6克，藿香10克。寒湿化热加川连10克；双腿转筋加木瓜10克；咳喘加杏仁10克，葶苈子10克；中气虚弱者加黄芪30克，党参10克。治疗空调综合征123例。临床表现为发生于暑季，头痛，头晕，视物模糊，心悸胸闷，腹疼腹胀，恶心呕吐，纳呆，肌肉关节疼痛，出汗乏力，气短，呼吸窘迫，血压下降等。结果：123例全部治愈。其中服1~2剂者20例，3~5剂者80例，6剂以上者23例，治愈率100%（孟凡鹏．香薷饮、桂枝汤加味治疗空调综合征123例．贵阳中医学院学报，1997，(1)：33）。

(2) **小儿夏季热**　以三物香薷饮（香薷、川朴、扁豆）加板蓝根、地骨皮、青蒿为基本方，随证加减用药。低热加银柴、白薇；乏力加生芪、党参；无汗加葛根、柴胡；心烦加淡竹叶、栀子；咳嗽加白前、浙贝；便溏加藿香、槟榔；纳少加莲子、苡仁；尿黄加车前子、冬葵子；咽痛加牛蒡子、薄荷；口干加玉竹、花粉；肝旺加白芍、钩藤；食积加神曲、山楂。治疗小儿夏季持续发热45例，病程均在10天以上，体温38～39℃，结果：体温在1～3天内降至正常者14例，4～6天降至正常者16例，7～9天降至正常者12例，服药10天以上无效者3例（王惠琼．三物香薷饮加味治疗小儿夏令发热45例．福建中医药，1990，(2)：14)。以香薷饮加柴胡、黄芩、银花、连翘等为基本方，治疗小儿夏季高热78例。加减法：高热口渴引饮，舌苔黄燥者去厚朴，加生石膏、知母；高热抽搐加紫雪散；脘腹满闷，呕恶者加半夏、白豆蔻等。结果：1天后体温降至正常者31例，2天后降至正常者25例，3天后降至正常者16例，且无复发，计72例，治愈率为91%。其余6例因继发其他感染，用中西医结合治疗1周后痊愈（郑海文．柴胡香薷饮治疗小儿夏季高热78例临床体会．中国中医急症，1999，(4)：160)。

【原文】

濕

脈法：濕，脈濡緩兼濇小，入里緩沉，在表浮緩，若緩而弦，風濕相搏。

濕有内外症：濕氣薰襲，人多不覺，内因生冷，酒麪[1]滯脾，生濕鬱熱，多肚腹肿脹，外因長夏鬱熱瘴嵐，冒兩行濕[2]，汗透霑衣，多腰脚肿痛，西北人多内濕，東南人多外濕。

濕病形症：在經則日晡發熱[3]，鼻塞，在關節則一身盡痛，在臟腑則清濁混而大便洩，小便澁，腹脹滿，濕熱相搏，则遍身黄如薰色。

［语释］

湿

脉法：湿邪为病，脉濡缓，兼涩、小，若湿邪入里，脉缓沉，若湿邪在表，脉浮缓，若脉缓而弦，为风湿之邪相搏。

湿有内外症：湿气侵袭，人多不自觉，内因饮食生冷、酒面，滞脾生湿热，多肚腹肿胀，外因长夏郁热瘴岚，触犯内外两种湿邪，汗透沾衣，多腰脚肿痛，西北人多生内湿，东南人多生外湿。

湿病形症：在经则日晡发热、鼻塞，在关节则一身尽痛，在脏腑则清浊混而大便泄、小便涩、腹胀满，湿热相搏则遍身黄如熏色。

［词解］

①麪："面"的异体字。

②冒兩行濕：触犯内外两种湿气。

③日晡發熱：证名。下午三至五时左右发热。

【原文】

中濕：麵色浮澤，腹脹倦怠，或一身重著，久則浮肿喘滿，五苓散（寒門）加羌活、川芎、蒼术。

勝濕湯：（寶鑑）治坐臥濕地，或兩露所襲，身重脚弱，大便洩瀉。白术三錢，人參、乾薑、白芍藥、附子炮、桂枝、白茯苓、甘草各七分五里，薑五片，棗二枚。

風濕：太陽感風濕相搏，骨節煩痛者，濕也，關節不利，故痛，其掣[1]而不伸者，風也，羌活勝濕湯（頸項），亦治風濕。

术附湯：（寶鑑）治風濕。白术三錢，附子二錢，甘草一錢，薑三片，棗二枚。

除濕羌活湯：（寶鑑）治風濕相搏，一身盡痛。蒼术、藁本各二錢，羌活一錢五分，防風、升麻、柴胡各一錢。

［语释］

中湿：面色呈现浮肿光泽，腹胀倦怠，或一身重着，久则全身浮肿、喘满，用“五苓散”（祛寒湿）加羌活、川芎、苍术治疗。

胜湿汤：《宝鉴》治坐卧湿地或两露所袭，所致身重脚弱，大便泄泻。方药组成为白术三钱，人参、干姜、白芍药、附子（炮）、桂枝、白茯苓、甘草各七分五厘，生姜五片，大枣二枚。

风湿：太阳经感受风湿之邪，相搏骨节烦痛者，是湿邪为病，关节屈伸不利故痛，其牵拉而不伸者，是风邪为病，用“羌活胜湿汤”（祛风湿）治疗，亦治风湿。

术附汤：《宝鉴》治风湿。方药组成为白术三钱，附子二钱，甘草一钱，生姜三片，大枣二枚。

除湿羌活汤：《宝鉴》治风湿相搏一身尽痛。方药组成为苍术、藁本各二钱，羌活一钱五分，防风、升麻、柴胡各一钱。

［词解］

①掣：牵拉。

【原文】

寒濕：身體冷痛，尿清不渴，五積散（寒門），蒼术復煎散。腰下冷重，或痛，是為腎著，宜腎著湯（腰門）。

蒼术復煎散：（寶鑑）治寒濕相合，肢體皆痛、行步無力。蒼术四兩，羌活一錢，柴胡、藁本、白术、澤瀉、升麻各五分，黃栢三分，紅花一分，右剉，先以水三盞煎蒼术至二盞，入諸藥復煎至一盞，去滓，空心熱服。

生附除濕湯：（寶鑑）治寒濕。蒼术二錢，附子生、白术、厚樸、木瓜、甘草各一錢，薑十片。

［语释］

寒湿：身体冷痛、尿清不渴，治疗方剂为“五积散”（祛寒湿）、“苍术复煎散”。腰下冷重或痛，叫“肾着”，宜用“肾着汤”（腰部湿病）治疗。

苍术复煎散：《宝鉴》治寒湿合而为病，所致肢体皆痛、行步无力。方药组成为苍术四两，羌活一钱，柴胡、藁本、白术、泽泻、升麻各五分，黄柏三分，红花一分，又挫碎，先以水三杯煎苍术至二杯，入诸药再煎至一杯，去药渣，空腹热服。

生附除湿汤：《宝鉴》治寒湿。方药组成为苍术二钱，附子（生用）、白术、厚朴、木瓜、甘草各一钱，生姜十片。

【原文】

濕熱：尿赤有渴，濕勝，筋痿縮，虛者，清燥湯（足門），實者，防風通聖散（風門）。

單蒼术丸：（寶鑑）常服，除濕、壯筋骨、明目。蒼术一斤米泔浸剉曬乾半斤，以童便浸一宿、半斤酒浸一宿，並焙乾為末，神麯糊丸如菉豆，白湯下七十丸或加白茯苓六兩尤好，或為末，每二錢，空心塩湯，或酒調下亦可。

二妙丸：（寶鑑）治氣如火，從脚下起入腹，此濕鬱成熱。蒼术、黃栢等末，水丸服，加牛膝、防已尤妙。

［语释］

湿热：出现尿赤、口渴，而湿盛，可出现筋痿缩，虚病患者，用“清燥汤”（润燥）治疗，实者，用“防风通圣散”（祛风湿）治疗。

单苍术丸：《宝鉴》常服该药，能除湿、壮筋骨、明目。方药组成为苍术一斤（米泔浸泡挫碎晒干）半斤，以童便浸一宿、半斤酒浸一宿，并焙干制成末，用神曲制成糊丸，如绿豆大小，每次温开水冲服七十丸，或加白茯苓六两，效果更好，或研为细末，空腹服，每次二钱，用盐汤冲服，或酒调下亦可。

二妙丸：《宝鉴》治疗气象火一样从脚下起，侵入腹，此为湿郁成热。用苍术、黄柏等末，制成水丸服，加牛膝、防己，效果更好。

［临床新用］

二妙丸　本方现代主要应用于风湿性关节炎、痛风性关节炎、强直性脊柱炎、神经性皮炎、湿疹、尖锐湿疣、会阴切口感染、口腔溃疡的治疗。

（1）**风湿性关节炎**　应用加味二妙散治疗风湿性关节炎278例。关节红肿热痛伴发热者加双花、公英、地丁、土贝母；湿热毒重伴环形红斑者加苡仁、白花蛇舌草，重用土茯苓、黄柏；阴虚热不退，舌红少津脉细数者加生地、丹皮；关节腔有积液者加车前草、防己、苡仁。结果：治愈160例，显效62例，好转44例，无效12例（彭爱基．加味二妙散治疗风湿性关节炎效验．实用中医内科杂志，1997，（2）：36）。

（2）**痛风性关节炎**　应用二妙散加独活、芙蓉叶外用治疗痛风性急性关节炎。同时可配服三妙汤。结果：本组病例一般用药1～2天，关节红肿热痛即明显缓解或消失，治疗时间最长的不超过5天（杨强．加味二妙散外用治疗痛风性关节炎．四川中医，1997，（11）：47）。

（3）**强直性脊柱炎**　应用二妙散治疗湿热型强直性脊柱炎16例，配合用非甾体类抗”蔫瞄，外加针灸、按摩。结果疗效较单纯西药配合针灸、推拿治疗组佳（谭珠荣．中西医结合治疗强直性脊椎炎80例临床观察．新中医，1994．（7）：24）。

（4）**神经性皮炎**　应用二妙散加西药治疗神经性皮炎65例，均为经抗过敏、消炎、热敷及外涂药膏治疗效果不明显者。用法：取药液外洗，待皮肤干后涂地塞米松、氯霉裹与酒精混合液，隔日1次。结果：65例均痊愈，最长治疗14天，最短3天，平均7天（蔡公超．中西医结合治疗神经性皮炎65例．中原医刊，1990，（4）：12）。

（5）**湿疹**　应用二妙散治疗湿疹患者68例，痊愈率为47.06%，好转率为33.8%，有效率为80.86%（于世良．二妙散的临床运用．浙江中医杂志，1983，（10）：468）。

（6）**尖锐湿疣**　应用本方加减外敷治疗尖锐湿疣10例，病程0.5～4年。经连续7天治疗。结果：治愈9例，好转1例。随访1年，均未见复发（赵少山．中药二妙散加味治疗10例尖锐湿疣．中国中西医结合杂志，1992，（10）：632）。

（7）**会阴切口感染**　应用二妙散加大青叶，水煎熏洗会阴处，治疗产后切口感染32例，3天内全部治愈（张九优．二妙散加味治疗产后会阴切口感染32例．中医杂志，1989，（1）：62）。

（8）**口腔溃疡**　应用二妙散加减治疗口腔溃疡患者8例。结果：总有效率达100%，8例均痊愈（王树凡．加味二妙散治疗口腔溃疡．辽宁中医杂志，1987，（10）：38）。

【原文】

濕溫：夏月，先傷濕，後傷暑，濕熱相搏，兩脛逆冷，不渴，甚則遍身亦冷，胷滿頭痛，壯熱自汗，寸濡弱，尺小急，治在太陽，忌汗，若汗，嘔聾，身青，不語，名中重暍，蒼术白虎湯（寒門）。凡陰病，脛冷則臂亦冷，此則脛冷而臂不冷，所以知是陽微厥也，五苓散、白虎湯（並寒）。

蒼术湯：（寶鑑）治冒暑①，遭兩暑，濕鬱發，出現四肢不仁、半身不遂，或入浴暈倒、口眼喎斜、手足不仁，皆濕溫類也。赤茯苓、白术、乾薑、澤瀉、桂心各一錢。

酒濕：亦能作痺，喎斜、半身不遂，渾似中風，舌強語澁，當瀉濕毒，不可作風，而汗也。

蒼橘湯：（寶鑑）治酒濕。蒼术二錢，陳皮一錢五分，赤芍藥、赤茯苓各一錢，黃栢、威靈仙、羌活、甘草各五分。

［语释］

湿温：夏季，先伤湿，后伤暑，湿热相搏，两胫逆冷不渴，甚则遍身亦冷、胸满头痛、壮热自汗，寸脉濡弱，尺脉小急，治疗在于太阳经病，忌发汗，若发汗，会出现呕吐、耳聋、身青、不语，这叫“中重暍”，用“苍术白虎汤”（清暑利湿）治疗。凡阴病，胫冷则臂亦冷，而这种病，胫冷而臂不冷，所以知道是阳微厥，用“五苓散”、“白虎汤”（均伤寒）治疗。

苍术汤：《宝鉴》治冒暑，患者遭两暑所袭，湿郁而发，症见四肢不仁、半身不遂或，入浴晕倒、口眼㖞斜、手足不仁，皆湿温类为病。方药组成为赤茯苓、白术、干姜、泽泻、桂心各一钱。

酒湿：亦能作痹，出现口眼㖞斜、半身不遂，浑似中风，舌强语涩，治疗当泻湿毒，不可按风邪为病而发汗治疗。

苍橘汤：《宝鉴》治酒湿。方药组成为苍术二钱，陈皮一钱五分，赤芍药、赤茯苓各一钱，黄柏、威灵仙、羌活、甘草各五分。

［词解］

①冒暑：又称暑冒，指暑天感冒，即白天受暑，夜晚着凉，出现发热、头晕时痛、无汗、周身酸痛。《医林绳墨》卷一：“冒暑者，其人元气有余，但不辞劳苦，暑热冒于肌表，而复传入于里，以成暑病也。”

【原文】

瘴濕：山嵐瘴氣，及出遊遠方，不服水土，吐瀉下利，不換金正氣散，藿香正氣散（並寒），或平胃散（六腑），虛者，補中益氣湯（內傷），熱者，柴苓湯（寒門）。

升麻蒼术湯：（寶鑑）治嶺南春鞦之月，感山嵐瘴霧毒氣，發寒熱，胷滿不食。蒼术一錢五分，半夏一錢，厚樸、陳皮、枳實、桔梗、川芎、木通、升麻、柴胡各七分，黃連、黃芩、木香、甘草各五分，薑五片。

理脾卻瘴湯：（保元）遊宦四方，水土不服，常服此方，更宜戒酒色，慎起居。陳皮、白术、茯神、黃芩、山楂肉、梔子、半夏各一錢，蒼术、神麯各八分，黃連、前胡各七分，甘草五分，生薑。

［语释］

瘴湿：感受山岚瘴气，及出游远方，不服水土，致吐泻下利，用“不换金正气散”、“藿香正气散”（均散寒）或“平胃散”（运脾化湿）治疗，虚者，用“补中益气汤”（内伤）治疗，热者，用“柴苓汤”（祛寒）治疗。

升麻苍术汤：《宝鉴》治岭南春秋之季，感山岚瘴雾毒气，发寒热、胸满、不食。方药组成为苍术一钱五分，半夏一钱，厚朴、陈皮、枳实、桔梗、川芎、木通、升麻、柴胡各七分，黄连、黄芩、木香、甘草各五分，生姜五片。

理脾却瘴汤：《保元》游宦四方，水土不服，常服此方，更宜戒酒色，慎起居。方药组成为陈皮、白术、茯神、黄芩、山楂肉、栀子、半夏各一钱，苍术、神曲各八分，黄连、前胡各七分，甘草五分，生姜。

【原文】

濕病治法及通治：濕在上，宜微汗，羌活勝濕湯（頸項）；在中下，宜利小便，五苓散（寒門），或升提升陽除濕湯（大便），通用平胃散（六腑）。

滲濕湯：（寶鑑）治一切濕症。蒼朮、白朮、赤茯苓各一錢五分，陳皮、澤瀉、猪苓各一錢，香附子、川芎、縮砂、厚樸各七分，甘草三分，薑三片，燈心一撮。

［语释］

湿病治法及通治：湿邪在上为病，宜微汗治疗，用“羌活胜湿汤”（祛湿）；湿邪在中、下，宜利小便，用“五苓散”（祛湿）或“升提升阳除湿汤”（通大便），通用“平胃散”（运脾化湿）治疗。

渗湿汤：《宝鉴》治一切湿症。方药组成为苍术、白术、赤茯苓各一钱五分，陈皮、泽泻、猪苓各一钱，香附子、川芎、缩砂、厚朴各七分，甘草三分，生姜三片，灯心一把。

【原文】

燥

脈法：脈緊而濇，或浮而絃，或芤而虛。

燥有內外：外因，時值燥令，久晴，令人狂，或皮膚乾枯屑起；內因，七情，或吐利亡津，或金石燥血，或房勞竭精，或炙煿酒醬[①]，皆燥血液。表病，皮膚皴揭[②]，四物湯（血門）去川芎合生脈散（暑門）加知母、黃栢、天花粉。虛燥，腎氣丸（五臟），勞役，氣虛燥，補中益氣湯（內傷），氣虛，瑗玉膏（身形）。防風通聖散（風門）能清熱潤燥。

當歸承氣湯：（寶鑑）治燥之上藥。當歸、大黃各二錢，芒硝七分，甘草五分，水煎入芒硝攪化服。

［语释］

燥

脉法：脉见紧而涩，或浮而弦，或芤而虚。

燥有内外：外因，时遇秋燥，天气久晴，使人烦躁如狂，或皮肤干枯起屑；内因，七情，或吐泻亡津，或服金石性药使血燥，或房劳精竭，或从事炙、煿、酒、酱一类工作，皆能使血液发燥。如果出现表病，皮肤皴揭，用“四物汤”（补血）去川芎，合“生脉散”（清暑）加知母、黄柏、天花粉治疗。出现虚燥症状，用“肾气丸”（益肾）治疗。因劳役，气虚血燥，用“补中益气汤”（内伤）治疗。气虚患者，用“瑗玉膏”（补益身体）治疗。“防风通圣散”（解表通便）能清热润燥。

当归承气汤：《宝鉴》治燥邪为病的上等好药。方药组成为当归、大黄各二钱，芒硝七分，甘草五分，水煎好后加入芒硝，搅化服。

［词解］

①炙煿酒醬：炙煿，中药学术语。指炙和煿两种炮制法。《炮炙大法》：“按《雷公炮制》法有十七：曰煿，曰炙……”炙，烤。煿，煎炒或烤干食物。酒，指酿酒。醬，指造酱。

①皴揭：证名。肌肤起皴成摺之病证。其证多因风燥伤于皮表，血分郁滞或脱水失血耗伤津液，气滞血枯而成。症见患处皮肤干涩干燥，或呈起皴成摺之形状，甚则裂口、出血、疼痛，手足干枯不荣。

【原文】

瑗玉膏：（寶鑑）治燥病。生地黃二十斤，搗取汁，去滓，白蜜二斤，煎沸去沫，鹿角膠、真酥油各一斤，生薑二兩搗取汁，右先以慢火熬地黃汁數沸，綿濾取淨汁，右煎二十沸下鹿角膠，次下酥油及蜜，同煎，候如餳[①]，瓷器收貯，每服一二匙，溫酒下。

天門冬膏：（寶鑑）治燥病。天門冬生，去心，搗絞取汁，濾去滓，砂鍋熬成膏，酒服一二匙。

生血潤膚飲：（寶鑑）治燥症，皮膚拆裂，手足爪甲枯燥，搔之屑起，血出痛楚。天門冬一錢五分，生地黃、熟地黃、麥門冬、當歸、黃芪各一錢，酒片芩、瓜蔞仁、桃仁泥各五分，升麻二分，酒紅花一分，五味子九粒。

［语释］

瑗玉膏：《宝鉴》治燥病。方药组成为生地黄二十斤，捣取药汁后去掉药渣，白蜜二斤煎沸去沫，鹿角胶、真酥油各一斤，生姜二两捣取汁，又先用慢火熬地黄汁，开锅数次后用细布过滤得净汁，又煎开二十次后下鹿角胶，再下酥油及蜜，一块煎煮至象汤液时，用瓷器收贮，每服一二匙温酒冲下。

天门冬膏：《宝鉴》治燥病。天门冬生去心后，捣绞取汁，滤去药渣，砂锅熬成膏，每次以酒冲服一二匙。

生血润肤饮：《宝鉴》治皮肤拆裂、手足爪甲枯燥等燥症，症见搔之屑起、血出，患者很痛苦。方药组成为天门冬一钱五分，生地黄、熟地黄、麦门冬、当归、黄芪各一钱，酒炙片芩、瓜蒌仁、桃仁泥各五分，升麻二分，酒红花一分，五味子九粒。

［词解］

①餳：同“汤”。

【原文】

火

脈法：沉而實數，實火，浮而洪數，虛火。男子兩尺洪大，必遺精，陰火盛也，細數為害。

火有虛實：實火，脈洪有力，内外皆熱，能食口渴，夜來潮熱，二便閉，在表，九味羌活湯（寒門），半表里，小柴胡湯（寒門），入里，大承氣湯（寒門），燥渴，白虎湯（寒門）。金石炙煿熱，黃連解毒湯（寒門），虛火，脈虛弱無力，不能食，潮熱有間，口燥不渴，氣虛，補中益氣湯（內傷）加芍藥、黃栢。凡熱，夜靜晝熱，在氣分，晝靜夜熱，在血分也，氣分實熱，白虎湯，血分實熱，四順清涼飲，氣分虛熱，清心蓮子飲（消渴），血分虛熱，滋陰降火湯。

四順清涼飲：（寶鑑）治血熱。大黃蒸、當歸、赤芍藥、甘草炙各一錢二分五里，入薄荷十葉。

［语释］

火

脉法：脉沉而实数，是实火，脉浮而洪数，是虚火。男子两尺脉洪大，必遗精，这是阴虚火盛的缘故，脉细数为害。

火有虚实：实火，症见脉洪有力、内外皆热、能食、口渴、夜来潮热、二便闭结，火邪在表，用“九味羌活汤”（寒凉性药物）治疗，若火邪在半表里，用“小柴胡汤”（寒凉性药物）治疗，若火邪入里，用“大承气汤”（泻热）治疗。患者出现燥渴症状，用“白虎汤”（清热）治疗。因服金石之类药物，或从事炙煿一类工作所致热症，用“黄连解毒汤”（清热解毒）治疗。虚火，症见脉虚弱无力、不能食、潮热有间、口燥不渴、气虚，用“补中益气汤”（内伤）加芍药、黄柏治疗。大凡患者感觉昼热夜安，表示邪在气分，昼安夜热，表示邪在血分，气分实热，用“白虎汤”治疗，血分实热，用“四顺清凉饮”治疗，气分虚热，用“清心莲子饮”（消渴）治疗，血分虚热，用“滋阴降火汤”治疗。

四顺清凉饮：《宝鉴》治血热。方药组成为大黄（蒸）、当归、赤芍药、甘草（炙）各一钱二分五厘，入薄荷叶十片。

【原文】

上焦熱：咽乾口燥而臭，舌糜脣瘡，目赤肿。

（内局）**九味清心元**：（寶鑑）治心胷毒熱。蒲黄二兩五錢，犀角二兩，黄芩一兩五錢，牛黄一兩二錢，羚羊角、麝香、龍腦各一兩，石雄黄八錢，金箔一千二百箔，内四百箔為衣，右末，蜜和兩作三十丸，金箔為衣，每一丸，熟水化服。

涼膈散：（寶鑑）治積熱煩躁、口舌生瘡、目赤頭昏、腸胃燥澁、便尿閉結。連翹二錢，大黄、芒硝、甘草各一錢，薄荷、黄芩、梔子各五分，入青竹葉七片，蜜少許，同煎至半，入硝，去滓服。去大黄、芒硝，加桔梗，倍甘草，或加防風，名加減涼膈散，退六經之熱，又治熱在上焦。

[语释]

上焦热：会出现咽干口燥而臭，舌糜、唇疮、目赤肿。

（内局）**九味清心元**：《宝鉴》治心胸毒热。方药组成为蒲黄二两五钱，犀角二两，黄芩一两五钱，牛黄一两二钱，羚羊角、麝香、龙脑各一两，石雄黄八钱，金箔一千二百箔，内四百箔为衣，又制成细末，用蜜作成三十丸，以金箔为衣，每一丸熟水化服。

凉膈散：《宝鉴》治积热烦躁、口舌生疮、目赤头昏、肠胃燥涩、便尿闭结。方药组成为连翘二钱，大黄、芒硝、甘草各一钱，薄荷、黄芩、栀子各五分，入青竹叶七片，蜜少许，同煎时间至半入芒硝，去药渣服。去大黄、芒硝，加桔梗，倍甘草，或加防风，名“加减凉膈散”，退六经之热，又治上焦之热。

[临床新用]

凉膈散　本方现代主要用于支气管扩张咯血、难治性鼻出血、流行性感冒、急性扁桃体炎、急性咽结膜炎、疱疹性咽炎、大叶性肺炎、小儿病毒性脑炎、小儿霉菌性肠炎的治疗。

（1）**支气管扩张咯血**　应用凉膈散加减治疗支气管扩张咯血30例，病程3个月至15年。其中大咯血（大于500毫升/天）2例，中咯血（100~500毫升/天）22例，小咯血（小于100毫升/天）6例。本组患者均在促进脓痰引流和用抗生素控制继发感染的原则下，在西药止血治疗无效停用时给予凉膈散加减治疗。用药：大黄、芒硝、甘草、薄荷、淡竹叶各6克，连翘、山栀、黄芩各9克，蜂蜜18克（兑入）。水煎2次，兑匀，每日1剂，分2次温服，10~15剂为1疗程，视病情而定，一般不超过2个疗程。结果：显效22例，占73.3%；有效6例，占20%；无效2例，占6.6%；总有效率为93.3%。临床观察显效最短时间为2天，最长为2周，平均7天（贾隆兴．凉膈散加减治疗支气管扩张症咯血30例．中西医结合杂志，1985，(5)：304)。

（2）**难治性鼻出血**　以本方为主治疗经西药处理效果不显的鼻出血24例。加减：出血多加三七粉；阴血不足加阿胶、白芍；气虚加生黄芪、太子参；肝火偏盛加龙胆草；胃热盛加生石膏、黄连；有表证加荆芥、葛根。结果：痊愈21例，有效2例，无效1例。总有效率为95.83%（莫文琳．加减凉膈散治疗鼻出血24例．实用中医药杂志，1993，(3)：21)。

（3）**流行性感冒**　以本方加味治疗流感157例，病程2天以内87例，2天以上70例，同时设100例抗生素治疗组为对照。中药组每剂煎2次，混合煎液，早晚分服，小儿少量频服。结果：中药组服药1~3剂，痊愈131例，占83.4%，服药4~6剂，痊愈26例，占16.6%；抗生素组100例，痊愈时间均超过5天，其中63例超过10天。说明本方加减治疗流感，可明显缩短疗程（邓淑莉．消毒凉膈散加减治疗流感157例．山东中医杂志，1991，(2)：37)。

（4）**急性扁桃体炎**　用本方加减治疗32例年龄在16月~12岁患儿，多数曾服用抗生素无效。结果：除2例原有呕吐，服药困难而中断外，其余均治愈（张卸香．凉膈散加减治疗小儿急性扁桃体炎32例．浙江中医杂志，1987，(3)：112)。

（5）**急性咽结膜热**　用本方加味治疗32例患者，体温38℃~39℃9例，39℃~40℃23例，患儿均有眼、咽红肿、扁桃体肿大、大便干结。本方每日1剂，煎汤取汁100~150毫升频服，体温39℃以上者另加5%葡萄糖或10%葡萄糖液静注。结果：32例全部治愈，退热时间1天者5例，2天15例，3天6例，4天5例，5天1例，眼、咽红肿消退时间4~8天（张淑仙．凉膈散加味治天行赤热32例．新中医，1990，（3）：23）。

（6）**疱疹性咽炎**　用凉膈散化裁治疗小儿疱疹性咽炎28例，与西药病毒唑治疗的19例对照。其中凉膈散治疗组中男17例，女11例。年龄<1岁者6例，1~2岁者14例，2~3岁者8例；病毒唑对照组中男12例，女7例。年龄<1岁者5例，1~2岁者8例，2~3岁者6例。两组病儿均在发病24小时内就诊。治疗方法：治疗组：以凉膈散为基本方，药用蝉衣5克，薄荷（后下）5克，鲜芦根30克，牛蒡子6克，连翘6克，玄参6克，焦山栀6克，生大黄（后下）5克，板蓝根10克，生甘草10克，射干5克。汗出不多者加荆芥克；高热甚者加生石膏（先煎）30克；高热惊厥者加钩藤或制僵蚕6克；大便于结而体质偏弱者去大黄，加炒枳壳5克，决明子12克。用法：每天1剂，每剂2煎，3天为1疗程，观察2疗程。结果：治疗组患儿在发热、拒食方面与对照组无显著差异（P>0.05），而在烦躁、咽痛、疱疹、便秘等方面明显优于对照组，有显著差异性（P<0.05）。治疗组总有效率为96.4%，对照组总有效率为84.2%，两组疗效有显著差异（P<0.05）（张九成、宣桂琪、张源．凉膈散治疗疱疹性咽炎疗效观察．浙江中医学院学报，1996，（3）：37）。

（7）**大叶性肺炎**　用本方加减治疗大叶性肺炎13例，发病时均有不同程度的恶寒或寒战、发热、咳嗽、胸痛，血象、X线检查异常。每日1剂，重症每日2剂煎服。结果：痊愈10例；好转3例（王学章．凉膈散加减治疗大叶性肺炎13例I临床观察．福建中医药，1985，（2）：43）。

（8）**小儿病毒性脑炎**　用本方加减治疗小儿病毒性脑炎32例。患者3个月~14岁，均有不同程度的发热，烦躁或嗜睡。同时配合静点能量合剂。结果：痊愈29例；好转2例；无效1例。其中19例1天内退热（张洁．凉膈散加味治疗小儿病毒性脑炎32例．辽宁中医，1993，（11）：24）。

（9）**小儿霉菌性肠炎**　用本方加减治疗小儿霉菌性肠炎18例，治愈16例，无效2例，治愈率达88.9%（黄光荣．凉膈散加味治疗儿童霉菌性肠炎．湖北中医杂志，1989，（1）：47）。

【原文】

中焦熱：胷滿乾嘔作渴，飲食不美，胷膈煩躁，調胃承氣湯（寒門），四順清涼飲，當歸龍薈丸（五臟）。

洗心散：（寶鑑）治中焦有熱，頭目昏重、咽喉肿痛、口舌生瘡、五心煩熱、便尿閉澁。麻黃、當歸、大黃、荊芥穗、赤芍藥、甘草各一錢，白术五分，薄荷七葉。

［语释］

中焦热：症见胸满干呕作渴，饮食不美，胸膈烦躁，用“调胃承气汤”（清热）、“四顺清凉饮”、“当归龙荟丸”（润五脏）治疗。

洗心散：《宝鉴》治中焦有热所致头目昏重、咽喉肿痛、口舌生疮、五心烦热、便尿闭涩。方药组成为麻黄、当归、大黄、荆芥穗、赤芍药、甘草各一钱，白术五分，薄荷七叶。

【原文】

下焦熱：小便赤澁，或大便閉結，或尿血，八正散（小便）、五苓散（寒門）加瞿麥、燈心。

防風當歸飲子：（寶鑑）瀉心肝火，補脾腎陰，治風熱、燥熱、濕熱，補虛之良劑也。滑石三錢，柴胡、人參、黃芩、甘草各一錢，大黃、當歸、赤芍藥、防風各五分，薑三片。

回金丸：（寶鑑）伐肝火。黃連六兩，吳茱萸一兩，右末，蒸餅丸如梧子，空心白湯下三五十丸。去黃連，加片芩制，服如上法，名佐金丸，治肝氣從左邊起，佐肺金伐肝火。

［语释］

下焦热：症见小便赤涩，或大便闭结，或尿血，用“八正散”（利小便）、“五苓散”（祛寒湿）加瞿、麦灯心治疗。

防风当归饮子：《宝鉴》泻心肝火、补脾肾阴，治风热、燥热、湿热，补虚之良方。方药组成为滑石三钱，柴胡、人参、黄芩、甘草各一钱，大黄、当归、赤芍药、防风各五分，生姜三片。

回金丸：《宝鉴》克伐肝火。方药组成为黄连六两，吴茱萸一两，又制成细末，蒸饼丸如梧子大小，空心白汤服下三五十丸。去黄连加片芩，制服如上法，名“佐金丸”，治肝气从左边起，佐肺金伐肝火。

【原文】

骨蒸熱：嗜慾，勞傷，真水枯竭，陰火上炎，發蒸，蒸之燥熱，其症咳嗽發熱，咯血吐痰，白濁、白滛①、遺精、盜汗，精神恍惚，日漸尫羸②，漸成勞劇。婦人骨蒸，四物湯（血門）加地骨皮、牧丹皮。

清骨散：（寶鑑）初覺五心煩熱，慾成老瘵，骨蒸如神。生地黃、柴胡各二錢，熟地黃、人參、防風各一錢，薄荷七分，秦艽、赤茯苓、胡黃連各五分。

人参清肌散：（寶鑑）治虛勞，骨蒸潮熱，無汗。人參、白术、白茯苓、赤芍藥、當歸、柴胡、葛根、半夏麯各一錢，甘草五分，薑三片，棗二枚。一方有黃芩。

［语释］

骨蒸热：因嗜欲、劳伤，致肾水枯竭，阴火上炎，发蒸燥热，其症咳嗽发热，咯血吐痰，及白浊、白淫、遗精、盗汗，精神恍惚，日渐尫羸，渐成劳剧。若妇人骨蒸，治疗方剂为“四物汤”（补血）加地骨皮、牡丹皮。

清骨散：《宝鉴》初觉五心烦热，欲成老瘵，骨蒸如神。生地黄、柴胡各二钱，熟地黄、人参、防风各一钱，薄荷七分，秦艽、赤茯苓、胡黄连各五分。

人参清肌散：《宝鉴》治虚劳，骨蒸潮热，无汗。人参、白术、白茯苓、赤芍药、当归、柴胡、葛根、半夏曲各一钱，甘草五分，姜三片，枣二枚。一方有黄芩。

［词解］

①白滛：病名。①指男子尿出白物如精及女子带下病。《素问·痿论》：“思想无穷，所愿不得，意淫于外，入房太甚，宗筋弛纵，发为筋痿，乃为白淫。”王冰注：“白淫，谓白物淫衍，如精之状，男子因溲而下，女子阴器中绵绵而下也。”②指男子受外界色欲刺激而滑精。《证治要诀·遗精》：“甚者耳闻目见，其精即出，名曰白淫。”《理虚元鉴·白浊白淫论》：“初出茎中痛而浓浊如膏，谓之白浊。久之不已、精微弱而薄，痛亦渐减，至后闻淫声，见女色而精下流，清稀而不痛，则谓之白淫也。”③指蛊病。《杂病源流犀烛·五淋二浊源流》：“白淫，热郁病也，一名蛊。”

②尫羸：（wāng léi）一指胫、背或胸弯曲的病。二指瘦弱。

【原文】

五心熱：心火欝①於脾，不得伸故也，宜發之。肌膚筋骨熱如燎，由血虛而熱伏脾土，或過食冷物，抑遏陽氣於脾土中。小兒則傷食症也，大人亦然。

升陽散火湯：（寶鑑）治火欝，及五心煩熱。升麻、乾葛、羌活、獨活、白芍藥、人参各一錢，柴胡、甘草各六分，防風五分，甘草生四分。本方去獨活、炙甘草，加蔥白三寸，而防風則五分，餘材各一錢，名火欝湯，治同上。

［语释］

五心热：为心火郁结于脾，而不得伸张的原因，宜疏散之。肌肤筋骨热如火燎，是由于血虚而热伏脾土，或过食冷物，抑遏阳气于脾土中。小儿则出现伤食症，大人亦然。

升阳散火汤：《宝鉴》治火郁，及五心烦热。方药组成为升麻、干葛、羌活、独活、白芍药、人参各一钱，柴胡、甘草各六分，防风五分，甘草生四分。本方去独活、炙甘草，加葱白三寸，而防风则五分，其余材材各一钱，名“火郁汤”，治法同上。

［词解］

①欝：“郁”的异体字。

【原文】

潮熱：來如潮有時。氣虛，有汗潮熱，補中益氣湯（内傷）；氣虛，無汗潮熱，人参清肌散；血虛，有汗潮熱，人參養榮湯（虛勞）；血虛，無汗潮熱，茯苓補心湯（血門）；氣血兩虛，無汗潮熱，茯苓半夏湯；氣血兩虛，有汗潮熱，加減逍遙散；血虛，夜分潮熱，四物湯、二連湯。參蘇飲（寒門），大解潮熱將慾成勞瘀咳喘熱效。

加減逍遙散：（寶鑑）治子午潮熱[①]，逍遙散本方（婦人）加胡黃連、麥門冬、地骨皮、黃芩、秦艽、木通、車前子各等分，入燈心一撮。

八味逍遙散：（入門）治脾胃血虛有熱，生癰，或瘙痒煩熱、體痛、頭目昏重，或怔忡[②]、咽乾口瘡，耳痛，或發熱盜汗、食少嗜臥，或腹脹，尿不利，或手足少陽火盛，晡熱[③]，經不調、寒熱，或脇乳脹痛，耳下結核。當歸、白芍藥、白茯苓、白术、柴胡、甘草各一錢，牧丹皮、山梔各七分，如頭目不清，加川芎五分、蔓荊子七分。保元云：婦人齒痛，晡熱，經不調，此脾經血虛，加升麻，因熱腹痛，加川芎。甲寅，上候頭部小癤，晝夜煩躁，寢睡不穩，進御奏效，詳載内局日記。

四物二連湯：（寶鑑）治夜分潮熱，四物湯（血門）。本方加黃連胡黃連各等分。

［语释］

潮热：为热来如潮，有定时。气虚，若有汗潮热，治疗方剂“补中益气汤”（内伤）；气虚，若无汗潮热，服“人参清肌散”治疗；血虚，若有汗潮热，治疗方剂为“人参养荣汤”（虚劳）；血虚，若无汗潮热，“茯苓补心汤”（血虚）；气血两虚，若无汗潮热，“茯苓半夏汤”治疗；气血两虚，若有汗潮热，“加减逍遥散”治疗；血虚，夜分潮热，“治疗方剂为四物汤”、“二连汤”。“参苏饮”（益气清热）大解潮热将欲成劳瘀、咳喘热，有效。

加减逍遥散：《宝鉴》治子午潮热，用本方“逍遥散”（妇女病）加胡黄连、麦门冬、地骨皮、黄芩、秦艽、木通、车前子各等分，入灯心一把。

八味逍遥散：《入门》治脾胃血虚，有热生痈，或瘙痒烦热，体痛，头目昏重，或怔忡、咽干、口疮、耳痛，或发热盗汗、食少嗜卧，或腹胀，尿不利，或手足少阳火盛，晡热经不调、寒热，或胁乳胀痛，耳下结核。方药组成为当归、白芍药、白茯苓、白术、柴胡、甘草各一钱，牡丹皮、山栀各七分，如头目不清加川芎五分、蔓荆子七分。《保元》云：“妇人齿痛、晡热、经不调，此脾经血虚，加升麻，因热腹痛，加川芎。”甲寅时，皇上出现头部小疖，昼夜烦躁，寝睡不安，进献给皇上治疗奏效，详载内局日记。

四物二连汤：《宝鉴》治夜分潮热，“四物汤“治疗（血虚病证）。本方加黄连、胡黄连各等分。

［词解］

①子午潮熱：指子午二时发生潮热，子午二时乃阴阳相交之时，阳不得下交于阴，则阳气浮而不藏，所以发生潮热。阴不得上交于阳，则虚热发越，真阳虚则无以镇纳，也会发生潮热。

②怔忡：是以阵发性，或持续发作为特点，病人自觉心中剧烈跳动的一种急性病证。

③晡熱：证名。即日晡发热，指下午三至五时左右发热。

【原文】

虛煩：七情致腎虛心煩，或雜病餘熱未淨，或勞役火旺，或陰虛火動而煩，類傷寒初症，但頭身不痛，脈不緊數，為異，竹葉石膏湯（寒門）。

即濟湯：（寶鑑）治霍亂後虛煩自利，手足冷，即竹葉石膏湯（寒門）去石膏，加炮附子二錢。

［语释］

虚烦：七情致肾虚心烦，或杂病余热未净，或劳役火旺，或阴虚火动而烦，类伤寒初症但头身不痛，脉不紧数为区别，"竹叶石膏汤"（寒凉性药）治疗。

即济汤：《宝鉴》治霍乱后虚烦、自利、手足冷，即"竹叶石膏汤"（寒凉性药）去石膏，加炮附子二钱。

【原文】

辨陽虛陰虛：陽虛之症，責在胃，陰虛之症，責在腎氣，虛熱，升陽，補中益氣湯（內傷），或四君子湯（氣門）；滲之血，虛熱，滋陰，滋陰降火湯；氣血俱虛熱，升陽滋陰，十全大補湯、人参養榮湯（並虛勞）加知母、黃栢。

當歸補養湯：（寶鑑）治肌熱大渴、目赤麵紅、脈洪大而虛，重按全無，經曰血虛發熱是也。症似白虎①惟脈不長實為辨耳，誤服白虎湯必死，宜用此黃芪五錢、當歸二錢空心服。

［语释］

辨阳虚阴虚：阳虚之症，责任在胃，阴虚之症，责任在肾气，虚热之症，应升阳，用"补中益气汤"（内伤），或"四君子汤"（补气）治疗；失血出现虚热，应滋阴，"滋阴降火汤"治疗；气血俱虚，所致虚热，应升阳滋阴，"十全大补汤"、"人参养荣汤"（均虚劳）加知母、黄柏治疗。

当归补养汤：《宝鉴》治肌热、大渴、目赤、面红、脉洪大而虚，重按全无，经曰："血虚发热是也。"症似白虎，惟脉不长实，作为区别，误服"白虎汤"必死，宜用黄芪五钱、当归二钱，空腹服。

［词解］

①白虎：即白虎汤证，是由于阳明经热盛或温病邪在气分所致，见壮热面赤，烦渴引饮，汗出恶热，脉洪大有力，属实证。

【原文】

陰虛火動：潮熱盜汗、咳嗽吐痰、咯血、午後至夜發熱、麵赤唇紅、形容消瘦、腰痛脚痿、遺精夢泄，六味地黃丸（五臟）、四物湯（血門）加知母黃栢。

滋陰降火湯：（寶鑑）治陰虛火動，睡中盜汗，午後發熱，咳嗽痰盛，咯唾血，飲食少思，肌肉消瘦，將成勞瘵①。白芍藥一錢三分，當歸一錢二分，生地黃、麥門冬、白术各一錢，生地黃酒炒八分，陳皮七分，知母、黃栢並塩水炒、甘草炙各五分，薑三片，棗二枚。

清離滋坎湯：（寶鑑）治陰虛火動，潮熱盜汗，痰喘心荒[②]。熟地黃、生乾地黃、天門冬、麥門冬、當歸、白芍藥、山茱萸、山藥、白茯苓、白朮各七分，牧丹皮、澤瀉、黃栢知母並蜜水炒、甘草炙各五分。

補陰丸：（寶鑑）治陰虛火動。凡人陰常不足，陽常有餘，故常補其陰，使陰與陽齊，則無病矣，故補陰之藥，自少至老不可確也！熟地黃五兩，黃栢塩酒炒褐色、知母酒炒、龜板酥灸各三兩，鎖陽酥灸、枸杞子、白芍藥酒炒、天門冬各二兩，五味子一兩，乾薑炒紫色四錢，冬寒加至六錢，右末，煉蜜入猪脊髓三條和勻，丸如梧子，每取八九十丸空心塩湯或溫酒下。

通治：實火，防風通聖散（風門），黃連解毒湯（寒門），夏月，益元散（暑門）鎮墜。大熱服苦寒藥不退者，非甘寒不可加石膏。虛火，人參、白朮、黃芪、甘草或附子、乾薑之類。若胃虛，食冷欝遏陽氣，為火欝病，宜升散發之，如升麻葛根之屬。

［语释］

阴虚火动：症见潮热盗汗、咳嗽吐痰、咯血、午后至夜发热、面赤唇红、形容消瘦、腰痛脚痿、遗精梦泄，用“六味地黄丸”（润五脏）、“四物汤”（补血）加知母、黄柏治疗。

滋阴降火汤：《宝鉴》治阴虚火动所致睡中盗汗、午后发热、咳嗽痰盛、咯唾血、饮食少思、肌肉消瘦将成劳瘵。方药组成为白芍药一钱三分，当归一钱二分，生地黄、麦门冬、白术各一钱，生地黄（酒炒）八分，陈皮七分，知母、黄柏均盐水炒、甘草（炙）各五分，生姜三片，大枣二枚。

清离滋坎汤：《宝鉴》治阴虚火动所致潮热盗汗、痰喘心慌。方药组成为熟地黄、生干地黄、天门冬、麦门冬、当归、白芍药、山茱萸、山药、白茯苓、白术各七分，牡丹皮、泽泻、黄柏知母均蜜水炒、甘草（炙）各五分。

补阴丸：《宝鉴》治阴虚火动。大凡人们，阴常不足，阳常有余，故常补其阴，使阴与阳齐，则无病矣，故补阴之药，自少至老不可确也！熟地黄五两，黄柏（盐酒炒褐色）、知母（酒炒）、龟版（酥炙）各三两，锁阳（酥炙）、枸杞子、白芍药（酒炒）、天门冬各二两，五味子一两，干姜（炒紫色）四钱，冬寒加至六钱，又制成细末，炼蜜中加入猪脊髓三条，和匀，作丸如梧子大小，共制八九十丸，空腹盐汤或温酒冲服。

通治：若实火，治疗方剂为“防风通圣散”（去风解表）、“黄连解毒汤”（清热解毒），夏天用“益元散”（清暑）镇火祛痰。大热而服苦寒药不退者，不是甘寒药，不可加石膏。若虚火，用人参、白术、黄芪、甘草或附子、干姜之类药物治疗。若胃虚食冷，郁遏阳气为火郁病，宜升散发之，如升麻、葛根之类药物。

［词解］

①劳瘵：即痨病。《类证治裁》：“凡虚损起于脾胃，劳瘵多起于肾经”。症见疲乏无力、头晕气短、鼻衄齿衄、呕恶腹胀、纳差失眠、低热缠绵，或咽干口苦、大便不爽，舌苔薄白或黄腻，脉滑或细。《说文》中释为：“瘵，病也。”

②心荒：同“心慌”。

濟衆新編卷之二

【原文】

内傷

脈伏：人迎①大於氣口②，外感，氣口大於人迎，内傷。内傷勞役，豁大不禁，若損胃氣，隱而難尋，食不消化，浮滑而疾。

食傷消導：食傷亦有消導、補益兩法，當分饑飽治之。饑者，胃虛不足，補益也；飽滯者，有餘，消導也。又有物滯氣傷，宜消導補益兼行。有物暫滯，氣不甚傷，宜獨行消導。亦有即滯而復自化，只當補益，枳朮丸。若所滯非枳朮丸所去，則備急丸（救急）。補脾藥内必加心經藥，火能生土故也，益智仁是也。

枳朮丸：（寶鑑）治痞、消食、強胃。白朮二兩，枳實麩炒一兩，右末，荷葉裹燒飯丸如梧子，熟水下五七十丸至百丸。一云，荷葉包飯為丸恐不能盡荷葉之味，不若以荷葉煑粥用之更竗。加橘皮一兩，名橘皮枳朮丸，治飲食不消，心下痞悶，制服法同上下藥，制服法亦同。加木香一兩，名木香枳朮丸，消飲食、破滯氣。加半夏一兩，名半夏枳朮丸，治傷冷食，痰盛。加神麯、麥芽各一兩，名麴蘗枳朮丸，治食傷，胷滿不快。加橘皮、半夏各一兩，名橘半枳朮丸，治飲食傷痞悶。加橘皮、黃連各一兩，名橘連枳朮丸，補脾和胃、消食化痰、瀉火。加黃芩、黃連、大黃、神麯、橘皮，名三黃枳朮丸，治傷肉食，濕麵厚味，悶亂不快。

［语释］

内伤

脉法：人迎脉大于气口脉，为外感，气口脉大于人迎脉，为内伤。内伤来自劳役及豁达不注意，若损胃气则难以看见，表现为食不消化，脉浮滑而疾。

食伤消导：食伤亦有消导、补益两种治疗方法两法，应据患者饥、饱分别治之。饥者，为胃虚不足，应补益；饱滞者，为胃气有余，应消导。又有物滞气伤，宜消导、补益并用。若有食物暂行积滞，胃气不甚伤，宜单独用消导法治疗。亦有即有积滞，而后又自行消化的患者，只应补益，用“枳术丸”治疗。若“枳术丸”不能去除积滞，则用“备急丸”（救急）治疗。补脾药之中，一定要加心经药，是取火能生土之故，益智仁是这样的药。

枳术丸：《宝鉴》治痞、消食、强胃。方药组成为白术二两，枳实（麸炒）一两，又制成细末，用荷叶包裹烧烤，饭丸如梧子大小，每次温开水冲服五七十丸至百丸。一种说法，荷叶包饭为丸，恐不能尽荷叶之味，不若以荷叶煮粥，效果用更好。加橘皮一两，名“橘皮枳术丸”，治饮食不消、心下痞闷，制同上下药，服法亦同。加木香一两，名“木香枳术丸”，消饮食、破滞气。加半夏一两，名“半夏枳术丸”，治伤冷食、痰盛。加神曲、麦芽各一两，名“曲蘖枳术丸”，治食伤、胸满不快。加橘皮、半夏各一两，名“橘半枳术丸”，治饮食伤痞闷。加橘皮、黄连各一两，名“橘连枳术丸”，补脾和胃、消食化痰、泻火。加黄芩、黄连、大黄、神曲、橘皮，名“三黄枳术丸”，治伤肉食湿面厚味、闷乱不快。

［词解］

①人迎：此指切脉部位。①左手寸口脉的别称。《脉经》：“左为人迎，右为寸口。”②指喉节两旁颈动脉搏动的部位，亦称人迎脉。《灵枢·寒热病》：“颈侧之动脉人迎，人迎，足阳明也，在婴筋之前。”

②氣口：切脉部位名。即寸口。右手寸口脉的别称。《脉经》："左为人迎，右为寸口。"

［临床新用］

枳术丸 本方现代主要用于厌食症、心源性水肿、慢性胃炎、胃下垂、腹胀痞满、便秘、不寐、痰饮、痹症、小儿发热的治疗。

（1）**厌食症** 以枳术丸治疗厌食症70例。其中脾失健运组28例，胃阴不足组21例，脾胃气虚组21例。70例均15服枳术丸：1~3岁，1克/次；4~5岁，1.5克/次；6~9岁，2克/次，每日2次，2周为1疗程。结果：脾失健运组临床痊愈为9例，显效为6例，好转为11例，无效2例，有效率为92.86%；胃阴不足组分别为9例，2例，8例，2例，90.48%；脾胃气虚组分别为4例，2例，10例，5例，76.20%。胃阴不足型与脾失健运型疗效接近（$P>0.05$），二者与脾胃气虚型的疗效有显著差异（$P<0.05$），提示枳术丸对脾失健运、胃阴不足两型的疗效优于脾胃气虚型（司远萍、李爱萍、张东丽．枳术丸对厌食症三种不同证型的观察．辽宁中医杂志，1996，（12）：550）。

（2）**心源性水肿** 枳术汤加味治疗心源性水肿12例（肺心病10例，风心病2例）。加减：颜面肿甚加麻黄、细辛；上气喘急者加葶苈子；腹部肿甚加腹皮；下肢肿甚不温加附子、干姜。服中药期间停用西药。结果：显效（水肿消退，心悸减轻，能行轻体力劳动）8例；有效（水肿基本消退，活动后限于两踝微肿，心悸减轻，生活能自理，3个月内不复发）4例（杨毅敏．枳术汤治疗心源性水肿12例．浙江中医杂志，1993，（12）：538）。

（3）**慢性胃炎** 枳术汤合芍药甘草汤加味治疗慢性胃炎70例（慢性浅表性胃炎38例，慢性肥厚性胃炎19例，胆汁返流性胃炎9例，慢性萎缩性胃炎4例）。加减：肝气犯胃者加香附、广郁金；肝胃郁热者加左金丸、山栀、大黄、佛手；脾胃阴虚者加沙参、麦冬、生地、石斛；脾胃虚寒者加良姜、黄芪。结果：16例痊愈，51例显效，3例无效。总有效率95.71%（曲嘉惠．枳术汤合芍药甘草汤加味治疗慢性胃炎70例．湖北中医杂志，1990，（5）：12）。

（4）**胃下垂** 枳术汤加减治疗胃下垂32例。32例均经X线钡餐造影确诊（胃张力明显降低，胃小弯切迹在髂嵴连线以下4~12厘米处），其中19例经胃镜检查合并浅表性胃炎。随证加减：肝郁气滞加柴胡、佛手、郁金；脾胃气虚加党参、茯苓、怀山药；脾胃虚寒加干姜、党参；脾胃郁热加黄连、吴茱萸；湿阻脾胃加川朴、苍术；纳食减少加山楂、神曲；便秘加火麻仁、柏子仁；大便溏薄加怀山药、煨葛根。症状改善以后，以枳实、白术减量巩固疗效。结果：9例痊愈、12例显效，8例有效，3例无效。总有效率90.63%（刘东军．枳术汤治疗胃下垂32例．浙江中医，1991，（10）：443）。以枳术汤加味治疗胃下垂34例。34例均经胃肠道钡餐造影，其中轻度16例，中度15例，．重度3例。基本方：枳实、生白术、升麻。兼气虚者加党参、黄芪；兼恶心、呕吐加陈皮、半夏；兼痰饮内停合苓桂术甘汤；兼痰热加黄连、半夏、竹茹；兼食积加神曲、炒麦芽、鸡内金；兼大便秘结加蒌仁、麻仁；兼血瘀加桃仁、红花。结果：治愈24例，好转9例，无效1例，有效率97.1%（郭剑新．枳术汤加味治疗胃下垂34例临床观察．天津中医，1996，（1）：30）。

（5）**腹胀痞满** 以枳术汤治疗腹腔镜胆囊切除术后腹胀痞满117例，并与西药对照组112例进行对照观察。4天为1疗程，术后24小时给药。对照组：消胀片，维生素86。结果：治疗组痊愈94例（80.3%），有效19例（16.3%），无效4例（3.4%）；总有效率96.6%；对照组痊愈17例（15.2%），有效32例（28.5%），无效63例（56，3%），总有效率43.7%。两组疗效差异显著（$P<0.01$）（陆永才、仇明．枳术汤治疗腹腔镜胆囊切除术后腹胀痞满117例．浙江中医杂志，1996，（3）：107）。

（6）**便秘** 以加味枳术汤治疗慢性顽固性便秘50例，其中大便习惯不良者28例，慢性结肠炎者10例，药物所致者3例，痔疮术后、腰椎间盘脱出及脑卒中所致者各2例，结肠癌、食物缺乏纤维、长期卧床者各1例。加味枳术汤由枳术汤加肉苁蓉组成。结果：49例服药后通便有效，其中服1次者46例，服2次者3例；另1例因3次痔疮手术，术后引起顽固性便秘服药2次无效（黄春林、张北泉、黄江虹，等．加味枳术汤通便作用的临床观察与实验研究．中医杂志，1996，（4）：221）。以枳术汤治疗老年习惯性便秘68例。年龄52~86岁，病程6个月~30余年。给予枳术汤，随证加减：津血不足加当归、首乌、元参；气虚加党参、黄芪；阳虚加附子、肉苁蓉等。服药期间停用其他通便药。疗效标准：治疗后每日排便1次，便量增多，便软成条；排便爽快，每次排便时间缩短，维持时间达3个月以上者为痊愈；维持疗效不足3个月为显效；有不同程度改善，排便时间缩短，便形较前为软，或兼排便爽快，每日排便时间较前缩短为有效；症状无明显改善或停药3天后便结如前者为无效。结果：痊愈34例（50.0%），显效17例（25%），有效12例（17.6%），无效5例（7.4%）（高洪寿．枳术汤治疗老年习惯性便秘的临床观察．中西医结合实用临床急救，1997，（4）：173）。

（7）**不寐** 某男，50岁，因饮食不节而难以入睡，伴有胃脘不适，纳呆嗳气，腹胀肠鸣，大便解而不畅，曾自服药物无效。诊见舌红、苔黄厚腻，脉滑数，证属湿热中阻，上扰心神。治宜清热导滞，和胃安神。处方：枳实、生白术、神曲、连翘、莱菔子、合欢皮、茯苓各15克，制大黄、法半夏、远志各9克，黄连6克。3剂后可入睡，继服7剂，夜眠已安，余症均除（吕文．枳术汤临床新用举隅．浙江中医杂志，1998，（12）：564）。按：《素问·逆调论篇》日："胃不和则卧不安"。本例系饮食壅滞胃中，积而化热，上扰心神所致，治以清热和胃导滞，用以枳术汤加味，以枳实苦寒降气消积滞，白术攻积而不伤正，再配以清热消食导滞之品以决渎壅塞，使清升浊降，胃气和则神自安。

（8）**痰饮** 某女，58岁。泛吐痰涎3年。半月前，痰涎中带有淡红血丝而来诊。伴头昏纳呆，便烂不爽，形体稍胖，舌淡带紫、苔白腻，脉滑少力。证属中气不足，痰饮内留，气不摄血。治以温中健脾，化饮止血。拟枳术汤加味：白术、茯苓各15克，枳实、桂枝各8克，党参、半夏、生姜各10克，白及、三七、陈皮各6克，甘草3克。5剂后，痰中带血已除，吐痰涎减少。继除7剂，诸症除（吕文．枳术汤临床新用举隅．浙江中医杂志，1998，（12）：564）。按：此患由于年高，中气已虚，脾胃失健痰涎内生，故以健脾温化痰饮为治则。白术重于枳实，乃补重于消，寓消于补中。党参、甘草加强健脾助运之力；半夏、茯苓、陈皮、生姜理气燥湿，温胃化痰。选用桂枝乃是"病痰饮者，当以温药和之"之意；三七、白及一散一收，止血而不留瘀。诸药合拍，故疗效显著。

（9）**痹证** 某男，53岁。左肘及两膝关节肿胀，顽麻疼痛已10个月，加甚半个月。见左肘、两膝关节肿胀、麻木、疼痛，左侧肘关节内侧有皮下结节，伴有头晕目眩，头重如裹，胃脘胀闷，恶心欲吐，眼睑浮肿，舌淡色黯，苔白腻，脉沉弦。诊为痹证。治以化痰行气，通络蠲痹，拟以枳术汤加味：枳实、白术、半夏、茯苓、白芥子、熟地各12克，炮姜、肉桂各3克，生麻黄2克，陈皮10克。5剂后关节肿胀好转，但麻木疼痛未除，继服10剂，麻木疼痛减半，继服21剂，症状得除（吕文．枳术汤临床新用举隅．浙江中医杂志，1998，（12）：564）。按：痰浊流注于关节，经久不愈致关节肿胀、麻木、疼痛；痰浊上扰，清阳被蒙，则头晕目眩，头重如裹；痰浊壅滞中焦，气机升降失常，故胃脘胀闷，恶心欲吐。治以祛痰通络。以枳术汤化痰理气，茯苓、半夏、陈皮燥湿化痰，治病之本；白芥子搜络化痰；痰为阴邪，故以生麻黄、炮姜、肉桂散寒温通；熟地以防前药之香燥。诸药配合，使痰浊得祛，经络得畅，邪除病愈。

（10）**小儿发热** 某男，6岁。发热，伴腹痛，2日未大便。见腹胀如鼓，压痛，无包块，微汗出，口渴，但不欲饮，舌红，苔黄腻。本病属正虚邪实，治以消食理脾行气兼清里热。药用枳术汤加减：枳实12克，白术、莱菔子各7克，川朴、黄芩各8克，大黄4克。2剂后腹痛减，大便行，腹胀除，热稍退。此乃大邪已去，脾气未健兼有余热，上方加减：白术10克，枳实6克，淮山药12克，太子参、黄芩各8克，砂仁5克，又服2剂后热退，纳增，面黄唇淡，时有头汗出，治以六君子汤、补中益气汤，数周病告痊愈（朱启文．枳术汤治疗小儿发热50例．湖北中医杂志，1997，（2）：26）。按：小儿脾胃虚弱，运化无力，若水气痞结心下，或饮食停滞肠胃，进一步影响脏腑功能失调，则导致发热绵绵不退。枳术汤功能行气消食理脾，食消脾健，热退自除。小儿脏腑娇嫩，易虚易实，使用枳术汤宜中病即止。

【原文】

香砂平胃散：（寶鑑）治傷食。蒼术二錢，陳皮、香附子各一錢，枳實、藿香各八分，厚樸、縮砂各七分，木香、甘草各五分，薑三片。

丹青飲：（黃氏經驗）治食傷。煨[①]薑一兩，便香附、蘇葉、陳皮、紫丹香、青皮、藿香、烏藥各一錢，草果、檳榔各七分，甘草五分，木瓜二片。

消滯丸：（寶鑑）消食、消酒、消水、消氣、消痞、消脹、消肿、消積、消痛，此藥消而不見，向而不動，其功甚捷。黑丒炒頭末二兩，香附子炒、五靈脂各一兩，右末，醋糊丸如菉豆，薑湯下二三十丸。

保和丸：（入門）治一切食積。山楂六兩，神麯、半夏、茯苓各二兩，陳皮、連翹、蘿葍子各一兩，右末，蒸餅丸如梧子，每七八十丸，白湯下，健脾，加白术六兩，名大安丸。

木香化滯湯：（寶鑑）治因憂，食麪心下痞滿作痛。半夏一錢五分，草豆蔻、甘草各一錢，柴胡七分，陳皮、乾生薑、木香各六分，當歸尾、枳實各四分，酒紅花一分，薑五片。

［语释］

香砂平胃散：《宝鉴》治伤食。方药组成为苍术二钱，陈皮、香附子各一钱，枳实、藿香各八分，厚朴、缩砂各七分，木香、甘草各五分，生姜三片。

丹青饮：《黄氏经验》治食伤。方药组成为煨姜一两，便香附、苏叶、陈皮、紫丹香、青皮、藿香、乌药各一钱，草果、槟榔各七分，甘草五分，木瓜二片。

消滞丸：《宝鉴》消食、消酒、消水、消气、消痞、消胀、消肿、消积、消痛，此药消而不现，速效而不动气，其功甚捷。方药组成为黑丑（炒头末）二两，香附子（炒）、五灵脂各一两，又研成末，以醋糊丸，如绿豆大小，每次用姜汤冲服二三十丸。

保和丸：《入门》治一切食积。方药组成为山楂六两，神曲、半夏、茯苓各二两，陈皮、连翘、萝卜子各一两，又制成细末，蒸制成饼丸，如梧子大小，用温开水冲服七十至八十丸，加白术六两，名“大安丸”，用以健脾。

木香化滞汤：《宝鉴》治因忧愁吃面食后，心下痞满作痛。方药组成为半夏一钱五分，草豆蔻、甘草各一钱，柴胡七分，陈皮、干生姜、木香各六分，当归尾、枳实各四分，酒红花一分，生姜五片。

［词解］

①煨：将药物以敷料包裹，埋入火灰、热滑石粉或砂子，拌炒烤至敷料焦黑或焦黄色的方法。

［临床新用］

保和丸　本方现代主要用于急性心肌梗死、慢性萎缩性胃炎、胃石症化疗胃肠道反应、腹泻、胆道系统感染、小儿荨麻疹、小儿咳嗽、营养不良、眩晕的治疗。

（1）**急性心肌梗死**　本方配合常规急性心肌梗死抢救措施，治疗急性心肌梗死13例，能很快消除胃肠道症状，有助于血清酶学改变的恢复和心电图的改善，并设对照组5例。结果：治疗组中，痊愈8例，显效3例，好转2例；对照组中显效1例，好转4例（陈树真．保和丸在急性心肌梗死抢救中的应用体会．中成药，1993，（1）：27）。

（2）**慢性萎缩性胃炎**　保和丸汤剂加减治疗慢性萎缩性胃炎34例，随证加减：偏气虚者加黄芪、太子参；寒证加桂枝、良姜；兼瘀血者加丹参、檀香；嗳气者加代赭石。水煎服，日1剂，分2次服。并设对照组15例：口服胃酶素，日3次，每次6片，配服胃复安，黄连素及维生素E、C、B类。均以3个月为1疗程。结果：症状改善，治疗组25例显效，对照组7例显效；胃镜观察，治疗组16例显效，对照组4例显效（刘光伟．保和丸化裁治疗慢性萎缩性胃炎34例．湖北中医杂志，1992，（6）：10）。

（3）**胃石症**　保和丸合小承气汤治疗胃石症33例。加减：焦三仙、鸡内金、半夏、陈皮、厚朴、枳实、生大黄。体壮者加三棱、莪术、槟榔。其中男18例，女15例，病程5天~6个月。胃石最大为

12cm×20cm，多个者9例。33例均经胃肠钡餐或内镜检查确诊。治疗20～30天，复查胃肠钡餐或内窥镜，结果：29例治愈（未发现胃石），3例有效（胃石数量减少，或体积缩小1cm×1cm以上者），1例无效（朱秀英．保和丸合小承气汤治疗胃石症33例．山东中医杂志，1993，（4）：21）。

（4）**化疗胃肠道反应** 保和丸加减治疗介入化疗后胃肠道反应患者110例。加减：神疲乏力，纳食减少者加黄芪、白术；伴苔黄便秘者加酒军；伴口渴、舌红少津者加沙参、麦冬、石斛。从介入前3天开始，日1剂，连服10剂，同时配合静脉点滴胃复安40毫克，日1次。并设对照组89人，静脉点滴胃复安40毫克，日1次，连续10天。结果：治疗组105例治愈（临床症状消失，饮食正常）；5例好转（临床症状明显改善）。有效率100%。治疗组的症状消失，正常食欲恢复时间较对照组明显缩短，P＜0.01（宋爱英．保和丸治疗介入后胃肠道反应的临床观察．中医药信息，1995，（6）：45）。

（5）**腹泻** 以保和丸加减结合西医治疗婴幼儿腹泻50例。并设西医组42例。西医组：病毒唑、庆大霉素片、多酶片、颠茄合剂。中西医组：西医治疗如上，加保和丸加减：保和丸加白术、藿香、葛根、木香。结果：西医组平均止泻时间为2.75±0，73天，平均退热时间为1.72±0.60天，平均止吐时间为1.27±0.75天。中西医组分别为1.86±0.75天，1.42±0.41天，0.84±0.34天。中西医结合疗效明显优于西医组（项蓉．中西医结合治疗婴幼儿腹泻50例．天津中医，1997，（3）：109）。

（6）**胆道系统感染** 本方加减治疗急性胆道系统感染20例，其中胆石症伴胆囊炎9例，单纯性胆囊炎7例，胆管炎4例。腹胀剧痛，加延胡、枳壳；热盛加银花；黄疸明显，加茵陈、郁金；便结，加生大黄或元明粉。结果：显效14例，好转5例（应志华．保和丸加减治疗急性胆道系统感染20例．浙江中医杂志，1983，（10）：448）。

（7）**小儿荨麻疹** 以本方加减治疗荨麻疹患儿，96例，年龄半岁至10岁，病程3天至3个月。基本方：保和丸加白蒺藜、蝉衣。兼风热者去法夏，加银花、薄荷；湿热偏盛者加苦参、黄柏；皮疹以四肢为甚者加桑枝；伴虫积腹痛者加槟榔等；有感染化脓者加公英、鱼腥草。结果：83例治愈，11例好转，无效2例（曾庆发．保和丸加减治疗小儿荨麻疹96例．湖南中医杂志，1988，（1）：封三）。

（8）**小儿咳嗽** 本方加减治疗小儿咳嗽72例，其中上呼吸道感染51例，支气管炎11例，支气管肺炎10例。主要表现：咳嗽痰多，或喉中痰鸣、纳呆、舌苔厚、脉滑。基本方：保和丸加鱼腥草、七叶一枝花、茯苓，水煎服，日1剂，不拘时频用。停用其他药。结果：临床痊愈（咳嗽止，血象正常，听诊无异常）58例；无效14例（卢昌义．保和汤加味治疗小儿咳嗽72例．浙江中医杂志，1993，（11）：510）。以加味保和丸治疗小儿咳嗽60例。X线摄片可见双肺纹理增多增粗。基本方：保和丸加苦杏仁、川贝母、岗梅根。外感风热加薄荷、金银花、鱼腥草；外感风寒去连翘、岗梅根，加荆芥、麻黄；内伤积滞、大便味臭、脘痛嗳腐加大腹皮、木香、火炭母；咳痰黄稠量多，口干喜饮者加桑白皮、地骨皮。结果：痊愈32例，好转23例，无效5例（龙倩玲．加味保和丸方治疗小儿咳嗽60例．新中医，1998，（12）：38）。以保和丸治疗小儿咳嗽54例。全部病例均停服其他药物，只服保和丸加味：连翘、半夏、陈皮、云苓、莱菔子、山楂、神曲、枇杷叶、炙冬花。睡眠不宁加香附、厚朴；肺热痰黄加桑白皮、黄芩；发热盛加青蒿；咳盛加紫菀；便秘结加槟榔。结果：52例治愈，2例无效，其中服药1剂见效者15例，2剂21例，3剂9例，4剂2例，5剂5例（赵姝．保和丸治疗小儿咳嗽54例．实用中医药杂志，1998，（6）：4）。

（9）**营养不良** 某女，2岁半。因喂养不当，腹泻、呕吐致形渐消瘦。经治疗未见好转。近1月伴腹胀，大便夹不消化食物残渣，不喜活动，睡眠不宁，盗汗，烦躁易怒。舌淡红，苔白厚，脉细数。西医诊断为轻型营养不良，中医诊为疳证（脾虚积滞）。治宜先消疳去积，后健脾和胃。处方：山楂、神曲、茯苓各10克，连翘、莱菔子各6克，陈皮、胡黄连、鸡内金各3克。5剂后，苔稍退，仍烦躁，睡眠不宁，上方加象牙丝12克，续服5剂，诸症减。上方去胡黄连，加独脚金，布渣叶各10克，厚朴5克，续服5剂。遂予肥儿丸调治，病告愈（余德钊．保和丸新用．新中医，1997，（4）：53）。按：营养不良属中医疳证范畴，以脾胃虚损为主的全身虚弱性病症。以形体羸瘦，精神不振，面色少华，饮食异常，大便不调为主证。病机以积滞为先，若治以补益，则犯“实实”之戒。“积为疳之母，治疳必先去积”。故治当以去积和胃之保和丸加鸡内金助消食导滞，胡黄连、象牙丝、独脚金消疳热，俟积去方予健脾益气，药证合拍而多获效。

（10）**咳嗽** 某男，5岁。患儿素喜食肥甘，体胖。不慎受凉后咳嗽1周，伴呕恶痰涎。近2日发热（38℃以上），咳嗽阵作，入夜尤甚。喉有痰鸣，大便不行，时有嗳气，食欲不振。舌红苔厚腻，脉滑数。证属痰食互阻，肺失清肃，治宜消食化痰，清肺止咳。处方：半夏、陈皮、莱菔子、藿香、杏仁、鸡内金各6克，焦三仙、瓜蒌、贝母、茯苓各10克，连翘15克。服药后，大便行，咳减，热退，恶心呕吐消失，苔转薄，脉滑。继守原方3剂，诸证皆除（席书贤．五脏六腑皆令人咳验案举隅．陕西中医，1997，（6）：273）。按：《内经》云：“胃咳之状，咳而呕”。《素问·咳论》又日：“聚于胃，关于肺”。小儿五脏娇嫩，饮食不知自节，过食油腻，脾胃运化不及，宿食内滞，脾胃受损，健运失职，聚湿生痰。痰食互阻，胃气上逆，肺失清肃则咳嗽呕恶等症悉作。治疗以保和汤消食导滞和胃．杏仁、贝母、瓜蒌化痰止咳清肺。此降胃即所以降肺，化痰即所以利肺，使枢机畅，肺气和，咳嗽呕恶乃清除。

（11）**心痹** 某男，71岁，心前区痛15小时。疼痛呈压榨性，有紧缩感，不放射。ECG示：频发室早，下壁急性心肌梗死，左室肥厚。转本院以“冠心病，AMI”救治。经治疗后未见好转。改服中药。中医诊为痰浊阻滞，胃有积滞致心痛。以保和丸加减：党参、薤白、山楂各15克，丹参30克，枳实、莱菔子、元胡、砂仁各10克，神曲12克，花白5克。4剂后，痛减。上方加减续服12剂。出院时S－T段恢复正常（张毓华．胃心痛证治浅探．湖北中医杂志，1997，（4）：8）。按：心痛常因食后发作或加剧，或餐后出现发作性心律紊乱，纳谷呆滞，胸闷脘痞，嗳腐吞酸。呕恶便不爽，苔厚腻，脉滑，证属食滞中脘，胃失和降，运化不力，受纳失司所致。治以健脾理气，化食导滞。故以保和丸加减治之。

（12）**胃脘痛** 某男，50岁。间歇性胃脘部疼痛20余年加重1周。伴胃脘部胀痛、噫气、泛恶，食少，喜按喜暖，遇冷痛增，畏寒肢冷，大便溏稀，面色不华，神疲气短，舌淡苔薄白，脉沉细。胃镜检查报告“慢性萎缩性胃炎”。中医诊断：胃脘痛；证属：中虚胃弱，运降失司；治宜温中健脾，消食解气。处方：保和汤去半夏，加干姜10克，黄芪20克，党参15克，砂仁3克，山药15克，白术10克。6剂后，症状缓解。在原方基础上加佛手12克，柿蒂10克。继服2月，病情稳定（张梅奎．张健夫运用保和丸加减治疗胃脘痛的经验．湖南中医学院学报，1996，（2）：65）。按：胃脘痛分实证、虚证。虚证多由饮食、情志所伤。应用保和丸治疗胃脘痛时，神曲、茯苓、陈皮、半夏、连翘、莱菔子为必用药。莱菔子以除胃脘胀痛。脾气虚时加党参，虽有忌服莱菔子之训，但临床上用党参三倍于莱菔子，未见剧烈反应。

（13）**眩晕** 某女，33岁。持续性头晕6、7日，活动后加重，无头痛及呕恶，伴乏力、纳差，饥不欲食，大便不爽，无口苦咽干。曾服天麻丸效差。详问病史，6、7天前食年糕等不易消化之食物。苔白厚腻，脉滑。辨证为食积内停，浊邪上犯清窍。治宜消积导滞。处方：山楂12克，云苓15克，半夏10克，神曲15克，陈皮10克，连翘10克，莱菔子15克，枳实15克，藿香15克。4剂后，大便畅，食欲佳，眩晕止（刘美玲．保和丸临床应用举隅．内蒙古中医药，1997，（1）：39）。按：眩晕证分实证、虚证。实证多因肝风内动，肝阳上亢所致。本病例乃因食积内阻，清阳不升，浊邪上犯清窍所致眩晕，故治以消积导滞，清阳方可上达清窍，浊邪下趋。保和丸属消导剂，常治疗因食积停滞而致的呕吐、腹泻等病证。因此病例亦为食积停滞所致，故以保和丸治之效显。

【原文】

（内局）**千斤廣濟丸：**治寒食傷、霍亂，及關格①等症。紫檀香十兩，檳榔八兩，便香附、蒼术、白檀香各六兩，乾薑、厚樸各五兩，陳皮、神麯炒、蓽撥、丁香去蓋、枳實麸炒各三兩，麝香一兩，右末，糊和兩作三十丸，硃砂為衣。庚戌，自上制②下，各營門救療軍兵。

（内局）**立效濟衆丹：**治同上。紫檀香、檳榔、乾薑各二十箇，蒼术、厚樸、便香附各十五兩，神麯炒、陳皮、半夏、胡椒各十兩，青皮、唐木香各五兩，右末，糊和一兩五錢作十錠，硃砂為衣，或兩作二十丸妙。庚戌，自上制下，各營門救療軍兵。

［语释］

（内局）**千斤广济丸**：治寒食伤、霍乱，及关格等症。方药组成为紫檀香十两，槟榔八两，便香附、苍术、白檀香各六两，干姜、厚朴各五两，陈皮、神曲（炒）、荜茇、丁香（去盖）、枳实（麸炒）各三两，麝香一两，又粉碎成细末，制成糊丸，每两作三十丸，朱砂为衣。庚戌时，各营门自上至下，用此方救疗军兵。

（内局）**立效济众丹**：治疗病证同上。方药组成为紫檀香、槟榔、干姜各二十个，苍术、厚朴、便香附各十五两，神曲（炒）、陈皮、半夏、胡椒各十两，青皮、唐木香各五两，又粉碎成细末，制成糊丸，每一两五钱作成十锭，朱砂为衣，或每两作二十丸更好。庚戌时，各营门自上至下，用此方救疗军兵。

［词解］

①關格：小便不通名曰“关”，呕吐不止名曰“格”，小便不通与呕吐不止并见名曰“关格”。关格属于危重病证，多见于水肿、癃闭、淋证等病证的晚期。

②制：疑为“至”。

【原文】

食傷補益：脾胃弱而飲食難任[①]者，不可槩[②]用尅伐之藥。宿食[③]吐下後，氣虛，宜補六君子湯（痰飲）、補中益氣湯。

錢氏異功散：（寶鑑）治脾胃虛弱，飲食不進，未能消化，心胷痞悶。人参、白术、白茯苓、橘皮、木香、甘草各一錢，薑三片，棗二枚。

参术健脾湯：（寶鑑）健脾養胃，運化飲食。人参、白术、白茯苓、厚樸、陳皮、山楂肉各一錢，枳實、白芍藥各八分，神麯、麥芽、縮砂、甘草各五分，薑三片，棗二枚。

［语释］

食伤补益：脾胃弱而饮食承受者，不可一概用克伐之药。宿食吐下后，患者气虚，宜补“六君子汤”（有痰饮）、“补中益气汤”治疗。

钱氏异功散：《宝鉴》治脾胃虚弱，不能饮食，或不能消化，心胸痞闷。方药组成为人参、白术、白茯苓、橘皮、木香、甘草各一钱，生姜三片，大枣二枚。

参术健脾汤：《宝鉴》功效健脾养胃，运化饮食。方药组成为人参、白术、白茯苓、厚朴、陈皮、山楂肉各一钱，枳实、白芍药各八分，神曲、麦芽、缩砂、甘草各五分，生姜三片，大枣二枚。

［词解］

①難任：难以承受，或难以消化。

②槩：同“概”。

③宿食：或称“宿滞”、“食积”或“伤食”。由于脾胃运化失常，或脾胃有寒，食物经宿不消，停积胃肠故名。初起多有胸烷痞闷、恶食、嗳腐吞酸、舌苔厚腻等症状。

【原文】

酒傷：酒者，穀液，大熱有毒，少飲通脈，過飲身熱尿赤、嘔瀉自汗、鼻渣[①]，甚則為消渴、黄疸、肺痿、内痔、豉脹、失明、勞嗽、癲癎[②]，治法發汗利小便為要。飲酒過多，黄連丸（暑門）、升麻葛根湯（寒門）。中酒[③]，頭痛嘔眩者，補中益氣湯去白术，加半夏、白芍藥、黄芩、黄栢、乾葛、川芎。酒后傷風，身熱頭痛如破，防風通聖散

（風門）加黄連蔥白。善飲人，每朝長噯不吐，小調中湯合六君子湯（並痰）。

對金飲子：（寶鑑）治酒食傷，和胃消痰。陳皮三錢，蒼术、甘草各七分，薑三片。加乾葛二錢，赤茯苓、縮砂、神麯各一錢尤好。

三豆解醒湯：（寶鑑）治中酒發病，頭痛嘔吐，煩渴，善解酒毒，且多飲不醉，因酒患消渴，尤宜服之。葛根二錢，蒼术一錢五分，陳皮、赤茯苓、木瓜、半夏各一錢，神麯七分，澤瀉五分，乾生薑三分，黑豆、菉豆、赤小豆各二錢，夏月及酒渴者，加黄連五分。

［语释］

酒伤：酒是谷物类酿制成的液体，性味大热、有毒，少饮能活血通脉，过饮则身热尿赤、呕泻、自汗、鼻渣，甚则成为消渴、黄疸、肺痿、内痔、鼓胀、失明、劳嗽、癫痫，治法以发汗、利小便为要。饮酒过多，用“黄连丸”（清暑）、“升麻葛根汤”（解表）治疗。中酒，头痛呕吐眩晕，“补中益气汤”去白术，加半夏、白芍药、黄芩、黄柏、干葛、川芎治疗。若酒后伤风，身热头痛如破，“防风通圣散”（解表）加黄连、葱白治疗。善饮酒之人，每天早晨长嗳不吐，用“小调中汤”合“六君子汤”（均有痰）治疗。

对金饮子：《宝鉴》治伤酒、伤食，宜和胃消痰。方药组成为陈皮三钱，苍术、甘草各七分，生姜三片。加干葛二钱，赤茯苓、缩砂、神曲各一钱更好。

三豆解醒汤：《宝鉴》治中酒，出现头痛、呕吐、烦渴，该方药善解酒毒，且多饮不醉，饮酒患消渴病的病人，尤宜服用，方药组成为葛根二钱，苍术一钱五分，陈皮、赤茯苓、木瓜、半夏各一钱，神曲七分，泽泻五分，干生姜三分，黑豆、绿豆、赤小豆各二钱，夏季及酒渴者，加黄连五分。

［词解］

①鼻渣：即酒渣鼻，俗称“红鼻子”或“鼻赤”。多因饮酒过度，嗜食辛辣，肠胃积热，热气上蒸，客于鼻部，复被风寒外郁，血热瘀阻，郁热不散所致。或肺感风热，邪热熏蒸肺窍，上客鼻窍，伏留不散，均可导致瘀热凝于内，鼻赤现于外也。

②消渴、黄疸、肺痿、内痔、鼓脹、失明、勞嗽、癲癇：病证名。

消渴：是指以多饮、多尿、多食及消瘦、疲乏、尿甜为主要特征的综合病证。

黄疸：是以面目及全身皮肤发黄为特点，其中尤以目黄为要。《灵枢·论疾诊尺》篇：“身痛而色微黄，齿垢黄，爪甲上黄，黄疸也。”《杂病源流犀烛》：“目黄者曰黄疸，以目为宗脉所聚，诸经之热上熏于目，故目黄。”其发病多与湿邪有关，如感受时邪或饮食不节；或劳倦内伤而致湿热或寒湿阻于中焦，熏蒸或瘀阻肝胆，迫使胆汁不循常道而溢于肌肤，则可产生黄疸。

肺痿：因肺阴亏耗，肺叶枯萎而引起的疾病，临床以咳吐浊唾涎沫为主症。

内痔：生于齿线以上，由黏膜下痔内静脉丛扩大曲张所形成柔软的静脉团，称为内痔。《外科大成·痔疮》中说：“内痔在肛门之里，大便则出血如箭，解毕用手按，良久方入。”

鼓脹：指腹部肿胀膨隆如鼓之类的病证，因肿胀以腹部为主，故又称“单腹胀”。临床上根据证候表现不同一般分为气鼓、血鼓、水鼓等三类。

癲癇：又称癫疾、痫证。其行为特征为突然昏倒，神志丧失，口吐涎沫，两目上视，四肢抽搐，或口中啼叫有声，移时苏醒，醒后行为基本与常人无异。但也有一过性的精神惚恍，两目迟呆，或肢体抽搐等症，往往发无定时。

③中酒：饮酒过量，致酒精中毒。

【原文】

勞倦傷治法：勞倦有二，勞力，純傷陽氣，無汗，補中益氣湯；勞心，兼傷血，有汗，黄芪建中湯（虛勞）；心力俱勞，氣血俱傷，雙和湯（虛勞）。房勞，傷腎，亦與勞倦相似，均一內傷發熱症也。勞倦，因陽氣下陷，宜補氣升提，房勞，因陽火上升，宜滋陰降下，治法迥異①。七情與食傷，俱閉塞三焦，燻蒸肺胃，清道之氣，失其傳化，氣口獨緊盛，嘔瀉痞滿腹痛相似，但食傷惡食，七情雖飽不惡食，氣浮心亂，硃砂安神丸（神門）清而鎮之。

補中益氣湯：（寶鑑）治勞役太甚，或飲食失節，身熱而煩、自汗倦怠。黃芪一錢五分，人參、白术、甘草各一錢，當歸身、陳皮各五分，升麻、柴胡各三分。一方，加黃栢三分以滋腎水，紅花二分入心養血。

益胃升陽湯：（寶鑑）治內傷諸症。蓋血脫，益氣，古聖人治法也，先理胃氣以助生發之氣，此藥主之。白术一錢五分，黃芪一錢，人參、神麯炒各七分五里，當歸身、陳皮、甘草炙各五分，升麻、柴胡各三分，生黃芩二分。

［语释］

劳倦伤治法：劳倦有二种情况，一是劳力，纯伤阳气，症见无汗，用“补中益气汤“治疗；一是劳心，兼伤血，症见有汗，用“黄芪建中汤”（因虚劳）治疗；若心力俱劳，气血俱伤，用“双和汤”（因虚劳）治疗。房劳则伤肾，亦与劳倦相似，都是内伤发热症。劳倦，使阳气下陷，宜补气升提，房劳，使阳火上升，宜滋阴降下，治法完全不同。七情与食伤，俱闭塞三焦，熏蒸肺胃，清道之气失其传化，气口脉独紧盛，呕吐泄泻，痞满腹痛相似，但食伤恶食，七情虽饱不恶食，气浮心乱，用“朱砂安神丸”（定心神）清而镇之。

补中益气汤：《宝鉴》治劳役太过，或饮食失节，症见身热而烦、自汗倦怠。方药组成为黄芪一钱五分，人参、白术、甘草各一钱，当归身、陈皮各五分，升麻、柴胡各三分。一方，加黄柏三分，以滋肾水，红花二分，入心养血。

益胃升阳汤：《宝鉴》治内伤诸症。血脱，应益气，古圣人治法，先理胃气以助生发之气，此药主之。方药组成为白术一钱五分，黄芪一钱，人参、神曲（炒）各七分五厘，当归身、陈皮、甘草（炙）各五分，升麻、柴胡各三分，生黄芩二分。

［词解］

①迥異：悬殊相当大。

［临床新用］

补中益气汤　本方主要用于胃下垂、直肠内脱垂、术后发热、术后肠麻痹、重症肌无力、胆汁返流性胃炎、白细胞减少症、梅尼埃病、脊椎麻醉后低颅压综合征、慢性格林巴利综合征、功能性子宫出血、先兆流产、女性尿道综合征、高血压、神经性耳鸣、慢性肝炎、前列腺增生、尿潴留、鼻炎、口腔溃疡、踝交通支瓣膜功能不全、老年性白内障、脑震荡脑挫伤后遗症、小儿疝气、小儿尿频、血尿、崩漏、腹泻、便秘、小儿复发性腹泻、尿失禁、妊娠小便不通、喉喑等的治疗。

（1）**胃下垂**　用本方治疗40例胃下垂患者，中医辨证均为脾胃虚弱型，其中兼肝郁气滞者8例，原方去党参，加佛手、香附、苏梗；兼饮食停滞者6例，原方去当归，加焦三仙、鸡内金、炒莱菔子；兼胃热者3例，原方去党参，加炒黄连、蒲公英、大黄；兼胃寒者11例，原方去当归，加干姜、肉桂；兼胃阴不足者2例，原方去柴胡、白术，加沙参、麦冬；兼瘀血者，去党参、白术，加桃仁、红花、丹参。经治疗后痊愈（自觉症状消失，X线钡餐检查，胃小弯角切迹位置恢复正常）21例；显效（自觉症状基本消失，X线钡餐检查，胃小弯角切迹位置较治疗前有不同程度的升高）16例；无效（自觉症状无明显改善，X线钡餐检查，胃小弯角切迹位置无变化）3例（杨永瑞、杨进玉．补中益气汤治疗胃下垂40例．实用中医药杂志，1998，（8）：20）。

（2）**直肠内脱垂**　用补中益气汤内服加直肠内脱垂注射术治疗直肠内脱垂35例。随证加减：夹痰湿者加苍术、藿香、佩兰；夹湿热者加酒黄连、苦参；大便燥结加杏仁、酒大黄。直肠内脱垂注射术，药物由0.5%利多卡因、消痔灵各等份组成。直肠黏膜内脱垂者，注射剂量一般20～30毫升；直肠内套叠者，一般剂量约40毫升。经上述治疗，18例有效（症状消失，肛镜检查，直肠黏膜无堆集、折叠现象）；13例好转（症状明显改善，肛镜检查，直肠黏膜仍存在堆集现象）；4例无效（症状改善不明显）（陈苏明、薛石英．补中益气汤加局部注射治疗直肠内脱垂35例．浙江中医杂志，1998，（1）：32）。以补气升阳、补肾固脱为治疗大法，用补中益气汤加破故纸、乌梅、五倍子等，治疗内痔脱垂56例，显效29例，好转24例，无效3例，总有效率94%（苟洪仙．补中益气汤化裁治疗内痔脱垂56例．湖南中医杂志，1997，（3）：48）。采用九华膏肛内换药加内服补中益气汤治疗内痔术后肛门坠胀55例，并与单纯使用九华膏的54例作对照，结果：治疗组55例，痊愈10例，有效26例，无效19例，总有效率65.45%；对照组54例，痊愈5例，有效9例，无效40例，总有效率25.93%，组间比较，治疗组疗效明显优于对照组（$P<0.01$）（丰培学、王成敬．补中益气汤治疗内痔术后肛门坠胀55例观察．山西中医，1997，（1）：14）。

（3）**术后发热**　以补中益气汤加味治疗本病30例。基本方：补中益气汤加茯苓、山药、黄连。兼阴虚者加生地、麦冬；兼湿者加半夏、川朴；兼阳虚者加炮姜、肉桂；高热者加石膏、大青叶。结果：显效21例（70.0%），好转7例（23.3%），无效2例（6.7%），总有效率93.3%。2例无效病例为手术并发感染或有其他合并症（高洪铨．补中益气汤加味治疗手术后发热30例．江苏中医，1995，（6）：9）。

（4）**术后肠麻痹**　采用补中益气汤治疗37例术后肠麻痹患者，并设立西药治疗对照组32例，临床表现：腹部手术48小时后肛门无排气排便，腹胀或腹痛；查体：腹部饱满、叩诊呈鼓音，肠鸣音明显减弱或消失，体温略升，血压平稳；舌红或淡红、苔薄白，脉细数重按无力。治疗组给予补中益气汤，日300毫升，分2次温服。对照组予新斯的明5毫克肌注，2小时后无排气追加1次。结果：治疗组痊愈（用药6小时内肛门再现排便排气，腹胀或腹痛消失，停药观察3天症状无复发）32例；有效（用药后6小时内肛门再现排便排气，停药24小时内复出现腹胀痛，肛门停止排便排气）3例；无效（用药24小时内未出现肛门排气排便）2例。对照组痊愈20例，有效7例，无效5例。两组总有效率分别为94.6%和86.4%，经统计学处理无明显差异（$P>0.05$）；痊愈率分别为86.5%和54.6%，经统计学处理有显著差异（$P<0.01$）。说明用补中益气汤治疗组疗效优于用西药治疗对照组（黄良民．补中益气汤治疗术后肠麻痹37例．浙江中医杂志，1998，（10）：463）。

（5）**重症肌无力**　应用补中益气汤治疗重症肌无力眼睑下垂36例，58只眼。基本方：黄芪、甘草、人参、当归、陈皮、升麻、柴胡、白术。结果：治愈37只眼，占63.79%；显效20只眼，占34.48%；有效1只眼，占1.73%，有效率为100%（王宇、王红梅．补中益气汤治疗重症肌无力眼睑下垂36例．实用中医药杂志，1996，（4）：11）。

（6）**胆汁反流性胃炎**　以补中益气汤为基本方，泛酸者加左金丸，嗳气者加制半夏，大便溏者加茯苓、怀山药，便秘者加大黄苏打片，胃痛甚者加生白芍，治疗本病89例，痊愈19例，显效32例，有效30例，无效8例，总有效率90%（黄冬度．补中益气汤治疗胆汁返流性胃炎89例．浙江中医杂志，1997，（11）：514）。

（7）**白细胞减少症**　用本方加减治疗本病80例，男32例，女48例。其中肿瘤化疗者10例，有可靠服用可致白细胞减少药物者28例，其中以服用抗甲状腺药物、解热镇痛药居多，其中42例病因不明。所有病例均无重败血症，慢性炎症，脾功能亢进，疟疾等可疑诱因。纳少者加谷麦芽，心悸者加麦冬、五味子，湿重者加苍术等，日1剂，分2次服。治疗结果：显效（治疗2周内白细胞上升$2.0\times10^9/L$以上者）70例；有效（上升$1.0\sim1.9\times10^9/L$者）4例；无效（上升$0.9\times10^9/L$以下者）6例（沙明杰．补中益气汤加味治疗白细胞减少症80例．实用中医药杂志，1998，（6）：13）。

（8）**梅尼埃病**　以补中益气汤加味治疗本病患者68例，全部临床治愈。基本方以补中益气汤加远志、半夏、酸枣仁为主。经1个疗程（15天）治愈者10例，2个疗程41例，3个疗程14例，4个疗程3例（全国芳．补中益气汤加味治疗美尼尔氏综合征．湖北中医杂志，1999，（10）：464）。

（9）**脊椎麻醉后低颅压综合征** 以本方治疗脊椎麻醉术后低颅压综合征50例，患者术前均无头痛史。心、肺、肝、肾功能检查正常，术后第2天出现头痛、头晕、恶心、呕吐、全身乏力、少气懒言，痛苦异常，临床诊断为低颅压综合征，若头痛、项强者加川芎、蔓荆子、白芷、葛根；恶心、呕吐加半夏、生姜；纳差苔厚腻加藿香、佩兰、砂仁等。经服药后头痛、头晕、恶心、呕吐、全身乏力，少气懒言等症状消失。其中服3剂痊愈者28例，4剂痊愈者12例，5剂痊愈者7例，6剂痊愈者3例。出院后随访无复发（朱丰吾、程振伦、张均超．补中益气汤加减治疗脊椎麻醉后低颅压综合征50例．河南中医，1998，（3）：170）。

（10）**慢性格林巴利综合征** 用补中益气汤治疗本病30例，并设对照组30例，治疗组补中益气汤日1剂，水煎服。对照组用强的松40毫克/日，早餐后顿服。部分患者补充B族维生素，不用其他免疫抑制剂。治疗1个月，结果：两组分别显效（四肢肌力改善Ⅱ°，四肢根痛消失，肌电图示运动神经传导速度复常）9例和5例，好转15例和11例，无效或恶化6例和14例，总有效率80%和53%（$P<0.05$）。见副作用8例和2例（王晓娟．补中益气汤治疗慢性格林巴利综合征临床疗效观察．实用中西医结合杂志，1998，（2）：137）。

（11）**功能性子宫出血** 用补中益气汤加减治疗66例功能性子宫出血患者，其全部经西医妇科检查，排除盆腔、生殖器官肿瘤、息肉或炎症等器质性病变而属于该病种。随证加减：气虚者加大黄芪、党参用量；血虚者加鸡血藤、制首乌、枸杞子；阴虚者去升麻，加旱莲草、龟版；阳虚者去生地，加仙灵脾、艾叶炭；血热者加地榆炭、黄芩、黄柏；气滞者加川楝子、柴胡；血瘀者加三七、生蒲黄、丹参等。结果：显效（服药5~10剂，出血停止，3个月症状消失，月经周期21~35天，经期5~7天，经血、量、色质均正常，随访6个月未复发）43例；好转（服药10~20剂，阴道出血渐止，3个月出血量转正常略多）21例；无效（服药25剂以上症状仍未改善）2例，显效率65.2%，总有效率97%（王燕春、宋帼英．补中益气汤治疗功能性子宫出血66例．实用中西医结合杂志，1998，（12）：1120）。以补中益气汤加棕榈炭、乌贼骨等为基本方，血虚加阿胶、白芍；血热加生地、焦栀；脾虚加山药、黄精；肾阴虚加女贞子、枸杞子；肾阳虚加菟丝子、补骨脂。治疗功能性子宫出血156例，痊愈121例，占77.6%；好转29例，占18.6%；无效6例，占1.02%，总有效率96.1%（戴秀敏、王云鹭、高巍．补中益气汤加减治疗功能性子宫出血156例．长春中医学院学报，1997，（3）：34）。

（12）**先兆流产** 用本方治疗先兆流产患者30例，其中年龄最大38岁，最小21岁；初次怀孕者16人，再次怀孕者14人（其中有习惯性流产史者3人）。尿妊娠试验（+）；阴道少量流血伴腰酸腹痛，小腹下坠；子宫符合妊娠周数；宫颈未升。下血较多者加阿胶、艾叶；肾虚加桑寄生、菟丝子；血热加生地、白芍；血瘀加三七粉；肝郁气滞加当归、陈皮；恶阻加橘皮、竹茹。30例患者，均在服药10~15剂后血止，症状消失，其中3例习惯性流产史者，经治疗血止后，继续服药度过危险期，以后间断用药，巩固治疗至妊娠7个月。本组病例经治疗后均至足月分娩（李瑞华、关华．补中益气汤治疗先兆流产30例．实用中医药杂志，1998，（1）：15）。

（13）**女性尿道综合征** 应用本方加特拉唑嗪治疗女性尿道综合征65例。重用黄芪、白术。结果：痊愈41例，占63.1%；好转15例，占23.1%，无效9例，占13.8%，有效率为86.2%（李宁鸿、黄阿佩、王娇阳．补中益气汤加特拉唑嗪治疗女性尿道综合征65例．中国中西医结合杂志，1996，（10）：629）。

（14）**高血压** 以补中益气汤为主治疗15例气虚型高血压，男9例，女6例，年龄45~49岁，病程3年之内4例，4年以上7例，10年以上4例，继往口服复方降压片、心痛定等，服药期间血压下降，但自觉症状未解，停药后血压增高。15例患者坚持服药1~3个月，其中13例血压长期稳定在正常范围，同时兼症亦见消失或明显好转，2例初期有效，后用未坚持疗效差（赵玉明、袁泽．补中益气汤为主治疗中老年慢性疾病的临床体会．实用中西医结合，1998，（3）：262）。

（15）**神经性耳鸣** 应用本方加减治疗神经性耳鸣33例。兼两胁胀痛加川楝子、川芎、郁金、川朴；面部烘热加白芷、蝉衣、菊花、女贞子；兼少寐多梦加枣仁、柏子仁、龙骨、磁石；兼头晕恶心加吴茱萸、半夏、生姜。结果：治愈21例，显效7例，有效3例，无效2例，总有效率为93.9%（王宁新．补中益气汤治疗神经性耳鸣33例．陕西中医，1996，(2)：77）。

(16) **慢性肝炎** 以补中益气汤为基本方，伴湿热者，加茵陈、金钱草等；肝郁脾虚者，加青皮、山药等；气滞血瘀者，加丹参、郁金等；肝肾阴虚者，加栀子、女贞子等；脾肾阳虚者，加扁豆、仙灵脾等。治疗慢性肝炎31例，临床治愈12例，显效10例，好转5例，无效4例，总有效率87.1%（王恒丰．补中益气汤治疗慢性肝炎31例．南京中医药大学学报，1997，(2)：113)。

(17) **前列腺增生** 以补中益气汤为主治疗本病13例，均由外科指诊或B超明确诊断。方药：补中益气汤去陈皮加生姜、大枣。加减：舌紫暗，脉涩，瘀滞明显者加赤芍、红花；腺体较硬或表面有结节加海藻、昆布、夏枯草；口燥咽干，舌红少苔，脉细数者减生姜、党参加玄参、生地。结果：显效9例，有效2例，无效2例（刘君．补中益气汤临床新用举隅．吉林中医药，1995，(5)：35)。

(18) **尿潴留** 应用本方加减治疗产后尿潴留30例。兼外感加荆芥、防风、苏叶；兼咳嗽痰白加制半夏、款冬花；痰黄黏稠加黄芩、射干、鱼腥草；胸胁胀痛加郁金、川楝子、香附；肾虚加续断、菟丝子、巴戟天。结果全部治愈，总有效率100%（庄春香．补中益气汤治疗产后尿潴留30例疗效观察．福建中医药，1996，(2)：41)。

(19) **鼻炎** 以补中益气汤加味治疗本病100例。基本方：补中益气汤加苍耳子、辛夷花。有表证者选加防风、鲜葱白、淡豆豉；阳虚明显者选加附子、淫羊藿、金樱子；兼阴虚者选加石斛、玉竹、女贞子。结果：痊愈62例，有效30例，无效8例。总有效率92%（冯碧群、卢森集．补中益气汤加味治疗过敏性鼻炎100例．新中医，1995，(6)：55)。

(20) **口腔溃疡** 35例顽固性复发性口腔溃疡病患者，以补中益气汤加干姜、肉桂、五倍子为基本方治疗，脾虚甚者重用干姜；脾肾阳虚者加附子；脾虚运化失司加砂仁、枳壳、焦曲麦；水湿不化加法夏、佩兰；疱面周围暗红者加桃仁、红花；脾虚有热者减干姜加知母、黄柏。治疗结果：治愈14例，有效6例，无效5例（王崇华．补中益气汤治疗顽固性复发性Vl腔溃疡病35例．北京中医，1999，(2)：40)。用补中益气，温中除火法治疗顽固性复发性口腔溃疡38例，方用补中益气汤加黄连、黄芩、苍术。结果：痊愈10例，显效22例，有效6例（耿小茵．补中益气法治疗顽固性复发性口腔溃疡38例．新中医，1997，(3)：46)。

(21) **踝交通支瓣膜功能不全** 以补中益气汤为基本方治疗本病42例。肿胀明显者加薏苡仁、防风；溃疡分泌物较多，舌苔黄腻者加黄柏、猪苓；瘙痒甚者加白鲜皮、地肤子；伴静脉结节者加桃仁、红花；伴急性浅静脉炎者加金银花、玄参。治疗结果：显效35例，有效4例，无效3例。疗程最短14天，最长70天，平均42天（任晓梅．补中益气汤治疗踝交通支瓣膜功能不全42例总结．湖南中医杂志，1999，(5)：9)。

(22) **老年性白内障** 以补中益气汤加味治疗本病18例。基本方：补中益气汤加甘杞、熟地。日1剂，服药6天后停药1天，继服药6天，再停1天。1个月为1疗程。结果：18例32眼服药后显效12例23眼，有效4例6眼，无效2例3眼。总有效率为90.6%（邬凤岩、林华英．补中益气汤加味治疗老年性白内障18例．福建中医药，1995，(2)：12)。

(23) **脑震荡脑挫伤后遗症** 以补中益气汤加味治疗本病37例，并设对照组27例，用云南白药、脑复新治疗。治疗组以补中益气汤加川芎、蔓荆子。结果：痊愈12例，占32.4%；有效23例，占62.2%；无效2例，占5.4%。对照组：痊愈7例，占25.9%；有效11例，占40.7%；无效9例，占33.4%。两组比较有显著性差异，$P<0.01$（田殿兴、于淑荣．加味补中益气汤治疗脑震荡脑挫伤后遗症37例．山东中医杂志，1995，(2)：66)。以补中益气汤为主，兼血瘀征象，减升麻，加川芎、蔓荆子、葛根；伴心悸、失眠，加合欢皮、丹参、炒枣仁；多汗加龙骨、牡蛎；胃脘不适，加苏梗、竹茹、白芍；肝气郁结，去升麻，加郁金、川楝子，治疗脑外伤综合征30例，对照组30例，用脑复康胶囊治疗，结果：补中益气汤能显著缓解脑外伤后引起的头痛头晕，失眠多梦，心悸，健忘等症状，疗效优于对照组（张信、丁原全、赵兴东．补中益气汤治疗脑外伤综合征30例．辽宁中医杂志，1997，(4)：

169）。

（24）**小儿疝气** 用补中益气汤治疗小儿疝气100例。治疗组以补中益气汤加川楝子、荔枝核、乌药为基本方。痛甚，加延胡索、小茴香、吴茱萸；肿严重，加浙贝母、夏枯草；合并鞘膜积液，加牛膝、益母草、车前子。另设50例为对照组，单纯采用疝带或绷带压住内环，防止肿胀掉下突出。治疗结果：治疗组痊愈91例，好转7例，无效2例，疗效明显优于对照组（王瑞如．补中益气汤治疗小儿疝气．江西中医药，1999，（5）：43）。

（25）**小儿尿频** 以补中益气汤加益智仁、山药为基本方，治疗小儿尿频25例，小腹拘急者；加川楝子、广木香，脱肛者重用参、芪，加枳壳、桔梗，纳差便溏加砂仁、苡仁。7天为1疗程，治疗结果：经1~3疗程治疗，临床治愈18例，好转6例，无效1例（亢英．补中益气汤加减治疗小儿尿频25例．四川中医，1999，（8）：51）。应用本方加露蜂房治疗小儿尿频症100例。以白天无痛性尿频、尿急为主症，夜间睡眠较安然，晨尿清长。结果：100例全部治愈（余构武．补中益气汤加露蜂房治疗小儿尿频症100例．新中医，1996，（8）：52）。

（26）**血尿** 应用本方加减治疗肾炎血尿187例。见咽红者加牛蒡子、射干、蝉蜕；发热者加葛根；尿热者加土茯苓、白花蛇舌草；血尿重者加三七、琥珀；脉沉涩者加蒲黄、刘寄奴；腰膝酸软者加菟丝子、杜仲炭。结果：痊愈154例，占82%；好转29例，无效4例，总有效率97.4%（赵应川．加味补中益气汤治疗肾炎血尿187例．陕西中医，1996，（4）：145）。应用本方加味治疗特发性血尿27例。方用：黄芪、党参、仙鹤草、当归、升麻、柴胡、陈皮、白术、白茅根、小蓟、甘草。结果：治愈27例，总有效率100%（毛良知．补中益气汤加味治疗特发性血尿”例．湖北中医杂志，1996，（4）：14）。

（27）**崩漏** 应用补中益气汤加减治疗气虚型崩漏68例。兼虚热加黄芩、阿胶；兼虚寒加炮姜、艾叶炭；兼血瘀加蒲黄炭、五灵脂；兼肝郁加香附、郁金；兼肾阳虚加附子、茯苓；兼肾阴虚加女贞子、旱莲草。结果：痊愈42例，占61.76%；好转21例，占30.89%；无效5例，占7.35%。总有效率为92.65%（谭天．补中益气汤治疗气虚型崩漏68例．新疆中医，1996，（1）：23）。

（28）**腹泻** 用补中益气汤加减治疗中老年腹泻，临床辨证为脾虚型，33例患者中男16例，女17例，年龄均在51~67岁，病程最长达15年，最短达6个月。大便常规、乙状结肠镜检查排除其他病变。坚持服药1~1.5月，其中30例大便成形，便次正常，食量体重均增加，其他症状消失，定为痊愈。3例腹泻次数减少，大便成形，食量增加，精神转佳为好转（赵玉明、袁泽．补中益气汤为主治疗中老年慢性疾病的临床体会．实用中西医结合杂志，1998，（3）：262）。

（29）**便秘** 用补中益气汤加减治疗183例慢性单纯性便秘。病程最短半年，最长达23年，依据《中医内科学》（上海中医学院主编）对便秘的中医诊断分型标准，本组均属于虚秘混合型。开始全部病例用本方加大黄15克，日1剂，水煎服。大便通后，单纯用补中益气汤原方，日1剂。6天为1疗程，连服4个疗程，停药后观察8周，结果：临床治愈（症状体征消失，停药后保持大便通畅8周以上者）86例，显效（症状体征明显改善，停药后保持大便通畅6周者）52例，有效（症状体征好转，停药后保持大便通畅3周者）32例，无效（症状体征改善不明显，停药1周后便秘如前者）13例，总有效率93%（岑长所．补中益气汤治慢性单纯性便秘183例．新中医，1998，（5）：45）。以补中益气汤加味治疗顽固性便秘216例。基本方：补中益气汤加肉苁蓉、枳壳等，去陈皮、甘草。腹胀者加厚朴、莱菔子。结果：服药3剂治愈者20例，5剂治愈者60例，7剂治愈者90例，9剂以上治愈者46例。随访的103例中1年内未再出现便秘（张宽立、李东安、李金霞，等．补中益气汤加味治疗顽固性便秘216例．河南中医药学刊，1995，（1）：58）。

（30）**小儿复发性腹痛** 用补中益气汤加减治疗43例小儿复发性腹痛，便秘者加制大黄；腹胀闷者加焦山楂、炒谷芽、炒麦芽；痛有定处如锯如刺者加丹参。服药期间停用其他药物，忌食生冷刺激及不消化食物。结果：43例中，34例痊愈（药后腹痛消失），占79%；6例好转（腹痛发作次数减少，程度减轻），占14%；3例无效（腹痛发作次数与程度均无改善），占7%。总有效率为93%。半年后随访，4例复发，其中2例腹痛程度减轻及次数减少（吴柱中、丁慢．补中益气汤加减治疗小儿复发性腹痛43

例．浙江中医杂志，1998，(7)：7)。

(31) **尿失禁** 以补中益气汤加枳壳、乌药，合用普鲁本辛治疗老年人尿失禁30例，7天为1疗程，经1~2个疗程，全部治愈（王佩芝．补中益气汤为主治疗老年人失禁30例．新中医，1997，(12)：39)。

(32) **妊娠小便不通** 用补中益气汤加车前子治疗23例妊娠小便不通患者，妊娠28~36周者9例，37~40周以上者14例，病程最短者12小时，最长者7天。上述病例均经化验排除泌尿系感染。经用此法治疗后，均能自行排尿，疗程最短为12小时，最长为7天（徐桂莲．补中益气汤加味治疗妊娠小便不通23例．新中医，1998，(9)：43)。

(33) **喉喑** 采用补中益气汤加减治疗喉喑患者34例，基本方药为：黄芪、党参各309，白术15克，当归20克，陈皮、石菖蒲各10克，炙甘草、升麻、柴胡各6克。咽痛加银花、射干；咽干灼热加玉竹、麦冬；气虚甚改党参为人参，并加重黄芪量。5日为1疗程，并忌烟酒浓茶及辛辣油腻等物。治疗结果为，治愈24例，有效6例，无效4例，总有效率88.2%（曹金松．补中益气汤治疗喉喑．浙江中医杂志，1997，(6)：274)。

【原文】

升陽順氣湯：（寶鑑）治內傷諸症，春月口淡無味、夏月雖熱有寒、胷腹滿悶、饑常如飽。黃芪二錢，半夏一錢二分，草豆蔻八分，神麯、當歸、陳皮、人參各六分，升麻、柴胡、甘草各四分，黄栢三分，薑三片。

升陽養胃湯：（寶鑑）治內傷脾胃症，鞦燥，濕熱少退，而飲食無味、體重口燥、大小便不調，或灑淅[1]惡寒，乃陽氣不伸故也。黃芪二錢，人參、半夏、甘草各一錢，羌活、獨活、防風、白芍藥各七分，陳皮五分，柴胡、白术、茯苓、澤瀉各三分，黃連二分，薑三片，棗二枚。

清神益氣湯：（寶鑑）治內傷症，脾胃虛損，食少倦怠，適當暑，兩濕熱之盛，目疾時作，身麵俱黃。人參一錢，生薑八分，澤瀉、蒼术、防風、五味子各六分，赤茯苓、升麻、白术、白芍藥、生甘草、麥門冬各四分，黄栢、青皮各二分。

[语释]

升阳顺气汤：《宝鉴》治内伤诸症，春天口淡无味、夏天虽热却感觉寒、胸腹满闷，饥常如饱。方药组成为黄芪二钱，半夏一钱二分，草豆蔻八分，神曲、当归、陈皮、人参各六分，升麻、柴胡、甘草各四分，黄柏三分，生姜三片。

升阳养胃汤：《宝鉴》治内伤脾胃症，秋燥，湿热稍退，而饮食无味、体重口燥、大小便不调，或洒淅恶寒，乃阳气不伸之故。方药组成为黄芪二钱，人参、半夏、甘草各一钱，羌活、独活、防风、白芍药各七分，陈皮五分，柴胡、白术、茯苓、泽泻各三分，黄连二分，生姜三片，大枣二枚。

清神益气汤：《宝鉴》治内伤症脾胃虚损，食少倦怠，适值当暑，湿热俱盛，目疾时作，身面俱黄。方药组成为人参一钱，生姜八分，泽泻、苍术、防风、五味子各六分，赤茯苓、升麻、白术、白芍药、生甘草、麦门冬各四分，黄柏、青皮各二分。

[词解]

①灑淅：寒栗貌。

【原文】

内傷脾胃　不思食　不嗜食：蓋由胃寒，宜導痰補脾，或有膀胱移熱於小腸者。陰虛，有味，陽虛，無味。不進食，補脾不效，由下元[1]陽衰，二神丸（大便），兔絲子末數匙，酒下飲啖，如汤沃雪②。因事忤意③，鬱結在脾，久不食，脾實，非枳實不能開，溫膽湯（夢門）去竹茹。食後昏困者，脾虛弱，由升發之氣不行也，補中益氣湯。

平胃散：（寶鑑）和脾健胃，能進飲食，蓋內傷病，脾胃中有宿食，故不嗜食，用此藥平其胃氣，則自然思食（方見六腑）。加茯苓、丁香、白术，名調胃散。加乾薑，名厚樸湯。合五苓散（寒門），名胃苓湯。合益元散（暑門），名黃白散。加藿香、半夏，名不換金正氣散。

宽中進食丸：（寶鑑）滋形氣④、喜飲食。麥芽麪一兩，半夏、猪苓各七錢，草豆蔻、神麯各五錢，枳實四錢，橘皮、白术、白茯苓、澤瀉各二錢，縮砂一錢五分，乾生薑、人參、青皮、甘草各一錢，木香五分，右末，蒸餅丸如梧子，米飲下五七十丸。

［语释］

内伤脾胃　不思食　不嗜食：可能有因胃寒引起，宜导痰补脾，有的也为膀胱移热于小肠所致。阴虚，则有口味，阳虚，则无口味。不吃饭，补脾无效果，原因为下元阳衰，用“二神丸”（使大便）治疗，菟丝子末数匙酒冲服，效果如汤沃雪般明显。因事忤意，郁结在脾，久不食，致使脾实，非枳实不能开，用“温胆汤”（开郁）去竹茹。食后昏困，是脾虚弱之故，使生发之气不畅通，用“补中益气汤”治疗。

平胃散：《宝鉴》能和脾健胃，能进饮食，由于内伤脾胃，中有宿食，故不嗜食，用此药平其胃气，则自然思食（方药见‘六腑’篇）。加茯苓、丁香、白术，名“调胃散”。加干姜，名“厚朴汤”。合“五苓散”（温化寒湿）名“胃苓汤”。合“益元散”（祛暑），名“黄白散”。加藿香、半夏，名“不换金正气散”。

宽中进食丸：《宝鉴》滋形气，喜饮食。方药组成为麦芽面一两，半夏、猪苓各七钱，草豆蔻、神曲各五钱，枳实四钱，橘皮、白术、白茯苓、泽泻各二钱，缩砂一钱五分，干生姜、人参、青皮、甘草各一钱，木香五分，又研成末，蒸饼丸如梧子大小，米汤冲服五十至七十丸。

［词解］

①下元：为下焦的元气，元气又称“原气”、“真气”、“真元之气”。它来源于先天，是先天之精气所化生。

②如汤沃雪：象开水浇在雪上。

③忤意：违背意愿。

④滋形氣：滋养形体容貌，滋润气色。

【原文】

生胃丹：（寶鑑）生胃氣、消痰飲、開胷膈、進飲食。寒濕、肥白、氣虛者，宜南星三兩，薑汁浸一宿，次日以薑汁和匀，用黃泥包裹曬乾，慢火煨半日，泥焦乾去泥，用人參、白术、白茯苓各二兩，麥芽、砂仁、半夏麯、陳皮、青皮、白豆蔻、華澄茄、蓮肉一兩，木香三錢，右末，用粟米四兩，做飯焙乾，以薑汁和濕，再焙，如是制七次，作糊丸如菉豆，薑湯下五七十丸。

香砂六君子湯：（寶鑑）治不思飲食、食不化食、後倒飽者，脾虛也。香附子、白术、白茯苓、半夏、陳皮、白豆蔻、厚樸各一錢，縮砂、人參、木香、益智仁、甘草各五分，薑三片，棗二枚。

香砂養胃湯：（寶鑑）治飲食不思，痞悶不舒，此胃寒也。白术一錢，縮砂、蒼术、厚樸、陳皮、白茯苓各八分，白豆蔻七分，人參、木香、甘草各五分，薑三片，棗二枚。

[语释]

生胃丹：《宝鉴》能生胃气、消痰饮、开胸膈、进饮食。因感受寒湿，或肥胖，或气虚患者，宜用天南星三两，以姜汁浸一宿，次日以姜汁和匀，用黄泥包裹晒干，慢火煨半天，泥焦干后去泥，用人参、白术、白茯苓各二两，麦芽、砂仁、半夏曲、陈皮、青皮、白豆蔻、荜澄茄、莲肉一两，木香三钱，又粉碎成细末，用粟米四两做饭焙干，以姜汁和湿，再焙，如此制作七次，作糊丸如绿豆大小，每次姜汤冲服五十至七十丸。

香砂六君子汤：《宝鉴》治不思饮食，食后不化，食后倒饱患，因患者脾虚之故。方药组成为香附子、白术、白茯苓、半夏、陈皮、白豆蔻、厚朴各一钱，缩砂、人参、木香、益智仁、甘草各五分，生姜三片，大枣二枚。

香砂养胃汤：《宝鉴》治饮食不思，痞闷不舒，这是患者胃寒。方药组成为白术一钱，缩砂、苍术、厚朴、陈皮、白茯苓各八分，白豆蔻七分，人参、木香、甘草各五分，生姜三片，大枣二枚。

[临床新用]

香砂六君子汤　本方现代主要用于胃炎、结肠炎、肠易激综合征、肝癌、药物反应、乳糜尿、口腔溃疡、腹泻、小儿厌食症的治疗。

（1）**胃炎**　本方加山药为主方治疗脾气虚型之慢性萎缩性胃炎 14 例，每日 1 剂，治疗后痊愈 12 例，显效 2 例（尹光耀．脾气虚的研究．辽宁中医杂志，1982，（7）：4）。本方配硫酸庆大霉素片及吗丁林治疗胆汁返流性胃炎 204 例，治疗 1~2 月后，临床治愈 167 例，占 81.9%；好转 37 例，占 18.1%；总有效率为 100%（黄佐杰．香砂六君子汤加西药治疗胆汁返流性胃炎的疗效观察．中国中西医结合杂志，1995，（4）：234）。本方加黄连、公英、黄芪治疗慢性胃炎 100 例，疼痛重者加佛手、香附；口苦灼热者加黄芩、柴胡；胃酸过多者加海螵蛸、浙贝。10 天为 1 疗程，治疗 2~4 个疗程。结果：胃脘痛显效 65 例；腹胀显效 56 例；嗳气显效 50 例；反酸显效 36 例（庄柏．香砂六君子汤加味治疗慢性胃炎 100 例．中国中西医结合脾胃杂志，1999，（1）：59）。本方治疗老年慢性胃炎 23 例，4 周为 1 疗程，结果：痊愈 9 例，显效 12 例，无效 2 例，总有效率 91.3%（范新生．香砂六君子汤治疗老年慢性胃炎．陕西中医学院学报，1999，（3）：44）。

（2）**结肠炎**　本方合四神丸治慢性结肠炎 52 例，同时服用丽珠肠乐胶丸，1 个月为 1 疗程，连续服 3 个疗程，结果：治愈 23 例，占 44.2%；有效 26 例，占 50%；无效 3 例，占 5.8%；总有效率 94.2%（苗永定．中西医结合治疗慢性结肠炎 52 例．浙江中医学院学报，1997，（2）：32）。

（3）**肠易激综合征**　本方治疗肠易激综合征 40 例，腹痛重者加玄胡、乳香、没药；情志抑郁较重者加香附、郁金；痛经者加蒲黄、五灵脂。2 周为 1 疗程，治疗 1~3 疗程后，显效 18 例，有效 16 例，无效 6 例（张汉洪．香砂六君子汤化裁治疗肠道易激综合征 40 例．湖北中医杂志，1997，（3）：15）。

（4）**肝癌**　本方加山楂、麦芽配合丝裂霉素、吡喃阿霉毒或阿霉素治疗中晚期原发性肝癌 66 例，结果：28 例可见肝内肿瘤缩小，其中栓塞 26 例，单纯药物灌注 2 例。肝内肿瘤无明显变化 26 例，病灶增大 12 例（林清．中西医结合治疗中晚期原发性肝癌 66 例．辽宁中医杂志，1997，（7）：319）。

（5）**药物反应**　香砂六君子丸治疗抗痨药物反应 35 例，每次 1 丸，每日 2 次，每日上午 10 时，下午 4 时给药。结果：显效 28 例，占 80%；好转 6 例，占 17%；无效 1 例，总有效率 97%（陈文芳．香砂六君子丸治疗抗痨药物反应 35 例．福建中医药，1998，（2）：26）。

（6）**乳糜尿**　本方治疗乳糜尿 52 例，日 1 剂，脾气不升者加黄芪、升麻、柴胡；肾阳虚者加菟丝子、附子、肉桂；肾阴虚者加熟地、龟版、山萸肉；伴血瘀者加益母草、白茅根；下焦湿热重者加赤芍、黄柏。结果：全部治愈（高松山．香砂六君子汤加味治疗乳糜尿 52 例．浙江中医杂志，1993，（1）：55）。

（7）**口腔溃疡**　本方加味治疗慢性口腔溃疡 30 例，日 1 剂，7 剂为 1 疗程，口苦咽干者去人参加丹皮；便溏喜热饮者加栀子；心经热盛，舌尖红赤者加黄连、竹叶、生地。结果：全部治愈（王永林．香砂六君子汤加减治疗慢性口腔溃疡 30 例．山东中医杂志，199i，（5）：32）。

(8) **腹泻** 本方治疗子宫切除术后腹泻113例，日1剂，2周为1疗程。胁肋胀闷加香附、枳壳；腹冷胀加干姜；表虚自汗加黄芪、煅牡蛎；阴虚盗汗人参易为西洋参，治疗后痊愈77例，占68.14%；好转25例，占22.12%；无效11例，占9.73%，总有效率为90.26%（吴美雄．香砂六君子汤治疗子宫切除术后腹泻113例．福建中医药，1996，(3)：34)。

(9) **小儿厌食症** 本方加槟榔、莱菔子、焦内金、焦山楂治疗小儿厌食症33例，8剂为1疗程，休息3~5日，再服1疗程。结果：显效19例，有效12例，无效2例。总有效率94%（原睿．香砂六君子汤加减治疗小儿厌食症33例．甘肃中医学院学报，1995，(2)：26)。

【原文】

食傷　初寒久熱　勞倦　初熱久寒：食傷初起寒濕，宜辛燥消導，久為濕熱，宜辛甘苦寒潤之，宜消食清欝湯。勞倦初起，熱中身睏無氣、表熱自汗、心煩胃熱燻胷，甘溫補中，宜補中益氣湯，久變寒中，辛熱溫中，沉香溫胃丸。

凝神散：（寶鑑）治內傷熱中，收斂胃氣，清涼肌表。人參、白朮、白茯苓、山藥各一錢，白扁豆、粳米、知母、生地黃、甘草各五分，地骨皮、麥門冬、竹葉各三分，薑三片，棗二枚。

[语释]

食伤　初寒久热　劳倦　初热久寒：食伤初起寒湿内滞，宜辛燥消导，久成湿热，宜辛甘苦寒润之，宜用“消食清郁汤”。劳倦初起，感受热邪，症见身困无力、表热自汗、心烦、胃热熏胸，应甘温补中，用“补中益气汤”治疗，久成寒伤，应辛热温中，用“沉香温胃丸”治疗。

凝神散：《宝鉴》治内伤、热中，功能收敛胃气、清凉肌表。方药组成为人参、白术、白茯苓、山药各一钱，白扁豆、粳米、知母、生地黄、甘草各五分，地骨皮、麦门冬、竹叶各三分，生姜三片，大枣二枚。

【原文】

當歸補血湯：（寶鑑）因饑睏、勞役，致麵紅目赤，身熱引飲，其脈洪大而虛，重按全無，此血虛發熱，症似白虎，惟脈不長實，為辨，誤服白虎湯必死，宜服此藥（方見火門）。

三補枳朮丸：（寶鑑）補脾胃、化痰清熱、消食順氣。白朮二兩，陳皮去白、枳實各一兩，貝母八錢，黃連、黃芩並酒炒、黃栢塩水炒、白茯苓、神麯、山楂肉各五錢，麥芽、香附子醋炒各三錢，縮砂一錢，右末，荷葉煑，飯丸如梧子，薑湯下七八十丸。

沉香溫胃丸：（寶鑑）治脾胃虛寒，心腹疼痛，或霍亂吐瀉，及下焦陽虛，臍腹痛，冷汗出。附子炮、巴戟、乾薑炮、茴香炒各一兩，官桂七錢，沉香、當歸、人參、白朮、吳茱萸、白芍藥、白茯苓、良薑、木香、甘草各五錢，丁香三錢，右末，醋麪糊丸如梧子，米飲下五七十丸。

[语释]

当归补血汤：《宝鉴》因饥困、劳役，致面红目赤、身热引饮，其脉洪大而虚，重按全无，此血虚发热，症似白虎证，惟脉不长实，以此为区别，若误服“白虎汤”必死，宜服该药（方药见‘火门’篇)。

三补枳术丸：《宝鉴》补脾胃、化痰清热、消食顺气。方药组成为白术二两，陈皮（去白）、枳实各一两，贝母八钱，黄连黄芩（均酒炒）、黄柏（盐水炒）、白茯苓、神曲、山楂肉各五钱，麦芽、香附子（醋炒）各三钱，缩砂一钱，又碎成细末，荷叶煮汤，泛丸如梧子大小，每次姜汤冲服七十至八十丸。

沉香温胃丸：《宝鉴》治脾胃虚寒，心腹疼痛，或霍乱吐泻，及下焦阳虚，脐腹痛、冷汗出。方药组成为附子（炮）、巴戟、干姜（炮）、茴香（炒）各一两，官桂七钱，沉香、当归、人参、白术、吴茱萸、白芍药、白茯苓、良姜、木香、甘草各五钱，丁香三钱，又碎成细末，用醋面做糊丸，如梧子大小，每次米汤冲服五十至七十丸。

【原文】

吞酸吐酸：吞酸[①]者，水刺心，咯不出，咽不下，寒也。吐酸者，吐出酸水，津液雖氣上升，鬱積為濕，久則生熱也。脈絃而滑，沉而遲，胷中有寒飲，洪數者，痰熱在胷膈。

蒼連湯：（寶鑑）治吞酸、吐酸。蒼朮、黃連薑汁炒、陳皮、半夏、赤茯苓、神麯各一錢，吳茱萸炒、縮砂各五分，甘草三分，薑三片。

增味二陳湯：（寶鑑）治吞酸、吐酸。半夏、陳皮、茯苓、梔子炒、黃連炒、香附子各一錢，枳實、川芎、蒼朮各八分，白芍藥七分，神麯炒五分，甘草三分，薑三片。

平肝順氣保中丸：（寶鑑）治脾胃中伏火鬱積生痰，致令嘔吐吞酸嘈雜[②]，常服健脾開胃、化痰消滯、清火抑肝。白朮土炒四兩，香附子童便浸三日炒三兩，陳皮二兩五錢，川芎、枳實、黃連薑炒、神麯炒、山楂肉各二兩，半夏制一兩五錢，梔子薑炒、蘿葍子炒、白茯苓、乾生薑、吳茱萸各一兩，麥芽炒七錢，青皮香油炒六錢，縮砂炒、甘草炙各四錢，木香三錢，右末，竹瀝打神麯為糊，丸如菉豆，白湯下百丸，此方治吞酸吐酸、嘈雜噫氣，兼治之劑。

［语释］

吞酸吐酸：吞酸患者，水气刺心，咯不出，咽不下，为胃中有寒。吐酸患者，吐出酸水，津液虽气上升，郁积为湿，久则生热。脉弦而滑、沉而迟，是胸中有寒饮，脉洪数，有痰热在胸膈。

苍连汤：《宝鉴》治吞酸、吐酸。方药组成为苍术、黄连（姜汁炒）、陈皮、半夏、赤茯苓、神曲各一钱，吴茱萸（炒）、缩砂各五分，甘草三分，生姜三片。

增味二陈汤：《宝鉴》治吞酸、吐酸。方药组成为半夏、陈皮、茯苓、栀子（炒）、黄连（炒）、香附子各一钱，枳实、川芎、苍术各八分，白芍药七分，神曲（炒）五分，甘草三分，生姜三片。

平肝顺气保中丸：《宝鉴》治脾胃中隐伏之火邪，郁积生痰，致令呕吐、吞酸、嘈杂，常服健脾开胃、化痰消滞、清火抑肝。方药组成为白术（土炒）四两，香附子（童便浸三日炒）三两，陈皮二两五钱，川芎、枳实、黄连（姜炒）、神曲（炒）、山楂肉各二两，半夏（制）一两五钱，栀子（姜炒）、萝卜子（炒）、白茯苓、干生姜、吴茱萸各一两，麦芽（炒）七钱，青皮（香油炒）六钱，缩砂（炒）、甘草（炙）各四钱，木香三钱，又碎成细末，竹沥打神曲为糊，制成丸剂如绿豆大小，每次温开水冲服百丸，此方治吞酸、吐酸、嘈杂、噫气，为兼治之剂。

［词解］

①吞酸：又称咽酸、噫醋，俗称反酸。《医林绳墨·吞酸吐酸》："吞酸者，胃口酸水攻激于上，以致咽溢之间，不及吐出而咽下，酸味刺心，有若吞酸之状也。"

②嘈雜：是指自觉胃中空虚，似饥非饥，似痛非痛，似辣非辣，脘部懊侬，莫可名状的一种症状。

【原文】

香蔻和中丸：（保元）治噫氣[①]、吞酸嘈雜[②]、有痰、有熱、有氣、有食，胷膈不寬、飲食不化。白朮炒、山楂肉、連翹各四兩，白茯苓、半夏薑炒、枳殼麩炒、陳皮去白、神麯炒各二兩，乾生薑一兩，蘿葍子炒、白豆蔻各五錢，木香二錢五分，右細末，神麯糊丸如梧子，每服百丸，食後白湯下。

藿香安胃散：（寶鑑）治脾虚，食入嘔吐作酸，不待腐熟[3]。橘紅五錢，人參、藿香、丁香各二錢五分，右末，每兩錢，姜三片，水煎服。

［语释］

香蔻和中丸：《保元》治噫气、吞酸、嘈杂、有痰、有热、有气、有食，胸膈不宽、饮食不化之症。方药组成为白术（炒）、山楂肉、连翘各四两，白茯苓、半夏（姜炒）、枳壳（麸炒）、陈皮（去白）、神曲（炒）各二两，干生姜一两，萝卜子（炒）、白豆蔻各五钱，木香二钱五分，又制成细末，用神曲制成糊丸，如梧子大小，每次百丸，食后温开水冲服。

藿香安胃散：《宝鉴》治脾虚所致食入呕吐作酸，不能消化。方药组成为橘红五钱，人参、藿香、丁香各二钱五分，又碎成细末，每次二钱，入姜三片，水煎服。

［词解］

①噫氣：又称“嗳气”。《景岳全书·杂证门》：“噫者，饱食以息，即嗳气也。”多因肝胃不和或饱食、胃气阻郁所致。

②嘈杂：是指自觉胃中空虚，似饥非饥，似痛非痛，似辣非辣，脘部懊侬，莫可名状的一种症状。

③腐熟：是饮食物经过胃的初步消化，形成食糜的意思。

【原文】

嘈雜：似饑不饑，似痛不痛，而懊侬，不自寧也，由痰因火動。因食爲熱者，香砂平胃散，或消食清鬱湯。

消食清郁湯：（寶鑒）治嘈雜。半夏、陳皮、白茯苓、神曲炒、山楂肉、香附子、川芎、麥芽炒、枳殼、梔子炒、黄連薑汁炒、蒼术、藿香、甘草各七分，薑三片。

養血四物湯：（寶鑒）治血虚嘈雜，五更心嘈，思傷心血，四物湯（血門）。一貼加半夏、香附子、貝母、赤茯苓、黄連、梔子各七分，甘草五分，薑三片。

［语释］

嘈杂：似饥不饥，似痛不痛，而懊恼，不自宁，是胃有痰积，因火邪而动。因食化热者，用“香砂平胃散”或“消食清郁汤”治疗。

消食清郁汤：《宝鉴》治嘈杂。方药组成为半夏、陈皮、白茯苓、神曲（炒）、山楂肉、香附子、川芎、麦芽（炒）、枳壳、栀子（炒）、黄连（姜汁炒）、苍术、藿香、甘草各七分，生姜三片。

养血四物汤：《宝鉴》治血虚嘈杂，五更心嘈，思伤心血，用“四物汤”（对血虚患者）治疗。一副加半夏、香附子、贝母、赤茯苓、黄连、栀子各七分，甘草五分，生姜三片。

【原文】

噫氣：轉出食氣也。實噫，食罷噫轉腐氣，濕熱也，二陳湯（痰飲）加蒼术、神曲、麥芽、薑炒黄連。虛噫，不因食而常噫，濁氣填胸也，六君子湯（痰飲）加沈香、厚樸、蘇葉、吳茱萸、或蘇合香元（氣門）。

破鬱丹：（寶鑒）治婦人噫氣，胸緊，連十餘聲不盡嗳，出氣心頭略寬，不嗳即緊。香附子醋煮、梔子仁、瓜蔞仁、蘇子各一兩，右末，水丸如梧子，滚水下三五十丸。

［语释］

噫气：即胃中转出食气。实噫，为食后嗳出腐气，胃有湿热，用“二陈汤”（化痰饮）加苍术、神曲、麦芽、姜炒黄连治疗。虚噫，不因食而常噫，浊闷之气填胸，用“六君子汤”（化痰饮）加沉香、厚扑、苏叶、吴茱萸、或“苏合香元”（开窍）治疗。

破郁丹：《宝鉴》治妇人噫气胸紧，嗳气接连十余声不尽，出气后心头略宽，不嗳气即感觉胸紧。方药组成为香附子（醋煮）、栀子仁、瓜蒌仁、苏子各一两，又碎成细末，作成如梧子大小的水丸，温开水冲服三十至五十丸。

【原文】

内傷調補：胃惡熱喜冷，大腸惡冷喜熱，飲食衣服適寒溫調之。淡食則神清，食肉後漱口，多喫茶則下焦虛冷，唯飽食後煖飲無妨。

参苓白术散：（寶鑒）治內傷、脾胃虛弱、飲食不進，或吐瀉。凡大病後調助脾胃，此藥極竗[①]。人参、白术、白茯苓、山藥、甘草炙各三錢，薏苡仁、蓮肉、桔梗、白扁豆、縮砂各一錢五分，右末，每二錢，棗湯點服[②]。剉取一兩，入薑三，棗二，煎服亦可。（保元）人参、白术、白扁豆、山藥、薏苡仁各一錢，白茯苓、桔梗各七分，蓮肉七枚，砂仁五箇，甘草炙四分，薑三片，棗二枚。

太和丸：（寶鑒）治內傷，脾胃虛損，不思飲食，肌體羸瘦，面色萎黃。開胸快膈，清淤化痰，消食調理之劑也。白术土炒[③]四兩，白茯苓、白芍藥、神麯炒、麥芽炒各二兩五錢，香附子便炒[④]、當歸、枳實各二兩，龍眼肉（無則以益智代之）、白豆蔻各一兩三錢，半夏一兩二錢，陳皮、黃連薑汁炒、山楂肉各一兩，甘草炙七錢，人參、木香各五錢，右末，荷葉煎湯，打陳米為糊丸。如梧子，米飲下百丸。

［语释］

内伤调补：胃恶热喜冷，大肠恶冷喜热，饮食衣服根据寒温进行调理。吃淡食则神清，吃食肉后要漱口，多吃茶则下焦虚冷，只有饱食后热饮无妨。

参苓白术散：《宝鉴》治内伤、脾胃虚弱、饮食不进，或吐泻。凡大病后调助脾胃，此药极妙。人参、白术、白茯苓、山药、甘草（炙）各三钱，薏苡仁、莲肉、桔梗、白扁豆、缩砂各一钱五分，又碎成细末，每二钱枣汤点服。或挫碎，取一两加入姜三片、枣二枚煎服亦可。《保元》人参、白术、白扁豆、山药、薏苡仁各一钱，白茯苓、桔梗各七分，莲肉七枚砂仁五个，甘草（炙）四分，生姜三片，大枣二枚。

太和丸：《宝鉴》治内伤，脾胃虚损不思饮食，肌体羸瘦，面色萎黄。功效开胸快膈，清淤化痰，消食调理之剂也。白术（土炒）四两，白茯苓、白芍药、神曲（炒）、麦芽（炒）各二两五钱，香附子（便炒）、当归、枳实各二两，龙眼肉（无则以益智代之）、白豆蔻各一两三钱，半夏一两二钱，陈皮、黄连（姜汁炒）、山楂肉各一两，甘草（炙）七钱，人参、木香各五钱，又制成粉末，荷叶煎汤，用陈米制成糊丸，如梧子大小，米汤服下百丸。

［词解］

①竗：“妙”的异体字。

②點服：少量水或汤液冲服。

③土炒：中药炮制方法之一。即将净制或切制后的药物与灶心土或细砂土拌炒的方法，称为土炒。

④便炒：将药材与小便拌炒一种方法。

［临床新用］

参苓白术散　本方现代主要用于结肠炎、直肠炎、肠易激综合征、肝炎、肾炎、肺炎、肺心病、恶性肿瘤化疗中的胃肠道反应、免疫功能低下、周期性麻痹、小儿缺锌症、小儿弱智、白色糠疹、鹅口疮、慢性咽炎、中耳炎、鼻窦炎、腹泻、消渴、水肿、胃脘痛、脾虚肝旺、口糜、泄泻、胃黏膜脱垂症的治疗。

（1）**结肠炎** 本方治疗脾虚湿盛型过敏性结肠炎 60 例，若气滞者加木香、炒枳壳、炒莱菔子；鹜泻者加黑附子、肉桂、炮姜；食泻者加炒谷芽、炒麦芽、炒神曲、焦山楂；腹痛重者加香附、良姜、醋延胡索；脾肾虚寒者加补骨脂、煨肉豆蔻、盐炒吴茱萸；泻下脱肛兼气陷者加黄芪、柴胡、升麻。日 1 剂，结果：痊愈 38 例，显效 14 例，好转 6 例。无效 2 例，总有效率 97%（潘化远．参苓白术散加味治疗过敏性结肠炎 60 例．山东中医杂志，1991，(6)：24)。本方口服配合灌肠（玄参、黄芪、白及、黄柏浓煎成 150 毫升加云南白药 29）治疗溃疡性结肠炎 30 例，10 日为 1 疗程，每晚临睡前灌肠，治疗 3 疗程。结果：痊愈 13 例，好转 16 例，无效 1 例（吴斌．口服灌肠合治溃疡性结肠炎 60 例．上海中医药杂志，1989，(6)：12)。

（2）**直肠炎** 本方加升麻、诃子、莲子、乌梅治疗慢性迟发性直肠炎 12 例，每日 1 剂，连服 4 周。结果：痊愈 2 例，占 16.6%，部分缓解 4 例，占 33.33%；改善 5 例，占 41.67%；无效 1 例，占 8.33%。显效率为 50%，总有效率为 91.67%（徐彩顺、朱超林．参苓白术散治疗慢性迟发性直肠炎 12 例．南京中医药大学学报，1998，(5)：318)。

（3）**肠易激综合征** 本方治疗肠易激综合征 34 例，12 剂为 1 疗程，服药 3 个疗程，急性腹泻期加用扑尔敏，日 3 次口服。结果：显效 24 例，占 70.6%；好转 9 例，占 26.5%；无效 1 例。总有效率 97.1%（于锡海、李健．参苓白术散为主治疗肠易激综合征 34 例．山东中医杂志，1996，(9)：399)。本方治疗肠易激综合征 52 例，其中脾胃虚弱型加黄芪、诃子；肝郁脾虚型加柴胡、郁金、元胡；脾虚湿热型加黄连、佩兰、白头翁；脾肾阳虚型加补骨脂、肉豆蔻、吴茱萸。日 1 剂，治疗最短 5 天，最长 30 天，平均 18.1 天。结果：痊愈 40 例，占 76.9%；好转 10 例，占 19.3%；无效 2 例，占 3.8%，总有效率 96.2%（张淑娥、张希全．参苓白术散加味治疗肠易激综合征 52 例．陕西中医，1998，(7)：312)。本方伍平胃散配合洛赛克治疗肠易激综合征 40 例，14 日为 1 疗程，停药 3 天后再重复第 2 疗程。40 例患者中，14 例治疗 1 疗程，26 例治疗 2 疗程。结果：治愈 22 例，好转 18 例（石炜．中西医结合治疗肠易激综合征疗效观察．中国中西医结合脾胃杂志，1997，(4)：238)。

（4）**肝炎** 本方加减并辅以联苯双酯治疗慢性肝炎 148 例，HBsAg 阳性者加桑椹子；疲瞪甚，舌苔厚腻者加茵陈；肝区疼痛不适者加丹参、郁金，或加三棱、莪术；失眠舌淡红者加栀子、酸枣仁；胃纳差甚者加神曲、麦芽。结果：显效 100 例，占 67.6%；有效 40 例，占 27.0%；无效 8 例，占 5.4%，总有效率为 94.6%（王玮尧．健脾渗湿法治疗慢性肝炎 148 例报告．新中医，1994，(2)：48)。本方加味治疗肝硬化 30 例，气郁型加枳壳、元胡；水湿内停型加大腹皮、泽兰；气滞血瘀型加龟版、鳖甲、丹参；肝肾阴虚型加枸杞、天冬。结果：痊愈 9 例，好转 14 例，无效 3 例，恶化 4 例（张善举．参苓白术散加味治疗肝硬化 30 例观察．河南中医，1990，(2)：16)。本方加鳖甲、丹参、大腹皮配合酚妥拉明治疗肝炎后肝硬化 34 例，男 23 例，女 11 例，3 个月为 1 疗程，酚妥拉明连用 10 天后，停用 1 周。结果：显效 16 例，占 47%；好转 15 例，占 44%；无效 3 例，占 9%（张照兰．参苓白术散加减与酚妥拉明联用治疗肝炎后肝硬化 34 例．新中医，1996，(12)：40)。本方加百部、土茯苓、木香、白芍、麦芽治疗肺结核化疗引起的肝功异常 20 例，并配合联苯双酯、肝泰乐、维生素 C，暂停抗痨药。结果：显效 10 例，有效 8 例，无效 2 例，总有效率 90%（朱玉芬．参苓白术散加减治疗肺结核化疗引起的肝功异常 20 例．福建中医药，1998，(6)：24)。

（5）**肾炎** 本方为基本方治疗隐匿性肾炎 15 例，若偏肾阴虚者加生地、女贞子、枸杞子；血尿者加白茅根、丹参、赤芍、川芎、益母草；有湿热盛上呼吸道感染者加金银花、黄芩、鱼腥草、蒲公英、大青叶。日 1 剂，分 2 服。结果：显效 2 例，好转 4 例，有效 2 例，无效 7 例（孙凤林．以参苓白术散为主治疗隐匿性肾炎 15 例．中西医结合杂志，1987，(7)：436)。

（6）**肺炎** 本方治疗小儿肺炎 17 例，阴虚有热者人参改太子参，加寸冬、五味子、地骨皮、沙参；咳嗽加杏仁、前胡。结果：痊愈 15 例，好转 1 例，未愈 1 例。总有效率 94%（李荣山、房敏．参苓白术汤加减治疗小儿肺炎的临床体会．内蒙古中医药，1995，(2)：21)。

（7）**肺心病**　本方加减治疗肺心病缓解期78例。结果：显效34例，好转31例，无效13例，总有效率为83.3%（党福斌．参苓白术散治疗肺心病缓解期78例．南京中医学院学报，1987，(4)：25)。

（8）**恶性肿瘤化疗中的胃肠道反应**　本方治疗恶性肿瘤化疗后消化障碍40例，中医辨证均为脾胃虚弱型，症见恶心呕吐、腹胀、食欲减退，乏力。患者于第1疗程化疗后出现消化障碍给予吗丁林、多酶片，于第2疗程化疗后出现消化障碍时给予参苓白术散，日1剂，1周为1疗程。结果：显效30例，有效7例，无效3例，总有效率90.2%（沈丽达、张灿珍、李云霞．参苓白术散在恶性肿瘤化疗中的临床应用．云南中医中药杂志，1999，(3)：24)。本方加焦三仙配合针灸治疗食管癌、贲门癌手术胃肠功能紊乱50例，其中男39例，女11例，年龄最大72岁，最小41岁，平均年龄59岁。日1剂，日3服。结果：显效43例，有效5例，无效2例，总有效率为96%（尹德馨．中药配合针灸治疗食管癌、贲门癌术后胃肠功能紊乱50例．北京中医学院学报，1991，(4)：28)。本方加减治疗中晚期恶性肿瘤在放、化疗后出现口淡无味，恶心呕吐等消化道症状96例。结果：显效23例，占34.4%；有效46例，占47.9%；无效17例，占17.7%，总有效率为82.3%（李芒秀．参苓白术散治疗放化疗中胃肠道毒副反应的临床观察．贵州医药，1985，(3)：7)。

（9）**免疫功能低下**　本方为基本方治疗免疫功能低下48例，气虚甚加黄芪；气滞不畅加陈皮；湿郁日久化热见苔偏黄加茵陈。日1剂，20剂为1疗程，治疗1~3疗程后，机体免疫力低下渐缓解或消失，舌苔白腻转薄苔，脉虚转渐有力（邓祥雄、黄俊山．参苓白术散加减治疗免疫功能低下48例．吉林中医药，1997，(4)：14)。

（10）**周期性麻痹**　本方加味治疗周期性麻痹40例，若久病气虚者加黄芪；脾胃湿滞者加藿香、苍术、木瓜、厚朴。嘱患者平素不宜劳役过度，忌生冷辛辣滋腻之品，日1剂，分2服。结果：全部病例均在3~5天内缓解，1周内痊愈10例，发作次数明显减少30例（郭伦聪、柯明远．参苓白术散加味治疗周期性麻痹40例．福建中医药，1999，(1)：23)。

（11）**小儿缺锌症**　本方加减治疗小儿缺锌症29例，每日1剂，30日为1疗程，食欲不振加麦芽；苔厚加山楂；反复感冒加生黄芪、紫苏叶；心烦加灯心草；舌红去党参加太子参。结果：痊愈4例，显效10例，有效9例，无效6例，总有效率79%（周沛然．参苓白术散治疗小儿缺锌29例．广西中医药，1994，(4)：16)。

（12）**小儿弱智**　本方加补骨脂、益智仁、制首乌、肉苁蓉治疗小儿弱智47例，男32例，女15例，年龄均在1~5岁范围内。日1剂，连服4剂为1疗程。结果：适应反应能力，智力恢复相对正常水平33例，其中第1疗程治愈20例。第2疗程治愈7例，第3疗程治愈6例（张淑林．参苓白术散加味治疗小儿弱智47例．陕西中医，1997，(8)：348)。

（13）**白色糠疹**　本方制成成药治疗白色糠疹66例，每次冲服3克，日3次。结果：全部治愈。服药最长38天，最短16天，平均23天（王锐锋．参苓白术散治疗白色糠疹66例疗效观察．天津中医，1995，(6)：48)。

（14）**鹅口疮**　本方加味治疗糖尿病合并鹅口疮30例，若阴虚者党参易太子参，加麦冬、石斛，湿浊甚者加苍术，湿郁化热者加黄连、黄芩、苦参。日1剂，水煎分2服，1周为1疗程，治疗1~3疗程。结果：痊愈26例，有效3例，无效1例（贺庆华．参苓白术散治疗糖尿病并鹅口疮30例．四川中医，1999，(9)：19)。

（15）**慢性咽炎**　本方加味治疗慢性咽炎60例，中医辨证均属脾虚型，若咽干甚，加沙参、生地、玉竹；胸闷，苔腻加厚朴花、陈皮。日1剂，分2服，7日为1疗程，治疗1~3疗程。结果：痊愈57例，占95%；好转2例，占3.3%；无效1例，占1.6%；总有效率98.3%（王南桥．参苓白术散加减治疗慢性咽炎60例．江苏中医，1999，(12)：31)。本方加味治疗慢性咽炎38例，若肺胃阴虚者加玄参、石斛，肾阴虚者加知母、黄柏。日1剂，水煎分2服，2周为1疗程，治疗1~2疗程。结果：痊愈25例，显效12例，无效1例，总有效率达97.4%（朱昌周、刘昌礼．参苓白术散治疗慢性咽炎38例，陕西中医，1999，(11)：486)。

（16）**中耳炎**　参苓白术散加苍术、天花粉、菖蒲治疗慢性卡他性中耳炎46例，日1剂，服药10。15剂后，痊愈31例，占67.4%；显效11例，占23.9%；有效3例，占6.5%；无效1例，占2.2%（梁永昌、剑英、牛合菊．参苓白术散治疗慢性卡他性中耳炎46例临床观察．中医杂志，1997，（9）：535）。

（17）**鼻窦炎**　本方加黄芪、苍耳、白芷治疗小儿慢性鼻窦炎68例，若鼻流黄涕黏稠量多者加黄芪、金银花；鼻阻明显者加辛夷、石菖蒲；痰多者加天竺黄、白芥子、陈皮；易感冒者加防风；纳差、腹泻者加麦芽、谷芽、神曲；涕中带血或鼻衄者加白茅根、侧柏叶、仙鹤草；鼻前庭浸溃糜烂者加地肤子、苍术。日1剂，10日为1疗程，治疗期间停用其他疗法，注意冷暖，防止感冒。结果：痊愈18例，占26.5%；显效25例，占36.8%；有效20例，占29.4%；无效5例，占7.3%；总有效率为92.7%（刘茂辉．参苓白术散加减治疗小儿慢性鼻窦炎的临床观察．四川中医，1994，（11）：55）。

（18）**腹泻**　本方加减治疗慢性腹泻56例，肾阳不足加熟附片、破故纸；肝气郁结加柴胡、白芍；兼湿热内蕴加黄芩、黄连；虚寒滑脱加赤石脂、禹余粮、升麻；纳差加神曲、麦芽。日1剂，结果：痊愈29例，显效15例，好转7例，无效5例（刘浩江．参苓白术散加减治疗慢性腹泻56例．湖北中医杂志，1986，（3）：19）。本方加减治疗小儿腹泻23例，若偏于热者加黄连、车前子；伤食者加焦槟榔、焦山楂、焦乌梅；兼表证者加防风，日1剂，分4~5次口服，结果全部治愈，痊愈时间最短5天，最长22天（周斌．参苓白术散治疗小儿慢性腹泻．中医杂志，1985，（6）：40）。本方加板蓝根、大青叶为主方治疗脾虚型腹泻81例，日1剂，枣汤为引，同时根据病人脱水程度和性质，配合口服ORS补液或静脉补液，结果全部治愈，均服药3~5天腹泻止（张伟．参苓白术散治疗流行性腹泻81例．黑龙江中医药，1989，（4）：48）。本方加羌活、防风、葛根治疗慢性泄泻36例，日1剂口服，7日为1疗程，结果：痊愈28例，占78%；显效6例，占16%；有效2例，占6%。服药时间最短1个月，最长2个月（张华英．参苓白术汤加味治疗慢性5例，婴儿每服1/5包，幼儿1/4~1/3包，幼童1/2包，学龄期儿童1包。1日3次，7日为1疗程，治疗3疗程，结果：痊愈37例，占82%；显效5例，占11%；无效3例，占7%（胥筱云、张仕益．参苓白术散治疗小儿慢性腹泻45例．云南中医中药杂志，1998，（1）：24）。本方治疗小儿非感染性腹泻36例，其中急性期28例，迁延期8例，3日为1疗程，结果：1疗程治愈25例，2疗程治愈8例，3疗程治愈2例（李玉琼．参苓白术散治疗小儿非感染性腹泻36例．云南中医中药杂志，1997，（2）：22）。本方加附子、肉桂、焦三仙治疗顽固性婴幼儿腹泻106例，1岁以下67例，1~2岁35例，2~2.5岁4例，结果：服药后1天治愈37例，2天治愈49例，3天治愈18例（杨景玉．参苓白术散加减治疗顽固性婴幼儿腹泻106例．实用中医药杂志，1997，（3）：7）。本方加神曲、山楂、车前子去桔梗、扁豆治疗小儿迁延性腹泻16例，其中男12例，女4例，均经抗生素及胃蛋白酶治疗无效。若伴轻中度脱水者，口服ORS液，重度脱水者，静脉补液。治疗3天，结果：显效9例，占56.25%，有效6例，占37.5%，无效1例，占6.25%（张志惠．参苓白术散加减治疗小儿迁延性腹泻16例．黑龙江中医药，1999，（5）：37）。

（19）**消渴**　本方加味治疗消渴30例，若口渴甚，苔白而干者加石斛，苔白腻，尿少者加泽泻、车前子；多尿者加山萸肉、五味子。日1剂，分2服，1个月为1疗程。所有病人均控制饮食，长期口服降糖药者继续服用。结果：痊愈11例，好转17例，无效2例（史国梅、樊来应、刘清云．参苓白术散治疗消渴疗效观察．中医药学报，1999，（4）：封二）。

（20）**水肿**　本方治疗功能性水肿50例，其中男10例，女40例，年龄在30~45岁之间。轻者每次口服2袋，1日3次。重者每次3袋，1日3次。1周为1疗程，连服1~2个疗程。结果：痊愈42例，好转5例，无效3例（李英顺、万晓红、万山红．参苓白术散治疗功能性水肿50例临床报告．中医药学报，1999，（4）：23）。

（21）**胃脘痛**　本方加味治疗胃脘痛90例，气滞型加甘松、天仙藤；虚寒型加高良姜、寻骨风；湿热型加黄连；食滞型加鸡内金；出血型加白及、乌贼骨；血瘀型加三棱、莪术；阴虚型加石斛、玉竹。日1剂，1个月为1疗程。结果：痊愈31例，显效38例，好转13例，无效8例，总有效率91.1%（吴惠兰．参苓白术散加味治疗胃脘痛90例临床分析．中国中西医结合脾胃杂志，1997，(3)：173)。

(22) **脾虚肝旺** 本方加减治疗小儿脾虚肝旺综合征121例，疗程最长3个月，最短15天。结果：痊愈63例，占52.0%；好转55例，占45.5%；无效3例，占2.5%，总有效率达97.5%（程忠源．参苓白术散加减治疗小儿脾虚肝旺综合征121例临床观察．浙江中医学院学报，1993，(6)：14)。

(23) **口糜** 某男，52岁。患者因两肺浸润型肺结核并发咯血，住院后经抗痨及止血药治疗，咯血止。5日来口腔黏膜及舌面广泛附着白色糜点如粥样，患者形体消瘦，肢倦乏力，语言低弱，食欲不振，入夜少寐，小便短黄，苔面及口腔黏膜白腐，舌质红，脉濡小。西医诊断：白色念珠菌感染。方用参苓白术散加减：太子参15克，茯苓、白术各12克，砂仁4克，陈皮、远志各5克，生薏苡仁、山药各30克，炒谷麦芽、淡竹叶、车前子各10克，水煎服。3剂口糜好转，食欲尚可。继服3剂而愈（韦恩沛．参苓白术散治疗口腔黏膜病．陕西中医，1996，(11)：515)。按：本案患者久病肺痨，气阴俱虚，病久子盗母气，肺病及中，脾虚失运则不能化浊，再则金水相生，肺阴虚而肾水亏损不能上济，以致心火偏亢。本证系脾气虚损，兼有心经虚火，故用参苓白术散为主方，补脾和胃，渗湿化浊，加淡竹叶清心除烦利尿，车前子利尿解毒而导浊下行。避用生地之甘寒滋腻，木通之苦寒耗气，甘草之甘壅滞中，皆为顾护脾胃之举，因辨证用药得当，服药数剂而获显效。

(24) **泄泻** 某男，10个月。泻利稀水20余13，日7~8次，色淡不臭，每于食后作泻，面色淡白，两目微陷，神疲倦怠，不思乳食，四肢不温，舌质淡，苔薄白，指纹淡红。方用：参苓白术散加减：党参、白术、山药各8克，茯苓6克，吴茱萸2克，陈皮、炮干姜、砂仁、炙甘草各3克，3剂后，日便4次，呈糊状。四肢转温，仍纳呆少食，原方去炮姜、吴茱萸加炒麦芽、鸡内金各5克，服5剂而愈（尹淑香．参苓白术散儿科证治五则．安徽中医学院学报，1995，(4)：43)。按：《幼幼集成》云："夫泄泻之本，无不由于脾胃。"本案患儿因久泻而致脾胃虚寒，中阳不振，脾虚则健运失司，胃虚则不能腐熟水谷，以致水反为湿，谷反为滞，湿滞内停，清浊不分，合污下降而致泄泻。治宜健脾化湿，温中止泻。意用此方健脾和胃以升清，理气行滞而化湿，加炮姜、吴茱萸温运脾阳，脾机运转，升降有度，湿滞得化而病愈。

(25) **胃黏膜脱垂症** 某男，41岁。近日每于夜间即感胃脘不适，隐隐作痛，左侧卧位可使疼痛减轻，食后腹胀，呕吐反胃，纳呆懒言，四肢乏力，大便稀软，面色少华，舌质淡，苔薄白，脉沉缓。X线钡餐示：胃黏膜脱垂症。方用参苓白术散加减：太子参、白术、茯苓、扁豆、山药、莲子肉各5克，薏苡仁20克，砂仁6克，法半夏12克，陈皮、旋覆花、木香、鸡内金、炙甘草各10克，焦三仙30克，服药6剂，胃脘隐痛除；继服18剂，诸症消失（薛坤会、张仲森、徐家田．刘祥瑛运用参苓白术散治疗胃肠病的经验．陕西中医，1998，(7)：319)。按：本案患者为胃黏膜脱垂症，临床少见，属中医"胃脘痛""反胃"等范畴。其病机主要为脾胃虚弱，升降失常，失于升提，胃黏膜松弛下脱。同时运化腐熟不及，食谷停滞，气机阻滞，痰饮内停，致虚中夹实。治宜健脾益气，和胃降逆。方用参苓白术散健脾和胃，升清助运，加鸡内金消食和胃，木香、旋覆花行气降气，半夏燥湿化痰。全方升补而不壅塞，通降而不太过，升中有降，降中有升，升降配合，法度严谨。

【原文】

云林潤身丸：（寶鑑）治肌瘦怯弱、精神短少、飲食不甘，服此藥可以當勞，可以耐饑，久服肢體肥壯，清火化痰、開鬱健脾胃、養血和氣。當歸酒洗、白术各六兩，白茯苓、陳皮、便香附、黃連薑炒、楂肉、神曲炒各三兩，枳實、白芍藥、人參、山藥炒、蓮肉各二兩，甘草炙五錢，右末，荷葉煎湯煮，飯丸如梧子，米飲下百丸，勞役之士不可一日無此藥。

九仙王道糕：（寶鑑）養精神、扶元氣、健脾胃、進飲食、補虛損、生肌肉、除濕熱。蓮肉、山藥炒、白茯苓、薏苡仁各四兩，麥芽炒、白扁豆炒、芡仁各二兩，柿霜一兩，白砂糖二十兩，右細末，入粳米粉五升，蒸糕曬乾，任意食之，米飲下。

砂糖元：（寶鑑）調理脾胃。砂糖一兩作屑，入縮砂末一錢，蜜少許和勻，每兩作三十丸，細嚼啖下，加五味子肉末五分佳。

［语释］

云林润身丸：《宝鉴》治肌瘦怯弱、精神短少、饮食不甘，服此药可以抵抗疲劳，可以耐受饥饿，久服肢体肥壮，能清火化痰、开郁健脾胃、养血和气。方药组成为当归（酒洗）、白术各六两，白茯苓、陈皮、便香附、黄连（姜炒）、楂肉、神曲（炒）各三两，枳实、白芍药、人参、山药（炒）、莲肉各二两，甘草（炙）五钱，又制成细末，荷叶煎煮汤，泛丸如梧子大小，米汤服百丸，劳役之士不可一日无此药。

九仙王道糕：《宝鉴》养精神，扶元气，健脾胃，进饮食，补虚损，生肌肉，除湿热。方药组成为莲肉、山药（炒）、白茯苓、薏苡仁各四两，麦芽（炒）、白扁豆（炒）、芡仁各二两，柿霜一两，白砂糖二十两，又制成细末，入粳米粉五升，蒸糕晒干，任意食之，米饮服下。

砂糖元：《宝鉴》调理脾胃。砂糖一两（制成细粉），入缩砂末一钱，蜜少许和匀，每一两做三十丸，细嚼吃下，加五味子肉末五分，效果好。

【原文】

天真元：（寶鑑）治內傷，脾腎俱虛，飲食不進、津液枯竭、形容羸瘁。當歸十二兩，肉蓯蓉、山藥（生者）、天門冬各十兩，右四味末，精羊肉七斤批開，入藥末在內，褁定扎縛，入糯米酒四瓶中，煮令酒乾，再入水二升又煮，候肉爛如泥，乃入黃芪末五兩、人參末三兩、白术末二兩、熟糯米飯焙末十兩，拌勻同搗，丸如梧子，每服一百丸日三次，一日約服三百丸。如難作丸，則入蒸餅，同搗爲丸，溫酒或鹽湯下。

蒼术膏：（寶鑑）治傷食少食，濕重，四肢無力，酒色過度，勞役有傷，骨熱，痰火等證，初服或做熱，或瀉痰，或作飽，或善饑，久服則輕身健骨。蒼术泔浸去黑皮切片焙一斤入蒸過，白茯苓十兩剉，入水十碗熬取汁二碗，濾去渣，右入水熬取二碗，將渣搗爛，又入水熬，絞取汁一二碗，去渣，都合前汁再熬至二碗，加蜜四兩，蒸至稠滴水成珠爲度，日二三服白湯下。此藥氣極雄壯，通行脾腎二經。

［语释］

天真元：《宝鉴》治内伤，脾肾俱虚，所致饮食不进、津液枯竭、形容羸瘁。方药组成为当归十二两，肉苁蓉、山药（生品）、天门冬各十两，四味药又制为粉末，将精羊肉七斤批开，加入药末在内，裹定扎缚，放入糯米酒（四瓶）中，煮令酒干，再入水二升又煮，候肉烂如泥，乃入黄芪末五两、人参末三两、白术末二两、熟糯米饭（焙末）十两，拌匀同捣，泛丸如梧子大小，每次服一百丸，日三次，一日约服三百丸。如难作丸，则入蒸饼同捣为丸，温酒或盐汤服下。

苍术膏：《宝鉴》治伤食少食，湿重，四肢无力，酒色过度，劳役有伤，骨热，痰火等证，初服或发热，或泻痰，或作饱，或善饥，久服则轻身健骨。方药组成为苍术（泔浸去黑皮，切片焙干）一斤，入锅蒸过，白茯苓十两挫碎，入水十碗，熬取汁二碗，滤去渣，又入水熬取二碗，将渣捣烂，又入水熬，绞取汁一二碗，去渣，都与前药汁相合，再熬至二碗，加蜜四两，蒸稠至滴水成珠为度，每日二三次服，温开水冲下。此药气极雄壮，通行脾肾二经。

【原文】

食積類傷寒：凡傷食成積，亦能發熱頭痛，症似傷寒，唯心腹飽悶，噎噯嘔逆。

陶氏平胃散：（寶鑑）蒼术一錢五分，厚樸、陳皮、白术各一錢，黃連、枳實各七分，草果六分，神曲、山楂肉、乾薑、木香、甘草各五分，薑三片。

［语释］

食积类伤寒：凡伤食成积，亦能发热头痛，症似伤寒，唯心腹饱闷，噎嗳呕逆。

陶氏平胃散：《宝鉴》苍术一钱五分，厚朴、陈皮、白术各一钱，黄连、枳实各七分，草果六分，神曲、山楂肉、干姜、木香、甘草各五分，生姜三片。

【原文】

内傷飲食　宜吐　宜下：宿食在上，白沸湯[①]調白礬或薑鹽湯飲之，以雞翎探吐，酒傷速吐佳。在下，備急丸（救急），感應元（大便）。（新增經驗）治食傷煩熱、心腹脹痛百藥無效，片熟石撐兩頭，石上攤人糞雞子大，火炊[②]半沸入大豆末、黄土末各一握，候半乾以真油清蜜各一鍾[③]和匀，以極焦黑爲度，入井華水一砂鉢，候石冷去石，以布澄清，黄昏服之，名五行湯。

除源散：（寶鑑）凡傷食物，寒熱，心腹痛，問其所傷何物，取原食物燒存性[④]末一兩，用生韭一握搗取汁調服，一二時以備急丸（急救）服以催之，宿食下而愈。傷寒食復發熱，取所食物燒存性末，米飲下二錢。

萬億丸：（回春）治大人小兒食滯，無所不可，瘧痢亦可。寒食[⑤]麪、朱砂、巴豆右各五錢，先將朱砂研細，再入巴豆，又研極細，卻將寒食面用好酒打成糕，蒸熟入藥内，仍又同研百餘下，丸如黍米，每服三五丸，看人大小加減用之。

枳實大黄湯：（寶鑑）治食傷熱物，大便不通。大黄二錢，厚樸、枳實、檳榔、甘草各一錢，木香五分。

［语释］

内伤饮食　宜吐　宜下：宿食在上，白开水调白矾或姜盐汤饮，以鸡翎探喉吐出，伤酒速吐好。宿食在下，用“备急丸”（救急）、“感应元”（通大便）。（新增经验方）对治食伤烦热、心腹胀痛各种药药无效果的，以熟石片撑两头，石片上摊人粪如鸡子大，火烧半沸时，加入大豆末、黄土末各一把，候半干时，以真油清蜜各一盅和匀，以极焦黑为度，入井华水一砂钵，候石冷去石，以布澄清，黄昏服之，名“五行汤”。

除源散：《宝鉴》凡被食物所伤，致寒热，心腹痛，问其所伤为何物，取原食物烧存性研末一两，用生韭菜一把，捣取汁调服，一二个时辰后以“备急丸”（救急）服，以催动宿食，宿食下而病愈。被寒食所伤，又发热，取所吃食物，烧存性研末，米汤服下二钱。

万亿丸：《回春》治大人、小儿食滞，疟痢亦可。方药组成为寒食面、朱砂、巴豆各五钱，先将朱砂研细，再入巴豆，又研极细，而将寒食面用好酒打成糕，蒸熟入药内，依旧共同研百余下，泛丸如黍米大小，每次服三五丸，看人大小加减调用。

枳实大黄汤：《宝鉴》治伤热食所致大便不通。大黄二钱，厚朴、枳实、槟榔、甘草各一钱，木香五分。

［词解］

①白沸湯：白开水。

②火炊：火烧。

③一鍾：即一盅。鍾，同“盅”。

④燒存性：中药炮制方法之一。是把药烧至外部焦黑，里面焦黄为度，使药物表面部分炭化，里层部分还能尝出原有的气味，即存性。

⑤寒食：节名，在清明前两日。古人每逢这节日，前后三天不生火，只吃冷食物，故称“寒食”。

【原文】

虛勞[1]

脈法：平人脈大，爲勞，脈極虛，亦爲勞。氣虛則弦，血虛則大。凡虛細弱，虛勞也。虛勞脈大抵多弦，或浮大，數大者，易治，若帶雙弦[2]，賊邪侵脾難治。男子久病，氣口弱則死，強則生；女子久病，人迎弱則死，強則生。

虛勞治法：不論陰陽損傷，皆因水火不濟[3]，火降則血脈和暢，水升則精神充滿，或心腎俱虛，或心脾俱虛，或心肝俱虛，或肺腎俱虛，或五臟俱虛，但以調和心腎爲主，兼補脾胃，則飲食進而精神氣血自生。調和心腎，虛中有熱者，宜古菴心腎丸；虛中有寒者，宜究原心腎丸；不受竣補[4]者，宜歸茸元。兼補脾胃，宜二神交濟丹、天真元（內傷）。竣補，烏附天雄乾薑官桂類；潤補，當歸鹿茸肉蓯蓉類；清補，兩門冬人參地黄類。

[语释]

虚劳

脉法：平常人脉大，为劳，脉极虚，亦为劳。气虚则脉弦，血虚则脉大。凡脉虚细弱，是虚劳。虚劳脉大抵多弦，或浮大，数大者易治，若带双弦脉，病邪侵脾难治。男子久病，气口脉弱则死，脉强则生；女子久病，人迎脉弱则死，脉强则生。

虚劳治法：不论阴损伤，还是阳损伤，皆因水火不济，火降则血脉和畅，水升则精神充满，或心肾俱虚，或心脾俱虚，或心肝俱虚，或肺肾俱虚，或五脏俱虚，但以调和心肾为主，兼补脾胃，则能进饮食而精神气血自生。调和心肾，对虚中有热者，宜用“古庵心肾丸”治疗；虚中有寒者，宜用“究原心肾丸”治疗；不受峻补者，宜“归茸元”治疗。兼补脾胃，宜“二神交济丹”、“天真丸”（有内伤）治疗。峻补用乌头、附子、天雄、干姜、官桂之类；润补当归、鹿茸、肉苁蓉之类；清补用两门冬、人参、地黄之类。

[词解]

①虛勞：又称虚损，是以脏腑机能衰退，气血阴阳不足所致的多种慢性虚弱证候的总称。

②雙弦：即双弦脉，指一手寸口脉中出现两道弦脉。日人丹波元简之《脉学辑要》引吴山甫曰：“双弦者，脉来如引二线也……若单弦，只一线耳。”

③水火不濟：病证名。指心肾两脏功能失调的病机。又称心肾不交。心属火，肾属水，在生理状态下，心火下交于肾，使肾水不寒；肾水上济于心，使心火不亢。如果肾水不足，不能上济心火，或心火妄动，下灼肾阴，便失去了这种协调关系而出现心烦失眠，腰膝酸软，盗汗遗精等症。

④竣補：即峻补。竣，同“峻”。

【原文】

陰虛：血虛也。凡陰虛，每日午後惡寒發熱至晚，得微汗而解，脈必虛濡而數，絕類[1]瘧症，但瘧脈弦，而虛脈大弦，爲辨，若誤作瘧治，多致不救。與火門陰虛火動參看。四物湯（血門）、滋陰降火湯、清離滋坎湯（並火）。陰先虛而陽暴絕，脈亂垂死，用獨參湯（氣門）且灸氣海。

加味補陰丸：（寶鑑）補陰虛、瀉陰火。黄柏、知母各四兩，牛膝、杜沖、巴戟、熟地黄、山茱萸各三兩，肉蓯蓉、白茯苓、枸杞子、遠志、山藥、鹿茸、龜板各二兩，右末，蜜丸如梧子，鹽湯下八九十丸。

大造丸：（寶鑑）治六脈虛微，血氣衰弱，此方滋陰補陽，養壽之聖藥。紫河車一具，泔浸洗淨，盛竹器，長流水中浸一刻，以回生氣，盛小瓦盆於木甑或瓦甑內，蒸極熟如糊，取出先傾自然汁別貯，將河車石臼內搗千下，同前汁和勻，生乾地黃四兩，龜板、杜沖、天門冬、黃柏酒炒各一兩五錢，牛膝、麥門冬、當歸身各一兩二錢，人參一兩，五味子五錢，右末，河車汁和米糊爛搗作丸，以溫酒或鹽湯任下百丸，日再服。

入門大造丸：（寶鑑）治氣血虛弱，陽物僅具形迹，面色萎黃，並大病後不能作呼喚聲。久服耳目聰明、鬚髮皆黑、延年益壽。紫河車一具照前法蒸熟，生地黃二兩五錢，用白茯苓二兩，縮砂六錢，三物以紗絹包之，入磁缸內酒煮乾，再添酒煮七次，取出去砂苓不用，蓋地黃得砂仁茯苓則入腎經故也，材料劑服法與上大造丸同。

［语释］

阴虚：即血虚。凡阴虚每日午后必恶寒发热至晚，得微汗而解，阴虚脉必虚濡而数，症状必定象疟症，但疟脉弦而虚，且脉大弦，这是二者的区别，若误作疟治多致不救。与火门阴虚火动篇相比较参看。治疗用“四物汤”（治血虚）、“滋阴降火汤”、“清离滋坎汤”（均有火邪）。阴先虚而阳暴绝，则脉乱垂死，用“独参汤”（大补元气）且灸气海。

加味补阴丸：《宝鉴》补阴虚、泻阴火。方药组成为黄柏、知母各四两，牛膝、杜仲、巴戟、熟地黄、山茱萸各三两，肉苁蓉、白茯苓、枸杞子、远志、山药、鹿茸、龟版各二两，又为末，蜜丸如梧子，每次盐汤冲下八十至九十丸。

大造丸：《宝鉴》治六脉虚微，血气衰弱，此方是滋阴补阳养寿之圣药。紫河车一具（泔浸洗净）盛竹器，长流水中浸一刻以回生气，将小瓦盆盛于木甑或瓦甑内蒸极熟如糊，取出先倾出自然汁另存放，将河车石臼内捣千下同前汁和匀，生干地黄四两，龟版、杜仲、天门冬、黄柏（酒炒）各一两五钱，牛膝、麦门冬、当归身各一两二钱，人参一两，五味子五钱，又为末，河车汁和米糊烂捣作丸，以温酒或盐汤任意服下百丸，当日再服一次。

入门大造丸：《宝鉴》治气血虚弱，阳物仅具形迹，面色萎黄，并且大病后不能呼叫。久服能耳目聪明、须发皆黑、延年益寿。紫河车一具照前法蒸熟，生地黄二两五钱，用白茯苓二两，缩砂六钱，三药以纱绢包裹放入磁缸内酒煮干，再添酒煮七次，取出去砂、苓不用，大概地黄得砂仁、茯苓则入肾经的原因，材料制作服法与上面的“大造丸”相同。

［词解］

①絕類：一定象……

【原文】

陽虛：氣虛也。脈微弱，少氣力，自汗不止，宜四君子湯（氣門）、益胃升陽湯（內傷）。

桂附湯：（寶鑑）治陽虛血弱，虛汗不止。桂皮三錢，附子炮二錢，薑三片，棗二枚。

茸附湯：（寶鑑）治氣精血虛耗，潮熱盜汗①。鹿茸、附子炮各二錢五分，薑七片。

參芪建中湯：（寶鑑）治虛損少氣，四肢倦怠，飲食少進。當歸身一錢五分，人參、黃芪、白朮、陳皮、白茯苓、白芍藥、生乾地黃酒炒各一錢，甘草五分，五味子三分，薑三片，棗二枚。

鹿茸大補湯：（寶鑑）治虛勞少氣，一切虛損。肉蓯蓉、杜沖各一錢，白芍藥、白朮、附子炮、人參、官桂、半夏、石斛、五味子各七分，鹿茸、黃芪、當歸、白茯苓、熟地黄各五分，甘草二分五里，薑三片，棗二枚。

［语释］

阳虚：即气虚。脉微弱、少气力、自汗不止，宜“四君子汤”（补气）、“益胃升阳汤”（疗内伤）治疗。

桂附汤：《宝鉴》治阳虚血弱，虚汗不止。方药组成为桂皮三钱，附子（炮）二钱，生姜三片，大枣二枚。

茸附汤：《宝鉴》治精气血虚耗，潮热盗汗。方药组成为鹿茸、附子（炮）各二钱五分，生姜七片。

参芪建中汤：《宝鉴》治虚损少气，四肢倦怠，饮食少进。方药组成为当归身一钱五分，人参、黄芪、白术、陈皮、白茯苓、白芍药、生干地黄（酒炒）各一钱，甘草五分，五味子三分，生姜三片，大枣二枚。

鹿茸大补汤：《宝鉴》治虚劳少气，一切虚损之症。方药组成为肉苁蓉、杜仲各一钱，白芍药、白术、附子（炮）、人参、官桂、半夏、石斛、五味子各七分，鹿茸、黄芪、当归、白茯苓、熟地黄各五分，甘草二分五里，生姜三片，大枣二枚。

［词解］

①盜汗：是以睡中汗出，醒来即止为特征的一种病证，又称“寝汗”。

【原文】

陰陽俱虛：氣血皆不足也，宜古庵心腎丸、究原心腎丸。

雙和湯：（寶鑑）治心力俱勞，氣血皆傷，或房室後勞役，或勞役後犯房，及大病後虛勞，氣乏自汗[①]。白芍藥二錢五分，熟地黃、黃芪、當歸、川芎各一錢，桂皮、甘草各七分五里，薑三片，棗二枚。

八物湯：（寶鑑）治虛勞，氣血兩虛，能調和陰陽。人參、白术、白茯苓、甘草、熟地黃、白芍藥、川芎、當歸各一錢二分。

十全大補湯：（寶鑑）治同上，又治虛勞自汗。人參、白术、白茯苓、甘草、熟地黃、白芍藥、川芎、當歸、黃芪、官桂各一錢，薑三片，棗二枚。加柴胡一錢，黃連五分治虛勞氣血俱損漸成勞瘵。

固真飲子：（寶鑑）治陰陽兩虛，氣血不足，飲食少思、五心煩熱、潮熱自汗、精氣滑脫、行步無力、時或泄瀉、脈度沉弱、咳嗽痰多，將成勞瘵。熟地黃一錢五分，人參、山藥、當歸、黃芪蜜炒、黃柏鹽酒炒各一錢，陳皮、白茯苓各八分，杜沖炒、甘草炙各七分，白术、澤瀉、山茱萸、破故紙炒各五分，五味子十粒。

［语释］

阴阳俱虚：即气血都不足，宜用“古庵心肾丸”、“究原心肾丸”治疗。

双和汤：《宝鉴》治心力俱劳，气血皆伤，或房室后劳役，或劳役后犯房，及大病后虚劳，气乏自汗。方药组成为白芍药二钱五分，熟地黄、黄芪、当归、川芎各一钱，桂皮、甘草各七分五里，生姜三片，大枣二枚。

八物汤：《宝鉴》治虚劳，气血两虚，能调和阴阳。方药组成为人参、白术、白茯苓、甘草、熟地黄、白芍药、川芎、当归各一钱二分。

十全大补汤：《宝鉴》治同上，又治虚劳自汗。方药组成为人参、白术、白茯苓、甘草、熟地黄、白芍药、川芎、当归、黄芪、官桂各一钱，生姜三片，大枣二枚。加柴胡一钱，黄连五分治虚劳、气血俱损渐成劳瘵。

固真饮子：《宝鉴》治阴阳两虚，气血不足，所致饮食少思、五心烦热、潮热自汗、精气滑脱、行步无力、时或泄泻、脉度沉弱、咳嗽痰多将成劳瘵。方药组成为熟地黄一钱五分，人参、山药、当归、黄芪（蜜炒）、黄柏（盐酒炒）各一钱，陈皮、白茯苓各八分，杜仲炒、甘草（炙）各七分，白术、泽泻、山茱萸、破故纸（炒）各五分，五味子十粒。

［词解］

①自汗：发热而汗自出的，称为“自汗”，主要见于气虚证。

［临床新用］

八物汤 本方现代主要用于贫血、习惯性流产及胎位不正、席汉氏综合征、慢性萎缩性胃炎、皮肤瘙痒症、球后视神经炎、原发性玻璃体变性混浊、老年性角膜溃疡、冠心病、周围性神经炎、乙型肝炎、头痛、中风后遗症的治疗。

（1）贫血 以本方加紫河车、阿胶、砂仁、木香、陈皮治疗消化性溃疡出血后贫血40例。结果：痊愈29例（72.5%），显效10例（占25%），有效1例（占2.5%）（周浩．加味八珍汤治疗消化性溃疡出血后贫血40例临床观察．江西中医药，1997，（6）：24）。以八珍汤加大黄为主方治疗肾性贫血27例，其中肾小球。肾炎17例，肾盂肾炎6例，糖尿病肾病3例，高血压肾病1例。随证加减：恶心呕吐者加生姜、苏叶、半夏；苔黄腻者加黄连、生姜、苏叶；阳虚甚者加杜仲、淫羊藿、紫河车；阴虚者加枸杞子、山萸肉；瘀血甚者加丹参、红花。结果：显效10例，有效11例，无效6例，总有效率77.5%（路波、王东、胡筱娟．平补缓泻治疗肾性贫血27例．陕西中医，1997，（4）：158）。

（2）习惯性流产及胎位不正 以本方加减防治习惯性流产38例，成功率达100%（张如瑾．加味八珍汤防治习惯性流产38例．福建中医药，1960，（10）：封3）。以八珍汤去茯苓，加枳壳、续断，治疗胎位不正126例，其中臀位107例，横位19例。结果：有效105例；无效21例；总有效率为83.3%。疗程与疗效的关系：1个疗程转正81例；2个疗程转正13例，3个疗程转正11例（徐娟、刘旭辉．八珍汤加减矫正胎位不正126例．山东中医杂志，1996，（12）：545）。

（3）席汉氏综合征 以本方加减治疗席汉氏综合征7例（均为中年妇女，产后大出血，分娩后停经断乳，阴、腋毛脱落，性欲减退，身体衰弱），均获满意疗效（王春林．运用八珍益母汤治疗席汉氏综合征．辽宁中医杂志，1987，（1）：23）。

（4）慢性萎缩性胃炎 以本方加减治疗慢性萎缩性胃炎81例，有效率为89.5%（英金全．八珍汤加减与猴头菌片治疗慢性萎缩性胃炎81例对照观察．河北中医，1987，（6）：16）。

（5）皮肤瘙痒症 以本方为主，根据辨证阴虚阳亢、阳虚发热、湿滞脾胃等的不同，分别酌加石决明、黄柏、厚朴、半夏等药。共治疗皮肤瘙痒症38例，痊愈21例，显效13例，有效4例（谢亚强．八珍汤加味治疗老年皮肤瘙痒38例．陕西中医，1991，12（40）：177）。八珍汤去人参，加黄芪、蝉蜕、蛇床子、地肤子、白鲜皮为基本方，治疗老年性皮肤瘙痒症36例，临证加减：舌红者加女贞子；病程长者加丹参；苔腻者加车前子。结果：痊愈20例（55.56%）；好转14例（38.89%）；无效2例（5.56%），总有效率为94.45%（吴江、林谦平．八珍汤加减治疗老年性皮肤瘙痒症36例．实用中医药杂志，1999，（6）：9）。

（6）球后视神经炎 以本方治疗球后视神经炎14例，平均治疗25.3天，视力恢复至1.0以上17只眼，占60.7%；视力提高3行字以上，6只眼，占21.4%；视力提高不到3行字，5只眼，占17.9%（张起会．八珍汤治疗哺乳期球后视神经炎14例．辽宁中医杂志，1990，（12）：26）。

（7）原发性玻璃体变性混浊 用本方加味治疗26例共41只眼，结果：痊愈26只眼，有效7只眼，无效8只眼（杨振宇．八珍汤加味治疗云雾移睛26例．中国中医眼科杂志，1993，（1）：23）。

（8）老年性角膜溃疡 以本方配合抗生素治疗老年性角膜溃疡36例，临床加减：脾气虚弱明显者，加芡实、薏仁等；肝肾不足者加首乌、枸杞、山茱萸、熟地；肾气不足者加益智仁、巴戟天、仙茅、仙灵脾等，同时眼部和全身使用广谱抗生素。结果：显效12例；有效20例；无效4例；总有效率为88.9%（陈淑瑞、张水源、高莹莹．八珍汤配合抗生素治疗老年性角膜溃疡．福建中医药，1995，（4）：57）。

（9）**冠心病** 以本方治疗48例冠心病，结果：显效（心虚症状消失或减轻，心电图改善并稳定）29例；有效（心虚之临床主证有不同程度好转，心电图改善并稳定）17例；无效2例，总有效率为95.8%（周作霖．八珍汤治疗老年气血亏虚型冠心病48例疗效观察．中医函授通讯，1991，（6）：48）。

（10）**周围性神经炎** 以八珍汤加桂枝为主治疗有机磷中毒致迟发性周围神经炎22例，随证加减为：麻痹不仁，舌青紫暗，脉涩者加赤芍、丹参、桃仁、红花；上肢重者加桑枝；下肢重者加牛膝；有发热、灼痛、心烦，舌赤者加黄柏、栀子；身重肢沉，苔腻脉滑者加苍术、萆薢、黄柏、防己、木瓜；潮热盗汗者加龟版、麦冬、知母。结果：服药后1月内完全恢复者5例，2月内完全恢复者5例，3月内完全恢复者8例，3月以上恢复者4例（刘仁远、滑国田．八珍汤治疗有机磷中毒致迟发性周围神经炎22例．中医杂志，1995，（12）：725）。

（11）**乙型肝炎** 以八珍汤加白花蛇舌草、半枝莲、白茅根、郁金、丹参，治疗40例无症状HBV携带者40例。结果：治疗后转阴13例，阴转率32.5%，而以抗乙肝免疫核糖核酸为对照组的阴转率为6.7%（刘瑾、石成生．蛇莲八珍汤治疗无症状HBV携带者40例．湖南中医杂志，1998，（2）：45）。

（12）**头痛** 以本方加味治疗头痛88例，平均服药20剂，临床治愈33例，好转49例，无效6例（施惠君．八珍汤加味治疗头痛88例．辽宁中医杂志，1992，（12）：20）。

（13）**中风后遗症** 以八珍汤为基本方治疗中风后遗症98例，其中脑出血32例，脑梗死66例。随证加减：肢体偏瘫者加鸡血藤、丹参、桃仁、红花；口眼㖞斜，语言不利者加菖蒲、郁金；便秘者少佐大黄、生地；小便频或失禁者加益智仁、桑蛸；头晕耳鸣、目眩者加天麻、钩藤、枸杞子；面色潮红者加丹皮、知母；痰涎壅盛者加陈皮、胆星、竹茹。结果：85例肢体偏瘫完全恢复58例（80.5%）；23例小便频或失禁恢复18例（78.2%）；18例便秘治愈16例（88.8%），8例头晕耳鸣者治愈7例（87.5%）；总有效率为82.0%（韩星会．八珍汤加味治疗中风后遗症98例．黑龙江中医药，1999，（4）：21）。

十全大补汤 本方现代主要应用于抗癌、白细胞减少症、贫血、席汉氏综合征、梅尼埃病、慢性萎缩性胃炎、胃下垂等的治疗。

（1）**抗癌辅助治疗及防治放、化疗毒副反应** 对晚期癌症术前、术后及不能手术者，联合抗癌药与本方并用治疗60例，结果纳差57例中47例改善，占82.4%；浮肿46例中40例改善，占86.9%；血清蛋白质在半数以上有增加趋势，且未见白细胞减少、口腔炎等副反应（王柏余．十全大补汤国内外研究及其应用．中成药，1991，（10）：30）。以本方应用于食道癌患者9例，手术前1天给药，手术当天分别测术中出血量、输血量、术后经日测胸腔内引流管的排液量，结果：术中出血量、给药组平均为893.3毫升，对照组平均为1051.0毫升；输血量的平均值，给药组为633.3毫升，对照组为1011.1毫升，胸腔引流量亦以给药组为低。提示术后应用本方可减少术中出血和术后渗出性出血的效果（门马公经．十全大补汤对食道癌手术出血效果的临床探讨．国外医学·中医中药分册，1994，（4）：230～231）。以十全大补汤去肉桂、芍药，加黄精、枸杞、首乌、莲子肉、鸡血藤、山药治疗肿瘤放疗化疗后免疫功能低下60例，其中肺癌22例，食管癌19例，胃癌6例，乳腺癌5例，直肠癌5例，恶性淋巴瘤3例。连用30天为1疗程。结果：在NK细胞杀伤率、CK_2比率、CI_4比率、CD_4/CD_5、CD_2数、CD_4数、IgG等项指标上，治疗前后均有明显差异（王玉仁．十全大补汤对肿瘤放疗化疗后免疫功能的影响．湖北中医杂志，1997，（5）：21）。以本方防治全身放射反应32例，同时设对照组30例。结果：一般状态（卡氏分级）用药组上升及稳定者26例，占81.3%；下降者6例，占18.7%；对照组稳定者18例，占60.0%，下降者12例，占40.0%。而无上升者（李虹．十全大补丸防治全身放射反应的临床疗效观察．中医药信息，1998，（2）：22）。

（2）**白细胞减少症** 以本方加减治疗利福平引起的白细胞减少症11例，其中白细胞数3000以下者4例，3000～4000者7例，服药后平均7天白细胞数很快恢复正常（染永盛．十全大补汤加味治疗利福平引起的白细胞减少症．湖北中医杂志，1981，（4）：29）。以本方治疗癌肿患者放、化疗后所致的白细胞减少症134例，其中胃癌39例，肺癌28例，乳癌17例，直肠癌13例，淋巴癌12例，肝癌12例，膀胱癌7例，多发性骨髓瘤和慢性粒细胞性白血病各3例。结果：化疗期间患者46例，化疗间隙期患者45例，放疗后患者22例，共计113例患者恢复至正常范围。有效率达84.32%（沈尧尚．十全大补液治疗癌肿患者白细胞减少症的疗效观察．实用中西医结合杂志，1995，(6)：376)。

(3) **贫血及纠正手术后低蛋白血症** 以本方治疗术后血浆低蛋白患者41例，另设对照组39例不服中药。结果：术后第10天，服药组血浆白蛋白、白蛋白/球蛋白比值（A/G)、血红蛋白（HB)、红细胞（RBC)，血小板（PLT）值均较服药前增高；血浆总蛋白（SP）与服药前无显著性差异，球蛋白（G）较服药前降低。对照组术后第10天SP、G增高，A、HB、RBC也有增高趋势，但无意义，A/G比值、PLT只有降低趋势（肖东民．十全大补汤对手术患者血浆蛋白恢复的影响．中西医结合杂志，1989，(10)：622)。

(4) **席汉氏综合征** 以本方减黄芪，加益母草、淫羊藿，同时兼服胎盘丸，治疗席汉氏综合征7例，一般服药2个月，均可见症状缓解，病情明显好转（王春林．运用加味八珍汤治疗席汉氏综合征．辽宁中医杂志，1987，(1)：22)。

(5) **梅尼埃病** 以本方加味治疗梅尼埃病27例，结果：治愈23例，显效3例，无效1例，有效者服药6~24剂（蒋必生．十全大补汤加味治疗美尼尔氏综合征．广西中医药，1987，(1)：14)。

(6) **慢性萎缩性胃炎** 以本方加减为主治疗慢性萎缩性胃炎54例。根据辨证为脾胃气虚，脾胃气滞，胃热阴虚，湿热中阻的不同，分别酌加黄芪、柴胡、枳壳、沙参、土茯苓之品，结果有效率为98.15%（尤家俊．十全大补汤加减治疗慢性萎缩性胃炎54例．河北中医，1987，(6)：16)。

(7) **胃下垂** 以本方加用针灸治疗胃下垂15例，辨证均属气血两虚，中气下陷，服药多至70剂，基本痊愈4例，好转10例，无效仅1例（张贵有．十全大补汤配合针灸治疗胃下垂．福建中医药，1985，(3)：19)。

【原文】

人參養榮湯：（寶鑑）治虚勞成損，氣血不足，消瘦倦怠，氣短食少，或寒熱自汗。白芍藥酒炒二錢，當歸、人參、白术、黄芪蜜炒、官桂、陳皮、甘草炙各一錢，熟地黄、五味子、防風各七分五里，遠志五分，薑三片，棗二枚。

異類有情丸：（寶鑑）治虚勞，補氣血兩虚。鹿角霜、龜板酥炙各三兩六錢，鹿茸酒洗酥炙、虎脛骨酒煮酥炙各二兩四錢，右末，雄猪脊髓九條，同煉蜜丸，如梧子，空心鹽湯下七八十丸，蓋鹿陽也，龜虎陰也，血氣有情，各從其類，非金石草木例也。如厚味善飲之人，可加猪膽汁一二合，以寓降火之義。中年覺衰者，便可服餌。

是齋雙補丸：（寶鑑）平補氣血，不躁不熱。熟地黄（補血）、菟絲子（補氣）各八兩，右末，酒糊丸如梧子，酒飲下七十丸。

滋陰大補丸：（寶鑑）治虚勞、補心腎。熟地黄二兩，牛膝、山藥各一兩五錢，杜沖、巴戟、山茱萸、肉蓯蓉、五味子、白茯苓、茴香、遠志各一兩，石菖蒲、枸杞子各五錢，右末，蒸棗肉和蜜丸如梧子，鹽湯或溫酒下七九十丸。

[语释]

人参养荣汤：《宝鉴》治虚劳成损，气血不足，消瘦倦怠，气短食少，或寒热自汗。方药组成为白芍药（酒炒）二钱，当归、人参、白术、黄芪（蜜炒）、官桂、陈皮、甘草（炙）各一钱，熟地黄、五味子、防风各七分五里，远志五分，生姜三片，大枣二枚。

异类有情丸：《宝鉴》治虚劳，补气血两虚。方药组成为鹿角霜、龟版（酥炙）各三两六钱，鹿茸（酒洗酥炙）、虎胫骨（酒煮酥炙）各二两四钱，又将药物制成细末，雄猪脊髓九条，同炼蜜制成梧子大小丸剂，每次空腹盐汤冲服七十至八十丸，大概鹿补阳，龟版、虎胫骨补阴，血气有情，各从其类，不和金石草木药性一样。如善饮厚味之人，可加猪胆汁一二合，寓义降火。中年感觉衰老之人可服用。

是斋双补丸：《宝鉴》平补气血，不躁不热。方药组成为熟地黄（补血）、菟丝子（补气）各八两，又制成细粉，以酒糊丸如梧子大小，每次用酒冲服下七十丸。

滋阴大补丸：《宝鉴》治虚劳、补心肾。方药组成为熟地黄二两，牛膝、山药各一两五钱，杜仲、巴戟、山茱萸、肉苁蓉、五味子、白茯苓、茴香、远志各一两，石菖蒲、枸杞子各五钱，又制成细粉，用蒸枣肉和蜜，制成如梧子大小丸剂，每次盐汤或温酒冲服七十至九十丸。

［临床新用］

人参养荣汤　本方现代主要用于排尿性晕厥、肾炎、雷诺氏病、萎黄的治疗。

（1）**排尿性晕厥**　以本方治疗25例排尿性晕厥。结果：痊愈20例，显效3例，有效1例，无效1例（徐集民。人参养荣汤加味治疗排尿性晕厥25例临床观察．新中医，1991，（9）：33）。以本方加升麻、柴胡为基础方，治疗排尿性晕厥25例，随证加减为：有表证加防风、紫苏叶；阳虚明显者加淫羊藿、补骨脂；阴虚明显者加制首乌、麦冬、玉竹；瘀象明显者加川芎、桃仁、红花、益母草；纳少便软者加生山楂、谷芽、麦芽。结果：痊愈（3年以上未发作者）20例；显效（2年内未发作者）3例；有效（1年内未发作者）1例；无效（经治1月仍发作者）1例（徐振华．人参养荣汤加味治疗排尿性晕厥25例．实用中医药杂志，1996，（1）：12）。

（2）**肾炎**　以本方治疗慢性肾炎94例，71例有效，总有效率74%。患者水肿，口渴，发热，尿少等症逐渐消失（许锡彦．中医治疗肾炎初步报告．新中医药，1957，（1）：24）。

（3）**雷诺氏病**　以本方提取剂治疗雷诺氏病39例。结果：16例雷诺氏现象出现的频率减少，指温上升；23例干燥综合征改善；5例出现食欲减退，上腹部疼痛等副作用（田在政彦．人参养荣汤治疗雷诺氏现象的效果．国外医学·中医中药分册，1992，（2）：107）。

（4）**萎黄**　以本方治疗小儿萎黄64例，全部病儿均有面色萎黄，食欲不振，或伴有腹泻或伴呼吸道感染等。结果：痊愈30例，好转26例，无效8例（舒玉萍．人参养荣汤治疗小儿萎黄64例．福建中医药，1998，（4）：45）。

【原文】

心虚：曲運神機[①]爲虚勞，血少面無色、驚悸、夢遺、盜汗，極則心痛咽肿、口舌生瘡、語塞肌瘦，宜天王補心丹、清心補血湯（並神）、人參固本丸（身形）。

古庵心腎丸：（寳鑑）治勞損心腎，虚而有熱、驚悸怔忡、遺精盜汗、目暗耳鳴、腰痛脚痿，久服黑鬚髮，令人有子。熟地黄、生幹地黄、山藥、茯神各三兩，當歸、澤瀉、黄柏鹽酒炒各一兩五錢，山茱萸、枸杞子、龜板酥炙、牛膝、黄連、牡丹皮、鹿茸酥炙各一兩，生甘草五錢，朱砂一兩（爲衣），右末，蜜丸如梧子，朱砂爲衣，空心鹽湯或溫酒下百丸。

究原心腎丸：（寳鑑）治虚勞水火不交濟，怔忡盜汗，遺精赤濁[②]。菟絲子三兩酒浸，牛膝、熟地黄、肉蓯蓉、鹿茸、附子炮、人參、遠志、茯神、黄芪、山藥、當歸、龍骨、五味子各一兩，右末，以浸菟絲子酒煮，糊丸如梧子，棗湯下七九十丸。

［语释］

心虚：曲运神机，心血暗耗，而致虚劳，症见血少面无色、惊悸、梦遗、盗汗，严重者，心痛咽肿、口舌生疮、语塞肌瘦，宜用“天王补心丹”、“清心补血汤”（均补心神）、“人参固本丸”（滋润形体）治疗。

古庵心肾丸：《宝鉴》治劳损心肾所致的虚而有热、惊悸怔忡、遗精盗汗、目暗耳鸣，腰痛脚痿，久服能黑须发，使人有生育能力。方药组成为熟地黄、生干地黄、山药、茯神各三两，当归、泽泻、黄柏（盐酒炒）各一两五钱，山茱萸、枸杞子、龟版（酥炙）、牛膝、黄连、牡丹皮、鹿茸（酥炙）各一两，生甘草五钱，朱砂一两（为衣），又制成细粉，制成如梧子大小的蜜丸，以朱砂为衣，空心盐汤或温酒冲服百丸。

究原心肾丸：《宝鉴》治虚劳，水火不交济所致怔忡盗汗、遗精赤浊。方药组成为菟丝子三两（酒浸），牛膝、熟地黄、肉苁蓉、鹿茸、附子（炮）、人参、远志、茯神、黄芪、山药、当归、龙骨、五味子各一两，又制成细粉，以浸过菟丝子酒煮糊，制成如梧子大小丸剂，枣汤冲服七十至九十丸。

［词解］

①曲运神机：指尽心谋虑。

②赤濁：病证名。①以小便浑浊色赤为主要症状的疾患。属便浊、溺浊。②溺孔常流挟血浊物的疾患，属精浊。《证治要诀·白浊》："精者血之所化，有浊去太多，精化不及，赤未变白，故成赤浊，此虚之甚也。"

【原文】

肝虛：盡力謀慮爲虛勞，筋骨拘攣，極則頭目昏眩、脇痛、關格不通、筋緩目暗，四物湯（血門）、雙和湯，或鹿茸四斤丸（小兒）。

歸茸元：（寶鑑）治虛勞，陰血耗竭，面色黧黑①、耳聾目暗、脚弱腰痛、小便白濁②。當歸酒浸、鹿茸酥炙，等分爲末，煮烏梅肉爲膏，丸如梧子，溫酒下五七十丸。

拱辰丹：（寶鑑）凡男子方當壯年而真氣猶怯，此乃稟賦素弱，非虛而然，僭燥③之藥尤宜速戒，滋益之方，羣品④稍衆，藥力細微，難見功效，但固天元一氣，使水升火降，則五臟自和，百病不生，此方主之。鹿茸酥炙、當歸、山茱萸各四兩，麝香五錢另研，右末，酒麪糊丸如梧子，溫酒或鹽湯下七十丸至百丸。

［语释］

肝虚：尽力谋虑成为虚劳，致使筋骨拘挛，严重则头目昏眩、胁痛关格不通、筋缓目暗，用"四物汤"（补血）、"双和汤"或"鹿茸四斤丸"（小儿为病）治疗。

归茸元：《宝鉴》治虚劳阴血耗竭所致面色黧黑、耳聋目暗、脚弱腰痛、小便白浊。方药组成为当归（酒浸）、鹿茸（酥炙）等分研为细末，乌梅肉煮成膏，制成梧子大小的丸剂，温酒服下五十至七十丸。

拱辰丹：《宝鉴》凡男子方当壮年而真气犹怯，此乃禀赋素弱，非虚而这样，药性燥烈的药物尤宜速戒，滋益之药在方中应多些，药力细微难见功效，只有培固天元真气，使水升火降则五脏自和，百病不生，此方主之。鹿茸（酥炙）、当归、山茱萸各四两，麝香五钱（另研），又制成细粉，酒面糊丸如梧子大小，温酒或盐汤服下七十丸至百丸。

［词解］

①面色黧黑：指面部皮肤颜色变黑，失去原有色泽，似有污垢。《难经·二十四难》："手少阴气绝，则脉不通，脉不通则血不流，血不流则色泽去，故面黑如黧。"

②白濁：病证名。①小便浑浊色白。《诸病源候论·虚劳小便白浊候》："胞冷肾损，故小便白而浊也。"亦称便浊、溺浊、尿浊。②溺孔常流白色浊物而小便自清的疾患。又称精浊。《证治准绳·赤白浊》："今患浊者，虽便时茎中如刀割火灼而溺自清，唯窍端时有秽物如疮脓目眵，淋沥不断，初与便溺不相混滥。

③僭燥：指燥性强烈的药。僭，（tiě）超越本分。

④羣品：指众多药材。羣，"群"的异体字。

【原文】

脾虛：意外[①]過思慮，脹滿少食，極則吐瀉肉削[②]、四肢倦怠、關節肩背強痛[③]、氣急肌痹[④]多汗，宜天真元、參苓白术散、九仙王道糕（並內傷）。

橘皮煎元：（寶鑑）治脾腎大虛，不進飲食，肌肉消瘦，虛弱憔悴，及久瘧久痢。橘皮五兩，甘草三兩三錢，當歸、卑薢[⑤]、肉蓯蓉、吴茱萸、厚樸、官桂、陽起石、巴戟、石斛、附子、菟絲子、牛膝、鹿茸、杜沖、乾薑各一兩，右末，用酒一升五合，於瓷器入橘皮末煎熬如餳，卻入諸藥末攪勻，搗丸如梧子，空心溫酒鹽湯下五七十丸。

［语释］

脾虚：超出正常思虑，致胀满少食，严重则吐泻肉消、四肢倦怠、关节肩背强痛、气急、肌痹、多汗，宜用“天真丸”、“参苓白术散”、“九仙王道糕”（均有内伤疾病）治疗。

橘皮煎元：《宝鉴》治脾肾大虚，不进饮食，肌肉消瘦，虚弱憔悴，及久疟久痢之症。橘皮五两，甘草三两三钱，当归、萆薢、肉苁蓉、吴茱萸、厚朴、官桂、阳起石、巴戟、石斛、附子、菟丝子、牛膝、鹿茸、杜仲、干姜各一两，又制成粉末，用酒一升五合，在瓷器内加入橘皮末，煎熬如汤，再入诸药末搅匀，捣丸如梧子大小，空心温酒盐汤服下五十至七十丸。

［词解］

①意外：正常思考之外。

②削：同“消”。

③强痛：指以颈项部疼痛、关节活动不便为主症的一种病症。多因风寒外袭太阳经脉，致气血凝滞，脉络不通，项失所养，引发疼痛；或因颈项部用力不当、夜寐位置欠佳、外力损伤等造成血瘀气滞，经脉痹阻，而致项强不利，疼痛难忍。

④肌痹：病名。寒湿侵袭肌肤所致的痹症。又名着痹、湿痹。《素问·长刺节论》：“病在肌肤，肌肤尽痛，名曰肌痹，伤于寒湿。”《张氏医通》卷六：“肌痹者，即著痹、湿痹也。留而不移，汗出，四肢萎弱，皮肤麻木不仁，精神昏塞。”

⑤卑薢：即“萆薢”。

【原文】

肺虛：預事而憂爲虛勞，氣乏，心腹冷，胷背痛，極則毛焦津枯，咳嗽關熱。氣喘面腫，口燥咽乾，痰盛或唾血，人參膏，或獨參湯（並氣）。

人參黃芪散：（寶鑑）治虛勞客熱，潮熱盜汗，痰嗽唾膿血。鼈甲酥炙一錢五分，天門冬一錢，秦艽、柴胡、地骨皮、生乾地黃各七分，桑白皮、半夏、知母、紫苑、黃芪、赤芍藥、甘草各五分，人參、白茯苓、桔梗各三分。

［语释］

肺虚：因思虑事情而成为虚劳，气乏、心腹冷、胸背痛，严重者则毛焦津枯，咳嗽关热。气喘面肿，口燥咽干，痰盛或唾血，用“人参膏”或“独参汤”（均补气）治疗。

人参黄芪散：《宝鉴》治虚劳客热，潮热盗汗，痰嗽唾脓血。鳖甲（酥炙）一钱五分，天门冬一钱，秦艽、柴胡、地骨皮、生干地黄各七分，桑白皮、半夏、知母、紫苑、黄芪、赤芍药、甘草各五分，人参、白茯苓、桔梗各三分。

【原文】

腎虛：矜持志節[①]，及過傷色欲，爲虛勞，腰骨痛、遺精白濁，極則面垢肌痛，尿赤，陰瘡，耳鳴。腎有兩枚，左爲腎，屬水，不足則爲陰虛，六味地黃丸（五臟），或加五味子四兩，名腎氣丸，治同；右爲命門，屬火，不足則爲陽虛，八味元（五臟）。腎與命門俱虛，斑龍丸（身形）。

三一腎氣丸：（寶鑑）治虛勞，補心腎諸臟精血，瀉心腎諸臟火濕。熟地黃、生幹地黃、山藥、山茱萸各四兩，牡丹皮、白茯苓、澤瀉、鎖陽、龜板各三兩，牛膝、枸杞子、人參、麥門冬、天門冬各二兩，知母、黃柏並鹽炒、五味子、官桂各一兩，右末，蜜丸如梧子，溫酒或鹽湯下七九十丸。

小菟絲子元：（寶鑑）治虛勞腎損，陽氣衰少，小便滑數。菟絲子五兩，山藥（內七錢半作糊）、蓮肉各二兩，白茯苓一兩，右末，山藥糊丸如梧子，溫酒或鹽湯下七九十丸。

三位安腎丸：（寶鑑）治下虛腎氣不得歸元變見諸證，用此補腎令其納氣。破故紙茴香並炒、乳香各等分，右末，蜜丸如梧子，鹽湯下三五十丸。

［语释］

肾虚：矜持志节，及过伤色欲，成为虚劳，出现腰骨痛、遗精、白浊，严重者则呈现面垢肌痛、尿赤、阴疮、耳鸣。肾有两枚，左为肾，属水，不足则为阴虚，用“六味地黄丸”（补五脏）治疗，或加五味子四两，名“肾气丸”，治法相同；右为命门，属火，不足则为阳虚，用“八味丸”（补五脏）治疗。肾与命门俱虚，用“斑龙丸”（补形体）治疗。

三一肾气丸：《宝鉴》治虚劳，能补心肾诸脏精血，泻心肾诸脏火湿。方药组成为熟地黄、生干地黄、山药、山茱萸各四两，牡丹皮、白茯苓、泽泻、锁阳、龟版各三两，牛膝、枸杞子、人参、麦门冬、天门冬各二两，知母黄柏（均盐炒）、五味子、官桂各一两，又制成细末，做成如梧子大小的蜜丸，温酒或盐汤服下七十至九十丸。

小菟丝子元：《宝鉴》治虚劳肾损，阳气衰少，小便滑数。方药组成为菟丝子五两，山药（其中七钱半作糊）、莲肉各二两，白茯苓一两，又制成细末，以山药制成如梧子大小的糊丸，温酒或盐汤服下七十至九十丸。

三位安肾丸：《宝鉴》治下虚，肾气不得归元，变现诸证，用此补肾，令其纳气。方药组成为破故纸茴香（均炒）、乳香各等分，又制成细末，做成如梧子大小的蜜丸，盐汤服下三十至五十丸。

［词解］

①矜持志節：指压抑自己的情感。矜持，拘谨。志，志向。節，“节”的繁体字，气节。

【原文】

增益歸茸元：（寶鑑）治虛勞腎衰，補精血，養陽氣。熟地黃、鹿茸、五味子、大當歸各四兩，山藥、山茱萸、大附子炮、牛膝酒浸、官桂各二兩，白茯苓、牡丹皮、澤瀉酒浸一宿各一兩，右末，用鹿角膠半斤剉入石器中，入酒少許融化，丸如梧子，空心溫酒或鹽湯下五七十丸。一法，膠作末，酒和作丸，亦可。

八仙斑龍膠：（保元）乃補益天下第一方也。鹿茸五十兩，何首烏、白何首烏、枸杞子各八兩，人參、天門冬、麥門冬、生地黃、熟地黃、牛膝各五兩，右將藥均入大砂鍋內，熬汁五次，將渣濾淨，再熬汁五碗，則成膠矣，每服銀茶匙二三匙，好酒調化，空心服。

龜鹿二仙膏：（張氏經驗）治督任俱虛，精血不足。鹿角膠、龜膠各一斤（半斤入烊①），枸杞子、龍眼肉各六兩，人參四兩，右先將二膠酒浸烊杞圓膏中，俟化盡入，右人參末磁罐收貯，清晨醇酒調服五錢。

［语释］

增益归茸元：《宝鉴》治虚劳肾衰，能补精血、养阳气。方药组成为熟地黄、鹿茸、五味子、大当归各四两，山药、山茱萸、大附子（炮）、牛膝（酒浸）、官桂各二两，白茯苓、牡丹皮、泽泻（酒浸一宿）各一两，又制成粉末，将鹿角胶半斤挫入石器中，加入酒少许融化，将药制成丸剂如梧子大小，空心温酒或盐汤服下五十至七十丸。另一种制法，将鹿角胶制成细末，以酒做敷料制成丸剂亦可。

八仙斑龙胶：《保元》这是补益方面天下第一方。方药组成为鹿茸五十两，何首乌、白何首乌、枸杞子各八两，人参、天门冬、麦门冬、生地黄、熟地黄、牛膝各五两，又均将药物加入大砂锅内熬汁五次，将渣滤净，再熬汁五碗则成胶了，每次服银茶匙二三匙，以好酒调化后空心服。

龟鹿二仙膏：（张氏经验）治督任脉俱虚，精血不足。方药组成为鹿角胶、龟胶各一斤（其中各半斤烊化服用），枸杞子、龙眼肉各六两，人参四两，又先将二胶酒浸烊化在杞圓膏中，又将人参末用磁罐收贮，清晨以醇酒调服人参末五钱。

［词解］

①烊：即“烊化”。是煎药方法之一。指胶质或黏性大而易溶的药物，如阿胶、饴糖、蜂蜜等，加入已去渣的药液或水中，趁热或微煮搅拌使之溶解。

【原文】

虛勞通治：凡人四肢痿弱、多困未知、陰陽先損，瓊玉膏（身形），夏用六味地黄丸（五臟），春秋腎氣丸（五臟），冬用八味元（五臟）。亡陽失陰①，諸虛陰痿②遺精，膃肭補天丸（前陰）。

二神交濟丹：（寶鑑）補虛勞，治心脾腎三經虛損。茯神、薏苡仁各三兩，酸棗仁、枸杞子、白术、神麯各二兩，栢子仁、芡仁、生乾地黄、麥門冬、當歸、人參、陳皮、白芍藥、白茯苓、縮砂各一兩，右末，熟水四盞，調煉蜜四兩，煮山藥末四兩，作糊丸如梧子，米飲下五七十丸。（入門）云：血虛甚，去芍加鹿茸；脾虧甚，去地黄加五味子。

小建中湯：（寶鑑）治虛勞，里急腹痛、夢寐失精、四肢酸痛、手足煩熱、咽乾口燥。白芍藥五錢，桂枝三錢，甘草炙一錢，薑五片，棗四枚，煎至半去滓，下膠飴一兩，再煎熔化服之。加黄芪蜜炒一錢，名黄芪建中湯，治虛勞，氣虛自汗。加當歸一錢，名當歸建中湯，治虛勞，血虛自汗。

［语释］

虚劳通治：凡人四肢痿弱、多困未知、阴阳先损，用“琼玉膏”补（身体），夏天用“六味地黄丸”补（五脏），春秋用“肾气丸”补（五脏），冬天用“八味丸”补（五脏）。亡阳失阴，诸虚阴痿遗精，用“膃肭补天丸”补（前阴）。

二神交济丹：《宝鉴》补虚劳，治心脾肾三经虚损。方药组成为茯神、薏苡仁各三两，酸枣仁、枸杞子、白术、神曲各二两，柏子仁、芡仁、生干地黄、麦门冬、当归、人参、陈皮、白芍药、白茯苓、缩砂各一两，又制成细末，熟水四杯，调炼蜜四两，煮山药末四两，制成糊丸，如梧子大小，米汤服下五十至七十丸。《入门》云：“血虚严重，去白芍，加鹿茸；脾亏严重，去地黄，加五味子。”

小建中汤：《宝鉴》治虚劳所致里急腹痛、梦寐失精、四肢酸痛、手足烦热、咽干口燥。白芍药五钱，桂枝三钱，甘草（炙）一钱，生姜五片，大枣四枚，煎煮到一半时间，去药渣，加入胶饴一两，再熬熔化服用。加黄芪（蜜炒）一钱，名“黄芪建中汤”，治虚劳，气虚自汗。加当归一钱，名“当归建中汤”，治虚劳，血虚自汗。

［词解］

①亡陽失陰：证名。亡陽，即亡阳证。是指体内阳气极度衰微而表现出阳气欲脱的危重证候。表现

为冷汗淋漓，汗质稀淡，神情淡漠，肌肤不温，手足厥冷，呼吸气微，面色苍白，舌淡而润，脉微欲绝等为证候特点。失阴，即亡阴证。是指体液大量耗损，阴液严重亏乏而欲竭所表现出的危重证候。表现为汗热味咸而粘，如珠如油，身灼肢温，虚烦躁扰，恶热，口渴欲饮，皮肤皱瘪，便极少，面色赤，唇舌干燥，脉细数疾等为证候特点。

②阴痿：①男子阴茎萎软，即“阳痿”。②女子阴道萎缩或滑液无性欲。

［临床新用］

小建中汤　本方现代主要用于胃炎、溃疡病、乙型肝炎、胃脘痛、腹痛的治疗。

（1）**胃炎**　本方为基本方治疗慢性胃炎58例，其中萎缩性胃炎39例，浅表性胃炎19例，呕吐酸水者去饴糖加吴茱萸、乌贼骨、牡蛎；夜间痛甚，舌淡紫有瘀点、瘀斑者加延胡索、赤芍、丹参；幽门螺旋杆菌阳性者加大黄、蒲黄；气虚体弱者加黄芪、茯苓、白术。结果：痊愈32例，占55.5%；好转18例，占31.0%；无效8例。占13.8%，总有效率86.2%（马馨兰．小建中汤治疗慢性胃炎58例．实用中西医结合杂志，（1998，（1）：71）。

（2）**溃疡病**　本方加瓜蒌、吴茱萸、薤白为基本方治疗溃疡病腹痛35例，若泛酸多去红枣、饴糖加黄连、牡蛎；恶心呕吐去炮姜，加半夏、生姜，频发嗳气加旋覆花、半夏、生赭石；胸闷腹满去红枣加厚朴、枳壳；大便溏薄加白术；心悸加茯苓。结果：痊愈31例，随访1年，未见复发（张常春．复方建中合剂治疗溃疡病35例临床观察．浙江中医药，1978，（2）：9）。

（3）**乙型肝炎**　本方加焦三仙、砂仁治疗乙型肝炎68例，湿热重者，加茵陈、苍术、蒲公英；气虚偏重者加党参、白术、山药；阴虚偏重者，加沙参、麦冬、枸杞子；日久成积者，加红花、桃仁、穿山甲。3个月为1疗程，治疗1~2疗程。结果：显效47例，有效15例，无效6例，总有效率91%（陈宁勇、王海宁．小建中汤加味治疗慢性乙型肝炎68例．国医论坛，1992，（3）：14）。本方为基本方治疗慢性乙型病毒性肝炎合并胃黏膜病变46例，30日为1疗程，水煎早晚2次服。治疗1疗程，结果：显效18例，有效24例，无效4例（王秋滨．小建中汤治疗慢性乙型病毒性肝炎合并胃黏膜病变．山东中医杂志，1999，（5）：211）。

（4）**胃脘痛**　本方治疗胃脘痛36例，其中慢性胃炎20例，胃溃疡4例，十二指肠球部溃疡6例，胃下垂6例，若痛甚加木香、延胡索、砂仁；吐酸加煅牡蛎、煅瓦楞、吴茱萸；食滞加麦芽、谷芽、鸡内金；中气下陷加参、芪。结果：痊愈27例，显效7例（王天明．小建中汤治疗胃脘痛36例．福建中医药，1990，（6）：55）。本方治疗胃脘痛48例，若寒甚加蜀椒；气滞加木香；便溏加白术；体虚乏力加黄芪、人参；腹痛加当归；便血加地榆、槐花；呕血加白及、侧柏叶；吐酸加瓦楞子、乌贼骨。结果：痊愈44例，占92%；好转3例，占6%；无效1例，占2.5%，总有效率为98%（夏龙发．小建中汤治疗胃脘痛48例，国医论坛，1988，（4）：22）。

（5）**腹痛**　本方加减治疗小儿反复发作性腹痛83例，年龄4~12岁，病程6个月至5年。若呕者，重用生姜；反酸，去饴糖加黄芪、白术；气滞加木香、槟榔；食积，加山楂、神曲。治疗1疗程后，结果：痊愈59例，显效21例，无效3例。总有效率98.1%（刘家磊．小建中汤治疗小儿反复发作性腹痛83例．陕西中医，1992，（12）：537）。本方加焦三仙、乌梅、使君子治疗小儿腹痛20例，年龄3~7岁10例，7~10岁10例；病程3天10例，1个月以上10例。日1剂口服，结果：服药5~10剂，腹痛消失，1年以上未复发者15例；服药5~10剂，腹痛消失，1年内复发者5例（暴桂蓁、孙颖秀、侯成刚．小建中汤加减治疗小儿腹痛20例．吉林中医药，1997，（2）：19）。

【原文】

戊戌酒：（寶鑑）能補養元氣，老人尤佳。糯米三鬥蒸熟，黄雄犬一只，去皮腸，煮一伏時[①]，候極爛，搗爲泥，連汁與飯同拌勻，用白麯[②]三兩和勻，釀之二七日熟，空心飲一杯。

霞天膏：（寶鑑）純黄牯牛[③]，肥澤二三歲，未交接者，取精肉切如栗子，入大鍋，長流水[④]煮，頻攪，水耗則添熱湯，常使水淹肉至五六寸，掠去沫，直至肉爛如泥，濾去滓，將汁入小銅鍋，用桑柴文武火煮，不住手攪，漸如稀餳，滴水不散，色如琥珀，膏成矣。火候最用心，否則壞矣。瓷器盛，貯用。和丸劑，每三分攙白麵一分，同煮成糊，或用煉蜜。（新增）作膏于大川邊，逆取流水，仍注鍋内，取水之生氣，尤效。古方雖在吐門，曾用於老痰、虚損、津枯之人，每空心二三匙，熔化服，不吐而大效，故移付於此。

五重膏：（俗方）治虚勞有效。大鮒魚一尾，去鱗及内腸，生薑、幹薑、胡椒、白芥子（或云川椒）、獨頭蒜各一錢，作末，盛於鮒魚内，以線縫之，鮒魚盛于陳黄雞腹中縫之，黄雞盛于牛胖[⑤]一部内縫之，胖亦盛于黄狗腹内縫之，雞狗去内腸一如鮒魚熟制，黄狗盛於牛皮一領内縫之，以刀亂刺開穴，俾[⑥]通水氣，大釜[⑦]中設兩橋，橋上置牛皮塊，如懸胎[⑧]之狀，釜内灌水一鬥、真油燒酒清醬各一升，釜蓋以鍮銅[⑨]盥水器，覆之罅隙[⑩]則用鹽泥固濟，覆蓋内盛冷水，一如燒酒蓋板之狀，水中入黄豆數合，始慢火煎熬，豆熟則又改，豆與水如是數次後，釜内肉塊更爲翻置，如前安蓋，盛水入豆，待其豆熟，又改豆與水數次，則其肉自然爛熟矣，肉則隨量啖之，肉汁亦隨量飲之，大法雖如是，不無隨症加減之道，冬至後立春前不可用。

［语释］

戊戌酒：《宝鉴》能补养元气，尤其适合老人。将糯米三斗蒸熟，黄色雄犬一只（去皮肠），煮一伏时，等候煮的极烂，捣为泥，连汁与饭同拌匀，用白酒曲三两和匀，等二七日酿熟，空心饮一杯。

霞天膏：《宝鉴》取纯黄色、肥壮光泽、二三岁未交配的牯牛精肉，切如栗子大小，放入大锅中，长流水煮，并频搅拌，水耗则添热汤，使水常淹没肉五六寸，掠去浮沫，直至肉烂如泥，滤去渣，将汤汁倒入小铜锅，用桑木柴文武火煮，不住手搅，渐熬成稀汤，呈现滴水不散，色如琥珀，膏就熬成了。火候最要用心注意，否则就熬不成。用瓷器盛，贮备用。制备丸剂时，每三分膏搀白面一分，同煮成糊，或用炼蜜制成糊。（本书新增制法）在大山川边制膏，逆取流水注，房入锅内，以取水之生气，效果尤好。古方制作虽在吐门，曾用于治疗老痰、虚损、津枯之人，每次溶化后，空腹服二三匙，不吐而大效，故移付于此。

五重膏：（民间方）治虚劳有效。大鲋鱼一尾（去鳞及内肠），生姜、干姜、胡椒、白芥子（或云川椒）、独头蒜各一钱，制成粉末，盛于鲋鱼肚内，用线缝好，鲋鱼盛于老黄鸡腹中缝好，黄鸡盛于牛胃衣部内缝好，牛胃亦盛于黄狗腹内缝好，鸡狗去内脏同鲋鱼一块制熟，黄狗盛于一领牛皮内缝好，用刀在牛皮上面随意刺开孔，使通水气，大锅中架设两桥，在桥上悬挂牛皮块，锅内灌水一斗及真油、烧制酒、清酱各一升，以黄铜盥水盆作釜盖，覆盖隙缝则用盐泥密封好，覆盖的盥水盆内盛冷水，就象烧酒盖板样子，水中放入黄豆数合后，再开始慢火煎熬，豆熟则又换豆，豆与水象这样数次后，锅内肉块再翻放，象前面安置锅盖一样，盛水加入豆，待其豆熟再换豆与水数次，则其肉自然烂熟了，肉则随饭量吃，肉汁亦随饭量喝，基本方法虽然这样，但是没有不随症加减的，冬至后立春前不可用。

［词解］

①一伏時：一天一夜的时间。

②白麯：白酒曲。

③牯牛：公牛。

④長流水：流动的水。

⑤牛胖：指“牛藏”，此指牛的胃囊。胖，同“藏”。

⑥俾：使。

⑦大釜：古代炊具，好似现代的大锅。

⑧懸胎：悬挂之物。

⑨鍮銅：黄铜。

⑩罅隙：裂隙。

【原文】

天一補真丹：（新增）治氣血大虛，男子瘦弱腎虛，婦人虛勞無子。羊一只，去筋膜取精肉，熟地黄薑浸十兩，山藥、山茱萸各五兩，牡丹皮、白茯苓、澤瀉各三兩，陳皮、縮砂各二兩，右末，羊肉以刀爛臠[①]，入石臼爛搗，和藥末更搗千餘杵，丸如梧子，米飲或淡薑茶下七八十丸。腎冷，加茴破，冷極，加官桂附子。氣滯，加便香附、沉香，婦人，則加四制香附。有積，加青皮。全羊骨煎服亦可。

羊肉湯：（新增）治男子婦人陽虛瘦弱，能雙補氣血。羊脯二三兩，生薑二兩，桂皮、乾薑各五錢。血虛，加白芍藥酒炒黄二錢。冬月生羊肉一大盞，尤好。

雞膏：（新增）貧家遇虛症而難辦[②]，參料[③]以此代用，雖能辨参素禀，血燥肺經有火難服，参料者亦宜。陳雞一只，去筋膜皮骨，及頸與脊，只取肩脚，及腹下堅肉，入生桔梗一條，生薑二兩，官桂五錢，山楂二十箇，黄栗十箇，如法作膏。血燥，加白芍藥酒炒黄二錢。陽虛，加附子一二錢。氣虛感氣，及房勞挾感，補瀉兩難，忍冬三錢或五錢，生薑一兩，山楂十箇，生栗九箇，生桔梗一條，同雞作膏用。材料加減全在活法。

［语释］

天一补真丹：（本书新增方剂）治气血大虚，男子瘦弱肾虚，妇人虚劳无子。用羊一只（去筋膜取精肉），熟地黄（姜浸）十两，山药、山茱萸各五两，牡丹皮、白茯苓、泽泻各三两，陈皮、缩砂各二两，又制成细末，羊肉以刀剁碎，放入石臼中捣烂，掺入药末，再捣千余杵，制成如梧子大小的丸剂，米汤或淡姜茶服下七十至八十丸。肾冷，加小茴香、破故纸。冷极，加官桂、附子。气滞，加便香附、沉香。妇人，则加“四制香附丸”。有积滞，加青皮。全羊骨煎服亦可。

羊肉汤：（本书新增方剂）治男子妇人阳虚瘦弱，能双补气血。羊脯二三两，生姜二两，桂皮、干姜各五钱。血虚加白芍药（酒炒黄）二钱。冬天用生羊肉一大碗更好。

鸡膏：（本书新增方剂）穷人家遇虚症较难分辨，以鸡膏代用食物，虽能辨别禀素体质，但是血燥，或肺经有火不能服，对于有燥性的食物亦适宜。制法：陈鸡一只（去筋膜、皮骨、颈、脊），只取肩脚及腹下硬肉，加入生桔梗一条，生姜二两，官桂五钱，山楂二十个，黄栗十个，按一般方法作膏。血燥患者，加白芍药（酒炒黄）二钱。阳虚患者，加附子一二钱。对于气虚或房劳加外感，补泻两难的患者，用忍冬三钱或五钱，生姜一两，山楂十个，生栗九个，生桔梗一条，同鸡作膏用。用料的加减全根据情况的变化。

［词解］

①臠：（luán）小块肉。

②辦：疑为“辨”。

③参料：用来作参考的食物。

【原文】

新增管見：無論大人小兒，人參附子用之于熱，在陽分，則其害立至，醫者即覺，若用之于熱，在陰分，則外似無害，故醫者以爲用溫熱之藥而無害，是用之，未洽然也，或至數兩而死，或至數斤而死，死亦不悔，醫者主家終不覺悟，是病在陰分，用熱藥熬盡其津液，然後命盡故也，如此死者頻頻見之，故姑書以待後之高明。

［语释］

新增管见：无论大人小儿，用人参附子治疗热在阳分之证，则其危害立至，医生已经觉察到了，若用于治疗热在阴分之证，则外似无害，故医生以为用温热之药而无害，这是用药的不恰当，有的人服用数两而死，或服数斤而死，死亦不觉省，这是病在阴分，用热药则熬尽其津液的缘故，象这样死者不断，医生与患者始终不觉察，故暂且写出自己的看法，以待后来之高明的人指正。

【原文】

身形

論身形：人生從乎太易，病從乎太素。父精爲魂，母精爲魄，地水火風，合和成人。人之壽夭，父精母血盛衰不同。人身猶一國，胸腹宮室，四肢郊境，骨節百官，神君、血臣、氣民。丹田有三，腦爲上、心爲中、臍下三寸爲下。背有三關，腦後玉枕關，夾脊轆轤關，水火之際尾閭關。神太用則歇，精太用則竭，氣太勞則絕。養性者無犯日月之忌，無失歲時之和。須知一日之忌，暮無飽食，一月之忌，晦無大醉，一歲之忌，冬無遠行，終身之忌，夜不燃燭行房。搬運服食，按摩導引，養生法也。富貴之人，多勞心而中虛，筋柔骨脆；貧賤之人，多勞力而中實，骨勁筋強。富貴者，縱精極欲，慮遠思多，消鑠無非心腎之脂膏；貧賤者，小怒寡欲，願淺易足，所傷無非日生之氣血，故富貴之病多從本，貧賤之病多從標。

［语释］

身形

论身形：人生随和很容易，病跟随人的一生太平常。父精为魂，母精为魄，地水火风，合和成人。人之寿夭，是父精母血盛衰不同造成的。人的身体，好比一个国家，胸腹为宫室，四肢为郊境，骨节为百官，神为君，血为臣，气为民。丹田有三，脑为上、心为中、脐下三寸为下。背有三关，脑后玉枕关，夹脊辘轳关，水火之际尾闾关。神过用则歇，精过用则竭，气过劳则绝。养性者，不能犯日月之忌，不能失时令之和。须知一日之忌，在于晚上不要吃的过饱，一月之忌，在于阴晦的天气不大醉，一岁之忌，在于冬天不远行，终身之忌，在于夜不点灯行房。搬运、服食、按摩、导引，是养生法则。富贵之人，多劳心而中虚，筋柔骨脆；贫贱之人，多劳力而中实，骨劲筋强。富贵者纵情极欲、思虑多，消耗的无非心肾之脂膏；贫贱者小怒、寡欲、愿浅、易足，所伤无非日生之气血，故富贵之病多从本治疗，贫贱之病多从标治疗。

【原文】

養生延年藥

瓊玉膏：（寶鑑）填精補髓，調真養性，返老還童，補百損，除百病，萬神俱足，五臟盈溢，發白復黑，齒落更生，行如奔馬，日進數服，終日不饑渴，功效不可盡述。一料分五劑，可救癱瘓五人，一料分十劑，可救勞瘵十人，若二十七歲服起，壽可至三百六十，若六十四歲服起，壽可至五百年。生地黃十六斤，搗絞取汁，人參細末二十四兩，白茯苓細末四十八兩，白蜜煉去滓十斤，右和勻，入磁缸內，以油紙五重，厚布一重，緊封缸口，置銅鍋內水中懸胎，令缸口出水上，以桑柴火煮三晝夜，如鍋內水減，則用暖水添之，日滿取出，再用蠟紙緊封缸口，納井中浸一晝夜，取出，再入舊湯內煮一晝夜，以出水氣，乃取出，先用少許祭天地神祇[①]，肰後[②]每一二匙，溫酒調服，不飲酒白湯下，日進二三服。如遇夏熱，置陰涼處，或藏水中，或埋地中，須于不聞雞犬聲幽淨處，不令婦人、喪服人見之，制時終始勿犯鐵器，服時忌食蔥、蒜、蘿蔔、醋酸等物。（衛生方）生地黄八斤，人參二斤，白茯苓一斤半，白蜜五斤。入門云：本方加天門冬，名瓊液膏。永樂中，太醫曾議加天門冬、麥門冬、地骨皮各八兩，進禦服食，賜號益壽永真膏。本草云：加天門冬、麥門冬、枸杞子末各一斤，亦名益壽永真膏。（臞仙方）加琥珀、沉香末各五錢。

［语释］

养生延年药

琼玉膏：《宝鉴》填精补髓，调真养性，返老还童，补百损除百病，万神俱足，五脏盈溢，发白复黑，齿落更生，行如奔马，日进数服，终日不饥渴，功效不可尽述。一料分五剂，可救瘫痪五人，一料分十剂，可救劳瘵十人，若二十七岁服起，寿可至三百六十，若六十四岁服起，寿可至五百年。生地黄十六斤捣绞取汁，人参细末二十四两，白茯苓细末四十八两，白蜜炼去滓十斤，又和匀，放入磁缸内，以油纸五层，厚布一层，紧封缸口，置铜锅内水中悬胎，令缸口出水上，以桑柴火煮三昼夜，如锅内水减则用暖水添之，日满取出再用蜡纸紧封缸口，纳井中浸一昼夜，取出，再入旧汤内煮一昼夜，以出水气，再取出，先用少许祭天地神祇，然后每一二匙温酒调服，不饮酒白汤下，日进二三服。如遇夏热天气，置阴凉处，或藏水中，或埋地中，须再听不到鸡犬声的幽净之处，不让妇人、丧服人见到，制时终始勿犯铁器，服时忌食葱、蒜、萝卜、醋酸等物。《卫生方》用生地黄八斤，人参二斤，白茯苓一斤半，白蜜五斤。《入门》云："本方加天门冬名'琼液膏'。"永乐中，太医曾议加天门冬、麦门冬、地骨皮各八两，进献给皇帝服食，被赐号"益寿永真膏"。《本草》云："加天门冬、麦门冬、枸杞子末各一斤，亦名'益寿永真膏'。"《臞仙方》加琥珀、沉香末各五钱。

［词解］

①神祇：神明。神，指天神。祇，指地神。

②肰後：即"然后"。肰，为"然"的异体字。

［临床新用］

琼玉膏　本方现代常用于治疗喉源性咳嗽、免疫功能减退症、骨科虚劳症等属肺肾阴亏，脾胃气虚者。

（1）喉源性咳嗽　喉源性咳嗽近期均有上呼吸道感染和感冒病史，经中西医治疗，惟遗下咳嗽一症未愈或较前加重，表现为咽痒即咳，甚则干咳不断，面红耳赤，努力咳出少许白色黏痰后，方缓解，遇冷热，或异味刺激，或大声说话而诱发。检查咽喉部可见黏膜充血，或咽后壁有淋巴滤泡增生。蔡氏用琼玉膏加味治疗喉源性咳嗽86例，基本方：太子参30克，茯苓12克，生地15克，玄参15克，蜜炙款冬花15克，胖大海10克。咽痒加防风12克；咽喉肿痛加金银花10克，蝉衣6克。每日1剂，每剂煎3次，每隔1小时缓慢饮服50毫升，1周为1疗程，连续观察2周，无效者改用他法，服药期间忌食辛辣刺激之物。同时，设对照组39例，药用草珊瑚含片1片含服，每2小时1次；联邦止咳露20毫升，每日3次口服，1周为1疗程。结果：治疗组治愈59例，好转22例，无效3例，总有效率为96.5%；对照组治愈18例，好转15例，无效8例，总有效率为79.49%。两组比较，治疗组疗效明显优于对照组（$P<0.01$）（蔡忠仁．中药治疗喉源性咳嗽86例疗效观察．黑龙江中医药，1999。（5）：9）。

（2）免疫功能减退症　日本人用琼玉膏治疗高龄病人体力和精力较弱，特别是免疫功能减退而易感染，和消化功能差、血清蛋白降低的气虚病人16例，药用生地黄汁、人参、茯苓、麦冬、天冬、地骨皮、白蜂蜜，每日两餐间服用琼玉膏20～30克。结果：13例食欲不振改善，体力恢复，对感染的抵抗力增强，患病率降低（春日晃．琼玉膏的使用经验．国外医学·中医中药分册，1995，17（2）：36）。

（3）虚劳　日本人用琼玉膏（生地黄汁50%，蜂蜜31.2%，茯苓9.4%，人参4.7%，麦冬、天冬、地骨皮各1.6%）治疗骨科门诊病人中有虚劳指征者47例。用法：琼玉膏每次10克，每日1或2次，用白开水溶解或直接用于饭后立即服用。结果：除因消化不良受影响中途停止服药的6例外，其余41

例病人的易疲劳、畏寒、贫血、疼痛、精神不安、发热、皮肤粗糙等症状均得以改善，从而提高了虚劳病人的生活质量（金子力．琼玉膏的临床疗效（第1报）．国外医学·中医中药分册，1995，17（2）：36）。

【原文】

三精丸：（寶鑑）久服輕身，延年益壽，面如童子。蒼术（天精）、地骨皮（地精）各淨末一斤，黑桑椹（人精）取二十斤，揉爛，入絹袋内絞取汁，去滓，將兩藥末投汁内調勻，入罐内密封口，擱於棚上，晝采日精，夜采月華，直待自然煎乾，方取爲末，蜜丸如小豆，每十丸，酒湯任下。

斑龍丸：（寶鑑）常服延年益壽。鹿角膠、鹿角霜、菟絲子、栢子仁、熟地黄各八兩，白茯苓、破故紙各四兩，右磨爲細末，酒煮米糊和丸，或以鹿角膠入好酒烊化，和丸如梧子，薑鹽湯下五十丸。昔蜀中有一老人貨①此藥於市，自云壽三百八十歲矣。

人参固本丸：（寶鑑）夫人，心藏血，腎藏精，精血充實，則鬚髪不白，顔貌不衰，延年益壽，藥之滋補，無出於兩地黄，世人徒知服兩地黄，不知服兩門冬為引，蓋生地黄生血，用麥門冬引入所生之地，熟地黄補腎精，用天門冬引入所補之地，四味互相為用，又以人参通心氣，天門冬去心薑汁浸二日，酒浸二日，麥門冬去心，酒浸二日，泔浸三日，生乾地黄、熟地黄並酒浸各二兩，右以石磨磨如泥或爛搗，以杏仁湯化開，漉淨渣，右磨淨盡，如澄小粉之法，撇去上麵水，取藥粉曬乾，乃入人参末一兩，煉蜜和丸如梧子，每五七十丸溫酒塩湯任下，忌蘿葍葱蒜。（入門）有痰者，地黄薑汁炒，一方去人参加黄栢、鹿角霜，名鹿栢固本丸。

［语释］

三精丸：《宝鉴》久服轻身，延年益寿，面如童子。方药组成为苍术（天精）、地骨皮（地精）各净末一斤，黑桑椹（人精）取二十斤，揉烂，放入绢袋内，绞取汁，去滓，将两药末投汁内调匀，入罐内密封口，搁于棚上，昼采日精，夜采月华，直待自然煎干，方取研成末，制成蜜丸，如小豆大小，每次十丸，酒汤任服。

斑龙丸：《宝鉴》常服延年益寿。方药组成为鹿角胶、鹿角霜、菟丝子、柏子仁、熟地黄各八两，白茯苓、破故纸各四两，又磨成细末，酒煮米糊和丸，或以鹿角胶入好酒烊化，和丸如梧子大小，姜盐汤服下五十丸。过去蜀中有一老人，在集市上卖此药，自己说年龄三百八十岁了。

人参固本丸：《宝鉴》人体，心藏血，肾藏精，精血充实，则须发不白，颜貌不衰，延年益寿，滋补之药不外乎两地黄，世人只知服两地黄，不知服两门冬为导引，大概生地黄生血，用麦门冬引至所生之地，熟地黄补肾精，用天门冬引至所补之地，四味互相为用，又以人参通心气，天门冬（去心）姜汁浸二日，酒浸二日，麦门冬（去心）酒浸二日，泔浸三日，生干地黄、熟地黄（均酒浸）各二两，又以石磨磨如泥或捣烂，以杏仁汤化开，再滤净渣，直至磨尽，象澄清小麦粉那样，撇去上面水，取药粉晒干，再入人参末一两，用炼蜜和丸如梧子大小，每次五十至七十丸，温酒盐汤服下，忌萝卜、葱、蒜。《入门》有痰者，地黄姜汁炒，另方，去人参，加黄柏、鹿角霜，名“鹿柏固本丸”。

［词解］

①货：卖。

【原文】

七寶美髯丹：（本草）烏鬚髪、壯筋骨、固精氣、續嗣延年，久服極驗。赤白何首烏各一斤，米泔浸三四日，瓷片刮去皮，淘净，黑豆二升，以砂鍋木甑①鋪豆及首烏，重重鋪蓋蒸之，豆熟取出，去豆暴乾②，換豆再蒸，如此九次，暴乾為末。赤白茯苓各一斤，水飛撚塊，以人乳十碗浸匀，曬末，牛膝八兩酒浸一日，同首烏第七次蒸之，至九次止，曬乾。當歸八兩酒浸曬，枸杞子八兩酒浸曬，兔絲子八兩酒浸，生芽研爛曬，補骨脂四兩，以黑脂麻炒香，並忌鐵器，石臼為末，煉蜜丸，如彈子，一百五十丸，每日三丸，清晨溫酒下，午時薑汁下，臥時塩湯下，其餘並丸如梧子，每日空心酒服一百丸。

［语释］

七宝美髯丹：（本草）能乌须发、壮筋骨、固精气、续嗣延年，久服极验。赤白何首乌各一斤，用米泔浸三四天后，以瓷片刮去皮再，淘洗干净。黑豆二升，在砂锅中放置木甑，在木甑上铺豆及首乌，重重铺盖，再蒸，豆熟取出首乌，拿去豆首乌晒干，换豆后再蒸，如此九次，晒干研为细末。赤白茯苓各一斤（水飞研成碎块），以人乳十碗浸匀晒干研为细末，牛膝八两（酒浸一日），与首乌第七次蒸时一块蒸，到第九次为止，再晒干。当归八两（酒浸）晒干，枸杞子八两（酒浸）晒干，菟丝子八两（酒浸），生芽研烂晒干，补骨脂四两，将黑脂麻炒香，并忌铁器，以上药物入石臼，捣为细末，炼蜜为丸，制成象弹子大小丸剂一百五十丸，每日服三丸，分别于清晨温酒服下，中午姜汁服下，临睡时盐汤服下。而制蜜丸剩余的药粉，再制成象梧子大小丸剂，每日空腹酒服下一百丸。

［词解］

①木甑：古时炊具，象象现在的笼屉。

②暴乾：晒干。暴，同“曝”。

［临床新用］

七宝美髯丹 本方现代主要用于再生障碍性贫血、骨质疏松症、男性不育症、慢性迁延性肝炎的治疗。

（1）再生障碍性贫血 以七宝美髯丹为基本方，辨证加味，治疗38例再生障碍性贫血患者，其中15例纯用中药，23例辅以西药治疗。30天为1疗程，经3疗程治疗后。阴虚型（20例），阳虚型（10例），及阴阳两虚型（8例）的近期疗效分别为：基本痊愈8、5、4例；缓解3、0、0例。缓解以上水平的20例患者中，13例骨髓象基本恢复正常。随访2~18年，远期疗效：基本治愈3例，缓解3例，明显进步9例，无效5例（曹志刚．七宝美髯丹为主治疗再生障碍性贫血38例．中西医结合杂志，1990，(1)：49)。

（2）骨质疏松症 以七宝美髯丹加黄芪、白术为基本方治疗76例骨质疏松症患者，有骨折者加骨碎补、三七；疼痛剧烈者加白芍、甘草；治疗结果：显效12例，有效57例，无效7例。总有效率为90.8%。并认为骨质疏松症属“骨痹”、“骨痿”范畴，其病在肾，但与肝脾息息相关，故治以七宝美髯丹加黄芪、白术滋肾水，益肝血，健脾运（温进之．七宝美髯汤治疗骨质疏松症76例．湖南中医杂志，1999，(2)：26)。

（3）男性不育症 以七宝美髯丹加味治疗男子精液不化者36例，腰膝酸软加杜仲、桑寄生；心烦口干加知母、黄柏。经治20~30天后，22例痊愈（精液24小时内液化，配偶1年内怀孕），6例好转（精液在24小时内液化，配偶未孕），8例无效（何耀明．七宝美髯丹为主治疗精液不化36例．浙江中医杂志，1995，(9)：400)。用七宝美髯丹治疗男性不育35例．阴虚者加天冬、芍药、五味子等，阳虚者加巴戟、肉桂、仙灵脾等，兼有湿热者加黄柏、泽泻、地肤子等，阳痿者加附子、仙茅、鹿鞭等。结果：显效22例，有效8例，无效5例（张景孝．七宝美髯丹加味治疗男性不育症35例．辽宁中医杂志，1987，(2)：22)。

（4）慢性迁延性肝炎 22例经现代医学技术检查确诊之慢性迁延性肝炎患者，以七宝美髯丹为基本方，腹胀加砂仁、厚朴；乏力加黄芪、党参；肝区疼痛加元胡、川楝子；肝肿大加鳖甲、牡蛎。治疗2~3个月后，14例痊愈（临床症状消失，肝功能3次检查正常），3例好转（临床症状消失，肝功能3

次检查接近正常），5例无效。随访1年，痊愈病例有3例复发，复用本方治疗而愈（郝海山．七宝美髯丹加味治疗慢性迁延性肝炎22例．浙江中医杂志，1993，（4）：150）。

【原文】

老人治病：老人雖有外感，切忌苦寒藥及大汗吐下，宜平和之藥調治，老人小水短少既是病，進若憊乏宜補中益氣湯（内傷）巽功散（六腑）、固真飲子（虚勞）。尿數腎氣丸（五臟）去澤瀉，加茯神、益智仁。大便乾燥，蘇麻粥、三仁粥（並大便）。痰病，六君子湯（痰飲）、三子養親湯（咳嗽）。

服人乳法：（寶鑑）無病婦人乳汁二盞、好清酒半盞，入銀器或石器内，同滚頓服，每日五更時一服。一方，加生梨汁半匙，名接命膏。

（内局）**牛乳粥**：（寶鑑）牛乳汁一升，入粳米、細辛少許煑粥令熟，常服最宜老人。（内局）牛乳盛於鍋内，定其多少之限而量入清水，煎熬到限始入細米心，令熟後入塩水少許調味以出，名駞[①]酪粥。

［语释］

老人治病：老人虽有外感疾病，但不能用苦寒药及大汗吐下治疗，宜用平和之药调治，老人即使小便短少也是病，若不能进食，宜用“补中益气汤”（治内伤）、“异功散”（疗六腑）、“固真饮子”（补虚劳）。老人尿频，用“肾气丸”（补五脏）去泽泻加茯神、益智仁治疗。大便干燥，用“苏麻粥”、“三仁粥”治疗（均使大便）。有痰病，用“六君子汤”（去痰饮）、“三子养亲汤”（止咳嗽）治疗。

服人乳法：《宝鉴》取无病妇人乳汁二盏、好清酒半盏，均入银器或石器内，烧开，服用，每日五更时再服一剂。另方，加生梨汁半匙，名“接命膏”。

（内局）**牛乳粥**：《宝鉴》牛乳汁一升，入粳米、细辛少许，熬粥一样煮熟，最宜老人常服。（内局）中的制法：牛乳放于锅内，根据锅的大小放入清水，煎熬到汤沸到锅沿，再开始放入细辛、粳米，熬熟后加入盐水少许调味，名“驼酪粥”。

［词解］

①駞：同“驼”。

【原文】

精：男二八、女二七精通。

脈法：微弱而澁，精氣清冷，為無子也。濇[①]，為精血不足。遺精白濁，當驗於尺結芤動緊。洪數，火逼。

精宜祕密：五臟各有精，並無停泊於其所，人未交感，精涵於血中，未有形狀，交感之後，慾火動極，流行之血至命門，變為精以洩，宜祕，不可忘洩。

大鳳髓丹：（寶鑑）治心火旺盛，腎水不足，心有所慾，速於感動，疾於施洩。黃栢炒二兩，縮砂一兩，甘草五錢，半夏炒、猪苓、茯苓、紅蓮蘂[②]、益智仁各二錢五分，右末，塩水丸如梧子，空心糯米飲下五七十丸。

［语释］

精：男子十六岁、女子十四岁时，开始具有生育能力。

脉法：脉微弱而涩，精气清冷，为无子脉象。涩，为精血不足脉象。尺脉结、芤、动、紧，男子会出现遗精白浊。脉洪数，为火邪所逼。

精宜秘密：五脏各有精，但并无具体停泊的地方，人未交媾时，精涵于血中，未有形状，交媾之后，欲火动极，流行之血至命门，则变为精而泄，所以精宜秘，不可忘泄。

大鳳髓丹：《宝鉴》治心火旺盛，肾水不足出现的心有所欲，或交媾早泄证。方药组成为黄柏（炒）二两，缩砂一两，甘草五钱，半夏（炒）、猪苓、茯苓、红莲蕊、益智仁各二钱五分，又制成粉末，用盐水泛丸，如梧子大小，空腹糯米汤服下五十至七十丸。

［词解］

①澀："涩"的异体字。

②蘂："蕊"的异体字。

【原文】

遺精夢洩屬心：閉藏者，腎也。疎洩者，肝也。皆有相火，其繫屬心，心君火也，為物所感，極易動精自走，雖不交會，暗流疎洩。心腎氣虛，因小便而出，曰尿精，因見聞而出，曰漏精，亦有濕痰滲為遺精。夢洩者，心有所感夢而後洩，其候有三：年少、鰥曠、矜持。強制情慾，溢而洩，勿藥可也，心虛，不能主宰而洩，用平和之劑，真元久虧而洩，須作補湯，亦有經絡熱而洩者。夢洩，屬鬱者居多，誤用澁劑，癒澁癒鬱，其病反甚。

黃連清心飲：（寶鑑）治君火既動，相火隨之而精洩。黃連、生地黃、當歸、甘草、茯神、酸棗仁、遠誌、人參、蓮肉各等分，右剉，五錢煎服。

［语释］

遗精梦泄属心：闭藏者，为肾。疏泄者，为肝。肝肾皆有相火，其系通心，心为君火，若被物所感，极易动精自泄，即使不交媾，也可暗自疏泄。心肾气虚，随小便而出，叫"尿精"，随见闻而出，叫"漏精"，亦有湿痰渗为遗精。梦泄者，心有所感梦而后泄，其候有三：年少、鳏旷、矜持。强制情欲，溢而为泄，不要治疗；心虚，不能主宰而泄，要用平和之药治疗；真元久亏而泄，应吃补汤，亦有经络热而泄者。梦泄，属郁症患者居多，误用涩剂，则会愈涩愈郁，其病反甚。

黄连清心饮：《宝鉴》治君火既动，相火相随，出现精泄。方药组成为黄连、生地黄、当归、甘草、茯神、酸枣仁、远志、人参、莲肉各等分，又挫碎，每五钱煎服。

【原文】

保精湯（寶鑑）：治陰虛火動，夜夢遺精。當歸、川芎、白芍藥、生地黃薑汁炒、麥門冬、黃栢酒炒、知母蜜炒、黃連薑汁炒、梔子童便炒、乾薑炒黑、牡蠣煆、山茱萸各五分。

歸元散：（寶鑑）治夢遺日久，氣下陷，宜升提腎氣以歸元。人參、白朮、白茯苓、遠誌、酸棗仁炒、麥門冬、黃栢知母二味並童便炒、鷄頭實、蓮花蘂、枸杞子、陳皮、川芎各五分，升麻、甘草各二分五里，入蓮肉三箇，棗一枚，空心溫服。

樗根皮丸：（寶鑑）治房勞過傷，精滑夢遺。樗根白皮炒為末，酒糊丸，如梧子，肽性涼而燥，不可單服，須以八物湯（虛勞）煎水吞下為佳。

加味二陳湯：（寶鑑）治濕痰滲為遺精。半夏薑制、赤茯苓塩水炒、梔子炒黑各一錢五分，陳皮、白朮、桔梗、升麻酒炒、柴胡酒炒、甘草各一錢，石菖蒲七分，黃栢、知母各三分，薑三片。

［语释］

保精汤《宝鉴》：治阴虚火动，夜梦遗精。方药组成为当归、川芎、白芍药、生地黄（姜汁炒）、麦门冬、黄柏（酒炒）、知母（蜜炒）、黄连（姜汁炒）、栀子（童便炒）、干姜（炒黑）、牡蛎（煅）、山茱萸各五分。

归元散：《宝鉴》治梦遗日久，气虚下陷，宜升提肾气使之归元。方药组成为人参、白术、白茯苓、远志、酸枣仁（炒）、麦门冬、黄柏知母（二味并童便炒）、鸡头实、莲花蕊、枸杞子、陈皮、川芎各五分，升麻、甘草各二分五厘，入莲肉三个，大枣一枚，空腹温服。

樗根皮丸：《宝鉴》治房劳过伤，精滑梦遗。樗根白皮（炒）制成细末，以酒做糊丸如梧子大小，然性凉而燥，不可单服，须以"八物汤"（补虚劳）煎水吞下为佳。

加味二陈汤：《宝鉴》治湿痰渗为遗精。方药组成为半夏（姜制）、赤茯苓（盐水炒）、栀子（炒黑）各一钱五分，陈皮、白术、桔梗、升麻（酒炒）、柴胡（酒炒）、甘草各一钱，石菖蒲七分，黄柏、知母各三分，生姜三片。

【原文】

精滑脫屬虚：精傷則骨酸痿厥，精時自下，精脫則耳聾。虚而洩精，諸藥不效，五倍子一兩，白茯苓二兩丸服。五倍澁脫之功，敏於龍骨蛤粉。童男陽盛，有所慕而夢遺，慎不可補，清心乃安，朝服清心蓮子飲（消渴[①]），暮服定誌丸（神門），虚脫，小兒菟絲子元、究原心腎丸（並虚勞）。精隨尿而出，曰白滛，清心蓮子飲佳。

桂枝龍骨牡蠣湯：（寶鑑）治失精。桂枝、白芍藥、龍骨煆、牡蠣煆、生薑各三兩，甘草二兩，大棗十二枚，右剉，以水七升煑至三升，分三服。

約精丸：（寶鑑）治小便中洩精不止。新韭子霜後彩者一斤，酒浸一宿焙，白龍骨二兩，右末，酒調糯米粉為糊丸，如梧子，空心塩湯下三十丸。

辰砂既濟丸：（回春）治元陽虚憊，精氣不固，夜夢遺精盜汗，遺精不禁，此藥大補元氣，澀精固陽神效。熟地黄酒洗四兩，人参、黄芪塩水炒、當歸酒洗、山藥、枸杞子、鎖陽、龜板酥炙、牡蠣酒浸一宿煆各二兩，牛膝酒洗、知母酒炒各一兩五錢，破故紙塩水炒一兩二錢，黄栢酒炒一兩，右末，用白术八兩、水八碗煎至一半，取渣再易水煎漉净，合煎至二碗，成膏丸，如梧子，辰砂為衣，空心淡塩湯，或酒下七十丸，乾物壓之。

［语释］

精滑脱属虚：因精泄而伤，则骨酸痿厥，精时常自泄，若精脱则致耳聋。虚而精泄，诸药不效，可用五倍子一两，白茯苓二两，制成丸剂服用。五倍子固涩的功效，比龙骨、蛤粉强。未婚男子阳盛，思欲而梦遗，应慎补，心静则安，宜早服"清心莲子饮"（止消渴），晚服"定志丸"（安神志），虚脱小儿，宜服"菟丝子丸"、"究原心肾丸"（均虚劳）治疗。精随尿而出，叫"白淫"，"清心莲子汤"治疗最佳。

桂枝龙骨牡蛎汤：《宝鉴》治遗精。方药组成为桂枝、白芍药、龙骨（煅）、牡蛎（煅）、生姜各三两，甘草二两，大枣十二枚，又挫碎，以水七升煮至剩三升，分三份服用。

约精丸：《宝鉴》治小便时泄精不止。新韭子（霜后采者）一斤，酒浸一宿焙干，白龙骨二两，又制成细末，以酒调糯米粉制成糊丸，如梧子大小，每次空腹盐汤冲下三十丸。

辰砂既济丸：《回春》治元阳虚惫，精气不固，夜梦遗精，盗汗，遗精不禁，此药大补元气，涩精固阳神效。熟地黄（酒洗）四两，人参、黄芪（盐水炒）、当归（酒洗）、山药、枸杞子、锁阳、龟版（酥炙）、牡蛎（酒浸一宿煅）各二两，牛膝（酒洗）、知母（酒炒）各一两五钱，破故纸（盐水炒）一两二钱，黄柏（酒炒）一两，又制成细末，用白术八两、水八碗煎至剩一半，取药渣再换水煎，过滤净，合并煎液，煎至二碗，制成膏丸，如梧子大小，用辰砂做衣，每次空腹淡盐汤或酒服下七十丸，吃干食物压一压。

［词解］

①消渴：此指消除心中渴欲。“消渴”之名首见于《内经》，是以多饮、多食、多尿、身体消瘦，或尿浊、尿中有甜味为特征的一种病证。

【原文】

氣

脈法：代者，氣衰；細者，氣少；浮而絕，氣慾絕；沉滑，氣兼痰飲；沉絃細動，皆氣痛症。心痛在寸，腹痛在關，下部在尺。

氣為諸病：氣生於穀，為陽而主外，呼吸之根，十二經，係於生氣之源，謂腎間動氣也。腎生氣，肺主氣，羶中為氣海。諸病諸痛，皆因於氣，風傷氣[①]為疼痛，寒傷氣為戰慄，暑傷氣為熱悶，濕傷氣為肿滿，燥傷氣為閉結。氣溢則滯，橘皮一兩煎服。

七氣：喜、怒、悲、思、憂、驚、恐，人有七情，病生七氣[②]，氣結則生痰，痰盛則氣癒結，故調氣必先豁痰。七氣相乾，痰涎凝結，如絮如膜，甚如梅核[③]，窒礙咽喉，為氣膈[④]、氣滯、氣祕、氣中，漸至五積、六聚[⑤]。

［语释］

气

脉法：代脉，是气衰表现；细脉，是气少的表现；脉浮而绝，是气欲绝的表现；脉沉滑，是气兼痰饮的表现；沉、弦、细、动脉，皆气痛症。心痛表现在寸，腹痛表现在关，下部痛表现在尺。

气为诸病：气生于饮食水谷，为阳而主外，是呼吸之根，十二经，系于生气之源，称作“肾间动气”。肾生气、肺主气，膻中为“气海”。诸病诸痛，皆因于气，风伤气，表现为疼痛；寒伤气，表现为战栗；署伤气，表现为热闷；湿伤气，表现为肿满；燥伤气，表现为闭结。气溢则滞，橘皮一两煎服。

七气：喜、怒、悲、思、忧、惊、恐，为人之七情，而病生于七气，气结则生痰，痰盛则气越结，故调气必先豁痰。七气相干，痰涎凝结，如絮如膜，甚如梅核，窒碍咽喉，成为气膈、气滞、气秘、气中，渐成五积、六聚。

［词解］

①伤气：①证名。因外伤使气闭、气滞、气郁所引起的病证。多由跌仆、挤压、坠堕、打击、冲撞等外因，致使体内气机不畅、阻闭或凝滞郁结不行所致。②损伤正气。外感六淫，内伤七情，以及饮食劳倦，误用针药，均可不同程度损伤人体正气。

②七氣：指寒、热、怒、恚、喜、忧、愁。《证治要诀·诸气门》：“喜怒忧思悲恐惊，谓之七气所伤。”

③梅核：病名。即梅核气，指患者感咽喉有异物感、梗塞不适、咯之不出、咽之不下的症状，但不影响饮食。

④氣膈：五膈之一。因恼怒太过，肝木乘脾所致膈证。《诸病源候论·五膈气候》：“气膈之为病，胸胁逆满，咽塞，胸膈不通，恶闻食臭。”或见大小便闭涩，不时吐逆等症。

⑤五積六聚：指气凝痰血，在五脏为积，在六腑为聚。

【原文】

七氣湯：（寶鑑）治七氣鬱結，心腹絞痛。半夏三錢，人参、官桂、甘草炙各七分，薑三片。

四七湯：（寶鑑）治七氣凝結，狀如破絮，或如梅核，窒礙咽喉，咯不出，咽不下，或胷膈痞滿，痰涎壅盛。半夏二錢。赤茯苓一錢六分，厚樸一錢二分，紫蘇葉八分，薑七片，棗二枚。

分心氣飲：（寶鑑）治七情痞滯，通利大小便，清而疎快。紫蘇葉一錢二分，甘草炙七分，半夏、枳殼各六分，青皮、陳皮、木通、大腹皮、桑白皮、木香、赤茯苓、檳榔、蓬术、麥門冬、桔梗、桂皮、香附子、藿香各五分，薑三片，棗二枚，燈心十莖。

［语释］

七气汤：《宝鉴》治七气郁结，心腹绞痛。方药组成为半夏三钱，人参、官桂、甘草（炙）各七分，生姜三片。

四七汤：《宝鉴》治七气凝结，状如破絮，或如梅核，窒碍咽喉，咯不出，咽不下，或胸膈痞满，痰涎壅盛。半夏二钱。方药组成为赤茯苓一钱六分，厚朴一钱二分，紫苏叶八分，生姜七片，大枣二枚。

分心气饮：《宝鉴》治七情痞滞，能通利大小便，清而疏快。方药组成为紫苏叶一钱二分，甘草（炙）七分，半夏、枳壳各六分，青皮、陈皮、木通、大腹皮、桑白皮、木香、赤茯苓、槟榔、蓬术、麦门冬、桔梗、桂皮、香附子、藿香各五分，生姜三片，大枣二枚，灯心十根。

【原文】

九氣：怒則氣上，喜則氣緩，悲則氣消，恐則氣下，寒則氣收，炅[①]則氣泄，驚則氣亂，勞則氣耗，思則氣結。治法：高者抑之，下者舉之，寒者熱之，熱者寒之，驚者平之，勞者溫之，結者散之，喜者以恐勝之，悲者以喜勝之。

正氣天香湯：（寶鑑）治九氣作痛，亦治婦人氣痛。香附子三錢，烏藥、陳皮、紫蘇葉各一錢，乾薑、甘草各五分，或為末，塩湯點服二錢佳。神仙九氣湯，治九氣作痛，香附子、薑黃、甘草炙，各等分為末，每二錢塩湯點服。

［语释］

九气：怒则气上，喜则气缓，悲则气消，恐则气下，寒则气收，炅则气泄，惊则气乱，劳则气耗，思则气结。治法：高者抑之，下者举之，寒者热之，热者寒之，惊者平之，劳者温之，结者散之，喜者以恐胜之，悲者以喜胜之。

正气天香汤：《宝鉴》治九气作痛，亦治妇人气痛。方药组成为香附子三钱，乌药、陈皮、紫苏叶各一钱，干姜、甘草各五分，或为末，盐汤点服二钱佳。"神仙九气汤"治九气作痛，香附子、姜黄、甘草（炙），各等分为末，每次二钱，盐汤点服。

［词解］

①炅：(jiǒng) 火光。

［临床新用］

正气天香汤　本方现代常用于治疗小儿原发性肠痉挛、功能性消化不良、子宫内膜异位症等属气滞寒凝所致的疼痛等。

(1) 小儿原发性肠痉挛　本病是指肠壁平滑肌剧烈收缩引起的阵发性腹痛。临床表现小儿突然发生阵发性腹痛，数分钟至数十分钟可自行缓解，若腹痛严重，频繁发作时，可影响其精神、食欲，疼痛部位多数以脐周为主，有时可触及痉挛肠管，得热可缓解，揉按则舒，舌苔薄白，脉弦涩或弦细。中医辨证属寒邪外袭，腹部气血凝滞。目前西医治疗多用颠茄类、抗组织胺类药物，严重时用杜冷丁等，都有一定不良反应。蔡氏用正气天香散加味治疗40例，基本方：台乌药、制香附、干姜、紫苏、陈皮、白芍、生甘草、木香。若寒痛甚者，加熟附子，腹胀加大腹皮、枳实；大便不实者，加藿香、扁豆；胸闷，苔腻加川朴、砂仁；呕吐加法半夏；纳呆加炙内金、谷麦芽；偏虚寒者，加炙桂枝、炙黄芪。5天为1疗程。大多1疗程见效，本组病例最多治疗2疗程。结果：痊愈34例，有效5例，无效1例（蔡寅寿．正气天香散加味治疗小儿原发性肠痉挛40例．中医研究，1995，8（6）：35）。

（2）**子宫内膜异位症** 本病以痛经为主要临床表现。闵氏等总结朱葆初老中医经验，以加味绀珠正气天香散治疗子宫内膜异位症引起的痛经162例。基本方：紫苏叶、五灵脂、台乌药、青皮、陈皮、小茴香、当归尾、制乳香、泽兰叶、川楝子、延胡索、淡吴萸、生香附。瘀甚者，加三棱、莪术、丹参；寒甚者，加艾叶、干姜；营血虚者，加桑椹子、熟地。结果95%的病人痛经明显减轻或消失（闵肖岚，等．加味绀珠正气天香散治疗痛经．上海中医药杂志，1996，（9）：15）。

（3）**非溃疡性消化不良** 又称功能性消化不良。临床表现为上腹痛、腹胀、易饱、嗳气、反酸、烧心、恶心、呕吐等，各项实验室及物理检查排除器质性病变。若见胃脘部不适，因感寒而加重，脘部痛剧，得温痛减，恶心呕吐，苔薄白，脉弦紧者，为寒邪客胃所致。沈氏等以正气天香散温中散寒，取得较好疗效（沈宇清，等．中医药治疗非溃疡性消化不良162例．实用中医内科杂志，199913（3）：19）。

【原文】

中氣：五誌[①]過極，氣逆而暈倒，脈沉身涼，口無痰涎。中風者，脈浮身溫，口多痰涎。中風以中氣治之，無傷中氣，以中氣治之必死。先用薑湯，或蘇合香元，星香正氣散（風門）。虛者，八味順氣散；實者，四七湯。

八味順氣散：（寶鑑）治中氣最佳。人參、白朮、白茯苓、青皮、白芷、陳皮、烏藥各七分，甘草三分。

［语释］

中气：五志过极，气逆而晕倒，脉沉身凉，口无痰涎。中风患者，脉浮、身温，口多痰涎。中风患者按中气治之，没有中气，而按中气治之，患者必死。先服姜汤，或“苏合香元”，或“星香正气散”治疗（风邪为病）。虚者，用“八味顺气散”治疗；实者，用“四七汤”治疗。

八味顺气散：《宝鉴》治中气最佳。方药组成为人参、白术、白茯苓、青皮、白芷、陈皮、乌药各七分，甘草三分。

［词解］

①五誌：怒、喜、思、忧、恐为五志。

【原文】

上氣逆氣：上氣者，肺藏氣，氣有餘，則喘咳上氣。逆氣者，氣自腹中時時上衝。火盛者，滋陰降火湯（火門）加香附、茯神、沉香。

蘇子降氣湯：（寶鑑）治上氣喘促。半夏麯、蘇子炒研各一錢，官桂、陳皮去白各七分五里，當歸、前胡、厚樸、甘草炙各五分，薑三片，棗二枚，紫蘇五葉。

祕傳降氣湯：（寶鑑）治上氣，及氣不升降，頭目昏眩，腰脚無力。桑白皮一錢，陳皮、枳殼、柴胡、甘草炙各五分，地骨皮、五加皮、骨碎補、訶子皮、草果、桔梗、半夏麯各三分，薑三片，紫蘇三葉。

沉香降氣湯：（寶鑑）治氣不升降，上氣喘促。便香附四兩，甘草炙一兩二錢，縮砂五錢，沉香三錢，右細末，每服二錢，以蘇塩湯調下。

退熱清氣湯：（寶鑑）治氣逆。柴胡、陳皮、赤茯苓各一錢，半夏、枳殼各八分，便香附七分，川芎五分，縮砂七粒研，木香、甘草炙各三分，薑三片。

［语释］

上气逆气：上气，是肺藏气，气有余，则喘咳上气。逆气，是气自腹中时时上冲。火盛者，用“滋阴降火汤”（清火）加香附、茯神、沉香治疗。

苏子降气汤：《宝鉴》治上气喘促。方药组成为半夏曲、苏子（炒后研细）各一钱，官桂、陈皮（去白）各七分五厘，当归、前胡、厚朴、甘草（炙）各五分，生姜三片，大枣二枚，紫苏五片。

秘传降气汤：《宝鉴》治上气，及气不升降，所致头目昏眩，腰脚无力。方药组成为桑白皮一钱，陈皮、枳壳、柴胡、甘草（炙）各五分，地骨皮、五加皮、骨碎补、诃子皮、草果、桔梗、半夏曲各三分，生姜三片，紫苏三片。

沉香降气汤：《宝鉴》治气不升降，上气喘促。方药组成为便香附四两，甘草（炙）一两二钱，缩砂五钱，沉香三钱，又研为细末，每次服二钱，用苏盐汤调下。

退热清气汤：《宝鉴》治气逆。方药组成为柴胡、陈皮、赤茯苓各一钱，半夏、枳壳各八分，便香附七分，川芎五分，缩砂七粒研细，木香、甘草（炙）各三分，生姜三片。

［临床新用］

苏子降气汤　本方现代主要用于咳嗽、梅核气、妊娠呕吐、慢性气管的治疗。

（1）**咳喘**　慢性支气管炎、支气管哮喘、心源性哮喘、肺气肿、肺源性心脏病等临床表现为咳嗽气短、胸闷、头痛或肢体浮肿等均可用本方加减，效果极为显著（刘渡舟、王世民、朱进忠．关于苏子降气汤和加减运用．中医杂志，1964，（10）：32）。

（2）**癔球（梅核气）**　应用苏子降气汤治疗癔球 60 例，每日 1 剂，水煎，分 3 次温服，病程半年至两年，服 6 剂后 10 例有效（自觉症状消失），10 剂后 45 例有效，15 剂后共 55 例有效，无效（自觉症状不消失）5 例（苏育光．苏子降气汤治疗梅核气 60 例．四川中医，1984，2（1）：46）。

（3）**妊娠呕吐**　运用苏子降气汤去厚朴、肉桂加砂仁、白术、旋覆花、川断为基本方，偏于痰湿者，加重半夏用量，加云苓；偏于肝热者，加竹茹、白芍，治疗妊娠呕吐 96 例，结果：服 1 剂呕吐减轻，3 剂痊愈者 68 例，占 70.8%；3 剂呕吐减轻，5 剂痊愈者 26 例，占 27.08%。2 例服药无效，仅占 2.08%（乔圃、乔家赞．苏子降气汤加减治疗妊娠呕吐 96 例．新疆中医药，1995，（4）：20）。

（4）**慢性气管炎**　某男，42 岁，1969 年 9 月 20 日初诊。夙患慢性气管炎，每逢秋凉，则犯咳嗽。诊其寸脉弦滑，视其舌润而胖，有齿痕。症状：痰涎壅盛，肺气不利，咳喘频频。投以苏子降气汤原方：苏子 7.5 克，炙甘草 6 克，半夏 7.5 克，当归 4.5 克，肉桂 4.5 克，化橘红 4.5 克，前胡 3 克，川厚朴 3 克，生姜 3 片。服 4 剂咳喘见轻。复诊仍原方照服 4 剂，咳止喘平（刘渡舟．关于苏子降气汤和加减运用．中医杂志，1964，（10）：32）。按：本案之咳喘乃为痰涎壅盛，肺气不利所致，选用苏子降气汤正治上盛下虚，膈壅痰多之证，方中苏子为主，可除寒温中，降逆定喘，消痰润肠，苏子得前胡能降气祛痰，驱风散积；得厚朴、陈皮、生姜能内疏痰饮，外解风寒，得当归能止咳利血，润肠通便；得肉桂能温中散寒。方有行有补，有润有燥，防上遣下，标本兼顾，为豁痰降气，平喘理嗽，利胸快膈，通秘和中，纳气归元之方剂。

【原文】

短氣少氣：短氣者，有氣上衝，實非上衝，呼吸隨數不能相續，似喘而不搖肩，似呻吟而無痛，實難辨之症，氣急短促是也，四君子湯去茯苓加黃芪，人參養榮湯（虛勞）。少氣者，氣不足則息微少氣，獨參湯，生脈散（署門），補中益氣湯，益胃升陽湯（並內傷）。

人參膏：（寶鑑）治元氣虛乏，精神短少，言語不接。能回元氣於無何有之鄉，王道也。人參一斤，切入砂鍋內，水浮藥一指，文武火煎，乾一半傾在別處，又將渣如前煎三次，嚼參無味乃止，卻將前汁入鍋內熬成膏，日服五六匙，有肺火，與天門冬，對用甚妙。人參，治脾肺陽氣不足，能補氣。促短氣少，氣非升麻為引用①不能補上升之氣，升麻一分，人參三分為相得也。若補下焦元氣，瀉腎中火邪，茯苓為之使②。單人參濃煎服，名獨參湯。人參膏、獨參湯，須以長流水煎服，乃有奇效。

四君子湯：（寶鑑）補真氣虛弱，治氣短氣少。人參、白茯苓、白朮、甘草炙各一錢五里。

［语释］

短气少气：短气患者，感觉有气上冲，实则并非上冲，呼吸数次不能相接续，似喘而不摇肩，似呻吟而无痛，实难辨之症，这是气急短促，用"四君子汤"去茯苓加黄芪，或"人参养荣汤"（有虚劳）治疗。少气患者，气不足则休息后感觉稍微有气，用"独参汤"，或"生脉散"（感受署邪），或"补中益气汤"，或"益胃升阳汤"（均有内伤）治疗。

人参膏：《宝鉴》治元气虚乏，精神短少，言语不接。药能大回元气，是首选方剂。人参一斤（切片）放入砂锅内，水没过药一指，文武火煎干一半水，药液顷在另外一个地方，又将药渣如前煎三次，咀嚼人参无味为止，又将前汁入锅内熬成膏，日服五六匙，有肺火患者，给予天门冬，煎汤对用甚好。人参，治疗脾肺阳气不足，能补气。气少促短患者，没有升麻作为药引，不能补上升之气，以升麻一分，人参三分为宜。若补下焦元气，泻肾中火邪，以茯苓为使药。单人参浓煎服，名"独参汤"。"人参膏"、"独参汤"必须用长流水煎服，才有奇效。

四君子汤：《宝鉴》补真气虚弱，治气短气少。方药组成为人参、白茯苓、白术、甘草（炙）各一钱五厘。

［词解］

①引用：即药引。能将诸药引向一定的经络脏腑，进行针对性治疗，同时还有增强疗效、调和诸药的作用。

②使：指使药。在方剂中能调和诸药和做引经药的作用。

［临床新用］

四君子汤　本方现代主要用于胃及十二指肠溃疡、胃黏膜脱垂、肠麻痹、结肠炎、肠易激综合征、食管炎、肝炎、脑血管疾病、呼吸衰竭、对化疗病人免疫功能的影响、子宫肌瘤、小儿厌食症、皮肤病、口腔溃疡、胃脘痛、脾胃虚弱、胎动不安、低热的治疗。

（1）**胃、十二指肠溃疡**　本方为主治疗胃、十二指肠溃疡患者，中医辨证脾虚者 13 例，加黄芪、香附、煅瓦楞，结果痊愈 8 例，显效 3 例，好转 2 例；中医辨证脾虚肝郁 20 例，加白芍、川楝子、佛手等，结果痊愈 11 例，显效 8 例，无效 1 例（广州中医学院脾胃研究组．试从胃、十二指肠溃疡病探讨脾的实质．新中医，1979，（1）：15）。本方加黄芪、五灵脂、香附治疗肝虚血瘀型消化性溃疡 100 例，结果：胃和十二指肠溃疡的治愈率为 77% 和 74%，总有效率为 97%（中山医学院二附院脾胃学说研究组．补脾活血渐消化性溃疡的临床观察和实验研究．新医学，1979，（7）：305）。本方加黄芪、三棱、乌贼骨为基本方治疗溃疡病 126 例，若脾虚肝郁型，加柴胡、白芍、栀子；肝胃不和型，合四逆散。日 1 剂分 2 服。部分病人配成丸剂，4～8 周为 1 疗程。结果：显效率为 78.5%，总有效率为 97.6%（许鑫梅．溃疡病的病机与治法初探．新中医，1982，（1，1）：12）。

（2）**胃黏膜脱垂**　本方治疗胃黏膜脱垂 30 例，结果：痊愈 16 例，显效 8 例，有效 6 例（王松筠．四君子汤治疗胃黏膜脱垂 30 例．人民军医，1995，（1）：36）。

（3）**肠麻痹**　本方加红藤、苦参、木香等治疗腹部手术后肠麻痹 48 例，腹胀甚者加大腹皮；痛甚者，加延胡索；燥屎内结不下者，加生大黄；夹有实热者，加黄芩、大黄。结果：痊愈 43 例，占 90%；显效 2 例，占 4%；有效 2 例，占 4%；无效 1 例，占 2%。总有效率 98%（刘德果、宋发容．四君子汤加味治疗腹部术后肠麻痹．四川中医，1998，（6）：34）。

（4）**结肠炎**　本方加黄芪、当归、延胡索等制成健脾灵片剂，治疗慢性溃疡性结肠炎 60 例，每日 9 片分 3 服。结果：近期治愈 40 例，占 66.7%，显效 13 例，好转 5 例，无效 2 例（陈治水．健脾灵片治疗慢性溃疡性结肠炎．中医杂志，1987，（10）：28）。

（5）**肠易激综合征**　本方加炮姜、秦皮、木香为基本方治疗肠易激综合征57例，若腹痛加白芍、延胡索；腹痛即欲大便，加炒防风、陈皮；腹胀大便不爽，加大腹皮、枳壳；大便黏液多，加白头翁、红藤；白色黏液较多，加苍术；大便夹有红冻者，加生地榆、银花炭；五更泄，加补骨脂、肉豆蔻；大便稀薄，次数增多，加煨诃子、五倍子；阳虚便秘，加肉苁蓉；有瘀血征象者，加失笑散。日1剂，分3服。结果：显效39例，好转14例，无效4例，总有效率92.9%（马贵同．以健脾温中清肠法为主治疗肠道易激综合征57例．上海中医杂志，1986，（1）：12）。

（6）**食管炎**　本方合"温胆汤"，同时配合氢氧化铝乳剂和庆大霉素注射液口服治疗反流性食管炎78例，若虚寒型加元胡、干姜、大枣；气滞型，加柴胡、郁金、延胡索；湿热型，加黄连、藿香、白薏仁；瘀阻型，加延胡索、丹参；痰浊型，加草豆蔻、莱菔子。日1剂，1个月为1疗程。结果临床症状消失和黏膜恢复正常均达81%（李世德．中西医结合治疗反流性食管炎78例．福建中医药，1994，（3）：2）。

（7）**肝炎**　本方加当归、白芍、柴胡治疗慢性肝炎100例，若气虚者加黄芪；消化不良、纳呆者，加焦麦芽、内金；便溏者，加莲子、山药、泽泻；胁痛者，加延胡索、郁金；肝脾肿大者，加三棱、莪术、鳖甲；瘀血者，加桃仁、红花、益母草；气滞者，加佛手、香橼；黄疸者，加茵陈；阴虚者，加石斛、玉竹、玄参。结果：痊愈61例，好转31例，无效8例，服药40~60剂（张成志．逍遥四君子汤治疗慢性肝炎100例疗效观察．河北中医，1987，（6）：31）。

（8）**脑血管疾病**　本方为主加减治疗缺血性脑血管病22例，症见口眼㖞斜者，加僵蚕、白附子；上肢不遂者，加鸡血藤、路路通；下肢不遂者，加地龙、牛膝；语言謇涩者，加菖蒲、郁金、天竺黄。15日为1疗程，一般治疗1疗程，最多不超过4疗程。结果：基本治愈8例，占36.4%；明显好转10例，占45.5%；好转3例，占13.6%；无效1例，占4.5%（张柏龄．补土和胃法为主治疗缺血性脑血管疾病41例临床观察．天津中医，1996，（4）：19）。

（9）**呼吸衰竭**　本方加黄芪、柴胡、桃仁治疗慢性呼吸衰竭66例。同时配合吸氧；氨茶碱0.25克加入5%葡萄糖100毫升静滴；尼可刹米0.75克加入5%葡萄糖液100毫升静滴。连续治疗7天，结果：显效29例，好转22例，无效15例，总有效率77.3%（蒙定水．加味四君子汤治疗慢性呼吸衰竭66例．山西中医，1999，（4）：12）。

（10）**对化疗病人免疫功能的影响**　本方合用脾脏核糖核酸注射液治疗化疗病人39例。治疗后，患者均体重增加，消化道症状减轻，白细胞下降不明显，肝功能损害轻，化疗完成率较高、血清I克A下降（张培宇、杨宗艳、李树奇．四君子汤合用脾脏核糖核酸注射液对化疗病人免疫功能的影响．中国中医药信息杂志，1996，（11）：31）。

（11）**子宫肌瘤**　本方加莪术、牛膝、三棱治疗子宫肌瘤13例，分别服药20~125剂，平均58.4剂。结果：临床治愈10例，9例于2年后复发，好转1例，无效3例（目广盛．四君子汤加味治疗子宫肌瘤13例．浙江中医杂志，1979，（10）：376）。

（12）**小儿厌食症**　四君子汤加用锌制剂治疗小儿厌食症98例，患儿最小22个月，最大12岁。湿遏脾阳者，加藿香、佩兰、苍术；胃阴不足者，加北沙参、玉竹、石斛；肝气郁结者，加扁豆花、玉蝴蝶、谷芽。治疗7~5日后，食欲均显著增加，痊愈75例，占76.5%；有效23例，占23.5%，总有效率为100%（施贻杰．四君子汤加用锌制剂治疗小儿厌食症98例．陕西中医，1995，（12）：542）。

（13）**皮肤病**　本方加黄芪治疗病毒感染性皮肤病16例，每日1剂，6周为1疗程。结果：痊愈7例，有效7例，无效2例（蔡茂庆．黄芪合四君子汤治疗病毒感染性皮肤病的临床观察．中国农村医学，1991，（7）：47）。

（14）**口腔溃疡**　本方加减治疗复发性口腔溃疡312例，食积明显，加鸡内金、山楂；胃热重，加生石膏；脾阳不振，加厚朴、肉豆蔻；肝经湿热，加栀子、白芍、生苡仁；脾肾阳虚，加黄柏、知母、麦冬。治疗7日为1疗程，治疗2疗程后，痊愈225例；显效44例，有效30例，无效13例，总有效率95.8%（刘尚敏．四君子汤加味治复发性口腔溃疡312例疗效观察．新中医，1995，（6）：27）。本方加干姜治疗复发性口腔溃疡12例，日1剂，治疗1~2周，1年后随访，结果：临床痊愈8例，显效2例，有效2例，全部有效（常治元．四君子汤加味治疗复发性口腔溃疡12例．山西中医，1997，(6)：33)。

(15) **胃脘痛** 本方加砂仁、半夏等为主方，治疗脾胃气虚型胃脘痛125例，若气滞中阻，脘腹胀闷者加厚朴、枳壳、芍药；痰湿寒化，口淡黏腻者，加桂枝、生姜、苍术；瘀阻胃络，刺痛拒按者，加丹参、川芎、延胡索；食滞不化，嗳腐者，加山楂、神曲、麦芽；肝气犯胃者，加香附、乌药、青皮；胃寒者，加干姜、吴萸。结果：痊愈86例，显效22例，好转17例，总有效率100%（李振华．125例脾胃气虚证胃脘痛的临床疗效观察．河南中医，1986，(3)：1)。本方加味治疗胃脘痛38例，若气虚甚者，加黄芪；血虚甚者，加当归；偏寒者，加干姜、高良姜；湿盛者，加半夏；泛酸者，加海螵蛸、瓦楞子；气滞者，加陈皮、木香。日1剂，结果：痊愈26例，有效12例（梁桂杰．四君子汤加味治疗胃脘痛38例．广西中医药，1983，(6)：49)。

(16) **脾胃虚弱** 本方加黄芪、生山楂、附片为主方治疗小儿虚型胃肠疾病40例，若兼有寒象，泻稀水便，恶心呕吐者，加防风、苏叶、生姜；阴虚者，加生地、白芍、制首乌；纳呆者，加神曲、麦芽；气滞者，加枳壳。结果：显效30例，好转9例，无效1例，总有效率为97.5%（黎济民．芪附楂陈四君子汤治虚儿肠胃疾患40例．国医论坛，1993，(4)：30)。本方治疗脾虚型胃肠病患者60例。结果：临床显效27例，占45%；有效30例，占50%；无效3例，占5%（张道杰．四君子汤治疗脾气虚型胃肠病疗效评估．中国医药学报，1995，(1)：49)。

(17) **胎动不安** 本方合"寿胎丸"治疗胎动不安200例，若偏脾虚胃逆者，加苏梗、竹茹、法半夏；偏肾虚胎元不固者，加杜仲、桑椹子；阴道流血不止者，加桑叶、旱莲草；流血期间嘱患者，卧床少动。每日1剂，治疗2周后，结果：痊愈188例，占94%；无效12例，占6%（周蜻．四君子汤合寿胎丸加减治疗胎动不安．云南中医杂志，1993，(3)：42)。

(18) **低热** 本方加黄芪、标杆治疗脾虚型慢性低热53例，结果：痊愈31例，占58.5%，显效15例，占28.3%；无效7例，占13.2%（广州中医学院脾胃研究组．运用脾胃学说治疗慢性低热70例初步报告．新中医，1988，(2)：19)。本方加山药治疗小儿低热30例，日1剂，分3服，结果均痊愈（柯美滚．四君子汤加山药治疗小儿低热．浙江中医杂志，1990，(10)：44)。

【原文】

氣痛：多因七情飲食鬱痰為積聚，痞悶刺痛等症，初起辛溫開鬱、行氣消滯，久則辛寒降火。氣滯上焦，心胷痞痛，枳梗湯（胷門）；氣滯中焦，腹脇刺痛，神保元；氣滯下焦，腰痛疝瘕，蟠蔥散（前陰），四磨湯（大便）。氣滯於外，周身刺痛，或浮肿，五皮散（浮肿），流氣飲子，三和散。

清膈蒼莎丸：（寶鑑）治濕熱，散鬱止痛。蒼术二兩，便香附一兩五錢，黃連、黃芩各五錢，右末，取紅熟瓜蔞去皮同搗，丸如菉豆，溫水下三五十丸。一方蒸餅和丸薑湯下。

（内局）**神保元：**（寶鑑）治諸氣注痛，又治心膈痛、腹脇痛、腎氣痛。全蝎七箇，巴豆十箇去皮為霜①，木香、胡椒各二錢五分，硃砂一錢（半入半衣），右末，蒸餅丸如麻子，硃砂為衣，每五七丸薑湯溫水任下。

[语释]

气痛：多因七情、饮食、郁痰，成为积聚，表现为痞闷、刺痛诸症，初起治疗宜辛温开郁、行气消滞，病久则辛寒降火。气滞上焦，致心胸痞痛，用"枳梗汤"治疗（胸胁病痛）；气滞中焦，致腹胁刺痛，用"神保元"治疗；气滞下焦，致腰痛疝瘕，用"蟠葱散"（前阴有病）治疗，或"四磨汤"治疗（通大便）。气滞于外，致周身刺痛或浮肿，治疗方剂为"五皮散"（消浮肿），或"流气饮子"，或"三和散”。

清膈苍莎丸：《宝鉴》治湿热病，能散郁止痛。方药组成为苍术二两，便香附一两五钱，黄连、黄芩各五钱，又制成细末，取红熟瓜蒌（去皮）同捣，制成如绿豆大小的丸剂，每次温水服下三十至五十丸。有的方法是蒸饼和丸，姜汤服下。

（内局）**神保元：**《宝鉴》治诸气流注窜痛，又治心膈痛、腹胁痛、肾气痛。方用全蝎七个，巴豆（去皮为霜）十个，木香、胡椒各二钱五分，朱砂一钱（一半入药，一半为衣），又制成细末，蒸饼丸如麻子大小，朱砂为衣，每次五至七丸姜汤温水任下。

［词解］

①去皮為霜：中药炮制方法之一。取净巴豆仁，碾如泥状，里层用纸，外层用布包严，蒸热，用压榨器榨去油，如此反复数次，至药物松散成粉，不再粘结成饼为度。

【原文】

流氣飲子：（寶鑑）治氣注疼痛或肿脹。大腹子一錢，陳皮、赤茯苓、當歸、白芍藥、川芎、黃芪、枳實、半夏、防風、甘草各七分五里，紫蘇葉、烏藥、青皮、桔梗各五分，木香二分五里，薑三片，棗二枚。

三和散：（寶鑑）治諸風鬱滯，或脹或痛。川芎一錢，沉香、紫蘇葉、大腹皮、羌活、木瓜各五分，木香、白朮、檳榔、陳皮、甘草各三分。

復元通氣散：（寶鑑）治氣不宣通，周身走痛。白丑頭末二兩，茴香炒、穿山甲煻火煨胖①各一兩五錢，陳皮去白、玄胡索、甘草炙各一兩，木香五錢，右細末，每二錢薑湯或溫酒調下。

［语释］

流气饮子：《宝鉴》治气注疼痛或肿胀。方药组成为大腹子一钱，陈皮、赤茯苓、当归、白芍药、川芎、黄芪、枳实、半夏、防风、甘草各七分五厘，紫苏叶、乌药、青皮、桔梗各五分，木香二分五厘，生姜三片，大枣二枚。

三和散：《宝鉴》治诸风郁滞，或胀或痛。方药组成为川芎一钱，沉香、紫苏叶、大腹皮、羌活、木瓜各五分，木香、白术、槟榔、陈皮、甘草各三分。

复元通气散：《宝鉴》治气不宣通，周身走痛。方药组成为白丑（头末）二两，茴香炒、穿山甲（煻火煨胖）各一两五钱，陈皮去白、玄胡索、甘草（炙）各一两，木香五钱，又研为细末，每二钱姜汤或温酒调下。

［词解］

①煻火煨胖：中药炮制方法之一。用灰火将药材烤的膨胀、外焦内酥。煻，灰中火或带火的灰。

【原文】

氣鬱：因七氣，或六氣①，或飲食，津液不行，清濁相幹，氣結不散，鬱為諸症。氣鬱不散，二陳湯（痰飲）煎水，吞交感丹。痰壅氣滯，順氣導痰湯（風門）。

交感丹：（寶鑑）治諸氣鬱滯，一切公私怫情②、名利失誌、抑鬱煩惱、七情所傷，不思飲食、麵黃形羸、胷膈痞悶諸症，神效，大能升降水火。香附子一斤，長流水浸三日，取炒，茯神四兩，右搗末，蜜丸如彈子，每一丸細嚼，以降氣湯下。降氣湯：香附子、茯神、甘草各一錢。

上下分消導氣湯：（寶鑑）治氣鬱，功勝分心氣飲，常患氣惱之人可用此。枳殼、桔梗、桑白皮、川芎、赤茯苓、厚樸、青皮、便香附炒各二兩，黄連薑汁炒、半夏、瓜蔞仁、澤瀉、木通、檳榔、麥芽炒各一兩，甘草炙三錢，右剉，每一兩薑三片煎服，或末神麯糊丸，白湯下七八十丸，名分消丸。

［语释］

气欝：因七气，或六气，或饮食，津液不行，清浊相干，致使气结不散郁为诸症。气郁不散，用“二陈汤”（化痰饮）煎水，吞服“交感丹”治疗。痰壅气滞，用“顺气导痰汤”（消风痰）治疗。

交感丹：《宝鉴》治疗一切因公私情愤、名利失志、抑郁烦恼、七情所伤，所致不思饮食、面黄形羸、胸膈痞闷，诸气郁滞之症，能升降水火，疗效极好。香附子一斤（长流水浸三日，炒干），茯神四两，又捣成细末，做成如弹子大小的蜜丸，每一丸细嚼，用“降气汤”服下。降气汤：香附子、茯神、甘草各一钱。

上下分消导气汤：《宝鉴》治气郁症，功效胜过“分心气饮”，时常患气恼的人可用。方药组成为枳壳、桔梗、桑白皮、川芎、赤茯苓、厚朴、青皮、便香附（炒）各二两，黄连（姜汁炒）、半夏、瓜蒌仁、泽泻、木通、槟榔、麦芽（炒）各一两，甘草（炙）三钱，又挫碎，每一两加姜三片煎服，或药末以神曲糊丸，白汤冲服七十至八十丸，名“分消丸”。

［词解］

①六氣：即“六淫”。指风、热（暑）、火、湿、燥、寒等六种气候变化。

②怫情：愤怒。怫，愤怒的样子。

【原文】

通治：男屬陽，得氣易散，女屬陰，遇氣多欝，男氣病常少，女氣病常多，治法：女調血以耗氣，男調氣以養血。氣陽也，動則為火，故以降火、化痰、消積分治，交感丹、四七湯、分心氣飲、流氣飲子選用。

（内局）**蘇合香元：**（寶鑑）治一切氣疾，及中氣、上氣、氣逆、氣欝、氣痛。白术、木香、沉香、麝香、丁香、安息香、白檀香、硃砂（半為衣）、乳香、龍腦各一兩，右細末，安息香膏並煉蜜捜和千擣，每一兩分作四十丸，每取二三丸，並華水或溫水、溫酒、薑湯化服。有龍腦，則謂之龍腦蘇合香元，無龍腦，則謂之麝香合香元。

至聖來復丹：（寶鑑）治氣不升降，一切危急之症，可冷可熱，可緩可急，如中氣、上氣、氣痛、氣欝，皆效。又治痼冷、心腹痛、臟腑虛滑、霍亂吐瀉、脈微慾絕、上實下虛、氣塞痰厥，此藥養心腎，均調陰陽，功效殊勝。硝石、硫黄各一兩，同為細末，入碗内以微火溫炒，以柳木篦不住手攪，令陰陽氣相入，不可火太過，恐傷藥力，再研極細，名二氣砂。太陰玄精石研飛一兩，五靈脂研水飛澄去砂石曬乾，青皮、陳皮並去白各二兩，為末和勻，以好醋打麪糊，捜和丸，如豌豆，每服三五十粒，空心粥飲下。

［语释］

通治：男属阳，得气易散，女属阴，遇气多郁，男气病常少见，女气病常多见，治法：女调血以解气郁，男调气以养血。气属阳，动气则成火，故分别按降火、化痰、消积治疗，可从“交感丹”、“四七汤”、“分心气饮”、“流气饮子”选用方剂。

（内局）**苏合香元：**《宝鉴》治一切气疾及中气、上气、气逆、气郁、气痛。方药组成为白术、木香、沉香、麝香、丁香、安息香、白檀香、朱砂（一半为衣）、乳香、龙脑各一两，又研成细末，安息香膏与炼蜜一同搅匀，将药粉每一两制成四十丸，每次取二三丸，用井水或温水，或温酒，或姜汤化服。加龙脑，则叫“龙脑苏合香丸”，不加龙脑，则叫“麝香合香丸”。

至圣来复丹：《宝鉴》治气不升降，一切危急之症，如忽冷忽热，忽缓忽急，如中气、上气、气痛、气郁，皆效。又治痼冷、心腹痛、脏腑虚滑、霍乱吐泻、脉微欲绝、上实下虚、气塞痰厥之症，此药养心肾，均调阴阳，功效非常的好。方药组成为硝石、硫黄各一两，两药研细末放入碗内以微火温炒，以柳木篦不住手搅，让阴阳气相入，不可用火太过，恐伤药力，然后再研极细，名“二气砂”。太阴玄精石（水飞研磨）一两，五灵脂（水飞研磨，澄去砂石，晒干），青皮、陈皮（均去白）各二两，制成细末，和匀，以好醋搅和打面，制成糊丸，如豌豆大小，每次服三十至五十粒，空腹粥汤服下。

［临床新用］

苏合香元 本方现代主要用于急性心肌梗死、胆道蛔虫的治疗。

（1）**急性心肌梗死** 华山医院用苏合香丸抢救 13 例急性心肌梗死，其中 12 例获得明显止痛效果，1 例无效（刘玲．苏合香丸古今运用．内蒙古中医药，1986，（2）：36）。

（2）**胆道蛔虫** 用苏合香丸治疗胆道蛔虫病 9 例，获满意疗效，有效高达 89%。本组病例均用苏合香丸，温开水送服，每次 1 丸，2~3 次/日，用药间隔时间为 4~5 小时。服药后在 30~60 分钟内症状缓解，一般不超过 3 丸。显效：服药 1~2 丸后，症状与体征消失，两天以上不复发者 6 例，占 66.7%；有效：服药 3 丸后，症状与体征基本消失，两天内有复发者 2 例，占 22.3%；无效：服药后，症状与体征稍有好转，1 日内复发 3 次以上者 1 例，占 11%（袁家昶．苏合香丸治疗胆道蛔虫病．陕西中医，1985，（7）：322）。

【原文】

神

脈法：七情之脈，氣口緊盛。寸口脈動而弱，動為驚，弱為悸。癲疾脈，虛則可治，實則死。狂疾，實大者生，沉小者死。

五臟藏七神神統七情　七神：心神、肺魄、肝魂、脾意、腎誌，又脾意智、腎精誌。心實則笑，虛則悲，喜則氣緩，怒則氣上嘔血，憂則氣塞不行，思則氣結，悲則氣消，驚則氣亂，恐則氣散。

［语释］

神

脉法：七情之脉表现为气口紧盛。寸口脉动而弱，动脉为惊，弱脉为悸。癫疾脉虚则可治，脉实则死。狂疾脉实大者生，脉沉小者死。

五脏藏七神神统七情　七神：心神、肺魄、肝魂、脾意、肾志，又脾意智、肾精志。心脉实则笑，脉虚则悲，喜则气缓，怒则气上呕血，忧则气塞不行，思则气结，悲则气消，惊则气乱，恐则气散。

【原文】

驚悸怔忡：驚悸者，火懼水，有時而作也，大槩屬血虛與痰，有時心跳，亦是血虛。時作時止者，痰因火動，蓋心膽經病。怔忡者，心中躁動，惕惕[①]如人將捕，無時而作，因驚悸久而成。停飲，五苓散（寒門）、芎夏湯（痰飲）。肥人多濕痰，瘦人多血虛，驚悸怔忡皆肰。

硃砂安神丸：（寶鑑）東垣曰：熱淫所勝，以黃連之苦寒，去心煩、除濕熱為君，以甘草、生地黃之甘寒，瀉火補氣、滋生陰血為臣，當歸補血不足，硃砂納浮溜[②]之火而安神明也。黃連六錢，硃砂五錢，甘草、生乾地黃酒洗各三錢五分，當歸酒洗二錢五分，右末，湯浸蒸餅丸，如黍米，津唾咽下二三十丸。

加味溫膽湯：（寶鑑）治心膽虛怯，觸事易驚，涎與氣搏，變生諸症。香附子二錢四分，橘紅一錢二分，半夏、枳實、竹茹各八分，人參、白茯苓、柴胡、麥門冬、桔梗各六分，甘草四分，薑三片，棗二枚。

［语释］

惊悸怔忡：惊悸者，是火惧水，有时而发作，大概属血虚与痰，有时心跳，亦是血虚。惊悸时作时止，是痰因火动，大概心胆经病。怔忡者，心中躁动，惕惕如人将捕，无时无刻不发作，因惊悸久而成。停饮，用“五苓散”治疗（寒湿邪为病）、“芎夏汤”治疗（痰饮）。肥人多湿痰，瘦人多血虚，惊悸怔忡皆然。

朱砂安神丸：《宝鉴》东垣曰：“热邪强胜，以黄连之苦寒，去心烦、除湿热，为君药，以甘草、生地黄之甘寒，泻火补气、滋生阴血作，为臣药，当归补不足之血，朱砂纳浮溜之火而安神明。”方药组成为黄连六钱，朱砂五钱，甘草、生干地黄（酒洗）各三钱五分，当归（酒洗）二钱五分，又制成细末，汤浸蒸饼丸如黍米大小，每次津唾咽下二三十丸。

加味温胆汤：《宝鉴》治心胆虚怯，触事易惊，涎与气搏，变生诸症。方药组成为香附子二钱四分，橘红一钱二分，半夏、枳实、竹茹各八分，人参、白茯苓、柴胡、麦门冬、桔梗各六分，甘草四分，生姜三片，大枣二枚。

［词解］

①惕惕：惊恐不安心绪不宁的情状

②浮溜：形容水要溢出的样子。

［临床新用］

朱砂安神丸　现代应用本方现代常用于病毒性心肌炎、室性心律失常、经期发狂症等以心悸失眠为主要症状，或汗证、舌体灼热症等属于心火亢盛或阴虚火旺证者。

（1）**急性病毒性心肌炎**　急性病毒性心肌炎属中医“怔忡”范畴，常见心悸，心慌，夜寐不安，舌红或有齿印，脉细数无力等症状。治疗用本方加生脉饮以补气养阴。郭氏报道用黄芪生脉饮合朱砂安神丸治疗病毒性心肌炎18例，结果治愈13例，好转5例，有效率为100%（郭潮潭．黄芪生脉散和朱砂安神丸治疗病毒性心肌炎18例．浙江中医杂志，1989，（6）：33）。

（2）**室性心律失常**　室性心律失常表现为心悸不宁，头昏目眩，舌红少苔，脉细数，属中医阴虚火旺之证者，当以朱砂安神丸治疗。刘氏报道用朱砂安神丸为主治疗室性心律失常45例，用法为黄连研粉末装人胶囊吞服，余药水煎服。结果总有效率为60%，显效率40%。孙氏报道以本方治疗早搏54例，若气阴不足者加服生脉散益气滋阴；兼见血瘀者可加复方丹参片以活血化瘀，2周为1疗程。其中服用1疗程者16例，2疗程者22例，3疗程者16例，结果有效22例，显效26例，无效6例（刘永生．朱砂安神丸治疗室性心律失常45例疗效观察．温州医学院学报，1991，（2）：123）。

（3）**经期发狂症**　妇女经行前后，阴血下注，阳气偏亢，如暑热之邪乘虚而入，两阳相搏，上攻心窍，扰乱神明，则病发狂。表现为形瘦面红，手心灼热，言多好怒，坐立不安，唇红额汗，舌红，苔黄，脉数。李氏报道朱砂安神丸治疗此证疗效满意（孙国．朱砂安神丸为主治疗心脏过早搏动54例观察．河北中医，1993，（4）：9）。

（4）**背自汗出症**　“汗为心液”，心火偏亢，心阳逼迫心液由阳路（背）而出，症见背自汗出，面色红润，鼻尖及两颧毛细血管扩张显露，舌红，苔白，脉滑数等，用朱砂安神丸（其中以黄连为君）加五味子、煅龙牡治疗，可清心火，滋心阴，敛心液，亢阳得潜，背汗乃止（孙国．朱砂安神丸为主治疗心脏过早搏动54例观察．河北中医，1993，（4）：9）。

（5）**舌体灼热症**　“舌为心之苗”，心阴不足，心火上炎可灼其苗，表现为舌体灼痛如火燎，昼重夜轻，伴口干苦，喜漱冷水，鼻尖红，舌边尖稍红，苔薄黄，脉弦。方用朱砂安神丸改为汤剂加减治疗有效，若心火旺者可再加竹叶清泻心火（孙国．朱砂安神丸为主治疗心脏过早搏动54例观察．河北中医，1993，（4）：9）。

【原文】

清心補血湯：（寶鑑）治勞心思慮，損傷精神，頭眩目昏，心虛氣短，驚悸煩熱。人參一錢二分，當歸、白芍藥炒、茯神、酸棗仁炒、麥門冬各一錢，川芎、生地黃、陳皮、梔子炒、甘草炙各五分，五味子十五粒。

辰砂妙香散：（寶鑑）治心氣不足，驚悸怔忡，恍惚恐怖、悲憂慘慼，喜怒不常，虛煩少睡。山藥、白茯苓、茯神、黃芪、遠誌薑制各一兩，人參、桔梗、甘草各五錢，硃砂三錢，木香二錢五分，麝香一錢，右末，每二錢溫酒調下，不飲酒人，以蓮肉煎湯調下。

養心湯：（寶鑑）治憂愁思慮傷心，或勤政勞心，以致心神不足，驚悸少睡。白茯苓、茯神、當歸、生地黃各一錢，黃芪蜜炙、遠誌薑汁炒各八分，川芎、栢子仁、酸棗仁炒各七分，半夏麯六分，人參五分，甘草炙、辣桂各三分，五味子十四箇，薑三片。

[语释]

清心补血汤：《宝鉴》治劳心思虑，损伤精神，头眩目昏，心虚气短，惊悸烦热。人参一钱二分，当归、白芍药（炒）、茯神、酸枣仁（炒）、麦门冬各一钱，川芎、生地黄、陈皮、栀子（炒）、甘草（炙）各五分，五味子十五粒。

辰砂妙香散：《宝鉴》治心气不足，所致惊悸怔忡，恍惚恐怖、悲忧惨戚，喜怒不常，虚烦少睡。方药组成为山药、白茯苓、茯神、黄芪、远志（姜制）各一两，人参、桔梗、甘草各五钱，朱砂三钱，木香二钱五分，麝香一钱，又制成细末，每次二钱，温酒冲服，不饮酒人，以莲肉煎汤冲服。

养心汤：《宝鉴》治忧愁思虑伤心，或勤政劳心，以致心神不足惊悸少睡。方药组成为白茯苓、茯神、当归、生地黄各一钱，黄芪（蜜炙）、远志（姜汁炒）各八分，川芎、柏子仁、酸枣仁（炒）各七分，半夏曲六分，人参五分，甘草（炙）、辣桂各三分，五味子十四粒，生姜三片。

[临床新用]

养心汤　现代应用本方现代常用于治疗病毒性心肌炎、心律失常、纤维肌痛症等属心脾气血不足证者。

（1）**病毒性心肌炎**　病毒性心肌炎临床表现为心悸，气短，怔忡，胸闷或胸痛，疲倦乏力，头晕，全身酸痛，心烦等症状，证属气虚兼痰血瘀阻为主者，可应用养心汤化裁治疗。外感时加金银花、连翘；胸闷重者，加合欢皮、郁金。高氏等报道用养心汤治疗病毒性心肌炎 90 例，结果：痊愈 81 例，好转 7 例，无效者 2 例，总有效率，97.7%，平均疗程为 28.5 天（高明莉，等．养心汤治疗病毒性心肌炎 90 例．黑龙江中医药，1997，(6)：34）。

（2）**心律失常**　心律失常属中医学“心悸”、“怔忡”等病证的范畴，表现为心堪气短，神疲乏力，动则尤甚，时有胸闷不舒，失眠，健忘，舌淡红，舌体胖大，边有齿印，苔薄白，脉细弱结代等，证属心气虚者，可用养心汤加减治疗。若胸闷痛，加瓜蒌、延胡索；血瘀重，加三七粉、红花；头晕者，加天麻、菊花；心阳不振，加人参；心脾两虚，加陈皮、白术。程氏报道用本方治疗早搏病人 33 例，结果：治愈 16 例，好转 15 例，未愈 2 例（程术芹，等．复永养心汤治疗早搏 33 例临床观察．时珍国医国药，1999，10（3）：215）。王氏报道用本方治疗老年性心律失常 29 例，结果：显效 18 例，有效 8 例，无效 3 例，总有效率为 89.6%（王明．养心汤治疗心律失常 29 例临床观察．广西中医药，1996，19（4）：11）。

（3）**纤维肌痛症**　本病属于“郁证”和“痹证”范畴。全身肌肉疼痛，有特定的压痛点。证属气血两亏型者，常表现为神疲乏力，身痛喜按，面色眺白，舌胖而淡，脉濡或细等；属气阴不足型者，常表现为乏力身痛，口干咽痛，舌质干红，脉弦细；属寒湿阻络型者，常表现为身乏困重，疼痛剧烈，遇寒加重，舌苔白腻。以上三型均可用“养心汤”合“葛根汤”治疗。蔡氏报道用“养心汤”合“葛根汤”治疗纤维肌痛症42例，结果：近期显效29例，占69%；好转11例，占26.2%；无效2例，占4.8%（蔡铁勇．养心汤合葛根汤加减治疗纤维肌痛症42例．中国中西医结合杂志，1992，(4)：247～24）。

此外，还有用养心汤加减治疗阳痿（吴甫才．养心汤加减治阳痿．四川中医，1988，(3)：31）。抽风、肉痿、盗汗、再生障碍性贫血等证属心气心血不足的验案报道（方炳福．养心汤运用举隅．安徽中医学院学报，1988，(3)：24～25）。

【原文】

加味四七湯：（寶鑑）治心氣鬱滯，豁痰散驚。半夏二錢，赤茯苓、厚樸各一錢二分，茯神、紫蘇葉各八分，遠誌薑制、甘草炙各五分，薑七片，棗二枚，石菖蒲半寸。

四物安神湯：（寶鑑）治心中無血，如魚無水怔忡跳動。當歸、白芍藥、生地黃、熟地黃、人參、白術、茯神、酸棗仁炒、黃連炒、梔子炒、麥門冬、竹茹各七分，辰砂另末五分，棗二枚炒，米一撮，梅一箇，煎水調辰砂末服。

硃雀丸：（寶鑑）治心神不定，恍惚健忘，火不下降，時復振跳。白茯神二兩，沉香五錢，右末，湯浸蒸餅丸，如梧子，硃砂五錢，水飛為衣，人參湯下五十丸。

［语释］

加味四七汤：《宝鉴》治心气郁滞，能豁痰散惊。方药组成为半夏二钱，赤茯苓、厚朴各一钱二分，茯神、紫苏叶各八分，远志（姜制）、甘草（炙）各五分，生姜七片，大枣二枚，石菖蒲半寸。

四物安神汤：《宝鉴》治心中无血，如鱼无水怔忡跳动。方药组成为当归、白芍药、生地黄、熟地黄、人参、白术、茯神、酸枣仁（炒）、黄连（炒）、栀子（炒）、麦门冬、竹茹各七分，辰砂（另研末）五分，枣二枚（炒），米一把，梅一个，煎水调辰砂末服。

朱雀丸：《宝鉴》治心神不定，恍惚健忘，火不下降，时复振跳。方药组成为白茯神二两，沉香五钱，又制成细末，汤浸蒸饼丸，如梧子大小，朱砂（水飞）五钱为衣，每次人参汤服下五十丸。

【原文】

健忘：事有始無終，言無首尾，由精神短少，亦有痰者。思慮過多，心傷則血耗散，神不守舍①，脾傷則胃氣衰，而慮癒深，治法養心血、理脾土。若痰迷心竅，健忘，瓜樓枳實湯（痰飲）加減。所稟陰魄不足，善忘，定誌丸。怔忡久則健忘，由心脾血少。

引神歸舍丹：（寶鑑）治心風健忘。南星牛膽制二兩，硃砂一兩，附子童便浸鉋七錢，右末，猪心血和糊丸，如梧子，每五十丸，萱草根煎湯下。

定誌丸：（寶鑑）治心氣不足，忽忽喜忘②，神魂不安，驚悸恐怯，夢寐不祥。人參、白茯苓、茯神各三兩，石菖蒲、遠誌制各二兩，硃砂一兩內（半為衣），右末，蜜丸如梧子，米湯下五七十丸。去茯神加琥珀、鬱金，名加味定誌丸，治痰迷心膈、驚悸怔忡。

歸脾湯：（寶鑑）治憂思勞傷心脾，健忘怔忡。當歸、龍眼肉、酸棗仁炒、遠誌制、人參、黃芪、白術、茯神各一錢，木香五分，甘草三分，薑五片，棗二枚。

［语释］

健忘：做事有始无终，说话无首无尾，这是精神短少造成的，亦有痰邪为患的。思虑过多，心伤则血耗散，出现神不守舍，脾伤则胃气衰弱，而思虑又使胃气愈衰，治法：养心血、理脾土。若痰迷心窍所致健忘，用“瓜楼枳实汤”（化痰饮）加减治疗。素体禀赋不足，所致善忘，用“定志丸”。怔忡久则健忘，原因是心脾血少。

引神归舍丹：《宝鉴》治心风健忘。南星（牛胆制）二两，朱砂一两，附子（童便浸炮）七钱，又制成细末，用猪心血相和，制成糊丸，如梧子大小，每次用萱草根煎汤服下五十丸。

定志丸：《宝鉴》治心气不足，忽忽喜忘，神魂不安，惊悸恐怯，梦寐不祥。方药组成为人参、白茯苓、茯神各三两，石菖蒲、远志（制）各二两，朱砂一两内（一半为衣），又制成细末，做蜜丸如梧子大小，每次用米汤服下五十至七十丸。方剂中去茯神加琥珀、郁金，名“加味定志丸”，治痰迷心膈、惊悸怔忡。

归脾汤：《宝鉴》治忧思劳伤心脾，健忘怔忡。方药组成为当归、龙眼肉、酸枣仁（炒）、远志（制）、人参、黄芪、白术、茯神各一钱，木香五分，甘草三分，生姜五片，大枣二枚。

［词解］

①舍：“舍”的异体字。

②忽忽喜忘：即忽喜忽忘。

［临床新用］

定志丸　现代应用本方现代可用于气虚血弱之近视等疾病的治疗。肝开窍于目，心主血脉，脾为气血生化之源，三脏同病，导致神劳精亏，左弱血虚，目睛失气血之濡养而致近视者，可用定志丸加味治疗。唐氏用本方治疗青少年近视 30 例，结果：治愈 22 例，有效 6 例，无效 4 例，总有效率 86.67%（唐伟其．加味定志丸治疗青少年近视 30 例疗效观察．中医药学报，1993，(2)：19)。

归脾汤　本方现代主要用于神经衰弱、功能性子宫出血、贫血及再生障碍性贫血、血小板减少性紫殿、冠心病、心脏神经官能症、更年期综合征、特发性水肿、消化性溃疡，甲状腺技能亢进、瘙痒症、脉络膜及视网膜病变、视疲劳、戒毒后期、慢性苯中毒、椎管内麻醉后并发头晕头痛、崩漏、经期延长的治疗。

（1）**神经衰弱**　以本方治疗神经衰弱 100 例，有效率达 91%，耳鸣、失眠及倦怠等自觉症状均明显改善，一般病程短者疗效优于病程长者（周顺林．归脾汤临床运用举隅．河北中医，1987，(2)：34)。以本方治疗神经衰弱 100 例，结果：显效 19 例，改善 72 例，无效 9 例。临床实践表明本方对病程短、病情轻、抑郁、倦怠、工作能力低下等疗效好；而对机体处于兴奋，急躁，易怒等效果不满意（王秀兰．中药“归脾丸”治疗神经衰弱 100 例的观察报告．中华医学杂志，1958，(10)：989)。以归脾汤加减配合针刺治疗顽固性失眠 40 例，1 临证加减为：肝郁气滞肝火旺加龙胆草、柴胡、栀子等；痰热内扰加半夏、陈皮；阴虚火旺加玄参、知母、麦冬。针刺神门、三阴交、足三里等穴位。结果：临床治愈 18 例，显效 10 例，好转 7 例，无效 5 例，总有效率 87.5%，治愈率 45%（周黎、尚清旭、吕中全．归脾汤配合针刺治疗顽固性失眠 40 例．中医药信息，1995，(4)：39)。以归脾汤为主治疗老年目不瞑（不寐）30 例，临证加减为：偏阴虚者加夜交藤、合欢皮；偏血虚者加熟地、白芍。结果：显效 18 例，占 60%；好转 11 例，占 36.67%；无效 1 例，占 3.33%；总有效率为 96.67%，30 例患者经治疗睡眠时间均有增加（赵玉春、陈旭、王玉凤．归脾汤加味治疗老年目不瞑．长春中医学院学报，1995，(2)：19)。以归脾汤加味治疗 31 例失眠症。临床加减为：心脾两虚加柏仁、熟地；阴虚火旺加黄连、栀子、生地；脾虚痰热内扰加竹茹、黄连、陈皮。结果：心脾两虚型（21 例），显效 12 例，有效 4 例，无效 5 例；阴虚火旺型（7 例）显效 5 例，无效 2 例；脾虚痰热内扰型（3 例）显效 2 例，无效 1 例。总显效 19 例，总有效 6 例，总有效率为 80.6%；无效 6 例（范祯华、魏建文、黄运坤．归脾汤加减治疗 31 例失眠症．福建中医药，1996，(6)：16)。以归脾汤加减治疗顽固性失眠 39 例。以归脾汤去龙眼肉加合欢皮、夜交藤、麦冬为基础方。伴头痛加珍珠母、龙齿、牡蛎；伴心悸加丹参、琥珀；伴心烦加黄连、阿胶；伴眩晕加石菖蒲、天麻。结果：治愈 32 例（82%），好转 6 例（15%），无效 1 例（3%），总有效率 97%（周云南．归脾汤加减治疗顽固性失眠 39 例．中国中医药信息杂志，1998，(6)：30)。

（2）**功能性子宫出血**　以归脾汤治疗功能性子宫出血 135 例，获良效，病人的血红蛋白含量和红细胞数较用药前明显增加（于桂荣．归脾汤治疗功能性子宫出血．江西中医药，1969，(3)：14)。

（3）**贫血及再生障碍性贫血**　以本方治疗缺铁性贫血 19 例，服药后 1 个月以血象检查评定疗效，其中显效4例，有效11例，无效4例，有效率为79%（李名栋．归脾汤治疗缺铁性贫血．中成药研究，1987，(5)：20)。以本方加减治疗上消化道出血继发贫血20例，服药最多49剂，气血虚弱诸症消失者12例，好转8例，血红蛋白较前平均上升2.235%（$P<0.01$）（王风山．归脾汤加减治疗上消化道出血继发贫血20例．陕西中医学院学报，1988，(1)：29)。以本方为主，辨证施治再生障碍性贫血24例，均获一定疗效，血红蛋白维持情况较好（尹锡风、张利国．归脾汤加减治疗再生障碍性贫血．中医杂志，1980，(2)：39)。

(4) 血小板减少性紫癜 以本方加减治疗慢性原发性血小板减少性紫癜35例，近期疗效满意，完全缓解15例（血小板数10万/mm^3，临床症状消失），基本缓解10例（血小板计数8～10万/mm^3，临床症状基本消失)，进步9例（血小板计数上升2万以上，部分临床症状消失），无效1例，总有效率为97.2%（吴斌．归脾汤加减治疗慢性原发性血小板减少性紫癜35例．实用中西医结合杂志，1990，(1)：29)。以归脾汤去当归、茯神、木香、远志加三七粉、阿胶为主方治疗慢性原发性血小板减少性紫癜20例，临证加减为：鼻衄、齿衄加白茅根、仙鹤草；月经过多加益母草；脘腹胀满加白豆蔻。此20例患者中医辨证均属心脾两虚型。治疗结果：临床治愈11例；显效5例；有效2例，无效2例。用药时间平均60天（周惠清．归脾汤治疗慢性原发性血小板减少性紫癜20例．广西中医药，1995，(5)：25)。用本方加减变化治疗原发性血小板减少性紫癜25例。兼尿血、便血加小蓟、茅根、藕节；贫血加大当归、黄芪用量，并加丹参；食欲不振加焦三仙、砂仁；神倦乏力，重用人参、白术；气虚自汗少佐防风；有表证发热加金银花、连翘、桑叶、大青叶；肝肾阴虚之头昏目眩加女贞子、旱莲草，25例全部取得满意疗效（治秀华．加减归脾汤治疗原发性血小板减少性紫癜25例．辽宁中医杂志，1998，(11)：523)。

(5) 冠心病 本方加减治疗老年冠心病伴下肢浮肿5例，能使缓解期心衰，水肿等情况明显好转，一般服药15剂后症状显著改善（王天杰．归脾汤加减治疗老年冠心病伴下肢浮肿5例．甘肃医药，1987，(3)：63)。以归脾汤加黄连治疗冠心病心律失常30例，临症加减：兼痰浊加半夏、瓜蒌、薤白；肝郁加柴胡、川楝子；血瘀加丹参、枳实；阴虚合生脉散；阳虚加桂枝。结果心悸症状：治愈12例，好转12例，无效6例。总有效率80%；心电图疗效：显效6例，有效15例，无效9例。总有效率70%（黄燕萍、林丽明．归脾汤加黄连治疗冠心病心律失常临床观察。辽宁中医杂志，1999，(7)：306)。

(6) 心脏神经官能症 以归脾汤去木香、龙眼肉，加川芎、丹参、葛根为基本方，治疗心脏神经官能症69例，中医辨证为心脾两虚。随证加减：失眠较甚者加合欢皮，夜交藤；自汗较甚者加龙骨、牡蛎；结果：治愈42例（60.87%），好转24例（34.78%），无效3例（4.34%），总有效率95.65%（范宏涛．归脾汤加减治疗心脏神经官能症69例观察．云南中医学院学报，1999，(2)：33)。

(7) 更年期综合征 应用本方加龙骨、牡蛎治疗更年期综合征18例，收到良好效果，治愈13例，好转5例，服药多为6。27剂（张宏太．归脾汤加龙骨、牡蛎治疗更年期综合征18例．上海中医药杂志，1985，(5)：81)。

(8) 特发性水肿 以本方加减治疗特发性水肿45例。基础方为归脾汤去甘草、远志、木香、龙眼肉，加女贞子、车前子、香附。临床症状见晨起睑肿，加生麻黄、防风；失眠加淮小麦、远志、生龙骨；头痛加川芎、白芷；潮热盗汗加生地、地骨皮；腰酸肢冷加杜仲、仙茅、淫羊藿。治疗结果：25剂痊愈；13例显效；7例无效（俞仰光．归脾汤加减治疗特发性水肿45例．浙江中医杂志，1997，(9)：397)。

(9) 消化性溃疡 以本方重用木香治疗消化性溃疡10例。结果：3例1剂痛止，6例3剂痛止，1例10剂痛减（张能舜．归脾汤治疗消化性溃疡．湖南中医学院学报，1987，(1)：27)。

(10) 甲状腺功能亢进 应用归脾丸加龙齿、海藻、昆布治疗甲状腺功能亢进7例，该组病例均为甲亢伴贫血，连服3个月，结果治愈4例，好转1例，无效2例（傅清成．加味归脾丸治疗甲状腺功能亢进贫血．中医杂志，1984，(10)：41)。

(11) 瘙痒症 以归脾汤加桂枝、天麻为基础方治疗瘙痒症，身如虫爬31例。随症加减为：呕吐者加旋覆花、代赭石、陈皮、半夏；脉结代者重用炙甘草。治疗结果：治愈 28 例，有效 3 例，有效率 100%（韩向郎．归脾汤加味治疗身如虫爬 31 例．实用中医药杂志，1996，（1）：15）。

（12）**脉络膜、视网膜病变** 以本方去远志、龙眼肉加枸杞、谷精草、密蒙花为基础方，辨证治疗迁延性中心性浆液性脉络膜视网膜病变 57 例。肝肾阴虚，加太子参、山萸肉、生地、丹皮、甘菊，去党参、木香；肝郁气滞，加柴胡、郁金、白芍、川芎，去党参、黄芪。治疗结果：治愈 35 例（61.4%）；好转 18 例（31.6%）；无效 4 例（7%），总有效率 93%。1 年后随访，复发 5 例（陶黛芸、李彩琴．归脾汤治疗迁延性中心浆液性脉络膜视网膜病变 7 例．实用中医药杂志，1997，（6）：5）。

（13）**视疲劳** 以本方结合全身及眼部的不同证候加减用药。目胀痛者，加川芎、石决明；眼干涩者，重用当归或白芍、地黄。治疗视疲劳 39 例，治愈 17 例，显效 10 例，有效 5 例，无效 7 例（陈龙候．归脾汤加减治疗视疲劳 39 例初步观察．山东中医杂志，1982，（2）：86）。以归脾汤为基础方治疗视疲劳 40 例。临证脾虚甚者，重用党参、黄芪、白术，加陈皮、神曲；凡心虚明显者，重用党参、枣仁、当归，必要时加沙参、麦冬、玉竹；目胀痛者加川芎、石决明；目干涩，者重用当归或加白芍、地黄等。结果：治愈 21 例，显效 10 例，有效 5 例，无效 4 例，总有效率 90%（陈文福、高玉文．归脾汤加减治疗视疲劳 40 例．时珍国药研究，1998，（1）：43）。

（14）**戒毒后期** 以本方治疗戒毒后期症状 50 例。对厌食、自汗、失眠三大症状进行观察治疗后此三大症状均明显好转。并对 17 例归脾汤治疗组患者追踪观察，3 个月后，有 3 例复吸，复吸率为 17.6%；对照组追踪 12 例，3 个月后有 7 例复吸，复吸率为 58.2%（蔡植、徐沙辉．归脾汤治疗戒毒后期症状 50 例观察．湖南中医杂志，1998，（3）：25）。

（15）**慢性苯中毒** 以本方为主治疗慢性中毒 27 例，辨证依据气虚、阴虚、血瘀的不同加以黄芪、阿胶、丹参、芍药。结果：痊愈 6 例，好转 21 例（彭代谷．归脾汤加减治疗慢性苯中毒临床体会．湖北中医杂志，1987，（6）：18）。

（16）**椎管内麻醉后并发头晕、头痛** 本方加减治疗椎管内麻醉后并发头晕、头痛 22 例，均为西药治疗效果欠佳而改用中药者，其中 17 例服药 3 剂痊愈，2 例服 4～6 剂痊愈，3 例服 8～10 剂痊愈（应碹如．归脾汤加减治疗椎管内麻醉后并发头晕、头痛 22 例．湖北中医杂志，1984，（2）：19）。

（17）**崩漏** 以本方减当归、远志、木香，加仙鹤草、熟地、血见愁为主方，辨证治疗崩漏 46 例，依肝郁、肾虚、血热、血瘀的不同分别加以柴胡、菟丝子、丹参、生地等药。结果：痊愈 31 例，占 67.5%；显效 6 例，占 13%；好转 5 例，占 10.8%；无效 4 例，占 8.7%；总有效率为 91.3%（刘浩江．归脾汤加减治疗中年崩漏 46 例．南京中医学院学报，1988，（2）：26）。以归脾汤加减治疗崩漏 40 例。临床上以归脾汤去远志、酸枣仁、木香、龙眼肉加蒲黄、益母草、仙鹤草、旱莲草为基础方，气虚重者重用黄芪、党参；血虚者，加阿胶、首乌；阴虚血热者，加生地、丹皮、黄芩；气滞血瘀者，加香附、乌药、丹参、桃仁。治疗结果：痊愈 27 例，好转 9 例，无效 6 例，总有效率为 86%（林素英．归脾汤加减治疗崩漏 42 例．江苏中医，1996，（10）：26）。

（18）**经期延长** 以归脾汤去甘草、茯神、远志、木香、龙眼肉加续断，仙鹤草、茜草为基本方，治疗放环后经期延长 50 例。随证加减为：经色黯有块，腹痛明显者，加桃仁、益母草；伴月经量多，色红质稠，加丹皮、生地、栀子。结果：痊愈 38 例（76%），好转 10 例（20%），无效 2 例（4%），总有效率 96%（王黎寒．归脾汤加减治疗放环后经期延长 50 例．云南中医杂志，1999，（3）：28）。

【原文】

癲癇：痰在膈間，眩微不僕；痰在膈上，眩甚僕倒，大人曰癲，小兒曰癇，皆有邪氣逆上，陽分亂于頭中。癇有五：馬、牛、羊、鷄、猪，以其疾狀偶類其實，痰火驚三者而已。痰結心胷，開痰鎮心；心經蓄熱，清心除熱；痰迷心竅，祛痰寧心。癲者，呻吟甚則僵僕，心常不樂，言語無倫，如醉如癡。癇者，猝然昏倒，咬牙作聲，吐沫不省，隨後便醒。因怒者，寧神導痰湯（風門）、當歸龍薈丸（五臟），婦人，加味消遙散（婦人）。病先身熱脈浮，六腑易治。病先身冷脈沉，五臟難治。

追風祛痰丸：（寶鑑）治風痰發癇。半夏湯洗為末稱六兩分作二分[1]，以一分皂角汁浸作麯，一分薑汁浸作麯，南星三兩剉，一半白礬水浸一宿，一半皂角水浸一宿，防風、天麻、白殭蚕[2]炒、白附子煨、皂角炒各一兩，全蝎炒、白礬枯、木香各五錢，右末，薑汁糊丸如梧子，硃砂為衣，薑湯下七八十丸。

清心滚痰丸：（寶鑑）治癲癇驚狂一切怪證，專治痰火。大黄酒蒸、黄芩各四兩，青礞石同熖硝[3]煆如金色、犀角、皂角、硃砂水飛各五錢，沉香二錢五分，麝香五分，右末，水和丸如梧子，硃砂為衣，溫水下七十丸。

［语释］

癫痫：痰在膈间，患者微眩不仆到；痰在膈上，患者眩甚仆倒，大人叫“癫”，小儿叫“痫”，都有邪气逆上，阳分乱于头中的情况。痫有五种：马痫、牛痫、羊痫、鸡痫、猪痫，因其疾病症状偶与相符，病因不外乎痰、火、惊三者。痰结心胸，应开痰镇心；心经蓄热，应清心除热；痰迷心窍，应祛痰宁心。癫者，患者出现呻吟症状，甚则僵仆，心常不乐，言语无伦，如醉如痴。痫者，患者猝然昏倒，咬牙作声，吐沫不省，随后便醒。因怒患病者，用“宁神导痰汤”祛（风邪）治疗、“当归龙荟丸”润（五脏）治疗，妇人患病，用“加味消遥散”治疗（妇人）。患者先身热、脉浮，病在六腑易治。患者先身冷、脉沉，五脏难治。

追风祛痰丸：《宝鉴》治风痰发痫。方药组成为半夏（水洗净，研成末）称六两分作二份，以一份皂角汁浸，作曲，一份姜汁浸，作曲，南星三两挫碎，一半白矾水浸一宿，一半皂角水浸一宿，防风、天麻、白僵蚕（炒）、白附子（煨）、皂角（炒）各一两，全蝎（炒）、白矾（枯）、木香各五钱，又制成细末，用姜汁制成糊丸，如梧子大小，朱砂作衣，每次姜汤服下七十至八十丸。

清心滚痰丸：《宝鉴》治癫痫惊狂一切怪证，专治痰火。方药组成为大黄（酒蒸）、黄芩各四两，青礞石同焰硝一起煅成金色，犀角、皂角、朱砂（水飞）各五钱，沉香二钱五分，麝香五分，又制成细末末，以水和泛丸如梧子大小，朱砂为衣，每次温水服下七十丸。

［词解］

①分：同“份”。

②白殭蚕：即“白僵蚕”。

③熖硝：又称“焰硝”、“硝石”、“牙硝”。其主要成分为氧化钾，为白色结晶状。

【原文】

（内局）**龍腦安神丸：**（寶鑑）治五種癲癇，無問遠近。白茯苓正傳用伏神三兩，人参、地骨皮、麥門冬、甘草各二兩，桑白皮、犀角鎊[1]各一兩，牛黄五錢，龍腦、麝香各三錢，朱砂、馬牙硝各二錢，金箔三十五片，右末，蜜丸如彈子，金箔爲衣，每一丸冬溫水夏涼水化下。

滋陰寧神湯：（寶鑑）治癲疾，及不時暈倒，痰壅搐搦。當歸、川芎、白芍藥、熟地黄、人參、伏神、白术、遠志、南星各一錢，酸棗仁炒、甘草各五分，黄連酒炒四分，薑三片。

清心溫膽湯：（寶鑑）治諸癇，平肝解鬱、清火化痰、益心血。陳皮、半夏、茯苓、枳實、竹茹、白术、石菖蒲、黄連薑汁炒、香附子、當歸、白芍藥各一錢，麥門冬八分，川芎、遠志、人參各六分，甘草四分，薑三片。

［语释］

（内局）**龙脑安神丸：**《宝鉴》治五种癫痫，不管病程远近。方药组成为白茯苓三两，而在《正传》中，伏神代用茯苓，人参、地骨皮、麦门冬、甘草各二两，桑白皮、犀角（镑）各一两，牛黄五钱，龙脑、麝香各三钱，朱砂、马牙硝各二钱，金箔三十五片，又制成细末，做成如弹子大小的蜜丸，用金箔作衣，每次一丸，冬用温水、夏用凉水化下。

滋阴宁神汤：《宝鉴》治癫疾，及不时晕倒，痰壅搐搦。方药组成为当归、川芎、白芍药、熟地黄、人参、伏神、白术、远志、南星各一钱，酸枣仁（炒）、甘草各五分，黄连（酒炒）四分，生姜三片。

清心温胆汤：《宝鉴》治诸痫，能平肝解郁、清火化痰、益心血。方药组成为陈皮、半夏、茯苓、枳实、竹茹、白术、石菖蒲、黄连（姜汁炒）、香附子、当归、白芍药各一钱，麦门冬八分，川芎、远志、人参各六分，甘草四分，生姜三片。

［词解］

①鎊：即镑片，所用的工具是镑刀，镑刀是在木质的柄上，平行镶嵌很多锋利的刀片，操作时将软化的药材用钳子夹住，另一只手持镑刀一耑来回镑成极薄的饮片。此法适应动物角类药物，如羚羊角、水牛角等。

【原文】

癲狂：癲，陰盛多喜；狂，陽盛多怒，蓋心肝二經火盛。大抵狂爲痰實，癲爲心血少，治法俱豁痰順氣、清火平肝。癲謂僵仆不省，狂謂妄言妄走。胃大腸實熱，燥火鬱結成狂。一切大風癲狂，防風通聖散（風門）加牡丹皮、生地黄、桃仁。痰火欝塞癲狂，牛黄清心丸（風門），清心滾痰丸。（新增）狗寶入於豆腐内，煮熟後去豆腐只取狗寶，細末，米飲調下。色青者佳，白者劣。

當歸承氣湯：（寶鑑）治陽狂，奔走罵詈。當歸、大黄各一兩，芒硝七錢，甘草五錢，右剉，每一兩薑五片、棗十枚，水一碗煎至半，去渣溫服。硝、黄去胃中實熱，當歸補血，甘草緩中，加薑棗者，引入胃中也。

牛黄瀉心湯：（寶鑑）治癲癇及心經邪熱狂亂，精神不爽。大黄生一兩，龍腦、朱砂水飛、牛黄各一錢，右末，每服三錢，生薑汁和蜜水調下。

寧志化痰湯：（寶鑑）治癲狂初起。膽制南星、半夏、陳皮、茯苓、黄連薑汁炒、天麻、人參、酸棗仁炒、石菖蒲各一錢，薑五片。

［语释］

癫狂：癫，属阴盛多易喜；狂，属阳盛多易怒，可能心肝二经火盛。大抵“狂证”为痰实，“癫证”为心血少，治法都应豁痰顺气、清火平肝。“癫”可以说僵仆不省，“狂”可以说妄言妄走。胃大肠实热，燥火郁结成狂。一切大风癫狂，用“防风通圣散”（祛风），加牡丹皮、生地黄、桃仁治疗。痰火郁塞癫狂，用“牛黄清心丸”（清心）治疗、或“清心滚痰丸”治疗。（本书新增方剂）狗宝入于豆腐内，煮熟后去豆腐只取狗宝，研为细末，米汤调下。狗宝色青者佳，白者劣。

当归承气汤：《宝鉴》治阳狂，奔走骂詈。方药组成为当归、大黄各一两，芒硝七钱，甘草五钱，又挫碎，每一两放入姜五片、枣十枚，水一碗煎至一半，去药渣后药液温服。方解：芒硝、大黄去胃中实热，当归补血，甘草缓中，加姜枣，引药入胃。

牛黄泻心汤：《宝鉴》治癫痫及心经邪热狂乱，精神不爽。方药组成为大黄生一两，龙脑、朱砂（水飞）、牛黄各一钱，又制成细末，每次服三钱，以生姜汁和蜜水调下。

宁志化痰汤：《宝鉴》治癫狂初起。方药组成为胆制南星、半夏、陈皮、茯苓、黄连（姜汁炒）、天麻、人参、酸枣仁（炒）、石菖蒲各一钱，生姜五片。

【原文】

神病通治：先貴後賤，曰脱營，先富後貧，曰失精①，雖不中邪，病從內生。血爲憂煎，氣隨悲滅，令人飲食無味、神倦肌瘦。牛黄清心丸（風門）、交感丹（風門）、天王補心丹、清心補血湯、朱砂安神丸、辰砂竗香散。

天王補心丹：（寶鑑）寧心保神、令人不忘、除怔忡、定驚悸、養育心神。生乾地黄酒洗四兩，黄連酒炒二兩，石菖蒲一兩，人參、當歸酒洗、五味子、天門冬、麥門冬、柏子仁、酸棗仁炒、玄參、白茯神、丹參、桔梗、遠志各五錢，右末，蜜丸如梧子，朱砂爲衣，臨臥以燈心竹葉煎湯下三五十丸。

加減溫膽湯：（寶鑑）治痰迷心竅，神不守舍；因憂思鬱結，驚恐傷心，心不自安；神出舍空，使人驚悸怔忡，煩亂悲歌，叫駡奔走不識人。茯神、半夏制、陳皮、枳實、梔子炒、白术、麥門冬、黄連各一錢，當歸、酸棗仁炒、竹茹各八分，人參六分，辰砂末五分，甘草三分，薑三片，棗二枚，梅一箇，水煎，調辰砂末五分、竹瀝半盞服。

［语释］

神病通治：如果病人以前高贵而后卑贱，叫做“脱营”。如其人以前富裕而后贫困，叫做“失精”。患者即使不中外邪，疾病也会由内而生。血为忧煎，气随悲灭，令人饮食无味、神倦肌瘦。治疗该类疾病时，可选用“牛黄清心丸”（清心）、“交感丹”（气不宣通者）、“天王补心丹”、“清心补血汤”、“朱砂安神丸”、“辰砂妙香散”。

天王补心丹：《宝鉴》能宁心保神，益智，除怔忡，定惊悸，养育心神。方药组成为生干地黄（酒洗）四两，黄连（酒炒）二两，石菖蒲一两，人参、当归（酒洗）、五味子、天门冬、麦门冬、柏子仁、酸枣仁（炒）、玄参、白茯神、丹参、桔梗、远志各五钱，又制成细末，做成如梧子大小的蜜丸，朱砂作衣，临睡时以灯心、竹叶煎汤服下三十至五十丸。

加减温胆汤：《宝鉴》治痰迷心窍，所致神不守舍；因忧思郁结，或惊恐伤心，所致心不自安；神出舍空，使人惊悸怔忡，烦乱悲歌，叫骂奔走不认人。方药组成为茯神、半夏（制）、陈皮、枳实、栀子（炒）、白术、麦门冬、黄连各一钱，当归、酸枣仁（炒）、竹茹各八分，人参六分，辰砂末五分，甘草三分，生姜三片，大枣二枚，梅一个，水煎，药液调辰砂末五分、竹沥半盏服。

［词解］

①先貴後賤曰脱營，先富後貧曰失精：出自《素问·疏王过论》。指在接诊病人时，必须了解其贵贱富贫的变化。如果病人以前高贵而后卑贱，致情志不舒，这称之谓“脱营”。如其人以前富裕而后贫困，这样饮食和营养摄取上会受到影响，这称之谓“失精”。

［临床新用］

天王补心丹 本方现代主要用于神经衰弱症、精神病、肝炎、心绞痛、病毒性心肌炎、脑梗死、复发性口疮、失眠、阳痿的治疗。

（1）**神经衰弱症** 天王补心丹治疗本病218例，每次10～15克，日3次，1个月为1疗程。结果：基本控制145例，显效70例，无效3例。疗效明显优于30例对照组（杨振平．天王补心丹为主治疗神经性血循环衰弱症218例临床报告．中医杂志，1990，（8）：478）。口服天王补心丹汤治疗神经衰弱见心悸烦热、健忘怔忡，神志不清，咽干口燥等症，本方具有滋阴养血，补心安神的功效，用以治疗神经衰弱属宁神养心法（徐剑泉．神经衰弱症40例临床治疗初步报导．中医杂志，1958，（3）：179）。

（2）**精神病** 加味天王补心汤治疗躁狂症62例，患者口服本方每次50～80毫升，每日3次，62例均获治愈，若有再次发作者，复用此法亦获效（敦松山．加味天王补心丹治躁狂症．中华神经精神科杂志，1958，（6）：36）。

（3）**肝炎**　以天王补心丹为主治疗阴虚型慢性迁延性肝炎34例，患者均以心烦失眠为主症。每日1剂水煎服，30天为1疗程。结果：获临床痊愈者29例，平均治疗46.7天，好转3例，无效2例。主症消失者24例，好转8例，无效2例；肝脾肿大8例，2例回缩正常；肝功能检查麝浊偏高者18例，12例恢复正常；，29例血清谷丙转氨酶恢复正常，3例基本正常，2例无明显改善（奚彩昆．养血安神法治疗慢性迁延性肝炎34例．上海中医杂志，1982，(5)：8）。

（4）**心绞痛**　采用天王补心丹加减治疗心绞痛35例，其中突发性心绞痛15例，原有冠心病史者20例，随证加减：胸闷甚者，加佛手、枳实、檀香；心绞痛剧烈者，配苏冰滴丸；心阴不足加党参等；夜寐不安者，加夜交藤、合欢皮等；舌苔厚腻者，加全瓜蒌；脉结代，加炙甘草。结果：10例临床治愈，20例好转，5例无效（于绍存．天王补心丹加减治疗心绞痛35例．浙江中医杂志，1998，(11)：513）。

（5）**病毒性心肌炎**　用本方加减治疗病毒性心肌炎23例，瘀血显著者加用丹参注射液8支，于5%葡萄糖液500ml中静滴，日1次，10天为1疗程，一般1~3疗程。痊愈16例，有效6例，无效1例，总有效率为95.6%（贾全森．补心解毒汤为主治疗病毒性心肌炎23例．中国医药学报，1998，(6)：38）。

（6）**脑梗死**　将天王补心丹改为汤剂治疗30例脑梗死患者。其中20人在西药常规给药的基础上每日加服（或鼻饲）400毫升的天王补心丹汤剂，治疗6~8周后发现，加服天王补心丹汤剂的20名患者的纤维蛋白原含量，全血比黏度、血浆比黏度、红细胞压积，红细胞电泳时间均较治疗前显著降低，而对照组10名未服中药的患者治疗后无显著差异。结果：治疗组5人基本痊愈，9人显著进步，5人进步，1人无变化，无恶化患者；总有效率为91%；而对照组有2人基本痊愈，1人显著进步，3人进步，3人无变化1人恶化，总有效率为60%，说明天王补心丹对脑梗死有良好的治疗作用（王联发．天王补心丹治疗脑梗塞30例．实用中医内科杂志，1999，(2)：23）。

（7）**复发性口疮**　54例复发性口疮患者分为两组，治疗组27人用天王补心丹治疗，对照组27人给予维生素B和维生素C。两组患者在辨证上均为心脾积热及阴虚内热型，经原方丸剂3个疗程的治疗（4周为1疗程），两组均局部外用锡类散，治疗组痊愈5例，显效14例，改善6例，无效2例，有效率92.5%，明显优于对照组（鲁黎玉．天王补心丸治疗复发性口疮．上海中医药杂志，1999，(3)：35）。

（8）**失眠**　用本方制成膏剂治疗心悸、失眠84例，痊愈41例，显效23例，好转17例，无效3例，有效率为96.13%，用丸剂作为对照组，每次口服15毫升，每日3次，晚上在临睡前1小时服用，其有效率87.50%（谢光前．天王补心膏治疗心悸、失眠的临床疗效观察．河南中医，1992，(2)：83）。

（9）**阳痿**　原方加味治疗阳痿37例，治愈30例，显著好转5例，明显改善2例1年后因劳心过度复发者8例，继服原方治疗，症状消除。其中口舌生疮，茎中灼痛者，加竹叶、木通、朱砂；眩晕少眠，合“磁朱丸”；早泄、遗精，加金樱子、芡实；心悸怔忡，合“甘麦大枣汤”。服药期间，调情志，戒辛辣，劳逸适宜（蒋正义．天王补心丹治疗阳痿37例．陕西中医，1990，11(5)：224）。

【原文】

血：心主血，脾裹血，肝納血。

脈法：諸失血，見[①]芤脈。沉細吉，浮大凶。濇為少血，芤為失血。脫血，脈實難治。澁濡弱，為亡血。

血為氣配：血，乃水穀之精氣，陽血陰血隨氣行，病出於血，調氣猶可，病原於氣，區區調血何加焉？故調氣為上，調血次之。血脫危急，補血難期速效，故不得已從權益氣益胃，升陽湯（內傷）、獨参湯（氣門），亦先陽後陰之義。血上行屬火，下行挾濕；上行逆，下行順。

［语释］

血：心主血，脾统血，肝藏血。

脉法：各种失血，均呈现芤脉。出现沉细脉吉，浮大脉凶。涩脉为少血，芤脉为失血。出现失血，脉实难治疗。若脉涩、濡、弱，为亡血。

血为气配：血，是水谷之精气，阳血阴血随气而行，病出于血，调气犹可治疗，若病原于气，仅仅调血，对治疗病有帮助吗？故调气为上，调血次之。血脱则危急，补血难以达到速效，故不得已应从权益气益胃着手治疗，用“升阳汤”治（内伤）、“独参汤”（补气），也是先补阳后补阴之义。气在血上行，属火，在血下行，挟湿；在血上行，为逆，在血下行，为顺。

［词解］

①見：同“现”。

【原文】

衄血　嘔血　吐血：衄血者，陽明熱鬱，口鼻出血，涼血行血為主。衄血出於肺。止衄法：以白紙作數十摺，冷水浸貼頂中，以熨鬥火頻熨。白芨末，冷水調服三錢。以色線緊紮手中指節，左出紮右，右出紮左，左右出，左右俱紮。百草霜末三錢，水調服。以水噴麵，使帶驚則止。吐衄血，蓮心末二錢調服。有聲為嘔，無聲為吐，實者，犀角地黃湯、黃連解毒湯（寒門）；虛者，小建中湯（虛勞）加黃連。有因勞倦飲食，心血入胃吐者；有因酒熱滿悶，血從吐後血者；有因大飽、胃冷，不消強吐，相裂胃口，吐血腹痛難治者，理中湯（寒門）加川芎、乾葛。吐血火病，雖挾痰，治火則血止。行氣，莎芎散；滋補清氣，生脈飲（暑門）；止澁，童便乾薑炒末，調服，還血歸元，參苓白朮散（內傷），四君子湯（氣門），腎氣丸（五臟），璦提三黃補血湯。

［语释］

衄血　呕血　吐血：衄血，为阳明热郁，口鼻出血，治法以凉血行血为主。衄血出于肺。止衄法：将白纸作数十折，冷水浸湿贴于头顶正中，以熨斗频熨。或白及末，冷水调服三钱。或以色线紧扎手中指节，左边出血，扎右手指，右边出血，扎左手指，左右出血，左右手指俱扎。或百草霜末三钱，水调服。或以水喷面，使带惊则血止。吐衄血患者，用莲心末二钱，调服。有声为呕血，无声为吐雪，实者，用“犀角地黄汤”、“黄连解毒汤”（凉血解毒）治疗；虚者，用“小建中汤”（补虚劳）加黄连治疗。有因劳倦、饮食，致使心血入胃吐者；有因酒热满闷，血从吐而出者；有因大饱、胃冷，饮食不消，强吐，相裂胃口，吐血腹痛难治者，用“理中汤”（散寒）加川芎、干葛治疗。吐血属火病，虽挟痰，治火则血止。行气，用“莎芎散”，滋补，用“清气生脉饮”（暑邪为病）。止涩，用童便浸干姜，炒后研末，调服，或“还血归元”，或“参苓白术散”（治内伤），或“四君子汤”（补气），或“肾气丸”（补五脏），或“璦提三黄补血汤”。

【原文】

莎芎散：（寶鑒）治衄血。香附子四兩，川芎二兩，右末，每二錢，茶清調下，不以時。（丹溪心法）芎附飲同香附，開鬱行氣，使邪火散於經絡，川芎和血通肝，使血歸於肝臟，血歸火散，其血立止。

三黃補血湯：（寶鑒）治六脈虛芤，而衄吐血。升麻、白芍藥各二錢，熟地黃一錢，當歸、川芎各七分五里，生地黃、柴胡、黃芪、牡丹皮各五分。

清衄湯：（寶鑒）治衄血。當歸、赤芍藥、生地黃、香附子、黃芩、梔子、側栢葉各一錢，黃連七分，赤茯苓、桔梗各五分，生甘草三分，藕節五箇，童便調服。

犀角地黃湯：（寶鑒）治衄吐血不止，及上焦瘀血，面黃，大便黑，能消化瘀血。生地黄三錢，赤芍藥二錢，犀角鎊、牡丹皮各一錢，加郁金、片芩、升麻妙。（回春）加當歸、黄芩、黄連各一錢尤佳。

茯苓補心湯：（寶鑑）治勞心吐血。白芍藥二錢，熟地黄一錢五分，當歸一錢三分，川芎、白茯苓、人參、前胡、半夏各七分，陳皮、枳殼、桔梗、乾葛、紫蘇葉、甘草各五分，薑五片，棗二枚。

清熱解毒湯：（寶鑒）治吐衄血。升麻二錢，生地黄一錢五分，黄栢、赤芍藥、牡丹皮各七分，乾葛、黄連、黄芩、桔梗、梔子、連翹、甘草各五分，薑三片。

［语释］

莎芎散：《宝鉴》治衄血。香附子四两，川芎二两，又制成细末，每次服二钱，不定时清茶调下。《丹溪心法》“芎附饮”与香附能开郁行气，使邪火散于经络，川芎能和血通肝，使血归于肝脏，血归火散其血立止。

三黄补血汤：《宝鉴》治六脉虚芤而吐衄血。方药组成为升麻、白芍药各二钱，熟地黄一钱，当归、川芎各七分五里，生地黄、柴胡、黄芪、牡丹皮各五分。

清衄汤：《宝鉴》治衄血。方药组成为当归、赤芍药、生地黄、香附子、黄芩、栀子、侧柏叶各一钱，黄连七分，赤茯苓、桔梗各五分，生甘草三分，藕节五个，童便调服。

犀角地黄汤：《宝鉴》治衄吐血不止，及上焦瘀血，所致面黄、大便黑，本方能消化瘀血。方药组成为生地黄三钱，赤芍药二钱，犀角（镑）、牡丹皮各一钱，加郁金、片芩、升麻（妙）。《回春》加当归、黄芩、黄连各一钱，效果更好。

茯苓补心汤：《宝鉴》治劳心吐血。白芍药二钱，熟地黄一钱五分，当归一钱三分，川芎、白茯苓、人参、前胡、半夏各七分，陈皮、枳壳、桔梗、干葛、紫苏叶、甘草各五分，姜五片，枣二枚。

清热解毒汤：《宝鉴》治吐衄血。方药组成为升麻二钱，生地黄一钱五分，黄柏、赤芍药、牡丹皮各七分，干葛、黄连、黄芩、桔梗、栀子、连翘、甘草各五分，生姜三片。

［临床新用］

犀角地黄汤　本方现代主要用于药物过敏性皮炎、腮腺炎、支气管扩张咯血、酒渣鼻的治疗。

（1）**药物过敏性皮炎**　用犀角地黄汤加味治疗药物过敏性皮炎38例。里实热证者加大黄，毒伤营血者重用水牛角，加蒲公英、银花等清热解毒。水煎服，每日1剂，分早晚两次服。结果：痊愈33例，占86.8%；好转5例，占13.2%，全部有效（刘斌湘．加味犀角地黄汤治疗药物过敏性皮炎38例．湖南中医杂志，1998，（1）：39）。

（2）**腮腺炎**　以犀角地黄汤加减治疗腮腺炎证属湿热毒蕴，伤于阴血，治以养阴清热，解毒凉血，祛湿化浊。二剂后热退，偶有低热87.5℃，腮腺消肿不明显，精神好转，能进少量食物，二剂后病情大振，诸症明显减轻，仅腮腺及下颌部淋巴结略肿大，又二剂病情痊愈（张翠清．小儿湿热临床辨治举隅．北京中医，1996，（6）：11）。

（3）**寻常型银屑病**　用犀角地黄汤加味治疗寻常型银屑病26例。治疗结果：基本痊愈8例，占31%；好转16例，占61%；无效2例，占8%；总有效率92%，基本痊愈天数一般为30天至90天（皮巨川．犀角地黄汤加味治疗寻常型银屑病26例疗效观察．贵阳中医学院学报，1995，（1）：57）。

（4）**支气管扩张咯血**　某男，45岁，工人。间断咯血3年，1周前加重，血色鲜红，面色潮红，身热汗出，舌红苔黄腻，脉滑数。小便黄，大便白调。证属肺热壅盛，迫血妄行。治以清泄肺热，凉血止血。药用：犀角2克（磨兑现用水牛角代），生地30克，赤芍、白芍各15克，桑白皮15克，黄芩炭10克，大黄炭10克，茅根30克，白薇20克，服药8剂，咯血止，后以滋阴清肺之剂善其后而愈，随访未见复发（向一清．犀角地黄汤治验二则．湖南中医杂志，1996，（4）：39）。按：肺热壅盛损伤血络而致咯血，用生地、水牛角、茅根、赤芍清泄热邪，凉血化瘀；黄芩炭、大黄炭清肺泻热，使肺热有下泄之机，则咯血自止；由于血出日久，肺阴受损，伍白薇、白芍以敛阴补肺，则病告痊愈。

（5）**酒渣鼻**　某男，25岁，农民。有胃病史9年，5年来鼻尖红肿反复发作，近3个月来病情加重，整个鼻子红肿连及迎香穴以外，鼻尖起黄泡，灼热疼痛。证属脾胃湿热，邪毒壅盛，治以清热凉血解毒。药用犀角1克，生地15克，赤芍10克，丹皮10克，紫花地丁15克，白芷10克，黄芩10克，甘草3克，服上方8剂，鼻尖黄泡消退，红肿亦有好转。犀角改用水牛角60克代，服用60余剂，多年痼疾告愈，至今未复发（向一清．犀角地黄汤治验一例．湖南中医杂志，1996，（4）：39）。按：胃中湿热，郁久化毒，壅结于鼻。方中以清热地黄汤清热解毒；黄芩、白芷清热散结，消痈肿；紫花地丁、银花、甘草清热解毒。方药对证，多年顽疾告愈。

【原文】

咳嗽唾咯血：咳血者，咳甚出血，屬肺熱者，滋陰降火湯（火門），虛者，八物湯（虛勞）。嗽血者，痰嗽帶血，屬脾熱者，加味逍遙散，虛者，六君子湯（痰飲）加桑白皮、片芩、枳殼、五味子。唾血者，隨唾而出血，屬腎，滋陰降火湯。咯血者，咯出血屑或咯不出，或帶紅絲，此精血竭，四物湯加竹瀝、薑汁、童便、青黛，或滋陰降火湯。

加味逍遙散：（寶鑒）治痰中見血。牡丹皮、白术各一錢五分，當歸、赤芍藥、桃仁、貝母各一錢，山梔、黄芩各八分，桔梗七分，青皮五分，甘草三分。

清肺湯：（寶鑒）先痰後血，是積熱也。赤茯苓、陳皮、當歸、生地黄、赤芍藥、天門冬、麥門冬、黄芩、梔子、紫蘇、阿膠珠、桑白皮各七分，甘草三分，棗二枚，梅一箇

清火滋陰湯：（寶鑒）治嘔吐咳嗽，唾咯血。天門冬、麥門冬、生地黄、牡丹皮、赤芍藥、山梔子、黄連、山藥、山茱萸、澤瀉、赤茯苓、甘草各七分，水煎入童便服。

玄霜雪梨膏：（寶鑒）治咳嗽唾咯吐血，除勞心動火、勞嗽久不愈。雪梨六十箇去心皮取汁二十鍾[①]，酸者不用，生藕汁十鍾，生地黄汁十鍾，白茅根汁十鍾，麥門冬煎取汁五鍾，生蘿菖汁五鍾，右汁合和，重濾去渣，火上煎煉，入煉蜜一斤、飴糖八兩、柿霜八兩、薑汁半盞，火上再熬如稀糊，則成膏矣。每服三五匙，日三服不拘時。

［语释］

咳嗽唾咯血：咳血，咳甚出血，属肺热患者，用“滋阴降火汤”（火邪为病）治疗，若虚者，用“八物汤”（补虚）治疗。嗽血，痰嗽带血，属脾热患者，用“加味逍遥散”治疗，若虚者，用“六君子汤”（有痰饮）加桑白皮、片芩、枳壳、五味子治疗。唾血患者，随唾而出血，属肾，用“滋阴降火汤”治疗。咯血者，咯出血屑或咯不出，或唾液中带红丝，这是精血竭的表现，用“四物汤”加竹沥、姜汁、童便、青黛治疗，或“滋阴降火汤”治疗。

加味逍遥散：《宝鉴》治痰中见血。方药组成为牡丹皮、白术各一钱五分，当归、赤芍药、桃仁、贝母各一钱，山栀、黄芩各八分，桔梗七分，青皮五分，甘草三分。

清肺汤：《宝鉴》先痰后血，是积热所致。方药组成为赤茯苓、陈皮、当归、生地黄、赤芍药、天门冬、麦门冬、黄芩、栀子、紫苏、阿胶珠、桑白皮各七分，甘草三分，枣二枚，梅一个

清火滋阴汤：《宝鉴》治呕吐咳嗽唾咯血。方药组成为天门冬、麦门冬、生地黄、牡丹皮、赤芍药、山栀子、黄连、山药、山茱萸、泽泻、赤茯苓、甘草各七分，水煎入童便服。

玄霜雪梨膏：《宝鉴》治咳嗽唾咯吐血，能治劳心动火、劳嗽久不愈。方药组成为雪梨六十个（去心皮）取汁二十盅（味酸者不用），生藕汁十盅，生地黄汁十盅，白茅根汁十盅，麦门冬煎取汁五盅，生萝卜汁五盅，又将药汁相合，过滤去渣，放在火上熬炼，加入炼蜜一斤、饴糖八两、柿霜八两、姜汁半杯，在火上再熬成稀糊状，膏就熬好了。每次服三至五匙，每日三次，不拘于时间。

［词解］

①鍾：同“盅”。

【原文】

尿血：胞移熱膀胱，癃①，尿血。下焦熱，尿血。尿血淋痛②，或雜尿而出者，從膀胱來也。若出血不痛，非淋即尿血，乃心移熱小腸，血從精竅③中來，四物湯加山梔、滑石、牛膝、黃芩、黃連，或導赤散（六腑）。亂髮灰燒存性，醋湯調服八正散（小便）加麥門冬、四物合五苓散（寒門）。色傷，腎氣丸（五臟）。老人，六味地黃丸（五臟）。暑熱，升麻煎湯調益元散（暑門）。痛不可忍，單豆鼓一撮煎服。

清腸湯：（寶鑒）治尿血。當歸、生地黃、梔子炒、黃連、赤芍藥、黃栢、瞿麥、赤茯苓、木通、萹蓄、知母、麥門冬各七分，甘草五分，燈心一團，梅一箇。

茯苓調血湯：（寶鑒）治酒麵過度，房勞後小便出血。半赤茯苓一錢，半赤芍藥、川芎、半夏麯各七分，前胡、柴胡、青皮、枳殼、桔梗、桑白皮、白茅根、燈心、甘草各五分，薑五片，蜜二匙。

清熱滋陰湯：（寶鑒）治尿血及便血。生地黃、麥門冬、梔子炒黑各一錢，玄參、牡丹皮各八分，當歸、川芎、赤芍藥各五分，知母、黃栢並酒炒、白术、陳皮、甘草各三分。

［语释］

尿血：胞移热膀胱，则出现癃闭、尿血症状。下焦有热，可出现尿血。尿血淋痛，或杂尿而出，来自膀胱。若出血不痛，非淋即尿血，乃心移热小肠，血从精窍中来，用“四物汤”加山栀、滑石、牛膝、黄芩、黄连治疗，或：“导赤散”（泻六腑）治疗。或乱发灰烧存性，醋汤调服“八正散”（通小便）加麦门冬治疗。或“四物汤”加“五苓散”（散寒湿）治疗。因色欲所伤，用“肾气丸”（补五脏）治疗。老人，用“六味地黄丸”（补五脏）治疗。暑热，以升麻煎汤调“益元散“（暑邪为病）治疗。痛不可忍，单用豆鼓一把煎服。

清肠汤：《宝鉴》治尿血。方药组成为当归、生地黄、栀子（炒）、黄连、赤芍药、黄柏、瞿麦、赤茯苓、木通、萹蓄、知母、麦门冬各七分，甘草五分，灯心一团，梅一个。

茯苓调血汤：《宝鉴》治饮酒吃饭过度，或房劳后小便出血。方药组成为半赤茯苓一钱，半赤芍药、川芎、半夏曲各七分，前胡、柴胡、青皮、枳壳、桔梗、桑白皮、白茅根、灯心、甘草各五分，生姜五片，蜂蜜二匙。

清热滋阴汤：《宝鉴》治尿血及便血。方药组成为生地黄、麦门冬、栀子（炒黑）各一钱，玄参、牡丹皮各八分，当归、川芎、赤芍药各五分，知母黄柏（均酒炒）、白术、陈皮、甘草各三分。

［词解］

①癃：指现在的“癃闭”。癃闭是由于肾和膀胱气化失司而导致尿量减少，排尿困难，甚则小便闭塞不通为主症的一种病证。其中又以小便不利，点滴而短少，病势较缓者称为“癃”；以小便闭塞，点滴全无，病势较急者称为“闭”。癃闭之名，源于《内经》，东汉殇帝姓刘名癃，由于避讳，将“癃”改为“淋”，或改为闭。所以《伤寒论》和《金匮要略》中都没有癃闭的名称，只有淋病和小便不利的记载。

②淋痛：指尿频、尿急、淋漓涩痛等症状。

③精窍：指男性尿道口。《寓意草》：“其实漏病乃精窍之病。”

【原文】

便血：内因濕熱、酒色、七情，外感六滛①，氣血逆亂。腸風自外得，色鮮，在糞前，近血，屬大腸氣，敗毒散（寒門）。腸毒自內得，色暗，在糞後，遠血，屬小腸血，宜胃風湯、香連丸（並大便）、清榮槐花飲（後陰）。日久氣虛，補中益氣湯（內傷），傷食，平胃散（六腑）加枳殼、槐花、當歸、烏梅酒毒酒蒸，黃連丸（暑門）。臟寒，下血無痛，宜乾薑桂枝之屬。

平胃地榆湯：（寶鑒）治結陰便血[②]。蒼术、升麻、附子炮各一錢，地榆七分，葛根、厚朴、白术、陳皮、赤茯苓各五分，乾薑、當歸、神麯炒、白芍藥、益智仁、人參、甘草炙各三分，薑三片，棗二枚。

清臟湯：（寶鑒）治大便下血。生地黃一錢，當歸酒洗、地榆各八分，黃芩、梔子炒黑、黃栢炒各七分，白芍藥、黃連、側栢葉、阿膠珠各六分，川芎、槐角炒各五分。

槐花散：（寶鑒）治腸胃有濕，脹滿下血。槐花炒二錢，蒼术、厚樸、陳皮、當歸、枳殼各一錢，烏梅肉、甘草炙各五分。

厚樸煎：（寶鑒）治便血及諸下血。厚樸、生薑各五兩同搗爛炒黃，白术、神曲、麥芽、五味子各一兩同炒黃，右末，水糊丸如梧子，米飲下百丸。蓋脾胃本無，血緣氣虛，腸薄自榮衛滲入而下，用厚樸厚腸胃[③]，麥芽消酒食，白术導水，血自不作，多有奇效。

［语释］

便血：内因湿热、酒色、七情，外感六淫，致使气血逆乱。肠风自外得，出现便血色鲜，血在粪前，是近期出血，属大肠气，用“败毒散”治疗（寒湿为病）。肠毒自内得，出现便血色暗，血在粪后，是远期出血，属小肠血，宜“胃风汤”、“香连丸”治疗（均通大便），或“清荣槐花饮”治疗（便血）。日久气虚便血，用“补中益气汤”（内伤）治疗，或“伤食平胃散”（六腑为病）加枳壳、槐花、当归、乌梅（酒煮或酒蒸）治疗，或黄连丸（暑邪为病）治疗。脏寒，下血不痛，宜用干姜桂枝之类治疗。

平胃地榆汤：《宝鉴》治结阴便血。方药组成为苍术、升麻、附子（炮）各一钱，地榆七分，葛根、厚朴、白术、陈皮、赤茯苓各五分，干姜、当归、神曲（炒）、白芍药、益智仁、人参、甘草（炙）各三分，生姜三片，大枣二枚。

清脏汤：《宝鉴》治大便下血。方药组成为生地黄一钱，当归（酒洗）、地榆各八分，黄芩、栀子（炒黑）、黄柏（炒）各七分，白芍药、黄连、侧柏叶、阿胶珠各六分，川芎、槐角（炒）各五分。

槐花散：《宝鉴》治肠胃有湿，胀满下血。槐花炒二钱，苍术、厚朴、陈皮、当归、枳壳各一钱，乌梅肉、甘草（炙）各五分。

厚朴煎：《宝鉴》治便血及诸下血。方药组成为厚朴、生姜各五两（一起捣烂炒黄），白术、神曲、麦芽、五味子各一两（一起炒黄），又制成粉末，以水制成糊丸，如梧子大小，每次米汤服下百丸。大概脾胃失去运化统摄之功，致使血因气虚肠薄，自荣卫渗入而下，宜用厚朴厚肠胃，麦芽消酒食，白术利水，血自不会下，且多有奇效。

［词解］

①六滛：即“六淫”。指风、寒、暑、湿、燥、火六种邪气。在正常的情况下，其称为“六气”，是自然界六种不同的气候变化，是万物生长的条件，对人体是无害的。当气候变化异常，六气发生太过或不及，或非其时而有其气（如春天应温而反寒，秋天应凉而反热等），以及气候变化过于急骤（如过剧的暴热、暴冷），在人体正气不足，抵抗力下降时，六气才能成为致病因素，并侵犯人体发生疾病。这种情况下的六气，便称为“六淫”。淫，有太过和浸淫的含意，由于六淫是不正之气，所以又称其为“六邪”。是属于外感病的一类致病因素。“六淫”之名，首见于宋·陈无择《三因极一病证方论·卷二》：“夫六淫者，寒暑燥湿风热是也。”滛，“淫”的异体字。

②治結陰便血：即阴结便血。《景岳全书·杂证谟》：“结阴便血者，以风寒之邪，结于阴分而然，此非伤寒之比。盖邪在五脏留而不去，是谓之结阴，邪内结不得外行，则病归血分，故为便血。”

③厚樸厚腸胃：指通过厚朴燥湿散满、消食散痞、降气平喘，达到增强宽中和胃，保护胃肠的功效。

【原文】

齒衄舌衄：齒衄者，齦屬胃，齒屬腎，二經相併，血出牙縫，漱涼水則止，少頃又出，外糝①綠袍散，內服解毒湯（寒門）合犀角地黃湯，又竹葉煎湯，和鹽漱口，仍塗鹽，地骨皮煎湯，先漱後喫。（新增）牛黃膏（婦人）。舌衄者，血從舌出，蒲黃炒末糝之，又槐花炒末糝之，赤小豆一升，搗碎，和水取汁服之，亂髮灰醋湯調服，且糝之。

綠袍散：（寶鑒）治齒縫出血不止。黃栢、薄荷、芒硝、青黛各等分，右末，入龍膽少許，糝牙床即止。

蚊蛤散：（寶鑒）治舌上出血如泉。五倍子、白膠香、牡蠣粉等分末，糝患處。

［语释］

齿衄舌衄：齿衄，是由于龈属胃，齿属肾，二经病相合，致使血出牙缝，用凉水漱口则止，少顷血又出，外洒“绿袍散”止血，内服“解毒汤”（清热）加“犀角地黄汤”治疗，又用竹叶煎汤加盐漱口，再涂盐，或地骨皮煎汤，先漱口后喝药。（本书新增方剂）“牛黄膏”治疗（妇人衄血）。舌衄，是血从舌出，用蒲黄（炒末）洒在舌上，又用槐花（炒末）洒在舌上，赤小豆一升，捣碎，加水泡汤服，乱发烧灰存性，用醋调服，且洒在舌上。

绿袍散：《宝鉴》治齿缝出血不止。方药组成为黄柏、薄荷、芒硝、青黛各等分，又制成细末，加入龙胆少许，洒在牙床，血即止。

蚊蛤散：《宝鉴》治舌上出血如泉。用五倍子、白胶香、牡蛎粉等分末，洒患处。

［词解］

①糝：指制成粉末涂洒。

【原文】

血汗：膽受熱，血妄行，爲血汗。大喜傷心則氣散，血隨氣行，汗出污衣赤色，黃芪建中湯（虛勞），兼服妙香散（神門）。産婦因大喜而得者，葎草汁二升、醋二合和之，空心服。蝟皮燒灰，米飮調服，肉煮食之。

九竅出血：卒大驚，則九竅血溢出，百草霜油、發灰、龍骨末，或吹入或糝之，新屠猪羊血熱飮二升。九竅四肢指間出血，暴驚所致，新生犢子臍中屎，燒灰和水服，小薊汁一盞、酒半盞，調和頓服，乾者，末，水調服，井華水卒哄其面，勿令知。指縫成瘡，有孔血不止，多年糞桶箍篾①燒付。血自皮膚濺出，煮酒瓶上紙，碎揉如楊花，手捏在出血處即止。膕中出血不止，十全大補湯（虛勞）。

［语释］

血汗：胆受热，使血妄行，称为“血汗”。大喜伤心则气散，血随气行，致使汗出污衣色赤，用“黄芪建中汤”（虚劳患者）治疗，兼服“妙香散”安（心神）。产妇因大喜而得病者，用葎草汁二升、醋二碗相和，空腹服。刺猬皮烧灰，米汤调服，刺猬肉煮熟吃。

九窍出血：突然大惊，则九窍血溢出，用百草霜油、发灰、龙骨末，或吹入，或涂洒，或新宰杀的猪羊血，趁热饮二升。若九窍、四肢指间出血，是暴惊所致，用新生犊子脐中屎，烧灰存性，和水服，或小蓟汁一杯、酒半杯，调和顿服，干小蓟研末，以水调服，或在患者不知情状况下，用井华水突然喷涂患者面部。若四肢指缝成疮，疮有孔血不止，用多年粪桶箍篾，烧灰存性，涂敷。若血从皮肤渗出，将酒瓶上纸煮后，如杨花般揉碎，手捏放在出血处，即止血。若腘中出血不止，用“十全大补汤”（患者虚劳）治疗。

［词解］

①箍篾：用来箍桶的竹片。箍，（gū）通“箍”。篾，（miè）劈成条的竹片。

【原文】

通治：一切失血過多，眩暈，大劑芎歸湯（婦人），生地黄汁飲之不暇，取汁生吃，以滓塞鼻孔，好墨汁飲之，仍滴鼻孔。通用八物湯（虚勞）加黄芪、生地黄、橘皮、荊芥各七分，棗二枚，梅一箇，鹹傷血，血病無多食鹹。血虚，大忌鍼刺出血多。凡血藥不可純涼，加辛溫升藥，或酒煎酒炒，防風爲上使，連翹爲中使，地榆爲下使。血結皆用醋湯和之。童便重湯①入薑汁服，降火滋陰、消瘀、止吐衄，諸虚止血藥中，每入童便，速效。又方，人乳、好酒、童便等分，和合重湯①服之。

四物湯：（寶鑒）通治血病，熟地黄、白芍藥、川芎、當歸各一錢二分五里。一方春倍川芎，夏倍芍藥，秋倍地黄，冬倍當歸。春加防風，夏加黄芩，秋加天門冬，冬加桂枝。本方换生地黄、赤芍藥，名涼血地黄湯，治孕婦傷寒。

［语释］

通治：一切因失血过多，所致眩晕症，用大剂量“芎归汤”（妇人病）治疗，或生地黄汁不间断饮，或取药汁生吃，以药渣塞鼻孔，或好墨汁饮，再滴鼻孔。通用“八物汤”（患者虚劳）加黄芪、生地黄、橘皮、荆芥各七分，枣二枚，梅一个治疗，咸伤血，血病不要多吃咸。血虚患者，大忌针刺出血多。凡补血药不可纯凉，应加辛温升发之药，或药物酒煎酒炒，防风为上好的使药，连翘为中等的使药，地榆为下等的使药。血结皆用醋汤和药治疗。童便重汤入姜汁服，能降火滋阴、消瘀、止吐衄，诸虚止血药中每入童便速效，又有方剂用人乳、好酒、童便等分，相和重汤服。

四物汤：《宝鉴》通治血病，熟地黄、白芍药、川芎、当归各一钱二分五里。一方春倍川芎，夏倍芍药，秋倍地黄，冬倍当归。春加防风，夏加黄芩，秋加天门冬，冬加桂枝。本方换生地黄、赤芍药，名凉血地黄汤，治孕妇伤寒。

［词解］

①重湯：治疗学名词。指一种熏蒸疗法。即隔汤。用盛药水之器皿，坐放于大盆之滚汤中，使药水保持热气较久。多供洗疮疡用。

［临床新用］

四物汤　子宫肌腺症、功能性子宫出血、流产、不孕症、胎位不正、盆腔炎、产褥感染、血管神经性头痛、脑外伤后头痛、宫外孕、哮喘、囊肿切除术后治疗、低钙性抽搐症、坐骨神经痛、肩周炎、术后肠粘连、血管性神经水肿、视乳头病、外伤前房出血、中心性浆液性视网膜出血、黄斑出血、过敏性鼻炎、痛经、月经不调、崩漏、黄褐斑、皮肤瘙痒症、银屑病、扁平疣、寻常疣的治疗。

（1）**子宫肌腺症**　以四物汤加赤芍、益母草、黄芪为基本方治疗子宫肌腺症（子宫内膜异位症）51例。临症加减：瘀血重者，加泽兰、水蛭；阴虚内热，加地骨皮、连翘；气虚甚，加大黄芪用量，加白术；血虚甚，加首乌、阿胶；宫寒，加艾叶、肉桂；肝气上逆者，加夏枯草、代赭石。结果：治愈40例（79.4%），好转11例（21.6%）。总有效率100%（段峻英．四物汤加味治疗子宫腺肌症51例．河北中医，1999，（6）：363）。

（2）**功能性子宫出血**　以本方合当归补血汤加减治疗90例功能性子宫出血患者，随证加减以炮姜、党参、莪术等药治愈79例，显效1例，好转5例，无效5例（贺哲．加减四物汤治疗功能失调性子宫出血90例小结．浙江中医杂志，1989，（1）：16）。

（3）**子宫肌瘤**　以本方加三棱、莪术、丹参为基本方治疗子宫肌瘤20余例。头昏、心悸者，加阿胶；头昏、气短、乏力者，加人参；宫冷者，加艾叶；少腹痛甚者，去三棱、莪术，加木香、小茴香、延胡索。四周为1疗程，一般3~6个月内治愈（周咏芳．棱莪四物汤加味治疗子宫肌瘤．中成药研究，1980，(4)：31)。

(4) **流产** 以四物汤加阿胶、艾叶、桑寄生为基本方，治疗先兆流产15例，习惯性流产4例，大多服药4~5剂均获痊愈（许永龙．加味胶艾四物汤治疗先兆性流产和习惯性流产的经验．中医杂志，1965，(3)：24)。本方加阿胶、艾叶、炮姜炭治疗不全流产41例，平均服药4~6剂，结果治愈36例，好转5例（汪声敏．芎归胶艾汤加味治疗不全流产41例报告。浙江中医杂志，1959，(7)：26)。

(5) **不孕症** 本方加味治疗黄体功能不全的不孕症40例。肾阳虚者，加紫石英、仙茅等；肾阴虚者，加女贞子、旱莲草等。每个月经周期（20±2）为1疗程。经期及妊娠后停用，单纯中药治疗27例，平均服45剂，治疗后获妊娠19例。13例服药2疗程未孕加用西药克罗米芬或绒毛膜促性腺激素或溴隐亭，治疗后妊娠7例（杨燕生．四物汤加味治疗黄体功能不全40例报告．中医杂志，1986，(10)：35)。以本方加味治疗32例不孕症患者，经后期合二至丸，经前期用五子衍宗丸合二至丸，经行期以本方加桃仁、红花、益母草。结果妊娠18例，未孕14例，疗程3~12个月（范晓转、李新德．调整月经周期为主治疗女性不孕症32例小结．国医论坛，1993，(1)：29)。

(6) **胎位不正** 本方加白术、黄芪、枳壳治疗单胎臀位155例，成功率78.2%，而对照组（胸卧位加艾灸）186例，成功率60.05%（王爱珍．加味四物汤矫正单胎臀位（山西中医，1991，7(3)：22)。以本方去熟地，加白术、茯苓，治疗胎位不正80例，结果矫正胎位率为93.8%（陈秀琴．加减四物汤治疗胎位不正80例．山东中医杂志，1988，(1)：22)。

(7) **盆腔炎** 本方加柴胡、黄芩、紫花地丁为基本方治疗盆腔炎154例（急性5例、慢性143例，慢性盆腔炎急性发作6例，均为抗生素及理疗等效果不显者)。发热减当归，10银花、连翘；腹痛加延胡索、蒲黄；纳差、便溏减生地，加砂仁、麦芽。其中25例患者配合肌注鱼腥草或千里光。结果临床治愈89例，占57.8%；明显好转46例，古29.8%；好转8例，占5.1%；无效11例，占7.1%。总有效率为92.9%（向一青．加味柴芩四物汤治疗盆腔炎简介．湖南医药杂志，1983，(4)：50)。

(8) **产褥感染** 以本方合五味消毒饮治疗产后感染发热17例。结果：显效13例，有效3例，无效1例，总有效率为94.1%（肖佩群．治疗产后感染性发热．四川中医，1988，(10)：36)。

(9) **血管神经性头痛** 以四物汤为主治疗神经性头痛44例。兼头晕（肝火上炎）加桑叶、菊花等；头刺痛者加桃仁、红花；头抽痛或晕痛者加枸杞、何首乌等。结果，临床治愈23例，显效13例，好转7例，无效1例（王有奎．应用四物汤加味治疗神经性头痛44例疗效观察．山西医药杂志，1975，(6)：47)。以四物汤加天麻、僵蚕、甘草、枣仁、石决明、蜈蚣，治疗神经性头痛24例，结果治愈20例，好转4例（梁玉．加味四物汤治疗神经性头痛．陕西中医，1986，7(11)：53)。以本方加延胡索、细辛、石决明为基本方治疗血管性头痛104例。兼热象加夏枯草、菊花，兼寒象加桂枝，前额及颞痛加白芷，后枕部痛甚加羌活，头顶痛甚加藁本，疼痛剧烈加虫类镇痉熄风药。7天为1疗程，治疗1疗程。结果：痊愈80例，占76.9%；显效16例，占15.3%；有效6例，占5.7%；无效2例，占1.9%。总有效率为98%（王胜龙．加味四物汤治疗血管性头痛．中医药研究，1994，(2)：16)。用四物汤加川牛膝、石决明、蜈蚣为主，适当加减治疗血管性头痛80例。结果：痊愈42例，显效26例，好转10例，总有效率97.5%（周亚林．加味四物汤治疗血管性头痛80例．湖南中医杂志，1993，9(4)：45)。以四物汤加味蔓荆子、白芷、僵蚕为基础方辨证依据肝火上亢、气虚、肾阴虚、肾阳虚、瘀血、痰浊的不同分别酌加柴胡、桃仁、半夏等药治疗神经性头痛21例。结果：痊愈17例，好转4例（张成良、赵翠华．四物汤加味治疗神经性头痛21例．实用中西医结合杂志，1995，(10)：639)。

(10) **脑外伤后头痛** 以本方合黄芪桂枝五物汤加减治疗脑外伤后头痛80例。临证头痛甚者加细辛；气虚者加党参；阴虚者加北沙参；阳虚者加淫羊藿；食欲不振者加炒山楂、鸡内金。结果：痊愈48例，有效29例，无效3例，总有效率96.2%（汤夏珍．四物汤合黄芪桂枝五物汤加减治疗脑外伤后头痛．浙江中医学院学报，1997，(3)：41)。以四物汤加菊花、香附、木瓜为基本方，治疗脑外伤后综合征58例，中医辨证为肝阳上扰10例，肾精不足5例，痰湿阻滞8例，气血亏虚7例，瘀血阻络28例。临证加减：肝阳上扰，加珍珠母、白蒺藜；肝火偏旺，加黄芩、龙胆草；血瘀明显，加桃仁、红花、穿山甲；痰湿阻滞，加半夏、陈皮、砂仁；肾精不足，加枸杞子、首乌、女贞子；气血亏虚，加黄芪、阿胶；头部抽掣疼痛，加全蝎、地龙、蜈蚣；虚烦失眠，加栀子、酸枣仁。结果：37例治愈，14例好转，7例无效。总有效率为87.93%（李双、赵阿林．四物汤加味治疗脑外伤后综合征58例．浙江中医杂志，1999，(8)：331）。

(11) **宫外孕** 对15例急性期、亚急性期宫外孕患者用本方加艾叶，阿胶、人参，同时进行输血，输液等抗休克治疗，取得满意疗效（鲍济民．以中药为主治疗宫外孕30例小结．安徽中医学院学报，1985，(1)：21）。

(12) **哮喘** 以本方加党参、五味子、甘草为主，临证适当加减，治疗哮喘属虚者52例，重度病人另加抗生素，吸氧，皮质激素等短期治疗，然后加服中药。2周为一疗程。显效21例，有效27例，无效4例（惠忠道．加减四物汤治疗虚性哮喘疗效观察．天津中医，1987，(1)：38）。

(13) **肾炎** 以四物汤加丹参、蝉蜕、益母草为基本方治疗过敏性紫癜性肾炎21例，有肉眼血尿者加白茅根、地榆炭；水肿明显者加茯苓皮、车前子；蛋白持续不退者加黄芪、山药等，治疗1~2月，结果：治愈17例，好转3例，无效1例，总有效率95.25%（李广振．四物汤加味治疗过敏性紫癜性肾炎．福建中医药，1992，(4)：32）。

(14) **胆囊切除术后** 以本方合大承气汤治疗98例胆囊切除术后，6小时内予100毫升，第二天上午再予100毫升，一般术后服1~2次即可，必要时术后48小时可加服1剂，结果术后在体温、血象、肛门排便、舌苔等方面，明显优于未服中药组（葛玉良．四物欲承气汤在胆囊切除术后的应用．南京中医学院学报，1992，8(4)：211）。

(15) **低钙性抽搐症** 以本方加钩藤、天麻、龙骨、炙甘草、鸡血藤、治疗低锊蝴搐症10余例，收到良好疗效（廖中学．加味四物汤治疗低钙性抽搐症．四川中医，1992，(3)：14）。

(16) **坐骨神经痛** 以本方加蜈蚣、乌蛇为主治疗坐骨神经痛112例，属痛痹者加附子、肉桂；属行痹者加独活、秦艽、防风；属着痹者加茯苓、苡仁、苍术。治疗1个月，显效61例，有效44例，无效7例，总有效率93.8%（朱世增．四物汤加味治疗坐骨神经痛112例．吉林中医药，1991，(5)：封三）。

(17) **肩周炎** 以本方加杜仲、姜黄、细辛、虎杖为基本方，治疗肩周炎215例。根据风、寒、湿、气虚等分别酌加防风、川乌、制南星、党参等。7剂为1疗程。结果治愈93例，好转104例，无效18例（朱正发、宋秀番．四物通痹汤治疗肩周炎215例．浙江中医杂志，1993，(12)：558）。

(18) **术后肠粘连** 以本方去川芎加黄连、生甘草、乳香、没药为基础方治疗术后肠粘连45例。临证时血瘀重，加赤芍、桃仁、红花；气滞者，加大腹皮、枳壳、广木香；便秘者，加大黄、芒硝。结果：显效24例；好转13例；无效8例，总有效率82.2%（郝茂．四物汤加减治疗术后肠粘连45例．山西中医，1998，(3)：33）。

(19) **血管神经性水肿** 以本方治疗血管神经性水肿20例，其中单纯型18例，神纵神型2例。临床随证加减：血热者，加丹皮、黄芩；湿重者，加茯苓、薏苡仁、佩兰；皮瘙痒者，加地肤子、白鲜皮；发热者，加金银花、栀子、蒲公英。结果：痊愈14例；显效2例；有效2例；无效2例；总有效率90%（石鸣之．四物汤治疗血管神经性水肿20例．广西中医药，1996，(1)：14）。

(20) **视乳头病** 以四物汤加覆盆子、菟丝子、车前子、楮实子治疗缺血性视乳头病变10例（14只眼），辨证加以夜交藤、栀子、柴胡等，治疗2~6月，显效6只眼，有效4只眼，无效4只眼（韩美兰．四物五子汤加减治疗10例缺血性视乳头病变．中国中医眼科杂志，1992，2(2)：114）。

(21) **外伤性前房出血** 以本方加木通、草决明、大蓟、莲房炭等为主，治疗52例；外伤性前房出血患者，平均服药6~8天，治愈14例，显效19例，有效19例（陈一引．加味四物汤治疗外伤性前房出血．四川中医，1986，(9)：37）。

（22）**中心性浆液性视网膜病变** 本方合苓桂术甘汤为基本方治疗此病32例，头晕加厚朴、薏苡仁；神疲加党参、黄芪；纳呆加木香、砂仁，治疗3~5周，痊愈22例，好转6例，无效4例（周维悟．四物汤合苓桂术甘汤治疗中心性浆液性视网膜脉络膜炎的体会．陕西中医学院学报，1986，9（3）：22）。

（23）**黄斑出血** 以本方加基础方，随证根据气血不足，肝肾阴虚，血瘀阻络等不同，分别加以枸杞子、菟丝子、桃仁等治疗41例高度近视并发黄斑出血41例，总有效率为77.8%（李天顺、李小林．加味四物汤治疗高度近视并发黄斑出血41例．浙江中医杂志，1985，（1）：21）。

（24）**过敏性鼻炎** 以本方加苍耳子、辛夷、徐长卿为主治疗过敏性鼻炎42例。头痛者加菊花、白芷；体虚易外感者加玉屏风散。15天1个疗程，治疗2~4个疗程，疗效为痊愈23例，好转13例，无效6例（李广振．加味四物汤治疗过敏性鼻炎42例．黑龙江中医药，1991（5）：33）。

（25）**痛经** 应用本方加白芷、木香、香附为基础方，辨证治疗痛经57例。属气滞血瘀，加牛膝、益母草等；寒湿凝滞，加艾叶、肉桂等；气血虚弱，加黄芪、党参等；肝郁气滞，加柴胡、川楝子；肝肾阴虚，加枸杞、女贞子等；膜样痛经，加血竭、苏木、土虫；子宫发育不良，加紫石英、淫羊藿等。水煎服，共治57例，结果：有效25例，好转25例，无效7例（苏学贤．四物三香汤治疗痛经57例疗效观察．湖北中医杂志，1990，（2）：16）。以本方去熟地，加枸杞、香附、甘草为基本方，治疗痛经62例。气滞血瘀型，加柴胡、丹参、益母草；血瘀偏重，加蒲黄、血竭；阳虚寒凝型，加泽兰、鸡血藤、巴戟天；阴虚血滞型，去香附，加生地、丹皮、麦冬、川楝子；肝肾亏损型，加熟地、山萸肉、续断；便溏，加焦术、茯苓；呕吐畏寒肢冷，加吴茱萸；兼口苦心烦，加竹茹。一般经前7天开始服药，至月经来潮。结果痊愈31例，显效21例，好转7例，无效3例，总有效率95.1%（王希浩、黄绳武．养血和血法治疗痛经的临床和实验研究．中医杂志，1988，（5）：41）。以本方减熟地加甘草、玄参、五灵脂而成的玄胡汤为主，分型加减治疗原发性痛经，痊愈84例，显效11例，好转6例，无效9例，总治愈率76.4%，总有效率91.8%。治疗1个疗程（3个月经周期为1疗程）者79例，2个疗程者31例，平均服药1.15个疗程（杨昔年．对110例原发陛痛经的疗效观察．上海中医药杂志，1986，（11）：12）。以本方加减治疗痛经，气滞血瘀痛经，以本方加柴胡、失笑散等；寒湿凝滞痛经，以本方去熟地加肉桂、干姜等；气血两虚痛经，以本方合四君子汤加香附、延胡索；肝肾阴虚痛经，用本方加枸杞、首乌、牛膝等（帅焘．四物汤在调经中的应用．云南中医杂志，1987，（7）：21）。

（26）**月经失调** 应用本方加香附、茯神、甘草为基础方。月经先期血热，加黄芩、栀子等；月经后期血寒，加黄芪、干姜等；月经量少血滞者，加延胡索、青皮等；经量多气虚者，加黄芪、白术等。治疗180例，结果：痊愈174例，好转5例，无效1例（苏学贤．香草四物汤加味治疗月经失调180例．湖北中医杂志，1990，（1）：31）。血热月经前期，用本方加丹皮、黄芩等；阴虚月经前期，生地易熟地，加地骨皮、黄柏、知母等；寒凝月经后期，用本方加肉桂、干姜等；血虚月经后期，用本方加黄芪、丹参等；血瘀月经后期，用桃仁四物汤加“失笑散”、香附等；月经先后无定期，用本方加柴胡、丹皮、代赭石等；气滞血瘀之闭经（量少），用本方加桃仁、红花、失笑散；气血两虚之闭经（量少），用本方合四君子汤加香附、黄芪、丹参；肝肾阴虚之闭经（量少），用本方加麦冬、首乌等（帅焘．四物汤在调经中的应用．云南中医杂志，1987，（7）：21）。以四物汤为基础方，随证加减治疗月经病（经期异常，周期异常，经量异常，痛经）40例。结果：显效24例，占60%；有效12例，占30%，无效4例，占10%（刘爱华．四物汤加减治疗月经病40例．上海中医药杂志，1995，（4）：10）。

（27）**崩漏** 以四物汤为基础方，根据血热、气虚、肾虚的不同酌加炭类止血药、红参、黄芪等，治疗崩漏27例，取得满意疗效（马天义．四物汤加味治疗经痛证27例临床观察．内蒙中医药，1989，（1）：27）。

（28）**黄褐斑** 以四物汤加丹参治疗黄褐斑25例，方中诸药药量均加大。结果：10例全部消失，13例部分消失，2例无效（钟子来．重剂四物汤加味治疗黄褐斑．吉林中医药，1999，（4）：51）。

（29）**皮肤瘙痒症** 以本方加首乌、乌梢蛇、白蒺藜治疗134例皮肤瘙痒症，痊愈81例，占

60.45%，显效22例，占16.42%，好转20例，占14.93%，无效11例，占8.2%，有效率91.8%（王松荣．针药并用治疗皮肤瘙痒症134例临床观察．中医杂志，1988，(8)：608)。

（30）**银屑病** 以本方合麻黄汤加减治疗10例银屑病患儿，随证适当加以乌梢蛇、土木鳖、羌活。平均服药19剂，痊愈2例，5例基本痊愈，显著进步2例，进步1例（盛燮荪、凌煦之．麻黄汤合四物汤加减治疗儿童银屑病10例报告．浙江中医杂志，1963，(2)：29)。以本方加白鲜皮、苦参、大枣治疗银屑病13例，结果痊愈8例，好转2例，无效3例（糜崇义．加味四物汤治疗皮肤病107例．云南中医杂志，1985，(6)：25)。

（31）**扁平疣** 以本方加蝉蜕、苍术、白附子、甘草治疗67例扁平疣。2～12剂全部临床治愈（刘士杰．四物汤加味治疗扁平疣67例．陕西中医，1986，7(1)：513)。

（32）**荨麻疹** 以本方治疗荨麻疹51例（慢性42例，急性3例，人工荨麻疹4例，固定荨麻疹2例)。10剂无效改用其他办法。慢性者症状消失23例，进步15例，有效3例，无效1例；急性和固定荨麻疹者4剂以内均愈；人工荨麻疹进步2例，有效、无效各1例（王天成．四物汤治疗荨麻疹51例初步报告．上海中医药杂志，1965，(8)：23)。本方合玉屏风散为主，治疗顽固性荨麻疹30例。随证适当加以地肤子、苦参、坤草等。痊愈18例，好转10例，无效2例（纪延龙．四玉汤治疗顽固性荨麻疹30例．河北中医，1983，(2)：8)。本方加蝉蜕、甘草、僵蚕、乌蛇为主治疗急性荨麻疹34例，慢性荨麻疹132例，丘疹性荨麻疹5例。随证加以荆芥、苍术、丹皮、黄芪等药；久痒、皮疹缠绵不退者，配合外洗方外洗。结果治愈率达80%以上（刘士杰．四物汤加味治疗变态反应性皮肤病185例．中西医结合杂志，1991，(4)：242)。

【原文】

夢

魂魄爲夢：心虛則多夢。胃氣晝行陽，故目張而寤①，夜行陰，故目瞑而寐②。口鼻呼吸爲魂，耳目聰明爲魂，無夢神能守舍故也。

益氣安神湯：（寶鑒）治七情六滛相感，而心虛夜多夢、寐睡臥不寧、恍惚驚悸。當歸、茯神各一錢，生地黃、麥門冬、酸棗仁炒、遠志、人參、黃芪蜜炒、牛膽南星、竹葉各八分，甘草、黃連各四分，薑三片，棗二枚。

［语释］

梦

魂魄为梦：心虚则多梦。胃气昼行阳，故目张而醒，夜行阴，故目合而睡。口鼻呼吸为魂，耳目聪明为魂，无梦，是神能守舍的缘故。

益气安神汤：《宝鉴》治“七情”“六淫”相感为病，而致心虚夜多梦、夜卧睡不宁、恍惚惊悸。方药组成为当归、茯神各一钱，生地黄、麦门冬、酸枣仁（炒）、远志、人参、黄芪（蜜炒）、牛胆南星、竹叶各八分，甘草、黄连各四分，生姜三片，大枣二枚。

［词解］

①寤：(wù) 睡醒。

②寐：(mèi) 睡。

【原文】

虛煩不睡：身不熱，頭目昏疼，咽燥不渴，清清不寐，或心煩擾不寧，皆虛煩。大病後虛弱，及老人陽衰不寐，六君子湯（痰飲）加炒酸棗仁、黃芪。痰在膽經，神不歸舍，溫膽湯加南星、酸棗仁炒。心煩不得眠熱也，但虛煩不眠，膽冷也。熱者，辰砂益元散

（暑門）加牛黄。思慮過結而不睡，以怒激之，使汗出困臥則睡。勞心膽冷，定志丸（神門）加炒酸棗仁、炒栢子仁，朱砂、乳香爲衣，棗湯下五十丸。

溫膽湯：（寶鑒）治心膽虚怯，觸事易驚，夢寐不詳，虚煩不得睡。半夏、陳皮、白茯苓、枳殼各二錢，青竹茹一錢，甘草五分，薑五片，棗二枚。

加味溫膽湯：（寶鑒）治法同上。半夏三錢五分，陳皮二錢二分，竹茹、枳實各一錢五分，酸棗仁炒、遠志、五味子、人參、熟地黄、白茯苓、甘草各一錢，右分二貼，薑五片，棗二枚煎服。

酸棗仁湯：（寶鑒）治不睡及多睡。酸棗仁微炒、人參、白茯苓各等分，右末，每一錢水一盞煎至七分，如要睡即冷服，如不要睡即熱服。

安神復睡湯：（保元）治勤政勞心痰多，小睡心神不足。當歸、川芎、白芍藥酒炒、熟地黄、益智仁、酸棗仁炒、遠志、甘草水泡去心、山藥、龍眼肉各等分，薑、棗。

秫米半夏湯：（靈樞）久病不寐神效。秫米一升，半夏五合，長流水八升揚之萬遍取其清者五升，煮秫夏二味，炊以葦薪，至一升半，日三服新病汗之即愈，舊病三飲而已。

［语释］

虚烦不睡：身不热，头目昏疼，咽燥不渴，清醒不睡，或心烦扰不宁，都是虚烦。大病后虚弱，及老人阳衰不睡，用“六君子汤”（患者痰饮）加炒酸枣仁、黄芪治疗。痰在胆经，神不归舍，用“温胆汤”加南星、酸枣仁（炒）治疗。心烦不得眠，为热，但虚烦不眠，是胆冷。热者，用“辰砂益元散”（暑邪为病）加牛黄治疗。思虑过度，导致情结而不睡，以怒激之，使汗出后则困卧而睡。劳心、胆冷，用“定志丸”（安神定志）加炒酸枣仁、炒柏子仁治疗，“定志丸”以朱砂、乳香为衣，每次枣汤服下五十丸。

温胆汤：《宝鉴》治心胆虚怯，触事易惊，梦寐不详，虚烦不得睡。方药组成为半夏、陈皮、白茯苓、枳壳各二钱，青竹茹一钱，甘草五分，生姜五片，大枣二枚。

加味温胆汤：《宝鉴》治法同上。方药组成为半夏三钱五分，陈皮二钱二分，竹茹、枳实各一钱五分，酸枣仁（炒）、远志、五味子、人参、熟地黄、白茯苓、甘草各一钱，又分成二贴，生姜五片，大枣二枚煎服。

酸枣仁汤：《宝鉴》治不睡及多睡。方药组成为酸枣仁（微炒）、人参、白茯苓各等分，又制成细末，每一钱用水一杯煎至剩七分，假若睡即冷服，假若不睡即热服。

安神复睡汤：《保元》治勤政劳心痰多，小睡心神不足。方药组成为当归、川芎、白芍药（酒炒）、熟地黄、益智仁、酸枣仁（炒）、远志、甘草（水泡去心）、山药、龙眼肉各等分，生姜数片、大枣数枚。

秫米半夏汤：《灵枢》治疗久病不寐，效果极好。方药组成为秫米一升，半夏五合，长流水八升，扬之万遍后取其清者五升，煮秫米、半夏二味，用苇薪烧火煮至一升半，每日服三次，新病汗出即愈，旧病服三次就止。

［临床新用］

温胆汤　本方现代主要用于梅尼埃病、癫狂症、阳痿、慢性肾功能衰竭、胃脘痛、眩晕、脑外伤综合征、恶心呕吐、卵巢囊肿等的治疗。

（1）**梅尼埃病**　应用本方加味治疗梅尼埃病48例。兼头痛、心烦、耳鸣加栀子、黄芩；失眠多梦加远志、枣仁；呃逆、嗳气加柴胡、郁金；伤食加神曲、焦山楂；外感加藿香、荆芥；眩晕甚者加天麻、赭石；痰湿甚者加南星、菖蒲；胃寒者生姜改干姜。结果：临床治愈41例，好转7例（胡思荣．温胆汤加减治疗梅尼埃病48例．湖北中医杂志，1990，(1)：17）。应用本方加减治疗本病42例，眩晕甚加天麻；呕吐频繁加代赭石、姜竹茹；耳鸣重听加葱白。另取独活、鸡蛋同煮。同时设对照组40例，静滴654－2配合15服天麻蜜环片。结果：治疗组痊愈17例，好转22例，未愈3例，总有效率为92%；对照组痊愈15例，好转20例，未愈5例，总有效率为87.5%（胡思荣．温胆汤加减治疗内耳眩晕症42例．浙江中医学院学报，1998，(3)：25)。

(2) **癫狂症** 应用本方加生牡蛎、珍珠母、麦冬治疗癫狂症30例。结果：近期临床治愈13例，显效5例，有效8例，无效4例，总有效率87%（陈超．温胆汤加减治疗癫狂症30例临床观察．中医杂志，1984，(11)：831)。

(3) **阳痿** 应用温胆汤加土茯苓、蜈蚣、蛇床子治疗阳痿35例。治疗时禁房事、烟酒、油腻及辛燥之品。临床症状主要为房事时阴茎举而不坚，或伴有头晕耳鸣，失眠多梦，口苦干；或胸肋胀闷，呕恶苦水，肢倦纳差；或阴囊潮湿瘙痒。结果：完全治愈1年后随访无复发者21例，症状好转者13例，无效1例，总有效率97%（张宇川、吴华琼．加味温胆汤治疗阳痿35例分析．实用中医内科杂志，1992，(4)：188)。

(4) **慢性肾功能衰竭** 应用本方加味治疗慢性肾功能衰竭70例。结果临床症状得到显著改善，酸中毒得到纠正，$HC0_3^-$由治疗前17.4mmol/L上升至19.3mmol/L，有极显著性差异。肾功能也得到不同程度的改善，血BUN，Cr值有所下降，有显著性差异。血红蛋白和24小时尿蛋白定量也见好转趋势（严志林、王钢、顾佐宁．加味温胆汤治疗慢性肾功能衰竭70例临床观察．江苏中医，1992，(9)：5)。

(5) **胃脘痛** 应用加味温胆汤治疗湿热型胃脘痛42例。湿重于热者加苍术、佩兰、厚朴；热重于湿者加连翘、公英、大贝；泛酸者加黄连、吴萸；夹瘀血者加丹参、焦楂；湿热久羁、气阴两伤者加太子参、沙参。结果：痊愈33例，好转7例，无效2例（常建国、向德志、陈科．加味温胆汤治疗湿热型胃脘痛的体会．内蒙古中医药，1998，(3)：19)。

(6) **眩晕** 应用本方加味治疗眩晕53例。若伴恶心呕吐加旋覆花、代赭石；伴耳鸣加石菖蒲、菊花；伴头痛加川芎、蔓荆子；伴口干苦加龙胆草、黄芩；伴失眠加枣仁、合欢皮；伴腰膝酸软加龟版、杜仲；血压高加钩藤、石决明、牛膝。结果：治愈35例，好转13例，无效5例（宋燕燕、牛旭明、赵银如．温胆汤加味治疗眩晕53例．河南中医药学刊，1998，(5)：50)。

(7) **脑外伤综合征** 应用温胆汤加减治疗脑外伤综合征30例。止痛加元胡、白芷；疏肝加郁金、青皮；宁心加枣仁、远志、生地；镇惊加生龙骨、生牡蛎、琥珀粉；止呕重用半夏。结果：痊愈18例，显效11例，无效1例（孙立亭．温胆汤治疗脑外伤综合征30例．时珍国药研究，1998，(2)：116)。

(8) **恶心呕吐** 应用温胆汤加减治疗因注射顺铂引起恶心呕吐35例。经病理或组织学确诊的恶性肿瘤患者74例，随机分为温胆汤加减的治疗组35例，灭吐灵加地塞米松止吐的对照组39例。结果：恶心情况：治疗组完全控制率为51.4%，轻度恶心率为33.3%，有效率84.7%。对照组完全控制率为33.3%，轻度恶心率为23.1%，有效率为56.4%，两组比较差异有显著性意义（$P<0.05$）。呕吐情况：治疗组完全缓解率为62.9%，部分缓解率为25.7%，有效率88.6%；对照组完全缓解率为43.6%，部分缓解率20.5%，有效率为64.1%。两组比较，差异有显著性意义（$P<0.05$）（王伟．温胆汤加减治顺铂引起恶心呕吐35例．新中医，1998，(8)：30)。

(9) **卵巢囊肿** 应用温胆汤加夏枯草、白芥子、穿山甲等治疗卵巢囊肿31例。肝气郁结甚者加服逍遥丸。结果：痊愈26例，无效5例（黄廷耀．温胆汤加减治疗卵巢囊肿31例．河南中医药学刊，1999，(4)：58)。

(10) **身半以下畏寒** 某女，62岁。自述20余年前无明显原因出现双下肢足底至膝关节处畏寒，继之延及腰背，逢下午18～19时发热，但体温测量正常，伴口苦思热饮，头昏，舌质淡红，苔薄黄腻，脉弦滑。予温胆汤加苡仁、杏仁、厚朴、通草、滑石。患者服完3剂后，头昏除，畏寒发热微，余症明显减轻。再继服原方10剂后病愈（李广文．温胆汤加味对疑难病症的临床治验．云南中医中药杂志，1998，(6)：13)。按：此为临床常见病证，但辨证、治疗又颇感棘手的寒热错杂案，从中医整体观念出发，根据四诊所得，审证求因，此乃因湿热蕴结肝胆，正邪交争，疏泄失职，气机郁滞，痰热内扰，即肝胆郁热所致，治宜清热化痰，疏肝利胆解郁，故用温胆汤奏效矣。

(11) **遗尿** 某男，7岁。1年来遗尿，时轻时重。见患儿面色少华，语声低怯，较为肥胖，诉胸脘痞闷，口淡微苦，纳呆泛恶，昼则昏然欲睡，夜则呼之难醒，舌苔白而厚腻，脉沉滑。属湿浊内蕴，志窍失清，脾运失健，不能散津于肺，通调水道，上不制下而膀胱失约；加白术、菖蒲、胆星、远志、益智仁、乌药等。服药7剂后能自醒小解，遂于方中去枳实、生姜，加桑螵蛸以增固涩之力，服药半月余未复发（施益农．温胆汤加味治疗小儿疑难病4则．甘肃中医，1998，(1)：19)。按：本例遗尿是湿浊素蕴，脾失制约，心志蒙浊所致。用温胆汤加白术等涤浊化湿，和中健脾以去其因，菖蒲、胆星、远志等化浊醒神以定其志；益智仁、乌药、桑螵蛸等培土固摄以约其水道。由于辨证无误，方药得当，小儿清灵之脏随拨随应，所以收到了较为满意的疗效。

(12) **昏视瞻渺** 某女，46岁。患“视网膜黄斑退行性改变”20天。现视物模糊不清，头晕而胀，以右侧眉心为甚，心烦易怒，夜寐多梦，肝经郁热，灼痰滞瘀，痰瘀厚腻，脉弦滑。此乃肝经郁热，灼痰滞瘀，痰瘀互结，上扰眼窍。予温胆汤加清热化痰活血通络药。服药15剂复诊，惟觉口干，下肢乏力，加怀牛膝、白蒺藜。上方25剂后，为防复燃之弊嘱服明目地黄丸半年缓以图功（祁勇．温胆汤验案三则．陕西中医，1998，(8)：372)。按：黄斑退行性改变，中医谓昏视瞻渺。经曰：“肝气通于目，肝和则目辨五色矣。”本侧因肝经郁热，灼痰滞瘀所致。法当清热祛痰，活血通络。以温胆汤清化肝经郁滞不解之痰热，对陈旧性出血、机化病灶，亦具清热散结化痰之功；配以丹参、白蒺藜等清肝活血明目。诸药相伍，契中病机，其效显著。

(13) **癔症性呃逆** 某男，50岁。因妻去世郁闷不乐，渐呃逆不止。西医诊断为癔症性呃逆症。西医治疗无效。诊见：呃逆有声，伴胸闷，纳差，心烦，失眠，口苦、舌淡红，苔薄腻，脉弦滑。证属气郁痰滞，胆胃不和。方用温胆汤加赭石、郁金等。服原方15剂，呃逆止。再用丹栀逍遥丸合香砂六君子丸服用1个月，以疏肝清热，健脾和胃善后（徐子华．温胆汤新用．新中医，1998，(11)：53)。按：癔症性呃逆，多因精神刺激而致肝脾郁滞，胆胃不和，痰热上逆的证候群。常伴见胸闷，心烦，失眠，口苦、苔腻，脉滑等胆胃不和，痰浊上扰的证候。应用温胆汤清胆和胃，化痰降逆为主，加厚朴宽胸行气，郁金以疏肝和胃，赭石重镇降逆安神，全方配伍得法，治疗癔症性呃逆每能奏效。

(14) **病毒性心肌炎** 某男，27岁。因胸闷、胸痛、心慌、气急，咽喉部灼热疼痛就诊，微咳嗽，痰黏腻不畅，口苦腻，神疲乏力，寐多梦扰，尿少黄赤，舌淡红，苔腻微黄，脉滑数，证属痰热交结，心神不安，治宜清热化痰，宁心安神。按温胆汤加公英、马勃、苍龙齿等。服药80剂后症状全除而报捷（李毅．温胆汤异病同治5例．陕西中医，1999，(2)：92)。按：对病毒性心肌炎，目前尚无特殊的防治措施。受《医学入门》“心病怔忡，宜温胆”之启发，依心胆相关为缘由，辨证结合辨病，守心胆从治之法，疑难怪病从痰火论治，给温胆汤加味施治，火清痰化，邪除则正自安，心能宁，悸可平，而收佳效。

(15) **消渴** 某男，68岁。患者有消渴病史10余年，形体肥胖，平素嗜食肥甘之品。症见口渴，口苦而黏腻，头晕目眩，心烦失眠，倦怠乏力，纳呆，舌质红，苔黄腻，脉滑，证属痰热内蕴，津不上承，治以清热化痰，生津止渴。予温胆汤加黄连、花粉、葛根、枸杞。服药6剂，诸症大减，再进10剂，病获痊愈。随后给予调理脾胃之品，嘱患者节饮食，追访2年未复发（杨玉莲、程静．温胆汤新用临证举隅．江苏中医，1999，(9)：30)。按：消渴多为中老年之患，肥胖者尤多。古人云：“胖人多痰湿。”《素问・奇病论篇》曰：“此肥美之所发也，此人必数食甘美而多肥也，肥者令人内热，甘者令人中满。故其气上逆，转为消渴。”方用温胆汤加黄连、花粉、葛根、枸杞。诸药相伍，共奏清热化痰，生津止渴之功，使消渴得愈。

(16) **遗精** 某男，32岁。自述遗精半年有余，多因梦而遗。小便热赤浑浊，尿痛时见，伴头昏腰酸，倦怠乏力，口渴欲饮。曾服固精丸等补肾固涩之品而不效。诊见体态偏胖，舌苔黄根腻，脉滑。证属痰湿内生，流注下焦，蕴而生热，热扰精室。治宜清热利湿，化痰泄浊，方用温胆汤加黄柏、萆薢等。服药10剂后，症状好转，梦遗仅见1次。继守原方月余，诸症悉除（华乐柏．温胆汤临床应用举隅．实用中医药杂志，1999，(1)：39)。按：遗精一证，临床以肾虚滑脱，精关不固或相火亢盛者为多，但痰湿内生，热扰精室者并不二爹见。明代龚信《古今医鉴》曰：“夫梦遗精者，多属脾胃，饮食厚味，痰火湿热之人多有之”。本案正是痰火湿浊内盛，热扰精室而致遗精，故补肾固涩，反助痰热，使症加重，取温胆汤加味，与病机恰切，故收到立竿见影之效。

酸枣仁汤 本方现代主要用于失眠、室性早搏、梦遗、梦游症、冠心病的治疗。

（1）**失眠** 采用酸枣仁汤为基本方，结合辨证加减治疗72例失眠患者：兼烦躁易怒、目赤口苦，舌红苔黄，脉弦数者，加龙胆草、柴胡等；兼血瘀者，加桃仁、红花、夜交藤；伴阴虚内热者，加阿胶、黄柏、鳖甲；兼气血不足者加党参、黄芪、合欢皮等；兼心气不足者加黄芪、远志等；兼痰多者，加胆星、竹沥等。于睡前30分钟服用。临床痊愈47例，显效12例，有效7例，无效6例，总有效率为91.7%（葛秀英、朱新义．酸枣仁汤临床运用．河南中医，1999，（6）：9）。

（2）**室性早搏** 用酸枣仁汤加元胡、麦冬、半夏等治疗84例室性早搏。热盛者加川连；咳喘者加川贝；头晕者加天麻、甘菊；心阴虚脉结迟无力者加附子、肉桂。结果：显效46例，有效29例，无效9例（袁福茹、何永田．酸枣仁汤加味治疗室性早搏84例临床观察．湖南中医杂志，1995，（6）：11）。

（3）**梦遗** 以酸枣仁汤加黄柏为基本方治疗梦遗患者28例。结果：治愈22例（病态性遗精消失，停药后观察3个月未复发）；好转3例（遗精次数减少，临床症状减轻，或频发遗精消失后停药即复发）。治愈病例中，服1疗程（10天）者9例，2个疗程者9例，3个疗程治愈者4例（李广振．加味酸枣仁汤治疗梦遗28例．实用中西医结合杂志，1991，（12）：729）。

（4）**梦游症** 某男，27岁。1967年秋初诊，其母代述：十几年来，患者不断在夜晚入睡之后，突然起床，不论冬夏都穿好衣服鞋袜，不言不语，也不开灯，便下床活动，约10~20分钟，又脱衣而睡，次日问他，他说未曾起床。曾经兰州市医院诊断为梦游症。近两年来，不但夜夜起床，而且活动较前复杂，时间亦久。患者自述：除感经常头晕，有时心烦外，别无不适。但察其神色似有萎靡，表情略呈淡漠，寡言少语，目光无神。从无癫痫发作及癔病史。历年来虽曾断续治疗多次，但效果不著。舌边尖红而少苔，脉弦细而稍数。证属肝阴不足，肝气上逆，火扰心神，伤阴生痰，以致魂不随神而动。故宜养血安神、清热祛痰。以酸枣仁汤加减方治之。处方：炒枣仁30克，柏子仁15克，合欢皮12克，夜交藤12克，川芎10克，知母12克，茯神12克，生龙骨12克，朱砂末1.5克（分二次冲服）。水煎服。服10剂后，自述头晕、心烦大减；其母说，夜仍起床活动，但不外出。仍以原方稍变用量，续给5剂。二诊：已不每夜起床活动，但过二至三夜仍犯1次，不过时间似短，活动似少。嘱将上方服至半月，再来复诊。三诊：近一周来，再未犯病，精神较前亦佳。遂嘱可间日服药1剂，继服10余剂，以巩固疗效。翌年夏季，其母因病来诊，告以患者已10月有余，再未复发（张有俊．经方临证集要．石家庄：河北人民出版社，1983.283）。按：梦游症是在意识模糊情况下所表现的运动状态，为癫痫性精神障碍的一种，或为临床表现形式之一。中医认为此病与肝相关，肝藏血而舍魂，肝血不足，魂不随神往来则梦游。此例曾经多方治疗未效，后改为酸枣仁汤加柏子仁、合欢皮、夜交藤养肝血、安心神；朱砂、龙骨、牡蛎潜镇安魂，病渐痊愈。按：昏厥一证，以卒然昏仆，不省人事，四肢厥冷为特点，视其病因不同，患者可经短暂而自行苏醒，也有持续昏迷者，而本例患者属前者。其平素阴虚阳亢，因精神刺激而诱发。“诸风掉眩，皆属于肝”，厥阴为风木之脏，少阴相火所居，风火相煽则昏厥。治以酸枣仁汤合罗芷园之头痛方，以清肝养阴，利湿安神，而诸症悉愈。

（5）**顽固性失眠** 某男，64岁。因顽固性失眠伴头痛、头昏，步态不稳4年。2年前脑CT检查提示脑动脉硬化，近1年症状明显加重，甚则通宵不眠，来我院诊断除上述症状外，还有心悸盗汗，头晕目眩，神疲乏力，精神萎靡，舌红少苔，脉弦细，治以养血安神，清热除烦。方用酸枣仁汤加山栀、龙骨、牡蛎、夜交藤，连服6剂，症状完全消失，停药观察，病情反复，服本方6剂后又恢复正常（周俊文．酸枣仁汤治愈顽固性失眠．辽宁中医杂志，1995，（4）：164）。按：本病患者因家事而焦虑不止，故发此病。其病机为情志不遂，肝气郁滞，郁久化热，而耗伤肝阴，肝阴不足，心失所养而心悸失眠，头晕目眩，神疲乏力。治以养血安神，清热除烦。因每次发作基本病机均相同，故获得良好疗效。

（6）**冠心病** 某男，52岁。1958年11月初诊。心前区绞痛频发，确诊为冠心病。失眠多梦，心烦头痛，心悸气短，不能久视，稍劳则胸闷，隐痛。脉沉迟，舌边缘燥，中有裂纹。由于操劳过甚，脑力过伤，肝肾渐衰，心肝失调，治宜调理心肝，方用酸枣仁汤加天麻、桑寄生、菊花。5剂后睡眠好转，头痛减。脉微弦，右盛于左，舌同前。加淡苁蓉、枸杞子，服5剂痊愈。（张有俊. 经方临证集要. 石家庄：河北人民出版社，1983. 286）。按：病者肝血不足则多梦、心烦、头痛；心血不足则心悸、气短；心肝俱虚、不能濡养则胸痛频发。酸枣仁汤加天麻、菊花、寄生滋养心肝、清热除烦，5剂好转后，再加苁蓉、枸杞益肾填精，续服5剂而愈。

【原文】

聲音

聲音出於腎：心爲聲音之主，肺爲聲音之門，腎爲聲音之根，六氣及痰熱乾心肺，病在上，隨症散邪，則天籟鳴矣，大病後失音，腎氣丸（五臟）。病人語聲寂寂然①善驚呼、骨節間病喑喑然②不徹者、心膈間病啾啾然③細而長者，頭中病。

人参平鋪湯：（寶鑒）治腎虛聲不出。人参、川芎、當歸、熟地黄、白芍藥、白茯苓、菟絲子、五味子、杜沖、巴戟、橘紅、半夏麯各六分，牛膝、白术、破故紙、胡蘆巴、益智、甘草炙各四分，石菖蒲二分，薑三片，棗二枚，水煎于五更初腎氣開時，不許咳唾言語，默默服之。

[语释]

声音

声音出于肾：心为声音之主，肺为声音之门，肾为声音之根，六气及痰热干扰心肺，病在上，随症散邪，则好比烦杂的声音归于自然的声响，大病后失音，用“肾气丸”（补五脏）治疗。病人语声，寂寂然善惊呼，骨节间病，喑喑然不舒展，心膈间病，啾啾然细而长，是头中的疾病。

人参平铺汤：《宝鉴》治肾虚不能发声。方药组成为人参、川芎、当归、熟地黄、白芍药、白茯苓、菟丝子、五味子、杜仲、巴戟、橘红、半夏曲各六分，牛膝、白术、破故纸、胡芦巴、益智、甘草（炙）各四分，石菖蒲二分，生姜三片，大枣二枚，水煎液在五更初、肾气开时默默服下。不许咳嗽说话。

[词解]

①寂寂然：寂静的样子。

②喑喑然：不出声的样子。

③啾啾然：象许多鸟叫的声音。

【原文】

卒然無音：杏仁七錢五分，熬桂心末二錢五分，和搗，取李核大綿裹，含，咽汁，日五夜三。風冷失音，蘇葉、荊芥穗各一兩，搗取汁入酒相和，溫服半盞，竹葉濃煎服，又橘皮濃煎服。

荊蘇湯：（寶鑒）治感風寒卒瘂①及失音，通用荊芥穗、紫蘇葉、木通、橘紅、當歸、辣桂②、石菖蒲各一錢。

人参荊芥散：（寶鑒）治感冒風寒，言語不出，咽乾鼻涕。人参、荊芥穗、陳皮、桔梗、半夏、細辛、杏仁、通草、麻黄、甘草各一錢，薑五片。

[语释]

卒然无音：杏仁七钱五分，熬过的桂心末二钱五分，二药相和，捣碎，取李核大小药末，用绵布包裹，放入口中，吞咽唾液，白天五次，黑夜三次。风冷失音，用苏叶、荆芥穗各一两，捣取汁加入酒相和，温服半杯，竹叶浓煎服，又橘皮浓煎服。

荆苏汤：《宝鉴》治外感风寒，卒然音哑及失音，通用方剂为荆芥穗、紫苏叶、木通、橘红、当归、肉桂、石菖蒲各一钱。

人参荆芥散：《宝鉴》治感冒风寒，言语不出，咽干鼻涕。方药组成为人参、荆芥穗、陈皮、桔梗、半夏、细辛、杏仁、通草、麻黄、甘草各一钱，生姜五片。

［词解］

①瘂：同“哑”。

②辢桂：指肉桂。辢，“辣”的异体字。

【原文】

因雜病失音：虛損憔悴、氣血不足，失聲、音久瘖[1]，天真元（內傷）。產後失聲，茯苓補心湯（血門）。聲斯，蜜脂煎。尋常聲音不清，訶子散。

杏仁煎：（寶鑒）治咳嗽失音，聲不出。杏仁泥、白蜜、砂糖屑、生薑汁各一盞，桑白皮、木通、貝母炒各一兩五錢，紫苑、五味子各一兩，石菖蒲五錢，右六味剉，水五升煎至半升，去滓，入杏蜜糖姜，再煎成稀膏，每取一匙，含化咽下，或加知母、欵冬花尤效。

蜜脂煎：（寶鑒）治暴失音，聲嘶，常服潤肺。猪脂二斤熬去滓入白蜜一斤，再煉少頃[2]，濾净入磁器內，俟成膏，不拘時挑服一匙。

訶子散：（寶鑒）治咳嗽，聲音不出。桔梗五錢半生半炒，訶子皮三錢半生半炒，右分二貼每一貼水煎，去滓入生地黃汁一小盞，臨臥咽下。

［语释］

因杂病失音：虚损憔悴、气血不足致失声、音久哑，用“天真元”（内伤患者）治疗。产后失声，用“茯苓补心汤”（补血血）治疗。声音嘶哑，用“蜜脂煎”治疗。平常声音不清，用“诃子散”治疗。

杏仁煎：《宝鉴》治咳嗽失音，声不出。方药组成为杏仁泥、白蜜、砂糖屑、生姜汁各一盏，桑白皮、木通、贝母（炒）各一两五钱，紫苑、五味子各一两，石菖蒲五钱，又以上六味中药挫碎，用水五升煎至剩半升，去药渣，加入杏仁泥、白蜜、砂糖、生姜汁，再煎成稀膏，每次取一匙，含化咽下，有的加知母、款冬花，效果更好。

蜜脂煎：《宝鉴》治突然失音声嘶，常服能润肺。猪油脂二斤熬油去渣，加入白蜜一斤，再炼片刻，滤净，放入磁器内候成膏，不定时舀一匙服下。

诃子散：《宝鉴》治咳嗽，不出声音。方药组成为桔梗五钱（一半生用，一半炒用），诃子皮三钱（一半生用，一半炒用），又分成二贴，每一贴水煎，去渣放入生地黄汁一小杯，临睡时咽下。

［词解］

①瘖：(yīn)“喑”的异体字。指嗓子哑。

②少頃：片刻；一会儿。

【原文】

言語：肺主聲，入肝爲呼，入心爲言，入脾爲歌，入腎爲呻，自入爲哭。肺邪或胃熱入心爲譫言妄語。悲泣呻吟，言語譫妄，邪祟也。

瘖不得語：有舌強[1]不語、神昏不語、口噤不語、舌縱[2]語澁、舌麻語澁，其間治痰、治風、安神、養氣血，各從活法治之，與風門暴瘖條參看。

大驚不語：大驚入心則敗血，頑痰填塞心竅，故瘖不能言。

密陀僧散：（寶鑒）治驚氣入心，瘖不能言。密陀僧研極細末，每一錢茶清調下，一方以熱酒調下，有熱者，麝香湯調下。昔有人爲虎蛇所驚以瘖，服此即愈。

遠志丸：（寶鑒）治因驚言語顛錯。遠志薑制、南星牛膽制、人參、白附子、白茯神、酸棗仁炒各五錢，朱砂三錢水飛，麝香一錢，金箔五片，右末，蜜丸如梧子，朱砂爲衣，薄荷湯下三十丸，日再服。

［语释］

言语：肺主声，入肝为呼，入心为言，入脾为歌，入肾为呻，自入为哭。肺邪或胃热入心，为谵言妄语。悲泣呻吟，言语谵妄，是邪祟为患。

喑不得语：有舌强不语、神昏不语、口噤不语、舌纵语涩、舌麻语涩，其间治痰、治风、安神、养气血，应根据具体情况治疗，结合"风门暴喑"条参看。

大惊不语：大惊入心则败血，顽痰填塞心窍，故音哑不能说话。

密陀僧散：《宝鉴》治惊气入心，致音哑不能说话。将密陀僧研成极细末，每一钱清茶调下，一方用热酒调下，有热者用麝香汤调下。过去有人被虎蛇所惊而音哑，服此即愈。

远志丸：《宝鉴》治疗因惊所致的言语颠错。方药组成为远志（姜制）、南星（牛胆制）、人参、白附子、白茯神、酸枣仁（炒）各五钱，朱砂（水飞）三钱，麝香一钱，金箔五片，又制成细末，做成梧子大小的蜜丸，以朱砂作衣，薄荷汤服下三十丸，每天二次。

［词解］

①舌強：指舌体强直而硬

②舌縱：舌体伸长吐出口外，回缩困难或不能回缩，流涎不止者，称舌纵。《灵枢·寒热病篇》所谓："舌纵涎下，烦悗，取足少阴。"

【原文】

津液：大腸主津①，小腸主液②，皆受胃之榮氣③，行津于上焦，灌漑皮毛，充實腠理④，五臟各有液。

脈法：汗脈浮虛，或濡，或澁，自汗在寸，盜汗在尺，自汗多，則血脫津竭。

自汗盜汗：自汗者，無時濈濈然⑤出，動則爲甚，屬胃腸虛，宜補陽調胃。多汗身軟者濕也。內傷，虛損自汗，補中益氣湯（內傷）小加附子、麻黃根、浮小麥、升柴蜜炒，或小建中湯（虛勞）倍桂枝加附子。盜汗者，睡則汗出，覺則止，陰虛有火，此腎虛也。發熱，六味地黃丸。惡寒，八味元（並五臟）。欲睡則汗出者，膽熱，小柴胡湯（寒門）。通用當歸六黃湯，通治諸汗雙和湯（虛勞）。

玉屏風散：（寶鑒）治表虛自汗。白术二錢五分，防風、黄芪各一錢二分。防風、黄芪實表氣，白术燥內濕。

參歸腰子：（寶鑒）治心氣虛損，自汗，以此收斂心液。人參、當歸剉各五錢，猪心一箇破作數片並心內血，以水二碗先煎猪心至一碗半，乃入二藥同煎至八分，取清汁吃猪心，以汁送下令盡。

當歸六黃湯：（寶鑒）治盜汗之聖藥也。黄芪二錢，生地黃、熟地黃、當歸各一錢，黄芩、黄連、黄栢各七分。黄芪實表氣，當歸、生熟地黃補陰血，芩連黃栢去內火，所以有效也。

當歸地黃湯：（寶鑒）治盜汗氣血兩虛者。當歸、熟地黃、生地黃、白芍藥酒炒、白术、白茯苓、黄芪蜜炒各一錢，黄栢、知母並蜜水炒、陳皮各八分，人參五分，甘草三分，棗一枚，浮小麥一撮。

［语释］

津液：大肠主津，小肠主液，皆受胃之荣气，行津于上焦，灌溉皮毛，充实腠理，五脏各有液。

脉法：汗脉呈现浮虚、或濡、或涩，自汗表在寸，盗汗表在尺，自汗多则血脱津竭。

自汗盗汗：自汗者，无时不濈濈然而出，动则更甚，属胃肠虚，宜补阳调胃。多汗身软者，湿邪为病。内伤虚损自汗，用“补中益气汤”（患者内伤）少加附子、麻黄根、浮小麦、升麻柴胡（蜜炒）治疗，或“小建中汤”（患者虚劳）桂枝量加倍，加附子治疗。盗汗者，睡则汗出，醒则汗止，是阴虚有火，为肾虚。发热者，用“六味地黄丸”治疗。恶寒者，用“八味元”（连同五脏）治疗。欲睡则汗出者，属胆热，用“小柴胡汤”（寒凉性药）治疗。通用“当归六黄汤”，通治诸汗用“双和汤”（虚劳患者）。

玉屏风散：《宝鉴》治表虚自汗。方药组成为白术二钱五分，防风、黄芪各一钱二分。防风、黄芪能实表气，白术能燥内湿。

参归腰子：《宝鉴》治心气虚损自汗，以此收敛心液。方药组成为人参、当归（挫碎）各五钱，猪心一个连同心内血切作数片，用水二碗，先煎猪心剩至一碗半，再放入二药同煎，至药液剩八分，取清汁吃猪心，用药液送下吃完。

当归六黄汤：《宝鉴》治疗盗汗之圣药。方药组成为黄芪二钱，生地黄、熟地黄、当归各一钱，黄芩、黄连、黄柏各七分。方解：黄芪能实表气，当归、生熟地黄能补阴血，黄芩、黄连、黄柏能去内火，所以有效。

当归地黄汤：《宝鉴》治盗汗属气血两虚者。方药组成为当归、熟地黄、生地黄、白芍药（酒炒）、白术、白茯苓、黄芪（蜜炒）各一钱，黄柏、知母（均蜜水炒）、陈皮各八分，人参五分，甘草三分，枣一枚，浮小麦一把。

［词解］

①②津液：津液是人体一切正常水液的总称。一般地说，性质清稀，流动性大，主要布散于体表皮肤、肌肉和孔窍等部位，并渗入血脉，侧重于滋润作用者，称为“津”；其性较为稠厚，流动性较小，灌注于骨节、脏腑、脑、髓等组织器官，侧重于濡养作用者，称之为“液”。《灵枢·五癃津液别》：“津液各走其道，故三焦出气，以温肌肉，充皮肤，为其津；其流而不行者，为液。”

③荣气：即营气。《素问·逆调论》：“荣气虚则不仁，卫气虚则不用，荣卫俱虚，则不仁且不用，肉如故也。”

④腠理：即肌肉和皮肤的纹理。腠，指肌肉的纹理，又称肌腠，即肌纤维间的空隙；理，指皮肤的纹理，即皮肤之间的缝隙。是渗泄液体，流通和合聚元气的场所，有防御外邪侵袭的功能。

⑤濈濈然：汗出貌。

［临床新用］

玉屏风散　本方现代常用于治疗反复性感冒、柯萨奇B病毒性心肌炎、汗症、隐匿性肾炎、慢性肾功能衰竭、慢性肾炎、原发性血小板减性鼻炎、荨麻疹、多形红斑、多发性疖、角膜炎等。

（1）**反复性感冒**　本方具有提高机体免疫功能的作用，常用玉屏风散防治。遂氏用玉屏风散与人体丙种球蛋白对预选病人20例。体虚气弱甚者，玉屏风散加桂枝、白芍，共研粉末，每日10克，分二次服，一个月用3-4天，结果玉屏风散组显效12例，有效6例，无效2例。对照组显效11例，有效6例，无效3例，认为玉屏风散在提高机体抗病能（遂国伟．玉屏风散与人体丙种球蛋白预防反复性感冒的效果比较．新中医，1986，2（4）：21）。

（2）**柯萨奇B病毒性心肌炎**　因柯萨奇B_2病毒感染者，临床上均有上呼吸道感染后，出现心悸、胸闷或气短等症，症见反复感冒，倦怠等，伴有频发早搏，短阵室性心动过速，ST段及T波改变，房室传导阻滞等心电图异常表现。因玉屏风散具有良好的抗病毒作用，故从辨病角度使用玉屏风散以治疗本病。陈氏用玉屏风散合生脉饮治疗柯萨奇B病毒性心肌炎30例，用法：玉屏风散15克，每日2次；生脉饮10毫升，每日2次。经服用后，心悸、胸闷、乏力、低热和关节酸痛、心电图等均有明显改善，疗效显著（陈曙霞，等．玉屏风散及生脉饮对柯萨奇B病毒性心肌炎的疗效观察．中西医结合杂志，1990，10（1）：20）。

（3）**汗症** 对于自汗、盗汗，体弱纳少，气短，神疲，心悸少寐，动则大汗或寐则汗出，面色㿠白无华，舌质淡或舌质红，少苔，脉细虚或细数，证属气虚肌表不固者，常用玉屏风散加味治疗。药用黄芪、党参、煅牡蛎（先煎）各20克，麦冬、白芍、浮小麦各15克，白术、防风、山药各12克，五味子、大枣各10克。若阴虚内热加生地黄、地骨皮；血虚加熟地黄、何首乌；阳虚加制附子。每日1剂，分2次服，连服3~6剂。陈氏治疗50例，结果治愈43例，好转7例，效果良好（陈亚梅．玉屏风散合生脉散化裁治疗虚性汗证50例．广西中医药，1991，14（2）：59）。

（4）**隐匿性肾炎** 隐匿性肾炎以镜下血尿及少量蛋白尿、管型尿为特点，病人仅感腰痛，乏力或偶尔出现眼睑浮肿。本病与机体免疫功能失常有关，而玉屏风散具有良好的免疫调节作用，故可用玉屏风散治疗本病。沈氏用玉屏风散加淫羊藿为基本方治疗隐匿性肾炎36例，气虚甚者，或偏阳虚者，去防风，加桂枝、党参、仙茅、肉苁蓉、菟丝子等；偏阴虚者，加白花蛇舌草、桑椹、知母、黄柏等。水煎，日服1剂。另15服维生素E每天60~90毫克，最多服至120毫克，每日3次。待尿检转阴后继用上方1~3个月。结果尿红细胞转阴的有效率为90.9%，尿蛋白转阴的有效率为83.3%，随访结果满意（沈壮雷．玉屏风散、维生素E治疗隐匿性。肾炎．中西医结合杂志，1983，3（6）：340）。

（5）**慢性肾功能衰竭** 慢性肾功能衰竭均有营养不良，神疲乏力，自汗，纳差，毛发枯萎，阳痿或闭经，恶心呕吐，皮肤瘙痒，舌体胖，脉细数或沉细等表现。对于本病使用玉屏风散，既能补气，又可实表，以防外邪侵袭。沈氏用玉屏风散治疗慢性、肾功能衰竭并发感染37例，其中27例用玉屏风散治疗，基本方：黄芪、白术、防风各30克，每日1剂，水煎，分2次口服，连服3周为1疗程。10例用抗生素，结果两组有效率分别为74%和70%，无显著差异。但3个月内感染的再发例数有显著差异（$P<0.01$）（沈壮雷，等．玉屏风散治疗慢性肾功能衰竭并发感染的疗效与实验研究．中西医结合杂志，1988，8（5）：268）。

（6）**慢性肾炎** 慢性肾炎每因外感侵袭，或皮肤感染而反复发作，使肾炎加重。因此，如何有效地预防感染十分重要。因玉屏风散能益气固表拒邪，故慢性肾炎可使用玉屏风散治疗。吴氏用玉屏风散加味治疗33例慢性肾炎，药用生黄芪20克，生白术15克，防风12克，陈皮9克，连翘40克，土茯苓50克，羌活10克，研细末，装瓶备用。每日3次，每服9克，儿童减半。每月投药12~15天，一般每周连服3天，停4天，或连服3天停3天，温开水送下。结果：29例用药后有效地预防了呼吸道及皮肤感染，肾炎病情稳定（吴沛田，等．加味玉屏风散预防慢性肾炎复发．中医杂志，1992，33（5）：24）。陈氏治疗各类肾小球肾炎病人中，易伤风感冒而诱发肾炎反复发作者24例，在原用药的基础上加服玉屏风散（丸），结果有效23例，无效1例；其中慢性咽炎病人，17例明显好转，另1例发作次数亦减少；19例经常患感冒的病人，治疗后易感性降低，且蛋白尿均有好转（陈梅芳．玉屏风散治疗肾小球。肾炎的适应证和原理探讨．上海中医药杂志，1979，（6）：16）。

（7）**原发性血小板减少性紫癜** 本病临床表现有皮肤紫癜、黏膜出血等症，实验室检查外周血中的血小板减少。本病属于气虚肌表失固，血液外溢者，亦可使用玉屏风散益气固表。文氏用玉屏风散加味治疗原发性血小板减少性紫癜40例，处方：党参、黄芪、仙鹤草各30克，白术、防风、当归各10克。兼有血热过甚者，加生地黄20克，丹皮10克，水牛角1克（研末冲服）；夹有阴虚者，加熟地黄30克，龟甲15克，知母12克。每日1剂，服药最多60剂，最少10剂。结果35例病人均治愈，其中5例病人配合升高血小板药和免疫抑制剂而治愈，治愈率96.5%（文茂森．玉屏风散加味治疗原发性血小板减少性紫癜40例．陕西中医，1993，14（4）：173）。

（8）**小儿夏季热** 小儿夏季热多见于3岁以下小儿，多因禀赋不足，加之后天失调，阳气虚弱，不能化津酿汗，复受暑热，致暑伤元气，以夏季持续高热，多饮，多尿，无汗为特点。其证属气虚，肌腠卫外功能失调者，可用玉屏风散益气调卫。郭氏用玉屏风散加味治疗小儿夏季热25例，处方：黄芪8克，白术5克，防风4克，青蒿8克，银花9克，竹叶4克，鲜荷叶10克，鳖甲6克，秦艽4克。神疲甚者，加太子参10克（烦躁不安者，太子参宜用北沙参15克）；高热不退抽搐者，加钩藤、蝉衣。每日1剂，结果服药三日退热者15例，五日退热者5例，7日退热者5例。本方加味即可益气固表，又可透汗解热，疗效显著（郭国志．加味玉屏风散治疗小儿夏季热25例．湖北中医杂志，1987，(4)：35)。

（9）**过敏性鼻炎**　本病以鼻阻塞、流水样清涕、打喷嚏、鼻痒和嗅觉减退为主要症状。因本病属变态反应性疾病，可从辨病角度用玉屏风散调节免疫功能。陈氏用玉屏风散加苍耳、辛夷、炙甘草治疗过敏性鼻炎130例，每日1剂，水煎服。结果总有效率86.15%（陈仁华．玉屏风散加味治疗过敏性鼻炎130例．浙江中医杂志，1991，(2)：26)。

（10）**荨麻疹**　慢性荨麻疹大部分为气虚外受风邪而致，病人伴神疲乏力，气短懒言，自汗，纳差，便溏，舌淡边有齿痕，苔白或薄黄，脉濡弱等脾肺气虚证候，或遇风遇冷起疹，疹色淡红，久用清热法治疗不效，可益气固表，用玉屏风散加味治疗。周氏用玉屏风散合桂枝汤加减治疗本病26例，基本方：炙黄芪18克，白术10克，防风10克，白芍9克，桂枝6克，赤芍10克，鬼箭羽15克，地龙10克，蝉衣6克，大枣4个，生姜3片。兼口干思饮，舌尖红，苔薄黄者，加连翘12克，薄荷6克；畏寒肢冷，遇风遇冷起疹明显增多者，加制附片6克；气短神疲明显者，加五味子10克，党参10克；妇女月经量少，有瘀块，经前腹痛，舌有瘀斑者，加当归10克，红花10克，益母草30克。每日服药1剂，煎汤分2次服，7天为1疗程。结果：痊愈8例，有效14例，无效4例，总有效率为84.7%（周德英．“玉屏桂枝汤”治疗慢性荨麻疹26例临床观察．北京中医学院学报，1986，9(6)：23)。

（11）**多形性红斑**　多形性红斑皮损呈多形性，有红斑、丘疹、水疱、大疱、紫癜、风团等。因本病亦与机体的免疫反应有关，故可用玉屏风散调整机体免疫功能。金氏用玉屏风散加味治疗100例多形性红斑病人，每日1剂，煎汤分2次服用。服药后痊愈59例，显效40例，无效1例（金兆秀．玉屏风散的临床应用．湖北中医杂志，1987，(4)：35)。

（12）**多发性疖**　本病若属气虚肌表不固，染发疮毒者，可用玉屏风散益气固表以祛外邪。侯氏用玉屏风散加减治疗多发性疖35例，每日1剂，煎汤分两次服。结果：治愈33例，治愈率为94.3%；西药（红霉素或麦迪霉素）对照组治愈率60%（侯勇．玉屏风散加味治疗多发性疖35例观察．江西中医药，1981，(1)：14)。

（13）**角膜炎**　单纯疱疹性角膜炎是由单纯疱疹病毒Ⅰ型感染引起的，起病前常有感冒或其他发热病史，发病急，常有畏光、流泪、疼痛、异物感等刺激症状。从辨病治疗角度，可用玉屏风散以抗病毒。张氏用玉屏风散加味治疗28例32只单疱病毒性角膜炎，基本方：黄芪60克，白术20克，防风15克，金银花30克，连翘30克，菊花15克，淫羊藿30克。每日1剂，水煎服，7天为1疗程，治愈率93.75%，而西医对照组治愈率66.67%（张玉生，等．玉屏风散加味治疗单疱病毒性角膜炎28例．山东中医杂志，1995，14(9)：409)。

当归六黄汤　本方现代主要用于汗症、口腔疾病、更年期综合征、慢性骨髓炎、甲状腺功能亢进症、的治疗。

（1）**汗证**　本方治疗汗证50例，年龄13～61岁。病程10天～3年。气血两虚者加甘草、重用黄芪；气阴两虚者加麦冬、西洋参；汗多者加煅龙牡、五味子。结果：治愈43例，显效5例，有效2例（曹在照．当归六黄汤治疗汗证50例．湖北中医杂志，1991，(6)：22)。本方加味治疗术后汗证32例，年龄16～72岁。气虚甚者重用黄芪，阴虚重者重用熟地、生地、黄柏，血虚重者重用当归、黄芪、熟地。结果：全部治愈（屈友初．当归六黄汤加味治疗术后汗证32例．国医论坛，1992，(2)：27)。本方加味治疗小儿盗汗证30例，年龄3～12岁。厌食者加焦三仙、鸡内金；动则汗出者加浮小麦、麻黄根、生龙牡；少苔者加地骨皮；湿热未清者加茵陈。结果30例全部治愈，其中服5剂而愈者5例，服7剂而愈者10例，服10剂而愈者8例，服15剂而愈者7例（赵晶．当归六黄汤治疗小儿盗汗证30例，江西中医药，1998，(4)：33)。本方去黄连、黄柏加黑豆豉治疗盗汗50例，结果痊愈30例，显效14例，无效6例（姚越健．加减当归六黄汤治疗盗汗50例简介．浙江中医杂志，1982，(9)：416)。

(2) **口腔疾病** 当归六黄汤加天花粉、玄参为主方治疗慢性口腔溃疡116例，便秘甚者加大黄；口干渴甚者加知母；气虚甚者加黄芪。10天为1疗程，治疗1疗程后，治愈82例，有效24例，无效10例，总有效率91%（王桂珍、王丽娣、王晓丹．当归六黄汤加味治疗慢性口腔溃疡116例临床观察．新中医，1996，(6)：32)。本方加山药、丹皮等治疗虚火喉痹30例，每2日1剂，每剂水煎2次，饭后饮服，7天为1疗程。结果：显效18例，好转10例，无效2例（吴江．当归六黄汤加味治疗虚火喉痹30例．云南中医学院学报，1996，(1)：40)。本方加青黛治疗非特异性反复发作性口腔溃疡，秋冬季发病为主。7日为1疗程，治疗2~3疗程。结果：痊愈28例，好转7例，无效1例。总有效率97%（撒莉．当归六黄汤加青黛治疗口腔溃疡．山东中医杂志，1999，(5)：233)。

(3) **更年期综合征** 本方加味治疗更年期综合征33例，年龄44~50岁21例，51~56岁12例，未绝经者23例，自然绝经者7例，人工绝经者3例。阴虚火旺者加丹皮、泽泻等；自汗明显者加白术、防风；盗汗明显者加二至丸、百合；寐差者加茯神、五味子，7天为1疗程。结果：显效11例，有效22例。总有效率100%（戚玉华．当归六黄汤加减治疗更年期综合征33例．江苏中医，1996，(5)：22)。本方加味治疗更年期烦热自汗症29例，腰膝酸软者加桑寄生、牛膝；头晕耳鸣者加龙胆草、磁石；怔忡健忘者加山茱萸、远志；烦躁欲哭者加甘麦大枣汤；汗出甚者加浮小麦、牡蛎。结果：痊愈16例，显效10例，有效3例，总有效率100%。服药最多27剂，最少9剂（邢月朋、刘真．当归六黄汤治疗更年期烦热自汗症29例．河北中医，1992，(3)：35)。

(4) **慢性骨髓炎** 本方治疗慢性骨髓炎296例，日1剂15服，滤液熏洗患处。结果全部治愈，治疗愈合时间最短21天，最长97天。一年内复发27例，占9%（毛利民、鲁道海、王华民．当归六黄汤为主治疗慢性骨髓炎296例报告．实用中西医结合杂志，1995，(9)：569)。

(5) **甲状腺功能亢进症** 本方加味治疗甲状腺功能亢进42例，心悸善惊加龙齿、牡蛎；失眠加酸枣仁、柏子仁、夜交藤；手颤加石决明、白芍；阴虚火旺加夏枯草、浙贝母、玄参、白芍；肝肾阴虚加玄参、天冬、麦冬；肝气郁滞加郁金、柴胡。日1剂，1个月为1疗程。结果：痊愈23例，好转17例，无效2例。总有效率95.2%（傅晓芸．当归六黄汤治疗甲状腺功能亢进症42例．新中医，1999，(6)：47)。

【原文】

心汗手足汗陰汗：心汗①者，別處無汗，獨心孔②有汗，思慮多，汗亦多。大人心血溢盛面，常發赤，參歸腰子收斂心血，小兒因驚得之。手足汗者，胃熱，用芩連等涼劑不效，八物湯（虛勞）加半夏、茯苓爲君，白附子、川烏為使。陰汗③，蛇床子酒炒、白礬、陳醬，煎洗。

茯苓補心湯：（寶鑒）治心汗。心汗者，心孔有汗，別處無也，因七情鬱結而成。白茯苓、人參、白朮、當歸、生地黃、酸棗仁炒、白芍藥、麥門冬、陳皮、黃連各一錢，甘草三分，朱砂五分別爲末，棗二枚，梅煎調朱砂末服。

[语释]

心汗手足汗阴汗：心汗者，别处无汗，独心窝有汗，思虑多，汗亦多。大人心血溢盛面部，脸常发红，党参、当归、腰子能收敛心血，小儿因惊能得此病。手足汗者，属胃热，用黄芩、黄连等凉剂效果不好，用“八物汤”（虚劳患者）加半夏、茯苓为君药，白附子、川乌为使药。阴汗，用蛇床子（酒炒）、白矾、陈酱，煎洗患处。

茯苓补心汤：《宝鉴》治心汗。心汗者，心窝有汗，别处无汗，因七情郁结而成。方药组成为白茯苓、人参、白术、当归、生地黄、酸枣仁（炒）、白芍药、麦门冬、陈皮、黄连各一钱，甘草三分，朱砂五分（单独研末），大枣二枚，梅煎汤调朱砂末服。

［词解］

①心汗：证名。指心窝部多汗的症候。出《丹溪心法·盗汗》。《医林绳墨·汗》：“又有心汗者，当心膻中，聚而有汗。”因忧思惊恐，伤及心脾所致，

②心孔：指心窝。

③阴汗：指外生殖器及其附近局部多汗为主的病证，多由肝经湿热或肾阳虚衰引起。《医林绳墨·汗》：“阴汗者，谓至阴之处，或两腿挟中，行走动劳，汗出腥秽。”

【原文】

痰飲[①]

脈法：痰脈弦滑。沈弦者，懸飲内痛。雙弦者，寒飲，偏弦者，飲也。肺飲不弦，但苦喘短氣。久得濇脈，必費調理，蓋痰膠固脈道阻澁。沈弦細滑，大小不勻，皆痰病也。

痰論：痰者，津液之異名，潤養肢體者也。痰與飲不同，伏於包絡，隨氣客肺壅嗽者，痰也；聚於脾元，隨氣上溢口角，流出而不禁者，涎也；惟飲，生於胃，爲嘔爲吐。其爲内外疾病，非止百耑，皆痰之所致也，蓋津液，既凝爲痰，爲飲，洶湧上焦，故口燥咽乾，流而之下，則便溺閉塞，面如枯骨，毛髮焦乾，婦人則經閉不通，小兒則驚癇搐搦，治先逐痰，然後調理。痰原于腎，動于脾，客于肺，水升火降，脾胃調和，痰從何生？

痰飲諸病：眼胞及眼下如灰烟熏黑者，痰也，一切痰症，食少肌色如故。痰症初起，頭痛發熱，類外感表症，久則潮咳夜重，類内傷陰火，又痰飲流注肢節，疼痛類風症，但痰症，胸滿食減，肌色如故。俗云十病九痰，誠哉是言！手臂不得動，骨節邊身痛，痰入骨也。眼黑、行步呻吟、舉動艱難，入骨痰也。眼黑、面帶土色、四肢痿痹、屈伸不便，風濕痰也。眼黑、頰赤面黃，熱痰也。痰病或似邪祟！

［语释］

痰饮

脉法：痰脉弦滑。沉弦者，为悬饮内停。双弦者，为寒饮；偏弦者，为饮。肺饮，脉不弦，但喘促短气。久病得涩脉，必难调理，大概痰胶固涩脉道。脉沉弦细滑，大小不匀，皆痰病。

痰论：痰者，津液变异后的名字，正常的津液能润养肢体。痰与饮不同，伏于包络，随气客肺，壅堵咳嗽者，为“痰”；聚于脾元，随气上溢口角，流出而不禁，为“涎”；惟“饮”，生于胃，作呕作吐。造成内外疾病的原因不止百种，都是痰所为，盖津液，既凝成痰、成饮，汹涌于上焦，故口干咽燥，流向下，则便尿闭塞，面如枯骨，毛发焦干，妇女则经闭不通，小儿则惊痫搐搦，治先祛痰，然后调理。痰原于肾，动于脾，客于肺，如果水升火降，脾胃调和，痰从何生起？

痰饮诸病：眼胞及眼下如灰烟熏黑者，是痰所为，所有痰症患者，都表现为食少、肌色如旧。痰症初起，头痛发热类外感表症，久则潮咳夜重，类内伤阴火，又痰饮流注肢节，疼痛类风症，但痰症表现为胸满、食少、肌色如旧。俗云：十病九痰，这话确实如此！若手臂不能动，骨节边肌肉痛疼，是痰邪入骨。眼圈发黑、行步呻吟、举动艰难，是入骨之痰所为。眼圈发黑、面带土色、四肢痿痹、屈伸不便，是风、湿、痰所为。眼圈发黑、颊赤面黄，是热痰所为。痰邪为病，或似患邪祟！

［词解］

①痰飲：痰，古作“淡”，淡与澹通用，形容水的淡荡流动。痰，为水液停积之较为稠浊者，多因饮积日久又为火热灼炼而成；饮，水也。指蓄积停聚于体内而未被气化和排泄的水液。痰飲是指水液在体内运化输布失常，停积于某些部位所致的一类病证。广义的痰饮是指《金匮要略》所划分的四饮：痰

饮、悬饮、溢饮、支饮；狭义的是指四饮之一的“痰饮”。

【原文】

飲病有八：留飲者，胸中有飲，短氣而渴，四肢曆節痛①，背冷咳嗽，導痰湯，芎夏湯。癖飲者，水癖在兩脇下，動搖有聲，十棗湯（寒門）。痰飲者，暴肥暴瘦，水走腸間，漉漉有聲，胸脇支滿，目眩，苓桂术甘湯。溢飲者，飲水流行，歸於四肢，當汗不汗，身體重痛，小青龍湯（寒門）。懸飲者，亦名流飲，水在脇下，咳唾引痛，十棗湯妙。支飲者，咳逆倚息，短氣不得臥，其形如肿，小青龍湯妙。伏飲者，膈上痰滿，喘咳，或吐，發則寒熱，腰背痛、目淚出、振振身瞤，控涎丹。

苓桂术甘湯：（寶鑒）治痰飲。赤茯苓二錢，桂枝、白术各一錢五分，甘草一錢。

茯苓五味子湯：（寶鑒）治支飲，手足冷痹、多唾，小腹氣上衝胸咽，面熱如醉，時復眩冒②。赤茯苓二錢，桂心、甘草各一錢五分，五味子一錢二分五里。支飲法當冒，冒者必嘔，嘔者復滿，加半夏以去其飲，飲去嘔止。

［语释］

饮病有八：留饮者，是胸中有饮，表现为短气而渴、四肢历节痛、背冷咳嗽，用“导痰汤”、“芎夏汤”治疗。癖饮，是水癖在两胁下，动摇有声，治疗方剂为“十枣汤”（攻逐水饮）。痰饮，暴肥暴瘦，水走肠间，漉漉有声，胸胁支满，目眩，用“苓桂术甘汤”治疗。溢饮，是饮水流行，归于四肢，当汗不汗，身体重痛，治疗方剂为“小青龙汤”（温肺化饮）。悬饮，亦名“流饮”，是水在胁下，咳唾引痛，用“十枣汤”治疗效果好。支饮，表现为咳逆倚息，短气不得卧，其形如肿，用“小青龙汤”治疗效果好。伏饮，是膈上痰满，喘咳或吐，发作则寒热，腰背痛、目泪出、振振身瞤，用“控涎丹”治疗。

苓桂术甘汤：《宝鉴》治“痰饮”。方药组成为赤茯苓二钱，桂枝、白术各一钱五分，甘草一钱。

茯苓五味子汤：《宝鉴》治支饮所致的手足冷痹、多唾、小腹气上冲胸咽、面热如醉、时复眩冒。方药组成为赤茯苓二钱，桂心、甘草各一钱五分，五味子一钱二分五里。支饮为病，理当眩冒，眩冒者必呕，呕者复饮满，加半夏以去其饮，饮去则呕止。

［词解］

①历节痛：指诸肢节疼痛，不可屈伸，亦名“历节”。

②眩冒：指眩晕。《医学入门》：“头眩……或云眩晕，或云眩冒。眩言其黑，晕言其转，冒言其昏，一也。”

［临床新用］

苓桂术甘汤 本方现代主要用于冠心病、胸膜炎、梅尼埃病、心包积液、心力衰竭、眼疾、克山病、病窦综合征、眩晕、腹泻、胃潴留、肾病综合征、肾盂积液、咳嗽、急性羊水过多、小儿疝气、肝郁脾虚症的治疗。

（1）**冠心病** 应用苓桂术甘汤加味治疗冠心病心绞痛16例。结果：显效10例，有效5例，无效1例（王家新．温阳化湿活血法治疗冠心病心绞痛．中医函授通讯，1992，（2）：41）。

（2）**胸膜炎** 应用本方加味，另配用抗痨西药异烟肼0.1克，每日3次，共服1年，治疗结核性渗出性胸膜炎49例。结果：服药1~2疗程后，大量以上积液即可减为中等量；中等量积液则减为小量；小量积液能完全消化，共49例，其中积液消除最长36天，最短18天，平均24天，有效率为100%（樊淡．苓桂术甘汤加味治疗结核性渗出性胸膜炎49例．国医论坛，1987，（4）：36）。

（3）**梅尼埃病** 应用本方加泽泻、代赭石并随证加减治疗梅尼埃病53例。结果：近期治愈者32例，好转17例，无效4例，总有效率92.5%（王球华．苓桂术甘汤治疗梅尼埃病探讨．广东医学（祖国医学版），1993，（3）：151）。应用本方合泽泻、丹参、远志、葛根为基本方，随证加减，配合鼓室内注射地塞米松治疗梅尼埃病72例。结果：服药3~5天治愈59例，1例7天治愈。在治愈的病人中，仅有4例在1~3年内复发，但病情减轻，用上法治疗均再次获愈（张玉英. 苓桂术甘汤加味治疗梅尼埃病72例. 实用中西医结合杂志，1993，（7）：434）。

（4）**心包积液** 用本方合己椒苈黄丸治疗心包积液28例。单纯复方不用穿刺11例，复方加穿刺组15例。结果：复方组治愈5例，显效3例，有效2例，无效1例；复方加穿刺组治愈5例，显效5例，好转4例，无效1例；单纯穿刺组治愈1例，无效1例。复方组疗效明显优于心包穿刺组（$P<0.05$）（姚远村. 苓桂术甘汤合己椒苈黄丸治疗心包积液28例临床观察. 湖南中医学院学报，1992，（4）：22）。应用本方合黄芪、党参等治疗心包积液33例，其中心衰Ⅱ度者18例，心衰Ⅲ度者15例。结果：显效25例，有效6例，无效2例。与疗效相比心率从98次/分降至95次/分；每搏排出量从40毫升上升至47毫升；心脏指数从1.4升为1.9；STI从0.5降至0.38，均有统计学意义。另外ECG克和胸片也有明显改善（方旺秀. 苓桂术甘汤加味治疗心包积液33例. 实用医学杂志，1993，（5）：46）。

（5）**心力衰竭** 应用苓桂术甘汤与生脉散或炙甘草汤治疗96例长期服用洋地黄无效，全身乏力，及服用洋地黄后有不良反应者。结果：显效39例，好转36例，无效21例，总有效率77%（苏玉敏. 苓桂术甘汤加味治疗充血性心衰96例临床观察. 天津医药杂志，1967，（8）：503）。应用本方加泽泻、黄芪、党参、丹参治疗充血性心力衰竭33例。结果：显效25例，有效6例，无效2例（方旺秀. 苓桂术甘汤治疗充血性心衰33例分析. 实用医学杂志，1993，（5）：46）。

（6）**眼疾** 应用本方加附子并随证变化治疗病毒性角膜炎31例，均有起病急、羞明流泪、疼痛、异物感等，继则黑睛出现翳障，呈点状、星状。结果：服药7剂，翳障消退者9例10只眼；服药14剂，翳障消退者10例12只眼；服药21剂，翳障消退者5例5只眼；服药30剂，翳障消退者3例3只眼；无效4例5只眼；总有效率为87.0%（姜崇智. 苓桂术甘汤加附子治疗病毒性角膜炎31例. 山东中医杂志，1993，（2）：18）。应用本方合四物汤治疗中心性浆液性视网膜病变32例，单眼26例，双眼6例。结果：痊愈6例，好转22例，无效4例。半年后痊愈病例随访，6例复发，复用本方治疗，5例获愈（姜崇智. 苓桂术甘汤加附子治疗视网膜病变32例. 河南中医学院学报，1993，（2）：18）。

（7）**克山病** 应用苓桂术甘汤加茵陈、山楂肉治疗慢性克山病患儿16例，其中13例坚持服药1月以上，服药半月后症状即见好转，浮肿消退，1月后心音增强，杂音减轻，肝脏有不同程度的缩小（王俊华. 苓桂术甘汤加味治疗克山病16例临床观察. 新医药，1971，（3）：35）。

（8）**病窦综合征** 应用苓桂术甘汤加味治疗病态窦房结综合征18例。浮肿者加防己、猪苓；痰盛者加瓜蒌、浙贝、半夏；血瘀者加丹参；胸痛者加郁金、元胡、檀香。结果：显效12例，有效5例，无效1例（李庆娟、王晓敏. 苓桂术甘汤加味治疗病态窦房结综合征18例. 中国中医药信息杂志，1999，（7）：51）。

（9）**眩晕** 应用本方合小柴胡汤治疗眩晕60例。结果：痊愈52例，有效6例，无效2例，总有效率96.7%（杨天芹. 苓桂术甘汤合小柴胡汤治疗眩晕60例。国医论坛，1994，（4）：11）。应用本方合半夏、川芎为基本方，随证加减，治疗颈性眩晕55例。结果：显效24例，好转25例，无效6例，有效率89.0%（范智春. 苓桂术甘汤加味治疗眩晕55例临床观察. 内蒙古中医药，1994，（2）：5）。运用苓桂术甘汤加泽泻半夏为基本方并随证加减治疗水饮眩晕74例，其中水湿困脾型30例，服3剂痊愈21例，服4~6剂痊愈7例，服9剂痊愈2例；脾阳虚型19例，服6剂痊愈4例，服7~12剂痊愈5例，服13~15剂痊愈9例，1例好转；脾气虚型25例，服3~6剂痊愈16例，服7~9剂痊愈8例，服12剂痊愈1例（余仲卿. 苓桂术甘汤加味治疗水饮眩晕74例. 北京中医学院学报，1990，（4）：47）。

（10）**腹泻** 应用本方加味，每天1剂，分2~3次口服。对照组：庆大霉素2000~3000U/kg，氟哌酸5mg/kg，每天3次；胃蛋白酶合剂2~5毫升/次，每天3次。其他治疗措施：如禁食、补液及对症处理两组病例相同。3天为1个疗程。治疗虚寒型秋季腹泻。其中苓桂术甘汤组30例，对照组30例。结果：治疗组痊愈30例，治愈率100%。对照组痊愈26例，治愈率86.7%，经统计学处理有显著性差异

（罗谦．苓桂术甘汤治疗虚寒型秋季腹泻30例．中国中西医结合杂志，1993，（6）：380）。

（11）**胃潴留** 应用苓桂术甘汤随证加味治疗170例胃潴留，一般表现：午后腹部闷胀、嗳气频作，胸闷气短，头目昏眩，脘部寒凉如掌大，胃脘有振水声或上消化道造影空腹潴留液多于200毫升。结果：平均取效时间6.5天，总有效率99%。症状消除后，查上消化道造影或胃镜，其中慢性胃炎和溃疡患者为156例（吴平．苓桂术甘汤加味治疗胃潴留170例临床观察．黑龙江中医药，1993，（5）：38）。

（12）**肾病综合征** 应用本方加益母草、芡实、泽泻、白茅根为基本方，随证变化，治疗17例难治性肾病综合征患者，这些患者对激素疗效差或无效，或依赖，以及频繁反复或复发，有的用过免疫抑制剂。17例均配合激素治疗，治疗3个月。结果：完全缓解9例，基本缓解5例，部分缓解2例，无效1例（李建民．苓桂术甘汤加味治疗难治性肾病综合征17例．陕西中医，1987，（2）：70）。

（13）**肾盂积水** 应用苓桂术甘汤加味治疗结石梗阻性肾盂积水33例。腰痛加川楝子、赤芍；尿痛加石韦；血尿加茅根、琥珀；恶心呕吐加法半夏。结果：显效21例，有效9例，无效3例（蒋晚清．苓桂术甘汤加味治疗结石梗阻性肾盂积水33例．实用中医药杂志，1999，（6）：11）。

（14）**咳喘** 应用本方加味治疗重症痉咳156例。1周内咳嗽及伴随症状消失者148例，占95%；5天内咳减，10天咳嗽基本消失者6例，占3.8%；有效率98.8%（傅昌格．苓桂术甘汤加味治疗痉咳156例．黑龙江中医药，1992，（6）：10）。

（15）**急性羊水过多** 应用本方加减治疗急性羊水过多，属中医“子满”范畴患者32例。结果：痊愈22例，有效7例，无效3例（褚关金．急性羊水过多用苓桂术甘汤加味治疗．上海中医药杂志，1993，（11）：22）。

（16）**小儿疝气** 应用苓桂术甘汤合台乌药为基本方治疗小儿狐疝32例，伴咳嗽加桔梗6克，川贝母6克，疝气重者加木香6克，玄胡6克，体质虚弱者加黄芪、当归各6克。结果：痊愈20例，好转8例，总有效率86.1%（杜志伟．苓桂术甘汤加味治疗小儿疝气32例．湖南中医杂志，1993，（2）：50）。

（17）**肝郁脾虚证** 应用本方加减治疗器质性肝郁脾虚证126例。结果：痊愈45例，基本痊愈30例，好转39例，无效12例（罗文儒．实脾化瘀法治疗器质性肝郁脾虚证126例．实用中西医结合杂志，1991，（7）：401）。

（18）**痰饮** 某男，62岁，1972年12月4日初诊。主诉咳嗽喘促，腰酸肢冷心悸便溏，诊脉迟，察舌见薄苔，病属脾肾虚寒，痰气上凌之痰饮，当以温药和之。云茯苓15克，白术、补骨脂各12克，桂枝、淡附片、五味子、干姜各4.5克，炙甘草、姜夏各6克。3剂后咳嗽见减，便见成形，仍以原方合七味都气丸以标本同治善后。按：本痰饮案，兼见腰酸肢冷，便溏、脉迟，故诊为脾肾虚寒。寒则阳不化气，痰饮内生，虚则运化失常，上犯而为咳嗽喘促，故用苓桂术甘汤为主，以温化痰饮，配合附子理中汤（去人参），以温阳散寒，加补骨脂补肾温阳，固肠止泻，方药治合病机，故3剂见效。

【原文】

風痰：多癱瘓奇症，頭風眩暈，暗風悶亂，搐搦瞤動，痰色青而光。風虛，三生飲（風門）。風痰散之，南星、皂角、白附子、竹瀝。

青州白圓子：（寶鑒）治風痰壅盛，嘔吐眩暈，及癱瘓風。半夏七兩，南星三兩，白附子二两，川乌五钱，右生，为细末，清水浸，春五夏三秋七冬十日，朝夕換水，候日數足，乃取納生，絹袋中濾過，其滓再研濾過，以盡為度，澄清去水，曬干，又為末，以糯米粥清和丸，如綠豆，湯下三五十丸。

導痰湯：（寶鑒）治風痰。半夏二錢，南星炮、橘紅、枳殼、赤茯苓、甘草各一錢，薑五片。

［语释］

风痰：风痰为病多呈瘫痪奇症，头风则眩晕，暗风则闷乱，并表现为搐搦瞤动，痰色青而晄。风虚，用“三生饮”（风邪为病）治疗。风痰应散，用南星、皂角、白附子、竹沥治疗。

青州白圆子：《宝鉴》治风痰壅盛，呕吐眩晕，及瘫痪风。方药组成为半夏七两，南星三两，白附子二两，川乌五钱，又生品研为细末，用清水浸泡，春五天、夏三天、秋七天、冬十天，朝夕换水，等天数满就取出放入生绢袋中过滤，药渣再研再过滤，以药尽为度，沉淀后去水晒干，再研为细末，以糯米粥清汤和丸如绿豆大小，每次用汤服下三十至五十丸。

导痰汤：《宝鉴》治风痰。方药组成为半夏二钱，南星（炮）、橘红、枳壳、赤茯苓、甘草各一钱，生姜五片。

[临床新用]

导痰汤　本方现代临床主要用于治疗中风、精神分裂症、脂肪肝、高脂血症、闭经等病症。

（1）**中风**　本病以猝然昏仆，口眼歪斜，半身不遂为主要特征。亦有未见昏仆，仅见歪僻不遂者。王氏等介绍以导痰汤为主方，按急性期、恢复期、后遗症期辨证加减治疗，收效满意。基本方：半夏、天南星（炮）、橘红、枳实、赤茯苓、生姜。加减：急性期（24小时后至2周内），此期如见神昏失语之危重症，可用本汤加菖蒲、郁金、细辛等，配合鼻饲安宫牛黄丸，并在去痰的基础上，加大黄、元明粉以通腑气，直至大便能下为止；如半身不遂，口眼歪斜者，可选加全蝎、僵蚕、羌独、独活等，以祛风通络。恢复期（一般在6个月以内），此时病人均可有不同程度的气滞血瘀之象，应在本方的基础上加祛瘀活血剂，配合补阳还五汤加土鳖虫、丹参、炮甲珠之属。后遗症期（6个月以上），此期病人正气已亏，气血不足，应以本汤配合补养气血剂，如八珍汤类治疗（王发强，等．导痰汤治疗中风病的应用体会．长治医学院学报，1998，12（1）：60）。张氏报道用芪参桂枝导痰汤治疗中风伴肥胖症嗜睡者15例，处方：生黄芪15克，丹参15克，党参15克，桂枝6克，姜半夏10克，茯苓12克，陈皮6克，枳壳10克，胆南星12克，石菖蒲15克，郁金10克，大蜈蚣3条。加减：鼾声重者，加淡竹沥1支，每日2次；面色潮红光亮者，去桂枝加礞石滚痰丸3克，每日2次；便秘，加通便灵。每日1剂，分2次煎服，10天为1个疗程。结果：治愈8例，有效6例，无效1例，总有效率为93.3%（张卫华．芪参桂枝导痰汤治疗中风伴肥胖症嗜睡15例．实用中西医结合杂志，1997，（9）：894）。

（2）**精神分裂症**　本病当分癫证和狂证予以论治。癫症病初，气郁痰结，痰迷心窍，症见情感平淡，自言自语，或语无伦次，或悲或泣，幻觉妄想，敏感多疑，不知秽洁，行为怪异，纳差，舌苔薄白或腻，脉弦滑或弦细者，治宜理气解郁，化痰开窍。药用半夏、陈皮、茯苓，胆南星、枳实、菖蒲、远志、竹茹、莱菔子、川贝、柴胡、甘草，一般剂量为9～15克。每日1剂，30剂为一观察疗程。表情呆滞，面色晦暗，舌苔白腻，脉滑数者，加黄连、天竺黄；便秘者，加大黄。狂证病初，因痰火上扰，火盛痰壅，心神失主，表现为面红耳赤，两目怒视，喧扰不安，胡言乱语，歌笑不休，伤人毁物，不食不眠，狂乱莫制，大便秘结，舌质红，苔黄腻，脉弦滑数大者，治宜镇心涤痰，泻肝火，方用生铁落、陈皮、胆南星、瓜蒌、橘红、贝母、天竺黄、连翘、龙胆草、栀子、生军、川连、菖蒲、玄参、茯苓、礞石滚痰丸等，舌苔黄厚者，可加用大黄、元明粉。癫狂病，久可致肾阳虚弱，命门火衰，治宜温补肾阳，填精养神。赵氏等用上法治疗20例，痊愈2例，显效8例，进步6例，无效4例，显效率为50%，总有效率为90%（赵希荣，等．顺气导痰汤治疗精神分裂症临床观察．中国中西医结合杂志，1997，18（3）：226）。

（3）**脂肪肝**　临床表现为肥胖，胸胁胀闷不适，腹胀纳呆，泛泛欲呕，头昏目晕，下肢酸楚，大便溏薄，脉滑，舌苔白腻、舌质淡，多有长期饮酒史，或有慢性肝炎史。血清胆固醇、甘油三酯、载脂蛋白B和肝功能丙氨酸转氨酶增高。B超实时显像具有轻、中、重度脂肪肝影像学证据。此类病人可予本方治之。陈氏等报道用导痰汤加减治疗40例，主方：姜半夏10克，青皮、陈皮各10克，茯苓10克，胆南星10克，生姜10克。湿浊中阻型，加地龙10克；脾虚湿滞型，加黄芪、苍术各10克；痰瘀互结型，加丹参、地鳖虫10克；脾肾阳虚型，加肉桂5克，白芥子10克；肝肾阴虚型，加何首乌20克，山楂10克。水煎200～300毫升为1日量。结果：治愈11例，有效22例，无效7例，总有效率为82.5%（陈汉诚．导痰汤加减治疗脂肪肝疗效观察．中国中西医结合杂志，2001，21（6）：457）。

（4）**高脂血症** 临床表现为不同程度的头昏头重，胸闷或心悸，气短乏力，纳差，腹部胀满，大便干结或溏泄臭秽，舌质红，常见瘀暗，或有瘀点、瘀斑，苔黄腻或白腻，脉滑或弦滑或弦细。病人大多肥胖，多数有烟酒嗜好，喜食肥甘，部分病人血压高，或合并冠心病，或血液流变学、心电图有异常改变。胡氏报道用降脂导痰汤治疗118例，处方：丹参30克，川芎20克，蒲黄12克，五灵脂12克，山楂30克，陈皮12克，法半夏15克，茯苓15克，枳实12克，胆南星12克，炙甘草3克，生姜10片。加减：冠心病，加赤芍、降香；高血压，阴虚火旺者，加龟甲、牡蛎、牛膝、生地、天麻、钩藤、白芍；高血压肝火上炎者，加龙胆草、赤芍、生地；气虚者，加党参、黄芪。2日1剂，水煎2次，2次药液合后分2次内服，连续服用15剂为1疗程，停药2天，再服第2疗程，结束时复查实验室血脂水平，血脂未恢复正常者继续服药2疗程，最多服药6疗程，复查血脂水平后作总结分析。结果：治疗2疗程后8例血脂正常，自觉症状消失；61例血脂下降，部分症状减轻；49例血脂无显著变化，其中多数症状感觉改善。治疗4个疗程后，37例血脂正常，症状消失；59例血脂下降，症状好转；14例血脂无变化，部分症状减轻。治疗6个疗程后，24例血脂正常，临床症状消失；37例血脂下降，临床症状好转；12例血脂无变化，但其中8例自觉症状好转（胡卫东．降脂导痰汤治疗高脂血症118例．海南医学，2000，11（4）：50）。

（5）**闭经症** 见形体肥胖，伴喉中多痰，呕恶胸闷，不思饮食，倦怠乏力，面肢浮肿，带下量多，舌苔白腻，脉滑或细濡，中医辨证属痰湿型者，可用苍附导痰汤加味治疗。用药：苍术10克，香附10克，陈皮10克，半夏10克，茯苓10克，枳壳10克，胆南星15克，泽兰15克，白术10克，桂枝10克，鹿角霜15克，牛膝15克，甘草6克。水煎服，每日1剂。韩氏报道1例经闭半年者，用该方治疗1个月，基础体温呈双相，继之月经来潮，痰湿症状也渐消（韩桂茹．苍附导痰汤加味治疗痰湿型闭经的体会．天津中医，1995，12（3）：35）。

【原文】

寒痰：骨痹[①]，四肢不舉，氣刺痛，無煩熱，凝結清冷。因形寒飲冷，痰色青黑如灰，善唾或喘輕者，五積散（寒門），重者溫中化痰丸。喜唾痰者，胸中有寒或大病後胃冷也，理中湯（寒門）加益智仁，二陳湯加丁香、砂仁。脾虛不能制腎水，吐痰唾而不咳，八味元（五臟）。寒痰，溫之薑、附、官桂、半夏。

溫中化痰丸：（寶鑒）治冷痰嘔噦惡心。青皮、陳皮、良薑、乾薑各等分，右末，醋糊丸如梧子，米飲下五十丸。

［语释］

寒痰：骨痹，表现为四肢不举，气刺痛，无烦热，凝结清冷。因形寒饮冷，痰色青黑如灰，善唾，或喘轻者，用“五积散”（寒邪为病）治疗，重者用“温中化痰丸”治疗。喜唾痰者，是胸中有寒，或大病后胃冷，用“理中汤”（去寒）加益智仁治疗，或“二陈汤”加丁香、砂仁治疗。脾虚不能制肾水，吐痰唾而不咳，用“八味丸”（补五脏）治疗。寒痰，用干姜、附子、官桂、半夏温热性药物治疗。

温中化痰丸：《宝鉴》治冷痰呕哕恶心。方药组成为青皮、陈皮、高良姜、干姜各等分，又制成细末，用醋糊丸如梧子大小，每次米汤服下五十丸。

［词解］

①骨痹：指骨节疼痛，四肢沉重难举，有麻冷感的病证。《素问·长刺节论》：“病在骨，骨重不可举，骨髓酸痛，寒气至，名曰骨痹。”

【原文】

濕痰：身重而軟，倦怠困弱，痰色白，喘急。濕痰，燥之蒼白朮、厚樸、茯苓，二陳湯加蒼白术。

山精丸：（寶鑒）健脾、清火、燥濕痰。蒼术泔浸三日竹刀刮去皮陰干二斤，黑桑椹一斗取汁去渣，將蒼术浸汁曬干，如此九次，搗為細末，枸杞子、地骨皮各一斤，右末，蜜丸如梧子，每百丸溫湯下。

［语释］

湿痰：身重而软，倦怠困弱，痰色白，喘急，是湿痰为患，用燥湿之药苍白术、厚朴、茯苓治疗，或“二陈汤”加苍白术治疗。

山精丸：《宝鉴》能健脾、清火、燥湿痰。方药组成为苍术（泔浸三日，用竹刀刮去皮，阴干）二斤，黑桑椹一斗取汁去渣，将苍术浸桑椹汁晒干，如此九次，捣为细末，枸杞子、地骨皮各一斤，又制成细末，做成梧子大小的蜜丸，每次温汤服百丸。

【原文】

熱痰：多煩熱、燥結、頭面烘熱，或眼爛喉閉、癲狂嘈雜、懊憹怔忡、痰色黃甚則帶血。有痰痰為本，有熱熱為本，宜察之。熱痰，清之芩連、梔子、青黛、石膏。

清氣化痰丸：（寶鑒）治熱痰。半夏制二兩，陳皮、赤茯苓各一兩五錢，黃芩、連翹、梔子、桔梗、甘草各一兩，薄荷、荊芥各五錢，右末，姜汁糊丸如梧子，薑湯下五十丸。

小調中湯：（寶鑒）治一切痰火及百般恠[①]病，善調脾胃神效。黃連煎水浸甘草，甘草煎水浸黃連，瓜蔞仁煎水浸半夏，半夏煎水浸瓜蔞仁，各炒水干為度，各等分右剉五錢，姜三片煎服。又四味為末，煑良薑取汁作糊丸如梧子，白湯下五十丸。加人參、白术、白茯苓、川芎、當歸、生地黃、白芍藥，謂之大調中湯，治虛而有痰火最佳。

清熱導痰湯：（寶鑑）治憎寒壯熱、頭目昏沈、氣上喘急、口出涎沫，此因內傷七情以致痰迷心竅，神不守舍，神出則舍空，舍空痰自生也。黃連、黃芩、瓜簍仁、南星炮、半夏制、陳皮、赤茯苓、桔梗、白术、人參各七分，枳實、甘草各五分，薑三片，棗二枚，竹瀝、薑汁調服。

［语释］

热痰：多烦热、燥结、头面烘热，或眼烂喉闭、癫狂嘈杂、懊恼怔忡、痰色黄甚则带血。有痰痰为本，有热热为本，宜察之。热痰，应以黄芩、黄连、栀子、青黛、石膏清之。

清气化痰丸：《宝鉴》治热痰。方药组成为半夏（制）二两，陈皮、赤茯苓各一两五钱，黄芩、连翘、栀子、桔梗、甘草各一两，薄荷、荆芥各五钱，又制成细末，用姜汁糊丸如梧子大小，每次姜汤服下五十丸。

小调中汤：《宝鉴》治一切痰火及百般怪病，善调脾胃神效。方药组成为黄连煎水浸甘草，甘草煎水浸黄连，瓜蒌仁煎水浸半夏，半夏煎水浸瓜蒌仁，各药均炒干为度，等分又挫碎，各五钱，姜三片煎服。又有将四味为末，煮良姜取汁作糊丸如梧子大小，每次白汤服下五十丸。加人参、白术、白茯苓、川芎、当归、生地黄、白芍药，谓之“大调中汤”，治疗虚而有痰火，疗效最好。

清热导痰汤：《宝鉴》治憎寒壮热、头目昏沈、气上喘急、口出涎沫，此因内伤七情以致痰迷心窍，神不守舍，神出则舍空，舍空痰自生所造成。方药组成为黄连、黄芩、瓜蒌仁、南星（制）、半夏（制）、陈皮、赤茯苓、桔梗、白术、人参各七分，枳实、甘草各五分，生姜三片，大枣二枚，竹沥、姜汁调服。

［词解］

①恠：“怪”的异体字。

［临床新用］

清气化痰丸　本方现代主要用于咳血的治疗。某男37岁。患咳嗽2年来，近10天加重，痰多色黄，晨起咳血约15毫升，伴乏力、纳差，舌质红，苔黄腻，脉滑数。方予清气化痰汤。服3剂后，咳血量减少，仍有痰，胸部有胀感。上方易枳实为枳壳，再服12剂后咳血止，咳嗽痰多减轻，胸胀满消失。守方再服十余剂，症状悉除（谷万里、张梅红、谷越涛．从痰论治内科杂病的经验．四川中医，1997，(7)：34）。按：《医旨绪余》中说：咳血多是火郁肺中，治宜清肺降火，开郁消痰，咳血亦止也。此患者风、痰、气郁久，气亢为火，痰火伤络而致咳血，故治当以祛痰清火为主，火退则血自安。不宜见血止血，徒用收敛之品，令痰火郁而不达，更伤血络。汪昂在《医方集解》中认为，清气化痰汤是"手足太阴之药，治痰火之通剂"，故投以此方而获效。

【原文】

鬱痰：與老痰燥痰同，即火痰郁於心肺，久則凝滯胷膈，稠粘難咯，毛焦色白如枯骨，咽乾口燥，咳嗽喘促。燥痰潤之瓜蔞、杏仁、五味子、天花粉。老痰軟之海石、芒硝、瓜蔞、枳殼便、香附。

瓜蔞枳實湯：（寶鑑）治痰結咯吐不出，胸膈作痛，不能轉側，或痰結胸滿氣急，或痰迷心竅不能言。瓜蔞仁、枳實、桔梗、赤茯苓、貝母炒、陳皮、片芩、梔子各一錢，當歸六分，縮砂、木香各五分，甘草三分，竹瀝五匙，薑汁半匙調服。

［语释］

郁痰：同老痰、燥痰一样，即火痰郁郁于心肺所致，久则凝滞胸膈，稠黏难咯，毛焦色白如枯骨，咽干口燥，咳嗽喘促。燥痰应以瓜蒌、杏仁、五味子、天花粉润之。老痰应以海石、芒硝、瓜蒌、枳壳便、香附软之。

瓜蒌枳实汤：《宝鉴》治痰结咯吐不出，胸膈作痛，不能转侧，或痰结胸满气急，或痰迷心窍不能言。方药组成为瓜蒌仁、枳实、桔梗、赤茯苓、贝母炒、陈皮、片芩、栀子各一钱，当归六分，缩砂、木香各五分，甘草三分，水煎，并以竹沥五匙，姜汁半匙调服。

【原文】

氣痰：七情鬱結，痰滯咽喉，形如敗絮，或如梅核，咯不出咽不下，胸膈痞悶。

加味四七湯：（寶鑑）治痰氣鬱結，窒礙於咽喉之間，咯不出咽不下，謂之梅核氣。半夏、陳皮、赤茯苓各一錢，神曲炒、枳實、南星炮各七分，青皮、厚朴、紫蘇葉、檳榔、縮砂各五分，白豆蔻、益智仁各三分，薑五片。

潤下丸：（寶鑑）治痰積氣滯及痰嗽，降痰甚妙。陳皮一斤去白，鹽二兩以水化，同煮爛焙燥，甘草炙二兩，右末，湯浸蒸餅丸如梧子，白湯下三五十丸。橘紅一斤，甘草四兩，塩五錢，水浸過一指許，鍋內煮幹焙爲末，每早晚各二匙，淡姜湯或白湯調下，名二賢散，清肺消痰、下氣解酒毒。

［语释］

气痰：因七情郁结，致使痰滞咽喉，形如败絮，或如梅核，咯不出咽不下，胸膈痞闷。

加味四七汤：《宝鉴》治痰气郁结，窒碍于咽喉之间，咯不出咽不下，谓之"梅核气"。方药组成为半夏、陈皮、赤茯苓各一钱，神曲（炒）、枳实、南星（制）各七分，青皮、厚朴、紫苏叶、槟榔、缩砂各五分，白豆蔻、益智仁各三分，姜五片。

润下丸：《宝鉴》治痰积气滞及痰嗽，降痰甚妙。方药组成为陈皮（去白）一斤，盐二两以水化开，将陈皮用盐水煮烂后焙干，甘草（炙）二两，又制成细末，汤浸蒸饼丸，如梧子大小，每次白水服下三十至五十丸。橘红一斤，甘草四两，盐五钱，水浸过药材一指左右，将锅内水煮干，焙为细末，每早、晚各二匙，以淡姜汤或白汤调下，名“二贤散”，能清肺消痰、下气解酒毒。

【原文】

食痰：因飲食不消，或挾瘀血，遂成窠囊，多爲癖塊痞滿。食積痰消之山楂、神曲、麥芽。

正傳加味二陳湯：（寶鑑）治食積痰。導痰補脾，消食行氣。山楂肉一錢五分，香附子、半夏各一錢，川芎、白术、蒼术各八分，橘紅、茯苓、神曲炒各七分，縮砂研、麥芽炒各五分，甘草炙三分，薑三片，棗二枚。

［语释］

食痰：因饮食不消，或挟瘀血，遂成窠囊，多为癖块痞满。食积成痰应以山楂、神曲、麦芽消之。

正传加味二陈汤：《宝鉴》治食成积痰。方能导痰补脾，消食行气。方药组成为山楂肉一钱五分，香附子、半夏各一钱，川芎、白术、苍术各八分，橘红、茯苓、神曲（炒）各七分，缩砂（研）、麦芽（炒）各五分，甘草（炙）三分，生姜三片，大枣二枚。

【原文】

酒痰：因飲酒不消，或酒後多飲茶水，但得酒次日又吐，飲食不美，嘔吐酸水，小調中湯對金飲子，内傷，加半夏，乾葛根各一錢。

驚痰：因驚痰結成塊在胸腹，發則跳動痛不可忍，或成癲癎，婦人多有之。

控涎丹：（寶鑑）一名妙應丹，治痰飲流注作痛。甘遂、紫大戟、白芥子各等分，右末，糊丸如梧子，曬乾，臨臥姜湯或溫水下七丸至十丸，神效。驚痰加朱砂爲衣，痛甚加全蝎，酒痰加雄黃，臂痛加木鱉子、桂心，驚痰成塊加穿山甲、鱉甲、玄胡索、蓬术。

［语释］

酒痰：因饮酒不消，或酒后多饮茶水，但得酒次日又吐，饮食不美，呕吐酸水，治疗以“小调中汤对金饮子”（内伤）加半夏，干葛根各一钱。

惊痰：因惊痰结成块在胸腹，发则跳动，痛不可忍，或成癫痫，妇人多有之。

控涎丹：《宝鉴》也叫“妙应丹”，治痰饮流注作痛。方药组成为甘遂、紫大戟、白芥子各等分，又制成细末，做成糊丸如梧子大小，晒干，临睡姜汤或温水服下七丸至十丸，神效。惊痰，药丸以朱砂做衣，痛甚，加全蝎，酒痰，加雄黄，臂痛，加木鳖子、桂心，惊痰成块，加穿山甲、鳖甲、玄胡索、蓬术。

［临床新用］

控涎丹　本方现代主要用于淋巴结核、支气管哮喘的治疗。

（1）**淋巴结核**　用控涎丹加味（红大戟 15 克，甘遂 15 克，白芥子 15 克，朱砂 10 克）治疗淋巴结核 95 例。结果：支气管旁淋巴结核 54 例，治愈 48 例，好转 4 例，无效 2 例；颈部淋巴结核 26 例，治愈 24 例，无效 2 例；颌下淋巴结核 12 例，治愈 11 例，无效 1 例；腹股沟淋巴结核 2 例均治愈，腋下淋巴结核 1 例治愈（冯昌荣．控涎丹加味治疗淋巴结核 95 例临床观察．黑龙江中医药，1982，（4）：29）。

（2）**支气管哮喘**　用本方治疗支气管哮喘病人 8 例，结果：治愈 6 例，好转 1 例，无效 1 例，总有效率为 87.5%（黄存垣．试用控涎丹治疗哮喘 8 例．江西医药，1965，11（12）：53）。

【原文】

痰厥：因内虛受寒、痰氣阻塞，手足厥冷、麻痹暈倒。二陳湯加桔梗、枳實、杏仁、當歸、良薑、縮砂、木香、桂皮，或蘇子降氣湯，（氣門）三生飲（風門）。

清火化痰湯：（寶鑑）治熱痰結在胷膈，咯吐不出，滿悶作痛，名痰結。半夏、陳皮、赤茯苓各一錢，桔梗、枳殼、瓜簍仁各七分，黄連、黄芩、梔子、貝母、蘇子、桑白皮、杏仁、芒硝各五分，木香、甘草各三分，薑三片，同煎至半，納芒硝熔化，去滓，又入竹瀝，薑汁服。

［语释］

痰厥：因内虚受寒、痰气阻塞，致手足厥冷、麻痹晕倒。治疗用“二陈汤”加桔梗、枳实、杏仁、当归、良姜、缩砂、木香、桂皮，或用“苏子降气汤”（顺气），或用“三生饮”去（风痰）。

清火化痰汤：《宝鉴》治热痰结在胸膈，咯吐不出，满闷作痛，名“痰结”。方药组成为半夏、陈皮、赤茯苓各一钱，桔梗、枳壳、瓜篓仁各七分，黄连、黄芩、栀子、贝母、苏子、桑白皮、杏仁、芒硝各五分，木香、甘草各三分，生姜三片，同煎至药液剩半，放入芒硝溶化，去药渣，又入竹沥，姜汁服。

［临床新用］

清火化痰汤　现代应用本方现代主要用于治疗上呼吸道感染、慢性支气管炎等病证。久咳、反复咳嗽、咳痰经年，常因感冒发热后发作，症见咳嗽剧烈，痰黄稠难咯，晨起量多，伴咽痒，胸闷气急，用各种抗生素、止咳药物效果不佳，舌质红，苔薄黄腻，脉弦滑，属痰热证者，可用清气化痰汤加减治疗。处方：黄芩、栀子各15克，桑白皮、浙贝母、瓜蒌、橘红、茯苓各12克，桔梗、甘草各5克。加减：干咳痰少黏稠者为肺阴亏损，去栀子，加南沙参、麦冬、天花粉等滋阴润肺；痰黄稠难咯者，为肺热壅盛，去甘草，加野荞麦根、鱼腥草、天竺黄、海浮石清肺化痰；痰量多质稀泡沫状者，为气虚饮停，加太子参、陈皮、半夏等益气健脾祛痰；病程日久，瘀血内生者，加川芎、丹参活血化瘀；咽痒者，加木蝴蝶、蝉衣；咽痛者，加玄参；新感发热者，加牛蒡子、前胡、薄荷疏邪退热。服药7天为1疗程。咳除后再以益气固卫，滋阴润肺巩固治疗，以防复发。吴氏等报道治疗87例，结果：治愈77例，好转7例，未愈3例，总有效率为96.55%（吴国春，等．清金化痰汤治疗久咳87例．浙江中医学院学报，1996，20（4）：23）。

【原文】

痰塊：濕痰流注一身，作核不散，或痛或不痛，按之無血潮，雖或微紅淡薄不熱，堅如石破之無膿，或有薄血，或清水。又有壞肉如破絮，或如瘰癧[①]如雞卵，可移動，軟活不硬。或有塊如肿毒，多在皮里膜外。咽喉痰結作寒熱，通順散（癰疽）加半夏、南星。南星、草烏等末，姜汁調付核消。生南星、商陸根合搗令爛付。生山藥一塊，蓖麻子三箇並去皮，研匀帖之。

竹瀝達痰丸：（寶鑑）能運痰從大便出，不損元氣妙。（丹溪）曰：痰在四肢，非竹瀝不開，此藥是也。半夏薑制、陳皮去白、白术微炒、白茯苓、大黃酒浸蒸曬乾、黄芩酒炒、青礞石碎各二兩，人參、甘草炙各一兩五錢，焰硝一兩同火煆如金色，沉香五錢，右末，以竹瀝一大碗半、薑汁三匙拌匀曬乾，如此五六度，因以竹瀝、薑汁丸如小豆，每百丸臨臥時以米飲或姜湯下。

開氣消痰湯：（寶鑑）治胸中胃脘至咽門窄狹如線疼痛，及手足俱有核如胡桃者，桔梗、便香附、白僵蠶炒各一錢，陳皮、片芩、枳殼各七分，前胡、半夏、枳實、羌活、荊芥、檳榔、射乾、威靈仙各五分，木香、甘草各三分，薑三片。

［语释］

痰块：湿痰流注一身，作核不散，或痛或不痛，按之无血潮，虽或微红，淡薄不热，坚如石，破之无脓，有的带薄血，有的带清水。又有坏肉如破絮，或如瘰疬，如鸡卵，可移动，软活不硬。或有块如肿毒，多在皮里膜外。咽喉痰结作寒热，治疗以“通顺散”（痈疽患者）加半夏、南星。南星、草乌等末，以姜汁调敷，则核消。生南星、商陆根一块捣烂，敷患处。生山药一块，蓖麻子三个（均去皮），研匀帖患处。

竹沥达痰丸：《宝鉴》能化痰使从大便出，而不损元气。《丹溪》曰：“痰在四肢，非竹沥不开，此药是也。”半夏（姜制）、陈皮（去白）、白术（微炒）、白茯苓、大黄（酒浸蒸晒干）、黄芩（酒炒）、青礞石（碎）各二两，人参、甘草（炙）各一两五钱，焰硝一两用火煅如金色，沉香五钱，又制成细末，以竹沥大碗一半、姜汁三匙拌匀晒干，如此五六次，再以竹沥、姜汁泛丸如小豆大小，临睡时，以米饮或姜汤冲服，每次百丸。

开气消痰汤：《宝鉴》治胸中胃脘至咽门窄狭如线疼痛，及手足俱有核如胡桃者，方药组成为桔梗、便香附、白僵蚕（炒）各一钱，陈皮、片芩、枳壳各七分，前胡、半夏、枳实、羌活、荆芥、槟榔、射干、威灵仙各五分，木香、甘草各三分，生姜三片。

［词解］

①瘰疬：又称鼠瘘，系结核生于颈项腋间、体表肿块累累如串珠的一种常见外科病症。《薛氏医案·瘰疬》云：“其候多生于耳前后项腋间，结聚成核，初觉憎寒发热，咽项强痛。”

【原文】

痰飲治法：順氣爲先，分導次之。虛人中焦有痰，胃氣亦賴所養，不可便攻，攻則愈虛。治痰用利藥過多痰易生，當補脾胃、清中氣，自然運下。痰在脅下，白介子；在四肢，竹瀝；在腸胃，可下而愈。痰生於脾胃治法：實脾燥濕。氣升屬火，順氣在於降火。脾虛不能運化，六君子湯加竹瀝、薑汁，或補中益氣湯（內傷）加半夏、竹瀝、姜汁。陽虛腎寒，冷痰溢上，或昏暈，夜喘上氣，八味元（五臟），三味安神丸（虛勞）或黑锡丹（寒門）鎮墜。

六君子湯：（寶鑑）治氣虛痰盛。半夏、白术各一錢五分，陳皮、白茯苓、人參各一錢，甘草炙五分，薑三片，棗二枚。

［语释］

痰饮治法：顺气为先，分导次之。虚人中焦有痰，亦赖胃气所养，不可便攻，攻则愈虚。治痰用利药过多，痰易生，应补脾胃、清中气，痰自然运下。痰在胁下，白介子主治；在四肢，竹沥主治；在肠胃，使下而病愈。痰生于脾胃治法：实脾燥湿。气升属火，顺气在于降火。脾虚不能运化，治疗用“六君子汤”加竹沥、姜汁，或“补中益气汤”（内伤）加半夏、竹沥、姜汁。阳虚肾寒，冷痰溢上，或昏晕，夜喘上气，用“八味肾气丸”（补五脏），“三味安神丸”（补虚劳），或“黑锡丹”（温寒）镇坠。

六君子汤：《宝鉴》治气虚痰盛。方药组成为半夏、白术各一钱五分，陈皮、白茯苓、人参各一钱，甘草（炙）五分，生姜三片，大枣二枚。

［临床新用］

六君子汤　本方现代主要用于胃炎、十二指肠溃疡、消化不良、化疗的消化道毒副反应、慢性之气管炎、二尖瓣脱垂综合征、妊娠呕吐、口腔溃疡、疼痛、的治疗。

（1）**胃炎**　本方散剂治疗急性及慢性胃炎发作期207例，1次1袋（2.5克），1日3次，饭前或两餐期间服药，治疗4周，结果：显效率为62.9%，好转率为82.3%（姚同新．六君子汤治疗急性胃炎及慢性胃炎发作期的临床评价．国医论坛，1992，（5）：47）。本方随症加减治疗脾胃虚寒型慢性胃炎96例，兼气滞肝郁者，加柴胡、白芍；寒甚者加炮姜；夹热者，加黄连；夹湿者，加苍术、砂仁；痛者，加蒲黄、五灵脂；反酸者，加乌贼骨、浙贝母，日1剂，连服12剂为1疗程，停药3～5日，再服第2

疗程，待诸症好转后，将药研散，每次10克，日3次，继服3~6个月。结果：治愈19例，占19.79%；显效36例，占37.5%；有效38例，占39.58%；无效2例，占2.08%，恶化1例，占1.04%，总有效率为96.88%（靳光荣．六君子汤加味治疗脾胃虚寒型慢性胃炎96例体会．陕西中医学院学报，1996，(4)：31)。本方加减治疗慢性胃炎108例，慢性胃炎60例，慢性活动期48例。胃脘胀甚者，加木香、砂仁；恶心呕吐泛酸者，半夏改为姜半夏；酸水多者，加象贝、乌贼骨；胃灼热者，加黄连、丹皮、麦冬。结果：有效率92%，胃镜有效率达37%；显效率达37%。取效时间最短3天（肖玉英．六君子汤加减治疗慢性胃炎108例．长春中医学院学报，1997，(1)：35)。

(2) 十二指肠溃疡 本方加延胡索、乌贼骨、白芷治疗十二指肠球部溃疡31例，其中合并慢性浅表性胃炎24例，合并胃下垂2例。若痛剧者，加乳香、没药；吞酸嘈杂者，加黄连；口干口苦，泛吐酸水者，加合左金丸；胁胀痛，嗳气者，合四逆散；心下痞满，加枳实；便血者，加地榆。30日为1疗程，结果：治疗1疗程后，痊愈9例，显效11例，好转8例，无效3例，总有效率为90.3%（王恩元．加味六君子汤治疗十二指肠球部溃疡．四川中医，1989，(2)：21)。

(3) 消化不良 本方治疗功能性消化不良60例，气郁偏重者，加乌药、木香、砂仁；湿热内盛者，加竹茹、黄连、蒲公英；久病夹瘀者，加赤芍、丹参、归尾；气虚甚者，加炙黄芪。1个月为1疗程，治疗2疗程。结果：治愈13例，显效21例，有效14例，好转6例，无效6例。总有效率90.0%（卓家和、郑立异．六君子汤治疗功能性消化不良60例．中国中西医结合脾胃杂志，1999，(1)：29)。

(4) 化疗的消化道毒副反应 本方加神曲、厚朴、山药治疗化疗中消化道毒副反应74例，9岁以下6例，20~50岁61例，51岁以上7例。若呕恶频作者加黄连、竹茹、生姜；脘酸脘闷，舌苔厚腻者加苍术、佩兰、枳壳；气短乏力、白细胞下降者加黄芪、鸡血藤、淫羊藿。日1剂，分3服，服药至化疗完成。结果：痊愈49例，好转24例，无效1例，总有效率98.6%（朱庄庄．中药治疗化疗中消化道毒副反应74例．实用中西医结合杂志，1992，(9)：528)。本方加黄芪、生薏仁治疗恶性肿瘤放疗中的副反应110例，结果55例病人恶心呕吐减轻，61例白细胞下降减轻（徐凯．六君子汤加减治疗恶性肿瘤放疗中副反应．中医药信息，1995，(6)：27)。

(5) 慢性支气管炎 本方加菟丝子、五灵脂、丹参治疗脾虚痰饮瘀阻型慢性支气管炎30例，日1剂，连服30剂。结果：单纯型22例，好转9例，显效9例，临床控制3例；喘息型8例，好转3例，临床控制1例。总有效率93.3%，显效53.3%（周光荣．六君子汤加味治疗慢性支气管炎30例观察．重庆医学，1994，(5)：309)。

(6) 二尖瓣脱垂综合征 本方加减治疗二尖瓣脱垂综合征13例，血虚去陈夏加黄芪、当归；阴虚，去陈夏加石斛、麦冬；心神不宁，加柏子仁、夜交藤；痰湿内阻，加瓜蒌、枳壳、胆南星。结果：显效5例，有效6例，无效2例，总有效率84.7%（李时朴．六君子汤加减治疗二尖瓣脱垂综合征13例临床观察．福建中医药，1994，(2)：10)。

(7) 妊娠呕吐 本方加生姜、竹茹、苏梗治疗妊娠呕吐93例，服药2剂呕吐止者54例，服药4剂呕吐止者24例，服药6~8剂吐止者12例，服药10~14剂吐止者3例（沈伯藩．六君子汤加味治疗93例妊娠呕吐．上海中医药杂志，1959，(7)：48)。本方加减治疗妊恶阻症52例，服药1~5剂后痊愈42例，占80.7%，其中4例停药后复发（陈秀玲．中药治疗妊娠恶阻症52例的疗效观察报告．中华妇产科杂志，1960，(1)：33)。本方加伏龙肝、生姜治疗妊娠恶阻50例，年龄最小20岁，最大36岁，孕周5~11周，无效4例。有效率92%，一般服药3~5剂见效（陶克成．六君子汤加味治疗妊娠恶阻50例．四川中医，1995，(8)：44)。

(8) 口腔溃疡 本方治疗溃疡性口腔炎130例，脾气虚弱，胃阴不足者加黄芪、沙参；食滞中焦，阻塞气机，吞酸呕吐，四肢乏力者，加焦三仙、鸡内金、佛手；疼痛加重，口干口臭者，加白芍、五味子、生牡蛎；灼热，溲赤，大便秘结者，加当归、肉苁蓉、车前子；心火上炎者，加黄连、银花、玄参等。随证加减，每日1剂，水煎服。结果：痊愈84例，占64.42%；有效41例，占31.54%；无效5例，占3.84%，总有效率占96.16%。服药最多30剂，最少6剂（尉凯滨、张秀艳．六君子汤治疗溃疡性口腔炎130例观察. 实用中医药杂志，1997，(2)：11)。

(9) **疼痛** 本方加厚朴、丹参、䗪虫、水蛭、蜈蚣、马钱子治疗肝癌疼痛65例，服用本方以2天为期，有效者为连续服用。结果：Ⅰ级疼痛25例，显效22例，有效3例。Ⅱ级疼痛21例，显效17例，有效4例。Ⅲ级疼痛19例，显效4例，有效7例，无效8例，有效率为57.9%。总有效57例，总有效率为87.7%（杜延贵. 六君子汤加味治疗肝癌疼痛65例. 江苏中医，1997，(6)：23)。

【原文】

痰飲通治：

二陳湯：（寶鑑）通治痰飲諸疾，或嘔吐噁心，或頭眩心悸，或發寒熱，或流注作痛。半夏二錢，橘皮、赤茯苓各一錢，甘草炙五分，薑三片。

芎夏湯：（寶鑑）逐水利飲通用。川芎、半夏、赤茯苓各一錢，陳皮、青皮、枳殼各五分，白术、甘草炙各二分五里，薑五片。

滚痰丸：（寶鑑）治濕熱痰積變生百病。大黄酒蒸、黄芩去朽各八兩，青礞石一兩同焰硝一兩入罐内蓋定，塩泥固濟，曬乾火煆紅，候冷取出，以礞石如金色爲度，沉香五錢，右末滴水丸如梧子，茶清溫水任下四五十丸，服藥必須臨睡送下，至咽即便仰臥，令藥在咽膈之間徐徐而下，漸逐惡物入腹入腸方能見效。一方加朱砂二兩爲衣。

清氣化痰丸：（寶鑑）治一切痰飲，及酒食積成痰壅盛。南星、半夏以白礬、皂角、生薑各二兩同水浸一宿，並剉做片，同煑至南星無白點曬乾各二兩，神曲、麥芽各一兩五錢，陳皮、枳實、白术、白茯苓、蘇子、萊菔子炒、瓜蔞仁、香附米、山楂肉、白豆蔻各一兩，黄芩八錢，海粉七錢，青皮、乾葛、黄連各五錢，右末，以竹瀝薑汁泡，蒸餅丸如梧子，姜湯或茶清下五七十丸。

竹瀝枳术丸：（寶鑑）治老人虛人痰盛不思飲食。健脾消食，化痰清火去眩暈。半夏、南星以白礬、皂角、生薑同煑半日，去皂、薑焙乾，枳實、條芩、陳皮、蒼术泔浸塩水炒、山楂肉、白芥子炒、白茯苓各一兩，黄連薑汁炒、當歸酒洗各五錢，右末，神曲六兩作末，以薑汁竹瀝各一盞煑，糊丸如梧子，淡薑湯或白湯下百丸。

[语释]

痰饮通治：

二陈汤：《宝鉴》通治痰饮所致诸病，或呕吐恶心，或头眩心悸，或发寒热，或流注作痛。方药组成为半夏二钱，橘皮、赤茯苓各一钱，甘草（炙）五分，生姜三片。

芎夏汤：《宝鉴》通用逐水利饮。方药组成为川芎、半夏、赤茯苓各一钱，陈皮、青皮、枳壳各五分，白术、甘草（炙）各二分五里，生姜五片。

滚痰丸：《宝鉴》治湿热痰积所变生诸病。方药组成为大黄（酒蒸）、黄芩（去枯朽部分）各八两，青礞石一两同焰硝一两入罐内盖定，盐泥封固，晒干火煅红，候冷取出，以礞石如金色为度，沉香五钱，又制成细末，滴水丸如梧子大小，清茶温水任下四五十丸，服药必须临睡时送下，药至咽即仰卧，令药在咽膈之间徐徐而下，渐逐恶物入腹入肠，方能见效。一方，加朱砂二两为衣。

清气化痰丸：《宝鉴》治一切痰饮，及酒、食积而成痰，痰涎壅盛。方药组成为南星、半夏（用白矾、皂角、生姜各二两水浸一宿，并挫做片，同煮至南星无白点晒干）各二两，神曲、麦芽各一两五钱，陈皮、枳实、白术、白茯苓、苏子、莱菔子（炒）、瓜蒌仁、香附米、山楂肉、白豆蔻各一两，黄芩八钱，海粉七钱，青皮、干葛、黄连各五钱，又制成细末，以竹沥姜汁浸泡，蒸饼丸，如梧子大小，每次用姜汤或茶清服下五十至七十丸。

竹沥枳术丸：《宝鉴》治老人、虚人痰盛不思饮食。方能健脾消食，化痰清火，而去眩晕。方药组成为半夏、南星（用白矾、皂角、生姜同煮半天，去皂、姜，并焙干）、枳实、条芩、陈皮、苍术（泔浸盐水炒）、山楂肉、白芥子（炒）、白茯苓各一两，黄连（姜汁炒）、当归（酒洗）各五钱，又制成细末，神曲六两作末，以姜汁、竹沥各一杯煮，做糊丸，如梧子大小，每次淡姜汤或白汤服下百丸。

［临床新用］

二陈汤 本方现代主要应用于之气管炎、胃炎、糖尿病、癫痫、小儿抽动秽语综合征、甲状腺肿、颈椎病等的治疗。

（1）**支气管炎** 应用二陈汤加苏子、五味子、桔梗治疗重型毛细支气管炎80例。结果：显效48例，占60%；有效31例，占38.8%；无效1例，占1.2%（黄淑芬．二陈汤加减治疗重型毛细支气管炎80例．中级医刊，1994，（12）：45）。以二陈汤为主，结合临床分型随证加味，治疗慢性支气管炎175例，其中单纯型109例，有效105例；喘息型66例，有效59例（朱信清．二陈汤加味治疗慢性支气管炎175例报告．江西中医药，1988，（1）：16）。应用本方治疗慢性支气管炎合并肺气肿、肺心病者49例，总有效率为96%（谷荣生．二陈汤加味治疗慢性阻塞性肺部疾病体会．实用医学杂志，1989，（6）：43）。应用二陈汤加减治疗慢性支气管炎30例，寒象明显加细辛、干姜、桂枝；气滞者加枳实、厚朴、青皮；热重者去半夏，加生石膏、黄芩、胆南星、桑白皮；音哑者加木蝴蝶、射干。结果：30例患者，痊愈3例，显效15例，好转5例，无效7例，总有效率为76.7%（徐要君．二陈汤加减治疗慢性支气管炎30例．中医药信息，1998，（2）：28）。应用二陈汤加地龙为主治疗慢性支气管炎64例。痰湿型加山药、焦白术、焦三仙；痰热型加鱼腥草、连翘、银花；脾肺虚加党参、黄芪；喘促甚加苏子、桑白皮、款冬花。结果：临床治愈52例，好转11例，无效1例，总有效率为98%（杨国友．二陈加地龙汤治疗慢性支气管炎64例．北京中医，1998，（3）：44）。

（2）**胃炎** 应用二陈汤加白术、砂仁为基本方，随证加减，治疗128例慢性萎缩性胃炎。结果：有效率为71.0%（贺哲，谭彩霞．老中医贺清义运用二陈汤加减治疗慢性萎缩陛胃炎128例．北京中医，1990，（1）：5）。应用二陈汤加乌药、百合、沉香为基本方，随证加减，治疗慢性萎缩性胃炎120例。结果：显效98例，占81.79%；好转14例，无效8例，总有效率为93.3%。其中伴肠上皮化生者30例，治疗后消失者20例，占66.7%；好转8例，占26.7%；无效2例，占6.6%（杨印坤．加味二陈汤治疗慢性萎缩性胃炎120例．四川中医，1995，（8）：38）。

（3）**糖尿病** 应用二陈汤加苍术、白术、草决明、丹参、葛根为基本方，治疗32例痰湿型Ⅱ型糖尿病。结果：4例痊愈，16例显效，10例有效，2例无效。总有效率93.8%（张雪红．加减二陈汤治疗Ⅱ型糖尿病32例．浙江中医杂志，1994，（1）：9）。

（4）**癫痫** 二陈汤随证加减治疗癫痫52例，显效12例，有效28例，无效12例，总有效率76.92%。其中脑电图有异样放电者41例，治疗后11例基本恢复正常；记忆力减退者22例，治疗后13例明显提高（孙晓萍．二陈汤加减治疗痫证52例．实用中医内科杂志，1994，（2）：17）。

（5）**小儿抽动秽语综合征** 应用二陈汤加减治疗小儿抽动秽语综合征120例。症状以多动多语多变为特点，其中胸闷、善太息为主24例；咽中声响14例；全身不定处抽动32例；叹息与抽动并见19例；叹息与声响并见8例；声响与抽动并见12例；叹息、声响、抽动皆见11例。结果：痊愈47例，好转63例，无效10例。总有效率91.7%（肖淑琴．二陈汤加减治疗小儿抽动秽语综合征120例．北京中医，1991，（3）：42）。

（6）**甲状腺肿** 单用二陈汤治疗重度甲状腺肿7例。结果：痊愈5例，改善2例（朱善话．二陈汤治疗重度甲状腺肿7例．浙江中医杂志，1966，（1）：17）。

（7）**颈椎病** 应用加减二陈汤治疗根型颈椎病132例。对于有外伤史或发病急的病人，可加当归、红花、桔梗、川芎、白芷；对于中老年患者，遇风寒湿加剧，可加独活、白芷、木瓜、桑寄生、土鳖虫、萆薢；对于一些老年病人，病程长，时有腰膝酸冷，头晕盗汗可加川断、杜仲、山萸肉、丹参、土鳖虫。结果：治愈32例，好转76例，有效16例，无效8例（谢发清．加减二陈汤治疗根型颈椎病132例．南京中医药大学学报，1996，（4）：45）。

滚痰丸 本方现代临床常用于治疗精神分裂症、癫痫、神经官能症、单纯性肥胖等属痰火内闭者。尚有治疗中风、肺心脑病、久泄、偏头痛、眩晕、夜游症、失眠、惊惕不安症、胆道结石等属痰热实证者。

（1）**精神分裂症** 孔氏报道，选择西医诊断为精神分裂症，中医辨证为痰火内扰型者160例，随机分为治疗组80例和对照组80例。治疗组：选用一种抗精神病药物，折算为氯丙嗪日量为（500±75）毫克，再配合滚痰丸治疗，分早晚两次服用，每次6克，观察治疗3个月。对照组：选择一种抗精神病药，其剂量折算为氯丙嗪，日量（500±75）毫克，3个月为1疗程。结果：治疗组：痊愈36例，显进24例，进步18例，无效2例，总有效率为97.5%；对照组：痊愈28例，显进21例，进步19例，无效12例，总有效率85%。经统计学处理 $P<0.05$，说明两组疗效有明显差异（孔德荣．滚痰丸治疗精神分裂症80例临床研究．中原医刊，1998，25（8）：45）。

（2）**单纯性肥胖病** 临床表现为体重超过正常体重之20%，并不伴有显著的神经或内分泌系统形态及功能变化，但伴有代谢调节的障碍。轻者常无症状，重者可有畏热多汗，易感疲乏，呼吸短促，不耐劳累，时有头晕、头痛、心悸、腹胀等，或有轻度下，肢浮肿。秦氏等报道用滚痰丸每次6克，每天2~3次，饭前30分钟服。病人每日保持2~3次大便，据此调整药量。服药期间，病人在保证营养的前提下，适当减少主食，增食蔬菜水果，不吃零食，禁吃高糖高脂饮食，并适当增加活动量。以3个月为1个疗程，所有病例观察时间均为1个疗程。共治65例，结果：显效26例，有效33例，无效6例，总有效率为90.77%（秦冰亭，等．滚痰丸治疗单纯性肥胖病胃热湿阻证65例．中国中医药科技，2001，8（4）：263）。

（3）**顽固性便秘** 临床表现为大便不通，排便时间延长，粪质干燥坚硬，或经常解而不畅等。赵氏等报道用滚痰丸治疗1例，症见大便秘结10年。虽每日均有便意，但临厕不通，平均5~6日排便1次，严重时可持续10余天，屡服中药不效。伴有倦怠乏力，腹胀口苦，咳痰黄黏，全身不适。诊见舌质红，苔黄燥，脉弦滑。辨证为痰火湿热壅滞大肠，致传导失司。予礞石滚痰丸，每日3包，早、中、晚分服。3天后，大便通，质稍硬、量多，腹胀减轻。继服4天，排便基本正常，口苦、咳痰消失，自觉身轻神佳。后随访半年未复发（赵盈，等．礞石滚痰丸治疗顽固性便秘1例．山西中医，1997，13（3）：27）。

（4）**小儿哮喘症** 见咳嗽，流涕，气促，痰鸣，声如拉据，食纳欠佳，面色萎黄，神疲乏力，舌淡红，苔腻，脉浮滑。陈氏用礞石化痰汤加味治疗102例，处方：青礞石4克，苏子5克，葶苈子5克，天竺黄5克，川贝4克，款冬花5克，苦杏仁6克，化橘红6克，茯苓6克。加减：哮喘已久，反复发作者，加五味子、地龙、白芍；热性哮喘，加黄芩、胆南星、琥珀；寒性哮喘，加炙麻黄、细辛。每日1剂，水煎2次，分2至3次服。以1周为1疗程。结果：治愈82例，有效16例，无效4例，总有效率为96%（陈金富．礞石化痰汤加味治疗小儿哮喘102例．实用中西医结合杂志，1997，10（6）：563）。

（5）**久泄** 临床表现为脐周阵发性隐痛，痛时腹中攻窜，大便溏结不调，溏时杂有黏冻，便前则腹痛必作，舌红，苔微黄腻，脉濡带滑，证属顽痰胶滞中焦，胃肠气机失畅者，可用礞石滚痰丸，以逐痰剔垢，疏理肠腑。用法：每次3克，每日3次。褚氏报道治疗1例，用上法，药后第2天早晨，即得畅便1次，腹中顿觉舒畅，3天后食欲亦增，精神转振。继服滚痰丸每日2次，每次2克，以肃清余邪。随访半年，健康如常（褚玄仁，等．礞石滚痰丸治疗久泄验案二例．江苏中医杂志，1985，（9）：21）。

（6）**肺性脑病** 临床表现为咳嗽，气喘，喉中痰鸣，神志谵妄，撮空理线，伴大便秘结，唇色发绀，舌苔焦黄，舌质红，脉滑数，证属痰热胶结，腑气不通，肺失宣肃，神明被蒙者，治宜涤痰通腑，宣肺气，启神明，可用礞石滚痰丸。褚氏报道用本方治疗1例，每次3克，1日3次，药后当天病人腹泻数次，泻下物秽臭，神志渐清，气喘得缓，紫绀减轻。续以健脾、化痰、宣肺、益肾之剂配合抗感染治疗，好转出院（冯祯钰．礞石滚痰丸治疗肺性脑病举隅．南京中医学院学报，1990，（2）：43）。

（7）**中风** 中风因痰热内壅、阳盛化风而致。症见肢体麻木不仁，口眼㖞斜，口角流水，语言不利，苔黄厚腻，大便燥结，小便黄，脉滑者，可用礞石滚痰丸治疗。赵氏报道，用本方每次9克，每日2次，温开水送服，必要时可用补阳还五汤水煎服，治疗中风多能取效（赵治邦．礞石滚痰丸临床应用举隅．实用中医内科杂志，1991，5（2）：31）。

濟衆新編卷之三

【原文】

五臟： 臟者，藏也。屬陰，藏精神血氣魂魄也。藏而不瀉，故滿而不實。目屬肝，舌屬心，唇屬脾，鼻屬肺，耳屬腎。

肝病虛實： 肝實則兩脇下痛引小腹，善怒，瀉青丸、當歸龍薈丸。肝虛則目䀮䀮①無所見，耳無所聞，善恐如人將捕，四物湯（血門）或加防風、羌活蜜丸服，名補肝丸，腎氣丸（五臟），鹿茸四斤丸（小兒）。

清肝湯：（寶鑑）治肝經血虛有怒火。白芍藥一錢五分，川芎、當歸各一錢，柴胡八分，山梔仁、牡丹皮各四分。

（內局）**瀉青丸：**（寶鑑）治肝實。當歸、草龍膽、川芎、梔子、大黄煨、羌活、防風各等分，右末蜜丸如芡實，每一丸竹葉湯同砂糖溫水化下。

當歸龍薈丸：（寶鑑）治肝藏實熱脇痛。當歸、草龍膽、山梔子、黄連、黄柏、黄芩各一兩，大黄、蘆薈、青黛各五錢，木香二錢五分，麝香五分，右末，蜜丸如小豆，姜湯下二三十丸。

［语释］

五脏： 脏者，藏也。属阴，藏精、神、血、气、魂、魄。藏而不泻，故满而不实。目属肝，舌属心，唇属脾，鼻属肺，耳属肾。

肝病虚实： 肝实则两胁下痛，痛引小腹，善怒，用“泻青丸”、“当归龙荟丸”治疗。肝虚则目恍恍无所见，耳无所闻，善恐象人之将捕，治疗用“四物汤”（补血），或加防风、羌活做成蜜丸服用，名“补肝丸”，“肾气丸”（补五脏），“鹿茸四斤丸”（治疗小儿）。

清肝汤：《宝鉴》治肝经血虚有虚火。方药组成为白芍药一钱五分，川芎、当归各一钱，柴胡八分，山栀仁、牡丹皮各四分。

（内局）**泻青丸：**《宝鉴》治肝实。药组成为当归、草龙胆、川芎、栀子、大黄（煨）、羌活、防风各等分，又制成细末，蜜丸如芡实，每次一丸，竹叶汤同砂糖温水化下。

当归龙荟丸：《宝鉴》治肝脏实热，胁痛。当归、草龙胆、山栀子、黄连、黄柏、黄芩各一两，大黄、芦荟、青黛各五钱，木香二钱五分，麝香五分，又制成细末，做成如小豆大小的蜜丸，每次姜汤服下二十至三十丸。

［词解］

①目䀮䀮：目不明的样子。

［临床新用］

当归龙荟丸　本方现代主要用于便秘、慢性粒细胞型白血病、胆囊炎胆石症、胆道术后、胆道蛔虫、女性青春痘的治疗。

（1）**便秘**　用本方治疗各种便秘共6例，如习惯性便秘、老年性便秘及肠功能失调肝胆火旺、湿热蕴积等引起的便秘，均有良好疗效（陈玉英．当归龙荟丸广治便秘．中成药，1988，（10）：25）。

（2）**慢性粒细胞型白血病**　用本方丸剂治疗慢性粒细胞型白血病20例，全部病例均未用抗白血病药物和其他已知能抗肿瘤的中西药物。经服本方，结果：部分缓解8例，进步11例，无效1例，总有效率为95%（中国医学科学院某院附属医院血液内科、成都中医学院附属医院内科．当归龙荟丸治疗慢性粒细胞型白血病的临床研究．中华内科杂志，1976，(2)：86)。

(3) **胆囊炎、胆石症、胆道术后** 用本方丸剂治疗胆囊炎11例、胆石症14例、胆道术后患者18例，共43例。结果：显效36例，好转5例，无效2例，总有效率为95.3%。疗程最长80天，最短12天，平均34天（谢启舜．当归龙荟丸治疗胆道疾病43例报告．中医杂志，1983，(3)：30)。

(4) **胆道蛔虫** 用本方治疗服用乌梅丸、安蛔散等无效的胆道蛔虫病15例，全部治愈。追踪观察3~8个月，无1例复发（文有章、王松荣．当归龙荟丸加味治愈胆道蛔虫症十五例．浙江中医杂志，1965，(7)：20)。

(5) **女性青春痘（痤疮）** 用当归龙荟丸加减治疗女性青春痘20例，年龄最大30岁，最小17岁，平均年龄20岁；病程最长2年，最短7个月。方药：当归、龙胆草、芦荟、黄芩、木香、香附、柴胡、大黄，每日1剂，煎汤内服，1个月为1个疗程。经前加用桃仁、红花、丹参以活血通经；月经稀少或闭经者，加用当归尾、白术、白芍以养血填精益髓；大便秘结、心烦易怒，肝郁腑实者，加黄连、山栀，以泻心火。结果有效14例，无效3例。总有效率为85%（陈锦黎．当归龙荟丸加减治疗女性青春痘．上海中医药杂志，1999，(7)：38)。

【原文】

心病虛實：心實則胸脇痛滿，肩胛應背痛，兩臂內痛，善笑。導赤散（六腑）、瀉心湯。心虛則胸腹大，脇下腰背相引痛，善悲，朱砂安神丸（神門）、人參固本丸（身形）。一方黃連生二錢，官桂五分，煎湯入蜜空心服，使心腎交於頃刻。

醒心散：（寶鑑）治心虛熱。人參、麥門冬、五味子、遠志、茯神、生地、黃石、菖蒲各等分。

錢氏安神丸：（寶鑑）補心虛。朱砂水飛一兩，麥門冬、馬牙硝、白茯苓、山藥、寒水石、甘草各五錢，龍腦二分五里，右末，蜜和一兩作三十丸，每一丸砂糖水化下。黃連不拘多少，細末，每五分或一錢溫水調服，名瀉心湯，治心熱。

[语释]

心病虚实：心实则胸胁痛满，肩胛引背痛，两臂内痛，善笑。治疗方剂为"导赤散"泻（六腑）、"泻心汤"。心虚则胸腹大，胁下、腰背相引痛，善悲，治疗方剂为"朱砂安神丸"安（心神）、"人参固本丸"补（身形）。另一方剂：黄连生二钱，官桂五分，煎汤入蜜，空腹服，使心肾立刻相交。

醒心散：《宝鉴》治心虚热。方药组成为人参、麦门冬、五味子、远志、茯神、生地、黄石、菖蒲各等分。

钱氏安神丸：《宝鉴》补心虚。方药组成为朱砂（水飞）一两，麦门冬、马牙硝、白茯苓、山药、寒水石、甘草各五钱，龙脑二分五里，又制成细末，用蜜和药粉将一两做成三十丸，每一丸砂糖水冲下。黄连不拘多少，制成细末，每五分或一钱，温水调服，名"泻心汤"，治心热。

【原文】

脾病虛實：脾實則身重，肌肉痿，足不收，行善瘈①，脚下痛，腹脹便尿不利，調胃承氣湯（寒門）。脾虛則腹滿腸鳴飧泄②，食不化，四肢不用，五臟不安，橘皮煎元、參苓白术散（並虛勞），錢氏白术散（小兒），理中湯（寒門），異功散（六腑）

益黃散：（寶鑑）治脾臟虛冷，腹痛泄利。陳皮一兩，青皮、訶子肉、甘草炙各五錢，丁香二錢，右末，每二錢或三錢煎服，或剉五錢作一貼亦可。

瀉黃散：（寶鑑）治脾熱，口瘡口臭。梔子一錢五分，藿香、甘乾草各一錢，石膏末八分，防風六分，米酒拌微炒煎服。

［语释］

脾病虚实：脾实则身重，肌肉痿，足不收，行善瘛，脚下痛，腹胀便尿不利，“调胃承气汤”（寒湿为病）治疗。脾虚则腹满肠鸣飧泄，食不化，四肢不用，五脏不安，治疗方剂为“橘皮煎元”、“参苓白术散”（均虚劳患者），“钱氏白术散”（小儿为病），“理中汤”（寒邪为病），“异功散”（补益六腑）。

益黄散：《宝鉴》治脾脏虚冷，腹痛泄利。方药组成为陈皮一两，青皮、诃子肉、甘草（炙）各五钱，丁香二钱，又制成细末，每二钱或三钱煎服，或挫五钱作一贴亦可。

泻黄散：《宝鉴》治脾热，口疮口臭。方药组成为栀子一钱五分，藿香、甘干草各一钱，石膏末八分，防风六分，米酒拌，微炒后，煎服。

［词解］

①瘈：即瘛疭。痉挛，抽搐。

②飧泄：病症名。是肝郁脾虚，清气不升所致。临床表现有大便泄泻清稀，并有不消化的食物残，肠鸣腹痛，脉弦缓等。

［临床新用］

泻黄散　本方现代主要用于口腔疾病、小儿发热、痤疮的治疗。

（1）**口腔疾病**　本方治疗小儿口疮32例，邪热较盛，溃疡面较大，疼痛剧烈者加黄连、竹叶；口臭，苔腻，口腔黏膜水肿者加鸡苏散、车前子；大便秘结者加大黄；食欲不振者加神曲、山楂，日服1剂。1~2剂后体温正常者23例（72%），3~4剂后体温正常者7例（22%）；2例在服药6剂后体温正常，溃疡平均消退愈合时间为5天（王琮本．钱氏泻黄散治疗小儿口疮32例．湖北中医杂志，1989，（1）：24）。本方加减治疗复发性口疮38例，实火偏盛者重用石膏，加竹叶；虚火上炎者去藿香，加知母、生地；脾胃气虚者加黄芪、太子参、白术。日服1剂，5剂为1疗程，重者继服1疗程。结果：痊愈13例（34.2%），显效22例（57.9%），无效3例（7.9%）（赖瑞祥．泻黄散加味治疗复发性口疮38例疗效观察．甘肃中医，1992，（2）：19）。本方加茯苓、苍术、半夏、薏苡仁、黄芩、陈皮治疗口腔溃疡31例，日1剂，分3次口服。结果：初发8例中，治愈7例，无效1例；复发23例中，治愈18例，无效5例，总治愈率为80%（刘淑贤．泻黄散加味治疗口腔溃疡31例．内蒙古中医药，1993，12（3）：27）。本方加味治疗复发性口疮36例。如感染灼痛火毒重者加蒲公英、紫花地丁、青黛；感染渗出水肿重者加黄芩、淡竹叶、木通；口腔黏膜溃疡充血者加生地、丹皮。结果痊愈21例，有效8例，无效7例，总有效率为81%（曹铁华．泻黄散加味治疗复发性口疮36例．安徽中医学院学报，1995，（4）：34）。本方加玉蝴蝶、蝉衣、白鲜皮、土茯苓治疗小儿手足口病45例，年龄最小11个月，最大7岁。全部治愈，其中服3剂治愈29例，服5剂治愈14例，服6剂治愈2例（夏云鹤．泻黄散加味治疗小儿手足口病45例．上海中医药杂志，1996，（6）：7）。本方加味治疗口疮14例，发热口渴甚者加知母、花粉；神烦尿短赤者加淡竹叶、木通；虚火上炎，夜寐不安者加黄柏、合欢皮、夜交藤。结果治愈12例，2例好转（王思乡、刘翠华．泻黄散加味治疗口疮的临床应用．天津中医，1996，（5）：29）。本方合增液汤治疗剥脱性唇炎29例，热盛者加连翘、黄芩；痒甚加牛蒡子、白僵蚕；便秘加大黄；颌下肿大者加金银花、桔梗，单发下唇者21例，上、下唇均发者8例。结果：29例均治愈，其中3剂痊愈者18例，6剂痊愈者11例（李卫莉、尹强．泻黄散合增液汤治疗剥脱性唇炎．山东中医杂志，1998，（9）：405）。

（2）**小儿发热**　本方加青蒿、杏仁等治疗小儿发热250例，其中温度最高40℃，最低37.5℃，发热时间1~6天，服1剂热退者150例，服2剂热退者100例，疗效佳（李剑容．泻黄散治疗小儿发热250例．四川中医，1985，31（6）：36）。

（3）**痤疮**　本方加味治疗寻常痤疮87例。心烦加灯心草、竹叶；便秘加大黄、桃仁；皮疹红肿痒痛加蒲公英、地丁、地榆、金银花、玄参，1个月为1疗程，治疗1~4疗程。结果：治愈36例，好转47例，无效4例。总有效率95.4%（栾菁、王艳秋．泻黄散加味治疗粉刺87例．辽宁中医杂志，1998，

(8)：359)。

【原文】

肺病虛實：肺實，則喘喝逆氣、胸憑仰息[①]，背痛，涼膈散（火門），甘吉湯（口咽喉）。肺虛，則鼻息不利，令人喘呼，吸少氣而咳，上氣見血，獨参湯、單人参膏、四君子湯（並氣）。

瀉白散：（寶鑑）治肺實。桑白皮、地骨皮各二錢，甘草一錢，或加知母、貝母、吉更、梔子、麥門冬、生地黄亦可。

［语释］

肺病虚实：肺实，则喘喝逆气、胸凭仰息，背痛，治疗方剂“凉膈散”（火邪为患），“甘吉汤”（口咽喉为病）。肺虚，则鼻息不利，令人喘呼，吸少气而咳，上气见血，治疗方剂“独参汤”，“单人参膏”，“四君子汤”（均补气）。

泻白散：《宝鉴》治肺实。方药组成为桑白皮、地骨皮各二钱，甘草一钱，或加知母、贝母、桔梗、栀子、麦门冬、生地黄亦可。

［词解］

①胸憑仰息：胸满而后仰呼吸。憑，同“凭”，“满”之义。

［临床新用］

泻白散　本方现代主要用于金疳、小儿肺炎、鼻衄、久咳的治疗。

（1）**金疳**　应用泻白散加减治疗金疳87例。小泡位于黑睛边缘，属风轮赤豆者加夏枯草、决明子、木贼草；大便干结者加制大黄。结果：痊愈85例，有效2例（刘远冬．泻白散加减治疗金疳87例．广西中医药，1989，(4)：18)。

（2）**小儿肺炎**　应用泻白散加麦冬、黄芩等治疗小儿肺炎喘嗽58例。结果：治愈48例，好转8例，无效2例。总有效率96.5%（任脉存．泻白散治疗小儿肺炎喘嗽58例．陕西中医，1995，16（8）：362)。

（3）**鼻衄**　应用泻白散治疗鼻衄20例，阴虚肺燥者加沙参、麦冬、玉竹、桑叶；肺热壅盛者加黄芩、生地；胃火炽盛者加大黄、黄连；气阴两虚者加西洋参、生地。结果：治愈13例，有效7例（唐由忠．加味泻白散治疗鼻衄．湖北中医杂志，1997，(4)：35)。应用本方加麦冬、山栀、侧柏炭、仙鹤草、茅根治疗久衄59例。结果：治愈51例，显效7例，无效1例（范春杰、王才．泻白散加味治疗久衄59例．黑龙江中医药，1997，(4)：32)。

（4）**久咳**　应用加味泻白散为主治疗小儿久咳56例。气足者，加苏子、款冬花；多痰者加法半夏；纳差者加山楂；便秘者加冬瓜仁。并肌注小牛胸腺素注射液5mg。结果：痊愈38例，好转15例，无效3例，总有效率94.6%（徐雯．加味泻白散为主治疗小儿久咳56例．实用中西医结合杂志，1997，(3)：239)。

【原文】

腎病虛實：腎實，則腹大脛肿，喘咳身重，盜汗憎風，滋腎丸（小便）、滋陰降火湯（火門）、腎氣丸。腎虛，則胸中痛，大小腹痛，清厥[①]意不樂，心懸如饑善恐，小兒絲子元、三味安神丸（並虛勞）、八味元。腎本無實，有補而無瀉。

六味地黃丸：（寶鑑）治腎水不足，陰虛。熟地黃八兩，山藥、山茱萸各四兩，澤瀉、牡丹皮、白茯苓各三兩，右末，蜜丸如梧子，溫酒、鹽湯空心下五七十丸。血虛陰衰，熟地爲君；精滑，山茱萸爲君；小便或多或少，或赤或白，茯苓爲君；小便淋澀，澤瀉爲君；心氣不足，牡丹皮爲君；皮膚乾澀，山藥爲君。加五味子，名腎氣丸；加官桂、附子炮各一兩蜜丸服，名八味元，治命門不足，陽虛。

［语释］

肾病虚实： 肾实，则腹大胫肿，喘咳身重，盗汗憎风，治疗方剂有“滋肾丸”（利小便）、“滋阴降火汤”（降火）、“肾气丸”。肾虚，则胸中痛，大小腹痛，清厥意不乐，心悬如饥善恐，治疗方剂有“小儿丝子丸”、“三味安神丸”（患者均虚劳）、“八味元肾气丸”。肾，本无实，有补而无泻。

六味地黄丸：《宝鉴》治肾水不足，阴虚。方药组成为熟地黄八两，山药、山茱萸各四两，泽泻、牡丹皮、白茯苓各三两，又制成细末，做成如梧子大小的蜜丸，每次用温酒、盐汤空腹服下五十至七十丸。血虚阴衰，以熟地为君药；滑精，以山茱萸为君药；小便或多或少，或赤或白，以茯苓为君药；小便淋涩，以泽泻为君药；心气不足，以牡丹皮为君药；皮肤干涩，以山药为君药。加五味子，名“肾气丸”；加官桂、附子（炮）各一两蜜丸服，名“八味元”，治命门不足，阳虚。

［词解］

①清厥：厥证之一。为寒厥之指尖独冷者。

［临床新用］

六味地黄丸　本方现代主要用于慢性肝炎、晚期血吸虫病腹水、糖尿病、心律失常、原发性高血压、食道炎、慢性肾炎、慢性肾功能衰竭、乳糜尿、更年期综合征、脑血栓、中风后遗症、周期性麻痹、慢性前列腺炎、男性不孕症、化疗毒副反应、黄褐斑、痤疮、中心性浆液性脉络膜视网膜病变、牙周病、肝肾阴虚、阳痿、跟痛症、裂纹舌、慢性喉喑、口干症、小儿尿频的治疗。

（1）**慢性肝炎**　65例慢性肝炎患者，用六味地黄汤加当归、白芍、川楝子为主方治疗。肝郁气滞肝区疼痛明显，加延胡索、郁金、柴胡；纳差，加鸡内金、山楂、神曲；口苦苔黄，加栀子、黄芩；口干舌红，加玄参、石斛；腰膝酸软，加枸杞子、杜仲；肝脾肿大，质地较硬，有蜘蛛痣者，加桃仁、红花、鳖甲；腹水明显者，去熟地，加白茅根、大腹皮。治疗结果：显效12例，好转49例，无效4例（李运华．六味地黄汤加减治疗慢性肝炎65例．内蒙古中医药，1998，（1）：4）。

（2）**晚期血吸虫病腹水**　39例晚期血吸虫病腹水患者，辨证为肾虚气结，阴精亏损。以六味地黄汤为基本方治疗，小便短少，腹水较多者，加猪苓、滑石、车前子；内热口干者，加知母、石斛；齿衄鼻血者，加白茅根、仙鹤草；潮热颧红者，加地骨皮、银柴胡；耳鸣心烦者，加枸杞、龟版、鳖甲；舌红绛者，加玄参、生地。治疗结果：显效27例，占70%；好转8例，占20%；无效4例，占10%（鲁慧慧．六味地黄汤加减治疗晚期血吸虫病腹水39例．湖南中医杂志，1997，（3）：45）。

（3）**糖尿病**　六味地黄丸治疗确诊糖尿病患者20例，其中临床型18例，隐匿型2例。每次服六味地黄丸1丸，日2～3次。结果：良好控制12例（临床症状消失，空腹血糖小于120毫克%，尿糖（－），餐后2小时血糖小于140毫克%，尿糖（－）），占60%；中等控制8例（空腹血糖小于120毫克%，尿糖（－），餐后2小时血糖小于160毫克%），占40%（冯文忠．六味地黄丸治疗成年型轻（中）型糖尿病20例疗效观察．云南医药，1983，（3）：181）。用本方加味治疗非胰岛素依赖性糖尿病65例，结果：显效30例，有效28例，无效7例，总有效率89.2%（钟磊．六味地黄丸加味治疗非胰岛素依赖型糖尿病65例．湖北中医杂志，1992，（2）：20）。48例肾阴虚型非胰岛素依赖型糖尿病患者，在饮食控制的基础上口服六味地黄丸，每次2丸（18克），日3次，10日为1疗程，治疗期间不加用其他中西药。结果48例中，显效16例，有效25例，无效7例。总有效率85.42%。有效病例多数治疗1周开始见效，随着病程延长，疗效可保持稳定（于英洲．六味地黄丸治疗肾阴亏虚型糖尿病48例．河南中医药学刊，1995，（6）：47）。以六味地黄汤加花粉、麦冬、黄精为基本方治疗糖尿病患者60例，阴虚燥热明显，烦渴多饮，舌边尖红，脉滑数者，加石膏、知母、沙参；气阴两伤，疲乏无力，气短懒言，脉细弱者，加西洋参、黄芪、白术；肝肾精亏，耳鸣视物不清者，加枸杞、首乌、桑椹；肾阴阳俱虚，面色皖白，浮肿、舌淡苔白者，加制附子、桂枝；心肾阳虚，心悸失眠者，加人参、五味子；有瘀血表现者，加丹参、葛根。治疗结果：32例阴虚燥热型显效16例，好转10例，有效6例；18例气阴两虚型患者显效10例，好转5例，有效3例；肾阴阳两虚型10例，显效3例，好转5例，有效2例（高萍．六味地黄汤加减治疗糖尿病60例．陕西中医学院学报，1998，（3）：12）。以六味地黄汤加葛根、荔枝核为基本方加味治疗非胰岛素依赖型糖尿病62例，消谷善饥明显加生石膏、玉竹；口渴多饮明显，加沙参、天花粉；气短自汗，加黄芪、太子参；小便清长，加桑螵蛸、巴戟天、肉桂；尿混浊如脂膏，盗汗，加知母、黄柏；头晕头胀，加钩藤、白芍、牛膝；胸闷心悸，加丹参、郁金、菖蒲；形体肥胖，加佩兰、荷叶；视物模糊，加谷精草、青葙子；瘀血重者，加桃仁、红花、水蛭。治疗30日为1疗程，结果：临床治愈17例，占27.42%；好转41例，占66.13%；无效4例，占6.45%，总有效率93.55%（张美贞、张柏玲．六味地黄丸加味治疗非胰岛素依赖型糖尿病62例．河北中医，1998，（4）：241）。以六味地黄汤为基本方加减治疗21例无症状性糖尿病患者，疗程最短28天，最长124天，痊愈7例，基本痊愈10例，好转3例，无效1例，总有效率95%（胡建萍．六味地黄丸加味治疗无症状性糖尿病21例．四川中医，1999，（11）：35）。

（4）**心律失常**　六味地黄丸方加苦参水煎日服1剂，疗程最短8天，最长3个月，治疗室早患者12例，其中7例经心电图检查室早消失，自觉症状缓解（孙少曾．六味地黄汤加苦参治疗病理性室性早搏．河南中医，1987，（3）：24）。

（5）**原发性高血压**　六味地黄丸加味治疗原发性高血压病31例。结果：服药5~10剂血压下降至正常，症状消失或明显减轻；总有效率为100%。随访1年以上血压未升高者23例，1年内血压升高8例（方伯荣．引火归原治疗高血压病31例．黑龙江中医药，1987，（1）：40）。

（6）**食道炎**　98例慢性食道炎患者，采用大剂量六味地黄丸治疗取得较好疗效。取浓缩六味地黄丸早、中、晚各服30粒，30天为1疗程，治疗3~4个疗程。结果：显效86例，无效12例（方委会、张居运、李中曦．大剂量六味地黄丸治疗慢性食道炎98例．中医杂志，1999，（4）：243）。

（7）**慢性肾炎**　慢性肾炎普通型患者77例，均以六味地黄汤加玉米须，水煎服治疗，经3~24个月治疗，完全缓解22例，基本缓解36例，部分缓解13例，无效6例。慢性肾炎普通型患者根据临床表现多可辨为肾亏阴虚，湿热内蕴；用六味地黄汤加玉米须以补肾养阴清利湿热治疗取效良好（孙雯雯．六味地黄汤加玉米须治疗慢性肾炎普通型77例疗效分析．江西中医药，1998，（6）：26）。

（8）**慢性肾功能衰竭**　六味地黄丸方重用山茱萸治疗慢性肾功能衰竭12例，其中慢性肾炎肾衰8例，慢性肾盂肾炎肾衰2例，系统性红斑狼疮所致肾衰1例，非典型性出血热所致者1例。用药约30~60天，结果：基本痊愈8例，症状明显改善者3例，好转者1例。实验室检查，血清尿素氮由原来的20mmol/L以上降至7mmol/L以下者8例，9mmol/L者2例，10mmol/L者1例，16mmol/L者1例（张啸令，秦火印．六味地黄汤重用山萸肉治疗慢性肾功能衰竭12例．实用中医内科杂志，1993，（3）：142）。

（9）**乳糜尿**　用六味地黄汤加减治疗20例乳糜尿患者，取得显著疗效。以六味地黄汤为基本方，兼见脾虚加党参、黄芪、白术；腰膝酸痛，加杜仲、怀牛膝；小便数多，去泽泻，加益智仁、桑螵蛸；阴虚火旺，加知母、黄柏；尿夹带血丝，加旱莲草、小蓟；兼下焦湿热，加黄柏、萹蓄、瞿麦；耳鸣、耳聋、目眩，加石菖蒲、磁石；兼见肾阳虚，加菟丝子、淫羊藿、巴戟天。认为本病以肾虚为本，故以六味地黄汤滋阴补肾治病求本（秦火印．六味地黄汤治疗乳糜尿．江西中医学院学报，1996，（4）：19）。

（10）**更年期综合征**　100例更年期综合征患者，主要临床表现有潮热汗出，心烦易怒，失眠多梦，心悸胸闷，头晕头痛，记忆力减退等。局部有外阴干涩，灼热或瘙痒。随机分为3组：中药治疗组22例，西药治疗组28例，中西医结合治疗组50例。中药组以六味地黄汤加减：心悸失眠、烦躁易怒明显，特别是血压波动者，加龙骨、牡蛎、鳖甲等以育阴潜阳，宁心安神。以潮热、汗出、口干舌燥为主者。以小便灼热，外阴灼痛，白带异嗅为主者，合知母、黄柏以养阴清热。西药组用尼尔雌醇2毫克，每月2次，或5毫克每月1次，或1毫克每20天1次。中药组显效8例，有效14例。西药组显效20例，有效8例。中西医结合组显效46例，有效4例（张丽君、庄克利．六味地黄汤与尼尔雌醇合用治疗更年期综合征50例．湖北中医杂志，1995，（6）：10）。124例男性更年期综合征患者，以六味地黄汤为基本方治疗。阳虚者加附子、桂枝；阴虚火旺显者加旱莲草、女贞子、知母、黄柏；气虚者加党参、黄芪、白术；血虚者加当归、黄精、何首乌；头晕头痛者加菊花、枸杞子、牛膝；心悸失眠者加麦冬、五味子、龙齿；记忆力下降者加益智仁、五味子、远志；性欲减退，阳痿者加淫羊藿、巴戟天、菟丝子；猜疑、忧虑者加素馨花、郁金、石菖蒲；易怒者加柴胡、白芍、淡竹叶。30天为1疗程，治疗2个疗程。结果：治愈35例，好转67例，无效22例（陈庆钦、张耀泉．六味地黄汤治疗男性更年期综合征124例疗效观察．新中医，1998，（4）：17）。

（11）**脑血栓**　以六味地黄汤加味为主治疗脑血栓形成急性期患者60例，并设60例静脉滴注复方丹参注射液为对照组。治疗组以六味地黄汤加丹参、地龙、黄芪、川芎等为基本方，大便秘结者，加大黄；失眠多梦，加珍珠母、夜交藤；烦躁易怒，去川芎，加白芍、黄芩；喉间痰鸣，加川贝；头痛甚，加钩藤、菊花；肢体拘挛，加木瓜。配合复方丹参注射液静脉滴注。两组均以15天为1疗程，连续治疗2个疗程。结果：治疗组基本痊愈22例，显著进步24例，进步11例，无改变3例；对照组基本痊愈12例，显著进步19例，进步16例，无效13例（殷绍红．六味地黄汤等治疗脑血栓形成急性期疗效观察．辽宁中医杂志，1999，（9）：406）。

（12）**中风后遗症**　以六味地黄汤为主方治疗20例中风后遗症患者，气虚、半身不遂者加归尾、黄芪、地龙；肝肾亏虚加杜仲、桑寄生、麦冬；风痰瘀阻加天麻、全蝎、菖蒲。结果：治愈6例，好转12例，无效2例，总有效率90%（郭丁田．六味地黄汤在中风后遗症中的临床运用．光明中医，1998，（5）：28）。

（13）**周期性麻痹**　六味地黄汤治疗周期性麻痹58例，其中低血钾型54例，另外4例血钾大致正常。水煎服，日1剂，半个月为1疗程，结果：治愈46例，显效10例，无效2例（姚庆云．从肝肾论治周期性麻痹58例．中医杂志，1993，（1）：61）。

（14）**慢性前列腺炎**　六味地黄汤水煎剂治疗慢性前列腺炎30例。日服1剂，并嘱热水坐浴，每次15~20分钟，日1~2次，每疗程1个月，1~3个疗程。结果：治愈9例，症状消失，前列腺正常，前列腺液镜检正常，随访2年无复发；显效12例，症状好转，前列腺检查基本正常，前列腺液磷脂小体减少，白细胞（+）；有效7例，症状好转，前列腺检查未复常；无效2例（李文甫．六味地黄汤加味治疗慢性前列腺炎30例．实用中医内科杂志，1988，（1）：53）。153例慢性非细菌性前列腺炎患者，运用六味地黄汤加味治疗，小便无灼热涩痛，腰膝酸软，头晕，耳鸣，记忆力减退，夜尿多，滑泄，为肾精亏虚，肾气不足，加肉苁蓉、金樱子、五味子等；若偶有尿灼热涩痛，但不甚者，为湿热未尽之轻证，加知母、车前子、白花蛇舌草；若尿灼热涩痛，遗精，早泄明显者，为湿热流注，加黄柏、车前子；腰痛明显，舌质黯有瘀血者，加王不留行、桃仁、蜈蚣等。20日为1疗程。结果：治愈141例，有效10例，无效2例（成家文．六味地黄丸加减治疗慢性非细菌性前列腺炎153例．河北中医，1999，（3）：167）。

（15）**男性不育症**　30例男性不育症患者，以六味地黄汤加当归、菟丝子、枸杞子等为基本方，肾阴虚甚者，重用熟地，加鳖甲、首乌；肾阳虚甚者，加仙茅、淫羊藿、巴戟天等；精液液化慢者，加黄柏、桃仁、鸡血藤等；精子数目少者，可冲服海马粉、鹿角粉等。水煎服，20天为1疗程，间休1周续服。治疗结果：痊愈19例，其中1个疗程治愈者4例，2个疗程6例，3个疗程以上者9例。有效6例，无效5例，总有效率为83.3%（王玉红、鲁守彬．六味地黄汤加减治疗男性不育症30例．湖北中医杂志，1996，（2）：24）。

（16）**化疗毒副反应**　60例胃癌化疗（采用MF方案）和恶性淋巴癌化疗（COMP方案）的患者，分为治疗组和对照组。治疗组40例，化疗的同时口服六味地黄口服液10毫升，日3次，连服20天；对照组20例化疗同时加服十全大补液。两组病例组成：治疗组胃癌术后16例，恶性淋巴瘤24例，对照组20例均为恶性淋巴瘤患者。结果：44例恶性淋巴瘤化疗患者，治疗组食欲下降，恶心、脱发、口腔炎等发生率均少于对照组。临床症状亦较轻。从血红蛋白、白细胞、血小板、自然杀伤活性和T淋巴细胞转化率检查结果看，治疗组各指标治疗前后变化不明显，而对照组各指标治疗后明显下降（孙琳．六味地黄口服液减轻化疗毒副反应的临床分析．浙江中医学院学报，1992，（1）：29）。

（17）**小儿呼吸道反复感染** 六味地黄丸治疗小儿呼吸道反复感染60例，患儿中男性38例，女性22例。六味地黄丸每服1丸，日2次。治疗前后分别测定血清IgG、IgA、IgM和T淋巴细胞数以及头发微量元素含量。结果：显效36例，面色萎黄，食欲不振，反复呼吸道感染等症状消失或明显好转，免疫功能正常；有效21例，主要症状明显好转，免疫功能恢复正常，但见免疫功能恢复正常而临床症状改善不明显；无效3例，主要症状改善不明显，免疫功能未恢复正常。治疗时间最短35天，最长90天，平均61.6天（武守恭．地黄丸治疗小儿呼吸道反复感染的临床观察．中国中西医结合杂志，1992，（3）：168）。

（18）**黄褐斑** 167例黄褐斑患者，属肾阴虚者，予六味地黄丸6克，早晚各1次，属肝郁气滞者，予逍遥丸，两者皆有者，早服六味地黄丸，晚服逍遥丸，半个月为1疗一程。结果：痊愈57例，皮肤色素斑全部消退；显效88例，皮肤色素斑消退70%以上，有效14例，皮肤色素斑消退40%以上；无效8例，痊愈病例服药最短者1疗程（余土根．六味地黄丸、逍遥丸治疗黄褐斑167例疗效观察．浙江中医学院学报，1991，（3）：20）。

（19）**痤疮** 52例痤疮患者，以六味地黄汤为基本方，肺热型，加枇杷叶、桑白皮；脾胃湿热型，加生地黄、大黄；热毒型，加金银花、野菊花、赤芍等；血瘀痰凝型，加桃仁、红花、川贝、牡蛎；冲任不调型，加当归、丹参、益母草。日1剂，水煎服。药渣加水煮沸后先熏蒸患处，待适温后敷洗患处，每日1次，并间服六味地黄丸。10天为1疗程。结果：痊愈46例；显效3例，有效2例，无效1例。其中1个疗程治愈者26例，服药2~3个疗程25例（杨秀文．六味地黄汤治疗痤疮52例．新中医，1997，（8）：36）。以六味地黄汤加黄芩、桑白皮、玄参为基本方治疗痤疮38例，经3~7个月疗程，全部治愈（安立柱．六味地黄汤加味治疗粉刺38例．浙江中医杂志，1997，（3）：116）。45例痤疮患者，以六味地黄汤加旱莲草、石斛为基本方治疗，阴虚火旺，加知母、黄柏；血热明显，加赤芍、丹参；睡眠差，加远志、夜交藤；有脓包者，加毛冬青、夏枯草、白花蛇舌草；大便秘结，加火麻仁、桃仁；色素沉着明显，加茜草根、红花。3周为1疗程。结果：治愈34例，好转10例，未愈1例（林少健．六味地黄丸加减治疗痤疮45例．四川中医，1999，（2）：39）。

（20）**中心性浆液性脉络膜视网膜病变** 六味地黄汤加味治疗本类病变42例，肝肾阴虚者，加枸杞子、菟丝子；脾虚湿盛者，加苍术、苡仁。42例患者中，双眼2例，单眼40例。治疗结果：症状完全消失，视力恢复正常37眼；视力提高，感视物变形变小，造影见未全吸收7眼（宋会芳．六味地黄汤治疗中心性浆液性脉络膜视网膜病变．中西医结合眼科杂志，1991，（2）：111）。

（21）**牙周病** 36例中老年牙周病患者，以六味地黄汤加石斛、何首乌为主方治疗，偏于肾阴虚者，加骨碎补；偏于肾阳虚者，加肉苁蓉；兼有胃热者，加石膏、黄连。水煎服，两周为1疗程。结果：治愈25例，占69.4%；好转10例，占27.8%；未愈1例，占3%（顾自悦．六味地黄汤加味治疗中老年牙周病．北京中医，1997，（2）：53）。

（22）**肝肾阴虚证** 60例中医辨证为肝肾阴虚之患者，全部以六味地黄（无糖）冲剂治疗，每日2次，每次1包，沸水冲服，连服1周。治疗前后临床症状（头晕、耳鸣、腰痛、手足心热、盗汗、失眠、口干等症）为考核指标。结果：治疗后60例患者中症状均有不同程度的好转，其中显效33例（55%），有效23例（38.3%），无效4例（6.7%）（邬尧清、夏翔、吴兆洪．六味地黄无糖冲剂治疗肝肾阴虚证60例．中医杂志，1996，（4）：247）。

（23）**阳痿** 18例阳痿患者，以六味地黄汤方加知母、肉桂、杜仲、首乌为基本方，形寒肢冷，夜尿多者，加附片少许；梦遗滑精明显者，加芡实、金樱子；眩晕甚者，加黄芪、枸杞子；心悸、失眠，加龙骨、牡蛎；潮热颧红，加龟版、川柏。症状明显改善后，改用六味地黄丸，日2次，每次6克，盐水送服。治疗结果，12例痊愈，服药最长37剂，最少者15剂；4例好转，2例无效（何金潮．六味地黄汤加味治疗阳痿18例．四川中医，1995，（5）：30）。

（24）**跟痛症** 应用六味地黄汤加味辨证治疗跟痛症185例。肝肾亏虚型，加枸杞子、骨碎补；气滞血瘀型，加桃仁、丹参、地龙；风寒痹阻型，加川乌、威灵仙；湿热阻滞型，加黄柏、苍术、栀子。服药最多120剂，最少38剂，平均60剂。共治疗185例，获随访156例，随访时间3～9个月，平均4～5个月。痊愈95例，显效26例，有效17例，无效18例，总有效率88.5%（陶龙、崔云波．六味地黄汤在跟痛症的辨证应用．长春中医学院学报，1998，（4）：21）。

（25）**裂纹舌** 以六味地黄汤加味治疗裂纹舌20余例，效果满意。基本方以六味地黄汤加玄参、石斛以滋养胃阴，栀子、木通清心经之火。认为裂纹舌属胃阴亏虚，阴虚阳盛，水亏火旺，治疗当以滋阴清热泻火为大法（张天栋．六味地黄丸加减治疗舌裂．河北中医，1996，（6）：15）。

（26）**慢性喉喑** 六味地黄丸治疗喉喑30例，饭前温淡盐开水送服1丸，日3次。治疗结果：痊愈9例，声音嘶哑、语声低沉不扬，症状消失。喉镜检查声带无充血，闭合良好。随访1年未复发；有效16例，声音嘶哑，语声低沉不扬症状基本消失，喉镜检查声带无充血，闭合良好，随访1年内曾发2～3次；无效5例，治疗前后症状无甚大变化（崔尚志．六味地黄丸治疗慢性喉喑30例临床疗效观察．黑龙江中医药，1988，（4）：6）。

（27）**口干症** 口干症是指病人自觉口中干燥，虽饮水但不能缓解，且无其他原发病的一种临床症状，在中老年中发病率较高，用六味地黄丸每次服9克，日3次，1个月为1疗程治疗本病155例，结果：治愈117例，好转33例，无效5例，总有效率96.8%（杨道华、赵松峰．六味地黄丸治疗中老年口干症155例．四川中医，1999，（5）：36）。

（28）**小儿尿频** 用六味地黄汤加味治疗小儿尿频47例，疗效显著。治疗方法。纳呆加砂仁，日1剂水煎服。结果：治愈46例，其中3天治愈26例，6天治愈20例；1例疗效不著（周天赐．六味地黄汤加味治疗小儿尿频47例．上海中医药杂志，1998，（6）：31）。

【原文】

六腑：腑者，府也，屬陽，化水穀而行津液，故實而不滿。

膽病虛實：膽實，則怒而勇敢，多睡，小柴胡湯（寒門）。膽虛，則善恐畏，不能獨臥，不勇敢，又不眠。

仁熟散：（寶鑑）治膽虛恐畏，不能獨臥。栢子仁、熟地黃各一錢，人參、枳殼、五味子、桂心、山茱萸、甘菊、茯神、枸杞子各七分五里，煎服或末溫酒調二錢服。

半夏湯：（寶鑑）治膽實熱煩悶。生地黃、酸棗仁炒各五錢，半夏、生薑各二錢，遠志、赤茯苓各二錢，黄芩一錢，黍米一合，每服一兩長流水煎，澄清服。

［语释］

六腑：腑者，府也，属阳，化水谷而行津液，故实而不满。

胆病虚实：胆实则怒而勇敢，睡觉多，用“小柴胡汤”（伤寒患者）治疗。胆虚则善恐惧，不能独卧，不勇敢，又不眠。

仁熟散：《宝鉴》治胆虚恐惧，不能独卧。方药组成为柏子仁、熟地黄各一钱，人参、枳壳、五味子、桂心、山茱萸、甘菊、茯神、枸杞子各七分五里，水煎服，或药末二钱，温酒调服。

半夏汤：《宝鉴》治胆实热烦闷。方药组成为生地黄、酸枣仁（炒）各五钱，半夏、生姜各二钱，远志、赤茯苓各二钱，黄芩一钱，黍米一合，每次一两，长流水煎，澄清服。

【原文】

胃病虛實：胃實，則能食不傷，過時不饑或脹。胃虛，則泄，補中益氣湯（內傷）。

脾胃具旺，能食而肥。脾胃具虚，不能食而瘦，或少食而肥，四肢不舉。

平胃散：（寶鑑）治脾胃不和，不思飲食，心腹脹痛，嘔噦噁心，噯氣吞酸，面黄肌瘦，怠惰嗜臥，常多自利，或發霍亂，及五噎八痞①，膈氣反胃等症。蒼术二錢，陳皮一錢四分，厚朴一錢，甘草六分，薑三片，棗二枚煎服，或末二錢姜棗湯點服。

異功散：（寶鑑）治脾胃虛弱，不思飲食，腹痛自利。人參、白术、白茯苓、陳皮、甘草各一錢，薑三片，棗二枚。

［语释］

胃病虚实：胃实，则能食不伤食，过吃饭时间不饿、不胀。胃虚则泄，用“补中益气汤”（患者内伤）治疗。脾胃具旺，能食而胖。脾胃具虚，不能食而瘦，或少食而胖，四肢不举。

平胃散：《宝鉴》治脾胃不和，不思饮食，心腹胀痛，呕哕恶心，嗳气吞酸，面黄肌瘦，怠惰嗜卧，常多自利，或发霍乱，及五噎八痞，膈气反胃等症。方药组成为苍术二钱，陈皮一钱四分，厚朴一钱，甘草六分，生姜三片，大枣二枚，水煎服，或药末二钱，姜枣汤点服。

异功散：《宝鉴》治脾胃虚弱，不思饮食，腹痛自利。方药组成为人参、白术、白茯苓、陈皮、甘草各一钱，生姜三片，大枣二枚。

［词解］

①五噎八痞：病证名。①气噎、忧噎、食噎、劳噎、思噎五种噎证。②因气滞、血瘀、火炎、痰凝、食积五者所致噎者。八痞，指荣卫不和，阴阳隔绝，而风邪外入，与卫气相搏，血气壅塞不通，而成之痞。痞，塞，言腑脏痞塞不宣通。由忧恚气积，或坠堕内损所致。其病腹纳气结胀满，时时壮热。其名有八，故云“八痞”。

［临床新用］

异功散 本方现代主要用于慢性胃炎、尿白症、小儿厌食、胃脘痛、腹泻、疳症的治疗。

（1）**慢性胃炎** 本方加味治疗慢性胃炎 44 例，结果：痊愈 43 例，无效 1 剂，平均服药 22 剂（汤淳康．异功散加减治疗慢性胃炎四十四例．浙江中医药，1990，（1）：41）。

（2）**尿白症** 本方加木防己治疗小儿尿白症 100 例，均为男性，年龄最小 2 岁，最大 7 岁。若兼有外感者去党参加杏仁、苏叶、香附；兼食滞者加焦三仙；有水样便者，倍白术。结果：全部治愈，总有效率为 100%（于庆平．异功散加木防己治疗小儿尿白症 100 例．湖北中医杂志，1986，（1）：55）。

（3）**小儿厌食** 本方加味治疗小儿厌食 52 例，每日 1 剂，15 天为 1 疗程。伤食型加神睦、焦山楂、炒谷芽；胃热阴虚型加乌梅、花粉等；脾胃虚弱者加黄芪。结果：痊愈 42 例，好转 8 例，总有效率为 96.2%（张淑仙．异功散加味治疗小儿厌食．四川中医，1989，（5）：25）。

（4）**胃脘痛** 本方为主方治疗胃脘痛 64 例，若偏胃寒型加香附、木香、草豆蔻；若得便则舒者加高良姜、干姜；偏胃热型者加蒲公英、黄连等；偏胃阴虚型加沙参、麦冬等。每日 1 剂，8 周为 1 疗程，结果：痊愈 8 例，显效 27 例，好转 26 例，无效 3 例，总有效率为 95.3%（沈宗国、陈则英．异功散为主治疗胃脘痛 64 例．陕西中医，1992，（1）：30）。

（5）**腹泻** 本方加黄连、酸枣仁、鸡内金为基本方治疗婴幼儿迁延性腹泻 63 例，根据四时主气不同，春季加柴胡，夏季加香薷，秋季加苍术，冬季加肉桂。同时根据寒热偏盛增减黄连、砂仁用量。每日 1 剂，宜少量多次频频饮服。脱水较重者配合西药补液纠正电解质平衡。结果：痊愈 46 例，好转 12 例，无效 5 例，总有效率 92.7%。5 日内治愈 26 例，7 日内治愈 21 例，14 日治愈 11 例（张金宝．异功散加减治疗婴幼儿迁延性腹泻 63 例．内蒙古中医药，1993，（2）：17）。

（6）**疳证** 本方加山楂、神曲、蟾制五谷粉为基本方配合针灸治疗疳证 64 例。若积滞重者加煨山楂、煨莪术；气血亏虚者，党参易白参，加制首乌、紫河车；气阴亏虚者加西洋参、石斛等；脾虚湿盛，便溏者加薏苡仁、山药等；腹胀者加青皮、木香、藿香；脾阳虚者加炮姜、附片。10 日为 1 疗程，结果：痊愈 39 例，显效 16 例，好转 7 例，无效 2 例，总有效率 96.8%（姜鹏九．异功散加味治疗疳证

64 例临床小结．江西中医药，1992，(1)：32)。

【原文】

小腸治法：小腸有氣，則小腹痛，小腸有血，則小便澀，小腸有熱，則莖中痛。小腸，心之府，有病宜通利。

導赤散：(寶鑑）治小腸熱，小便不利。生地黄、木通、甘草各一錢，青竹葉七片。十味導赤散治心臟實熱，口舌生瘡、驚悸煩渴，黄連、黄芩、麥門冬、半夏、地骨皮、茯神、赤芍、木通、生地黄、甘草各五分，薑五片。

［语释］

小肠治法：小肠有气，则小腹痛，小肠有血，则小便涩，小肠有热，则茎中痛。小肠，为心之府，有病宜通利。

导赤散：《宝鉴》治小肠热，小便不利。方药组成为生地黄、木通、甘草各一钱，青竹叶七片。“十味导赤散”治心脏实热所致口舌生疮、惊悸烦渴，方药组成为黄连、黄芩、麦门冬、半夏、地骨皮、茯神、赤芍、木通、生地黄、甘草各五分，生姜五片。

［临床新用］

导赤散 本方现代主要用于泌尿道感染、急性淋菌性尿道炎、尿潴留、尿路结石、口腔溃疡、疱疹性口腔炎、磷毒性口腔病、小儿手足口病、放射性口腔黏膜反应、外科感染、皮肤病、眦角睑缘炎、流行性腮腺炎、支气管扩张、病毒性心肌炎、男性不育症、淋病、鼻衄的治疗。

(1) **泌尿道感染** 用本方治疗泌尿道感染 100 例，结果治愈 95 例，无效 5 例为女性真菌感染（潘北桂．琥珀导赤散治疗急性泌尿道感染 100 例．广西中医药，1991，(3)：104)。

(2) **急性淋菌性尿道炎** 以中药导赤散合八正散加减（金银花、蒲公英、瞿麦、萹蓄、滑石各 15 克，黄柏、竹叶、木通、车前子、海金沙、生地、大黄、小蓟各 10 克，甘草 6 克），同时配合西药抗感染治疗急性淋菌性尿道炎 48 例。结果：治愈 38 例，占 79.38%；有效 8 例，占 16.66%；无效 2 例，占 4%。总有效率为 96%（刘保春、黄宗惠、傅寿根．中西医结合治疗急性淋菌性尿道炎 48 例．吉林中医药，1997，(6)：31)。

(3) **尿潴留** 用本方加茯苓、车前等，治疗产后尿潴留 115 例，获满意疗效。80 例服药后 1 小时排尿，35 例服药后 2 小时排尿（邱桂芹、张力、肖兴江．导赤散加味治疗产后尿潴留 115 例观察．黑龙江中医药，1989，(6)：20)。

(4) **尿路结石** 用本方治疗尿路结石 9 例，其中肾结石 2 例，输尿管结石 6 例，膀胱结石 1 例。结果 6 例结石排出，2 例结石下移，症状消退，无效 1 例（萧嘉荣．导赤散治疗尿路结石．浙江中医杂志，1983，(11)：493)。

(5) **口腔溃疡** 用本方加味治疗口疮 76 例。结果：痊愈 58 例，好转 7 例，无效 3 例，因故停药 8 例，总有效率为 95%（蔡福养．治疗 76 例口疮的观察．河南中医学院学报，1978，(4)：23)。用本方加黄芩 10 克，黄连 6 克，大黄 5 克，生石膏 15~30 克为基本方治疗口腔溃疡 33 例。随症加减，高热惊厥加钩藤、僵蚕各 6 克；溃疡面融合成片者加金银花、蒲公英各 15 克；颈下淋巴结肿大者加夏枯草 9 克。水煎日分 3 次服。结果：服药 3 天治愈 26 例，5 天治愈 6 例，显效 1 例，总有效率为 100%（马建政．三黄导赤散加味治急性溃疡性口腔炎．山东中医杂志，1988，(2)：52)。应用本方加银花、连翘、焦山栀各 109 为基本方。口渴甚加天花粉；咽红肿加桔梗、山豆根；结果：痊愈 61 例，好转 2 例，平均服药 1~4 剂，总有效率为 100%（秦亮．银翘导赤散治疗小儿口腔溃疡 63 例．湖南中医杂志，1989，(1)：45)。以加味导赤散治疗 12 腔溃疡 50 例，方药：生地、大黄、甘草、丹皮、木通各 9 克，竹叶 10 克，水煎早晚温服，3 天为 1 疗程。随症加减。结果：1 疗程痊愈者 40 例，2 疗程有效者 7 例，无效 3 例，总有效率为 94%（袁慧敏、苏松林．加味导赤散治疗口腔溃疡 50 例．福建中医药，1998，(4)：45)。

（6）**疱疹性口腔炎**　用导赤散为主治疗疱疹性口腔炎患儿30例，与抗生素组（30例）对照。中药组用本方加味：烦躁、口渴、舌尖边红加黄连、麦冬；大便秘结加大黄、黄芩。抗生素组以青霉素为主，少数用庆大霉素或链霉素。结果：显效6例，有效6例，无效18例，有效率为40%（任迅平．导赤散治疗疱疹性口炎疗效观察．中西医结合杂志，1987，（2）：118）。用本方加味治疗疱疹性口腔炎32例。方药：川黄连5克，竹叶、山栀子、木通各6克，甘草、薄荷各3克，连翘10克，板蓝根、石膏各15克，玄参、莱菔子各8克。每日1剂，水煎早晚各服1次，热重者日2剂。结果痊愈20例，有效9例，无效3例（郑凯儿．川连导赤散加味治疗疱疹性口炎32例．新中医，1995，（9）：50）。

（7）**磷毒性口腔病**　用本方合清胃散治疗磷毒性口腔病30例。方药：生地黄15克，黄连、升麻、竹叶、木通各10克，当归尾、牡丹皮各10克，甘草梢8克，生石膏20克。每日1剂，水煎服，5天为1疗程。结果：30例中25例服1疗程痊愈，临床症状消失，1年不复发。4例服2个疗程痊愈，1例无效（徐邦．导赤散合清胃散治疗磷毒性口腔病30例．新中医，1993，（3）：24）。

（8）**小儿手足口病**　用本方加味治疗小儿手足口病50例，其中湿热型26例，用本方加灯心草等；热重于湿型15例，用本方加石膏、知母等；湿重于热型9例，用本方加茯苓、泽泻等，去生地。3剂愈34例，6剂愈12例，无效4例，总有效率为92%（刘焯、那文君、张君．导赤散加味治疗小儿手足口病50例．辽宁中医杂志，1986，（12）：35）。以导赤散加味治疗小儿手足口病50例。其中湿热型23例，方用：导赤散加灯心草、板蓝根等；热重于湿型18例，药用导赤散加石膏、知母、栀子等；湿重于热型9例，药用导赤散去生地加茯苓、泽泻等。治疗结果：服药3剂诸症悉愈者26例，服药6剂病愈者15例，服药9剂病愈者9例，总治愈率100%（张忠．导赤散加味治疗小儿手足口病50例．吉林中医药，1998，（6）：37）。

（9）**放射性口腔黏膜反应**　用加味导赤散治疗放射性口腔黏膜反应48例，均为鼻咽癌，在钴60放疗中出现口腔黏膜反应。口腔疼痛剧烈加丹参、赤芍；食欲差加神曲、麦芽；口干甚加芦根。每日1剂，水煎服。治疗结果：显效40例，有效8例，全部有效（林涛．加味导赤散治疗放射性口腔黏膜反应48例．辽宁中医杂志，1996，（9）：415）。

（10）**外科感染**　用本方加味治疗外科感染76例。用药：以本方加赤芍、黄连各10克为基础方。畏寒发热，患处红肿疼痛加荆芥、银花等各10克；口渴加花粉10克；瘙痒加地肤子10克，蝉蜕3克；气虚加黄芪、党参各10克；血虚加女贞子、当归各15克。结果：痊愈68例，总有效率达95.6%（黄建．加味导赤散治疗外科感染76例．广西中医药，1981，（3）：46）。

（11）**皮肤病**　用本方治疗97例斑丘疹，取得良好疗效（辛吉．清营汤合导赤散加减治疗斑丘疹．四川中医，1988，（10）：32）。

（12）**眦角睑缘炎**　生地、木通、甘草、竹叶上药制成散剂，每日1剂。治疗眦角睑缘炎和结膜炎34例，结果：14例服药5天后治愈，20例服药20天后治愈（郭凌仙．导赤散治疗眦角睑缘炎34例．中西医结合眼科，1986，（1）：2）。

（13）**流行性腮腺炎**　用本方加连翘、黄柏等，治疗24例流行性腮腺炎，结果全部治愈。1剂治愈者3例，2剂治愈者16例，3~4剂治愈者5例（岳富雄．导赤散加味治疗流行性腮腺炎24例．陕西中医，1991，（8）：368）。

（14）**支气管扩张**　用导赤散化裁治疗支气管扩张37例。病程最短者1周，最长者3个月。方药：生地12克，木通5克，竹叶10克，甘草6克，桑白皮15克，焦山栀、连翘、瓜蒌皮各9克。水煎服，日1剂，早晚分服。加减：肝火犯肺者加黛蛤散、冬瓜仁，燥邪犯肺者加麦冬、麻仁，气阴两虚者加麦冬、五味子。7天为1个疗程。结果：治愈29例，好转8例，全部有效。服药最多28剂，最少7剂，平均17剂（郭兴旺．导赤散化裁治疗支气管扩张37例．四川中医，1997，（8）：35）。

（15）**病毒性心肌炎**　用本方加味治疗64例病毒性心肌炎。胸闷加丹参、枳实、川芎；心悸气急加远志、茯神、枣仁；心律失常加大甘草剂量；热甚口干加银花、连翘、黄连、麦冬；纳差加陈皮、建曲。结果：治愈55例；好转9例（张宗如．导赤散治疗病毒性心肌炎64例．浙江中医杂志，1987，

（10）：439）。以导赤散为主方治疗病毒性心肌炎56例，并设38例为对照组。治疗方法：治疗组以导赤散为基本方，药用生地20克，木通6克，甘草梢6克，竹叶10克。加减；胸闷加丹参、川芎、枳实；心悸加酸枣仁、茯神、远志；气急、乏力加万年青根、北五加皮、太子参；心前区痛加赤芍、三七、玄胡索、红花；早搏加大甘草剂量，可用至20克；身热、口干酌加银花、连翘、麦冬等。1日1剂，水煎分2次服。3个月为1个疗程，可连用2个疗程。对照组：用ATP40毫克，辅酶A100单位，肌苷400毫克，加入5%~10%葡萄糖液静脉滴注，1日1次；维生素C200毫克，1日3次口服，或辅酶Q_{10}40毫克，1日3次口服。疗程同治疗组。治疗结果：2个疗程结束后，治疗组痊愈42例（75.00%），好转11例（19.64%），无效3例（5.36%）。对照组痊愈16例（42.11%），好转9例（23.68），无效13例（34.21%）（P<0.05），有显著性差异（周端风、薛博瑜．导赤散加味治疗病毒性心肌炎56例．江苏中医，1998，（5）：16）。

（16）**男性不育症** 应用本方加味治疗前列腺炎、精囊炎引起的男性不育症20例。方药：以本方加赤芍、茯苓各15~30克，丹皮、泽泻、丹参各10~20克，黄柏6~10克为基础方。尿浊加萆薢；腰痛加续断；会阴部胀加白芍；前列腺液（或精液）中有红白细胞加女贞子、旱莲草；夹有脓球加蒲公英、滑石；卵磷脂小体减少加何首乌、枸杞子。结果：全部治愈，总治愈率为100%（张鲁余．导赤散加味治疗男性不育症．浙江中医杂志，1988，（12）：532）。用本方加味治疗男性不育症（慢性前列腺炎、精囊炎）43例。用药：生地30克，赤芍50克，茯苓15克，木通10克，泽泻10克，黄柏6克，淡竹叶10克，丹皮10克，丹参15克，红花6克，金银花30克，鱼腥草30克。水煎服，每日1剂，30天为1疗程。尿浊加萆薢；腰痛加续断；会阴部胀加白芍；前列腺液检查有大量白细胞加女贞子、旱莲草；有脓细胞加蒲公英、滑石；卵磷脂小体减少加首乌、枸杞。服药期间戒烟、酒。结果：痊愈28例（19例受孕），显效8例，好转5例，无效2例；总有效率为93.35%（刘秀菊．导赤散加味治疗男性不育症43例．江西中医学院学报，1993，（男性病专辑）：19。

（17）**淋病** 用本方加味治疗淋病14例，用药：本方加银花、土茯苓、淡竹叶、栀子。发烧加青蒿、柴胡；呕吐加藿香、半夏；尿血加白茅根，重用栀子；水肿加车前草。结果治愈10例，进步2例，无效2例（李寿彭．导赤土茯苓银花汤治疗淋病14例．成都中医学院学报，1989，（2）：29）。

（18）**鼻衄** 运用导赤散加味治疗小儿鼻衄60例，并设西药组31例加以对照。治疗方法：治疗组服用导赤散，连翘，白茅根，黄芩。每日1剂，水煎分2次，分上、下午2次口服，3天为1疗程。对照组用安络血针8毫克肌注，每日2次；维生素C片0.2克，口服，每日3次。结果：经2疗程治疗，治疗组痊愈42例，占70%；显效13例，占22%；有效5例，占8%。总有效率为100%。对照组痊愈15例，占49%；显效12例，占39%；有效4例，占12%。总有效率为100%。两组总有效率的比较无显著差异，P>0.05；但痊愈率的比较有显著的差异，P<0.05（李正虹．导赤散加味治疗小儿鼻衄60例．浙江中医学院学报，1997，（15）：39）。

【原文】

大腸治法：大腸熱，則出黃如糜；大腸寒，則腸鳴飧泄。

瀉白湯：（寶鑑）治大腸實熱，臍腹痛，腹脹不通。生地黃二錢，赤茯苓、芒硝各一錢，陳皮、竹茹、黃芩、梔子、黃栢各五分，薑三片，棗二枚。

實腸散：（寶鑑）治大腸虛寒，腹痛泄瀉。厚朴、肉豆蔻煨、訶子皮、縮砂研、陳皮、蒼朮、赤茯苓各一錢，木香、甘草炙各五分，薑三片，棗二枚。

［语释］

大肠治法：大肠热，则出黄如糜；大肠寒，则肠鸣飧泄。

泻白汤：《宝鉴》治大肠实热，脐腹痛，腹胀不通。方药组成为生地黄二钱，赤茯苓、芒硝各一钱，陈皮、竹茹、黄芩、栀子、黄柏各五分，生姜三片，大枣二枚。

实肠散：《宝鉴》治大肠虚寒，腹痛泄泻。方药组成为厚朴、肉豆蔻（煨）、诃子皮、缩砂（研）、陈皮、苍术、赤茯苓各一钱，木香、甘草（炙）各五分，生姜三片，大枣二枚。

【原文】

膀胱治法：膀胱實，則小便不通，益元散（暑門）、五苓散（寒門）。膀胱虛，則小便不禁，八味元（五臟）去附子，倍山茱萸，加五味子、烏藥、益智仁、破故紙。

三焦治法：三焦病者，腹滿，小腹尤堅，不得小便，窘急溢，則水留爲脹。上焦不散，則喘滿，中焦不利，則留飲，久爲中滿，下焦不利，則肿滿，其病宜通利大小便，三和散（氣門）。

木香檳榔丸：（寶鑑）踈導三焦，快氣潤腸。半夏曲、皂角酥炙去皮、弦子、郁李仁去殼，另末各二兩，木香、檳榔、枳殼、杏仁、青皮各一兩，右末，別以皂角四兩浸漿水搓揉熬膏去滓，入蜜少許和丸如梧子，空心姜湯下五七十丸。氣門木香檳榔丸治濕熱氣滯痞痛，大黃四兩，黑丑頭末、黃芩各二兩，木香、檳榔、黃連、當歸、枳殼、青皮、陳皮、香附子、蓬术、黃柏各一兩，右末，水丸如梧子，溫水下五七十丸。

［语释］

膀胱治法：膀胱实，则小便不通，治疗方剂“益元散”（清暑）、“五苓散”（利水湿）。膀胱虚，则小便不禁，治疗方剂“八味元”（补五脏）去附子，倍山茱萸，加五味子、乌药、益智仁、破故纸。

三焦治法：三焦病者，腹满，小腹尤坚，不得小便，窘急溢，则水留为胀。上焦不，散则喘满，中焦不利，则留饮，久为中满，下焦不利，则肿满，其病宜通利大小便，用“三和散”（理气）。

木香槟榔丸：《宝鉴》疏导三焦，快气润肠。方药组成为半夏曲、皂角（酥炙去皮）、弦子、郁李仁（去壳单独制成粉末）各二两，木香、槟榔、枳壳、杏仁、青皮各一两，又制成细末，另用皂角四两浸浆水搓揉熬膏去渣，入蜜少许与，药粉同制成如梧子丸剂，每次空腹姜汤冲下五十至七十丸。“气门木香槟榔丸”治湿热气滞痞痛，方药组成为大黄四两，黑丑（头末）、黄芩各二两，木香、槟榔、黄连、当归、枳壳、青皮、陈皮、香附子、蓬术、黄柏各一两，又制成细末，制成水丸如梧子大小，温水冲下五十至七十丸。

［临床新用］

木香槟榔丸　现代临床常用于结肠直肠狭窄症的治疗。以木香槟榔丸治疗结肠直肠狭窄 23 例。其中轻型 13 例，中型 6 例，重型 4 例。由慢性血吸虫病形成者 12 例。方法：木香槟榔丸日 2 次，每次 10 克，口服，1 个月为 1 疗程。轻型者，服用药物 3 个疗程；中型者，服 6 个疗程，重型者服 1 年。对于原发病，仍按中西医结合方法针对性治疗。结果：痊愈 13 例，好转 7 例，无效 3 例，总有效率 87%。慢性血吸虫病导致者，痊愈 8 例，好转 3 例，无效 1 例（秦振东．木香槟榔丸治疗结肠直肠狭窄 23 例．广西中医药，1999，(2)：33）。

【原文】

蟲：人身有三尸蟲①，又有九蟲②，凡蟲皆因飲食不節，積久成熱，濕熱熏蒸，隨五行③變化爲諸般奇怪之形。

脈法：沉實者，生；虛大者，死。尺脈沉滑，爲寸白蟲④；關緊滑，蛔蟲。

蟲外候：肘後麤⑤以下三四寸熱者，腸中有蟲，動則涎下。眼眶鼻下青黑，面萎黃，臉上有幾條血絲如蟹爪，五更心嘈，牙關強硬，嘔吐涎沫，夢中嚙齒，面色青黃，飲食雖多不生肌膚，面白唇紅。

［语释］

虫：人身有三尸虫，又有九虫，凡虫皆因饮食不节，积久成热，湿热熏蒸，随五行而变化为诸多奇怪形体。

脉法：沉实脉，患者能生还；虚大脉，患者则会死亡。尺脉沉滑，有寸白虫；关脉紧滑，有蛔虫。

虫外候：肘后粗以下三四寸热者，肠中有虫，虫动则流涎。腹内有虫表现为眼眶鼻下青黑，面萎黄，脸上有几条血丝如蟹爪，五更心嘈，牙关强硬，呕吐涎沫，梦中啮齿，面色青黄，饮食虽多不生肌肤，面白唇红。

［词解］

①三尸蟲：①三焦所有的寄生虫，便统统命名它为“三尸虫”。②《中黄经》：“三尸虫……一者上虫居脑中，二者中虫居明堂（指经络血脉），三者下虫居腹胃，能为人害。”③有人指为现代所说的“弓形虫”。

②九蟲：指人身体有九种寄生虫，伏虫，蛔虫，寸虫，肉虫，肺虫，胃虫，鬲虫，赤虫，蛲虫。

③五行：系指古人把宇宙万物划分为五种性质的事物，也即分成金、木、水、火、土五大类，并叫它们为“五行”。早见《尚书·洪范》记载：“五行：一曰水，二曰火，三曰木，四曰金，五曰土。”

④寸白蟲：指现代所说的“绦虫”。

⑤麤：“粗”的异体字。

【原文】

蛔厥吐蟲：胃寒，安蛔理中湯（寒門）。心疼、靜而復煩、須臾複止、得食而嘔、又煩吐蛔、此爲蛔厥。凡蟲聞甘則起，聞酸則吐，聞苦則定，聞辣則頭伏而下。

烏梅丸：（寶鑑）治蛔厥心腹痛。烏梅十五箇，黃連七錢五分，當歸、川椒、細辛、附子炮、桂心、人參、黃柏各三錢，右末醋浸，烏梅取肉和藥末搗極令匀，丸如梧子，米飲下一二十丸。

練陳湯：（回春）治小兒蛔蟲。苦楝根皮二錢，陳皮、半夏、茯苓各一錢，甘草五分，生薑。

靈礬散：（寶鑑）治小兒蛔厥心痛。五靈脂二錢，枯白礬五分，右末每二錢煎服，當吐蟲即止。

妙應丸：（寶鑑）治蟲積。檳榔一兩二錢，黑牽牛頭末三錢，大黃、雷丸、錫灰、蕪荑、木香、使君子各一錢，右末用蔥白煎湯露一宿，丸如粟米，每四錢，五更蔥湯吞下，取寸白蟲，以石榴根皮煎湯下，小兒服一錢或五分，天明取下蟲物。此藥不動真氣，有蟲即下蟲，有積即下積，有氣即消，了一服見效。

練礬散：（新增經驗）治蟲積，及小兒蛔蟲。苦楝根白皮二錢五分，桂心、乾薑炒各二錢，半夏、陳皮、赤茯苓、檳榔、使君子肉、五靈脂醋炒、枯白礬（調服）各一錢，右末，水二盞煎至半，四更後先以猪肉炙嚼之，吮汁吐出肉塊，或以蜜細細吮之，引蟲後服藥。

［语释］

蛔厥吐虫：患者有虫，且胃寒，用“安蛔理中汤”（有寒邪）治疗。患者心疼、静而复烦、须臾复止、得食而呕、又烦吐蛔、这叫“蛔厥”。一般虫闻甘则起，闻酸则吐，闻苦则定，闻辣则头伏而下。

乌梅丸：《宝鉴》治蛔厥心腹痛。方药组成为乌梅十五个，黄连七钱五分，当归、川椒、细辛、附子（炮）、桂心、人参、黄柏各三钱，又制成细末用醋浸泡，乌梅取肉和药末捣极匀，制成梧子大小的丸剂，患者每次米汤服下十至二十丸。

练陈汤：《回春》治小儿蛔虫。方药组成为苦楝根皮二钱，陈皮、半夏、茯苓各一钱，甘草五分，生姜数片。

灵矾散：《宝鉴》治小儿蛔厥心痛。方药组成为五灵脂二钱，枯白矾五分，又制成细末，每次二钱煎服，吐虫即停止服药。

妙应丸：《宝鉴》治虫积。方药组成为槟榔一两二钱，黑牵牛（头末）三钱，大黄、雷丸、锡灰、芜荑、木香、使君子各一钱，又制成细末，用葱白煎汤露一宿，制成粟米大小丸剂，每次取四钱在五更时用葱汤吞下能去寸白虫，以石榴根皮煎汤服下后小儿服一钱或五分，天明即打下虫物，此药不动真气，有虫即下虫，有积即下积，有气即消，服一副见效。

练矾散：（本书新增经验方）治虫积及小儿蛔虫。方药组成为苦楝根白皮二钱五分，桂心、干姜（炒）各二钱，半夏、陈皮、赤茯苓、槟榔、使君子肉、五灵脂醋炒、枯白矾（调服）各一钱，又制成细末，水二杯煎至半杯，四更后先吃烤猪肉，并嚼之，吮汁吐出肉块，或以蜜细细吮之，引虫后再服药。

［临床新用］

乌梅丸　本方现代主要用于胆道蛔虫病、胆道死蛔虫感染、肠道蛔虫症、小儿蛔虫病、妊娠并发胆道蛔虫、血吸虫病、钩虫病、菌痢、胃脘痛、溃疡病、滴虫性肠炎、结肠炎、肠道激惹综合征、泄泻、胆囊炎、婴幼儿迁延性腹泻、胆结石症、慢性前列腺炎、崩漏、男性不育的治疗。

（1）**胆道蛔虫病**　以本方治疗胆道蛔虫病42例，中医辨证属寒证者24例，热证者6例，寒热错杂者12例。丸剂改为汤剂，水煎服。结果：腹痛缓解者分别为3日内14例，5日内26例，10日内2例，均非手术疗法治愈；服药后先后吐蛔、拉蛔1～10条者26例，11～20条者10例，21～65条者6例（杨发荣．乌梅汤治疗胆道蛔虫病42例，中医急症通讯，1988，(6)：14)。以自制乌梅丸治疗胆道蛔虫病158例。日3次，每次1～2丸。右肋下痛或压痛者配用灵太散。若驱虫效果差，症状消退后再投驱虫药。结果：治愈136例，因无效转手术治疗22例，有效率86.08%；复发率7.6%（辽阳市第一医院．中医治疗胆道蛔虫症158例疗效初步分析．辽宁医学杂志，1960，(1)：28)。以本方结合西药治疗胆道蛔虫病44例。反复发作者改用蛔厥汤。治疗方法：一般先注射西药止痛，然后服钡剂在X线下按摩（孕妇例外）。当蛔虫从胆总管退出后立即服本丸，必要时也可插胃管输氧气或给驱虫药。结果：35例用本方获愈，其他：2例外科手术治疗，2例孕妇不用本方，5例服本方1周改用蛔厥汤（山东淄博专区人民医院．中西医结合治疗胆道蛔虫症44例报告．中华外科杂志，1959，(6)：547)。以本方配合针灸治疗胆道蛔虫症48例。本方煎出400毫升药液备用，成人200毫升分4～5次/日，小儿100～150毫升。疗程最短者2天，最长者13天（2例）告愈（合肥市第一人民医院．针灸、乌梅汤治疗胆道蛔虫症48例初步分析．中华外科杂志，1959，(6)：547)。以加减乌梅丸治疗胆道蛔虫症155例，痊愈149例(96.1%)。好转5例(3.3%)，无效1例(0.6%)，总有效率99.4%（易文思．加减乌梅汤治疗胆道蛔虫155例．浙江中医杂志，1984，(1)：14)。以本方加木香、槟榔等药治疗本病31例，30例在服药1～3剂后疼痛即消，1例无效（李振贤．乌梅丸加味治疗胆道蛔虫症31例．广西中医药，1981，(3)：47)。以乌梅汤为主中西医结合治疗胆道蛔虫症1003例，住院时间最长26天，最短1天，平均5～7天。结果：痊愈出院者844例，症状缓解出院者156例，无效手术者3例（安顺地区人民医院外科．乌梅汤为主治疗胆道蛔虫病1003例．贵州医药，1979，(2)：21)。以本方煎剂治疗胆道蛔虫症20例，其中4例服药2剂治愈，5例3剂治愈，3例4剂治愈，多例无效（张乃恩．乌梅丸煎剂治疗胆道蛔虫症20例初步报告．浙江中医杂志，1959，(5)：30)。以本方加味治疗胆道蛔虫症40例，服药期间，停用西药。结果：服药2剂痛止者22例，4剂14例，6剂2例，无效2例，总有效率为95%（杨德昌．乌梅汤治疗胆道蛔虫病40例．陕西中医，1985，(1)：37)。以本方加减治疗胆道蛔虫病76例，其中服药3剂以内止痛28例，4～7剂35例，8～10剂13例；单服中药解除症状者34例，配合应用西药解除症状者42例；症状缓解后经B超复查、胆道内无蛔虫者19例，同时伴有蛔虫自体内排出者16例（韩笃桃．乌梅汤治疗胆道蛔虫病症76例临床观察．甘肃中医学院学报，1993，(4)：17)。以本方加木香、槟榔等药治疗胆道蛔虫症31例，服药1～3剂后疼痛即消者30例，无效1例（李振贤．乌梅丸加味治疗胆道蛔虫症31

例．广西中医药，1981，（3）：47）。以加减乌梅丸治疗胆道蛔虫症11例。基本方：乌梅丸去黄柏加吴茱萸、川楝子、炙甘草等。结果：治愈（临床症状完全消失，饮食及工作恢复正常，随访半年未有复发）10例，好转（临床症状消失，但半年内症状又有复发）1例（尹有学．加减乌梅丸治疗胆道蛔虫症11例．新中医，1995，（1）：49）。

（2）**胆道死蛔感染**　以本方加减治疗胆道死蛔感染12例。加减：感染较重者加蒲公英、连翘；上腹部痛甚者加白芍、延胡索；脘腹饱胀者加鸡内金、山楂；胸胁满闷者加枳壳、郁金；大便干结者加芒硝冲服；大便有蛔虫卵者加苦楝根皮；热感伤阴者加知母、麦冬。患者均经B超检查确诊为胆囊或胆总管内有死蛔或蛔残片。经治10～48天，结果：12例全部痊愈（临床症状全部消失，B超复查胆囊、胆总管内未见死蛔及残片）（陈长江．茵陈蒿汤合乌梅丸治疗胆道死蛔感染12例．国医论坛，1993，（3）：14）。

（3）**肠道蛔虫症**　以本方治疗蛔虫性肠梗阻8例，其中7例均伴有腹痛呕吐，伴肠形及包块，5例吐蛔虫。服药1～2剂腹痛即减，包块于3日内消失，并予驱虫剂排出大量蛔虫（陈文征．乌梅汤治疗小儿蛔虫性肠梗阻．福建中医药，1960，（4）：20）。以乌梅丸加使君子、川楝子及通下药治疗蛔虫肠梗阻8例，均于服药1～2剂后排出大量蛔虫而痊愈（谢曙云。中西医合作治愈“蛔虫肠梗阻”．江苏中医，1959，（9）：64）。

（4）**小儿蛔虫病**　以本方加减治疗小儿蛔虫病24例。加减变化：热证盛者，增加黄连量，加黄芩，减姜、椒；寒证盛者，加姜、椒量，减黄连；腹痛甚者，增加花椒、甘草量，并酌加玄胡、吴萸、白芍等；呕吐剧烈者，增加乌梅、半夏、花椒剂量，酌加白蔻、水竹茹等。结果：24例获痊愈，4例有待进一步驱虫（陆闻鸿．乌梅丸加减治疗小儿蛔虫病24例报告．成都中医学院学报，1960，（1）：45）。

（5）**妊娠并发胆道蛔虫**　以乌梅丸治疗妊娠并发胆道蛔虫8例，患者怀孕4～8个月不等。服药1～2剂，全部治愈，认为对胎儿无不良影响（陈良盛．乌梅丸（汤）治疗妊娠并发胆道蛔虫病8例报告．福建中医药，1964，（5）：23）。

（6）**血吸虫病**　以本方合大柴胡汤加减治疗血吸虫病319例。2日1剂。另炼蜜为丸，每丸10克，日2次，每次1丸。服用方法：若舌红口渴喜冷饮，肢厥较轻，大便秘结者，姜、辛、桂、附应斟酌减之。急性期多服汤剂；若服丸药，须加重剂量。慢性期、晚飙患者多服丸药。结果：总治愈率为75.9%，有效率为92.4%（宋远忠．复方雄黄乌梅汤治疗血吸虫病319例．浙江中医杂志，1984，（1）：15）。

（7）**钩虫病**　以乌梅丸治疗钩虫病60例，其中大便转阴者32例，阴转率为53.2%（武汉中医学院附属医院钩虫病防治研究小组．治疗钩虫病的疗效初步报告．浙江中医杂志，1960，（2）：65）。

（8）**菌痢**　以乌梅丸加滑石为基本方随证加减治疗急性菌痢60例，恶寒重者加炖枝、细辛用量，恶心呕吐者加半夏；腹痛甚者加赤芍、木香；里急后重者加大黄或锄实导滞丸。结果：治愈53例，好转3例，无效4例（李知白．乌梅丸加味治疗急性菌痢60例体会．广西中医药，1981，（3）：21）。

（9）**胃脘痛**　以乌梅丸治疗胃脘痛62例。方法：以《伤寒论》乌梅丸原方为主，加入乌贼骨及浙贝母粉冲吞。饭后服。疗效标准：痊愈：胃脘痛止，其他症状消失，随访半年未复发；好转：胃痛缓解，次数减少，其他症状好转；无效：胃脘痛反复发作。结果：痊愈12例（19.4%），好转47例（75.8%），无效3例（4.8%），总有效率为95.2%（余俊．乌梅丸治疗胃脘痛62例．云南中医中药杂志，1999，（1）：23）。

（10）**溃疡病**　以本方治疗溃疡病65例（胃溃疡14例，十二指肠溃疡42例，复合幽疡病9例）。结果：53例治愈（X线检查15例有龛影者13例消失），7例显效，2例进步，2例不变，1例恶化（张琪．中医对溃疡病65例临床观察．中医杂志，1959，（6）：30）。

（11）**滴虫性肠炎**　以乌梅汤加减治疗滴虫性肠炎96例，根据患者临床表现的寒热虚实不同，增减方中寒热攻补不同性质的药物份量。治愈82例（85.2%），好转14例（14.8%）。有效率100%。并与灭滴灵组80例对比，疗效组间无显著差异（$P>0.05$）．但大便成形时间与止泻时间，乌梅汤组明显优于灭滴灵组（$P<0.01$）（魏世超．乌梅汤变量辨证治疗滴虫性肠炎96例疗效观察．中医杂志，1994，

(10)：615)。

（12）**结肠炎** 以乌梅丸汤剂加减治疗非特异性溃疡性结肠炎患者25例，患者均经乙状结肠镜及X线钡餐造影确诊。结果：基本治愈16例，好转7例，无效2例（董廷瑶．乌梅丸汤剂治疗慢性非特异性结肠炎25例．新中医，1981，(6)：26)。以本方汤剂加减治疗慢性非特异性溃疡性结肠炎33例，经2周治疗痊愈22例（66.67%)，3～4周后痊愈7例（21.21%)，4周以上无改变者4例（12.12%)，总有效率87.88%（林高荣．加味乌梅汤治疗慢性特异性溃疡性结肠炎33例．北京中医，1995，(6)：27)。以本方汤剂保留灌肠治疗非特异性溃疡性结肠炎12例。经治疗，痊愈8例，好转3例，无效1例，总有效率92%（吕建忘．乌梅汤灌肠治疗溃疡性结肠炎12例．山东中医杂志，1995，(1)：10)。以本方汤剂加减治疗慢性非特异性溃疡性结肠炎23例。随证加减：腹痛较重，加白芍；大便滑利，加赤石脂；便带黏冻者，加桔梗、马齿苋；胃脘不舒，加木香、砂仁；舌苔厚腻，川朴、苍术、山楂，证型加减：寒湿积聚，去当归、党参，加小茴香、茯苓；脾肾阳虚，加巴戟天、补骨脂；肝盛脾虚，加柴胡、香附；湿热蕴结，去附子，加白头翁，秦皮。结果：治愈16例，好转5例，无效2例（王星．乌梅丸治疗慢性结肠炎23例．南京中医药大学学报，1995，(4)：50)。以乌梅丸治疗慢性结肠炎86例。其中76例经结肠镜检查发现有充血、水肿等慢性炎症改变。其余10例亦确诊为慢性结肠炎。方药以乌梅丸汤剂煎服。加减：气虚加黄芪、白术；肾阳虚合四神丸。结果：显效67例，好转13例，无效6例，总有效率93%。平均起效时间11.5天，平均疗程60.5天（樊遂明、张素义、唐云华．乌梅丸治疗慢性结肠炎86例．河南中医药学刊，1999，(6)：28)。

（13）**肠道激惹综合征** 以乌梅汤加味治疗肠道激惹综合征34例，男23例，女11例。以乌梅丸为基本方。腹痛甚者，加罂粟壳、延胡索；腹泻，加炒薏米、补骨脂；便秘，加白芍、火麻仁；恶心、嗳气，加姜半夏、代赭石。结果：18例痊愈（52%)，7例显效（21%)，6例好转（18%)，3例无效(9%)。总有效率91%（杨建华．乌梅丸加味治疗肠道易激综合征34例．甘肃中医，1995，(4)：24)。

（14）**泄泻** 以乌梅丸汤剂灌肠治疗慢性腹泻47例，病程2～20年，其中39例经乙状结肠镜检诊为慢性结肠炎。治疗方法：以本方煎液浓缩为200毫升，清晨6～7时、晚上8～9时各保留灌肠1次(100ml)。结果：36例痊愈（症状全部消失，镜检正常)，8例好转（症状明显改善，大便成形，但仍每日2～3次者)，3例无效。有效率为97.8%（王伟东．乌梅丸汤剂灌肠治疗47例慢性腹泻．江西中医药，1990，(6)：45)。以本方治疗慢性泄泻50例。丸剂改为汤剂。加减变化：泄泻重者，当归炒用或不用；腹痛甚者，加沉香、延胡索；上焦热象明显者，加黄连、黄柏；便内夹脓血者，加地榆；腹胀甚者，加防风、羌活；肢冷甚者，增加细辛、川椒、桂枝用量；胆原性泄泻，加鸡内金。结果：痊愈20例，显效13例，有效14例，无效3例。总有效率为94%（张润轩．乌梅丸治疗慢性泄泻50例坤原医刊，1985，(5)：24)。以本方加减治疗不同原因引起的腹泻31例，患者分别以乙状结肠镜、X线全肠钡餐造影、纤维结肠镜、部分活检及粪便培养确诊。便脓血多者，加忍冬藤、槐花等；湿热久恋伤阴者，去川椒、肉桂；腹痛者，加白芍；水泄甚者，加茯苓、泽泻；洞泻不止者，加赤石脂、禹余粮。结果：治愈率51%，显效率26%，有效率13%，无效率10%，总有效率90%（张淑人．加减乌梅汤治疗慢性泻、痢31例．江苏中医，1986，(8)：12)。以本方为主化裁自制参附乌梅汤治疗60例慢性泄泻，基本方：党参、淡附、干姜、淫羊藿、煨木香、艾叶、煅牡蛎、黄连、黄柏、甘草。并随证加减。连服3个月。结果：痊愈23例，有效28例，无效9例，总有效率85%（上海市纺第一医院中医科．参附乌梅汤治疗慢性泄泻60例．上海中医药，1979，(2)：24)。以本方加味治疗慢性泄泻28例。偏阳虚者，加肉桂；偏气滞者，加厚朴、木香；偏湿盛者，加白术、厚朴；偏肝旺者，加白芍、甘草。结果：痊愈21例，好转5例，无效2例（陈益生．乌梅丸加味治疗慢性泄泻28例疗效观察．浙江中医杂志，1995，(4)：154)。以加减乌梅汤配合灌肠治疗慢性顽固性泄泻100例。寒重于热者，加重姜、附用量，减连、柏用量；热重于寒者，加重连、柏用量，减附、姜用量；兼食滞者，加焦三仙各20克。鸡内金12克；脾肾阳虚者，减连、柏用量，加肉豆蔻、吴萸、肉桂，附子加量。灌肠方药组成：白头翁30克，黄芩、黄柏各15克，黄连、桂枝各10克，白矾3克。15日为1疗程。结果：49例痊愈，41例显效，6例有效，4 例无效。总有效率为 96%（丁阁修、丁杰林．加减乌梅汤配合灌肠治疗慢性顽固性泄泻 100 例．浙江中医杂志，1997，(1)：29)。

(15) **胆囊炎** 以本方治疗胆囊炎 40 例。加减：胆囊炎急性发作者加金钱草，去党参；病程长者加鸡内金。水煎服，日 1 剂，分 2~3 次服，每次服药后饮普通米醋 10~30 毫升。结果：12 例痊愈，15 例显效，12 例有效，1 例无效。总有效率 97.5%（郭建国．乌梅丸治疗胆囊炎 40 例．陕西中医，1993，(7)：316)。

(16) **婴幼儿迁延性腹泻** 以乌梅汤加减治疗婴幼儿迁延性腹泻 50 例。若呕吐次数较多者，加砂仁；腹痛者，加白芍；下利清谷者，加熟附。结果：显效 32 例，有效 14 例，无效 4 例。总有效率为 92%（张晓峰．乌梅汤治疗婴幼儿迁延性腹泻 50 例．江苏中医，1996，(7)：18)。

(17) **胆结石症** 以本方加减治疗胆结石 47 例。热偏重者，加大黄、公英；寒偏重者，加大附子、干姜用量；胁痛明显者，加姜黄、川楝子；恶心呕吐者，加半夏、竹茹；有黄疸者，加茵陈、郁金。30 天为 1 疗程，治疗 1~3 个疗程。治愈 5 例（胆囊结石 2 例，肝总管结石 1 例，胆总管结石 2 例），显效 16 例，好转 20 例，无效 6 例，总有效率 87.23%（雷陵．乌梅丸化裁治疗胆石症 47 例．国医论坛，1994，(2)：13)。

(18) **慢性前列腺炎** 以乌梅汤加金黄散灌肠治疗慢性前列腺炎 28 例。用法：将物煎浓，煎好前加入金黄散粉以备用灌肠。结果：临床治愈 7 例，显效 12 例，好转 5 例，无效 4 例，总有效率 85.71%（高耀华．乌梅汤加金黄散灌肠治疗慢性前列腺炎 28 例．江苏中医，1997，(7)：9)。

(19) **崩漏** 以乌梅汤治疗崩漏 15 例。随证加减：量多无血块者，加乌贼骨、煅龙骨、煅牡蛎；夹瘀血血块者，加蒲黄炭、三七粉；小腹胀痛、气滞者，加香附、延胡索；肾虚腰痛者，加川续断；纳差乏力者，加神曲、白术。结果：痊愈 10 例，有效 4 例，无效 1 例（李苏苏．乌梅汤治疗崩漏 15 例．湖南中医杂志，1996，(3)：37)。以乌梅丸加减治疗崩漏 18 例。随证加减：阴虚火旺者，以乌梅汤加归脾汤；肝郁气滞者，以乌梅汤合“止崩汤”；气血双亏者，以乌梅汤合“当归止血汤”。基本方药：乌梅丸加贯众炭、棕炭，其中乌梅改用乌梅炭，黄柏改用黄柏炭。结果：治愈 16 例，无效 2 例（韩素英、张森、张兰菊坞梅丸加减治疗崩漏．内蒙古中医药，1998，(3)：26)。

(20) **男性不育症** 以乌梅丸加味治疗寒热错杂型男性不育症 16 例。治疗后，9 例精子异常者的精子数目、活动率、活动力都有明显改善；2 例畸形精子者畸形消失；3 例不液化或液化不良者中 2 例液化正常。结果：治愈 12 例，有效 3 例，无效 1 例（严育斌．乌梅丸治疗男性不育．中医杂志，1990，(1)：44)。

【原文】

寸白蟲：色白形扁，居腸胃中，時或自下，乏人筋力，耗人精氣，當晚勿食飯，五更空心先嚼炙猪肉，但咽汁勿食肉，取東引石榴根皮①一握，煎調檳榔末一錢服。榧子末和蜜空心盡量頓喫。

[语释]

寸白虫：白色，扁形，居肠胃之中，有时自下，使人筋乏力，耗人精气，当晚勿食饭，五更空腹先嚼烤猪肉，只咽汁不吃肉，取东向石榴根皮一把，煎调槟榔末一钱服。榧子末和蜜空腹尽量顿服。

[词解]

①東引石榴根皮：指朝东面生长的石榴根皮。

【原文】

小便

脈法：兩尺脈洪數，必便濁①遺精。淋脈盛大而實者，生；虛細而澀者，死。芤則便血，數則赤黃。

小便不利： 小便澀者，血因火爍，下焦無血，氣不降而滲泄之令不行，宜補陰降火，四物湯（血門）加知、栢、牛膝、甘草梢。不利有三：大便泄瀉，津液澀少，宜利；若熱搏下焦，津液不行，宜滲泄；若脾胃氣澀，不能通水道，宜順氣。上盛下虛，小便赤色欲成淋，清心蓮子飲（消渴），導赤散（六腑）。

萬全木通散：（寶鑑）治膀胱有熱，小便難而黃。滑石二錢，木通、赤茯苓、車前子炒、瞿麥各一錢，右末煎服，或末三錢水調服。

［语释］

小便

脉法： 两尺脉洪数，必便浊遗精。小便淋沥，脉呈现盛大而实，患者生还，呈现虚细而涩，患者可能死。出现芤脉则是小便尿血，数脉则是小便赤黄。

小便不利： 小便涩者，血因火烁，致下焦无血，气不降而渗泄之令不行，宜补阴降火，治疗方剂为“四物汤”（补血）加知母、黄柏、牛膝、甘草梢。小便不利有三：一若大便泄泻，津液涩少，宜利；二若热搏下焦，津液不行，宜渗泄；三若脾胃气涩，不能通水道，宜顺气。上盛下虚，小便赤色欲成淋，治疗方剂为“清心莲子饮”（消导除渴），“导赤散”（泻六腑）。

万全木通散：《宝鉴》治膀胱有热，小便难出而黄。方药组成为滑石二钱，木通、赤茯苓、车前子（炒）、瞿麦各一钱，又制成细末煎服，或药末三钱水调服。

［词解］

①便浊：又称溺浊。有赤白之分，浊而色白者为白浊；浊而有血色赤者为赤浊，实即尿血。

【原文】

小便不通： 閉癃，合而言之，一病也，分而言之，有暴久之殊。閉者，暴病，點滴不出爲不通；癃者，久病，尿澀淋瀝無數，爲淋。元氣虛而不能運化，補中益氣湯（內傷）；虛損久病，人參養榮湯、八物湯（並虛勞）；陰虛火動，滋陰降火湯（火門）；精竭，不痛莖痒，八味元（五臟）；痰滯氣道，導痰湯（痰飲）加升麻；渴者，上焦氣分熱，清肺散或導赤散（六腑）加黃連、燈芯；不渴者，下焦血分熱，滋腎丸。有血滯不通者，若大便通利，則小便赤，通神保元（氣門）。二陳湯（痰飲），探吐提氣，尿自通。老人虛人尿閉，人參、赤茯苓煎湯調，琥珀末服，又地膚草自然汁服之。肺主氣，爲水之化源，氣行則水亦行。

八正散：（寶鑑）治膀胱熱積，小便癃閉不通。大黃、木通、瞿麥、萹蓄、滑石、梔子、車前子、甘草、燈芯各一錢空心服。

清肺散：（寶鑑）治渴而小便閉。猪苓、通草各一錢五分，赤茯苓、澤瀉、燈芯、車前子各一錢，扁蓄、木通、瞿麥各七分，琥珀五分，空心服。

滋腎丸：（寶鑑）治不渴而小便閉。黃栢、知母並酒洗焙各一兩，官桂五分，右末水丸如梧子，空心白湯下百丸。

［语释］

小便不通： 闭癃与小便不通，合起来说，是一种病，分开说，有暴、久之殊。闭，为暴病，表现为点滴不出，是小便不通；癃，为久病，表现为尿涩淋沥无数，为淋沥。元气虚而不能运化，治疗方剂为“补中益气汤”（患者内伤）；虚损久病，治疗方剂为“人参养荣汤”、“八物汤”（患者均虚劳）；阴虚火动，治疗方剂为“滋阴降火汤”（火邪为患）；精竭不痛茎痒，治疗方剂为“八味元”（补五脏）；痰滞气道，治疗方剂为“导痰汤”（有痰饮）加升麻；渴者，上焦气分有热，治疗方剂为“清肺散”或“导赤散”（泻六腑）加黄连、灯芯；不渴者，下焦血分有热，治疗方剂为“滋肾丸”。血滞不通者，若大便通利则小便赤，治疗方剂为“通神保丸”（行气）。小便不通，服“二陈汤”（痰饮患者），探吐提气尿自通。老人、虚人尿闭，人参、赤茯苓煎汤调，琥珀末服，又地肤草自然汁服治疗。肺主气，为水之化源，气行则水亦行。

八正散：《宝鉴》治膀胱热积，小便癃闭不通。方药组成为大黄、木通、瞿麦、萹蓄、滑石、栀子、车前子、甘草、灯芯各一钱空腹服。

清肺散：《宝鉴》治渴而小便闭。方药组成为猪苓、通草各一钱五分，赤茯苓、泽泻、灯芯、车前子各一钱，萹蓄、木通、瞿麦各七分，琥珀五分，空腹服。

滋肾丸：《宝鉴》治不渴而小便闭。方药组成为黄柏、知母（均酒洗焙干）各一两，官桂五分，又制成细末，做水丸如梧子大小，每次空服白汤服下百丸。

[临床新用]

八正散　本方现代主要用于肾炎、淋病、尿道炎、尿潴留、前列腺炎和前列腺增生、肾病综合征、尿路感染、泌尿系结石、痛风、淋证、膀胱湿热证、妊娠水肿的治疗。

(1) **肾炎**　应用八正散加味治疗肾盂肾炎女性菌尿67例。结果：治愈54例，好转5例，无效8例。有效率为88.5%（唐英．八正散加味治疗肾盂肾炎女性菌尿67例的情况分析．辽宁中医杂志，1986，(1)：19）。八正散治疗急性肾炎11例。结果：痊愈4例，显效5例，有效2例，大部分病人水肿能在短期内明显消退，同时能使蛋白尿消失，肾功能恢复（合江农垦局中心医院．中药八正散治疗肾炎11例临床疗效观察．哈尔滨中医，1960，(9)：15）。

(2) **淋病**　应用八正散加土茯苓、胆草、苍术、黄柏治疗淋病32例，有尿急、尿频30例，尿痛28例，分泌物29例。结果：18例痊愈，13例显效，1例无效（徐相廷．加味八正散治疗淋病性尿道炎48例．广西中医药，1992，(4)：9）。应用本方加减治疗抗生素无效的慢性淋病患者72例。结果：治愈54例，有效13例，无效5例。总有效率为93.1%（何荣桂．淋通汤治疗慢性淋病72例疗效分析．实用中医内科杂志，1991，(4)：24）。

(3) **尿道炎**　用加味八正散口服治疗淋病性尿道炎48例。结果：痊愈26例，显效21例，无效1例（徐相廷．加味八正散治疗淋病性尿道炎48例．广西中医药，1992，(4)：9）。应用加味八正散治疗淋病性尿道炎36例。结果：痊愈20例，显效15例，无效1例（姜永富．加味八正散治疗淋病性尿道炎36例．安徽中医学院学报，1994，(4)：30）。应用八正散加味治疗淋病性尿道炎32例。结果：18例痊愈，14例无效（徐相廷．八正散加味治疗淋病32例．浙江中医杂志，1992，(2)：59）。应用中西医结合治疗急性淋菌性尿道炎48例。中医处方：金银花、蒲公英、瞿麦、萹蓄、滑石各15克，黄柏、竹叶、木通、车前子、海金沙、生地、大黄、小蓟各10克，甘草6克。西药青霉素钠静滴，或氟哌酸，灭滴灵静滴。结果：治愈38例，有效8例，无效2例。总有效率96%（刘保春．中西医结合治疗急性淋菌性尿道炎48例．吉林中医药，1997，(6)：31）。

(4) **尿潴留**　应用八正散加味治疗自然分娩、剖腹产及其他下腹部手术后所致的尿潴留32例，用药后4小时内自行排尿者15例，缓解17例（罗正．八正散加减治疗产后及术后尿潴留32例临床疗效观察．赤脚医生杂志，1976，(12)：24）。应用八正散化裁治疗肛门术后尿潴留30例。伴有前列腺增生加当归15克，川芎10克，牡蛎15克，昆布12克；小腹胀满甚，小便点滴不出加地龙10克，僵蚕10克；年老体虚加桂枝6克。结果：1剂而愈者16例，3剂而愈者6例，4~7剂而愈者8例（王梅青．八正散化裁治疗肛门术后尿潴留30例临床报道．河北中医，1996，(1)：11）。应用八正散加味治疗肛肠病术后尿潴留256例。气滞血瘀者加桃仁、红花各15克，当归尾、枳壳各10克；气虚加党参15克，黄芪30克；血虚者加当归身15克，熟地黄、白芍各10克，川芎5克；命门火衰者加制附片，肉桂各10克。结果：显效187例，有效65例，无效4例。有效率98.44%（汤勇．八正散加味治疗肛肠病术后尿潴留256例．安徽中医学院学报，1997，(1)：30）。

（5）**前列腺炎和前列腺增生** 应用本方治疗老年前列腺增生28例。结果：痊愈8例，显效12例，有效5例，无效3例。总有效率89.3%（胡海翔．治疗老年性前列腺增生28例疗效观察．江西中医药，1990，（2）：15）。应用八正散合滋肾通关丸治疗慢性前列腺炎30例。排尿困难，小便滴沥8例，尿频尿急尿痛，小便白浊的22例。结果：痊愈占93.3%；好转6.7%。30例中服10~15剂痊愈的15例，服15~20剂痊愈的7例，服20~30剂痊愈的6例，服50剂以上好转的2例（徐新年．八正散合滋肾通关丸治疗慢性前列腺炎．浙江中医学院学报，1995。（3）：33）。

（6）**肾病综合征** 应用八正散治疗小儿肾病综合征合并泌尿系感染30例。结果：全部患儿中段尿培养均为阴性（倪蔼然．中西医结合治疗肾病综合征合并泌尿系感染．河北中医，1990，（2）：30）。

（7）**尿路感染** 应用八正合剂治疗尿路感染97例，并设氟哌酸对照组46例，所有病人均以尿路感染症状来院就诊。即有明显的尿频、尿急、尿痛或腰痛伴发热等症。结果：治疗组痊愈76例，好转18例，无效3例，总有效率96.91%，对照组痊愈11例，好转30例，无效5例，总有效率89.13%。经统计学处理治疗组与对照组有显著性差异（邱贻欣．八正合剂治疗尿路感染97例．陕西中医，1998，（10）：448）。

（8）**泌尿系结石** 应用重剂加减八正散配合消石散（地龙、鸡内金、琥珀）治疗泌尿系结石34例。结果总有效率达88.3%，21例患者共排出石块28枚，平均排石时间为42.2天，最短者仅3天，最长者108天（张连礼．加减八正散治疗泌尿系结石34例．吉中医药，1983，（5）：19）。应用八正散加味治疗泌尿系结石患者132例。结果：排石者101例，排石率76.3%，平均时间40.7天（刘伟．八正散加减治疗尿路结石132例观察．黑龙江中医药，1991，（5）：30）。应用八正散加减治疗泌尿系结石34例，疼痛重加延胡索；湿热重加蒲公英、土茯苓、萆薢；血尿甚者加侧柏炭、白茅根；肾积水加当归、茯苓。结二果：治疗后排石者22例，结石下移2厘米以上者8例，无效4例。总有效率为88.4%（李新民．加减八正散治疗泌尿系结石34例．吉林中医药，1998，（3）：33）。

（9）**痛风** 应用八正散加味治疗痛风病15例，有肝功能异常者加茵陈30克，柴胡10克，赤芍、白芍各15克，五味子10克。结果：经一个疗程的治疗，所有患者血尿均有不同程度下降，其中9例降至正常范围，其余6例均下降30%以上。其关节酸痛等慢性关节炎症状有显著改善。治疗后3例脂肪肝肝功能异常者及8例因用别嘌呤酸所致肝功能异常者，复查肝功能均恢复到正常范围（肖万泽．八正散加味治疗痛风病15例．实用中西医结合杂志，1995，（4）：244）。

（10）**淋证** 应用八正散加味治疗热淋、石淋、血淋急性期105例，其中慢性肾炎急性发作12例，急性肾炎8例，泌尿系感染36例，泌尿系结石42例，膀胱炎5例，前列腺炎2例。结果：痊愈67例，显效28例，有效8例，无效2例（谢永华．中药八正散治疗淋证105例．湖北中医杂志，1992，（6）：19）。应用本方加公英、银花、黄柏治疗热淋163例。结果：显效133例，好转16例，无效14例，有效率91.4%（万太宝．加味八正汤治疗热淋163例．江苏中医，1994，（10）：396）。应用八正散治疗热淋、血淋各24例，其中急性肾盂肾炎30例，慢性肾盂肾炎急性发作10例，急性膀胱炎8例。总有效率为；87.5%，全部病人尿路刺激症状缓解或消失（金久华．小蓟饮子、八正散治疗急性泌尿系感染48例疗效观察．黑龙江中医药，1985，（3）：43）。应用八正散加味治疗男性慢性淋病30例。处方：滑石30克，生栀子、萹蓄、瞿麦、金钱草、车前草各15克，木通、大黄、茯苓、陈皮、白术、厚朴、甘草各9克，灯心草3克。结果：治愈21例，好转6例，无效3例，总有效率占90%（淘承军．八正散加味治疗男性慢性淋病30例．浙江中医学院学报，1996，（5）：26）。

（11）**膀胱湿热证** 应用八正散时辰用药治疗膀胱湿热证患者60例，并设非时辰用药60例。大便干时加大黄。结果：非时辰用药痊愈12例，显效28例，好转12例，无效8例。时辰用药痊愈56例，显效4例（许环应．120例膀胱湿热证时辰用药疗效观察．上海中医药杂志，1996，（2）：12）。

（12）**妊娠水肿** 应用八正散加减治疗妊娠水肿36例。结果：治愈33例，好转3例。治疗时间14~50天（吴国春．八正散加减治疗妊娠肿胀36例．陕西中医，1991，（5）：207）。

【原文】

轉脬症：臍下急痛，小便不通，凡強忍小便，或尿急疾走，或飽食忍尿，或飽食走馬，或忍尿入房，使水氣逆上，氣迫於脬①，故屈戾②而不舒張也，脬落即殂③，治法：涼藥疏利小腸熱乃通泄大腸，大便大下，尿脬規正，小便自順。老人下部虛冷，轉脬④欲死，六味地黃丸（五臟）倍澤瀉。孕婦多有之，見婦人門。

滑石散：（寶鑑）治脬轉不得尿。寒水石二兩，滑石、亂髪灰、車前子、木通各一兩，葵子一合，右剉，水一鬥煮取五升，每服一升，日三次即通。

葱白湯：（寶鑑）治小便卒暴不通，小腹膨脹，氣上衝心，悶絕欲死。此因驚憂暴怒，氣乘膀胱，鬱閉而脬系不正。陳皮三兩，葵子一兩，蔥白三莖右剉，水五升煮取二升，分三服。

［语释］

转脬症：脐下急痛，小便不通，凡强忍小便，或尿急快走，或饱食忍尿，或饱食跑马，或忍尿入房，使水气逆上，气迫于脬，使屈戾而不舒张，脬裂即死，治法：用凉药疏利小肠热，才能通泄大肠，大便大下，尿脬规正，小便自顺。老人下部虚冷，转脬欲死，治疗方剂为“六味地黄丸”（补五脏），其中泽泻剂量加倍。孕妇多有此病，详见“妇人门”。

滑石散：《宝鉴》治脬转不得尿。方药组成为寒水石二两，滑石、乱发灰、车前子、木通各一两，葵子一合，又挫碎，水一斗煮取五升，每次服一升，日服三次即通小便。

葱白汤：《宝鉴》治小便卒暴不通，小腹膨胀，气上冲心，闷绝欲死。此因惊忧暴怒，气乘膀胱，郁闭而脬系不正。方药组成为陈皮三两，葵子一两，葱白三根，又挫碎，水五升煮取二升，分三次服。

［词解］

①脬：膀胱。

②脬屈戾：指膀胱的形状与功能过度发生改变。

③殂：死。

④轉脬：指尿应出不得出，内外壅滞，胀满不通，故为转脬。其状小腹急痛，不得小便，甚者致死。《证治汇补·癃闭》：“转脬者，胞系转戾，脐下并急而痛，小便不通者是也。”

【原文】

關格症：關者，不得小便，熱在下焦，填塞不便；格者，吐逆，寒在胸中，遏絕不入飲食，蓋升降不通，乃氣之橫格此。痰格中焦，上下俱病也，二陳湯（痰飲）加木通，探吐提氣，不必在出痰。中虛，補中益氣湯（內傷）加檳榔木香，以升降之。大小便不通，亦謂陰陽關格，乃三焦約也，長流水煎八正散服之。關格垂死，但治下焦，大承氣湯（寒門），又瓜蒂末糊丸，如芥子，下六十丸，令吐瀉效，忌淡滲利小便藥。

枳縮二陳湯：（寶鑑）治關格上下不通，此痰隔中焦也，服此出痰。枳實一錢，川芎八分，縮砂、白茯苓、貝母、陳皮、蘇子、瓜蔞仁、厚樸、便香附各七分，木香、沉香各五分，甘草三分，右除二香，薑三片同煎，入竹瀝及沉香、木香濃磨水調服之。

洗熨法：（寶鑑）小便難，小腹脹，不急治殺人。蔥白三斤，細銼炒熱，以帕子包，分兩裹，更替熨臍下，即通。炒鹽半斤，囊盛熨臍下亦通。掩臍法，治小便不通，麝香、半夏末填臍中，上用蔥白、田螺二味搗成餅封臍上，用布線縛定，下用皂角烟入陰中，自通。女人用皂角煎湯，洗陰戶內。

［语释］

关格症：关，不得小便，热在下焦，堵塞不能小便；格，吐逆，寒在胸中，阻绝不入饮食，盖升降不通才会使气横格于此。痰格中焦，上下俱病，“二陈汤”（痰饮患者）加木通，探吐提气，不一定吐出痰。中虚，“补中益气汤”（患者内伤）加槟榔、木香，以升降之。大小便不通，亦谓“阴阳关格”，乃三焦约疏失常，长流水煎“八正散”服之。因关格垂死，只治下焦，用“大承气汤”（寒泻）治疗，又有用瓜蒂末糊丸如芥子大小，服下六十丸令患者吐泻，出现效果，忌淡渗利小便之药。

枳缩二陈汤：《宝鉴》治关格，致使上下不通，这是痰隔中焦所为，服此祛痰。方药组成为枳实一钱，川芎八分，缩砂、白茯苓、贝母、陈皮、苏子、瓜蒌仁、厚朴、便香附各七分，木香、沉香各五分，甘草三分，又拿去二香，与姜三片同煎，药液入竹沥及沉香、木香磨水浓汁调匀服用。

洗熨法：《宝鉴》小便难，小腹胀，不急治则死人。方药组成为葱白三斤，挫细炒热，以帕子包裹，分两裹，更替熨脐下，小便即通。或用囊盛半斤炒盐，熨脐下亦通。“掩脐法”治小便不通，方法为：麝香、半夏末填脐中，上面用葱白、田螺二味捣成饼封脐，用布线缚定，下面用皂角烟熏阴中，小便自通。女人用皂角煎汤洗阴户内。

【原文】

小便不禁：尿出不自覺也。腎膀胱俱虚，不能溫治水液，浮滑尿多色白，遇夜陰盛愈多。尿赤爲熱，白爲虚。淋瀝或尿無度，六味地黄丸（五臟）去澤瀉加益智，五苓散（寒門），合四物湯（血門）加山茱萸、五味子。虚熱尿多，六味地黄丸加知、栢、五味子。伏暑遺尿，人参白虎湯（寒門）加生地黄、黄栢。勞役脾虚，補中益氣湯（内傷）加山藥、五味子。

縮泉元：（寶鑑）治脬氣不足，小便頻數，一日百餘次。烏藥、益智仁等分末，酒煮山藥糊丸如梧子，臨臥鹽湯下七十丸。

家韭子元：（寶鑑）治腎陽衰敗，脬冷遺尿不禁。家韭子略炒六兩，鹿茸燎去毛四兩，肉蓯蓉酒浸、牛膝酒浸、熟地黄、當歸酒洗各二兩，兔絲子酒制、巴戟各一兩五錢。杜冲炒、石斛酒洗、乾薑炮、桂心各一兩，右末，糊丸如梧子，空心溫酒或鹽湯下百丸。

［语释］

小便不禁：为不自觉尿出。肾与膀胱俱虚，不能温治水液，浮滑脉尿多色白，遇夜阴盛尿愈多。尿赤为热，白为虚。淋沥或尿无度，治疗方剂为“六味地黄丸”（补五脏）去泽泻，加益智，“五苓散”（渗利寒湿）合“四物汤”（补血）加山茱萸、五味子。虚热尿多，治疗方剂为“六味地黄丸”加知母、黄柏、五味子。伏暑遗尿，治疗方剂为“人参白虎汤”（患者伤寒余症）加生地黄、黄柏。劳役脾虚，治疗方剂为“补中益气汤”（内伤）加山药、五味子。

缩泉丸：《宝鉴》治脬气不足，小便频数，一日百余次。方药组成为乌药、益智仁等分为末，酒煮山药糊丸如梧子大小，临卧盐汤服下七十丸。

家韭子元：《宝鉴》治肾阳衰败，脬冷遗尿不禁。方药组成为家韭子（略炒）六两，鹿茸（燎去毛）四两，肉苁蓉（酒浸）、牛膝（酒浸）、熟地黄、当归（酒洗）各二两，菟丝子（酒制）、巴戟各一两五钱。杜仲（炒）、石斛（酒洗）、干姜（炮）、桂心各一两，又制成细末，糊丸如梧子大小，每次空腹用温酒或盐汤服下百丸。

［临床新用］

缩泉丸　本方现代主要用于小儿神经性尿频、尿失禁、遗尿、流行性出血热多尿、尿道综合征、不寐症的治疗。

（1）**小儿神经性尿频**　缩泉丸方制成散剂治疗32例小儿神经性尿频。结果：治愈27例，好转3

例，无效2例，总有效率为93.75%（沈振欧、李成芳．缩泉散治疗小儿神经性尿频32例．吉林中医药，1998，(2)：28)。68例小儿神经性尿频患者，随机分为中药治疗组和对照组各34例。治疗组用缩泉丸加金樱子、黄芪为基本方，对照组采用654－2、谷维素、维乐生口服治疗。治疗结果：治疗组痊愈21例，好转9例，无效4例；对照组痊愈8例，好转14例，无效12例（陈海钟、张德宗．缩泉丸加味治疗小儿神经性尿频．福建中医药，1998，(6)：24)。

(2) **尿失禁** 以缩泉丸加桑螵蛸、山茱萸、补骨脂、菟丝子、黄芪为基本方，治疗30例中风后尿失禁患者。兼大便失禁者加肉豆蔻、吴茱萸、五味子温补脾肾，涩肠止泻；言语不利加菖蒲、郁金、远志、胆南星；面色萎黄、神疲乏力，肢体瘫痪者加重黄芪用量，另加桃仁、红花、地龙、赤芍益气活血通络（马万千．中风后尿失禁30例治验．北京中医，1997，(2)：55)。

(3) **遗尿** 用缩泉丸加桑螵蛸、龙骨为基本方治疗小儿遗尿20例。结果：痊愈12例，好转7例，无效1例，总有效率95%（李树田、李春芳．缩泉汤治疗小儿遗尿20例．陕西中医，1997，(1)：31)。

(4) **流行性出血热多尿** 用缩泉丸加味治疗流行性出血热多尿期病人35例，疗效明显优于对照组。中药治疗组35例服缩泉丸加味水煎剂。西药对照组30例给予西医对症及支持疗法。结果：24小时尿量治疗组平均约5342.9±872.6毫升，对照组平均为6716.7±1648.8毫升。多尿期持续时间治疗组平均为3.743±1.915天，对照组平均为11.8338±150天（陈治水．加味缩泉饮治疗流行性出血热多尿期患者35例．上海中医药杂志，1988，(5)：28)。

(5) **尿道综合征** 以缩泉丸为基本方加味治疗22例女性尿道综合征。基本方由缩泉丸加味组成。肾阴虚者加女贞子、旱莲草、枸杞，肾阳虚者加肉桂、附片、巴戟，兼肝郁气滞者加柴胡、郁金，脾虚重用党参、黄芪，加白术。结果：痊愈10例，显效6例，有效5例，无效1例（陶红．缩泉丸加减治疗尿道综合征．四川中医，1998，(10)：31)。

(6) **不寐症** 某男，58岁。1990年10月23日初诊。失眠20余年，睡眠浅而易醒，多方求治效果不明显。现症：每晚睡眠2~4小时，夜尿频频，每晚4~6次，腰膝酸软，口干不喜饮，大便溏薄，舌淡红，苔薄黄，脉沉。证属肾气亏虚，固摄无权。方拟缩泉丸加味：益智仁、乌药、枸杞、生地各15克，甘草3克，6剂。药后竟无寸功。辨证无误，方药对证，疑遗者病程长，正虚不能骤复，当徐徐图进。原方加鸡内金109，再服9剂后，夜尿减为2~3次，睡眠亦随之改善。药中肯綮，已见起色，前方加黄芪20克继进，30剂后，患者每晚夜尿1~2次，能睡5~6小时。随访1年未发（李榕生．缩泉丸新用．四川中医，1997，(9)：55)。

【原文】

八淋：勞淋者，遇勞即發，痛引氣衝及尻[①]。酒欲過，傷膀胱，虚滯，補中益氣湯（内傷）。血淋者，血出莖[②]痛、遇熱而發，四物湯（血門）加知、栢、澤瀉、赤茯苓，色鮮，心小腸虚熱，導赤散（六腑）去甘草加黄芩；色黑，腎膀胱火，五淋散。熱淋者，暴淋尿赤、臍下急痛，八正散，導赤散（六腑）加梔子，吞滋腎丸。氣淋者，澀滯餘瀝不盡，小腹脹，益元散（暑門）加木香、檳榔、茴香。砂淋石淋者，膀胱陰火熬結津液，輕爲沙重爲石，莖強痛甚，努力出砂石，益元散加枳殼，吞來復丹（氣門），久服大便通泄，石塊自出。膏淋者，尿如膏澀痛。冷淋者，先寒慄後溲便澀數，竅中肿痛，八味元（五臟）。

益氣固真湯：（竇鑑）治縱欲，強留不泄，淫精滲下作淋。甘草梢二錢，山藥、澤瀉各一錢五分，人參、白茯苓、蓮蕊、巴戟、升麻、益智仁、黄栢酒炒各一錢空心服。

增味導赤散：（竇鑑）治血淋澀痛。生乾地黄、木通、黄芩、車前子、梔子仁、川芎、赤芍藥、甘草各一錢，薑三片，竹葉十片。

硼砂散：（寶鑑）治沙石淋，急痛。硼砂、琥珀、赤茯苓、蜀葵子、陳橘皮各三錢，右末，取二錢以蔥白二莖、麥門冬二十一粒、蜜二匙煎湯空心調下。

海金沙散：（寶鑑）治膏淋。海金沙、滑石各一兩，甘草二錢五分，右末，每一錢麥門冬、燈心煎湯調下。

木香湯：（寶鑑）治冷淋，小便淋澀，身體清冷。木通、木香、當歸、白芍藥、青皮、茴香、檳榔、澤瀉、陳皮、甘草各七分，官桂三分，薑五片，空心服。

［语释］

八淋：劳淋，临床症状为遇劳即发，痛引气冲及尻，饮酒色欲太过，损伤膀胱，致虚滞，治疗方剂为“补中益气汤”（内伤）。血淋，临床症状为尿出血、尿道痛，遇热而发，治疗方剂为“四物汤”（补血）加知母、黄柏、泽泻、赤茯苓，若血尿色鲜，为心与小肠虚热所致，治疗方剂为“导赤散”（泄六腑）去甘草加黄芩；尿血色黑，为肾与膀胱有火，治疗方剂为“五淋散”。热淋，临床症状为暴淋尿赤、脐下急痛，治疗方剂为“八正散”，“导赤散”（泻六腑）加栀子，吞服“滋肾丸”。气淋，临床表现为尿涩滞余沥不尽、小腹胀，治疗方剂为“益元散”（暑邪为病）加木香、槟榔、茴香。砂淋、石淋，为膀胱阴火熬结津液所致，轻则结为沙，重则结为石，尿道强痛，用力才能尿出砂石，治疗方剂为“益元散”加枳壳，吞服“来复丹”（通畅气机），久服能使大便通泄，石块自然排出。膏淋，临床症状为尿如膏、涩痛。冷淋，临床症状为先寒栗、后小便、小便涩数，尿道肿痛，治疗方剂为“八味丸”（补五脏）。

益气固真汤：《宝鉴》治纵欲强留不射，淫精渗下作淋。方药组成为甘草梢二钱，山药、泽泻各一钱五分，人参、白茯苓、莲蕊、巴戟、升麻、益智仁、黄柏（酒炒）各一钱空腹服。

增味导赤散：《宝鉴》治血淋涩痛。方药组成为生干地黄、木通、黄芩、车前子、栀子仁、川芎、赤芍药、甘草各一钱，生姜三片，竹叶十片。

硼砂散：《宝鉴》治沙石淋急痛。方药组成为硼砂、琥珀、赤茯苓、蜀葵子、陈橘皮各三钱，又制成细末，每次取二钱以葱白二根、麦门冬二十一粒、蜜二匙煎汤空腹调下。

海金沙散：《宝鉴》治膏淋。方药组成为海金沙、滑石各一两，甘草二钱五分，又制成细末，每次取一钱用麦门冬、灯心煎汤冲服。

木香汤：《宝鉴》治冷淋，小便淋涩，身体清冷。方药组成为木通、木香、当归、白芍药、青皮、茴香、槟榔、泽泻、陈皮、甘草各七分，官桂三分，生姜五片，空腹服。

［词解］

①尻：（kāo）屁股。

②莖：指尿道。

【原文】

諸淋治法：諸淋皆腎虛，膀胱有熱，心腎氣鬱，蓄在下焦，故膀胱里急，膏血沙石從尿出焉，欲出不出，甚則窒塞，皆屬熱也。冷淋千百之一也，初爲熱爲血，久則煎熬津液，爲膏沙石也。熱淋血淋，散熱利小便。膏沙石等淋，開鬱行氣、破血滋陰。古方開鬱鬱金、琥珀；行氣青皮、木香；破血蒲黄、牛膝；滋陰黄栢、生地黄。四苓散（寒門）四錢，益元散（暑門）二錢，梔子一錢，空心服。脬痹者，小腹按之痛熱，此風寒濕客脬，寒淋類也，宜溫腎。

五淋散：（寶鑑）治五淋。赤芍藥、山梔仁各二錢，當歸、赤茯苓各一錢，條芩、甘草各五分。

白茅湯：（寶鑑）治婦人產後諸淋，無問膏石冷熱皆治之。白茅根五錢，瞿麥、白茯苓各二錢五分。葵子、人參各一錢二分五里，蒲黃、桃膠、滑石各七分，甘草五分，紫貝二箇煆，石首魚頭中骨四箇煆，右分二貼，入薑三片，燈心二十莖，空心服或末每二錢木通湯調下。

禹功散：（保元）治小便不通，百法不能奏效，服此無不愈。陳皮、半夏薑制、赤茯苓、猪苓、澤瀉、白朮炒、木通、條芩、山梔子炒各一錢，升麻三分，甘草二分，水二鍾煎至一鍾，不拘時服，少時[①]以雞翎探痰吐之，得解而止，妙在吐，譬如滴水之器，閉其上竅則澀，拔之則水通流洩矣。

［语释］

诸淋治法：诸淋皆肾虚、膀胱有热，心肾气郁蓄在下焦，故膀胱里急，膏、血、沙、石从尿出，欲出不出，甚则窒塞，皆属热。冷淋较少，约千百分之一，初为热淋、为血淋，久则煎熬津液变为膏、沙、石淋。热淋、血淋，治应散热、利小便。膏、沙、石等淋，治应开郁行气、破血滋阴。古方中开郁之药为郁金、琥珀；行气之药为青皮、木香；破血之药为蒲黄、牛膝；滋阴之药为黄柏、生地黄。"四苓散"（渗寒湿寒）四钱，"益元散"（清暑）二钱，栀子一钱，空腹服。脬痹患者，小腹按之热痛，此风寒湿客脬，如寒淋一类病，治宜温肾、除湿、散寒。

五淋散：《宝鉴》治五淋。方药组成为赤芍药、山栀仁各二钱，当归、赤茯苓各一钱，条芩、甘草各五分。

白茅汤：《宝鉴》治妇人产后诸淋，不论膏、石、冷、热淋皆治之。方药组成为白茅根五钱，瞿麦、白茯苓各二钱五分。葵子、人参各一钱二分五里，蒲黄、桃胶、滑石各七分，甘草五分，紫贝二个（煅），石首鱼头中骨四个（煅），又分成二副，每剂加姜三片，灯心二十根，空服服，或研末后每次二钱木通汤冲服。

禹功散：《保元》治小便不通，各种治疗方法法不能奏效，服此药无不治愈。方药组成为陈皮、半夏（姜制）、赤茯苓、猪苓、泽泻、白术（炒）、木通、条芩、山栀子（炒）各一钱，升麻三分，甘草二分，水二盅煎至剩一盅，不定时服，服后不久以鸡翎探喉，象吐痰一样吐出，小便通而止，妙在吐，好比滴水之器，闭其上口则涩，拔之则水通流泄。

［词解］

①少時：不久；一会儿。

【原文】

赤白濁：小便光潤，凝如膏糊米泔，赤膿，皆濕熱内傷，蓋脾有虛熱而腎不足，土邪乾水。血虛熱甚，爲赤，屬心小腸，清心蓮子飲（消渴）；氣虛熱微，爲白，屬肺大腸，四君子湯（氣門）合五苓散（寒門）。肥人多濕痰，二陳湯（痰飮）加蒼朮、白朮、升麻、柴胡；瘦人是虛火，四物湯（血門）加知、柏。思慮勞心，辰砂妙香散（神門）；房勞腎寒，小兔絲子元（虛勞）；胃氣下陷，補中益氣湯（内傷）。

水火分清飮：（寶鑑）治赤白濁。赤茯苓一錢，益智仁、萆薢、石菖蒲、猪苓、車前子、澤瀉、白朮、陳皮、枳殼、升麻各七分，甘草五分，酒水相半煎，空心服。

萆薢分清飮：（寶鑑）治小便白濁，凝脚[①]如糊。石菖蒲、烏藥、益智、萆薢、白茯苓各一錢，甘草五分，空心入鹽一撚煎服。

［语释］

赤白浊：小便光润，凝如膏糊米泔，或带赤脓，皆湿热内伤，盖脾有虚热而肾不足，为土邪干水。血虚热甚，为赤，属心与小肠，治疗方剂为"清心莲子饮"（消除烦渴）；气虚热微，小便发白，属肺与大肠，治疗方剂为"四君子汤"（补气）合"五苓散"（渗寒湿）。胖人多湿痰，治疗方剂为"二陈汤"

(痰饮患者）加苍术、白术、升麻、柴胡；瘦人多虚火，治疗方剂为“四物汤”（补血）加知、柏。思虑劳心患者，治疗方剂为“辰砂妙香散”（定神志）；患者房劳肾寒，治疗方剂为“小菟丝子丸”（治虚劳）；患者胃气下陷，治疗方剂为“补中益气汤”（有内伤）。

水火分清饮：《宝鉴》治赤白浊。方药组成为赤茯苓一钱，益智仁、萆薢、石菖蒲、猪苓、车前子、泽泻、白术、陈皮、枳壳、升麻各七分，甘草五分，酒水各一半煎，空腹服。

萆薢分清饮：《宝鉴》治小便白浊，凝胶如糊。方药组成为石菖蒲、乌药、益智、萆薢、白茯苓各一钱，甘草五分，空腹入盐一捏煎服。

［词解］

①脚：疑为“胶”。

［临床新用］

萆薢分清饮　本方现代主要用于治疗乳糜尿、尿道综合征、慢性前列腺炎、妇女带下病等疾病。

（1）乳糜尿　临床表现为小便混浊，乳白如膏，或兼见血尿、血块，每因油脂、蛋白饮食、疲劳过度而诱发、加重。尿常规检查蛋白、红细胞阳性，乳糜定性阳性。刘氏报道用加味萆薢分清饮治疗20例，处方：炒白术9克，党参30克，黄芪20克，茯苓、菟丝子、山萸肉、粉萆薢、莲子各15克，石菖蒲12克，芡实、益智仁各12克，乌药9克。加减：兼见血尿、血块者，加仙鹤草、白茅根各15克，或大小蓟各15克；兼见腰膝酸软者，加杜仲、川断各20克；兼见腹胀、纳呆者，加枳壳、陈皮各12克。结果：近期治愈4例，好转14例，无效2例，总有效率为90%（刘彦．加味萆薢分清饮治疗乳糜尿20例．安徽中医临床杂志，1998，10（1）：4）。卓氏报道用荠荠分清饮治疗32例。处方：荠菜50克，香茅、石菖蒲各5克，金钱草30克，萆薢、茯苓、益母草、旱莲草各15克，淡竹叶10克，乌药6克。加减：初期及小便粉红色混浊，加大蓟、小蓟、蒲黄、白茅根；小便不畅，时有尿道灼热涩痛，加白花蛇舌草、蒲公英；少腹坠胀痛不适，加香附、郁金；尿浊反复发作，尤其在多食肥腻辛辣食物及疲劳后诱发，伴腰酸软，精神萎靡，面色五华等脾肾两虚征象者，基本方去淡竹叶，加党参、黄芪、杜仲、巴戟天；如久病入络，小便夹有血块，舌淡黯、边有瘀斑者，加丹参、红花、三七。每日1剂，水煎三次分服，15天为1疗程。结果：治愈24例，有效7例，无效1例，总有效率为96%（卓乐莹．荠荠分清饮治疗乳糜尿32例．新中医，1997，（6）：28）。

（2）尿道综合征　临床表现为尿频、尿急，排尿不畅和小腹坠胀，尿液检查无特殊异常，尿培养也无细菌生长。许氏报道用萆薢分清饮加味治疗41例，处方：益智仁15克，川萆薢12克，石菖蒲10克，乌药12克。尿频尿急显著者，加煅龙骨15克，煅牡蛎30克，瞿麦穗20克；小便不畅者，加桂枝10克，猪苓、茯苓各12克，泽泻12克，滑石15克；气短乏力、小腹坠胀者，加黄芪30克，党参12克，升麻5克，柴胡6克；小便检查有红细胞者，加仙鹤草30克，茅根30克，白花蛇舌草30克。每日1剂，分2次温服，2周为1个疗程。结果：治愈34例，好转5例，无效2例，总有效率为95.1%（许一梅．萆薢分清饮加味治疗尿道综合征41例．江苏中医，1999，20（5）：19）。

（3）慢性前列腺炎　单氏治疗34例，处方：萆薢15克，紫草20克，菟丝子15克，王不留行10克，石菖蒲5克，益智仁10克，乌药10克，茯苓10克，甘草3克，黄柏15克，熟地15克，牡蛎20克。阳痿、早泄者，加肉苁蓉、淫羊藿各15克；腰骶痛加川断、金毛狗脊各15克；前列腺质地坚硬，加丹参、牛膝、龟甲各15克。结果：治愈10例，好转20例，无效4例，总有效率为88.2%（单劲干．加味萆薢分清饮治疗慢性前列腺炎34例．河北中医，1999，（5）：22）。

（4）带下病　临床表现带下增多，淋沥不断，色黄或白，质稠味臭，舌红或淡胖，苔黄腻或白腻，脉濡或滑，兼见腰酸胀痛，腹胀纳差，阴痒及月经不调等。B超或妇科检查，提示有附件炎或宫颈炎、阴道炎；或白带常规检出霉菌或滴虫。罗氏报道用萆薢分清饮加减治疗50例，处方：萆薢20克，乌药、益智仁、石菖蒲、云茯苓、黄柏、椿白皮各15克，香附10克。加减：脾虚为主者，加党参、白术；肾虚为主者，加菟丝子、鹿角霜；肝郁者加白芍、川楝子；兼热者，加栀子、车前子；有滴虫或霉菌感染者，加苦参、或龙胆草。结果：治愈34例，有效12例，无效4例，总有效率为92%（罗熙财．萆薢分清饮加味治疗带下病50例．河北中医，1999，21（5）：281）。

（5）**精液不化** 临床表现为精液黏稠如胶冻状，甚或呈块状，精液排出体外后1小时以上不能液化，称为精液不化。王氏报道用萆薢分清饮加减治疗1例，婚后2年未育，女方妇检正常。症见头晕乏力，腰膝酸软，畏寒肢冷，阴囊潮湿发冷，小腹胀痛，小便清长，面色皖白，神情倦怠，形体较瘦，舌淡红，苔薄白，脉沉弱，检查：精液1小时不化。证属元阳不足，气化失常，湿浊下注，拟温肾化浊，佐以通利之品：粉萆薢30克，益智仁25克，茯苓15克，台乌药20克，石菖蒲10克，甘草5克。三剂后精液0.5小时液化，2月后妻子怀孕（王守友．朱氏萆薢分清饮治疗精液不化证1例．陕西中医学院学报，1991，14（4）：36）。

【原文】

莖中痒痛：童子精未盛而禦女，老人陰已痿而思色，以降其精，則精不出而内敗，莖中澀痛，或精竭不痛莖痒，八味元（五臟）加車前子、牛膝煎服，禁知柏淡滲藥。莖出白津，尿閉時痒，六味地黄丸（五臟）。莖痛出白津，脾虚血燥，補中益氣湯（内傷），清心蓮子飲（消渴）。莖痛尿淋，屬肝，主濕熱，龍膽瀉肝湯（前陰）。熱盛莖痛，導赤散（六腑）加梔子、大黄。

交腸症：婦人小便中出大便，此陰陽失傳送，五苓散（寒門），未愈，舊襆[①]頭燒灰酒調服，或先服五苓散（寒門），後用補中益氣湯（内傷）。一婦人嗜酒病此，六脈沉澀，用四物湯（血門）加海金沙、木香、檳榔、木通、桃仁而愈。

［语释］

茎中痒痛：童子精未盛而与女子同床，老人阴已痿而思色，因射其精则精不出而内败，致茎中涩痛，或精竭不痛茎痒，治疗方剂为“八味丸”（补五脏）加车前子、牛膝煎服，禁用知母、黄柏等淡渗之药。茎出白津，尿出后痒，治疗方剂为“六味地黄丸”补（五脏）。茎痛出白津，为脾虚血燥，治疗方剂为“补中益气汤”（患者内伤），“清心莲子饮”（消除烦渴）。茎痛尿淋，属肝，主湿热，治疗方剂为“龙胆泻肝汤”（治前阴涩痛）。热盛茎痛，治疗方剂为“导赤散”（泻六腑）加栀子、大黄。

交肠症：妇人小便中出大便，此阴阳失传送，治疗方剂为“五苓散”（去寒湿），病未愈，用旧幞头烧灰酒调服，或先服“五苓散”（去寒湿），后用“补中益气汤”（有内伤）。一妇人因嗜酒得此病，症见六脉沉涩，用“四物汤”（补血）加海金沙、木香、槟榔、木通、桃仁而愈。

［词解］

①襆：古代男子用的一种头巾。

【原文】

大便

脈法：下痢微小卻爲生，脈大浮洪無差[①]日。傷風則浮，傷寒則沉細，傷暑則沉微，傷濕則沉緩。

泄痢病因：清氣[②]在下則飧泄[③]。大腸寒則鶩溏[④]，熱則腸垢，謂腸間垢汁下，濕火也。痢因有二：一者夏食生冷，二者風濕夜侵，皆令水穀不化，鬱生熱，熱與濕合，傷氣爲白痢，傷血爲赤痢，傷血氣爲赤白痢。無積不成痢，由夏食生冷不化，食滯而成。瀉白爲寒，青黄紅赤黑皆熱，或痢青爲寒，誤也。膿爲沉積，血爲新積。腸寒則鳴飧泄，腸熱則出黄如糜，泄久成痢。蓋痢症，或膿或血，或糟粕相雜，或痛不痛，皆里急後重，逼迫惱人，赤白交下，然皆因於暑熱者多，寒者少也。

胃風湯：（寶鑑）治腸胃濕毒腹痛泄瀉，下如黑豆汁，或下淤血。人參、白术、赤茯苓、當歸、川芎、白芍藥、桂皮、甘草各一錢，粟米一撮。

胃苓湯：（寶鑑）治脾胃濕盛泄瀉腹痛、水穀不化。蒼术、厚樸、陳皮、猪苓、澤瀉、白术、赤茯苓、白芍藥各一錢，官桂、甘草各五分，薑三片，棗二枚。

［语释］

大便

脉法：下痢，脉微小却为生脉，脉大浮洪，病没有好的时候。伤风则脉浮，伤寒则脉沉细，伤暑则脉沉微，伤湿则脉沉缓。

泄痢病因：清气在下则飧泄。大肠寒则鹜溏，热则肠垢，谓肠间垢汁下，属湿火。下痢原因有二：一是夏食生冷，二是风湿夜侵，皆令水谷不化，郁积生热，热与湿合，伤气为白痢，伤血为赤痢，伤血气为赤白痢。无积不成痢，痢由夏食生冷不化，致食滞而成。泻痢色白属寒，色青、黄、红、赤、黑、皆属热，有人以为痢色青属寒，是错误的。脓为沉积，血为新积。肠寒则肠鸣飧泄，肠热则便黄如糜，泄久成痢。盖痢症，有的下脓，有的下血，有的脓血与糟粕相杂，有的痛，有的不痛，赤白交下，但是都会出现里急后重逼迫恼人的症状，究其出现这样的症状，患者缘于暑热者多，寒者少。

胃风汤：《宝鉴》治肠胃湿毒所致腹痛泄泻，下如黑豆汁，或便下淤血。方药组成为人参、白术、赤茯苓、当归、川芎、白芍药、桂皮、甘草各一钱，粟米一把。

胃苓汤：《宝鉴》治脾胃湿盛所致泄泻腹痛、水谷不化。方药组成为苍术、厚朴、陈皮、猪苓、泽泻、白术、赤茯苓、白芍药各一钱，官桂、甘草各五分，生姜三片，大枣二枚。

［词解］

①差：同“瘥”，病愈。

②清氣：水谷精华的轻清部分《灵枢动输》：“胃为五脏六腑之海，其清气上注于肺。”

③飧泄：指临床大便泄泻清稀，并有不消化的食物残渣，肠鸣腹痛，脉弦缓等症状的一类疾病。是肝郁脾虚，清气不升所致。

④鶩溏：指大便水粪青黑如鸭粪的一种病症。

【原文】

泄瀉諸症：泄皆兼濕，初宜分利中焦，滲利下焦，久則升舉，必滑脱不禁，然後用澀藥止之。補虚不可純甘溫，必生濕；清熱不可純太苦，傷脾，惟淡劑利竅妙。先分利，車前子煎湯調五苓散（寒門），次理正中焦，理中湯、治中湯（並寒），不效可斷下。暴泄非陽，久泄非陰。穀肉消化，無問新久，便爲熱，寒則不消化。濕則飧泄，亦有熱盛，完穀不化，飧泄者。

三白湯：（寶鑑）治一切泄瀉。白术、白茯苓、白芍藥各一錢五分，甘草炙五分。白术二錢，白茯苓、白芍藥炒各一錢五分，陳皮一錢，甘草炙五分，名燥濕湯，治諸泄瀉。

［语释］

泄泻诸症：泄皆兼湿，初宜分利中焦，渗利下焦，久则升举，然后用涩药止之，否则必滑脱不禁。补虚不可用纯甘温药，否则必生湿；清热不可用纯太苦药，否则伤脾，惟淡渗之药利窍妙。先分利，用车前子煎汤调服“五苓散”（去寒湿），其次理正中焦，用“理中汤”、“治中汤”（均有寒邪），不效可断下。暴泄非阳，久泄非阴。不管新旧谷类肉类，只要能消化，便为胃热，胃寒则不消化。湿则飧泄，也有热盛，致完谷不化，飧泄的。

三白汤：《宝鉴》治一切泄泻。方药组成为白术、白茯苓、白芍药各一钱五分，甘草（炙）五分。白术二钱，白茯苓、白芍药（炒）各一钱五分，陈皮一钱，甘草（炙）五分，名“燥湿汤”，治诸泄泻。

【原文】

濕泄：洞泄[①]如水，寒濕傷脾，腸鳴身重腹不痛，胃苓湯加草豆蔻，身痛五苓散（寒門）加羌活、蒼术。

瀉濕湯：（寶鑑）治洞泄。白术炒三錢，白芍藥炒二錢，陳皮炒一錢五分，防風一錢，升麻五分。

萬病五苓散：（寶鑑）治濕泄，瀉水多而腹不痛，腹響雷鳴，脈細。赤茯苓、白术、猪苓、澤瀉、山藥、陳皮、蒼术、縮砂炒、肉豆蔻煨、訶子煨各八分，桂皮、甘草各五分，薑二片，梅一箇，燈芯一團。

［语释］

湿泄：洞泄如水，为寒湿伤脾，症见肠鸣身重腹不痛，治疗方剂为“胃苓汤”加草豆蔻，身痛用“五苓散”（有寒邪）加羌活、苍术。

泻湿汤：《宝鉴》治洞泄。方药组成为白术炒三钱，白芍药炒二钱，陈皮炒一钱五分，防风一钱，升麻五分。

万病五苓散：《宝鉴》治湿泄，症见泻水多而腹不痛，腹响雷鸣，脉细。方药组成为赤茯苓、白术、猪苓、泽泻、山药、陈皮、苍术、缩砂（炒）、肉豆蔻（煨）、诃子（煨）各八分，桂皮、甘草各五分，生姜二片，梅一个，灯芯一团。

［词解］

①洞泄：《圣济总录》：“洞泄谓食已即泄。”

【原文】

風泄：惡風自汗，或帶清血，由春傷風，風入腸胃，至夏感濕而發暴瀉，脈浮弦，胃風湯。久者三白湯。

寒泄：惡寒身重，腹脹痛鳴鴨溏，完穀不化，理中湯加赤茯苓、厚樸，或治中湯（並寒）加縮砂，平胃散（六腑）合理中湯。

暑泄：夏月暴瀉如水，尿赤面垢，脈虚煩渴自汗，香薷散（暑門）合異功散（六腑）加白芍藥、車前子，入陳米炒百粒，梅一箇，燈芯一團。實者益元散（暑門）；虚者六和湯，清暑益氣湯（並暑）；潮熱柴苓湯，升麻葛根湯（並寒）。

薷苓湯：（寶鑑）治夏月泄瀉，欲成痢。澤瀉一錢二分，猪苓、赤茯苓、白术、香薷、黄連薑汁炒、白扁豆、厚朴各一錢，甘草三分。

［语释］

风泄：恶风自汗或便带清血，由春伤风，风入肠胃，至夏天感受湿邪而暴发泻泄，脉浮弦，治疗方剂为“胃风汤”。泻泄久者，用“三白汤”。

寒泄：恶寒身重，腹胀痛鸣鸭溏，完谷不化，治疗方剂为“理中汤”加赤茯苓、厚朴，或“治中汤”（均有寒邪）加缩砂，或“平胃散”（泻六腑）合“理中汤”。

暑泄：夏月暴泻如水，尿赤，面垢，脉虚，烦渴自汗，治疗方剂为“香薷散”（暑邪为病）合“异功散”（补六腑）加白芍药、车前子，加陈米（炒）百粒，梅一个，灯芯一团。实者，用“益元散”（暑邪为病）治疗；虚者，用“六和汤”，“清暑益气汤”（均感受暑邪）治疗；潮热，用“柴苓汤”，“升麻葛根汤”（均伤寒）治疗。

薷苓汤：《宝鉴》治夏月泄泻欲成痢。方药组成为泽泻一钱二分，猪苓、赤茯苓、白术、香薷、黄连（姜汁炒）、白扁豆、厚朴各一钱，甘草三分。

【原文】

火泄：即熱泄，口幹喜冷，痛一陣，泄一陣，其來暴速稠粘。黃連香薷散（暑門）合四苓散（寒門）加白芍藥、梔子，益元散（暑門）。

萬病四苓散：（寶鑑）治熱泄。赤茯苓、白术、猪苓、澤瀉、蒼术炒、山藥、白芍藥炒、梔子炒、陳皮各一錢，甘草炙五分，梅一個，燈芯一團。

［语释］

火泄：即热泄，症见口干喜冷，痛一阵，泄一阵，其来暴泄稠黏。治疗方剂为“黄连香薷散”（暑邪为病）合“四苓散”（去寒湿）加白芍药、栀子，或“益元散”（暑邪为病）。

万病四苓散：《宝鉴》治热泄。方药组成为赤茯苓、白术、猪苓、泽泻、苍术（炒）、山药、白芍药（炒）、栀子（炒）、陈皮各一钱，甘草（炙）五分，梅一个，灯芯一团。

【原文】

虛泄：困倦無力，遇飲食即泄，或腹不痛，四君子湯（氣門）加木香、砂仁、蓮肉、陳糯米，末，砂糖湯調下，或只加肉豆蔻、訶子。久者，只加升麻、白芍藥。煩渴或嘔，錢氏白术散（小兒），參苓白术散（內傷）。

升陽除濕湯：（寶鑑）治氣虛泄瀉，不思飲食，困弱無力。蒼术一錢五分，升麻、柴胡、羌活、防風、神曲、澤瀉、猪苓各七分，陳皮、麥芽炒、甘草炙各五分，空心服。

養元散：（寶鑑）治泄瀉少食。糯米一升水浸一宿濾乾，慢火炒極熟爲細末，入山藥末一兩、胡椒末少許和勻，每日清晨用半盞，再入砂糖二匙，滾湯調服，其味極佳，大有滋補，或加蓮肉、芡仁末尤好。

［语释］

虚泄：患者困倦无力，遇饮食即泄，或腹不痛，用“四君子汤”（补气）加木香、砂仁、莲肉、陈糯米，研末，砂糖汤冲服，或只加肉豆蔻、诃子。泄泻久者，只加升麻、白芍药。烦渴或呕，治疗方剂为“钱氏白术散”（小儿），“参苓白术散”（内伤）。

升阳除湿汤：《宝鉴》治气虚泄泻，不思饮食，困弱无力。方药组成为苍术一钱五分，升麻、柴胡、羌活、防风、神曲、泽泻、猪苓各七分，陈皮、麦芽（炒）、甘草（炙）各五分，空腹服。

养元散：《宝鉴》治泄泻少食。方药组成为糯米一升，用水浸一宿滤干，慢火炒极熟研成细末，加山药末一两、胡椒末少许和匀，每日清晨用半杯开水再入砂糖二匙调服，其味极佳，大有滋补，或加莲肉、芡实末更好。

【原文】

滑泄：瀉久不止，大孔①如竹筒，直出不禁，氣陷，補中益氣湯（內傷）加白芍藥、訶子、肉豆蔻。氣欲脫，真人養臟湯。

痰泄：或瀉或不瀉，或多或少，此痰流肺中，大腸不固，二陳湯（痰飲）加乾葛、白术、神曲，六君子湯（痰飲）。

萬病二陳湯：（寶鑑）治痰濕泄瀉。半夏、陳皮、赤茯苓、白术、蒼术、山藥各一錢，縮砂、厚樸、木通、車前子炒、甘草炙各五分，薑三片，梅一個，燈芯一團。

［语释］

滑泄：泻久不止，肛门如竹筒，直出不禁，为气虚下陷，用“补中益气汤”（患者内伤）加白芍药、诃子、肉豆蔻。气欲脱，用“真人养脏汤”。

痰泄：或泻或不泻，泻下或多或少，这是痰流肺中，大肠不固所致，治疗方剂为“二陈汤”（有痰饮）加干葛、白术、神曲，或“六君子汤”（有痰饮）。

万病二陈汤：《宝鉴》治痰湿泄泻。方药组成为半夏、陈皮、赤茯苓、白术、苍术、山药各一钱，缩砂、厚朴、木通、车前子（炒）、甘草（炙）各五分，生姜三片，梅一个，灯芯一团。

［词解］

①大孔：指肛门。

【原文】

食積泄：腹痛甚，瀉後痛減，臭人[1]抱壞鷄子，噫氣作酸，平胃散（六腑）加香附、縮砂、草果、山楂子、麥芽。傷麵[2]，人参養胃湯（寒門）加蘿葍子。七情瀉，腹常虚痞，欲去不去，去不通泰[3]，藿香正氣散（寒門）加丁香，砂仁，良薑。

酒泄：酒後特甚，平胃散（六腑）加丁香、砂仁、乾葛、麥芽、神曲。傷酒晨泄，理中湯，（寒門）加生薑、乾葛。熱者，酒蒸黄連丸（暑門）。

［语释］

食积泄：患者腹痛甚，泻后痛减，便臭如抱窝的坏鸡蛋，嗳气作酸，治疗方剂为“平胃散”（泻六腑）加香附、缩砂、草果、山楂子、麦芽。伤面食，用“人参养胃汤”（有寒邪）加萝卜子。因七情泄泻，致腹常虚痞，欲去不去，去不通泰，治疗方剂为“藿香正气散”（去寒湿）加丁香，砂仁，良姜。

酒泄：泄泻酒后特甚，治疗方剂为“平胃散”（泻六腑）加丁香、砂仁、干葛、麦芽、神曲。伤酒所致晨泄，治疗方剂为“理中汤”（又寒湿）加生姜、干葛。热者，治疗方剂为“酒蒸黄连丸”（暑邪为患）。

［词解］

①人：疑作“如”。

②傷麵：即伤面食。

③通泰：通畅。泰，极。

【原文】

脾泄腎泄：脾泄者，身重，中脘有妨，面色萎黄，食後倒飽[1]，瀉去即寬，久則氣脱不禁，急宜澀之。腎泄者，一名晨泄，每五更溏泄一次，腹痛無定處，似痢，肉削足冷，臍下絞痛，陽虚，三味安神丸（虚勞），陰虚，腎氣丸（五臟）或加破故紙、肉豆蔻、吴茱萸。肝虚，忿怒所傷，木克土而泄，面青而厥，熟料五積散（寒門）去麻黄。汗多者，黄芪建中湯（虚勞）。

香砂六君子湯：（寶鑑）治脾泄。香附子、縮砂研、厚樸、陳皮、人参、白术、白芍藥炒、蒼术炒、山藥炒各一錢，甘草炙五分，薑三片，梅一個。

四神丸：（寶鑑）治脾腎虚，泄痢，及晨泄經年者，又治飯後隨即大便，曰飧泄。破古紙酒浸炒四兩，肉豆蔻煨、五味子炒各二兩，吴茱萸湯泡炒一兩，右末，生薑切八兩，大棗百枚，同煮爛，去薑取棗，丸如梧子，空心鹽湯下三五十丸。二神丸治脾腎虚泄，破古紙炒四兩，肉豆蔻生（或煨）二兩，右末，肥棗四十九枚，生薑四兩切片同煮爛，去薑取棗肉，入藥末和匀，丸如梧子。三神丸治脾腎虚泄瀉，即二神丸一料加木香一兩，劑法服法同。

六神湯：（寶鑑）治脾腎俱虛泄瀉。肉豆蔻煨、破古紙炒、白朮、白茯苓各一錢五分，木香、甘草炙各七分，薑三片，棗二枚，空心服。

［语释］

脾泄肾泄： 脾泄者，身子沉，中脘有阻碍，面色萎黄，食后倒饱，泻去即宽，久则气脱不禁，急宜涩之。肾泄，又名晨泄，每五更溏泄一次，腹痛似痢无定处，肌肉削瘦足冷，脐下绞痛，属阳虚缓和，用“三味安神丸”（虚劳）治疗；属阴虚患者，用“肾气丸”（补五脏）或加破故纸、肉豆蔻、吴茱萸治疗。肝虚，为忿怒所伤，木克土而泄泻，症见面青而厥，治疗方剂为“熟料五积散”（有寒邪）去麻黄。汗多者，用“黄芪建中汤”（虚劳患者）治疗。

香砂六君子汤：《宝鉴》治脾泄。方药组成为香附子、缩砂（研）、厚朴、陈皮、人参、白术、白芍药（炒）、苍术（炒）、山药（炒）各一钱，甘草（炙）五分，生姜三片，梅一个。

四神丸：《宝鉴》治脾肾虚泄下痢，及晨泄多年者，又治饭后随即大便，曰“飧泄”。方药组成为破古纸（酒浸炒）四两，肉豆蔻（煨）、五味子（炒）各二两，吴茱萸（汤泡炒）一两，又制成细末，生姜（切）八两，大枣百枚，一同煮烂，去姜取枣，制成如梧子大小的丸剂，空腹盐汤服下三十至五十丸。“二神丸”治脾肾虚泄，方药组成为破古纸（炒）四两，肉豆蔻生（或煨）二两，又制成细末，胖枣四十九枚，生姜四两切片同煮烂，去姜取枣肉，入药末和匀，制成如梧子大小的丸剂。“三神丸”治脾肾虚泄泻，即“二神丸”一料加木香一两，制剂方法与服法相同。

六神汤：《宝鉴》治脾肾俱虚泄泻。方药组成为肉豆蔻（煨）、破古纸（炒）、白术、白茯苓各一钱五分，木香、甘草（炙）各七分，生姜三片，大枣二枚，空腹服。

［词解］

①食後倒飽：指饭前饱，饭后不饱。

【原文】

赤痢　白痢　赤白痢： 赤痢，即血痢，自小腸血分來，濕熱爲本，腎虛濕熱，血痢，六味地黄丸（五臟）加地榆、阿膠珠、芩連。白痢，自大腸氣分來，濕熱爲本，素以赤爲熱，白爲寒，誤也，蓋赤而淡者，爲寒，白而稠者，亦熱，色症兩參後，寒熱可辨，益元散（暑門）。赤白痢，冷熱不調，赤白各半，或赤或白，乍溏乍澀，似痢非痢，茱連丸。

導赤地榆湯：（寶鑑）治赤痢及血痢。地榆、當歸身酒洗各一錢五分，赤芍藥炒、黄連酒炒、黄芩酒炒、槐花炒各一錢，阿膠珠、荊芥穗各八分，甘草炙五分，空心服。

茱連丸：（寶鑑）治赤白痢。吳茱萸、黄連各二兩，右以好酒同浸三日，乃各揀取焙乾爲末，醋糊丸如梧子。赤痢，則黄連丸三十粒，以甘草湯下，白痢，則茱萸丸三十粒，以乾薑湯下，赤白痢，則各取三十粒，以甘草乾薑湯下。

黄連阿膠元：（寶鑑）治赤白痢及熱痢。黄連三兩，赤茯苓二兩，右末，水調，阿膠炒末一兩，丸如梧子，空心米飲下三五十丸。

真人養臟湯：（寶鑑）治赤白痢及諸痢。鶯粟殼一錢，甘草九分，白芍藥八分，木香七分，訶子六分，官桂、人參、當歸、白朮、肉豆蔻各三分，空心溫服。

［语释］

赤痢　白痢　赤白痢： 赤痢，即血痢，自小肠血分来，湿热为本，肾虚湿热所致血痢，治疗方剂为“六味地黄丸”（补五脏）加地榆、阿胶珠、芩连。白痢，自大肠气分来，湿热为本，平常人们以便赤为热痢、便白为寒痢，是错误的，大概赤痢色淡者为寒，白痢色稠者亦热，颜色与症状参看后寒热可辨，治疗方剂为“益元散”（暑邪为病）。赤白痢患者，冷热不调，赤白各半，或赤或白，乍溏乍涩，似痢非痢，治疗方剂为“茱连丸”。

导赤地榆汤：《宝鉴》治赤痢及血痢。方药组成为地榆、当归身（酒洗）各一钱五分，赤芍药（炒）、黄连（酒炒）、黄芩（酒炒）、槐花（炒）各一钱，阿胶珠、荆芥穗各八分，甘草（炙）五分，空腹服。

茱连丸：《宝鉴》治赤白痢。方药组成为吴茱萸、黄连各二两，又以好酒同浸三日才各拣出焙干为末，以醋糊丸如梧子大小。赤痢，则取“黄连丸”三十粒以甘草汤服下；白痢，则取“茱萸丸”三十粒以干姜汤服下；赤白痢，则各取三十粒以甘草干姜汤服下。

黄连阿胶元：《宝鉴》治赤白痢及热痢。方药组成为黄连三两，赤茯苓二两，又制成细末水调匀，阿胶（炒末）一两，做成如梧子大小的丸剂，每次空腹米汤服下三十至五十丸。

真人养臟汤：《宝鉴》治赤白痢及诸痢。方药组成为罂粟壳一钱，甘草九分，白芍药八分，木香七分，诃子六分，官桂、人参、当归、白术、肉豆蔻各三分，空腹温服。

【原文】

膿血痢：膿血稠粘，里急後重，皆屬於火，是先泄亡津液而火就燥，腎惡燥居下焦，血分其受瀉則便膿血，所謂瀉屬脾痢屬腎也。熱積紫黑色者，淤血也，腹痛後重異常，桃仁承氣湯（寒門）下之。

黃芩芍藥湯：（寶鑑）治下利膿血，身熱腹痛，脈洪數。黃芩、白芍藥各二錢，甘草一錢煎服。腹痛甚加桂心三分。一名黃芩湯。

導滯湯：（寶鑑）治下利膿血，里急後重，腹痛作渴，日夜無度。白芍藥二錢，當歸、黃芩、黃連各一錢，大黃七分，桂心、木香、檳榔、甘草各三分。

［语释］

脓血痢：脓血稠黏，里急后重，皆属于火，泻痢患者首先泄亡津液，再使火就燥，所谓泻属脾、痢属肾，而肾恶燥居下焦，血分受泻则便脓血。热积所致紫黑色者，为淤血，腹痛后重异常，用“桃仁承气汤”（患者伤寒）下之。

黄芩芍药汤：《宝鉴》治下利脓血，身热腹痛，脉洪数。方药组成为黄芩、白芍药各二钱，甘草一钱煎服。腹痛甚加桂心三分。又名“黄芩汤”。

导滞汤：《宝鉴》治下利脓血，里急后重，腹痛作渴，日夜无度。方药组成为白芍药二钱，当归、黄芩、黄连各一钱，大黄七分，桂心、木香、槟榔、甘草各三分。

【原文】

噤口痢：不納飲食也，熱毒上攻心肺，頭痛心煩，手足熱。脾虛不食，參苓白术散（內傷）去山藥，加菖蒲。治痢，早用鶯粟殼①，則毒閉心絡，噤口不食，以鶯粟殼子煮稀粥，溫啜②解之。一方，生梨去穰，入白蜜煨食。

參連湯：（寶鑑）治噤口痢，胃口熱甚。黃連三錢，人參、石蓮肉各二錢，水煎取濃汁細細呷③之，如吐再喫，但得一呷下咽便開，仍用罨臍法④。罨臍法引熱令下行，田螺二箇，入麝香少許，搗爛罨臍中，以帛包之。

倉廩湯：（寶鑑）治噤口痢，心煩，手足熱，頭痛，此乃毒氣上沖心肺，所以嘔而不食。人參敗毒散（寒門）加黃連一錢，石蓮肉七枚，陳倉米三百粒，薑三片，棗二枚。

開噤湯：（寶鑑）治噤口痢。砂糖七錢，細茶五錢，縮砂研一錢，薑五片，水煎露一宿，次早面北溫服。外用木鱉子去殼三錢，麝香二分，共搗罨臍中即思食。

［语释］

噤口痢：患者不纳饮食，热毒上攻心肺，头痛心烦，手足热。脾虚不食者，治疗方剂为“参苓白术散”（有内伤）去山药，加菖蒲。治痢，用罂粟壳过早，则毒闭心络，口噤不食，以罂粟壳子煮稀粥，温服解之。又方：生梨去穰，入白蜜煨，然后吃梨。

参连汤：《宝鉴》治噤口痢，胃口热甚。方药组成为黄连三钱，人参、石莲肉各二钱，水煎取浓汁慢慢喝，若吐再吃，只要喝一口能咽下，口就开，仍用“罨脐法”。“罨脐法”能引热下行，方法为田螺二个，入麝香少许，捣烂罨脐中用布包裹好。

仓廪汤：《宝鉴》治噤口痢，心烦，手足热，头痛，此乃毒气上冲心肺，所以呕而不食。方药组成为“人参败毒散”（伤寒患者）加黄连一钱，石莲肉七枚，陈仓米三百粒，生姜三片，大枣二枚。

开噤汤：《宝鉴》治噤口痢。方药组成为砂糖七钱，细茶五钱，缩砂（研）一钱，生姜五片，水煎液露一宿，次日早上面向北温服。外用木鳖子（去壳）三钱，麝香二分，共捣罨脐中即思食。

［词解］

①鶯粟殼：即罂粟壳。

②啜：喝。

③呷：喝。

④罨臍法：中医一治疗方法。罨，（yǎn）覆盖。

【原文】

休息痢：乍發乍止，經年不差，致氣血虛而不斂，八物湯（虛勞）加陳皮、阿膠珠、芩連各少許，脾胃虛者，補中益氣湯，參苓白朮散（並內傷），或真人養臟湯加附子、青皮、烏藥、茯苓，薑三片，棗二枚。

風痢：惡風鼻塞，身重色青，或純下清水，似痢非痢，似血非血，倉廪湯、胃風湯。

寒痢：白如鴨溏，腸鳴痛墜不甚，理中湯（寒門）加訶子、肉豆蔻，不換金正散（寒門）加烏梅、陳皮，或熟料五積散（寒門）。

［语释］

休息痢：便痢时发时止，经年不愈，致气血虚而不敛，治疗方剂为“八物汤”（虚劳患者）加陈皮、阿胶珠、芩连各少许。脾胃虚者，治疗方剂为“补中益气汤”，“参苓白术散”（均有内伤），或“真人养脏汤”加附子、青皮、乌药、茯苓，生姜三片，大枣二枚。

风痢：恶风鼻塞，身重色青，或纯下清水，似痢非痢，似血非血，治疗方剂为“仓廪汤”、“胃风汤”。

寒痢：便白如鸭溏，肠鸣痛坠不甚，治疗方剂为“理中汤”（寒邪为患）加诃子、肉豆蔻，或“不换金正散”（寒邪为患）加乌梅、陈皮，或“熟料五积散”（寒邪为患）。

【原文】

濕痢：腹脹身重，下如豆汁，或赤黑混濁，危症，當歸和血散（後陰），升陽益胃湯（內傷）。

戊己丸：（寶鑑）治濕痢。黃連、吳茱萸、白芍藥各等分，右末，麵糊丸如梧子，空心米飲下五七十丸。

熱痢：凡痢，多因伏暑①，但背寒面垢，或面如塗油，齒乾煩悶燥渴，倉廪湯、酒蒸黃連丸（暑門）。輕者，黃芩芍藥湯，重者，導滯湯。

寧胃散：（寶鑑）治赤白熱痢。白芍藥二錢，黃芩、黃連、木香、枳殼各一錢五分，陳皮一錢，甘草炙五分。

氣痢：狀如蠏渤②，拘急獨甚。茱萸丸、六磨湯。

牛乳湯：（寶鑑）治氣痢。蓽撥二錢剉，牛乳半升同煎減半，空心服。

［语释］

湿痢：腹胀身重，便下如豆汁，或赤黑混浊，属危症，治疗方剂为“当归和血散”（后阴便血），“升阳益胃汤”（有内伤）。

戊己丸：《宝鉴》治湿痢。方药组成为黄连、吴茱萸、白芍药各等分，又制成细末，以面糊丸如梧子大小，每次空腹米汤服下五十至七十丸。

热痢：凡下痢，多因伏暑，但症见背寒面垢，或面如涂油，齿干，烦闷燥渴，用“仓廪汤”、“酒蒸黄连丸”（暑邪为病）。轻者，“黄芩芍药汤”，重者，“导滞汤”。

宁胃散：《宝鉴》治赤白热痢。方药组成为白芍药二钱，黄芩、黄连、木香、枳壳各一钱五分，陈皮一钱，甘草（炙）五分。

气痢：便下状如蟹渤，拘急独甚。治疗方剂为“茱萸丸”、“六磨汤”。

牛乳汤：《宝鉴》治气痢。用荜茇二钱（挫），牛乳半升同煎剩一半，空腹服。

［词解］

①伏暑：是由暑湿病邪或暑热病邪郁伏而发于秋冬季节的急性外感热病。本病初起即有高热、烦渴、脉数等里热见症。《素问·生气通天论》说：“夏伤于暑，秋必痃疟”

②狀如蠏渤：证名。指便下多气泡，状如蟹沫。

【原文】

虚痢：色白如鼻涕凍膠，困倦，穀食難化，腹痛，無努責①虛滑不禁，理中湯（寒門）加木香、官桂、厚樸、赤茯苓，八物湯（虛勞），補中益氣湯（內傷），真人養臟湯。

調中理氣湯：（寶鑑）治虛痢，氣弱困倦。白术、枳殼、白芍藥、檳榔各一錢，蒼术、陳皮各八分，厚樸七分，木香五分。

積痢：飲食傷飽者，注下②酸臭。諸有積者，以肚熱纏痛，推之。色黃，或如魚腦漿，腹脹痛惡食，皆由夏食生冷，積氣滯而作，一皆以通利行之，保和丸（內傷），急痛神保元（氣門）。

（內局）**感應元：**（醫林）治積痢久痢，赤白膿血相雜，及內傷生冷，霍亂嘔吐。丁香、木香各二兩五錢，百草霜二兩，杏仁去皮尖雙仁另研一百四十箇，肉豆蔻二十箇，乾薑炮一兩，巴豆七十箇去皮心膜油酒煮，蠟四兩，清油一兩，右七味各細末，入巴豆、杏仁末，先將油煎蠟令熔化，拌和藥末成劑，每一兩分作十錠，每一錠米飲調服，或丸如菜豆，白湯呑下十丸。蘇感元治積痢，腹內緊痛，即麝香蘇合元（氣門）四分、感應元六分，研勻丸如菜豆，米飲下三十丸。

生熟飲子：（寶鑑）治大人諸痢，及小兒虛積痢，日夜無度。鶯粟殼大者四箇去瓤蒂半炙半生，陳皮二片半生半炒，甘草二寸半生半炙，烏梅二箇半生半煨，大棗二枚半生半煨，生薑二塊半生半煨，木香一錢作兩片半生半煨，訶子大者二箇半生半煨，黑豆六十粒半生半炒，黃芪二寸半生半炙，白术二塊半生半煨，當歸二寸半生半煨，右剉和勻，每五錢水一盞半同入磁瓶內煮至半，去滓溫服，小兒服一二合③，此方分生熟④均冷熱，冷熱既散，胃腸既厚，則水谷自分，何患瀉痢哉。

［语释］

虚痢：下痢色白如鼻涕冻胶状，身体困倦，食谷难化，腹痛，无努责虚滑不禁，治疗方剂为“理中汤”（寒邪为病）加木香、官桂、厚朴、赤茯苓，“八物汤”（虚劳患者），“补中益气汤”（有内伤），“真人养脏汤”。

调中理气汤：《宝鉴》治虚痢，气弱困倦。方药组成为白术、枳壳、白芍药、槟榔各一钱，苍术、陈皮各八分，厚朴七分，木香五分。

积痢：患者饮食伤饱，注下酸臭。有诸积者，因肚热缠痛，推摩之。下痢色黄或如鱼脑浆，腹胀痛恶食，皆因夏食生冷，积气滞而发作，一切皆以通利行之，治疗方剂为“保和丸”（有内伤），急痛患者“神保丸”（理气）治疗。

（内局）**感应元：**《医林》治积痢久痢，赤白脓血相杂，及内伤生冷，霍乱呕吐。方药组成为丁香、木香各二两五钱，百草霜二两，杏仁（去皮尖、双仁，单独研细）一百四十个，肉豆蔻二十个，干姜（炮）一两，巴豆七十个（去皮心膜油酒煮），蜡四两，清油一两，又七味各研成细末，入巴豆、杏仁末，先将油煎蜡令溶化，拌和药末，每一两药末分别制成十锭，每一锭米汤调服，或制成如菜豆大小的丸剂，白汤吞服十丸。“苏感丸”治积痢，腹内紧痛，其方组为“麝香苏合丸”（理气）四分、“感应丸”六分，研匀丸如菜豆大小，米汤服下三十丸。

生熟饮子：《宝鉴》治大人诸痢及小儿虚积痢，日夜无度。方药组成为罂粟壳（大者）四个（去瓤蒂，一半炙用，一半生用），陈皮二片（一半生，一半炒），甘草二寸（一半生，一半炙），乌梅二个（一半生，一半煨），大枣二枚（一半生，一半煨），生姜二块（一半生，一半煨），木香一钱作两片（一半生，一半煨），诃子（大者）二个（一半生，一半煨），黑豆六十粒（一半生，一半炒），黄芪二寸（一半生，一半炙），白术二块（一半生，一半煨），当归二寸（一半生，一半煨），又挫末和匀，每五钱用水一杯半，一块加入磁瓶内，煮至剩半，去渣温服，小儿服一二杯，此方分生熟、均冷热，冷热既散，胃肠既厚，则水谷自分，何患泻痢。

［词解］

①努責：使劲用力。

②注下：病名。即水泻。大便泄下如水下注之状。出《素问·气交变大论》。又称注泄、泄注。

③合：古代容量单位。最小的是“勺”，相当于今天的一小汤匙；10勺为一合（gě）。

④分生熟：使生变熟。意思是食物经胃肠的腐熟消化变成糟粕。

【原文】

疫痢　蠱疰痢　五色痢：疫痢者，一方長幼傳染相似，敗毒散（寒門）加陳皮、白芍藥。生薑、茶茗等分煎服。蠱疰痢者，久痢，毒氣蝕臟腑，下黑血，如鷄肝雜膿，此服五石所致。五色痢者，脾胃食積，及四氣相併，當先通利，或茱連丸。

茜根丸：（寶鑑）治蠱疰痢。茜根、犀角、升麻、地榆、當歸、黃連、枳殼、白芍藥各等分，右末，醋糊丸如梧子，米飲下五七十丸。

絲瓜散：（寶鑑）治五色痢及酒痢，便血腹痛。乾絲瓜一枚、陳皮，燒灰爲末，酒調二錢，空心服。

［语释］

疫痢　蛊疰痢　五色痢：疫痢病，能使一方人们不论长幼相互传染，患者症状相似，治疗方剂为“败毒散”（感寒邪）加陈皮、白芍药。生姜、茶茗等分煎服。出现蛊疰痢，为久痢，毒气蚀脏腑，下黑血如鸡肝杂脓，这是服“五石汤丸”逼损真阴，其血自百脉经络而来所致。五色痢，为脾胃食积及四气相袭所至，当先通利，或“茱连丸”治疗。

茜根丸：《宝鉴》治蛊疰痢。方药组成为茜根、犀角、升麻、地榆、当归、黄连、枳壳、白芍药各等分，又制成细末，以醋糊丸，如梧子大小，米汤服下五十至七十丸。

丝瓜散：《宝鉴》治五色痢及酒痢，症见便血腹痛。用干丝瓜一枚、陈皮，烧灰为末，酒调二钱，空腹服。

【原文】

痢疾腹痛　大孔痛　里急後重：腹痛者，肺氣鬱在大腸，實者下之，虛者桔梗發之，禁人参黄芪。大孔痛者，熱流於下，久病身冷，脈沉小，宜溫之。暴病身熱，脈浮洪，宜清之，又炙枳實熨之，又炒鹽熨之。如大便不禁，大孔開如空筒，蔥椒爛搗塞肛門，服罌粟殼、訶子之類收澀。陽虛不升宜升提。里急後重者，窘迫急痛，大腸墜重，其症不一，治法：火熱清之，氣滯調之，積滯去之，氣虛升之。虛坐努責不便、亡血，倍當歸尾，佐生地黄、芍藥、桃仁，和以陳皮。

香連丸：（寶鑑）治赤白膿血，下痢腹痛，及一切諸痢。黄連一兩，吳茱萸五錢，水浸一宿同炒去茱萸，木香二錢五分，右末，醋糊丸如梧子，空心米飲下二三十丸。

立效散：（寶鑑）治赤白膿血痢、腹痛里急後重，一服立止。黄連四兩，以吳茱萸二兩水拌同炒去茱萸，枳殼麸炒二兩，右末，每三錢空心黄酒下。

［语释］

痢疾腹痛　大孔痛　里急后重：下痢腹痛，是肺气郁在大肠，实者应下之，虚者应用桔梗发之，禁用人参、黄芪。大孔痛者，热流于下，久病身冷，脉沉小，宜温之。暴病身热，脉浮洪，宜清之，又烤枳实熨之，又炒盐熨之。如大便不禁，大孔开如空筒，葱椒捣烂塞肛门，服罂粟壳、诃子之类收涩。阳虚不升宜升提。里急后重者，窘迫急痛，大肠坠重，其症不一，治法：火热清之，气滞调之，积滞去之，气虚升之。虚坐努责不排便、亡血，当归尾剂量加倍，以生地黄、芍药、桃仁为佐药，以陈皮为使药。

香连丸：《宝鉴》治赤白脓血，下痢腹痛，及一切诸痢。方药组成为黄连一两，吴茱萸五钱，二药水浸一宿同炒去茱萸，木香二钱五分，右末，以醋糊丸如梧子大小，空腹米汤下二三十丸。

立效散：《宝鉴》治赤白脓血痢、腹痛里急后重，一副立止。方药组成为黄连四两，吴茱萸二两，二药水拌同炒去茱萸，枳壳（麸炒）二两，又制成细末，每三钱空腹黄酒服下。

［临床新用］

香连丸　本方现代主要用于痢疾、消化性溃疡、伤寒、胃炎的治疗。

（1）**痢疾**　本方治疗痢疾31例，结果：平均1~2天体温皆恢复正常，并能控制腹泻。1天后粪便检查正常。平均好转日数2.7天，治愈天数为42天，效果确实（王孝涛．香连丸治疗痢疾31例．中药通报，1955，1（2）：66）。本方治疗急性菌痢30例，腹泻均在服药后4天控制，大便培养平均在服药后3天转阴（张家兴．香连丸治疗38例杆菌性痢疾．中医杂志，1955（8）：20）。

（2）**消化性溃疡**　本方配以雷尼替丁治疗消化性溃疡25例，香连丸每日三餐前各服3克，雷尼替丁胶囊每日早、晚餐后各服150毫克，其中胃溃疡10例，十二指肠球部溃疡12例，复合溃疡3例。连续治疗30天，结果痊愈14例，好转4例，无效7例，总有效率92%（孙会文．香连丸配伍雷尼替丁治疗消化性溃疡25例．实用中医药杂志，1998，（2）：34）。

（3）**伤寒**　本方加白芍、槟榔、厚朴、枳实为丸，每次6克，每日3次，治疗伤寒13例。结果：痊愈12例，无效1例（杨书田．香连丸治疗肠伤寒的初步观察报告．中医杂志，1961，（2）：18）。

（4）**胃炎**　香连丸治疗浅表性胃炎65例，病程最长20年，最短30天，其中重度慢性活动性胃炎37例，中、轻度浅表性胃炎28例。中医辨证属脾胃湿热型26例，肝胃不和型16例，脾胃虚寒型12例，脾胃阴虚型11例，1个月为1疗程，治疗2~4疗程后，痊愈7例，显效19例，好转21例，无效18例，总有效率为72.3%（柯干．香连丸治疗浅表性胃炎65例．陕西中医，1998，（7）：302）。

【原文】

新增經驗：三伏暑熱之痢，無論赤白痢，若有里急後重，度數頻數，則雖無頭痛寒熱，先用倉廩湯加條芩、檳榔、木香各一錢，入陳倉米五十粒，或加升麻一錢，用三五貼以散暑毒，如未快愈，薑茶調茵陳丸（黄疸）二三十丸，以通利爲度，未利加服無不愈，非暑熱則不可用。凡暑痢三五日以前，急治爲上，若連綿月日，則毒留不去，元氣斯敗，補瀉兩難，俗用参連湯絕未見效。

[语释]

新增经验：三伏暑热之痢，不管赤痢、白痢，若有里急后重，下痢频数，则虽无头痛寒热，先用“仓廪汤”加条芩、槟榔、木香各一钱，加陈仓米五十粒，或加升麻一钱，用三五贴以散暑毒，如未快愈，姜茶调“茵陈丸”（黄疸患者）二三十丸，以通利为度，未利加服，无不愈，非暑热则不可用。凡暑痢，三五天前，急治为上，若连绵月日，则毒留不去，元气必损伤，这样就会补泻两难，俗用“参连汤”绝不会见效。

【原文】

痢疾通治：凡痢，一二日可下，五日後不可下，然弱者雖初不可下，實者雖久可下。痢初氣未虚，導滯湯、立效散通利，未愈，隨症調之。稍久及老人虚人不可輕下，胃虚故也。不甚滑脱，不可驟用粟殼等止澀之劑。通用香連丸、寧胃散。

（内局）**水煮木香膏：**（寶鑑）治一切諸痢。鶯粟殼蜜炒三兩，縮砂、肉豆蔻煨、乳香各七錢五分，木香、丁香、訶子、藿香、當歸、黄連、厚樸、陳皮、青皮、白芍藥、甘草炙各五錢，枳實、乾薑炮各二錢五分，右末蜜和兩作六丸，每一丸水一盞、棗一枚同煎至七分，去棗和滓空心溫服。新增此方，若用於久痢虚脱、大孔如筒及虚泄可矣，用於暑毒里急後重、頻數，則必毒留腹脹矣。

六神丸：（寶鑑）治諸痢要藥。黄連、木香、枳殼、赤茯苓、神曲炒、麥芽炒各等分，右末，神曲糊丸如梧子，每五七十丸。赤痢，甘草湯下，白痢，乾薑湯下，赤白痢，乾薑甘草湯下。

[语释]

痢疾通治：凡下痢，一二日之内可用“下法”治疗，五日后不可用“下法”，然而弱者虽初期不可下，实者虽久可下。痢疾初期气未虚，用“导滞汤”、“立效散”通利，未愈，随症调治。痢疾稍久，及老人、虚人，不可轻用“下法”，因为胃已虚弱。不甚滑脱者，不可骤用粟壳等止涩之剂。通用方剂“香连丸”、“宁胃散”。

（内局）**水煮木香膏：**《宝鉴》治一切诸痢。罂粟壳（蜜炒）三两，缩砂、肉豆蔻（煨）、乳香各七钱五分，木香、丁香、诃子、藿香、当归、黄连、厚朴、陈皮、青皮、白芍药、甘草（炙）各五钱，枳实、干姜（炮）各二钱五分，又制成细末，以蜜和药，一两制作六丸，每一丸用水一杯、枣一枚同煎至七分，去枣和渣空腹温服。新增此方，若用于治疗久痢虚脱、大孔如筒，及虚泄可以，用于暑毒里急后重、频数，则毒必留腹成胀。

六神丸：《宝鉴》治诸痢要药。方药组成为黄连、木香、枳壳、赤茯苓、神曲（炒）、麦芽（炒）各等分，又制成细末，以神曲糊丸如梧子大小，每次服五十至七十丸。若赤痢，用甘草煎汤冲服；若白痢，用干姜煎汤冲服；若赤白痢，用干姜甘草煎汤冲服。

[临床新用]

六神丸　本方现代主要用于带状疱疹、慢性肝炎、流行性出血热、蛲虫病、呼吸衰竭、心绞痛、非特异性结肠炎、肾炎、白血病、癌症、阴道炎、口腔黏膜麻醉、腮腺炎、单纯性甲状腺肿、急性乳腺炎、阑尾周围脓肿、寻常疣、皮肤瘙痒、皮肤疾病、外耳道炎、咽喉疾病、扁桃体炎、白喉、牙周炎、牙髓炎、牙髓失活的治疗。

(1) **带状疱疹** 126例带状疱疹患者随机分为治疗组76例和对照组50例。治疗组以六神丸适量研末撒于患处，1周为1疗程；对照组采用西医常规治疗。两组均治疗2周。疗效标准：自觉症状消失，皮疹消退85%以上为显效；疼痛减轻，皮损消退50%以上为好转；症状、皮疹无改善为无效。结果：治疗组中68例痊愈，5例显效，1例无效，总有效率为98.7%；对照组痊愈26例，总有效率88.0%。两组治疗疗效差异显著（$P<0.05$）（周世杰．六神丸外用治疗带状疱疹76例．中国中西医结合杂志，1993，(6)：357)。以六神丸为主治疗肺癌并发带状疱疹12例。方法：六神丸内服外敷同时治疗。结果：12例均痊愈，1~3天止痛，2.5~4天完全干燥结痂，3~5天治愈（张安泽．六神丸治疗肺癌并发带状疱疹12例临床观察．中国中西医结合杂志，1995，(8)：503)。以六神丸外治带状疱疹54例。方法：将六神丸以米醋研化，外涂患处，日3次，至痊愈。结果：1天痊愈者31例，2天18例，3天4例，4天1例，疗效100%，且未见局部遗留神经痛或色素沉着者，也无任何不良反应（陈庆元．六神丸外治带状疱疹54例疗效观察．新医学，1991，(1)：598)。以六神丸治疗带状疱疹36例。发病部位：三叉神经区2例，肋间神经区34例。用法：以温开水将药粒调成稀糊状，涂抹疱疹区，日2~3次，不用包扎结果：经4~10天治疗，疼痛、皮疹均消失（郭年耀．六神丸治疗带状疱疹36例．安徽中医学院学报，1995，(2)：26)。以六神丸外敷治疗晚期肿瘤并发带状疱疹26例。并设有32例西药对照组。治疗方法：西药组：维生素B_{12} 250毫克，维生素$B_1$100毫克，日1次肌注；病毒灵0.1克，日3次口服。中药组：六神丸6克，食醋50毫升，将六神丸研成末，用食醋调成糊状敷患处，日3次。结果：西药组疼痛平均缓解时间5.5天，平均痊愈时间14.5天；中药组疼痛平均缓解时间3.0天，平均痊愈时间8.5天（刑晓波、张美莲、黄祖明．六神丸外敷治疗晚期肿瘤并发带状疱疹26例．山东中医杂志，1998，(3)：110)。以六神丸外敷治疗带状疱疹32例。方法：六神丸9000粒，研成细末，加入食醋50毫升，充分混匀后备用。每次取适量涂于患处，日7~8次。结果：治疗15天治愈30例，好转2例。治疗18天全部治愈。痊愈平均9.0天（王纪云、谢敏、甄艳，等．六神丸外敷治疗带状疱疹32例．山西中医，1999，(3)：15)。以六神丸外用治疗带状疱疹40例。并设对照组20例。治疗组：取六神丸适量研成细末，用食醋调成稀糊状。将药涂于患处，日3次；对照组：采用聚肌胞注射液肌肉注射，每次2毫升，外用氢化可的松软膏外擦局部，日3次。结果：治疗组中痊愈35例，显效2例，有效2例，无效1例，总有效率97.5%；对照组中痊愈10例，显效4例，有效3例，无效3例，总有效率为80.5%（石磊．六神丸外用治疗带状疱疹40例．安徽中医学院学报，1999，(3)：27)。以六神丸内服外敷治疗带状疱疹32例。内服：每次10粒，每日2次，服6~8日；外敷：将六神丸研末，以香油调成糊状，敷于患处，日2~3次，用3~5日。同时配合维生素$B_1$10毫克，维生素B_{12}100毫克肌肉注射，日1次。疗效结果：32例全部治愈，其中3日18例，4日10例，5日3例，6日1例（赵清廉．六神丸内服外敷治疗带状疱疹32例．新疆中医药，1999，(2)：19)。

(2) **慢性肝炎** 以本方治疗慢性活动性乙型肝炎25例。用法：以六神丸10~15粒结合维生素E20毫克，日2次，3个月为1疗程。结果：HBsAg（反向被动血凝法）阳性17例，滴度下降50%以上13例，总有效率80%；HBeAg（酶联法）阴转：阳性15例，阴性10例，转阴率占75%（李涤新．六神丸治疗慢性活动性乙型肝炎25例疗效观察．现代中医，1990，(2)：70)。

(3) **流行性出血热** 以本品配合它法治疗流行性出血热155例。方法：每日3次，每次10粒，合用氢化可的松及清热解毒液肌肉注射。结果：显效120例，有效29例，无效6例（邵德田．六神丸结合西药治疗流行性出血热155例临床观察．河南中医，1989，(1)：28)。

(4) **蛲虫病** 以六神丸纳肛法治疗蛲虫病9例。方法：每夜洗净患者肛门，取药5~25粒纳入肛内，局部用六神丸化水外涂。结果：痊愈6例，好转1例，无效2例（侯连．六神丸的药理研究及其临床应用．中成药研究，1988，(2)：32)。以六神丸治疗蛲虫病20例。并设对照组16例。两组均嘱每晚入眠时用肥皂和温水洗净肛门，治疗组丸（2~5岁用2~5粒，5~7岁用5~8粒）肛纳，另用六神丸6~8粒用少许温开水涂于肛周，用药5~7天。对照组用驱蛔灵片30毫克/千克/次，2次/日，连用5~7用10%硫黄软膏涂肛周。结果：治疗组中治愈13例，有效6例，无效1例，总95%；对照组中治愈4例，有效4例，无效8例，总有效率50%（刘宾、向理宏．治疗蛲虫病20例．新疆中医药，1998，（1）：封底）。

（5）**呼吸衰竭** 以本品治疗暴发型乙型脑炎呼吸衰竭12例。每次20粒，日3次，待呼吸改善后继服2天。同设西药对照组12例。结果：六神丸组治愈11例，无效1例；对照组治愈8例，无效4例。纠正呼吸衰竭用药次数。用药时间，六神丸组和对照组分别为1~9次，2~30次；2~72小时，6~120小时（郭元仓．六神丸治疗暴发型乙型脑炎呼吸衰竭．辽宁中医杂志，1988，（10）：15）。

（6）**心绞痛** 以六神丸治疗心绞痛34例。用法：患者除正常治疗原发病外，一律停用其他抗心绞痛药物，而服用六神丸治疗。用量：口服10~20粒，日2次，2周为1疗程，必要时1周后再服或心绞痛发作时再服，但一般不作为紧急抢救使用。结果：显效19例，有效9例，无效6例。心电图ST段、T波有不同程度改善（王雁春．六神丸治疗心绞痛．北京中医药大学学报，1997，（1）：57）。

（7）**非特异性结肠炎** 以六神丸合“锡类散”加味治疗非特异性结肠炎50例。根据具体病情加山药、米壳或白芍、大黄，制成肠溶片1号、2号两种。结果：治愈20例，显效14饥进步14例，无效2例（赵庆栾．六神丸治疗重症疾病的进展．中医药信息，1992，（3）：24）。

（8）**肾炎** 以本品合中药鲜大蓟、鲜蒲公英、鲜白茅根、鲜车前草治疗急性肾炎初期20例。当肿消症减，尿检除蛋白有波动外，余正常时，停用六神丸，改加六味地黄丸。结果：治愈14例，有效5例，无效1例（程金来、石玉清．六神丸为主治疗急性肾炎二十例．浙江中医杂志，1987，（5）：195）。

（9）**白血病** 以本品大剂量治疗白血病10例。用量每日90~120粒，分3~4次服。一般服用2~3个月可缓解，再服药疗效减低。结果：急性白血病3例，急性粒细胞性白血病1例完全缓解；慢性粒性白血病7例，完全缓解1例，部分缓解1例，进步5例；急性淋巴细胞性及急性单核细胞性白血病各1例无效（天津市中医医院血液组．六神丸治疗白血病10例临床疗效观察．天津医药，1976，（3）：135）。以六神丸或加服益气养阴解毒或健脾补肾方药，观察治疗275例白血病（六神丸组168例，六神丸加中药组107例）。两组病例均获效。结果显示：抗复发的1、2、3年生存率在86.31%~61.38%之间，两组疗效无显著差异；抗不同类型急性白血病复发的生存率、急淋、急粒、急单等1年生存率均在80%以上，2年生存率在60%~75%，3年生存率在27.28%~66.04%，3年时急粒疗效明显高于其他型（唐由君．六神丸抗急性白血病复发．中医杂志，1993，（2）：110）。以本品大剂量治疗急性白血病6例（急性粒细胞型白血病4例，急性淋巴细胞型白血病2例）。用法：每日180粒，分3~4次口服。不能耐受者，先以小剂量30粒开始，耐受后迅速增至每日180粒。结果：1例ANL和2例APL患者完全缓解，其余3例未缓解。完全缓解时间为71~118天（陈明校．单用六神丸治疗成人急性白血病．中西医结合杂志，1989，（12）：719）。

（10）**癌症** 以六神丸治疗上消化道晚期肿瘤20例，其中鳞癌5例，腺癌15例。用法：每次10~15粒，每天4次，空腹温开水送服，服后卧床休息1小时，7天为1疗程。结果：19例临床症状消失，缓解1例，能进普食15例，进流食20例，肿块缩小2例（陆保磊．六神丸治疗上消化道晚期肿瘤20例．吉林中医药，1989，（1）：19）。

（11）**阴道炎** 以六神丸治疗60例滴虫性阴道炎。方法：取六神丸15粒塞人阴道，每晚1次，月经期停用，6天为1疗程。结果：在1~2个疗程全部治愈（卜庆风、刘艳平．六神丸治疗阴道炎．时珍国医国药，1999，（4）：288）。

（12）**口腔黏膜麻醉** 以六神丸96例食管镜检查中作口腔黏膜麻醉剂。在检查中，将六神丸6~10粒置于舌下含化，当出现麻醉效果时（舌根部有麻木感），即进行食管镜查。试验表明：麻醉效果好，无毒性反应，术后可立即进食，无误咽危险（张一峰．六神丸在食管镜检查中的应用．中华外科杂志，1966，（8）：555）。

（13）**腮腺炎** 以六神丸碾碎醋调外敷治疗流行性腮腺炎25例。用法：取六神丸6~10粒，碾碎加食醋少许于掌心处调成糊状，并涂在凡士林纱布上，其范围可略超过肿胀范围0.5厘米，双侧同时敷用，每日换药1次。结果：除1例并发睾丸炎加用六神丸及少量强的松外，其余24例未用其他药物。3天后，19例痊愈，6例好转（唐宇轩．六神丸碾碎醋调外敷治疗流行性腮腺炎25例．中成药，1993，（9）：46）。

（14）**单纯性甲状腺肿** 以本方口服配合云南白药外敷治疗单纯性甲状腺肿35例。病程4个月至2.5年，肿物直径1.5~7厘米。观察3个疗程（6周）。疗效标准：临床症状消失，触诊和B超检查证实肿物完全消失为痊愈；症状消失，肿块缩小2/3以上为显效；症状减轻，肿块缩小1/3以上为好转。结果：24例痊愈，8例显效，3例好转。总有效率为100%（周世杰．临证治疗单纯性甲状腺肿35例．中医函授通讯，1993，（4）：27）。

（15）**急性乳腺炎** 以本品30粒研末，调凡士林外敷治疗急性乳腺炎30例。日1次，均获的良效（吕长青．六神丸外敷治疗急性乳腺炎．浙江中医杂志，1989，（10）：454）。

（16）**阑尾周围脓肿** 以六神丸外敷治疗阑尾周围脓肿47例（临床检查以右下腹疼痛，阑尾区扪及包块为特征，均经B超证实）。患者均经抗生素保守治疗，有2次以上发作病史。用法：以六神丸60粒温水调糊状，摊于两层纱布之间，敷于病区，外以胶布固定。结果：43例肿块及腹痛消失，血常规正常，占91.5%；3例肿块消失，血常规正常，仍有轻度压痛；1例因局部刺激不能耐受而转手术治疗（宫儒靖、韩广瑞．六神丸外敷治疗阑尾周围脓肿47例临床疗效观察．时珍国药研究，1995，（4）：9）。

（17）**寻常疣** 外用六神丸治疗寻常疣32例。治疗方法：对于单发且疣体较小者，先将患处以热水浸洗，常规消毒后用刀刮去表面的角质层，使其出血少许，将3~5粒六神丸研碎贴敷，1周后取下。对数个发病或疣体较大者，可选择疣体较大或原发“母疣”进行刀刮贴敷。结果：治愈（疣体近期消失或脱落，1年内未复发且造成疱痕较少者）30例，无效（疣体未能消失或近期消失后又复发）2例（晋冬梅、王攀．外用六神丸渐寻常疣32例．实用中医药杂志，1998，（3）：31）。

（18）**皮肤瘙痒** 以六神药露治疗痱子皮肤瘙痒50例。选择82例此病患者，随机分为治疗组50例，以六神药露涂抹患处，严重者用加入药液的浴水洗浴；局部体征消失后，每晚坚持用加药浴水洗浴1次，保持疗效；对照组32例，患处涂抹止痒洗剂，严重者也用药浴液洗浴。结果：治疗组中痊愈32例，显效17例，无效1例。总有率为98%；对照组中分别为9例，13例，10例，总有效率为68.75%。经统计学处理，两组疗效有显著性差异（吴汉斌．六神药露的制备与疗效观察．时珍国药研究，1997，（2）：174）。

（19）**皮肤疾病** 以本品治疗鸡眼50例。方法：先以10%洗必泰溶液消毒皮肤，再用利刀削去鸡眼表面粗糙角质层，然后以1%盐水浸泡15~25分钟，使真皮软化，用本药数粒研细末和陈醋调成糊状外敷患处。每3天换药1天。均获效（刘国应．六神丸外用治疗鸡眼．四川中医，1990，（2）：42）。

（20）**外耳道炎** 以六神丸纱条治疗外耳道炎53例。用法：六神丸300粒研成细粉末，以液体石蜡适量将药粉调成糊状，加入纱条充分搅拌，使药粉均匀附在纱条上，常规消毒后，将纱条1~4条置人患者外耳道内，日换药1次。结果治愈28例（古名才．六神丸纱条治疗外耳道炎53例．湖北中医杂志，1992，（4）：12）。

（21）**咽喉疾病** 以本品治疗各种咽喉疾病50例。其中37例慢性咽炎患者，6例痊愈，10例好转；13例慢性扁桃体炎患者，2例痊愈，6例好转。但本方对急性扁桃体炎及扁桃体周围脓肿治疗效果较差（魏宗文．六神丸治疗咽部疼痛的初步报告．中华耳鼻咽喉杂志，1955，（4）：255）。以六神丸治疗急性咽喉疼痛20例。用法：每次4~5粒，每4~5小时含化1次，共3次。结果：显效13例，有效5例，无效2例（伍利科．六神丸含化治疗急性咽喉疼痛20例．广西中医药，1993，（6）：277）。以耳穴按压六神丸治疗慢性咽炎105例。每日4~5次，10~15次为1疗程。观察3个疗程。结果：第一疗程9例痊愈，15例有效，17例好转；第二疗程13例痊愈，18例有效，16例好转；第三疗程7例痊愈，4例有效，6例好转。总有效率100%（钟亚．耳穴按压六神丸治疗慢性咽炎105例疗效观察．河北中医，

1992，(5)：36)。以六神丸加蜂蜜外搽治疗肾炎合并咽炎扁桃体炎20例。并设抗炎对照组20例。治疗组：六神丸研末，以蜂蜜调拌均匀，以棉签蘸取药液涂抹患处；对照组：以青霉素加葡萄糖溶液静脉点滴。结果：六神丸加蜂蜜外搽治疗，对消除咽部红肿、咽痛等不适症状的时间，以及在肾脏排蛋白尿减少或转阴等方面均优于抗炎对照组（张启迪．六神丸加蜂蜜外搽治疗肾炎合并咽炎扁桃体炎．湖北中医杂志，1998，(4)：37)。

(22) **扁桃体炎** 以六神丸配合全蝎外治扁桃体炎32例。用法：取全蝎1条（研碎），六神丸10粒，用米醋调和放在风湿解痛膏正中，然后敷在耳垂下方之下颌角的皮肤上。12小时为1疗程。结果：敷药24小时23例显效，48小时7例显效。总有效率95.1%（刘志超．全蝎合六神丸外治扁桃体炎32例．江苏中医，1994，(4)：166)。

(23) **白喉** 以雷氏六神丸配合青霉素治疗白喉25例。结果：24例临床症状消失，1例死亡。有效率96%，死亡率4%（杨卓寅．用"雷氏六神丸"治疗25例白喉的初步报告．新中医药，1957，(10)：18)。

(24) **牙周炎** 以本品治疗牙周病106例。用法：一先用双氧水冲洗，再以本品1~10粒填塞，日1~2次。结果：1~2次治愈61例，大部分5次治愈，除2例牙槽骨质严重损害者无效外，余均有效（宋宪源．六神丸治疗牙周痛．河北中医，1987，(3)：39)。以本品治疗急性冠周炎223例。用法：以3%双氧水及生理盐水冲洗盲袋后将本药置于盲袋内，日1次；重型者可口服8粒，日3次；同时全部病例都加服灭滴灵、大黄苏打片、消炎痛，日3次。连服2~3天。结果：总有效率92.3%，无效率7.6%（孟宪朝．六神丸治疗急性冠周炎。实用：1腔医学杂志，1990，(1)：77)。以替硝唑、六神丸联合应用治疗急性牙周炎60例。并设一般常规治疗对照组60例。方法：治疗组：用1%替硝唑溶液20~30毫升冲洗牙周袋，然后将六神丸1粒用牙科镊子直接送人患牙牙周袋内，日1次，若伴有全身症状者可加用替硝唑与六神丸口服。对照组：1/5000呋喃西林液冲洗盲袋后，局部涂1%碘甘油，口服抗生素。结果：治疗组总有效率为98.33%，其中特效者50%显效35%；对照组总有效率91.66%，特效15%，显效45%（丁仁生．替硝唑、六神丸合应用治疗急性牙周炎的临床观察．中国中医药信息杂志，1997，(5)：27)。以六神丸治疗智齿冠周炎58例。用法：将六神丸30粒与甲硝唑半片研末；并用3% H202液和生础水交替冲洗冠周及盲袋，拭干后，将少许药末放置盲袋内及撒人冠周患处，以无菌干棉球压于表面，嘱患者咬住40分钟后除去，日2次。结果：多数收到良好效果。反蝴部疼痛立刻减轻或止痛，用药2日后，糜烂、破溃的龈瓣组织已见愈合（李玲、李文连．六神丸治疗智齿冠周炎的体会．甘肃中医，1998，(4)：20)。以六神丸治疗急性下颌智齿冠周炎112例。并设有对照组112例。治疗方法：治疗组以六神丸（Ⅰ）治疗，对照组以螺旋霉素（Ⅱ）治疗，模拟六神丸的外形。两组均以生理盐水冲洗局部，脓肿形成者行删切开排脓并冲洗，并将残存的液体吹出。再将Ⅰ号或Ⅱ号丸1~2粒直接送于感染灶内或将丸粒研成细末与生理盐水调成糊剂填放患处。伴有全身症状者，分别加内服丸粒。结果：治疗组中显效65例，有效40例，无效7例，有效率93.75%，显效率58.04%；对照组依次分别为35例，68例，9例，91.96%，31.25%，两组显效率经统计学处理，有明显差异（侯寿安、李伟、易惠文，等．六神丸治疗急性下颌智齿冠周炎224例临床疗效观察．新中医，1998，(8)：12)。

(25) **牙髓炎** 以六神丸治疗失活恒牙牙髓炎100例（慢性牙髓炎急性发作，牙髓牙周联合症，牙冠微裂有发痛者，慢性牙髓炎)。方法：去净龋洞内腐质，显露穿髓点。吹干或揩干窝洞，将六神丸1粒放于穿髓点，用丁香油氧化锌糊剂暂封2~4天不等。疗效标准：优良为去除封料及冠髓后，根管口无探痛，无叩痛，无充血或轻度充血，即行干髓术者为优良；根管口无探痛，有髓腔充血或叩痛，经1~2次换药后行干髓术者为满意；冠髓尚有活力，需2次封药者为失败。结果：80例优良，16例满意，4例失败。总有效率96%（刘长民．六神丸失活恒牙牙髓炎100例．陕西中医，1991，(4)：161)。以六神丸治疗小儿急慢性牙髓炎40例。方法：将临时浸泡于樟脑酚醇液中的六神丸，或取六神丸1~2粒用蘸有樟脑酚醇的小棉絮包裹，放于患牙龋洞中，并用氧化锌丁香油糊剂暂封。5~7日后复诊，去除封料，磨牙制洞，打开髓腔，行干髓术或根管治疗术。结果：有效36例，牙髓失活率90%，无效4例（刘长民．六神丸治疗小儿急慢性牙髓炎如例．陕西中医，1998，（12）：538）。

（26）**牙髓失活** 以本方研成细末与丁香油酚调成糊剂进行牙髓失活123例。结果：102例1次封药失活成功，10例2次成功，11例无效（基本失活但在打髓时尚有微痛者3例，失败3例，另有5例失活成功但在其后的牙髓治疗过程中并发尖周炎或牙冠纵裂）。总成功率91.05%（中国人民解放军第411医院口腔科．中药六神丸在牙髓失活治疗中的疗效观察．中华口腔医学杂志，1980，（4）：245）。

【原文】

大便秘結：火伏血中，耗散津液，甚則不通，然亦有腸冷而不通者，實者下之，虛者潤之。以氣血分之：晝則便難，氣也，杏仁；夜則便難，血也，桃仁；老人虛人俱加陳皮。大小便不通八正散（小便）亦可。

通幽湯：（寶鑑）治幽門①不通，大便難，宜以辛潤之，升麻、桃仁泥、當歸身各一錢五分，生地黄、熟地黄各七分，炙甘草、紅花各三分，水煎去滓，調檳榔細末五分服。當歸潤燥湯，治血燥大便秘澀，當歸、大黄、熟地黄、桃仁、麻仁、生甘草各一錢，生地黄、升麻各七分，紅花二分，右剉，先取七味作一貼，煎將至半乃入麻仁、桃仁，煎至半空心服。

四磨湯：（寶鑑）治氣滯大便秘澁。大檳榔、沉香、木香、烏藥，右四味等分，各濃磨水取七分盞，煎三五沸，微溫服空心。六磨湯治大便秘澁，有熱者，四磨湯加大黄、枳殼，如上法濃磨汁服之。

蓯沈丸：（寶鑑）治亡津液，大便常秘結。肉蓯蓉二兩，沉香一兩，右末，用麻仁汁打糊丸如梧子，每七十丸空心米飲下。半硫丸治老人痰結大便秘澁。半夏薑制爲末，硫黄研極細，以柳木槌殺過②，右等分，薑汁浸蒸餅丸，如梧子，溫酒或薑湯下五七十丸。

［语释］

大便秘结：火伏血中，耗散津液，严重的使大便不通，然而亦有肠冷而使大便不通的，治疗实者应下之，虚者应润之。按气血分辨：白天大便困难，属气滞，治疗用杏仁；夜间大便困难，属血虚，治疗用桃仁；老人、虚人俱加陈皮。大小便不通者，用“八正散”（使小便）治疗亦可。

通幽汤：《宝鉴》治幽门不通，大便困难，宜以辛润之，升麻、桃仁泥、当归身各一钱五分，生地黄、熟地黄各七分，炙甘草、红花各三分，水煎去渣，调槟榔细末五分服。“当归润燥汤”治血燥大便秘涩，方药组成为当归、大黄、熟地黄、桃仁、麻仁、生甘草各一钱，生地黄、升麻各七分，红花二分，又挫碎，先取七味作一贴，熬至药液剩一半时，加入麻仁、桃仁，再熬至原药液的一半，空腹服。

四磨汤：《宝鉴》治气滞大便秘涩。方药组成为大槟榔、沉香、木香、乌药，又四味药等分，各磨浓汁取一杯的七分，煎三五沸，空腹微温服。“六磨汤”治大便秘涩，而有热者，“四磨汤”加大黄、枳壳，如上法浓磨汁服。

苁沉丸：《宝鉴》治亡失津液，大便常秘结。方药组成为肉苁蓉二两，沉香一两，又制成细末，用麻仁汁打糊丸如梧子大小，每次七十丸空腹心米汤冲下。“半硫丸”治老人痰结、大便秘涩，方药组成为半夏（姜制）研为末，硫黄研极细，以柳木槌杀过，又等分，姜汁浸蒸饼丸如梧子大小，温酒或姜汤服下五十至七十丸。

［词解］

①幽門：胃下端开口。

②以柳木槌殺過：即用柳木棒捶研过。

【原文】

老人秘結：津液少也，不可用大黄，只服滋潤之藥，又槐花煎湯洗肛門，常食乳酪血𰻞[1]脂麻汁。

疏風順氣元：（寶鑑）治腸胃積熱，二便秘澀，諸風秘氣秘皆治之，老人秘結尤宜。大黃酒蒸曬七次五兩，車前子炒二兩五錢，郁李仁、檳榔、麻子仁微炒、兔絲子酒制、牛膝酒洗、山藥、山茱萸各二兩，枳殼、防風、獨活各一兩，右末，蜜丸如梧子，每五七十丸空心茶酒米飲下。

蘇麻粥：（寶鑑）順氣滑大便，治老人虛人風秘血秘大便艱澀，婦人產後便秘，皆宜服之。蘇子、麻子不拘多少等分同搗爛，和水濾取汁，粳米末少許同煮作粥食之，久服尤佳。

三仁粥：（寶鑑）治大便秘結，老人虛人皆可服。桃仁、海松子仁各一合，郁李仁一錢，右同搗爛和水濾取汁，入碎粳米少許煮粥，空心服。

潤血飲：（新增）治法上同。牛膝酒洗、肉蓯蓉、當歸各二錢，枳殼、郁李仁各一錢五分，升麻酒炒一錢，薑三片，水煎空心服。

［语释］

老人秘结：因津液少，不可服用大黄，只服滋润之药，又用槐花煎汤洗肛门，常食乳酪、血𰻞、脂麻汁。

疏风顺气元：《宝鉴》治肠胃积热，二便秘涩，各种风秘、气秘，都能治疗，老人秘结尤为适宜。方药组成为大黄（酒蒸晒七次）五两，车前子（炒）二两五钱，郁李仁、槟榔、麻子仁（微炒）、菟丝子（酒制）、牛膝（酒洗）、山药、山茱萸各二两，枳壳、防风、独活各一两，又制成细末，作蜜丸如梧子大小，每次服五十至七十丸，空腹用茶酒米汤冲下。

苏麻粥：《宝鉴》顺气滑大便，治老人虚人风秘、血秘、大便艰涩，妇人产后便秘，皆宜服之。取苏子、麻子，不管多少等分同捣烂，和水滤取汁，与粳米末少许同煮作粥食之，久服尤佳。

三仁粥：《宝鉴》治大便秘结，老人、虚人皆可服。方药组成为桃仁、海松子仁各一合，郁李仁一钱，又同捣烂，和水滤取汁，入碎粳米少许煮粥，空腹服。

润血饮：（新增）治法上同。方药组成为牛膝（酒洗）、肉苁蓉、当归各二钱，枳壳、郁李仁各一钱五分，升麻（酒炒）一钱，生姜三片，水煎空腹服。

［词解］

①𰻞：（kàn）羊凝血。

【原文】

脾約症：胃強脾弱，津液但輸膀胱，故尿數便難。

脾約丸：（寶鑑）治小便數、大便難。大黃蒸四兩，枳實、厚樸、赤芍藥各二兩，麻子仁一兩五錢，杏仁一兩二錢五分，右末，蜜丸如梧子，空心溫湯下五十丸。

罨臍法：（寶鑑）大小便不通。連根蔥二莖，薑一塊，豆豉三七粒，鹽二匙，同研作餅烘熱掩臍。田螺或蝸牛連殼搗爛，入麝香少許貼臍，以手揉按。

導便法：（寶鑑）猪膽一箇，傾去汁少許入醋或油少許，在內用竹管相接套入肛門，以手指撚之令汁入內。清醬香油相和，以竹管吹入肛門。煉蜜入皂角末少許，麝香爲衣作餅子納肛門。蜜三合入猪膽兩枚煎如飴，入皂角末作釘[1]入肛。

［语释］

脾约症：胃强脾弱，津液只输膀胱，故尿数、大便困难。

脾约丸：《宝鉴》治小便频数、大便困难。方药组成为大黄（蒸）四两，枳实、厚朴、赤芍药各二两，麻子仁一两五钱，杏仁一两二钱五分，又制成细末，做蜜丸如梧子大小，空腹温汤服下五十丸。

罨脐法：《宝鉴》大小便不通。方药组成为连根葱二根，生姜一块，豆豉三七粒，盐二匙，同研作饼，烘热掩脐。或田螺或蜗牛连壳捣烂，入麝香少许贴脐，以手揉按。

导便法：《宝鉴》猪胆一个，排出少许胆汁，加入醋或油少许，用竹管相接，插入肛门，以手指捏猪胆使胆汁入肛门内。或将清酱、香油相和，以竹管吹入肛门。或在炼蜜内加入皂角末少许，作饼子，麝香为衣纳肛门内。蜜三杯，加入猪胆两枚，煎如饴，入皂角末作钉入肛。

［词解］

①釘：即钉剂。系将药物细粉加糯米粉混匀后加水蒸制成软材，按要求分剂量后，搓成细长而两端尖锐如纺锤形的外用固体制剂。其制法类似糊丸，用法类似栓剂。它与线剂、条剂都是中医肛肠科用于治疗管及溃汤性疮疡的一类制剂。

【原文】

頭

脈法：頭痛、短濇，應須死；浮滑，風痰，必易除。陽脈弦者，頭痛無疑。氣虛頭痛，雖弦必濇，痰厥[1]則滑，腎厥[2]堅實。頭痛，左脈數，熱也，脈澁，死血也；右脈實，痰積也，脈大，是火病。

頭風：素有痰飲，或櫛沐取涼，或當風，以致風入腦項，自頭以上耳目口鼻眉稜麻木，必欲綿裹，熱鬱也。頭者，精明之府，風濕痰熱郁，則不清爽。

消風散：（寶鑑）治諸風上攻頭目，昏眩、鼻塞、耳鳴、皮膚麻痒，及婦人血風[3]，頭皮肿痒。荊芥、甘草各一錢，人參、茯苓、白殭蠶、川芎、防風、藿香、蟬殼、羌活各五分，陳皮、厚樸各三分，入細茶一撮煎服，或末每二錢，以茶清或溫酒調下。

養血祛風湯：（寶鑑）治婦人頭風，十居其半每發必掉眩如立舟車之上，蓋因肝虛風襲，故也。當歸、川芎、生乾地黄、防風、荊芥、羌活、細辛、藁本、石膏、蔓荊子、半夏、旋覆花、甘草各五分，薑三片，棗二枚。（新增）羌活飲通治頭風。羌活、防風各一錢五分，川芎、白芷、藁本各一錢，或加柴胡、青皮。

［语释］

头

脉法：头痛、脉短涩，或许死；脉浮滑，属风痰，必易除。阳脉弦者，头痛无疑。气虚头痛，脉虽弦必濇，痰厥，则脉滑，肾厥，脉坚实。头痛，左脉数，属热，而脉涩，属死血；右脉实，为痰积，而脉大，是火病。

头风：素有痰饮，或栉沐取凉，或当风，致使风入脑项，自头以上耳目口鼻眉棱麻木，必欲以布裹头，为热郁所致。头者，精明之府，风、湿、痰、热郁，则不清爽。

消风散：《宝鉴》治诸风上攻头目，致昏眩、鼻塞、耳鸣、皮肤麻痒，及妇人血风，头皮肿痒。方药组成为荆芥、甘草各一钱，人参、茯苓、白僵蚕、川芎、防风、藿香、蝉壳、羌活各五分，陈皮、厚朴各三分，入细茶一撮煎服，或制成药末，每次二钱，以茶清或温酒调下。

养血祛风汤：《宝鉴》治妇人头风，每当患者发作，十居其半必眩晕，如立舟车，盖因肝虚风袭。方药组成为当归、川芎、生干地黄、防风、荆芥、羌活、细辛、藁本、石膏、蔓荆子、半夏、旋覆花、甘草各五分，生姜三片，大枣二枚。（本书新增方剂）"羌活饮"通治头风，方药组成为羌活、防风各一钱五分，川芎、白芷、藁本各一钱，或加柴胡、青皮。

［词解］

①痰厥：证名。指因情志刺激，气郁喉痹，或因风痰内动，痰阻气道，闭扰神明，所致突然昏厥或

神昏，喉间痰壅，肢厥脉沉实为主要表现症状的厥类疾病。《丹溪心法·厥》：“痰厥者，乃寒痰迷闷，四肢厥冷，宜姜附汤，以生附代熟附。”

②肾厥：证名。指肾气上逆所致的头痛。主症为头顶痛不可忍，四肢厥冷。《普济本事方》：“治肾气不足，气逆上行，头痛不可忍，谓之肾厥。其脉举之则弦，按之石坚。”

③血風：血藏虚风即“血风”。指妇女气血亏损，血藏空虚，感受风邪而致头晕目眩，肢体骨节疼痛，心神惊悸等症。

［临床新用］

消风散 本方现代主要用于荨麻疹、湿疹、药疹、面部扁平疣、蛇虫咬伤、春季结膜炎、急性肾炎的治疗。

（1）**荨麻疹** 应用本方加减治疗荨麻疹124例，偏于风热者加金银花、蝉蜕、栀子、黄连；偏于风寒者加麻黄、桂枝；阴虚加首乌、五味子、乌梅，水煎，日1剂。结果：85例痊愈（全身皮疹及瘙痒完全消失，皮肤光滑正常），36例显效（自觉症状显著减轻或好转），3例无效，有效率为97.6%（王桂兰．消风散加减治疗荨麻疹124例．吉林中医药，1985，（1）：29）。

（2）**湿疹** 应用消风散治疗湿疹44例，每日1剂，服药少者5剂，多者23剂，平均疗程为20天。结果：近期治愈38例，基本治愈6例，对治愈中的27例进行随访，1年仅有1例复发（惠广喜．消风散治疗湿疹．新医药学杂志，1976，（8）：15）。

（3）**药疹** 应用本方为主方，风热加连翘；湿热去苍术加车前子；血热加赤芍；火毒盛加生大黄，水煎服，日1剂，治疗氨苄青霉素引起的药疹68例。结果：有效者65例，多数患者服方1~4剂即见效，无效者3例，总有效率为96%（王跃．消风散治疗氨苄青霉素引起的皮疹．四川中医，1993，11（4）：34）。

（4）**面部扁平疣** 运用消风散为基本方，适当加减药物及剂量，煎汤内服外搽。若兼舌苔白滑、属湿重于热者，可去生地加白术，若兼舌苔黄腻，属热重于湿者，可加胆草，兼大便结燥，属湿热内蕴者，加大黄，并根据病情轻重增减用量。结果：痊愈43例，好转4例，无效2例，有效率达95%以上，其中无效者，属病程较长，疣子大而坚硬，且用药时间较短（陈朝芳．消风散治疗面部扁平疣49例．四川中医，1995，（6）：42）。

（5）**蛇虫咬伤** 用消风散内服为主配外治治疗蝮蛇咬伤32例，24小时内咬伤者，加生大黄10~30克，黄连6~10克，七叶一枝花10克，出血严重者，去当归、苍术、小胡麻；有复视者，加蜈蚣2条，全蝎10克；伤肢肿胀不消者，加防己10克，半边莲30克。结果：全部治愈，无伤残及后遗症，其中5天获愈5例，6~10天内20例，11~15天内5例，16天以上2例（张炉高．消风散治疗蝮蛇咬伤32例．浙江中医杂志，1986，（9）：392）。

（6）**春季结膜炎** 应用本方去生地、苦参、胡麻、苍术、牛蒡子加秦艽、菖蒲、龙胆草、五味子为主，湿盛加土茯苓、薏苡仁；热盛加羚羊角、谷精草；瘀阻加川芎、红花，水煎服。治疗春季结膜炎36例。结果：奇痒、流泪、畏光、烧灼感、丝状分泌物等消失，结膜颜色转正常，视物清晰，随访1年以上疗效稳定为痊愈，共19例；诸证消失或基本消失，但春季易于出现反复为有效，共15例；治疗前后无明显变化，或一时减轻，移时又加重为无效，共2例；总有效率为94.4%（白峻峰．消风散加减治疗春季结膜炎36例．浙江中医杂志，1993，28（8）：352）。

（7）**急性肾炎** 应用本方去胡麻仁、加茺蔚子为主，水肿明显加茯苓皮、车前子；疮疡加紫花地丁、蒲公英。1日1剂，分2~3次服，15天为1疗程，治疗急性肾炎100例。结果：经服药1疗程后，81例痊愈（临床症状体征消失，尿检正常），10例显效（临床症状体征消失，尿蛋白、红细胞均在（+）以下），5例有效（临床症状体征减轻，尿检蛋白大于（+），4例无效，总有效率为96%（王智．消风散的临床应用．河南中医，1984，（6）：28）。

【原文】

眩暈有六：諸風掉眩，皆屬於肝，大抵上實下虛。實者，風火痰，虛者，氣血虛。古人云：無痰不作眩，雖因風亦有痰。風暈，傷風眩暈，惡風自汗，或素有頭風，而發風熱，甚則嘔吐，養血祛風湯。熱暈，火熱上攻，煩渴引飲，或暑月熱盛，防風通聖散（風門）去麻黄、芒硝加菊花、人參、砂仁、寒水石。痰暈，痰盛嘔吐，頭重不舉，眩而悸，是飲也，半夏白术天麻湯。氣暈，七情氣鬱，痰迷心竅而眩，眉稜痛眼不開，七氣湯（氣門）。虛暈，内傷氣虛，補中益氣湯（内傷），失血多芎歸湯（婦人），老人每早起眩，須臾定，陽虛，黑錫丹（寒門），腎虛氣不歸元，十全大補湯（虛勞）。濕暈，冒雨傷濕，鼻塞聲重，芎术除眩湯。

清暈化痰湯：（竇鑑）治風火痰眩暈。陳皮、半夏、白茯苓各一錢，枳實、白术各七分，川芎、黄芩、白芷、羌活、人參、南星、防風各五分，細辛、黄連、甘草各三分，薑三片，或末薑汁打麵糊丸，服之亦佳。

玉液湯：（竇鑑）治氣鬱生涎，眩暈怔悸，眉稜骨痛。半夏薑制四錢，薑十片，水煎入沉香磨水，一呷服。

滋陰健脾湯：（竇鑑）治臨事不寧，眩暈嘈雜，此心脾虛怯也。此治氣血虛損，有痰飲作眩之仙劑。白术一錢五分，陳皮塩水洗去白、半夏制、白茯苓各一錢，當歸、白芍藥、生乾地黄各七分，人參、白茯神、麥門冬、遠志制各五分，川芎、甘草各三分，薑三片，棗二枚。

［语释］

眩晕有六：诸风掉眩，皆属于肝，大抵上实下虚。实者为风火痰，虚者为气血虚。古人云：无痰不作眩，虽因风亦有痰。风晕，伤风眩晕，恶风自汗，或素有头风而发风热，甚则呕吐，治疗方剂为“养血祛风汤”。热晕，为火热上攻，症见烦渴引饮，或暑月热盛，治疗方剂为“防风通圣散”（伤风）去麻黄、芒硝加菊花、人参、砂仁、寒水石。痰晕，症见痰盛呕吐，头重不举，眩而悸，是饮邪为患，治疗方剂为“半夏白术天麻汤”。气晕，为七情气郁，痰迷心窍而眩，眉棱痛眼不开，治疗方剂为“七气汤”（理气）。虚晕，为内伤气虚，治疗方剂为“补中益气汤”（患者内伤），失血多用“芎归汤”（妇人），老人每早起眩，须臾定，为阳虚，治疗方剂为“黑锡丹”（散寒），“肾虚气不归元”，“十全大补汤”（虚劳）。湿晕，为冒雨伤湿，症见鼻塞声重，治疗方剂为“芎术除眩汤”。

清晕化痰汤：《宝鉴》治风、火、痰所致眩晕症。方药组成为陈皮、半夏、白茯苓各一钱，枳实、白术各七分，川芎、黄芩、白芷、羌活、人参、南星、防风各五分，细辛、黄连、甘草各三分，生姜三片，或制成药末，以姜汁打面糊丸，服之亦佳。

玉液汤：《宝鉴》治气郁生涎，眩晕怔悸，眉棱骨痛。方药组成为半夏（姜制）四钱，生姜十片，水煎液入沉香（磨水），一口服下。

滋阴健脾汤：《宝鉴》治遇事不宁，眩晕嘈杂，此心脾虚怯所为。本方治气血虚损，有治痰饮作眩仙剂之名。方药组成为白术一钱五分，陈皮（盐水洗去白）、半夏（制）、白茯苓各一钱，当归、白芍药、生干地黄各七分，人参、白茯神、麦门冬、远志（制）各五分，川芎、甘草各三分，生姜三片，大枣二枚。

［临床新用］

玉液汤　本方现代主要用于糖尿病、慢性胃炎、流行性出血热、干燥综合征、小儿夏季热的重量。

（1）糖尿病　应用本方加减治疗糖尿病20例，住院患者5例，门诊患者15例。结果：痊愈5例，基本缓解12例，部分缓解2例，无效1例（贾鸥．玉液汤加减治疗糖尿病20例疗效观察．内蒙古中医药，1985，（2）：17）。应用玉液汤化裁治疗糖尿病60例。结果：显效29例，有效25例，无效6例（张振思、于东强．玉液汤化裁治疗糖尿病60例疗效观察．河南中医，1990，（6）：22）。以本方加味，日1剂，60日为1疗程，治疗51例属气阴两虚型糖尿病。结果：治疗3~6个疗程，显效22例，有效

26 例，无效 3 例。总有效率 94.1%（陈维亚．中药治疗糖尿病 51 例．陕西中医，1991，(2)：51)。本方加味治疗糖尿病 48 例。治疗组应用本方加味，对照组 10 例，服用西药糖尿灵。结果：治疗组总有效率为 95.98%，对照组为 70%，二组差异显著（$P<0.05$）（周佃渠．加味玉液汤治疗糖尿病 48 例．山东中医杂志，1994，(12)：550)。应用本方加味：并发疖者，加鱼腥草；伴夜盲者，加苍术、玄参；兼肺结核者，加冬虫夏草、女贞子、旱莲草，治疗糖尿病 25 例。结果：18 例显效，5 例有效，2 例无效。总有效率为 92%（刘延卿．玉液汤加减运用．浙江中医杂志，1985，(3)：138)。

(2) **慢性胃炎** 应用本方加减治疗胃阴不足型慢性胃炎 127 例，属肥厚性胃炎 28 例，胃窦炎 99 例。结果：痊愈 87 例，有效 39 例，无效 1 例。治愈率为 69%（王乃汉．玉液汤治疗胃阴不足型慢性胃炎 127 例．浙江中医杂志，1990，(10)：437)。

(3) **流行性出血热** 应用本方治疗流行性出血热多尿期 30 例。结果：显效 28 例，占 93.3%；有效 2 例，占 6.7%。总有效率 100%（李文英．玉液汤治疗流行性出血热多尿期 30 例疗效观察．中医药学报，1992，(5)：53)。

(4) **干燥综合征** 本方加味治疗干燥综合征 26 例。并与只用玄参、麦冬、桔梗、甘草治疗的 14 例作对照。结果：治疗组近期有效率 96%，远期有效率 81.3%；对照组分别为 35.8% 和 11.1%。治疗组明显优于对照组（顾延全．玉液汤治疗干燥综合征 26 例．实用中医药杂志，1994，(4)：15)。

(5) **小儿夏季热** 应用本方加减治疗小儿夏季热 12 例，其中 3 剂而愈者 6 例，4 剂而愈者 3 例，6 剂而愈者 3 例。病愈后全部临床症状消失（李乎生．玉液汤加减治疗小儿夏季热．新中医，1985，(8)：7)。

【原文】

正頭痛：衝頭痛，項目似脫，屬太陽，是正頭痛。六陽俱會頭面，故有頭痛。厥陰與督脈會巔，故有頭巔痛，少陰頭痛稀少，多主痰，甚者火也。諸經滯則頭痛。頭痛連眼，風痰上攻，白芷開之。頭痛須用川芎，不愈各加引經藥，太陽羌活，陽明白芷，少陽柴胡，太陰蒼术，少陰細辛，厥陰吳茱萸。炭熏頭痛，蘿菖汁或子研飲。卒痛如破，非冷非風，必膈痰①，煑茗飲吐之。

川芎茶調散：（寶鑑）治偏正頭痛，及頭風，鼻塞聲重。薄荷二兩，川芎、荊芥穗各一兩，羌活、白芷、甘草各五錢，防風、細辛各二錢五分，右末，每二錢，茶清調下食後，或剉取七錢作一貼，入茶少許煎服。偏頭痛，取細辛末，以蔥涎調貼兩太陽穴，特效。

[语释]

正头痛：冲头痛，项、目似脱，属太阳经证，是正头痛。六阳经俱会头面，故有头痛。厥阴经与督脉会巅，故有头巅痛，少阴经头痛较少。正头痛多主痰，严重的为火。诸经滞则头痛。头痛连眼，为风痰上攻，白芷开之。头痛须用川芎，不愈各加引经药，太阳经病用羌活，阳明经病用白芷，少阳经病用柴胡，太阴经病用苍术，少阴经病用细辛，厥阴经病用吴茱萸。炭熏头痛，萝卜汁饮，或萝卜子研细服。突然头痛如破，非冷非风所致，必为"膈痰"，煮茶喝吐之。

川芎茶调散：《宝鉴》治偏、正头痛及头风，鼻塞声重。方药组成为薄荷二两，川芎、荆芥穗各一两，羌活、白芷、甘草各五钱，防风、细辛各二钱五分，又制成细末，每次二钱，清茶饭后调下，或挫碎取七钱作一贴，入茶少许煎服。偏头痛患者，取细辛末，以葱涎调贴两太阳穴，特效。

[词解]

①膈痰：证名。指痰水聚结于胸膈之病证。《诸病源候论·痰饮诸病候》："痰水积聚，在于胸府，遇冷热之气相搏，结实不消，故令人心腹痞痛，气息不安，头眩目暗，常欲呕逆，故言痰结实。"

[临床新用]

川芎茶调散 本方现代主要用于头痛、偏头痛、周围性神经麻痹、颈椎病、急性额窦炎、鼻息肉的治疗。

(1) **头痛** 应用川芎茶调散为主方，气血两虚者，加党参、白芍；气阴两虚者，加熟地、枸杞子。每日1剂，水煎，分2次温服。7天为1疗程，一般治疗3个疗程。治疗偏头痛虚证168例。以上作为治疗组，另设对照组辨证分型论治：气血两虚型用八珍汤，气阴两虚型用四君子汤合六味地黄汤，肝肾阴虚型用杞菊地黄汤。疗程同川芎茶调散组。结果：治疗组168例，痊愈121例，好转39例，无效8例，总有效率95.23%。对照组48例痊愈9例，好转19例，无效20例，总有效率58.33%。川芎茶调散的治愈率和有效率均较对照组高，差异显著（张炳厚．川芎茶调散类方治疗偏头痛虚证168例．北京中医药大学学报，1994，17（4）：36)。运用本方为基本方，痰湿型可合半夏白术天麻汤加减，瘀血型可合血府逐瘀汤出入，肝经郁热型可“合丹栀逍遥散”化裁，病程长者可加全蝎、蜈蚣等活血通络之品，治疗52例血管神经性头痛患者（中医辨证属风邪上犯型18例，痰湿型16例，瘀血型8例，中经郁热型10例)。结果：16例痊愈，19例显效，12例有效，5例无效，总有效率90.4%（谈娴娴．川芎茶调散加减治疗血管神经性头痛52例．浙江中医杂志，1998，(2)：61)。

(2) **偏头痛** 采取尼莫地平及中药联合治疗，中药运用本方减去荆芥、防风、薄荷为基本方，随症加减：血瘀型，加丹参、桃仁、红花、地龙；阳亢型，加天麻、钩藤、菊花、石决明；痰湿型，加茯苓、苍术、厚朴；风寒型，加独活、葛根、藁本；血虚型，加夜交藤、合欢皮、酸枣仁。治疗偏头痛54例，并设单纯西药治疗组做对照。结果：治疗组显效39例，有效12例，无效3例，总有效率94.4%，无1例出现头晕、胸闷等症状。对照组显效11例，有效7例，无效9例，总有效率66.7%，7例出现恶心。呕吐症状，9例出现头晕、心慌症状，12例血压在原基础上下降。统计学处理，两组比较，差异显著（陈方焘、吴钧、张才宙．中西医结合治疗偏头痛54例．山东中医杂志，1997，(5)：217)。运用川芎茶调散加全蝎、蜈蚣为基础方，配合穴位注射，治疗偏头痛289例，寒重者加吴茱萸、风热者加菊花，肝经热盛者加黄芩、栀子、丹皮；有痰者加法夏、陈皮；有瘀者加桃仁、红花。同时设单纯中药治疗组和西药组。结果：治疗组289例中，229例痊愈，36例显效，20例好转，4例无效，总有效率98.6%，其治愈率与总有效率与两对照组比较有显著性差异（江万松．中药与穴位注射相结合治疗偏头痛疗效观察．云南中医中药杂志，1997，18（5）：33)。

(3) **周围性神经麻痹** 应用本方研成细末外敷，同时加茶水调敷于患侧面部地仓、颊车、巨髎、听宫、瞳子髎等穴位上，1天1换，5天为1疗程。停敷1天，继续下1疗程。治疗54例周围性神经麻痹患者，疗程5~36天。结果：痊愈50例，显效3例，有效1例（姜援朝．川芎茶调散治疗周围性神经麻痹54例．浙江中医杂志，1989，(6)：255)。

(4) **颈椎病** 应用川芎茶调散浓缩丸治疗颈椎病60例，每日3次，每次2克，服2~3个月为1个疗程。结果：治愈27例，显效9例，有效17例，总有效率88.33%（王哲身．川芎茶调散精丸治疗颈椎病60例分析．中成药，1991，(1)：23)。

(5) **急性额窦炎** 应用本方减去细辛、羌活、荆芥，加黄芩、菊花、辛夷、苍耳子、金银花等治疗急性额窦炎12例，最多服药9剂，最少3剂，平均6剂。结果：11例痊愈，1例好转（苗后清．川芎茶调散加减治疗急性额窦炎12例．浙江中医杂志，1989，(10)：454)。

(6) **鼻息肉** 应用本方去薄荷、甘草，加辛夷、苍耳子、石膏、牙皂、苏叶等研细末备用，每次口服10克，每日3次，21天为1疗程。结果：21例痊愈（外观息肉消失，呼吸通畅)，1例好转（外观息肉消失，有嗅觉阻碍)，1例无效（外观息肉无明显变化）（谭礼明．川芎茶调散加味治疗鼻息肉23例．福建中医药，1991，(6)：17)。

【原文】

偏頭痛：左，屬血虛，或火，或風熱，朝輕夕重，二陳湯（痰飲）合四物湯（血門）

加荊、防、薄荷、細辛、蔓荊、柴、芩。右，屬氣虛，屬痰，或鬱滯，朝重夕輕，二陳湯加芎、芷、荊、防、薄荷、升麻，年久便燥，目赤，氣鬱血壅，大承氣湯（寒門）。蘿菖汁一蜆殼，注痛邊鼻孔，左右俱痛，俱注。

清上蠲痛湯：（保元）治一切頭痛，不問左右偏正新久，皆效。片芩酒炒一錢五分，當歸酒洗、川芎、白芷、羌活、獨活、防風、蒼术米泔浸、麥門冬各一錢，菊花、蔓荊子各五分，細辛、甘草各三分，生薑。

［语释］

偏头痛：左偏头痛，属血虚，或属火，或属风热，朝轻夕重，治疗方剂为“二陈汤”（有痰饮）合“四物汤”（补血）加荆芥、防风、薄荷、细辛、蔓荆、柴胡、黄芩。右偏头痛，属气虚、属痰，或属郁滞，朝重夕轻，治疗方剂为“二陈汤”加川芎、白芷、荆芥、防风、薄荷、升麻；患者年久便燥，目赤，气郁血壅，治疗方剂为“大承气汤”（寒滞）。萝卜汁一蚬壳，注入痛边鼻孔治，疗偏头痛，左右俱痛，俱注。

清上蠲痛汤：《保元》治一切头痛，不问左右偏正新久皆效。方药组成为片芩（酒炒）一钱五分，当归（酒洗）、川芎、白芷、羌活、独活、防风、苍术（米泔浸）、麦门冬各一钱，菊花、蔓荆子各五分，细辛、甘草各三分，生姜数片。

【原文】

頭痛有九：風寒痛，振寒①，或偏痛，或正痛，芎芷香蘇散（寒門）。濕熱痛，心煩，病在膈中，防風通聖散（風門）。厥逆痛，大寒入腦，腦逆②，故頭齒痛，甚則厥，羌活附子湯。痰厥痛，頰青黄，眩暈，目不開，身重欲吐，痛密無間，二陳湯（痰飲）加川芎、細辛、南星、蒼术。氣厥痛，氣血虛也，兩太陽穴痛，氣虛，順氣和中湯；自魚尾上攻，血虛，當歸補血湯。熱厥痛，煩熱，雖天寒喜風寒，痛蹔③止略來，煖處復痛，清上瀉火湯。濕厥痛，冒雨傷濕，頭重眩，遇陰雨甚，芎术除眩湯。眉稜骨痛，痰也，二陳湯煎水吞青州白元子（痰飲），芎辛導痰湯加川烏、白术。真頭痛④，腦盡痛入泥丸，手足寒，至節死。

羌活附子湯：（寶鑑）治大寒犯腦，令人腦痛，齒亦痛，名曰腦風，麻黄、附子、防風、白芷、白殭蠶炒各一錢，黄栢、羌活、蒼术各七分，黄芪、麻、甘草炙各五分，食後服。

半夏白术天麻湯：（寶鑑）治脾胃虛弱，痰厥頭痛，其症頭苦痛如裂，身重如山，四肢厥冷，嘔吐眩暈，目不敢開，如在風云中。半夏制、陳皮、麥芽炒各一錢五分，白术、神曲炒各一錢，蒼术、人參、黄芪、天麻、白茯苓、澤瀉各五分，乾薑三分，黄栢酒洗二分，薑五片。

［语释］

头痛有九：风寒头痛，振寒头痛，或偏头痛，或正头痛，治疗方剂为“芎芷香苏散”（伤寒）。湿热头痛，患者心烦，病在膈中，治疗方剂为“防风通圣散”（伤风）。厥逆头痛，大寒入脑，脑逆故头齿痛，甚则厥，治疗方剂为“羌活附子汤”。痰厥头痛，脸颊青黄，眩晕目不开，身重欲吐，痛密无间，治疗方剂为“二陈汤”（有痰饮）加川芎、细辛、南星、苍术。气厥头痛，为气血虚，两太阳穴痛，为气虚，治疗方剂为“顺气和中汤”；自眼角鱼尾上攻，为血虚，治疗方剂为“当归补血汤”。热厥头痛，患者烦热，虽天寒喜风寒，痛暂止又来，暖处再痛，治疗方剂为“清上泻火汤”。湿厥头痛，为冒雨伤湿，头重头眩，遇阴雨甚，治疗方剂为“芎术除眩汤”。眉棱骨痛，痰所致，治疗方剂为“二陈汤”煎水吞“青州白丸子”（有痰饮），“芎辛导痰汤”加川乌、白术。真头痛，脑尽痛如入泥丸，手足寒，遇节气变化死。

羌活附子汤：《宝鉴》治大寒犯脑，令人脑痛齿亦痛，名曰“脑风”，方药组成为麻黄、附子、防风、白芷、白僵蚕（炒）各一钱，黄柏、羌活、苍术各七分，黄芪、麻、甘草（炙）各五分，食后服。

半夏白术天麻汤：《宝鉴》治脾胃虚弱，痰厥头痛，其症头苦痛如裂，身重如山，四肢厥冷，呕吐眩晕，目不敢开，如在风云中。方药组成为半夏（制）、陈皮、麦芽（炒）各一钱五分，白术、神曲（炒）各一钱，苍术、人参、黄芪、天麻、白茯苓、泽泻各五分，干姜三分，黄柏（酒洗）二分，生姜五片。

［词解］

①振寒：证名。发冷时全身颤动。出《素问·寒热病》。《证治准绳·杂病》：“振寒，谓寒而颤振也。”

②脳逆：邪气上逆于脑。

③蹔：同“暂”。

④真头痛：指头痛连及脑髓，痛不可忍，手足畏寒，冷过肘膝，甚则头重不举，舌淡，脉微欲绝。

［临床新用］

半夏白术天麻汤 本方现代主要用于梅尼埃病、椎－基底动脉供血不足、紧张性头痛、急性小脑炎、结核性脑膜炎、面神经瘫痪、癫痫、脑梗死、鼻窦炎、眩晕症的治疗。

（1）**梅尼埃病** 以本方加味治疗梅尼埃病32例，男性18例，女性14例，病程1~5年。基本方：半夏白术天麻汤加泽泻、竹茹、僵蚕。呕吐频繁者，加代赭石、旋覆花；耳鸣重者，加灵磁石、石菖蒲、胡桃肉；眩晕重，者加龙骨、牡蛎等。结果：痊愈6例，好转21例，无效5例，总有效率84.4%（余增福．半夏天麻白术汤加减治疗梅尼埃病32例．实用中西医结合杂志，1991，（1）：37）。以加减半夏白术天麻汤治疗梅尼埃病70例，70例均：以头目眩晕，泛恶呕吐和耳鸣如蝉为主要临床表现。基础方：半夏、白术、天麻、泽泻、茯苓、旋覆花、石菖蒲、砂仁、代赭石、丹参。加减：血虚者，加当归身、炙黄芪；气虚者，加人参；失眠者，加青龙齿、夜交藤。结果：治疗后均获痊愈，其中服药少者3剂，最多者35剂。随访半年复发4例，1年后复发6例。但复发病例再用本方治疗仍然效佳（胡春兰．加减半夏白术天麻汤治疗梅尼埃病70例．实用中医药杂志，1998，（7）：22）。以半夏白术天麻汤合小半夏汤结合西药治疗梅尼埃病48例。治疗结果：近期治愈（经治疗后，典型三联症状消失，听力正常，复聪现象呈阴性，甘油试验阴性，且随访半年无复发）25例；显效（三联症状消失，听力增强，复聪现象阴性，甘油试验阳性）11例；有效（三联症状明显改善，听力稍增强，复聪现象阳性，甘油试验阳性）10例；无效（连续治疗30天症状无好转）2例。显效率达75%，总有效率96.31%。疗程：最短22天，最长86天，平均54天（王书杰．中西医结合治疗梅尼埃病48例．四川中医，1997，（8）：25）。

（2）**椎－基底动脉供血不足** 以半夏白术天麻汤加味治疗此病42例（颈椎病22例，动脉硬化29例；合并高血压19例，高脂血症12例，糖尿病4例）。基本方：本方加柴胡、川芎、葛根、丹参。结果：显效28例，有效13例，无效1例（康广山、罗旭峰、朱梅英．半夏白术天麻汤加味治疗椎－基底动脉供血不足42例．上海中医药杂志，1998，（2）：25）。

（3）**紧张性头痛** 以半夏白术天麻汤治疗紧张性头痛68例。头部有轻微麻木感，加石菖蒲、钩藤；头痛重着，胸脘痞闷，恶心欲吐者，加瓜蒌皮、竹茹；头痛兼有头晕、耳鸣、目眩者，加钩藤、黄芩、柴胡；头痛而见面色少华、心悸不宁、脉细弱者，去半夏，加当归、川芎、夜交藤、鸡血藤。结果：治愈49例，好转18例，无效1例（余志杰．半夏白术天麻汤加减治疗紧张性头痛68例．中医药学报，1999，（3）：27）。

（4）**急性小脑炎** 以半夏白术天麻汤加减治疗急性小脑炎17例。以半夏白术天麻汤减甘草、大枣，加钩藤、石菖蒲为基本方。行走不能者加地龙、全蝎；嗜睡痰多者加胆南星、远志。结果：显效9例，有效7例，无效1例。总有效率94%（刘玉霞．半夏白术天麻汤加减治疗急性小脑炎．山东中医杂志，1999，(5)：232)。

(5) 结核性脑膜炎 以本方去甘草加全蝎、地龙、僵蚕治疗结核性脑膜炎7例，全部治愈（孙逊．半夏白术天麻汤加减治疗“结脑”7例．江苏中医杂志，1980，(5)：60)。

(6) 面神经瘫痪 半夏白术天麻汤加减治疗口眼㖞斜17例。方药：本方加羌活、白齐子、红花、全蝎、蜈蚣。研末热酒冲服。结果：治愈10例，显效4例，有效2例，总确效率94%（胡敦伦．半夏白术天麻汤加减治疗口眼㖞斜17例．北京中医，1991，(6)：31)。

(7) 癫痫 以本方治疗头痛型癫痫31例，完全控制癫痫发作（1年以上未复发者）2：例，占81%，显效（发作频率减少75%以上者）6例，占19%（张亚洲．半夏白术天麻汤治疗头痛型癫痫31例．中医药信息，1991，(4)：35)

(8) 脑梗死 以半夏白术天麻汤治疗脑梗死34例。对照组20例，治疗组在内科常期治疗的基础上口服中药半夏白术天麻汤，日1剂。对照组采用西药常规扩容、溶栓和利经细胞活化剂等。两组其他疗法相同。疗效判定：参考第3次全国脑血管病学术会议削判定标准。结果：治疗20天后，治疗组总有效率为88.2%，对照组为73.1%，治疗缍优于对照组（$t=0.517$)，($P<0.05$)（武政文，等．半夏天麻白术汤对脑梗塞患者超氧化物歧化酶和丙二醛水平的影响．中西医结合实用临床急救，1997，(6)：275)。

(9) 鼻窦炎 半夏白术天麻汤加减治疗鼻窦炎50例。治疗10天~1个月。结果：35例治愈（武班文，等．治疗后症状及检查均恢复正常，观察半年无复发)，15例显效（治疗后头痛、鼻塞基本消失，停药后1个月复发)。总有效率100%（卢芝兰．半夏白术天麻汤加减治疗鼻窦炎50例．陕西中医，1995，(2)：63)。

(10) 眩晕症 以本方加紫苏叶、泽泻治疗眩晕症213例，日1剂，水煎服。其中男性61例，女性152例。病程最长19天，最短2小时。全部病例为突发性头晕，目眩，恶心，呕吐，耳鸣或伴波动性听力下降等症状。临床治愈标准：完成1个治疗日后，临床症状显著减轻，5个治疗日后临床症状完全消失，3个月内无复发。结果：全部临床治愈（武文德．半夏白术天麻汤加味治疗眩晕症．实用中医内科杂志，1993，(4)：190)。以半夏白术天麻汤加减治疗耳源性眩晕50例。结果：治愈（眩晕，恶心呕吐，耳鸣等症状均消失，1年后随访未复发）28例，显效（眩晕、耳鸣等主要症状消失，每遇情绪波动、劳累等因素又复发）21例，无效1例，总有效率为98%（张广生，半夏白术天麻汤加减治疗耳源性眩晕50例疗效观察．天津中医，1995，(2)：16)。以加味半夏白术天麻汤治疗眩晕40例（高血压病9例，脑动脉硬化14例，椎－基底动脉供血不足11例，颈椎病3例，梅尼埃病3例)。以半夏白术天麻汤加菖蒲、郁金为基本方辨证加减：伴气血不足者，加黄芪、当归，舌红苔黄腻见痰热之象者，加竹茹、胆星、瓜蒌，兼血瘀之象加丹参、赤芍等，失眠多梦加远志，兼肾精不足者加熟地、山萸肉等。结果：痊愈19例，显效14例，有效5例，无效2例（孙立亭．加味半夏白术天麻汤治疗眩晕40例．黑龙江中医药，1998，(2)：19)。以半夏白术天麻汤加味治疗颈性眩晕50例，50例均经X线拍片或CT证实有颈椎骨质增生和或椎间隙变窄，生理曲度变直并排除其他原因所致。基础方：半夏白术天麻汤加钩藤、酸枣仁、夏枯草、生姜。伴头痛加川芎、蔓荆子；伴肢麻加桑枝、姜黄；颈部不适加葛根；心慌甚者加龙骨、牡蛎。结果：显效42例（84%)，有效8例（16%)，无效0例。50例均复查颈椎X光片，颈椎病变均无改善（陈拥军、张延鑫．半夏白术天麻汤加减治疗颈性眩晕50例．吉林中医药，1998，(1)：27)。以半夏白术天麻汤合温胆汤化裁治疗眩晕80例。组成：本方去白术、甘草加钩藤、竹茹、磁石。加减：痰湿较盛，脘闷纳呆，苔白厚腻者加泽泻、白术；痰热甚者加黄连；心中烦热者加生栀子；兼气虚者加党参；素体肝肾阴亏者加枸杞、白芍。结果治愈（眩晕症状消失，体征及有关实验室检查基本正常，随访3个月无复发者）51例，占63.75%；好转（症状及体征减轻，实验室检查有所改善）20例，占25%；无效（服药1周，眩晕症状无改变或加重）9例，占11.25%。总有效率58.75%（杜长海．熄风化痰活血法治疗眩晕80例临床观察．北京中医，1997，(5)：50)。

【原文】

芎辛導痰湯：（寶鑑）治痰厥頭痛。半夏二錢，川芎、細辛、南星炮、陳皮、茯苓各一錢，枳殼、草各五分，薑七片。

順氣和中湯：（寶鑑）治氣虛頭痛，宜升補陽氣。黃芪蜜炒一錢五分，人參一錢，白朮、當歸、芍藥、陳皮各五分，升麻、柴胡各三分，蔓荊子、川芎、細辛各二分。

當歸補血湯：（寶鑑）治血虛頭痛。生乾地黃酒炒、白芍藥、川芎、當歸、片芩酒炒各一錢，防風、柴胡、蔓荊子各五分，荊芥、藁本各四分。

清上瀉火湯：（寶鑑）治熱厥頭痛。柴胡一錢，羌活八分，酒黃芩、酒知母各七分，酒黃栢、炙甘草、黃芪各五分，生地黃、酒黃連、藁本各四分，升麻、防風各三分五里，蔓荊子、當歸身、蒼朮、細辛各三分，荊芥穗、川芎、甘草各二分，酒紅花一分。

芎朮除眩湯：（寶鑑）治感寒濕眩暈頭極痛。川芎二錢，白朮、附子生各一錢，桂皮、甘草各五分，薑七片，棗二枚。

選奇湯：（寶鑑）治眉稜骨痛不可忍。羌活、防風、半夏制各二錢，酒片芩一錢五分，甘草一錢，薑三片。

[语释]

芎辛导痰汤：《宝鉴》治痰厥头痛。方药组成为半夏二钱，川芎、细辛、南星（炮）、陈皮、茯苓各一钱，枳壳、草各五分，生姜七片。

顺气和中汤：《宝鉴》治气虚头痛，宜升补阳气。方药组成为黄芪（蜜炒）一钱五分，人参一钱，白术、当归、芍药、陈皮各五分，升麻、柴胡各三分，蔓荆子、川芎、细辛各二分。

当归补血汤：《宝鉴》治血虚头痛。方药组成为生干地黄（酒炒）、白芍药、川芎、当归、片芩（酒炒）各一钱，防风、柴胡、蔓荆子各五分，荆芥、藁本各四分。

清上泻火汤：《宝鉴》治热厥头痛。方药组成为柴胡一钱，羌活八分，酒黄芩、酒知母各七分，酒黄柏、炙甘草、黄芪各五分，生地黄、酒黄连、藁本各四分，升麻、防风各三分五里，蔓荆子、当归身、苍术、细辛各三分，荆芥穗、川芎、甘草各二分，酒红花一分。

芎术除眩汤：《宝鉴》治感寒湿眩晕，头极痛。方药组成为川芎二钱，白术、附子生各一钱，桂皮、甘草各五分，生姜七片，大枣二枚。

选奇汤：《宝鉴》治眉棱骨痛不可忍。方药组成为羌活、防风、半夏（制）各二钱，酒片芩一钱五分，甘草一钱，生姜三片。

[临床新用]

当归补血汤　本方现代主要用于原发性血小板减少性紫殿、白细胞减少症、放疗及化疗后白细胞降低、慢性肾衰贫血、产后非感染性发热、子宫发育不良性闭经、更年期综合征、子宫肌瘤、慢性溃疡性结肠炎、缺血性脑病、皮肤瘙痒症、牙龈出血、崩漏、产妇缺乳、足底痛、痹症的治疗。

（1）**原发性血小板减少性紫癜**　以本方加血余炭、生甘草、仙鹤草为基本方，根据气虚、血虚、阴虚、肾阳虚、胃热的不同酌加党参、阿胶、生地、补骨脂、石膏等药治疗原发性血小板减少性紫癜24例。结果：全部病例有效（范镜权．当归补血汤加味治疗慢陛原发性血小板减少性紫癜24例报告．中医杂志，1984，（5）：36）。

（2）**白细胞减少症**　以本方加三棱、甘草治疗白细胞减少症20例，另设利血生对照组20例，结果：治疗组显效8例，有效11例，无效1例，总有效率95%，明显优于对照组的显效1例，有效10例，无效9例，总有效率55%（童伯良、顾玉蓉．当归补血汤加味治疗白细胞减少症20例．安徽中医学院学报，1987，（3）：43）。

（3）放、化疗后白细胞降低 以本方加味枸杞子、骨碎补治疗恶性肿瘤化疗后白细胞降低102例，结果：服本方前白细胞平均$2.939 \pm 0.718 \times 10^9/L$，服药后达$4.600 \pm 1.338 \times 10^9/L$，平均升高$1.665 \times 10^9/L$，其中39例显效（38.2%），53例有效（52.0%），10例无效（9.8%），总有效率达90.2%（王文彬、顾袁捷、张园．加味当归补血汤治疗化疗后白细胞降低症102例体会．甘肃中医，1998，（5）：28）。

（4）慢性肾衰贫血 以当归补血汤加淫羊藿、丹参、大黄、白花蛇舌草、薏苡仁、陈皮治疗慢性肾衰贫血33例，同时设对照组32例，结果：在输血总量、血红蛋白两项指标上治疗组分别为60×200ml，76.03 ± 15.61g/L，明显优于对照组的102×200ml、65.06 ± 11.14g/L（林为民、张西相、杨翠英，等．加味当归补血汤治疗慢性肾衰贫血．甘肃中医学院学报，1999，（2）：24）。

（5）产后非感染性发热 以本方随证加减治疗50例此病患者，疗程不超过2周，50例均治愈（田慧、刘骏．当归补血汤加味治疗产后非感染性发热50例．湖北中医杂志，1993，（2）：8）。

（6）子宫发育不良性闭经 以本方加三棱、莪术、丹参为主治疗子宫发育不良性闭经37例，根据肝肾不足、肝气郁结、夹杂湿热等的不同分别酌加淫羊藿、白蒺藜、蒲公英等药。连服6个月，结果：显效23例，有效11例，无效3例，总有效率91.89%（徐细维、洪波．当归补血汤为主治疗子宫发育不良性闭经37例．实用中西医结合杂志，1991，（8）：477）。

（7）更年期综合征 以本方加夜交藤、桑叶、胡桃仁、三七为基本方。根据气血双虚、肝肾阴虚、脾。肾阳虚、心肾不交的不同分别加以熟地、枸杞子、附子、丹参、酸枣仁治疗更年期综合征79例。结果：治愈61例，未愈18例（宋厚明、王秀莲．中药治疗妇女更年期综合征79例．陕西中医，1986，（6）：204）。

（8）子宫肌瘤 以本方加楂肉，赤白芍、三棱、莪术、桂枝，丹皮为主，根据血虚、阴虚、脾虚、肾虚、肝郁的不同酌加阿胶、生脉散、一贯煎、四君子汤、川断等治疗子宫肌瘤12例。结果：临床治愈6例，好转5例，无效1例（施瑞兰、杜蘅芬．中医治疗子宫肌瘤12例临床观察．云南中医杂志，1981，（5）：9）。

（9）慢性溃疡性结肠炎 以本方加味绞股蓝茶、丹参、川芎、香附、橄榄果治疗慢性溃疡性结肠炎31例，对照组28例，湿热型加白头翁，脾虚型加干姜，便血加三七粉。31例患者治愈5例（16%），好转23例（74%），总有效率90%（张韵．当归补血汤治疗慢性溃疡性结肠炎31例．云南中医杂志，1994，（5）：13）。

（10）缺血性脑病 以加味补血汤为主治疗缺血性脑病，临证酌加桂枝、何首乌、秦艽、川芎等药。服药2个月。40例患者治愈26例，好转14例（高宝海、吕绍起、王忠慧．加味补血汤治疗缺血性脑病40例．山东中医杂志，1994，（9）：404）。

（11）皮肤瘙痒症 以当归补血汤加味（生、熟地，制首乌）随证酌加全蝎、蜈蚣、威灵仙、蛇床子等，服药最多21剂，156例患者，治愈104例，显效26例，好转20例，无效6例，总有效率96%（杜学孟．当归补血汤加味治疗老年性皮肤瘙痒156例．吉林中医药，1992，（6）：20）。

（12）牙龈出血 以本方合失笑散加味，根据血虚，气阴两虚，阳虚的不同分别酌加熟地、太子参、生地、肉桂等药治疗顽固性牙龈出血20例，结果：治愈16例，好转4例，追踪观察0.5~8年均未复发（奚彩昆．活血化瘀法治疗牙龈出血．江苏中医杂志，1984，（3）：21）。

（13）崩漏 以本方加味治疗崩漏51例，临证肾阴虚加女贞子、旱莲草、枸杞子；肾阳虚瘀阻胞宫加巴戟天、鹿角霜、蒲黄；气不摄血加党参、白术、益母草、蒲黄；瘀血阻滞加地稔根、岗稔根、蒲黄。结果：治愈25例，好转20例，未愈6例；有效率88%（陈海燕．当归补血汤加味为主治疗崩漏51例．广西中医药，1996，（4）：34）。以本方加失笑散、三七粉治疗崩漏证60例。临证血热者加黄芩，肝肾不足者加续断。结果：48例显效，9例有效，3例无效（任志东．当归补血汤合失笑散三七粉治疗崩漏证60例．浙江中医杂志，1997，（1）：8）。

（14）产妇缺乳 以本方加味红参等为基础方，临证夏天加生石膏；冬天加桂心。治疗产妇缺乳96

例，其中产后1月之内的72例，产后1.3月的24例。结果：72例中显效65例（90%），有效7例（10%）；24例中显效16例（67%），有效8效（33%）（王敬忠、成梅芳．加味当归补血汤治疗产妇缺乳．内蒙古中医药，1998，(4)：12)。

(15) **足底痛**　以本方加杜仲、续断、狗脊为主方。根据肝肾阴虚，脾肾阳虚的不同酌加熟地、知母、肉桂、附子、芍药治疗足底痛30例。结果：显效18例，好转9例，减轻3例，全部病例有效（殷家骅、贾华清．辨证施治足底痛30例．上海中医药杂志，1984，(11)：31)。

(16) **痹证**　以本方加味桂枝等治疗痹证51例，依痛痹、行痹、热痹的不同而随证加防己、防风、石膏、知母等治愈36例，好转10例，无效5例（何华庚．当归补血汤治疗痹证51例．湖北中医杂志，1986，(1)：46)。

【原文】

面：諸陽之會，故耐寒，病専屬胃，或風熱乘之，面肿，或鼻紫、粉刺、癮疹外症。面青屬肝，赤屬心，黄屬脾，白屬肺，黑屬腎。

面熱面寒：面熱者，胃熱上熏，調胃承氣湯（寒門）加黄連三錢，犀角一錢服。面寒者，胃虚有寒濕，故不耐寒，附子理中湯（寒門）。胃風者，食訖乘風涼所致，食不下，形瘦腹大，惡風頭汗，膈不通，右關弦而浮緩。搭腮肿，因風熱或膏粱積熱，升麻胃風湯、荊防敗毒散（寒門）。腮牙唇口俱肿，出血，清胃散（牙齒）加石膏，或赤小豆末，雞子清或醋調服。

升麻黄連湯：（寶鑑）治面熱。升麻，乾葛各一錢，白芷七分，白芍藥、甘草各五分，黄連酒炒四分，犀角屑、川芎、荊芥穗、薄荷各三分，右剉，先用水半盞浸，川芎、荊芥、薄荷外都作一貼，水二盞煎至一盞，入浸三味，再煎至七分，去滓，食後溫服，忌酒麪五辛⑤。

［语释］

面：为诸阳之会，故耐寒，病专属胃，或风热乘之，症见面肿或鼻紫、粉刺、瘾疹外症。面青属肝，赤属心，黄属脾，白属肺，黑属肾。

面热面寒：面热者，为胃热上熏，治疗方剂为“调胃承气汤”（寒滞）加黄连三钱，犀角一钱服。面寒者，为胃虚有寒湿，故不耐寒，治疗方剂为“附子理中汤”（胃寒）。胃风者，食后乘风凉所致，食不下，形瘦腹大，恶风头汗，膈不通，右关脉弦而浮缓。搭腮肿，因风热或膏梁积热所致，治疗方剂为“升麻胃风汤”、“荆防败毒散”（外感风寒）。腮、牙、唇、口俱肿出血，治疗方剂为“清胃散”（牙齿肿痛）加石膏或赤小豆末，用鸡子清或醋调服。

升麻黄连汤：《宝鉴》治面热。方药组成为升麻，干葛各一钱，白芷七分，白芍药、甘草各五分，黄连（酒炒）四分，犀角屑、川芎、荆芥穗、薄荷各三分，又挫碎，先用水半杯浸泡，除川芎、荆芥、薄荷外都作一贴，水二杯煎至一杯，加川芎、荆芥、薄荷三味，再煎至七分，去渣，药液食后温服，忌酒、面、五辛。

［词解］

⑤五辛：指葱、蒜、辣椒、姜、萝卜。

【原文】

升麻附子湯：（寶鑑）治面寒。升麻、附子炮、葛根、白芷、黄芪蜜炒各七分，人参、草豆蔻、甘草炙各五分，益智仁三分，入連須、葱白三莖，食前服。升麻葛根湯（寒門）乃陽明經主藥也，加黄連、犀角、白芷、川芎、荊芥、薄荷以治面熱，加附子、白芷、黄芪、人參、草豆蔻、益智仁以治面寒，蓋面熱面寒，皆本於胃，故也。

升麻胃風湯：（寶鑑）治胃風面肿。升麻二錢，甘草一錢五分，白芷一錢二分，當歸、葛根、蒼术各一錢，麻黄不去節五分，柴胡、藁本、羌活、黄栢、草豆蔻各三分，蔓荊子二分，薑三片，棗二枚，食後服。

犀角升麻湯：（寶鑑）治陽明胃經風熱毒。犀角一錢五分，升麻、羌活、防風各一錢，川芎、白附子、白芷、黄芩、甘草各五分，食後臨卧各一服。

清上防風湯：（寶鑑）清上焦火，治頭面生瘡癤，風熱毒。防風一錢，連翹、白芷、桔梗各八分，酒炒片芩、川芎各七分，荊芥、梔子、黄連酒炒、枳殼、薄荷各五分，甘草三分，水煎入竹瀝五匙服。

［语释］

升麻附子汤：《宝鉴》治面寒。方药组成为升麻、附子（炮）、葛根、白芷、黄芪（蜜炒）各七分，人参、草豆蔻、甘草（炙）各五分，益智仁三分，入连须、葱白三根，饭前服。“升麻葛根汤”（伤寒）乃治疗阳明经主药，加黄连、犀角、白芷、川芎、荆芥、薄荷而治面热，加附子、白芷、黄芪、人参、草豆蔻、益智仁而治面寒，大概面热、面寒皆本于胃。

升麻胃风汤：《宝鉴》治胃风面肿。方药组成为升麻二钱，甘草一钱五分，白芷一钱二分，当归、葛根、苍术各一钱，麻黄（不去节）五分，柴胡、藁本、羌活、黄柏、草豆蔻各三分，蔓荆子二分，生姜三片，大枣二枚，饭后服。

犀角升麻汤：《宝鉴》治阳明胃经风热毒。方药组成为犀角一钱五分，升麻、羌活、防风各一钱，川芎、白附子、白芷、黄芩、甘草各五分，饭后、临卧各服一次。

清上防风汤：《宝鉴》能清上焦火，治头面生疮疖，风热毒。方药组成为防风一钱，连翘、白芷、桔梗各八分，酒炒片芩、川芎各七分，荆芥、栀子、黄连（酒炒）、枳壳、薄荷各五分，甘草三分，水煎液入竹沥五匙调服。

【原文】

眼：目屬肝。分以言之，白屬肺、黑屬肝、上下瞼屬脾，内外眥屬心、瞳仁屬腎。眼無寒病，有風熱、有虚。

脈法：左寸洪數，心火。關脈弦洪，肝火。右寸關俱弦洪，肝挾相火侮①肺乘②脾。眼見黑花腎虚，左尺沉數是也。

眼病形症：白輪赤，火乘肺。肉輪赤肿，火乘脾。黑水神光③被瞖④，火乘肝腎。赤脈貫目，火自甚。蓋眼無火不病，治法清心凉肝，調血順氣。

［语释］

眼：目属肝。分开说，白属肺、黑属肝、上下睑属脾，内外眦属心、瞳仁属肾。眼无寒病，有风热、有虚。

脉法：左手寸脉洪数，属心火。关脉弦洪，属肝火。右手寸关脉俱弦洪，为肝挟相火侮肺乘脾。若眼见黑花，属肾虚，左手尺脉呈现沉数。

眼病形症：眼白轮赤，为火乘肺。肉轮赤肿，为火乘脾。瞳孔被云翳遮挡，为火乘肝肾。赤色血脉贯目，为内火盛。盖眼无火不病，治应清心凉肝，调血顺气。

［词解］

①侮：反克。

②乘：过克。

③黑水神光：指黑眼瞳仁。

④瞖：同“翳”。指“云翳”。

【原文】

内障：肝病也，瞖在黑睛内，遮而昏暗，似不患之眼惟瞳里有隱隱青白者，亦有無此者，當取三經之俞天柱、風府、太衝通里。内障者，不疼痛無眵淚，如薄霧輕烟之狀，日漸月增，腦脂下結于烏輪[①]，屬血少神勞腎虛，宜養血補水，安神丸。昏弱不欲視物，見黑花，瞳子散大，里病。久病昏暗，腎經真陰微也。目赤不明，服祛風散熱藥。反畏明，重聽[②]，脈虛大，此勞心、飲食失節，補中益氣湯（内傷）加茯神、酸棗、山藥、山茱萸、五味子，兼用十全大補湯（虛勞）。日晡兩目緊澀不能視，元氣下陷，補中益氣湯。

壯水明目丸：（保元）治腎水枯竭，神光[③]不足，眼目昏暗，此壯水之主以制陽光[④]，熟地黄、山藥、山茱萸酒蒸取肉各一兩二錢，白茯苓、當歸、蔓荊子各一兩，澤瀉、牡丹皮各八錢，甘菊花、黄連、五味子、生地黄各五錢，川芎、柴胡各三錢，右細末，煉蜜丸如梧子，每服五十丸酒下。

滋腎明目湯：（寶鑒）治血少神勞，腎虛眼病。當歸、川芎、白芍藥、生地黄、熟地黄各一錢，人參、桔梗、梔子、黄連、白芷、蔓荊子、甘菊、甘草各五分，細茶一撮，燈心一團，食後服。

羊肝元：（寶鑒）治眼目諸疾，及障瞖青盲。黄連另爲末，白羊子[⑤]肝一具去膜，砂盆内同研細，衆手丸[⑥]如梧子，空心溫水下三十丸，連作五劑差[⑦]，青羊肝尤佳。（正傳）羊肝元治瞖障青盲[⑧]，黄連一兩，甘菊、防風、薄荷、荊芥、羌活、當歸、川芎各三錢，右末，白羊肝一具蒸熟，同搗作丸服。

［语释］

内障：肝为病，翳在黑睛内，遮而昏暗，好似不患之眼只在瞳里有隐隐青白者，亦有无此者，当取三经之俞天柱、风府、太冲通里。内障患者，眼睛不疼痛，无眵无泪，但有如薄雾轻烟之状，日渐月增，脑脂下使眼圈发黑，属血少神劳、肾虚亏乏，宜养血补水，治疗方剂为“安神丸”。眼睛昏弱欲看不清物，眼前冒黑花，瞳孔散大，为里病。久病眼睛感觉昏暗，为肾经真阴衰微。目赤不明，服祛风散热药。眼睛不怕黑反怕亮，重听，脉虚大，这是劳心、饮食失节所致，治疗方剂为“补中益气汤”（内伤患者）加茯神、酸枣、山药、山茱萸、五味子，兼用“十全大补汤”（虚劳患者）。日晡两目紧涩不能视，为元气下陷，治疗方剂为“补中益气汤”。

壮水明目丸：《保元》治肾水枯竭，神光不足，眼目昏暗，本方是壮水之主以制阳光，方药组成为熟地黄、山药、山茱萸（酒蒸取肉）各一两二钱，白茯苓、当归、蔓荆子各一两，泽泻、牡丹皮各八钱，甘菊花、黄连、五味子、生地黄各五钱，川芎、柴胡各三钱，又制成细末，炼蜜为丸如梧子大小，每次服五十丸酒冲服。

滋肾明目汤：《宝鉴》治血少神劳，肾虚眼病。当归、川芎、白芍药、生地黄、熟地黄各一钱，人参、桔梗、栀子、黄连、白芷、蔓荆子、甘菊、甘草各五分，细茶一撮，灯心一团，食后服。

羊肝元：《宝鉴》治眼目诸疾，及障翳青盲。方药组成为黄连（单独研末），白羊仔肝一具（去膜），二味药同放于砂盆内研细，众手制丸如梧子大小，空腹温水下三十丸，连服五剂病愈，青羊肝尤佳。《正传》“羊肝丸”治翳障青盲，方药组成为黄连一两，甘菊、防风、薄荷、荆芥、羌活、当归、川芎各三钱，又制成细末，白羊肝一具蒸熟，同捣作丸服。

［词解］

①腦脂下結于烏輪：即足太阳之邪下注，使眼圈发黑。《景岳全书·必集杂证谟》“〈龙木论〉云：脑脂流下作翳者，足太阳之邪也；肝风冲上作翳者，足厥阴之邪也。故治法以针言之，则当取三经之

俞，如天柱、风府、太冲，通里之穴是也。”

②重聽：病症名。即指听力下降，听力失真，属耳聋之轻症。

③神光：指产生视功能的一系列神经活动。

④壮水之主以制阳光：治法。即通过滋阴壮水之法，以达抑制阳亢火盛。

⑤白羊子：即“白羊仔”。子，同“仔”。

⑥衆手丸：指用双手十指做丸。

⑦差：同“瘥”。病愈。

⑧瞖障青盲：瞖障，指云翳。青盲，是外观正常，但不见物。

【原文】

沖和養胃湯：（寶鑒）治内障，眼得之脾胃虛弱、心火與三焦俱盛，上爲此疾。黄芪、羌活各一錢，人參、白术、升麻、乾葛、當歸、甘草炙各七分，柴胡、白芍藥各五分，防風、白茯苓各三分，五味子二分，乾薑一分，水煎至半，入黄芩、黄連各五分，再煎數沸去滓，溫服食遠①。

補肝散：（寶鑒）治圓瞖在黑珠上，昏花。柴胡一錢五分，白芍藥一錢，熟地黄、白茯苓、甘菊、細辛、甘草各七分，栢子仁、防風各五分。

家傳養肝丸：（保元）治肝熟②不能視，眼花視澀，眥③赤風淚，黑睛上有翳，宜服此藥，補肝滋膽益腎，大有殊效。生地黄酒浸、熟地黄酒蒸、肉蓯蓉酒洗、枸杞子、防風、草決明炒、菊花、羌活、當歸酒洗、蒺藜炒各一兩，羚羊角鎊另研、楮實子炒各五錢，羊子肝小肝葉煮焙乾爲末，右細末，煉蜜丸如梧子，每服五十丸，加至七十丸至百丸，早鹽湯下，午茶下，臨臥酒下，不飲酒入當歸湯下。

雀盲散：（寶鑒）治雀目④，夜不見物。雄猪肝竹刀批開，納夜明砂紮縛，煮米泔中至七分熟，取肝細嚼以汁送下。治雀目，豶猪⑤肝煮熟，和夜明砂作丸服。

［语释］

冲和养胃汤：《宝鉴》治内障，眼得此病是因脾胃虚弱、心火与三焦俱盛上窜所致。方药组成为黄芪、羌活各一钱，人参、白术、升麻、干葛、当归、甘草（炙）各七分，柴胡、白芍药各五分，防风、白茯苓各三分，五味子二分，干姜一分，水煎至半，入黄芩、黄连各五分，再煎数沸去渣，长期温服。

补肝散：《宝鉴》治圆形云瞖在黑珠上，使眼昏花。方药组成为柴胡一钱五分，白芍药一钱，熟地黄、白茯苓、甘菊、细辛、甘草各七分，栢子仁、防风各五分。

家传养肝丸：《保元》治肝熟不能视，眼涩花眼，眦赤风泪，黑睛上有翳，宜服此药，能补肝、滋胆、益肾，大有殊效。方药组成为生地黄（酒浸）、熟地黄（酒蒸）、肉苁蓉（酒洗）、枸杞子、防风、草决明（炒）、菊花、羌活、当归（酒洗）、蒺藜（炒）各一两，羚羊角（镑片，单研细末）、楮实子（炒）各五钱，羊仔肝小叶（煮焙干，研为细末），其余药制成细末，炼蜜为丸如梧子大小，每次服五十丸，逐渐加至七十丸至百丸，早上盐汤服下，中午茶水服下，临睡酒服下，不饮酒者用当归汤服下。

雀盲散：《宝鉴》治雀目，夜不见物。用竹刀批开雄猪肝，放入夜明砂扎缚，放在米泔中煮至七分熟，取肝细嚼，以汁送下。治雀目，用公猪肝煮熟，和夜明砂作丸服。

［词解］

①食遠：即食远。长期服食。

②肝熟：肝火盛致肝阴不足。

③眥：眼角。

④雀目：即夜盲，黑夜看不见东西。

⑤豮猪：公猪。豮，（fén）指雄性的牲畜。

【原文】

外障：肺病也，在睛外遮暗。凡赤脈從上下者，屬太陽主表，必眉稜骨痛，或腦項痛，或偏頭痛，宜溫之散之，選奇湯（頭門）；從下上者，或從內眥出外者，屬陽明主里多熱，或便實宜下之寒之，瀉青丸（五臟）寒則羊肝元。外眥入內者，屬少陽主半表里，宜和解，神仙退云丸。

石決明散：（寶鑒）治肝熱眼赤肿痛，忽生瞖膜，或脾熱瞼內如雞冠蜆[①]肉，或蟹睛[②]疼痛，或旋螺尖起。石決明、草決明各一兩，羌活、梔子、木賊、青箱子、赤芍藥各五錢，大黃、荊芥各二錢五分，右末，每二錢麥門冬湯下。

撥云散：（寶鑒）治風毒上攻，眼目昏暗，瞖膜遮睛，痒痛多淚。柴胡二兩，羌活、防風、甘草各一兩，右末，每二錢薄荷湯或茶清調下，或剉取五錢煎服。

［语释］

外障：肺为病，在白睛处遮挡。凡赤脉从上往下发展者，属太阳经病，主表证，必定出现眉棱骨痛，或脑项痛，或偏头痛，治宜“温之”、“散之”，用“选奇汤”（头为病）；从下往上发展者，或从内眦出外者，属阳明经病，主里证，多热，有的便坚，治宜“下之”、“寒之”，用“泻青丸”（润五脏），寒则用“羊肝元”。从外眦入内者，属少阳经病，主半表里证，治宜“和解”，用“神仙退云丸”。

石决明散：《宝鉴》治肝热所致眼赤肿痛，忽生翳膜，或脾热所致眼睑内生肉如鸡冠蚬肉，或蟹睛疼痛，或旋螺突起。方药组成为石决明、草决明各一两，羌活、栀子、木贼、青箱子、赤芍药各五钱，大黄、荆芥各二钱五分，又制成细末，每二钱麦门冬汤服下。

拨云散：《宝鉴》治风毒上攻，致眼目昏暗，翳膜遮睛，痒痛多泪。方药组成为柴胡二两，羌活、防风、甘草各一两，又制成细末，每二钱薄荷汤或清茶调下，或挫碎取五钱煎服。

［词解］

①蚬：软体动物，介壳圆形或心脏形，表面有轮状纹。生活在淡水或河流入海的地方。

②蟹睛：病证名。蟹睛病之病名见于《圣济总录》。又称蟹睛突起。蟹睛病多因肝胆火炽，上攻于目，使黑睛翳溃，或外伤所致。以黑睛破损，黄仁从破口绽出如珠，形似蟹睛为主要表现的翳病类疾病。症状类似“旋螺突起”，在黑睛边缘有似蟹睛般的神膏绽出，凸出的范围一般较小。若黄仁全部凸出，则最终将导致失明。蟹睛一旦形成，即使治愈，瘢痕终归难免。

【原文】

洗肝明目湯：（寶鑒）治一切風熱眼，目赤肿疼痛。當歸尾、川芎、赤芍藥、生地黃、黃連、黃芩、梔子、石膏、連翹、防風、荊芥、薄荷、羌活、蔓荊子、甘菊、白蒺藜、草決明、桔梗、甘草各五分，食後服。

柴胡湯：（寶鑒）治肝火盛，目赤肿痛。柴胡、赤芍藥、川芎、當歸、青皮、草龍膽、梔子、連翹各一錢，甘草五分，食後服。

神仙退云丸：（寶鑒）治一切瞖膜，內外障，昏暗者服之累效，真妙方也。當歸酒洗一兩五錢，川芎、木賊去節童便浸焙、密蒙花、荊芥穗、地骨皮、白蒺藜、甘菊、羌活各一兩，川椒炒各七錢五分，瓜蔞根、枳實、蔓荊子、薄荷、草決明炒、甘草炙各五錢，蛇蛻、蟬蛻、黃連各三錢，右末，蜜和兩作十丸，茶清或湯飲化下一丸。

祛風清熱散：（保元）治暴發眼肿如桃，並赤眼痛澀難開者。當歸尾、赤芍藥、川芎、生地黄、黄連、黄芩、梔子、連翹、薄荷、防風、荊芥、羌活、桔梗、枳殼、白芷梢、甘草各等分，燈草七根。食後服。

牛黃丸：（寶鑑）治小兒通睛[①]。甘草二錢五分，犀角屑二錢，牛黃一錢，金銀箔各五片，右末，蜜丸如菉豆，每七丸薄荷湯下。

洗眼湯：（俗方）治風熱赤肿眵淚。膽礬、白礬、當歸、黃連、杏仁、防風、紅花各三分，頻頻煎洗。

［语释］

洗肝明目汤：《宝鉴》治一切风热所致眼目赤肿疼痛。方药组成为当归尾、川芎、赤芍药、生地黄、黄连、黄芩、栀子、石膏、连翘、防风、荆芥、薄荷、羌活、蔓荆子、甘菊、白蒺藜、草决明、桔梗、甘草各五分，饭后服。

柴胡汤：《宝鉴》治肝火盛，致目赤肿痛。方药组成为当柴胡、赤芍药、川芎、当归、青皮、草龙胆、栀子、连翘各一钱，甘草五分，饭后服。

神仙退云丸：《宝鉴》治一切翳膜，内、外障，昏暗者服之屡效，非常好的方剂。方药组成为当归（酒洗）一两五钱，川芎、木贼（去节，童便浸，焙干）、密蒙花、荆芥穗、地骨皮、白蒺藜、甘菊、羌活各一两，川椒（炒）各七钱五分，瓜蒌根、枳实、蔓荆子、薄荷、草决明（炒）、甘草（炙）各五钱，蛇蜕、蝉蜕、黄连各三钱，又制成细末，用蜜和为丸，一两作十丸，每次清茶或汤饮化服一丸。

祛风清热散：《保元》治暴发眼肿如桃，并有赤眼涩痛难开者。方药组成为当归尾、赤芍药、川芎、生地黄、黄连、黄芩、栀子、连翘、薄荷、防风、荆芥、羌活、桔梗、枳壳、白芷梢、甘草各等分，灯草七根。饭后服。

牛黄丸：《宝鉴》治小儿通睛。方药组成为甘草二钱五分，犀角屑二钱，牛黄一钱，金银箔各五片，又制成细末，做蜜丸如菉豆大小，每次薄荷汤冲服七丸。

洗眼汤：（民间方）治风热致眼赤肿、眵泪。方药组成为胆矾、白矾、当归、黄连、杏仁、防风、红花各三分，频频煎洗。

［词解］

①通睛：病证名。出《世医得效方》。又名斗鸡眼、斗睛。多见于小儿。症见一眼或双眼黑珠相对呆定于眦侧，视东反西，顾左反右，若振掉头脑则睛方转。由惊风后遗，或受猛烈震荡所致。

【原文】

眼病諸症：風則肿軟，熱則肿硬。大眥[①]努肉[②]堆起，紅者心熱甚，小眥紅絲血脹，心虛熱。胞肿膠凝如桃，消風散，頭門。陽虛則眼楞緊急，倒睫拳毛之漸；陰虛則瞳子散大。迎風冷淚，風熱相博。被物撞打留瘀者，黃連一兩，寒水石、黃栢各五錢末，生地黃汁和作餅付。精散，則視一爲兩，屬肝腎虛，腎氣丸（五臟）。爛弦風[③]者，眼弦歲久赤爛，薄荷、荊芥、細辛末以火燒之，以碗塗些蜜後覆烟上，取煤點眼。雀目者，日落即不見物，肝虛也，猪牛肝膾食之。蟹睛者，肝經積熱，黑睛上突如蟹目，石決明散。小兒通睛者，欲觀東則見西，若振掉[④]頭腦，則睛方轉，肝受驚風。

珊瑚紫金膏：（保元）治遠年近日内障，青盲云翳堆眵，火眼暴發，迎風冷淚，怕日羞明，肝腎虛邪等疾，點之悉愈。能治七十二種眼疾，能醫二十年目不通明者，惟瞳人反背而驚散者不治。白爐甘石（童便浸七日，灰火消銀，砂鍋内煆，投入童便内共十日，曬乾細研末）、黃丹（滾水飛過三次，曬乾細研為末）各一兩。海螵蛸（微火炙過，細研）、乳香（光明者入砂鍋，微火炒出烟，細研）、沒藥（光明者入砂鍋内微火炒去烟，細研）、白硼砂（明淨者細研）各二錢，麝香（揀淨，去皮，細研），青塩（去泥土，細研）各五分，片腦（研細）三分，右將前七味各研細稱足，合一處入乳缽内，再研極細無聲後入腦麝二味，再研極勻，將蜂蜜用絹袋濾過，熬蜜滴水成珠，夏老冬嫩，春秋酌老嫩之間，用蜜調藥令稀稠得所，磁器内封固，不可泄氣，點眼則神效。

［语释］

眼病诸症：风邪所致眼病则肿软，热邪所致眼病则肿硬。大眦内努肉堆起，红者属心热甚，小眦内红丝肿胀，属心虚热。眼胞肿若胶凝大如桃，治疗方剂为“消风散”（头为病）。阳虚则眼楞紧急，睫毛渐渐倒卷；阴虚则瞳子散大。迎冷风流泪，为风热相博。被物撞打留瘀患者，方用黄连一两，寒水石、黄柏各五钱，研末用生地黄汁和药作饼服。精散，则视一为二，属肝肾虚，用“肾气丸”（补五脏）。烂弦风者，表现为眼弦长久赤烂，用薄荷、荆芥、细辛末火烧，在碗内涂些蜜后覆盖在烟上，取烟灰点眼。雀目者，日落即不见物，为肝虚，将猪牛肝切片吃。蟹睛者，为肝经积热，黑睛上突如蟹目，治疗方剂为“石决明散”。小儿通睛者，表现为想看东面却看到西面，若转动头脑，则眼睛方转，为肝受惊风。

珊瑚紫金膏：《保元》治年久或近期之内障，或青盲、云翳、堆眵、火眼暴发、迎风冷泪、怕日羞明等病，这是肝肾虚及外邪所致，用此药膏点眼均能痊愈。本药能治七十二种眼疾，能医二十年目不通明者，惟瞳人反转而瞳孔惊散者不治。方药组成为白炉甘石（童便浸七日，灰火消银，砂锅内煅，投入童便内共十日，晒干细研末）、黄丹（用开水水飞过三次，晒干细研为末）各一两。海螵蛸（微火烤过，细研）、乳香（光明者入砂锅微火炒出烟，细研）、没药（光明者入砂锅内微火炒去烟，细研）、白硼砂（明淨者细研）各二钱，麝香（拣淨杂质，去皮，细研），青盐（去泥土，细研）各五分，片脑（研细）三分，又将前七味各研细称足，合一处入乳钵内，再研极细无声后入脑、麝二味，再研极匀，将蜂蜜用绢袋滤过，熬蜜滴水成珠，夏天炼成老蜜，冬天炼成嫩蜜，春秋酌情炼蜜在老嫩之间，用蜜调药使稀稠正合适，磁器内封固，不可泄气，点眼则神效。

［词解］

①大眥：即眼内眦。眼分大、小二眦。眦，为上下胞睑的内外侧联合处。大眦又名“内眦”，小眦又名“外眦”、“锐眦”。

②努肉：突出之肉。

③烂弦风：病名。又名眼弦赤烂、烂弦风睑等。出《银海精微》卷上：“烂弦风之症，因脾胃壅热，久受风湿，更加吃诸毒物，日积月累，致成风烂。胞睑之内，变成风痘，动则发痒，不时因手拂拭，甚则连眼眶皆烂。”

④振掉：转动。

【原文】

二百味花草膏：（寶鑒）治火眼及爛弦，風痒痛流淚。羯羊[①]膽一枚，以蜜滿灌，入朱砂末少許，挂起陰乾，每取一粒水和點眼，以蜜采百花、羊食百草，故以爲名也。

湯泡散：（寶鑒）治風毒赤眼腫痛，花瞖多淚。黄連、赤芍藥、當歸各一錢，右剉，水煎，乘熟熏洗，冷則再溫洗，頻洗最佳，雪水煎之尤妙。凡眼目之病，皆以血脈凝滯使然，故行血藥合黄連治之，血得熱即行，故乘熱洗之神效。一方當歸、赤芍藥、黄連、防風、杏仁各五錢，薄荷三錢，銅綠二錢，右剉取三錢，水煎沸乘熱先熏後洗，冷則再溫洗之。

五行湯：（寶鑒）洗暴赤眼，及時行眼疾肿痛。黄栢一味爲末，以濕紙包裹，黄泥固濟火煨，候幹取出，每用一彈子大綿包浸一盞水内，飯上蒸熟，乘熱熏洗極妙，此方有金木水火土制過，故名爲五行湯。

楓膏：（俗方）治爛弦，赤肿流淚。楓葉多取，濃煎汁去渣熬成膏，取以點眼，又楓葉細切和燒酒蒸，絞取汁點眼亦效。

［语释］

二百味花草膏：《宝鉴》治火眼及烂弦，见风痒痛流泪。羯羊胆一枚，用蜜灌满，加入朱砂末少许，挂起阴干，每取一粒，用水和点眼，因蜜采自百花、羊食百草，故以为名。

汤泡散：《宝鉴》治风毒赤眼肿痛，花眼、云翳、多泪。方药组成为黄连、赤芍药、当归各一钱，又挫碎水煎，乘热熏洗，冷则再温洗，频洗最佳，雪水煎之尤妙。凡眼目之病，皆因血脉凝滞导致的，故用活血之药加黄连治之，血得热即行，故乘热洗之神效。又方：当归、赤芍药、黄连、防风、杏仁各五钱，薄荷三钱，铜绿二钱，又挫碎取三钱，水煎沸乘热先熏后洗，冷则再温洗之。

五行汤：《宝鉴》洗暴赤眼，及流行眼疾肿痛。方药组成为黄柏一味研末，以湿纸包裹，黄泥固济火煨，候干取出，每用一弹子大绵布包裹，浸入一杯水内，饭上蒸熟，乘热熏洗极妙，此方有金木水火土制过，故名为“五行汤”。

枫膏：（民间方）治烂弦，赤肿流泪。多取枫叶浓煎汁去渣熬成膏，取以点眼，又枫叶细切和烧酒蒸，绞取汁点眼亦效。

［词解］

①羯羊：阉割了的公羊。

【原文】

不能遠視　不能近視：能遠視不能近視，陽盛陰虛，乃血虛氣盛，氣盛者火盛，六味地黄丸（五臟）加牡蠣。能近視不能遠視，陽虛陰盛，乃氣虛血盛，血盛則陰火盛也，氣虛則元氣衰也，此老人桑榆[①]之象也。能近視責其有水，不能遠視責其無火，定志丸（神門）。

眼病表里虛實：目得血而能視，然血亦有太過不及，太過則壅而發痛，不及則竭而不明。在府爲表，除風散熱；在臟爲裏，養血安神。不過虛實二者，凡暴失明昏澀，瞖膜眵淚肿痛，肝經風熱之甚皆表也；昏花羞明，内障瞳散，腎經真陰之微皆里也。實則散風熱，虛則滋真陰，虛實相因則兼乎散熱滋陰，老人多不足，少年多太過。

［语释］

不能远视、不能近视：能视远不能视近，为阳盛阴虚、血虚气盛，气盛者则火盛，治疗方剂为“六味地黄丸”（补五脏）加牡蛎。能视近不能视远，为阳虚阴盛、气虚血盛，血盛则阴火盛，气虚则元气衰，此老人桑榆之象。能近视责其有水，不能远视责其无火，治疗方剂为“定志丸”（补心智）。

眼病表里虚宝：目得血而能视，然血亦有太过不及，太过则壅而使眼发痛，不及则竭而使眼不明。病在府为表证，治宜除风散热；病在脏为裏证，治宜养血安神。眼疾不过虚实二者，凡突然失明昏涩，翳膜眵泪肿痛，皆为肝经风热所致表证；眼睛昏花羞明，内障瞳散，皆为肾经真阴衰微所致里证也。实则散风热，虚则滋真阴，虚实相因则兼顾散热滋阴，老人多不足，少年多太过。

［词解］

①桑榆：即“桑榆晚景”，指夕阳光照桑榆树梢，因以指日暮，比喻人的晚年。

【原文】

耳：腎之竅，腎和則聞五音，肺貫耳亦聽聲，若勞傷氣血，兼受風邪，損腎精脱，耳鳴而聾。

脈法：遲濡腎虛，浮大爲風，洪實爲熱，細濇爲虛，左寸洪數心火上炎，兩尺洪數相火上衝，脈大者生，沈細難治。

耳鳴：凡嗜欲勞役，或年衰大病餘，水涸火炎，耳痒耳鳴，漸至聾。惟氣閉者，多不鳴便聾。腎虛微鳴，六味地黃丸（五臟），以全蝎四十九枚炒末，每二錢，酒調吞百丸，或滋腎丸（小便）。痰火鳴甚，當歸龍薈丸（五臟），風熱鳴，防風通聖散（風門）。

芎芷散（寶鑒）：治風入耳，虛鳴。川芎一錢五分，白芷、蒼术、陳皮、細辛、石菖蒲、厚朴、半夏、木通、紫蘇葉、辣桂、甘草各七分，姜三片，連鬚葱白二莖。

通明利氣湯（寶鑒）：治虛火、痰氣鬱於耳中，或閉或鳴，痰火熾盛，痞滿煩燥。貝母一錢二分，陳皮一錢，黃連、黃芩並酒浸猪膽汁拌炒、黃栢酒炒、梔子炒、玄參酒洗各七分，蒼术鹽水炒、白术、香附子便炒、生乾地黃薑汁炒、檳榔各五分，川芎四分，木香二分五里，甘草二分，姜三片，水煎入竹瀝五匙服。

［语释］

耳：肾之窍，肾和则闻五音，肺贯耳亦听声，若劳伤气血，兼受风邪，则损肾精脱，致耳鸣而聋。

脉法：迟濡脉为肾虚，浮大脉为风，洪实脉为热，细涩脉为虚，左寸洪数为心火上炎，两尺洪数为相火上冲，脉大者生，脉沉细难治。

耳鸣：凡嗜欲、劳役，或年衰大病后，水涸火炎，致耳痒耳鸣，渐至聋，惟气闭者，多不鸣便聋。肾虚致耳微鸣，治疗方剂为“六味地黄丸”（补五脏），以全蝎四十九个炒研末，每二钱酒调吞百丸或“滋肾丸”（使小便）。痰火致耳鸣甚，用“当归龙荟丸”（润五脏），风热耳鸣，用“防风通圣散”散（风热）。

芎芷散：《宝鉴》治风邪入耳之虚鸣。方药组成为川芎一钱五分，白芷、苍术、陈皮、细辛、石菖蒲、厚朴、半夏、木通、紫苏叶、辣桂、甘草各七分，生姜三片，葱白（连须）二根。

通明利气汤：《宝鉴》治虚火、痰气郁于耳中，或闭或鸣，或痰火炽盛，痞满烦燥。方药组成为贝母一钱二分，陈皮一钱，黄连、黄芩（均酒浸，猪胆汁拌炒）、黄柏（酒炒）、栀子（炒）、玄参（酒洗）各七分，苍术（盐水炒）、白术、香附子（小便炒）、生干地黄（姜汁炒）、槟榔各五分，川芎四分，木香二分五里，甘草二分，生姜三片，水煎液入竹沥五匙服。

【原文】

耳聾諸症：聾皆屬熱，然腎肺所繫，治必調氣開鬱。新聾多熱，散風熱、開痰鬱；舊聾多虛，滋補兼通竅。左聾，忿怒動痰火，多婦人，當歸龍薈丸（五臟）。右聾，色欲動相火，多男子，六味地黃丸（五臟）。左右聾，厚味動胃火，酒制通聖散（風門），蓋忿怒爲多。風聾耳痒，或頭痛風熱，酒制通盛散。風虛，芎芷散。濕聾，水入耳肿，五苓散（寒門）加陳皮、枳殼、紫蘇、生薑。氣聾，臟氣厥逆必眩暈，實人因怒，當歸龍薈丸。虛人因思，辰砂妙香散（神門）。憂滯，流氣飲子（氣門）加菖蒲。虛聾陰虛，四物湯（血門）加知母、黃栢、菖蒲、遠志，或腎氣丸（五臟）加磁石、破古紙、菟絲子、黃栢。陽虛，八味元（五臟）。勞聾，頰黑耳焦塵垢，因房脫精，人參養榮湯（虛勞）加知母、黃栢。勞力脫氣，補中益氣湯（內傷）加菖蒲。有火加知母、黃栢、茯苓。卒聾，腎虛風博經絡，邪正相博，芎芷散、清神散，又甘遂末作丸塞耳內，服單甘草湯。

磁石羊腎丸：（寶鑒）治諸般耳聾，補虛開竅，行鬱散風去濕。磁石三兩煆，再用葱白、木通各三兩剉，同水煑一伏時[①]，取石研水飛二兩，熟地黃二兩，石菖蒲一兩五錢，川芎、白术、川椒、大棗肉、防風、白茯苓、細辛、山藥、遠志、川烏、木香、當歸、鹿茸、菟絲子、黄芪各一兩，官桂六錢五分，右末，羊腎兩對酒煑爛，和酒糊丸如梧子，空心溫酒或鹽湯下五十丸。

滋陰地黄湯：（寶鑒）治色欲動相火致右耳聾。熟地黄一錢五分，山藥、山茱萸、當歸、川芎、白芍藥各八分，牡丹皮、澤瀉、白茯苓、石菖蒲、遠志、知母黄栢並鹽酒炒各六分，煎服空心，亦治大病後耳聾。

薑蝎散：（寶鑒）治耳聾因腎虚所致，十年内者，一服愈。全蝎四十九箇，去梢洗焙，去風熱。生薑切片如蝎四十九片，開痰。右二味銀石器内炒乾爲細末，向夕勿食，夜臥酒調作一服，至二更以來徐徐盡量飲，五更耳中聞百十攢笙[②]響，自此聞聲。

清神散：（寶鑒）治風氣壅耳常重聽，頭目不清。白殭蠶、甘菊各一兩，羌活、荊芥、木通、川芎、香附子、防風各五錢，石菖蒲、甘草各二錢五分，右末，每二錢食後茶清下，或煎服亦可。

［语释］

耳聋诸症：聋皆属热，然肾肺所系，治必调气开郁。新聋多热，治宜散风热、开痰郁；旧聋多虚，治宜滋补兼通窍。左耳聋，为忿怒动痰火，妇人多见，治疗方剂为“当归龙荟丸”（润五脏）。右耳聋，为色欲动相火，男子多见，治疗方剂为“六味地黄丸”（补五脏）。左右耳聋，为厚味动胃火，治疗方剂为“酒制通圣散”（伤风），盖忿怒为多见。风邪耳聋耳痒，或头痛风热，用“酒制通盛散”治疗。因风邪虚弱所致耳聋耳痒，用“芎芷散”治疗。因湿耳聋，水入耳肿，治疗方剂为“五苓散”（有寒湿）加陈皮、枳壳、紫苏、生姜。气耳聋，脏气厥逆必眩晕，实人因怒所致，用“当归龙荟丸”治疗。虚人因思耳聋，用“辰砂妙香散”（安神智）。忧愁气滞耳聋，用“流气饮子”（气滞）加菖蒲治疗。阴虚虚聋，治疗方剂为“四物汤”（补血）加知母、黄柏、菖蒲、远志，或“肾气丸”（补五脏）加磁石、破古纸、菟丝子、黄柏。阳虚耳聋，治疗方剂为“八味元”（补五脏）。因劳耳聋，症见颊黑耳焦、面带尘垢，因房事精脱，治疗方剂为“人参养荣汤”（虚劳患者）加知母、黄柏。因劳力气脱耳聋，治疗方剂为“补中益气汤”（内伤）加菖蒲，有火加知母、黄柏、茯苓。突然耳聋，为肾虚风搏经络，邪正相搏所致，治疗方剂为“芎芷散”、“清神散”，又甘遂末作丸塞耳内，服“单甘草汤”。

磁石羊肾丸：《宝鉴》治诸般耳聋，方能补虚开窍，行郁散风去湿。方药组成为磁石（煅）三两，再用葱白、木通各三两挫碎，同水煮一伏时，取磁石（研细水飞）二两，熟地黄二两，石菖蒲一两五钱，川芎、白术、川椒、大枣肉、防风、白茯苓、细辛、山药、远志、川乌、木香、当归、鹿茸、菟丝子、黄芪各一两，官桂六钱五分，又制成细末，羊肾两对酒煮烂，酒和糊丸如梧子大小，空腹温酒或盐汤服下五十丸。

滋阴地黄汤：《宝鉴》治色欲动相火致右耳聋。方药组成为熟地黄一钱五分，山药、山茱萸、当归、川芎、白芍药各八分，牡丹皮、泽泻、白茯苓、石菖蒲、远志、知母黄柏（均盐酒炒）各六分，水煎空腹服，亦治大病后耳聋。

姜蝎散：《宝鉴》治耳聋因肾虚所致，时间在十年内者，服一副治愈。方药组成为全蝎四十九个，去梢洗焙（去风热）。生姜切片如蝎数量四十九片（开痰）。又将二味药在银石器内炒干研为细末，太阳将尽时不要吃，夜卧时酒调服一次，到二更以后慢慢尽量饮，五更时耳中会听到百十只笙奏声，从此听到声音。

清神散：《宝鉴》治风气壅耳常重听，头目不清。方药组成为白僵蚕、甘菊各一两，羌活、荆芥、木通、川芎、香附子、防风各五钱，石菖蒲、甘草各二钱五分，又制成细末，每二钱饭后清茶服下，或煎服亦可。

［词解］

①一伏時：指一天一宿。

②攢筀：聚集起来的笙。

【原文】

聤耳膿耳：聤耳者，原有津，風熱搏之，結核暴聾。外用猪脂、地龍、鍋底煤等分，葱汁丸棗核大，綿裹入耳，令潤挑去。膿耳者，風熱上壅不散，肿痛流膿，頻拭去膿，人髮燒灰，每少許吹入耳中。

蔓荊子散：（寶鑒）治腎經有風熱，耳中熱痛出膿汁，或鳴或聾。蔓荊子、赤茯苓、甘菊、前胡、生地黄、麥門冬、桑白皮、赤芍藥、木通、升麻、甘草各七分，薑三片，棗二枚。

荊芥連翹湯：（寶鑒）治兩耳肿痛，由腎經有風熱。荊芥、連翹、防風、當歸、川芎、白芍藥、柴胡、枳殼、黄芩、梔子、白芷、桔梗各七分，甘草五分。

紅綿散：（寶鑒）治膿耳。枯白礬、海螵蛸各一錢，乾臙脂五分，麝香一字①，右研匀，先以綿纏子拭去耳中膿水，盡卻以紙撚蘸藥糝入耳中即乾。

透鐵關法：（寶鑒）治耳聾好。活磁石二塊剉如棗核大，搽麝香少許於磁石尖上，塞兩耳竅中，口內噙生鐵一塊，候一時，兩耳氣透，颯颯有聲爲度，勤用三五次即愈。

諸蟲入耳：鍮器②近耳，叩自出。桃葉挼③熟塞耳。醋及韭葱薑等汁、香油、雞冠血、猪脂、牛乳、牛脂，隨得灌之。猪肉或牛肉炙令香，安耳孔。耳中有物不出，弓弦或麻繩打令頭散，塗好膠入耳，徐徐粘出。蟲與物入耳，以竹管或葱管吸出。

［语释］

聤耳脓耳：聤耳，为耳中原有津，遇风热相搏，津与耳垢相结成核，而致使耳暴聋。治疗时外用猪油脂、地龙、锅底煤等分，以葱汁为丸如枣核大小，绵裹入耳，使聤湿润后挑去。脓耳，为风热上壅不散，肿痛流脓，频拭去脓，用人发烧灰，每次少许吹入耳中。

蔓荆子散：《宝鉴》治肾经有风热，耳中热痛出脓液，或鸣或聋。方药组成为蔓荆子、赤茯苓、甘菊、前胡、生地黄、麦门冬、桑白皮、赤芍药、木通、升麻、甘草各七分，生姜三片，大枣二枚。

荆芥连翘汤：《宝鉴》治两耳肿痛，由肾经有风热所致。方药组成为荆芥、连翘、防风、当归、川芎、白芍药、柴胡、枳壳、黄芩、栀子、白芷、桔梗各七分，甘草五分。

红绵散：《宝鉴》治脓耳。方药组成为枯白矾、海螵蛸各一钱，干胭脂五分，麝香一字，又研匀，先以绵缠子拭去耳中脓水，脓水尽后，以纸捻蘸药糁入耳中，即干。

透铁关法：《宝鉴》治耳聋效果好。方药组成为活磁石二块，锉如枣核大，搽麝香少许于磁石尖上，塞两耳窍中，口内含生铁一块，等候一个时辰，两耳透气，以飒飒有声为度，连用三五次即愈。

诸虫入耳：铜器近耳，叩自出。或桃叶揉搓熟塞耳。或醋，及韭、葱、姜等汁、香油、鸡冠血、猪脂、牛乳、牛脂，随手得到什么，就用什么灌耳。或猪肉，或牛肉，炙令香，放在耳孔。耳中有物不出，将弓弦，或麻绳一头打散，涂好胶入耳，徐徐粘出。虫与物入耳，以竹管，或葱管吸出。

［词解］

①一字：古代重量单位（大多用于散剂）。指以开元通宝钱币（币上有开元通宝四字）抄取药末，填去一字之剂量。一字药散约合一分（草本药散轻些，要少于一分）。

②鍮器：铜器。鍮，（tōu）黄铜。

③挼：揉搓。

【原文】

鼻：肺之竅，知香臭者，心，心肺和，知香臭，病則不利。

脈法：右寸洪數，鼻衄、鼻齄。左寸浮緩，傷風鼻涕。

鼻淵鼻鼽：鼻淵[①]者，膽移熱於腦，爲濁涕，而久不已必衄血，瞑目[②]，防風通聖散（風門）加黃連、薄荷。熱盛，金沸草散（咳嗽）倍黃芩。肺風，消風散（頭門）加髮灰。外用蒼耳根莖苗子燒灰，醋調塗鼻內。鼻鼽[③]者，傷風清涕，一云屬肺寒，二陳湯（飲痰）加芎、歸、細辛、防風、羌活、桔梗、薄荷、生薑。老人，獨頭蒜四五箇，搗爛貼脚心，用紙貼之自止。淵鼽等症，初則踈風降火，久則養血補腎，鼻瘡鼻痔亦宜。

荊芥連翹湯（寶鑒）：治鼻淵。荊芥、柴胡、川芎、當歸、生地黃、赤芍藥、白芷、防風、薄荷、梔子、黃芩、桔梗、連翹各五分，甘草三分。

細辛膏：（寶鑒）治鼻塞、腦冷、清涕不止。猪油六兩，桂心一兩，細辛、川椒、乾薑、川芎、吳茱萸、附子各七錢五分，皂角屑五錢，右煎猪油成膏，先一宿以苦酒浸前藥，取入油煎附子黃色止，以綿裹塞鼻孔中。

［语释］

鼻：鼻为肺之窍，知香臭者，属心，心肺和，鼻能闻香臭，病则不利。

脉法：右寸脉洪数，为鼻衄、鼻齄之脉象。左寸脉浮缓，为伤风，流鼻涕。

鼻渊鼻鼽：鼻渊，为胆移热于脑而成浊涕，久不停必衄血，治疗方剂为“明目防风通圣散”（疏风）加黄连、薄荷。热盛，“金沸草散”（患者咳嗽），其中黄芩剂量加倍。肺感受风邪，治疗方剂“消风散”（头部）加发灰。外用苍耳根茎苗子烧灰，醋调涂鼻内。鼻鼽，为伤风清涕，有的说属肺寒，治疗方剂为“二陈汤”（有饮痰）加川芎、当归、细辛、防风、羌活、桔梗、薄荷、生姜。老人鼻鼽，用独头蒜四五个，捣烂贴脚心，用纸贴之自止。渊鼽等症，初期治宜疏风降火，久则养血补肾，鼻疮鼻痔亦适宜这样治疗。

荆芥连翘汤：《宝鉴》治鼻渊。方药组成为荆芥、柴胡、川芎、当归、生地黄、赤芍药、白芷、防风、薄荷、栀子、黄芩、桔梗、连翘各五分，甘草三分。

细辛膏：《宝鉴》治鼻塞、脑冷、清涕不止。方药组成为猪油六两，桂心一两，细辛、川椒、干姜、川芎、吴茱萸、附子各七钱五分，皂角屑五钱，又煎猪油成膏，提前一宿用苦酒浸前药，取入油煎附子黄色止，以绵裹塞鼻孔中。

［词解］

①鼻淵：病名。又名“脑漏”，指鼻中不断流水、流脓，或脓中带血，如渊之不竭。《素问·气厥论》：“鼻渊者，浊涕流不止也。”常伴有头痛、鼻塞、嗅觉减退等症，现代医学的鼻窦炎属于此范畴。

②瞑目：疑为“明目”。

③鼻鼽：病名。又名鼽嚏、鼽鼻、鼽水。指突然和反复发作的鼻痒、打喷嚏、流清涕、鼻塞等为主要特征的鼻病。《素问·玄机原病式》：“鼽者，鼻出清涕也。”

【原文】

鼻塞鼻痛：鼻塞者，寒傷皮毛，火菀[①]清道，則不知香臭，新者偶感風寒，參蘇飲（寒門），久則略感風寒，鼻塞乾燥，清金降火（消痰），外用石菖蒲、皂角等末，綿褁塞鼻。久不愈，必肺胃清氣下陷，補中益氣湯（內傷）或加麥門冬、山梔。鼻痛，因風邪，藿香正氣散（寒門），因痰火，二陳湯（痰飲）加片芩、梔子、桔梗、麥門東。

蓽澄茄丸：（寶鑒）治鼻塞不通。薄荷葉三錢，荊芥穗一錢五分，蓽澄茄五分，右末蜜丸如櫻桃，常含化。

麗澤通氣湯：（寶鑒）治鼻不聞香臭，此肺經有風熱也。黃芪一錢，蒼朮、羌活、獨活、防風、升麻、葛根各七分，甘草炙五分，麻黄、川椒、白芷各三分，薑三片，棗二枚，蔥白三寸。

［语释］

鼻塞鼻痛：鼻塞，为寒伤皮毛、火菀清道，故不知香臭，刚开始鼻塞为偶感风寒，治疗方剂为“参苏饮”（感风寒），久则略感风寒，鼻塞干燥，治疗方剂为“清金降火汤”（消痰），外用石菖蒲、皂角等末，绵裹塞鼻。久不愈，必肺胃清气下陷，治疗方剂为“补中益气汤”（内伤），或加麦门冬、山栀。鼻痛，由风邪所致，用“藿香正气散”（伤寒为病），由痰火所致，用“二陈汤”（有痰饮）加片芩、栀子、桔梗、麦门东。

荜澄茄丸：《宝鉴》治鼻塞不通。方药组成为薄荷叶三钱，荆芥穗一钱五分，荜澄茄五分，又制成细末，用蜜做丸如樱桃大小，时常含化。

丽泽通气汤：《宝鉴》治鼻不闻香臭，此肺经有风热之故。方药组成为黄芪一钱，苍术、羌活、独活、防风、升麻、葛根各七分，甘草（炙）五分，麻黄、川椒、白芷各三分，生姜三片，大枣二枚，葱白三寸。

［词解］

①菀：同“蕴”。郁结，积滞。

【原文】

鼻痔　鼻瘡：鼻痔者，瘜肉塞鼻，輕爲鼻瘡，重爲鼻痔，甚爲鼻齇，皆肺熱，防風通聖散（風門）加三稜、海藻末調服，或瀉白散（五臟），外用白礬末，加硇砂少許吹鼻。食積熱痰生痔，南星、半夏、蒼术、神曲、細辛、白芷、甘草、酒炒芩連煎服，或單蒼耳葉蜜丸内服外敷。鼻瘡，外用杏仁油和鹽塗之，或青黛、杏仁、槐花研塗。

辛夷膏：（寶鑒）治鼻中瘜肉，窒塞疼痛。辛夷二兩，細辛、木通、木香、白芷、杏仁各五錢，右以羊髓、猪脂二兩和藥於石器内，慢火熬成膏，取赤黄色放冷，入龍腦、麝香各一錢爲丸，綿褁塞鼻中，數日脱落即愈。小兒鼻流清涕，取此貼顖門[①]，又塗鼻中。

瓜礬散：（寶鑒）去鼻痔。瓜蔕四錢，甘遂一錢，枯白礬、螺殼灰，草烏尖各五分，右末，麻油調丸如鼻孔大，每日一次，以藥納鼻内令達痔肉上，其痔化爲水，肉皆爛下即愈。

黄芩湯：（寶鑒）治肺火盛，鼻孔乾燥，或生瘡肿痛。片芩酒炒、梔子、連皮酒炒、桔梗、赤芍藥、桑白皮、麥門冬、荊芥穗、薄荷、連翹各一錢，甘草三分。

［语释］

鼻痔鼻疮：鼻痔，为鼻内息肉塞鼻，轻为鼻疮，重为鼻痔，甚为鼻齄，都属肺热，治疗方剂为“防风通圣散”（疏风）加三棱、海藻末调服，或“泻白散”（清肺热），外用白矾末，加硼砂少许吹鼻。食积热痰生鼻痔，方药组成为南星、半夏、苍术、神曲、细辛、白芷、甘草、酒炒芩连煎服，或单苍耳叶蜜丸内服外敷。鼻疮，外用杏仁油和盐涂之，或青黛、杏仁、槐花研涂。

辛夷膏：《宝鉴》治鼻中瘜肉，窒塞鼻道，疼痛。方药组成为辛夷二两，细辛、木通、木香、白芷、杏仁各五钱，又以羊髓、猪脂二两和药于石器内，慢火熬成膏，待赤黄色放冷，加入龙脑、麝香各一钱为丸，绵裹塞鼻中，数日鼻痔脱落即愈。小儿鼻流清涕，取此贴囟门，再涂鼻中。

瓜矾散：《宝鉴》去鼻痔。方药组成为瓜蒂四钱，甘遂一钱，枯白矾、螺壳灰，草乌尖各五分，又制成细末，麻油调丸如鼻孔大，每日一次，将药放于鼻内的痔肉上，其痔化为水，肉皆烂下即愈。

黄芩汤：《宝鉴》治肺火盛，鼻孔干燥，或生疮肿痛。方药组成为片芩（酒炒）、栀子、连皮（酒炒）、桔梗、赤芍药、桑白皮、麦门冬、荆芥穗、薄荷、连翘各一钱，甘草三分。

［词解］

①顖門：即囟门，初生婴儿的颅骨骨化尚未完成，在颅顶的前后方各有一处未闭合的地方叫囟门。

【原文】

鼻齄： 準頭紅也，甚則紫黑，因飲酒血熱入肺，鬱久則血凝濁而赤，或不飲酒者，乃肺風血熱也。

清血四物湯：（寶鑒）治酒齄。川芎、當歸、赤芍藥、生地黄、片芩酒炒、紅花酒焙、赤茯苓、陳皮各一錢，生甘草五分，薑二片煎水，調五靈脂末一錢，食後服。

硫黄散：（寶鑒）治鼻齄。生硫黄五錢，杏仁二錢五分，輕粉一錢，右末，酒調，臨臥塗之，明早洗去。

［语释］

鼻齄： 鼻尖红，甚则紫黑，为饮酒血热入肺，郁久则血凝于鼻浊而赤，有的不饮酒鼻赤，乃肺受风血热所致。

清血四物汤：《宝鉴》治酒齄鼻。方药组成为川芎、当归、赤芍药、生地黄、片芩（酒炒）、红花（酒焙）、赤茯苓、陈皮各一钱，生甘草五分，生姜二片煎水，调五灵脂末一钱，饭后服。

硫黄散：《宝鉴》治鼻齄。方药组成为生硫黄五钱，杏仁二钱五分，轻粉一钱，又制成细末，酒调，临睡涂于鼻上，明早洗去。

【原文】

口舌： 心脾脉繫舌而主口唇，諸經皆會於口而知五味，心熱舌破生瘡，肝壅出血，脾閉白胎，治法見傷寒。

脉法： 口舌生瘡，脈洪疾速，若見脈虛，中氣不足，左寸洪數心熱，右寸浮數肺熱，左關弦數膽虛，或洪實則肝熱，右關沉實脾熱，洪數則口瘡，或爲重舌木舌①。

口舌主五味： 肝熱口酸，心熱口苦生瘡，涼膈散（火門），單黃連煎服，肝移熱於膽口苦，謀慮不決，小柴胡湯（寒門），加麥門冬、酸棗仁、地骨皮、遠志，甚者腎氣丸（五臟）。脾熱口甘或臭，瀉黄散（五臟）。肺熱口辛，甘桔湯，喉咽，瀉白散（五臟）。腎熱口醎②，滋腎丸（小便）。蓋熱勝則苦，寒勝則醎，宿食則酸，煩燥則澁則甘，勞鬱則臭，腎虛口有味，胃虛淡而無味。虛火口臭，川芎、白芷等末蜜丸，臨臥噙化。産後舌出口不收，朱砂付③之，以瓦盆墮地作聲。

［语释］

口舌： 心脾脉系舌而主口唇，诸经皆会于口而知五味，心热会致舌破生疮，肝壅会致出血，脾闭会致白苔，治法见伤寒。

脉法： 口舌生疮，脉见洪疾速，若见脉虚，为中气不足，左寸脉洪数，为心热，右寸脉浮数，为肺热，左关脉弦数，为胆虚，或洪实则为肝热，右关脉沉实，为脾热，脉洪数则为口疮，或为重舌、木舌。

口舌主五味： 肝热则口酸，心热则口苦生疮，治疗方剂为“凉膈散”（泻火），或单黄连煎服，肝移热于胆则口苦，致使谋虑不决，治疗方剂为“小柴胡汤”（伤寒）加麦门冬、酸枣仁、地骨皮、远志，严重者用“肾气丸”（补五脏）治疗。脾热则口甘或臭，治疗方剂为“泻黄散”（泻脾胃）。肺热则口辛，治疗方剂为“甘桔汤”（清喉咽），“泻白散”（清肺）。肾热则口咸，治疗方剂为“滋肾丸”（利小便）。盖热胜则苦，寒胜则咸，宿食则酸，烦燥则涩则甘，劳郁则臭，肾虚口有味，胃虚淡而无味。虚火口臭，用川芎、白芷等末做蜜丸，临睡含化。产后舌出口不收，将朱砂敷在舌上，把瓦盆摔地作声惊吓之。

［词解］

①重舌木舌：病症名。重舌，又名子舌、重舌风、莲花舌。症见舌下血脉肿胀，状似舌下又生小舌，或红或紫，或连贯而生，状如莲花，饮食难下，言语不清，口流清涎，日久溃腐。多由心脾湿热，复感风邪，邪气相搏，循经上结于舌而成。木舌，指舌体肿大，色如猪肝，不能转动，或满口胀塞，粥药不入，是郁热发于舌尖或舌的两旁，刺出紫血。为心经火热太盛，手少阴心经之气通于舌，如风邪外袭或心火上炎，热与血结，瘀热上壅阻于舌下，闭塞不通，遂生木舌。

②鹹：“咸”的异体字。

③付：同“敷”。

【原文】

口糜：口瘡糜爛。膀胱移熱於小腸，溺澁，虚熱，口瘡，柴胡、地骨皮等分煎服，甚加芒硝、大黄。熱盛，便閉，臍痛，喘急，口瘡，瀉白湯（六腑），臟腑積熱，涼膈散（火門）。虚火口瘡，涼藥不效，理中湯（寒門），甚加附子，補中益氣湯（内傷）加麥門冬、五味子。陰虚，四物湯（血門）加知母、黄栢。虚火泛上，甘草、乾薑末細嚼含之，唇肿唇瘡，薏苡仁湯，白荷花貼之。藍汁洗之即差。

移熱湯：（寶鑒）治口糜。心胃壅熱，口瘡糜爛，導赤散（六腑）合四苓散（寒門）各等分煎服。内經曰：膀胱移熱於小腸，上爲口糜，好飲酒人多有此疾。

回春涼膈散：（寶鑒）治三焦火盛，口舌生瘡。連翹一錢二分，黄芩、梔子、桔梗、黄連、薄荷、當歸、生地黄、枳殼、赤芍藥、甘草各七分。

黑参丸：（寶鑒）治口舌生瘡，連年不愈。玄參、天門冬、麥門冬，右等分末，蜜丸如彈子，每含化一丸。

苡仁湯：（寶鑒）治風肿在脾，唇口瞤動。薏苡仁、防己、赤小豆炒、甘草炙各一錢五分。

［语释］

口糜：即口疮糜烂。膀胱移热于小肠，则尿涩，虚热则生口疮，治疗用柴胡、地骨皮等分煎服，严重加芒硝、大黄。热盛致便闭、脐痛、喘急、口疮治疗用“泻白汤”（泻六腑），脏腑积热，用“凉膈散”（泻火）。虚火所致口疮，凉药不效，用“理中汤”（祛寒），严重者加附子，或“补中益气汤”（内伤）加麦门冬、五味子。阴虚所致口疮，治疗方剂为“四物汤”（补血）加知母、黄柏。虚火泛上致口疮，将甘草、干姜末细嚼含之，致唇肿唇疮，服“薏苡仁汤”，贴白荷花。板蓝汁洗之即愈。

移热汤：《宝鉴》治口糜。心胃壅热，致生口疮糜烂，服“导赤散”（泻火）合“四苓散”（祛寒湿）各等分煎服。内经曰：“膀胱移热于小肠，上为口糜，好饮酒人，多生此病。”

回春凉膈散：《宝鉴》治三焦火盛，口舌生疮。方药组成为连翘一钱二分，黄芩、栀子、桔梗、黄连、薄荷、当归、生地黄、枳壳、赤芍药、甘草各七分。

黑参丸：《宝鉴》治口舌生疮，连年不愈。方药组成为玄参、天门冬、麦门冬，又等分末，以蜜为丸如弹子大小，每次含化一丸。

苡仁汤：《宝鉴》治风肿在脾所致的唇口瞤动。方药组成为薏苡仁、防己、赤小豆（炒）、甘草（炙）各一钱五分。

【原文】

𦧲唇①**：**口唇緊小，不能開合，不急治則死。實者，瀉黄散（五臟）；肿者，薏苡仁湯。外用青皮燒灰，猪脂調搽，仍以青皮灰末一錢，酒調服。亂髮、露蜂房、六畜毛、蛇蜕皮、螃蟮燒灰，猪脂調傅[②]。

舌肿：肿硬滿不軟，名木舌，心脾熱壅也，不急治殺人。百草霜、芒硝、滑石末酒調傅，或百草霜、白鹽等末水調塗，針刺舌尖或兩傍，出血泄毒。

黄連湯：（寶鑒）治心火，舌上生瘡，或舌上肿、燥裂，或舌尖出血，或舌硬。黄連酒炒、梔子炒、生地黄酒洗、麥門冬、當歸酒洗、赤芍藥各一錢，犀角、薄荷、甘草各五分。

清胃瀉火湯：（回春）治上焦實熱，心胃二經之火，作口舌生瘡肿痛者，並咽喉、牙齒、耳面肿痛皆效。連翹、桔梗、黄連、黄芩、梔子、玄參、升麻、生地黄各一錢，乾葛七分，薄荷五分，甘草三分水煎，頻頻溫服。

［语释］

茧唇：口唇紧小，不能开合，不急治则死。实者，服“泻黄散”（泻脾胃）；肿者，服“薏苡仁汤”。外用青皮烧灰，猪脂调搽，再以青皮灰末一钱，酒调服。乱发、露蜂房、六畜毛、蛇蜕皮、螃蟮烧灰，猪脂调敷。

舌肿：舌体肿硬满口，名“木舌”，为心脾热壅所致，不急治病人会死亡。方药组成为百草霜、芒硝、滑石末酒调敷，或百草霜、白盐等末水调涂，针刺舌尖或两傍，出血泄毒。

黄连汤：《宝鉴》治心火所致舌上生疮，或舌上肿，燥裂，或舌尖出血，或舌硬。方药组成为黄连（酒炒）、栀子（炒）、生地黄（酒洗）、麦门冬、当归（酒洗）、赤芍药各一钱，犀角、薄荷、甘草各五分。

清胃泻火汤：《回春》治上焦实热，心胃二经之火上窜，口舌生疮、肿痛，本方治疗该症，连同咽喉、牙齿、耳面肿痛都有效。方药组成为连翘、桔梗、黄连、黄芩、栀子、玄参、升麻、生地黄各一钱，干葛七分，薄荷五分，甘草三分水煎，频频温服。

［词解］

①茧唇：病名。又名白茧唇、紧唇、沈唇。指生于口唇部位的肿块，形如蚕茧的病证。是一种唇部的恶性肿瘤。窦汉卿《疮疡经验全书》：“若肿起白皮皱裂如蚕茧，故名曰茧唇也。”《医宗金鉴·外科心法要诀·茧唇》谓：“此症由脾胃积火结聚而成。”证见初起下唇无痛性局限性硬结，或似乳头蕈状突出，溃烂后翻花如杨梅。

②傅：同“敷”。

【原文】

重舌：舌根下生形如舌而小，口不能聲，飲食不通，心脾熱盛也，蒲黄末頻糁[①]調竹瀝妙，黄連煎湯頻呷，或黄栢末竹瀝調塗，或百草霜、焰硝、滑石末酒調傅，針刺舌下兩傍去惡血，勿刺中脈。

青黛散：（寶鑒）治重舌。黄連、黄栢各三錢，青黛、馬牙硝、朱砂各六分，雄黄、牛黄、硼砂各三分，龍腦一分，右末，先薄荷汁拭口中，以藥末糁之，咽瘡肿亦佳。

龍石散：（寶鑒）治口舌生瘡，咽嗌肿塞。寒水石三兩，朱砂二錢五分，片腦二分，右末，糁患處日三五次。

加味龍石散：（新增）治牙疳。乳香、沒藥、麝香、朱砂石、雄黄、寒水石、白礬、龍腦各等分爲末，糁之日三五次。

［语释］

重舌：舌根下生出形如舌状小舌，口不能说话，不能饮食，为心脾热盛，用蒲黄末频涂抹患处，调竹沥涂抹，效果更好，或黄连煎汤频呷，或黄柏末竹沥调涂，或百草霜、焰硝、滑石末酒调敷，针刺舌下两傍去恶血，勿刺中脉。

青黛散：《宝鉴》治重舌。方药组成为黄连、黄柏各三钱，青黛、马牙硝、朱砂各六分，雄黄、牛黄、硼砂各三分，龙脑一分，又制成细末，先用薄荷汁拭口中，以药末涂抹之，对于咽喉疮肿亦佳。

龙石散：《宝鉴》治口舌生疮，咽嗌肿塞。方药组成为寒水石三两，朱砂二钱五分，片脑二分，又制成细末，涂抹患处，每日三至五次。

加味龙石散：（本书新增方剂）治牙疳。方药组成为乳香、没药、麝香、朱砂石、雄黄、寒水石、白矾、龙脑各等分为末，涂抹患处，每日三至五次。

［词解］

①糁：涂抹。

［临床新用］

青黛散 本方现代常用于治疗肠造口周围皮炎、溃疡性结肠炎、急性扁桃体炎、口腔颌面部蜂窝组织炎、流行性腮腺炎、脓疱疮、外阴阴道湿疮、婴儿湿疹等辨证属于湿热毒疮的多种疾病。

（1）**肠造口周围皮炎** 损伤性皮炎是肠造口的一种常见并发症，造口周围皮肤损害的表现轻则红肿，重则糜烂溃疡等，一般在术后5~7天开始排便后出现，并日渐加重。中医学认为肠造口周围皮炎系湿热毒邪侵袭肌肤，湿热蕴阻，与气血相搏，肌肤失养所致，治当清热燥湿、解毒，方用青黛散。邵氏治疗本病30例，具体方法：待病人排空大便后用生理盐水清洗造口及周围皮肤，再用0.5%灭滴灵注射液消毒局部，然后用干棉球或纱布擦拭干净后，在造口周围皮肤红斑或糜烂处敷以一层青黛散，再用软质卫生纸按照造口大小剪成一个圆圈型，垫在造口周围，并套以粪袋，且每次排便后应及时更换粪袋，重敷青黛散，保持造口周围皮肤清洁干燥，坚持用青黛散换药7~10天后，皮肤红斑消退，糜烂处干燥结痂。结果30例应用青黛散后均获治愈，无复发，治愈率100%，平均疗程8.5天（邵万金，等. 青黛散治疗肠造口周围皮炎30例. 南京中医药大学学报，1997，13（6）：375）。

（2）**溃疡性结肠炎** 溃疡性结肠炎（UC）与感染、细菌变态反应、肠道酶失调、保护物质缺乏、精神应激以及遗传等多种因素参与的自身免疫反应有关，属中医学“泄泻”、“久痢”、“休息痢”、“肠风”等范畴，脾虚湿胜是导致本病发生的重要因素。杜氏等以青黛散保留灌肠，配合中药口服治疗UC 118例，临床表现为：左下腹痛，里急后重，大便次数明显增多，黏液血便或便秘和干稀交替。治疗方法：取青黛散加减（青黛30克，儿茶15克，枯矾6克，黄柏21克，珍珠3克等制成）5克，加生理盐水40毫升，搅拌成混悬液，每晚1次保留灌肠。同时配合香砂六君子汤内服，以补脾益气，调整人体“脾虚”的内环境（免疫因素、肠道酶失调及保护物质缺乏等），30日为1疗程，1疗程后，近期治愈48例，有效65例，无效5例，总有效率为95.8%（杜立阳，等. 青黛散为主治疗溃疡性结肠炎118例. 辽宁中医杂志，1998，25（8）：356）。

（3）**急性扁桃体炎** 急性扁桃体炎为临床常见病、多发病。本病治疗除内服药外，尚可用青黛散外治，以发挥清热解毒的直接治疗作用。邱氏等以青黛散加减治疗急性扁桃体炎30例，具体方法：将人中白60克，儿茶30克，黄柏15克，青黛10克，薄荷6克，冰片2克研为细粉调匀，过筛备用。使用时将药粉喷至扁桃体上，每日3次。治疗过程以生理盐水漱口。结果：一般轻症用药1~3天可获愈（体温、白细胞降至正常范围，咽喉疼痛、吞咽困难及扁桃体充血消失为痊愈），多数（76.7%）重症病人亦在3天内痊愈；体温恢复情况：治疗1天恢复3例，4天恢复正常者1例（邱兆本，等. 青黛散治疗急性扁桃体炎30例. 中国民间疗法，1999，（4）：34）。

（4）**口腔颌面部蜂窝组织炎** 口腔颌面部蜂窝组织炎是口腔颌面外科常见病和多发病，发病率和复发率均高，炎症往往引发剧烈疼痛，如果处置不当，甚至危及生命。张氏等以复方青黛散为主治疗口腔颌面部蜂窝组织炎64例，均属中医风热牙痛，临床表现为局部胀痛，张口受限，红肿，皮温升高，口干，舌苔变厚，或伴见不同程度畏寒、发热、头痛、食欲不振、便秘等症。治疗方法：将青黛20克，牛黄10克，龙胆10克，枯矾2克，黄柏10克，煅石膏9克，冰片20克，甘草10克，薄荷脑10克等，制成散剂即复方青黛散，以凉茶水调成糊状，敷于患部，1 日 2 次。同时加服清热解毒中药（金银花 30 克，连翘 15 克，板蓝根 30 克，玄参 15 克，生地 15 克，黄芩 15 克，赤芍 30 克，栀子 12 克等），1 日 1 剂，5 日为 1 疗程。对照组采用肌注注射用青霉素钠 80 万单位，1 日 2 次；口服甲硝唑片 0.4 克，1 日 3 次，5 日为 1 疗程。两组均以淡盐水漱口，保持口腔卫生。结果：治疗组 64 例，痊愈 57 例，显效 3 例，无效 4 例，痊愈率为 89.06%，总有效率为 93.75%；对照组 46 例，痊愈 31 例，显效 7 例，无效 9 例，痊愈率为 68.75%，总有效率为 82.61%（张艳，等. 复方青黛散为主治疗口腔颌面部蜂窝组织炎 64 例. 中医研究，1999，12（3）：41）。

（5）**流行性腮腺炎** 流行性腮腺炎是学龄前和学龄儿童中常见急性传染病，多发于冬、春季节，本病具有起病急、传染快的特点，若治疗不当可引起脑膜炎、胰腺炎等，青少年可并发睾丸炎。属中医学“痄腮”范畴，民间称“蛤蟆瘟”。本病若配合青黛散外敷，往往较之单纯内服中药治疗疗效更加显著。文氏以青黛散加减外敷治疗流行性腮腺炎 47 例，症见双侧腮腺肿胀，质坚硬，触痛，无明显发红，伴头痛，全身不适，张口困难，咽干痛，发热，饮食或张口时，感下颌关节痛，查颌下淋巴结增大。处方：青黛 15 克，生石膏粉 15 克，冰片 6 克，大蚯蚓 10 条（为一次用量）。制剂：收活蚯蚓放人碗内，待吐出泥沙后，用清水冲洗净，加适量白糖，待蚯蚓溶化后，加入以上药粉和少量米醋，搅成糊状即成。用法：清洁消毒两侧腮腺区后，均匀涂上药糊，用略大于药面积的软塑料膜覆盖加绷带包紧，每 13 换药 1 次，重者 1 天 2 次。结果：47 例病人，均在用药 24 小时后，体温基本降至正常，腮腺肿胀明显缩小；肿胀在 2 天内消失者 16 例，3 天内消失者 27 例，4 天内消失者 4 例，全部治愈，均无后遗症（文明峰. 青黛散外治流行性腮腺炎 47 例. 中医外治杂志，2000，9（6）：46）。

（6）**脓疱疮** 脓疱疮中医学称为“黄水疮”，为儿童时期常见的化脓性皮肤病，多发于夏秋季节。致病菌为金黄色葡萄球菌或链球菌，或二者混合感染，多发于暴露部位，皮损主要为浅在性脓疱及结痂。中医认为，是由湿疹、痱子等皮肤病，复经抓痒糜烂或因擦破伤染毒所致。基本病损初起形如黄粟，继之成群如黄豆大小或更大的脓疱，或者初为水疱迅即混浊化脓。基底部的周围有炎性红晕，疱壁薄，破后露出糜烂面，干燥后结为脓痂，疮面有淡黄色浆液渗出，愈后不留瘢痕，自觉瘙痒或微痛，常因搔抓而把病菌带到身体其他部位，可引起同样皮肤损害。卢氏等以青黛散加减治疗脓疱疮 280 例，具体方法：黄柏、蒲公英、青黛、石膏、滑石共研细末，过筛瓶装备用，使用时取适量药末，以香油调和成糊状，涂抹疮面，每日 3~5 次。在涂药前用生理盐水棉球将疮面分泌物清除掉或将脓疱挑破。结果经涂药后，次日疮面渗出明显减少，干燥，开始结痂，第 4~5 天结痂脱落，疮面愈合，愈合后疮面不留任何瘢痕。280 例病人均在 5 天内治愈（卢长平，等. 青黛散治疗脓疱疮 280 例疗效观察. 中国中西医结合外科杂志，1997，3（6）：410）。

（7）**外阴阴道湿疮** 本病中医认为系湿毒下注之患。林氏以青黛散加减治疗妇女外阴阴道湿疮 23 例，都有食鱼虾之类后越发严重之病史。局部表现：外阴部红肿，长满湿疮，热痒且痛；分泌物多且有异味（分泌物检查未见霉菌、滴虫）。全身表现：时冷时热，大便秘结，小便短赤，食欲减少，全身微肿。具体方法：新鲜马齿苋全草 200 克，洗净凉干，杵烂，加入青黛 50 克研匀涂之，辅以八正散内服，禁止辛辣刺激性之物。用青黛散涂外阴部，药干即涂上，即时可感到热减，痛痒减轻，2 日后明显好转，5 日后症状基本消失。23 例中 11 例 10 天后基本痊愈，8 例 17 天后症状消失，只有 4 例 20 天后才明显消退，疗效满意（林奕逸. 青黛散治疗妇女外阴阴道湿疮 23 例. 福建医药杂志，1998，20（5）：147）。

（8）**婴儿湿疹** 中医认为婴儿湿疹系风湿热毒或胎火客于肌肤所致，主要以湿热为主。陈氏以加味青黛散治疗婴儿湿疹 30 例，症见头面部或全身各部布满红色粟粒状湿疹，重者糜烂流黄水，剧烈瘙痒，昼夜烦啼。治疗方法：以青黛、黄柏、黄连、石膏、滑石各等份，共研细末和匀，装瓶备用，鸡蛋清或麻油调敷，糜烂流水者干扑患处，早晚各涂 1 次。用药期间患儿及乳母忌食腥辣刺激性食物。结果：用药 2 日后，湿疹明显减轻，丘疹渗出液减少，用到 4 日后未出现新的湿疹，原有湿疹逐步消退，一般用到 7 日后，全部湿疹结痂脱落痊愈。30 例中治愈 27 例，明显好转 2 例，未愈 1 例，总有效率为 96%（陈文欣. 加味青黛散治疗婴儿湿疹. 山东中医杂志，2001，20（4）：205）。

【原文】

牙齒：骨之餘，屬腎，腎衰則齒豁，精盛則堅，虛則動。齒根，曰齦上齦，屬胃，喜寒惡熱，下齦屬大腸，喜熱惡寒。熱痛怕冷水，冷痛怕熱水，風痛不怕冷熱。

脈法：齒痛腎虛，尺濡而大火炎，尺洪踈搖豁壞，右寸關數或洪而弦，此屬腸胃風熱多涎。

牙齒痛有七：蓋因胃熱，上出牙齦，被風冷所菀，熱不外達而痛也。寒是標，外用辛溫擦漱，熱是本，內服辛涼散熱。風熱痛者，外風與內熱相搏，齦肿痛膿臭，羊角升麻湯（面門）荊芥湯含漱，但風牙痛，因內風、襲外風，吸風則痛甚，消風散（頭門），風冷痛，齒齦不肿，蛀漸搖，溫風散含漱。熱痛腸胃積熱，齒齦肿爛臭穢，涼膈散（火門），敗毒散（火門）加荊芥、防風、升麻、石膏，清胃散。虛熱肿痛口瘡，柴胡、地骨皮等分，薄荷煎漱或服。寒痛客寒犯腦，頭連齒痛，羌活附子湯（頭門），白芷湯。毒痰痛，痰熱攻注，痰盛咳唾，二陳湯（痰飲）加細辛、枳殼、薑、棗、烏梅煎服，薑黃、蓽撥等煎候溫浸舌。瘀血痛，風熱攻齦，血出瘀滯，掣痛鑽刺，羊角地黃湯（血門），又取五靈脂醋煎汁含咽，齒齲久不愈，桃仁承氣湯（寒門），蜜丸服。蟲蝕痛，飲食不漱腐臭，淹久齒齦有孔，疳匿亦此類，必殺蟲痛止。啄木鳥舌痛，齒咬之。齦宣①齒搖腎虛，八味元（五臟），三味安腎丸（勞虛）。固齒，羊脛骨灰二錢，當歸、白芷、皂角、青鹽各一錢，爲末擦牙。（新增）龍腦、朱砂等分爲末，擦牙神效，名龍硃散。

［语释］

牙齿：为骨之余，属肾，肾衰则齿残缺，精盛则齿坚，肾虚则齿动。齿根，叫龈上龈，属胃，喜寒恶热，下龈属大肠，喜热恶寒。牙齿热痛怕冷水，冷痛怕热水，风痛不怕冷热。

脉法：齿痛为肾虚，尺脉濡而大，为火炎上；尺脉洪，牙齿疏稀摇动、残缺败坏；右寸关脉数或洪而弦，此属肠胃风热多涎。

牙齿痛有七：大概因胃热上出牙龈，被风冷所郁，热不外达而痛。寒是标，外用辛温药擦漱，热是本，内服辛凉药散热。风热齿痛，为外风与内热相搏，龈肿痛脓臭，服“羊角升麻汤”（面部病），用“荆芥汤”含漱，但风牙痛因内风动、外风袭，受风则痛甚，服“消风散”（头部病），风冷痛，而齿龈不肿，为虫蛀致牙渐渐摇动，用“温风散”含漱。牙齿热痛，为肠胃积热，致齿龈肿烂臭秽，治疗方剂为“凉膈散”（泻火），败毒散（去火毒）加荆芥、防风、升麻、石膏，清胃散。虚热所致牙龈肿痛、口疮，以柴胡、地骨皮等分，用薄荷煎汤漱口或服。牙齿寒痛，为客寒犯脑，症见头连齿痛，治疗方剂为“羌活附子汤”（头部病），“白芷汤”。痰毒牙痛，为痰热攻注，症见痰盛咳唾，治疗方剂为“二陈汤”（有痰饮）加细辛、枳壳、姜、枣、乌梅煎服，姜黄、荜茇等份煎液，候温浸舌。瘀血牙痛，为风热攻龈，出血瘀滞，致掣痛钻刺，治疗方剂为“羊角地黄汤”（凉血），又取五灵脂醋煎汁含咽，龋齿久不愈，治疗方剂为“桃仁承气汤”（伤寒蓄血），做蜜丸服。虫蛀牙痛，为饮食不漱口变腐臭，淹久齿龈有孔，疳匿也是这一类病，必杀虫痛止。象啄木鸟舌，长而痛，为齿咬所致。龈宣齿摇，为肾虚，治疗方剂为“八味丸”（补五脏），“三味安肾丸”（劳虚）。固齿，用羊胫骨灰二钱，当归、白芷、皂角、青盐各一钱，研末擦牙。（本书新增方剂）龙脑、朱砂等分为末，擦牙神效，名“龙朱散”。

［词解］

①龈宣：是指以龈肉萎缩，牙根宣露，牙齿松动，经常渗出血液或脓液为特征的病证。

【原文】

細辛湯：（寶鑒）治腎虛熱，上片牙痛。細辛一錢五分，蔓荊子、鼠黏子各一錢，升麻、黄連、防己各七分，黄栢、知母並酒炒各五分，薄荷三分，蓽撥一分。

白芷湯：（寶鑒）治大腸虚熱，下片牙痛。防風、荊芥、連翹、白芷、薄荷、赤芍藥、石膏各一錢。

溫風散：（寶鑒）治風冷齒痛。當歸、川芎、細辛、白芷、蓽撥、藁本、露蜂房各一錢煎服，仍含漱吐之。

清胃散：（寶鑒）治胃熱。上下齒痛，牽引頭腦，滿面發熱，其痛喜冷惡熱。升麻二錢，牡丹皮一錢五分，當歸、生地黄、黄連各一錢，水煎微冷服。

定痛散：（寶鑒）治蟲牙痛。當歸、生地黄、細辛、乾薑、白芷、連翹、苦參、黄連、川椒、桔梗、烏梅、甘草各一錢，水煎含漱後咽下。

固齒散：（寶鑒）大鼠一箇，去肉取骨，川椒炒、乳香各二兩，香附子炒、白蒺藜炒、青鹽各一兩爲末，每日擦牙永無齒病。

香椒散：（寶鑒）治冷症齒痛。香附子、川椒、破古紙各二錢，蓽撥一錢，右末，入炒鹽二錢擦牙。

荊芥湯：（寶鑒）治風熱齒痛。荊芥、薄荷、升麻、細辛各三錢爲末，每二錢沸湯點含漱吐之。

椒鹽散：（寶鑒）治蟲牙痛。川椒、白鹽、露蜂房各一錢，葱白三莖，煎水熱漱冷吐。

齒壅：齦間努肉漸長。生地黄汁一鍾[①]，皂角火炙[②]淬，地黄汁再炙又淬，汁盡爲度，曬末付之，又樸硝末付之。牙齒漸長，難於飲食，蓋液溢也，白术末和水服，又煎灌漱。齘齒者，睡中齒相磨有聲，取患人臥席下，塵納口勿令知之，即差。

去痛齒不犯手方：川椒、細辛各一兩，草烏、蓽撥各五錢爲末，每少許揩，痛齒自落。陳石灰納鴈膽內，陰乾爲末，少許點牙根上即落，切忌墜入口中。

［语释］

细辛汤：《宝鉴》治肾虚热所致上边牙痛。方药组成为细辛一钱五分，蔓荆子、鼠黏子各一钱，升麻、黄连、防己各七分，黄柏、知母（均酒炒）各五分，薄荷三分，荜茇一分。

白芷汤：《宝鉴》治大肠虚热所致边片牙痛。方药组成为防风、荆芥、连翘、白芷、薄荷、赤芍药、石膏各一钱。

温风散：《宝鉴》治风冷齿痛，方药组成为当归、川芎、细辛、白芷、荜茇、藁本、露蜂房各一钱煎服，再含漱吐之。

清胃散：《宝鉴》治胃热所致上下齿痛，牵引头脑，满面发热，其痛喜冷恶热。方药组成为升麻二钱，牡丹皮一钱五分，当归、生地黄、黄连各一钱，水煎液微冷服下。

定痛散：《宝鉴》治虫牙痛。方药组成为当归、生地黄、细辛、干姜、白芷、连翘、苦参、黄连、川椒、桔梗、乌梅、甘草各一钱，水煎含漱后咽下。

固齿散：《宝鉴》大老鼠一个去肉取骨，川椒（炒）、乳香各二两，香附子（炒）、白蒺藜（炒）、青盐各一两，制成细末，每日擦牙，牙永无病。

香椒散：《宝鉴》治冷症齿痛。方药组成为香附子、川椒、破古纸各二钱，荜茇一钱，制成细末，入炒盐二钱擦牙。

荆芥汤：《宝鉴》治风热齿痛。方药组成为荆芥、薄荷、升麻、细辛各三钱，制成细末，每二钱沸汤点浸，含漱吐之。

椒盐散：《宝鉴》治虫牙痛。方药组成为川椒、白盐、露蜂房各一钱，葱白三根，煎水，热漱冷吐。

齿壅：龈间努肉渐长。方药组成为生地黄汁一钟，皂角火烧淬地黄汁，再烧又淬，汁尽为度，晒干研末敷之，又朴硝研末敷之。牙齿渐长，难于饮食，盖液溢，白术末和水服，又煎灌漱。龂齿，为睡中齿相磨有声，把患人放在地面的席上，将尘土放在患者口中，不要让患者知道，病即愈。

去痛齿不犯手方：将川椒、细辛各一两，草乌、荜茇各五钱研为细末，每次少许擦牙，痛齿自落。陈石灰纳雁胆内，阴干为末，少许点牙根上牙即落，切忌落入口中。

［词解］

①鍾：古代的容量单位。古代计容量的单位由小到大排列：最小的是“勺”，相当于今天的一小汤匙；10 勺为一合（gě），10 合为一升，10 升为一斗，10 斗为一斛，6 斛 4 斗为一钟。

②炙：烤。

［临床新用］

清胃散　本方现代主要用于口腔牙科疾病、胆汁返流性胃炎、痤疮、口腔溃疡、胃痛、荨麻疹的治疗。

（1）**口腔牙科疾病**　本方合玉女煎治疗 103 例急性牙龈炎，若便秘者加大黄，牙龈肿痛者加天花粉、连翘、竹叶，牙龈出血明显者加蒲黄、仙鹤草、白茅根。结果：痊愈 94 例，显效 9 例（傅富根．清胃散合玉女煎治疗 103 例急性牙龈炎．上海中医药杂志，1994，（6）：31）。本方加竹叶、连翘、天花粉治疗急性牙周炎 56 例。日 1 剂，服药 3～5 剂，结果：痊愈 32 例，占 57.1%；显效 19 例，占 33.9%；有效 4 例，占 7.29，无效 1 例，占 1.8%。总有效率 98.2%（孙培华．清胃散治疗牙周炎 56 例临床观察．中医杂志，1985，（7）：65）。加味清胃散漱服治疗口腔溃疡 86 例，胃热、烦躁不安、口渴多饮者加知母、生石膏；便秘者加大黄；火热壅盛、12 腔溃疡者加金银花、连翘、黄芩，结果：痊愈 73 例，显效 12 例，无效 1 例，总有效率 98.8%（郝素云、王兆颜．清胃散治疗口腔溃疡 86 例．山东中医杂志，1995，（9）：402）。本方加金银花、连翘、射干治疗复发性口疮 56 例，治疗 6 个月，结果：显效 31 例，有效 18 例，总有效率 87.5%（李文治．加味清胃散治疗复发性口疮 56 例．湖北中医杂志，1983，（1）：33）。本方加味治疗急性牙周炎 40 例，发热伴 12 渴者重用生石膏；牙龈血肿明显者加山栀、黄柏；舌红口干者加石斛、北沙参；出血明显者重用生地，结果：痊愈 27 例，有效 12 例，无效 1 例（孙培华．清胃散治疗急性牙周炎．浙江中医杂志，1995，（3）：113）。本方加板蓝根、柴胡、白茅根为主方治疗疱疹性咽炎 192 例，有表证者加薄荷；大便秘结者加熟大黄，治疗 3 天，结果：全部痊愈（周炜．加味清胃散治疗疱疹性咽炎．四川中医，1989，（10）：13）。本方原方治疗牙周炎 49 例，日 1 剂，早晚温服，6 剂为 1 疗程，连服 2 个疗程，结果：痊愈 19 例，显效 22 例，好转 5 例，无效 3 例（尹沂平．清胃散治疗牙周炎 49 例，辽宁中医杂志，1993，（12）：25）。本方加白花蛇舌草治疗牙周炎 52 例，胃热重者重用石膏、黄连；牙宣出血者加白茅根、白及；牙齿松动者加桑寄生、枸杞；大便秘结者加大黄。治疗 7 天后，临床治愈 41 例，占 79%；好转 8 例，占 15%；无效 3 例，占 6%，总有效率 94%（张雅珍、刘祯祥．清胃散加味治疗牙周炎 52 例．湖南中医杂志，1997，（5）：36）。本方加味治疗急性牙源性感染 204 例，其中急性智齿冠周炎 104 例，急性牙周炎 61 例，急性根尖周炎 39 例。局部肿胀甚者加金银花、蒲公英、黄芩；发热口渴者加生石膏、茅根；便结溲赤者加大黄、芒硝、淡竹叶。结果：显效 157 例，好转 34 例，无效 13 例，总有效率 93.63%（李元聪．清胃散加味治疗急性牙源性感染 204 例报告．中国中医急症，1997，（2）：57）。本方加味治疗胃火炽盛型牙周病 58 例，便秘者加大黄，兼有湿热者加薏苡仁、车前子。结果：痊愈 38 例，占 65.1%；显效 15 例，占 25.9%；好转 5 例，占 9%（刘平．清胃汤治疗牙周病 58 例．山东中医杂志，1996，（9）：402）。本方加味治疗口臭 32 例，若口舌生疮糜烂、牙龈红肿疼痛黄连加至 159，生地 309；口中酸臭，腹胀满，不思饮食，嗳气吐酸者去当归、升麻，加黄芩、大黄；口气腥臭、痰多而黄，胸胁胀痛者丹皮加至 15 克，去升麻，加银花、地骨皮、桑白皮，1 疗程 6 剂，1～2 疗程后，治愈 31 例，好转 1 例（雷长隆、曹礼周．加味清胃散治疗口臭 32 例．陕西中医，1996，（5）：204）。本方加味治疗冠周病 80 例，便秘加大黄；湿热加车前子、茯苓、白术，12 剂为 1 疗程，2 疗程后，治愈 56 例，占 70%，好转 18 例，占 22.5%，无效 6 例，占 7.5%，总有效率为

92.5%（张军、刘桂香．清胃散加味治疗冠周病．山东中医杂志，1998，（4）：162）。本方加味治疗急性牙周炎40例，发热明显，伴口渴者重用生石膏；牙龈充血肿胀明显者加山栀、黄柏；舌红口干者加石斛、北沙参。连服5日后，痊愈27例，占67.5%；有效12例，占30%；无效1例，占2.5%（孙培华．清胃散治疗急性牙周炎．浙江中医杂志，1995，（3）：113）

（2）**胆汁反流性胃炎**　本方加蒲公英为基本方治疗胆汁反流性胃炎112例，其中脾胃蕴热型43例以基本方加代赭石、竹茹、大黄；热淫肝胆型28例以基本方加柴胡、黄芩、龙胆草；胃阴不足型23例以基本方加玄参、麦冬、沙参；肝胃不和型18例以基本方加柴胡、佛手、白芍。结果：脾胃蕴热型全部治愈；热淫肝胆型，治愈15例，显效10例，好转2例，无效1例；胃阴不足型，治愈11例，显效8例，好转2例，无效2例；肝胃不和型，治愈0例，显效7例，好转6例，无效5例（金先红、李浩．加味清胃散治疗胆汁反流性胃炎112例．新中医，1996，（9）：19）。

（3）**痤疮**　本方加蒲公英、白芷、知母、黄芩治疗痤疮50例，同时配合大黄、明矾、连翘水煎液外敷，1日3次，每次30分钟，2周为1疗程。结果：痊愈39例，占78%；显效8例，占16%；有效2例，占4%；无效1例，总有效率98%（姜耀武．清胃散加味治疗寻常痤疮50例．中西医结合杂志，1987，（6）：372）。

（4）**口腔溃疡**　某男，36岁。1994年7月3日就诊，该患者口腔黏膜溃疡反复发作3年，近日来口中溃疡多处发生，疼痛难忍，说话及进食均感困难，口渴欲饮，口臭，溲黄便结，苔黄腻，脉洪大而数。查：上下唇黏膜及左侧颊黏膜上有绿豆大溃疡四处，局部黏膜红肿。西医诊断：复发性口腔溃疡。中医诊断：口疮。方用清胃散，日1剂煎服。部分药液含漱。口腔局部用西瓜霜喷于溃疡面，日数次。2日后，局部疼痛消失，溃疡面缩小，4日后痊愈（胥升富．清胃散治疗口腔疾病60例．四川中医，1997，（3）：50）。　按：《灵枢·经脉》云："脾足太阴之脉，……上膈，挟咽，连舌本，散舌下"。若饮食不节，脾运失司，或禀赋不足，脾胃虚弱，可致湿浊内生，蕴热化火，火邪循经上泛导致口舌糜烂生疮。因此口疮主要责之脾胃。治疗应以清泻脾胃，解毒消肿为大法。故方用清胃散清胃泻火，火热得清，则口疮自除。

（5）**胃痛**　某男，45岁。患者1个月前因右下肢疼痛而口服西药，病情好转，但1周前自觉胃脘部灼热疼痛，泛酸嘈杂，嗳气口干；舌红苔黄，脉数。证属胃痛之胃热郁滞。方用清胃散加味：当归15克，黄连15克，生地30克，丹皮15克，石斛20克，麦冬20克，元胡10克，山药30克，服3剂后症状减轻，继服3剂告愈，随访3年未复发（崔树松、刘正德．清胃散治验4例．山西中医，1997，（2）：53）。按：本案患者因服西药而致胃内郁热，故出现胃脘灼痛，泛酸嘈杂，嗳气口干。故以清胃散化裁以清热养阴和胃。方中黄连清胃热，当归、生地滋阴养血，丹皮凉血活血，加麦冬、石斛养胃阴清胃热，山药健脾益胃，元胡理气止痛。诸药合用，共奏清热养阴，和胃止痛之功。恰中病机，故疗效满意。

（6）**荨麻疹**　某女，30岁。患者全身密布大小不等，形状不一的鲜红色风团，瘙痒剧烈，伴发热，心烦口渴，神疲纳呆，小便黄，大便难，舌红苔黄，脉弦数。证属胃热蕴结，肌肤血热。方用清胃散加味：黄连6克，生地30克，丹皮15克，升麻10克，当归10克，白僵蚕10克，蝉蜕10克，连服5剂，疹退痒止，病瘥（冷崇芬、刘芳贵．清胃散治验二则．云南中医杂志，1995，（3）：31）。按：荨麻疹俗称"风疹块"，中医称之为"瘾疹"。本证属胃火炽盛，肌肤血热是由外感风热之邪所致。治疗应以清胃泄热，凉血消疹，疏风止痒为大法。故方用清胃散清泻胃中之郁火以治病本，佐以僵蚕、蝉蜕疏散风热之邪，消疹止痒。诸药合用，共奏清热泻火，凉血解毒，疏风止痒之功。药症相符，而获良效。

【原文】

咽喉：咽者，胃系通地以咽物。喉者，肺系通天以候氣。會厭管于咽喉上，司開闔[①]。

脈法：兩寸洪溢，上盛下虚[2]，尺微伏死，尺實滑生。

咽喉病皆屬火：肝膽、心包、三焦皆有相火[3]，火爲本痰爲標也，君火[4]勢緩爲疼爲肿，相火勢速肿甚爲痹，不通而痰塞以死矣，雖有數種之名，輕重之異，乃火之微甚故也，輕者緩治，急者用針出血，不急治殺人。新增形樂志：苦病生於咽，歸脾湯，神門，主之。去人参、木香，加黄連酒炒、青皮，或加山梔。

單乳蛾　雙乳蛾　喉痹：會厭一邊肿，謂單蛾風，難治；會厭兩傍肿，謂雙蛾風，易治，通謂喉痹，皆相火衝逆，蓋關上易治關下難治。實火，涼膈散，火門，加黄連、荊芥、石膏，防風通聖散，風門。虚火，四物湯，血門，加桔梗、荊芥、知母、黄栢。痰盛者，千緡湯，咳嗽，通用甘桔湯。

牛黄涼膈元：（寶鑒）治咽肿、口舌瘡、頷頰肿、熱痰壅。馬牙硝、寒水石煆、石膏煆各二兩，甘草熗[5]一兩，牛膽、南星七錢五分，紫石英煆水飛五錢，牛黄、龍腦、麝香各二錢五分，右末，蜜和兩作三十丸，每一丸薄荷湯嚼下。

（内局）**龍腦膏**：（寶鑒）治喉痹肿痛。薄荷葉一斤，甘草三兩，防風、川芎、桔梗各二兩，焰硝一兩，白豆蔻三十粒，縮砂五粒，片腦一錢，右末，蜜丸如彈子，噙化咽下。

吹喉散：（寶鑒）治懸雍下垂肿痛，及一切咽喉疾。膽礬、白礬、焰硝、片礬、山豆根、辰砂、雞内金焙，爲極細末，以竹管吹少許入喉中即效。

清涼散：（寶鑒）治實火，咽喉肿痛。桔梗一錢五分，梔子、連翹、黄芩、防風、枳殼、黄連、當歸、生地黄、甘草各七分，薄荷、白芷各三分，右剉作一貼，燈心一團，細茶一撮。

加味四物湯：（寶鑒）治虚火喉痹、喉痛、喉瘡，最能降火。桔梗、甘草各一錢五分，熟地黄。白芍藥各七分，當歸、川芎、黄栢蜜水炒、天花粉、知母各五分，水煎入竹瀝一鍾服。

[语释]

咽喉：咽，胃系通地以咽物。喉，肺系通天以候气。会厌管在咽喉上，负责开合。

脉法：两寸脉洪溢，为上盛下虚证，尺脉微伏，患者多死，尺脉实滑，患者多生。

咽喉病皆属火：肝胆、心包、三焦皆有相火，火为本、痰为标，君火势缓为疼、为肿，相火势速肿甚为痹，不通而痰塞则死，火虽有数种名，轻重不同，都是甚微之火，故轻者缓治，急者用针出血，不急治患者死。新增形乐志云：疾病生于咽，主用“归脾汤”（益神志）去人参、木香，加黄连（酒炒）、青皮，或加山栀治疗。

单乳蛾　双乳蛾　喉痹：会厌一边肿，谓“单蛾风”，难治；会厌两傍肿，谓“双蛾风”，易治，通称“喉痹”，皆相火冲逆所为，大概关上易治关下难治。实火为病，治疗方剂为“凉膈散”（泻火）加黄连、荆芥、石膏治疗，“防风通圣散”（疏风）。虚火为病，治疗方剂为“四物汤”（补血）加桔梗、荆芥、知母、黄柏。痰盛者，用“千缗汤”；咳嗽患者，通用“甘桔湯”。

牛黄凉膈丸：《宝鉴》治咽肿、口舌疮、颔颊肿，为热痰壅塞。方药组成为马牙硝、寒水石（煅）、石膏（煅）各二两，甘草（熗）一两，牛胆、南星七钱五分，紫石英（煅，水飞）五钱，牛黄、龙脑、麝香各二钱五分，又制成细末，用蜜和药为丸，一两作三十丸，每次一丸，用薄荷汤冲服嚼下。

（内局）**龙脑膏**：《宝鉴》治喉痹肿痛。方药组成为薄荷叶一斤，甘草三两，防风、川芎、桔梗各二两，焰硝一两，白豆蔻三十粒，缩砂五粒，片脑一钱，又制成细末，以蜜为丸如弹子大小，含化咽下。

吹喉散：《宝鉴》治悬雍垂肿痛，及一切咽喉疾。方药组成为胆矾、白矾、焰硝、片矾、山豆根、辰砂、鸡内金（焙），研为极细末，以竹管吹少许入喉中，即效。

清凉散：《宝鉴》治实火，咽喉肿痛。方药组成为桔梗一钱五分，栀子、连翘、黄芩、防风、枳壳、黄连、当归、生地黄、甘草各七分，薄荷、白芷各三分，作一贴，又挫碎，灯心一团，细茶一撮。

加味四物汤：《宝鉴》治虚火喉痹、喉痛、喉疮，最能降火。桔梗、甘草各一钱五分，熟地黄。白芍药各七分，当归、川芎、黄柏（蜜水炒）、天花粉、知母各五分，水煎液入竹沥一钟服。

［词解］

①闔：关闭。

②上盛下虚：泛指肝肾亏虚，气血痰热等上壅所致证候。

③相火：指肝肾火。《格致余论·相火论》："火内阴而外阳，主乎动也，故凡动皆属火。以名而言，形气相生，配于五行，故谓之君；以位而言，生于虚无，守位禀命，因其动而可见，故谓之相。"

④君火：指心火。

⑤爁：烤；焚烧。

【原文】

急喉痹　纏喉風：急喉痹者，瘡發咽嗌[1]，緩治則咽塞而死，速針出血，或好醋噙漱吐痰妙。藥不下以曲竹管灌藥。喉閉危急，以紙染色巴豆油作撚子，點燈吹滅，以烟熏鼻，流涎自開。皂角、白礬、黃連等分，瓦上焙，末，吹喉。纏喉風者，忽然肿痛、氣促、厥冷，頃刻不治，治同急喉痹。時行咽痛，以大蛤水，細細咽下尤佳。

一字散：（寶鑑）治急喉、纏喉風，咽喉堵塞、水穀不下、牙關緊急、不省人事。猪牙皂角七錢，雄黃二錢，生白礬、藜蘆各一錢，蝎梢七枚，右末，每一字吹入鼻吐痰。

奪命散：（寶鑑）治急喉閉。枯白礬、白殭蠶炒、硼砂、皂角各等分，右末，吹少許入喉中，痰出即差。

［语释］

急喉痹、缠喉风：急喉痹，为咽嗌疮发，缓治则咽塞而死，速针刺出血，或好醋含漱吐痰效果好。药咽不下，以曲竹管灌药。喉闭患者生命危急，用纸浸染巴豆油作捻子，点灯吹灭以烟熏鼻，流涎喉自开。或皂角、白矾、黄连等分，瓦上焙干，研末吹喉。缠喉风，表现为喉忽然肿痛、气促、厥冷，顷刻不治，治同急喉痹。时行咽痛，以大蛤水，细细咽下尤佳。

一字散：《宝鉴》治急喉痹、缠喉风所致咽喉堵塞、水谷不下、牙关紧急、不省人事。方药组成为猪牙皂角七钱，雄黄二钱，生白矾、藜芦各一钱，蝎梢七枚，又研细末，每一字吹入鼻，吐痰。

夺命散：《宝鉴》治急喉闭。方药组成为枯白矾、白僵蚕（炒）、硼砂、皂角各等分，又研细末，吹少许入喉中，痰出即愈。

［词解］

①嗌：咽喉窒塞。

【原文】

懸雍垂：懸雍者，聲音之關，伏熱上衝懸雍，長而垂肿，謂帝鍾[1]風，此症及腎傷寒咽痛，忌鐵，蛇床子瓶中燒烟吸入。

鹽礬散：（寶鑑）治懸雍垂長，咽喉妨悶。鹽花、白礬枯，右末，以筯[2]頭蘸藥塗其上即差。

硼砂散：（寶鑑）治懸雍肿痛垂長。硼砂、馬牙硝、滑石、寒水石各五錢，龍腦、白礬各三錢，右細末，新水調五分服。

［语释］

悬雍垂：悬雍垂，为声音的门户，若脏腑伏热上冲，悬雍或长而肿，叫“帝钟风”，此症以及肾伤寒，均使患者咽喉肿痛，用蛇床子（忌铁）瓶中烧烟，让患者吸入。

盐矾散：《宝鉴》治悬雍垂长，咽喉阻闷。方药组成为盐花、白矾（枯），又研为末，以筷子头蘸药涂其上即愈。

硼砂散：《宝鉴》治悬雍肿痛垂长。方药组成为硼砂、马牙硝、滑石、寒水石各五钱，龙脑、白矾各三钱，又研成细末，刚打取的水调五分服。

［词解］

①帝鍾：指悬雍垂。

②筯：同“箸”。

【原文】

咽喉痛：風客咽喉，氣鬱，乾枯常如毛刺者，風燥，荊防敗毒散（寒門）加薄荷、黃芩、半夏倍、桔梗入生、薑。大蛤殼內水，徐徐咽吞。

（內局）**加減薄荷煎元：**（寶鑑）治風熱，咽喉肿痛。薄荷葉八兩，桔梗二兩，防風、川芎、白豆蔻各一兩，縮砂、甘草各五錢，龍腦五分，右末，蜜和兩作三十九丸，每一丸常含化咽之。

（內局）**薄荷煎元：**（醫林）消風熱，化痰涎，利咽膈，清頭目，及治鼻衄、大小便出血。薄荷一斤取葉，桔梗五兩，甘草炙四兩，防風、川芎各三兩，砂仁五錢，右細末，蜜丸兩作三十丸，每一丸，細嚼，茶酒任下。（內局）又有白豆蔻。

必用方甘桔湯：（寶鑒）治風熱，咽喉肿痛，或喉痹，神效。桔梗二錢，甘草、荊芥、防風、黃芩、薄荷各一錢，水煎徐徐服。加玄参一錢尤妙。

清火補陰湯：（寶鑒）治虛火上升，喉痛、喉閉，或生瘡。玄参二錢，白芍藥、熟地黃各一錢，當歸、川芎、黃栢童便炒、知母生、天花粉、甘草各七分，水煎入竹瀝三匙溫服。喉乾燥痛，四物湯（血門）加桔梗、荊芥、黃栢、知母，煎服立已。

甘桔湯：（寶鑒）治少陰客寒，咽痛。桔梗三兩，甘草一兩右五錢，水煎徐徐服。加鼠粘子、竹茹各一錢治咽痛尤妙。

［语释］

咽喉痛：风客咽喉，气郁，使咽喉干枯常如毛刺，为风燥之症，治疗方剂为“荆防败毒散”（疏风）加薄荷、黄芩、半夏（量加倍）、桔梗（生用）、生姜。大蛤壳内水徐徐咽吞。

（内局）**加减薄荷煎元：**《宝鉴》治风热咽喉肿痛。方药组成为薄荷叶八两，桔梗二两，防风、川芎、白豆蔻各一两，缩砂、甘草各五钱，龙脑五分，又制成细末，蜜和做丸，一两作三十九丸，每次一丸常含化咽之。

（内局）**薄荷煎元：**《医林》方能消风热，化痰涎，利咽膈，清头目，及治鼻衄、大小便出血。薄荷一斤（取叶），桔梗五两，甘草（炙）四两，防风、川芎各三两，砂仁五钱，又研成细末，用蜜做丸，一两作三十九，每次一丸，细嚼，茶酒任下。（内医院编纂的）还有白豆蔻。

必用方甘桔汤：《宝鉴》治风热，咽喉肿痛，或喉痹，神效。方药组成为桔梗二钱，甘草、荆芥、防风、黄芩、薄荷各一钱，水煎，药液徐徐服。加玄参一钱更好。

清火补阴汤：《宝鉴》治虚火上炎，喉痛、喉闭，或生疮。方药组成为玄参二钱，白芍药、熟地黄各一钱，当归、川芎、黄柏（童便炒）、知母生、天花粉、甘草各七分，水煎液入竹沥三匙温服。喉干燥痛，“四物汤”（补血）加桔梗、荆芥、黄柏、知母，煎服立即见效。

甘桔汤：《宝鉴》治少阴客寒，咽痛。方药组成为桔梗三两，甘草一两五钱，水煎徐徐服。加鼠黏子、竹茹各一钱治咽痛尤妙。

【原文】

咽喉瘡：胃脘實熱熏炙，爲白頭赤根，發聲散。虚火生瘡，清火補陰湯。凡咽瘡勿用生薑，辛辣反甚，故也。

牛蒡子湯：（寶鑒）治咽喉肿痛，牙關緊急，或生瘡癰，或愈後復攻胷脇，氣促身熱，不能坐臥。牛蒡子二錢，玄參、犀角、升麻、黄芩、木通、桔梗、甘草各一錢，食後服。

發聲散：（寶鑒）治咽痛生瘡妨悶。黄瓜蔞大者一箇，桔梗七錢五分，白殭蠶炒五錢，甘草炒二錢，右末，每取少許幹糝。如愈咽喉肿痛，左右有紅，或一邊紅紫長大，此藥加樸硝一錢和勻糝之。如喉中有小白頭瘡，前藥入白礬末五分和糝。

［语释］

咽喉疮：胃脘实热熏烤，生疮白头赤根，音发散。虚火生疮，治疗方剂为“清火补阴汤”。凡咽喉生疮，勿用生姜，辛辣使疮更严重。

牛蒡子汤：《宝鉴》治咽喉肿痛，牙关紧急，或生疮痈，或愈后复攻胸胁，气促身热，不能坐卧。方药组成为牛蒡子二钱，玄参、犀角、升麻、黄芩、木通、桔梗、甘草各一钱，饭后服。

发声散：《宝鉴》治咽痛生疮阻闷。方药组成为黄色大瓜蒌一个，桔梗七钱五分，白僵蚕（炒）五钱，甘草（炒）二钱，又研末，每次取少许干涂抹。若愈后咽喉肿痛，左右有红，或一边红紫肿大，此药加朴硝一钱和匀涂抹患处。若喉中有小白头疮，前药入白矾末五分和匀涂抹。

【原文】

喉痹失音：咽瘡失音，或服涼藥失音，秘傳降氣湯（氣門），或加黄芩去陳皮。風寒失音，甘桔湯加訶子、木通、生地黄汁。虛損咽瘡失音者死，叅看聲音門。

荊芥湯：（寶鑒）治咽喉肿痛，語聲不出，咽之甚竗。桔梗二兩，甘草一兩，荊芥穗五錢，右麤[①]末，每取四錢，姜三片，水煎呷服。

［语释］

喉痹失音：咽疮失音，或服凉药失音，治疗方剂为“秘传降气汤”（降气），或加黄芩，去陈皮。风寒失音，“甘桔汤”加诃子、木通、生地黄汁。虚损所致咽喉生疮、失音，患者可能死，参看声音门。

荆芥汤：《宝鉴》治咽喉肿痛，语声不出，咽之甚竗。方药组成为桔梗二两，甘草一两，荆芥穗五钱，又研粗末，每取四钱，用生姜三片，水煎液，呷服。

［词解］

①**麤：**“粗”的异体字。

【原文】

魚骨鯁　獸骨骾：凡治鯁，皆以類推，如髮灰治髮哽之類也。鯉魚鱗皮燒灰水服，諸魚膽皆下魚骨鯁，臘月收者佳，酒化服，硼砂噙化，貫衆濃煎服。魚骨在腹刺痛，吳茱萸煎服，海獺水獺皮煎飲，白飴糖噙咽，若嚏[①]即出。獸骨在咽，象牙磨水服，狗涎徐咽，鷄足一對，燒灰水調服，虎骨末水調服。鷄骨魚骨鯁，白梅肉槌成大丸子綿裹，用線穿在其內，冷茶送下，扯住線頭在手，一嘔即出。

引鯁法：（寶鑒）鯁在咽，不下，聚牛筋漬之，索緊令大如彈丸，持筋耑吞之，候至鯁處徐徐引之，鯁着筋自出，棉絮一小塊，蜜煑用如上法，薤白或韭白令柔，以繩繫中，吞之到鯁處引之，弓弦搥令頭散，吞引即出。

［语释］

鱼骨鲠、兽骨骾：凡治鲠皆以此类推，如发灰治发哽等。鲤鱼鳞皮烧灰，水调服，治疗鱼骨鲠。诸鱼胆皆能化下鱼骨鲠，但腊月收取的鱼胆好，以酒化服，或硼砂噙化，或贯众浓煎服皆可。鱼骨在腹刺痛，吴茱萸煎服，或海獭、水獭皮煎饮，或白饴糖噙咽，若打喷嚏，鱼骨鲠即出。兽骨在咽，象牙磨水服，或狗涎徐徐咽下，或鸡足一对，烧灰水调服，或虎骨末水调服。鸡骨、鱼骨鲠，将白梅肉槌成大丸子，绵裹，用线穿起，冷茶送下，扯住线头在手，一呕即出。

引鲠法：《宝鉴》鲠在咽，不能下，取牛筋浸渍，牛筋一端系紧，使大如弹丸，吞下，拿筋的另一端，候至鲠处徐徐拉出，鲠便附着在筋上而出，或棉絮一小块，蜜煮，用如上法，或薤白，或韭白，使柔，以绳系中间，吞下到鲠处拉出，或捶弓弦一头，令头散，吞引即出。

［词解］

①嚏：同“嚔”。

【原文】

誤吞諸物：誤吞金銀，取水銀服之消。誤吞金銀及銅錢，縮砂煎飲，又堅炭末米飲調服。多食胡桃銅自爛。誤吞錢及環、或釵、或竹木，飴糖多食便出，小兒，煑葵汁冷飲，根葉子同功。誤吞針，磁石磨光攢竅絲穿，令含，針自出。誤吞銅鐵等物，多食猪羊肉肥脂、葵菜。誤吞桃李，哽喉不下，狗頭煮湯摩頭上差。誤吞髮，繞喉不出，乳髮灰一錢水調服，又舊木油梳燒末，酒調服。誤吞稻麥芒，在咽不下肿刺，謂殼賊，乃急取鵝涎灌之甚妙。

誤吞諸蟲：誤吞蜈蚣在咽喉，食生猪血，更灌清油，蜈蚣滚在血中即吐出，繼以雄黄末水調服解毒，卻以四物湯（血門）加黃芪調補。誤吞水蛭入腹，痛不可忍，田中泥作丸如櫻桃，一丸白水下即下，或食蜜化爲水，卻以四物湯加黃芪調補。

［语释］

误吞诸物：误吞金银，取水银服之，金银则消。误吞金银及铜钱，缩砂煎饮，又硬炭末米饮调服，或多食胡桃，铜烂自下。误吞钱及环、或钗、或竹木，多食饴糖，使从大便出，若小儿误吞，则煮葵汁冷饮，根叶子同功。误吞针，磁石磨光钻孔，用线相穿，令患者含，针自出。误吞铜铁等物，多食猪羊肉肥脂、葵菜，铜铁会自大便而出。误吞桃李，哽喉不下，狗头煮汤摩头上病好。误吞发，绕喉不出，乳发灰一钱水调服，又旧木油梳烧末，酒调服。误吞稻麦芒，在咽不下肿刺，谓“壳贼”，乃急取鹅涎灌服甚妙。

误吞诸虫：误吞蜈蚣在咽喉不下，患者吃生猪血，再灌清油，蜈蚣混在血中即吐出，继以雄黄末水调服解毒，再以“四物汤”（补血）加黄芪调补。误吞水蛭入腹，痛不可忍，用田中泥巴作丸如樱桃大小，白水服一丸即便下，或吃蜜将水蛭化为水，再以“四物汤”加黄芪调补。

濟衆新編卷之四

【原文】

頸項

項強：前頸後項，腎與膀胱爲表里，太陽感風濕，頭項強痛、口噤、身腰反張，爲痓病，北人以毛裹頭，南人以帛護項。

回首散：（寶鑒）治頭項強急、筋急，或挫枕轉項不得者，烏藥順氣散（風門）加羌活、獨活、木瓜。

羌活勝濕湯：（寶鑒）治太陽經中寒濕，項強或似拔不得回顧，羌活、獨活各二錢，藁本、防風、甘草各一錢，川芎、蔓荊子各五分。

［语释］

颈项

项强：前为颈，后为项，肾与膀胱为表里，太阳经感风湿，则症见头项强痛、口噤、身腰反张，为“痓病”，北人以毛裹头，南人以帛护项。

回首散：《宝鉴》治头项强急、筋急，或挫枕转项不得患者，治疗方剂为“乌药顺气散”（祛风）加羌活、独活、木瓜。

羌活胜湿汤：《宝鉴》治太阳经中寒湿，项强或似拔不得回顾。方药组成为羌活、独活各二钱，藁本、防风、甘草各一钱，川芎、蔓荆子各五分。

［临床新用］

羌活胜湿汤　本方现代主要用于功能性水肿、脊椎病的治疗。

（1）**功能性水肿**　应用羌活胜湿汤治疗功能性水肿25例。气虚加党参、炒白术；尿少加茯苓皮、泽泻、车前子、木通；食积加谷芽、麦芽、炒莱菔子、山楂；肾阳虚加巴戟天、仙灵脾。结果：25例患者均在2剂后尿量增多，连服8剂后水肿基本消失。15例满一个疗程的患者浮肿完全消失，胸闷腹胀消除；连服10至15剂者6例；另4例服6剂以下，随访半年未复发（黄家瑜．羌活胜湿汤治疗功能性水肿25例．浙江中医杂志，1997，（5）：206）。

（2）**颈椎病**　应用本方治疗颈椎病中医辨证为痹证患者28例。视物模糊加枸杞、沙苑子；面部肌肉紧张加秦艽、全蝎、蜈蚣；咽部不适，吞咽无力加厚朴、苏梗；舌作麻木加丹参、僵蚕、全蝎；颅低压性头痛加人参、黄芪、升麻；颅高压性头痛加茯苓、泽泻、车前子、牛膝。结果：临床治愈19例，显效5例，有效4例（陈迈群、罗秀福．辨证分型治疗颈椎病58例总结．湖南中医杂志，1997，（2）：13）。

【原文】

背

脈法：腎脈緩甚，爲折脊，浮大而無力，陽虛，背惡寒。

背寒：內伏寒痰，則背寒如掌大，道痰湯（痰飲）合蘇子降氣湯（氣門）服之。有寒有熱，傷寒少陰症，口中和，陽明症，口中乾燥，此寒熱之辨。

背痛：肺病，則喘痰逆氣、肩背痛、汗出。腎病，則肩背、頸項痛。脊骨、胛眼痛，蒼术復煎散（濕門）；臀尖痛者，陰虛、膀胱有火，四物湯（血門）加知母、黃栢、桂少許；有痰，合二陳湯（痰飲）加澤瀉、前胡、木香；痛甚，加乳香、沒藥。

通氣防風湯：（寶鑒）治太陽經中寒濕，肩背痛不可回顧，又云，肩背痛乃風熱乘肺，肺氣鬱甚也。黄芪、升麻、柴胡各一錢，防風、羌活、陳皮、人參、甘草各五分，青皮三分，白豆蔻、黄栢各二分。

三合湯：（寶鑒）治背心一點痛，烏藥順氣散（風門）合二陳湯（痰飲）、香蘇散（寒門）加羌活、蒼术。

［语释］

背

脉法：肾脉过缓，为折脊，浮大而无力，为阳虚，背恶寒。

背寒：内伏寒痰，则背寒处如掌大小，治疗方剂为“道痰汤”（化痰饮）合“苏子降气汤”（顺气）。有寒有热，为伤寒少阴症；口中和，为阳明症，口中干燥与否，是寒热的区别。

背痛：肺病则喘痰逆气、肩背痛、汗出。肾病则肩背、颈项痛。脊骨、胛眼痛，治疗方剂为“苍术复煎散”（湿邪为病）；臀尖痛者，为阴虚、膀胱有火，治疗方剂为“四物汤”（补血）加知母、黄柏、桂枝少许；有痰，合“二陈汤”（痰饮）加泽泻、前胡、木香；痛甚，加乳香、没药。

通气防风汤：《宝鉴》治太阳经中寒湿，肩背痛不可回顾，又有人说，肩背痛，是风热乘肺，肺气郁甚所致。方药组成为黄芪、升麻、柴胡各一钱，防风、羌活、陈皮、人参、甘草各五分，青皮三分，白豆蔻、黄柏各二分。

三合汤：《宝鉴》治背心一点痛，“乌药顺气散”（祛风）合“二陈汤”（化痰饮）、“香苏散”（散寒）加羌活、苍术。

【原文】

胸：膈心肺之分野。俗稱心痛，非真心痛，乃胃脘當心痛，或脾連心痛，或陽虛陰厥，亦令心下痛，久者心之別絡爲風冷熱所乘痛，故成疹不死。真心痛者，大寒或汚血衝心，手足青至節痛甚，死，不治。

脈法：胸痹痛，寸口脈沉遲，關上緊數。心腹痛，脈沉細宜，浮大弦長，命必殂①。

心痛：因傷思慮也，脾胃連心痛，因傷食與痰也，殊分新久初病，身受寒氣、口食冷物，當溫散扶陽，助胃湯；稍久則寒鬱成熱，或因七情者是火，以梔子爲熱藥向導，清鬱散諸痛，脈必伏，多用溫藥附子之類，大忌參术，閉氣愈痛。

手拈散：（寶鑒）治九種心痛及心脾痛，極驗。詩曰草果玄胡索靈脂並沒藥，酒調三二錢一似手拈卻。

［语释］

胸：横膈心肺与腹之心肺部分。俗称的“心痛”，并非“真心痛”，是把胃脘当心痛，或脾连心痛，或阳虚阴厥，亦令心下痛，而心之别络为风冷热所乘痛久者，成疹而不死。真心痛者，为大寒或污血冲心，手足青紫，流注关节痛甚，患者会不治而死。

脉法：胸痹痛，寸口脉沉迟，关上脉紧数。心腹痛，脉沉细为适宜，而出现浮大弦长脉，命必殂。

心痛：因思虑所伤，脾胃连心痛，是伤食与痰的原因，特别要分清新久之病，初病，身受寒气、口食冷物，当温散寒邪、扶助阳气，治疗方剂为“助胃汤”；稍久则寒郁成热，或因七情是火所为，以栀子为热药向导，清郁热、散诸痛，而脉必为伏，多用温药如附子之类，大忌人参、白术之类，因能闭气，使病越来越痛。

手拈散：《宝鉴》治九种心痛及心脾痛，极验。诗曰：草果、玄胡索、灵脂，并没药；酒调三二钱，一似手拈却。

［词解］

①殂：（cú）死亡。

【原文】

諸種心痛：蟲痛，痛止能食，時作時止，嘔涎或清水，上下攻刺，面白唇紅，練陳湯[①]（蟲門）。疰[②]痛猝感，惡忤尸疰[③]，昏倒口噤不省，蘇合香元（氣門），備急丸（救急）。風痛傷冷，或肝勝心引兩脅，分心氣飲（氣門）。悸痛，因七情怔忡驚悸，加味四七湯（神門）、四七湯、七氣湯、正氣天香湯（並氣）。食痛，因食生冷或過食，行氣香蘇散、平胃散（六腑）、香砂養胃湯。飲痛傷水，飲聚痰涎痛如刺，芎夏湯（痰飲）、五苓散（寒門）。冷痛形寒飲冷，當風取涼，或腎勝心，心懸若飢，泄痢下重，五積散（寒門）。熱痛，積熱攻心，暑毒入心，面目赤黃，煩熱便堅，連附六一湯、大承氣湯、小柴胡湯（並寒）去人參、甘草，加枳殼、赤芍藥、梔子各一錢。去來痛，或作或止，久不愈，神仙九氣湯（氣門）。心脾痛，心下急痛如針刺，手拈散、復元通氣散（氣門）。腎心痛，心痛引背，善瘛如從[④]，後觸心傴僂[⑤]，腎傳心筋脈相引，心下急痛，下重若泄，寒中，神寶元（氣門）、蟠蔥散（前陰）。七情中六情令心氣鬱結，惟喜則氣散，能止痛，加味四七湯、分心氣飲。

［语释］

诸种心痛：虫致心痛，痛止能食，时作时止，呕涎或清水，上下攻刺，面白唇红，"楝陈汤"（驱虫）。疰痛猝感，恶忤尸疰，昏倒口噤不省，治疗方剂为"苏合香丸"（行气），"备急丸"（救急）。风痛伤冷，或肝乘心引两胁痛，治疗方剂为"分心气饮"（顺气）。悸痛，因七情所致，患者怔忡惊悸，治疗方剂为"加味四七汤"（疗心神）、"四七汤"、"七气汤"、"正气天香汤"（均气郁）。食痛，因食生冷或过饱，治疗方剂为"行气香苏散"、"平胃散"（调六腑）、"香砂养胃汤"。饮痛为伤水，饮聚痰涎，痛如刺，治疗方剂为"芎夏汤"（有痰饮）、"五苓散"（散寒湿）。冷痛，形寒饮冷，当风取凉，或肾乘心心悬若饥，泄痢下重，治疗方剂为"五积散"（温寒）。热痛，为积热攻心，暑毒入心，面目赤黄，烦热便坚，治疗方剂为"连附六一汤"、"大承气汤"、"小柴胡汤"（均伤寒）去人参、甘草，加枳壳、赤芍药、栀子各一钱。痛来痛去，或作或止，久不愈，治疗方剂为"神仙九气汤"（化气）。心脾痛，心下急痛如针刺，治疗方剂为"手拈散"、"复元通气散"（理气）。肾心痛，心痛引背，善瘛如疭，后触心需伛偻，为肾传心，筋脉相引，心下急痛，下重若泄，中寒，治疗方剂为"神宝元"（气门）、"蟠葱散"（前阴）。七情中六情能令人心气郁结，惟喜使气散，能止痛，七情郁结，用"加味四七汤"、"分心气饮"治疗。

［词解］

①練陳湯：应为"楝陈汤"。練，疑为"楝"。

②疰：指发于夏令的季节性疾病，症状是微热食少，身倦肢软，渐见消瘦。

③尸注：病名。九注之一。出自《诸病源候论·尸注候》。主要表现为寒热淋沥，沉沉默默，腹痛胀满，喘息不得，气息上冲心胸，旁攻两胁，挛引腰脊，举身沉重，精神杂错，恒觉惛谬，每逢节气改变，辄致大恶，积月累年，渐就顿滞，以至于死。死后复易旁人，乃至灭门。以其尸病注易旁人，故名尸注。

④善瘛如從：容易瘛疭。瘛疭，中医指手脚痉挛，口歪眼斜的症状。亦称"抽风"。

⑤傴僂：弯腰。

【原文】

扶陽助胃湯：（寶鑒）治胃脘當心而痛，經曰：寒氣客於腸胃之間，則卒然痛，得熱則已。附子炮二錢，乾薑炮一錢五分，草豆蔻、益智仁、白芍藥酒炒、人參、甘草灸、官桂各一錢，吳茱萸、白术、陳皮各五分，薑三片，棗二枚。

卻痛散：（寶鑒）治心氣冷痛，不可忍。川烏炮一錢五分，當歸、官桂、石菖蒲、木香、胡椒各一錢，五靈脂、蒲黃炒各五分，入鹽醋各少許。

枳縮二陳湯：（回春）治痰涎在心膈，上攻走腰背，嘔噦大痛。枳實麸炒、砂仁、半夏薑制、陳皮、香附各一錢，厚朴薑制、茴香酒炒、玄胡索各八分，木香、草豆蔻、乾薑炒各五分，甘草三分，姜三片，水煎入竹瀝磨木香同服。

連附六一湯：（寶鑒）治熱鬱胃脘，痛甚。黃連六錢，附子一錢，入薑三片，棗二枚，水煎熱服。

梔薑飲：（寶鑒）治胃熱作痛。山梔仁十五枚炒焦，水一盞煎至五六分，入薑汁三匙再煎，熱服或入川芎一錢尤妙。

清鬱散：（寶鑒）治胃中有伏火，膈上有稠痰，胃口作痛，及嘔吐酸水，噁心煩悶。半夏、陳皮、白茯苓、蒼术、便香附、神麯、黃連薑汁炒、梔子薑汁炒各一錢，川芎六分，乾薑炒黑五分，甘草灸二分，薑三片。

神聖復氣湯：（寶鑒）治腎元與膀胱經中陽氣不足，致胷脇臍腹牽引冷痛、大惡風寒，或上熱如火、下寒如氷等症，預先一日用黃栢、黃連、生地黃並酒洗、枳殼各三分，另用新水浸。又取細辛、川芎、蔓荊子碎各二分，另用新水浸。別取羌活、柴胡各一錢，藁本、甘草各八分，半夏、升麻各七分，當歸六分，防風、人參、郁李仁各五分，乾薑炮，附子炮各三分，白葵花三朵去心碎，水五大盞，同煎至二盞，入黃芪、草豆蔻煨各一錢，橘紅五分同煎至一盞，入前浸兩藥，再煎至一大盞，去滓，空心熱服。

行氣香蘇散：（寶鑒）治內傷生冷，外感風寒，又觸七情惱怒，飲食填滯胷腹，脹痛。紫蘇葉、陳皮、蒼术、香附子、烏藥、川芎、羌活、枳殼、麻黃、甘草各一錢，薑三片，不拘時溫服。

[语释]

扶阳助胃汤：《宝鉴》治胃脘当心而痛，经曰："寒气客于肠胃之间，则卒然痛，得热则停止。"方药组成为附子（炮）二钱，干姜（炮）一钱五分，草豆蔻、益智仁、白芍药（酒炒）、人参、甘草（炙）、官桂各一钱，吴茱萸、白术、陈皮各五分，生姜三片，大枣二枚。

却痛散：《宝鉴》治心气冷痛，不可忍。方药组成为川乌（炮）一钱五分，当归、官桂、石菖蒲、木香、胡椒各一钱，五灵脂、蒲黄（炒）各五分，入盐醋各少许。

枳缩二陈汤：《回春》治痰涎在心膈，上攻走腰背，呕哕大痛。方药组成为枳实（麸炒）、砂仁、半夏（姜制）、陈皮、香附各一钱，厚朴（姜制）、茴香（酒炒）、玄胡索各八分，木香、草豆蔻、干姜（炒）各五分，甘草三分，生姜三片，水煎液入竹沥磨木香同服。

连附六一汤：《宝鉴》治热郁胃脘，痛甚。方药组成为黄连六钱，附子一钱，入生姜三片，大枣二枚，水煎热服。

栀姜饮：《宝鉴》治胃热作痛。方药组成为山栀仁十五枚（炒焦），水一盏煎至剩五六分，入姜汁三匙再煎，热服，或入川芎一钱尤妙。

清郁散：《宝鉴》治胃中有伏火，膈上有稠痰，胃口作痛，及呕吐酸水，恶心烦闷。方药组成为半夏、陈皮、白茯苓、苍术、便香附、神曲、黄连（姜汁炒）、栀子（姜汁炒）各一钱，川芎六分，干姜（炒黑）五分，甘草（炙）二分，生姜三片。

神圣复气汤：《宝鉴》治肾元与膀胱经中阳气不足，所致胸胁脐腹牵引冷痛、大恶风寒，或上热如火、下寒如冰等症。预先一天用黄柏、黄连、生地黄（均酒洗）、枳壳各三分，另用新水浸。又取细辛、川芎、蔓荆子（碎）各二分，另用新水浸。另取羌活、柴胡各一钱，藁本、甘草各八分，半夏、升麻各七分，当归六分，防风、人参、郁李仁各五分，干姜（炮），附子（炮）各三分，白葵花三朵（去心，揉碎），水五大杯同煎至剩二杯，入黄芪、草豆蔻（煨）各一钱，橘红五分，同煎至一盏，入前浸两组药再煎至剩一大杯，去渣空腹热服。

行气香苏散：《宝鉴》治内伤生冷，外感风寒，又触七情恼怒，饮食填滞胸腹胀痛。方药组成为紫苏叶、陈皮、苍术、香附子、乌药、川芎、羌活、枳壳、麻黄、甘草各一钱，生姜三片，不定时温服。

【原文】

心胃痛虛實：按之痛止，爲虛，二陳湯（痰飲）加炒乾薑，建中湯（虛勞）加遠志薑炒一錢。按之痛甚，爲實，梔萸丸。七情作心痛，食積、痰飲、淤血皆作胃脘痛。

梔萸丸：（寶鑒）治氣實心痛，按之尤痛。山梔仁炒焦一兩五錢，吳茱萸、香附子各二錢五分，右末，蒸餅丸如川椒，以生薑、生地黄煎湯下二三十丸。

［语释］

心胃痛虚实：按之痛止，为虚痛，治疗方剂为“二陈汤”（有痰饮）加炒干姜，“建中汤”（虚劳患者）加远志（姜炒）一钱。按之痛甚，为实痛，治疗方剂为“栀萸丸”。心痛为，七情所致，胃脘痛，为食积、痰饮、淤血所致。

栀萸丸：《宝鉴》治气实心痛，手按更痛。治疗方剂为山栀仁（炒焦）一两五钱，吴茱萸、香附子各二钱五分，又制成细末，蒸饼丸如川椒大小，以生姜、生地黄煎汤，冲服二十至三十丸。

【原文】

寒痞寒結　胸熱痞熱　結胸：痞，胸膈飽悶，不舒暢也，胸滿不痛，爲痞也，滿而痛，爲結胸，治法同，而痞輕結重，黃連、枳實爲主。寒痞寒結胸，不渴脈遲，理中湯（寒門）加枳實、白茯苓。熱痞熱結胸，煩渴脈數，柴陷湯。通用桔梗枳殼湯，蓋痞自血中來，獨益脾土以血藥治之。大小結胸、水結胸見寒門。

柴梗半夏湯：（寶鑒）治痰熱盛，胸痞脇痛。柴胡二錢，瓜蔞仁、半夏、黄芩、枳殼、桔梗各一錢，青皮、杏仁各八分，甘草四分，薑三片。

香砂養胃湯：（寶鑒）治陰伏陽蓄而爲痞滿，能調養脾胃，升降陰陽，成天地交之泰①。白术、陳皮、半夏、白茯苓各一錢，香附子、縮砂、木香、枳殼、藿香、厚朴、白豆蔻各七分，甘草三分，薑三片，棗二枚。

桔梗枳殼湯：（寶鑒）治痞氣胸滿不利，煩悶欲死，不論寒熱通用。又傷寒結胸，胸滿欲死，服之神效。桔梗、枳殼各二錢，甘草一錢，薑五片。

柴陷湯：（寶鑒）治熱實結胸，及水結痰結。半夏三錢，瓜蔞仁、柴胡各二錢，黄芩、黄連各一錢，人參七分，甘草五分，薑五片，棗二枚。

［语释］

寒痞寒结　胸热痞热　结胸：痞，为胸膈饱闷，不舒畅，胸满不痛，为“痞”，满而痛，为“结胸”，治法相同，而痞轻结重，治疗药物以黄连、枳实为主。寒痞、寒结胸，症见不渴、脉迟，治疗方剂为“理中汤”（温寒）加枳实、白茯苓。热痞、热结胸，症见烦渴、脉数，治疗方剂为“柴陷汤”。通用方剂为“桔梗枳壳汤”，盖痞自血中来，独益脾土应以血药治之。大小结胸、水结胸之证参看“寒门”篇。

柴梗半夏汤：《宝鉴》治痰热盛，胸痞胁痛。方药组成为柴胡二钱，瓜蒌仁、半夏、黄芩、枳壳、桔梗各一钱，青皮、杏仁各八分，甘草四分，生姜三片。

香砂养胃汤：《宝鉴》治阴伏阳蓄而为痞满，能调养脾胃，使阳升阴降，天地交通。方药组成为白术、陈皮、半夏、白茯苓各一钱，香附子、缩砂、木香、枳壳、藿香、厚朴、白豆蔻各七分，甘草三分，生姜三片，大枣二枚。

桔梗枳壳汤：《宝鉴》治痞气胸满不利，烦闷欲死，不论寒热通用。又伤寒结胸，胸满欲死，服之神效。方药组成为桔梗、枳壳各二钱，甘草一钱，生姜五片。

柴陷汤：《宝鉴》治热实结胸，及水结、痰结。方药组成为半夏三钱，瓜蒌仁、柴胡各二钱，黄芩、黄连各一钱，人参七分，甘草五分，生姜五片，大枣二枚。

[词解]

①泰：通。

【原文】

支結：為傷寒未經下，而膈氣塞悶，非痞非結，柴梗湯。虛者，半夏瀉心湯（寒門）。

桂枝人参湯：（寶鑒）治支結。桂枝、甘草各二錢，乾薑、人參、白术各一錢。

柴梗湯：（寶鑒）治胸膈滿悶，痞痛。柴胡二錢，黄芩、半夏、枳殼、桔梗各一錢，人參七分，甘草五分，薑五片，棗二枚。

[语释]

支结：伤寒未经下，而膈气塞闷，非痞非结，治疗方剂为"柴梗汤"。虚者，为"半夏泻心汤"（寒门）。

桂枝人参汤：《宝鉴》治支结。方药组成为桂枝、甘草各二钱，干姜、人参、白术各一钱。

柴梗汤：《宝鉴》治胸膈满闷，痞痛。方药组成为柴胡二钱，黄芩、半夏、枳壳、桔梗各一钱，人参七分，甘草五分，生姜五片，大枣二枚。

【原文】

血結胷：婦人淤血入心脾痛，五積散（寒門）加三稜、蓬术、桃仁、紅花，失笑散（婦人）。

玄胡索散：（寶鑒）治婦人血結胸，心腹作痛，連腰脇背膂，上下攻刺，甚作搐搦①。玄胡索炒、當歸、蒲黄炒、赤芍藥、官桂各一錢，薑黄、木香、乳香、沒藥各七分，甘草炙五分，薑五片。

[语释]

血结胸：妇人淤血入心脾痛，治疗方剂为"五积散"（寒门）加三棱、蓬术、桃仁、红花，或"失笑散"（妇人）。

玄胡索散：《宝鉴》治妇人血结胸，心腹作痛，痛连腰胁背膂，上下攻刺，甚作搐搦。方药组成为玄胡索（炒）、当归、蒲黄（炒）、赤芍药、官桂各一钱，姜黄、木香、乳香、没药各七分，甘草（炙）五分，生姜五片。

[词解]

①搐搦：抽搐。

【原文】

乳：男以腎爲重，女以乳爲重，上下不同，性命之根一也。女屬陰，陰極上衝，故乳房大而陰戶縮；男屬陽，陽極下降，故陰莖垂而乳頭縮。

產後乳汁不行：有二。有氣血盛壅閉者，有氣血弱枯涸者，虛則補猪蹄鯽魚，實則踈通草。乳資於衝脈、與胃經通故也，病在衝任者乳小而色黃，所生兒怯弱多病。無兒欲消乳者，麥芽五錢炒，末白湯或四物湯（血門）調服。產後乳自出是虛，服補藥。

當歸補血湯：（保元）治婦人素稟怯弱，血氣虛耗，產後無乳，宜補養之劑。嫩黃芪蜜水炒一兩，當歸身酒洗五錢，葱白十莖。

玉露飲：（保元）治產後乳脈不行，身體壯熱，疼痛，頭目昏痛，此涼膈壓熱下乳。川芎、白芷、桔梗炒各五錢，人參、白茯苓、甘草各二錢五分，芍藥一錢五分，當歸一錢三分，臨臥溫服。如煩熱甚，大便結，加大黃一錢二分、金銀花。乳脈不行，結成癰肿，疼痛，黃芪蜜炙、當歸、金銀花、甘草各二錢五分，水煎入酒半鍾，食後溫服。

通乳湯：（寶鑒）治血氣不足，乳汁澁少。猪蹄四支，通草、川芎各一兩，穿山甲十四片炮黃，甘草一錢，右剉，以水五升煎至半，取汁分三服，更以溫葱湯頻洗乳房。

立效方：（寶鑒）治乳汁不行。萵苣子、糯米各一合細研，水一碗攪勻入甘草末一字[①]煎，頻頻呷服。

［语释］

乳：男以肾为重，女以乳为重，男女上下所重虽然不同，但性命之根是一样的。女属阴，阴极则上冲，故乳房大而阴户缩；男属阳，阳极则下降，故阴茎垂而乳头缩。

产后乳汁不行：有二种情况，一是有气血盛，壅闭乳汁，一是有气血弱，乳汁枯涸。因虚乳闭则补，吃猪蹄鲫鱼汤；因实乳闭则疎通，用通草，这是乳资于冲脉、与胃经相通的缘故，病在冲任者乳小而色黄，所生儿怯弱多病。没有小孩吃奶，想消乳者，用麦芽五钱，炒末白水或“四物汤”（补血）调服。产后乳自出，是虚弱的缘故，需服补药。

当归补血汤：《保元》治妇人素禀怯弱，血气虚耗，产后无乳，宜补养之剂，方药组成为嫩黄芪（蜜水炒）一两、当归身（酒洗）五钱、葱白十根

玉露饮：《保元》治产后乳脉不行，身体壮热疼痛，头目昏痛，此方药能凉膈去热、下乳。方药组成为川芎、白芷、桔梗（炒）各五钱，人参、白茯苓、甘草各二钱五分，芍药一钱五分，当归一钱三分，临睡温服。如烦热甚，大便结，加大黄一钱二分、金银花。乳脉不行，结成痈肿疼痛，用黄芪蜜（炙）、当归、金银花、甘草各二钱五分，水煎入酒半钟，饭后温服。

通乳汤：《宝鉴》治血气不足，乳汁涩少。方药组成为猪蹄四只，通草、川芎各一两，穿山甲十四片（炮黄），甘草一钱，又挫碎，以水五升煎至半，取药液分三次服，再用温热的葱汤频洗乳房。

立效方：《宝鉴》治乳汁不行。方药组成为莴苣子、糯米各一合细研，水一碗搅匀入甘草末一字煎，频频呷服。

［词解］

①一字：古代重量单位（大多用于散剂）。指以开元通宝钱币（币上有开元通宝四字）抄取药末，填去一字之剂量。一字药散约合一分（草本药散轻些，要少于一分）。

【原文】

乳癰：因膈間濕熱，痰與滯乳相搏，或小兒口氣吹噓，或怒氣激滯而成，寒熱煩渴，甚則嘔吐，毒氣上沖也，乳粉托里散（癰疽）。初起連根，葱白搗爛熱熨，未潰神效瓜簍散、內托升麻湯。已潰者，內托十宣散（癰疽）、八物湯（虛勞）。治法以青皮踈厥陰，石膏清陽明，甘草節行瘀，瓜簍子消導肿毒，蓋四十前行經者可治，五十後斷經者難治。

神效瓜蔞散：（寶鑒）治乳癰及妳巗[1]，神效。黄瓜蔞大者一箇，去皮焙爲末，子多者有力，甘草生、當歸酒浸焙各五錢，乳香、沒藥另研各二錢五分，右末，好酒三升於銀石器内，慢火熬至一升半，去滓分作三服，食後良久服之。如妳巗服此可杜絕病根，如毒氣已成能化膿爲黄水，毒末成則即於大小便中通利，病甚則再合服，以差爲度。一方酒水各半煎服。

内托升麻湯：（寶鑒）治乳癰未潰，及兩乳間黑陷惡瘡。升麻、乾葛、連翹各一錢五分，黄芪、當歸、甘草炙各一錢，惡實五分，官桂三分，黄栢二分，水二盞、酒一盞同煎服。

加味芷貝散：（寶鑒）治乳癰肿硬作痛。白芷、貝母、天花粉、金銀花、皂角刺、穿山甲土炒、當歸尾、瓜蔞仁、甘草節各一錢，酒水各半煎服。

［语释］

乳痈：因膈间湿热，痰与滞乳相抟，或小儿口气吹嘘，或怒气激滞而成，患者寒热烦渴，甚则呕吐，为毒气上冲，治疗方剂为"乳粉托里散"（痈疽）。乳痈初起，带根葱白捣烂热熨，未溃神效，服"瓜蒌散"、"内托升麻汤"。已溃者，用"内托十宣散"（痈疽）、"八物汤"（虚劳）。治法以青皮疏厥阴，石膏清阳明，甘草节行瘀，瓜蒌子消导肿毒，大概四十岁前行经者可治，五十岁后断经者难治。

神效瓜篓散：《宝鉴》治乳痈及奶岩，神效。方药组成为黄色大瓜蒌一个（去皮焙干，研为末，种子多效力大），甘草（生）、当归（酒浸焙）各五钱，乳香、没药（另研）各二钱五分，又制成细末，将好酒三升放入银石器内，慢火熬至剩一升半，去渣分作三次服，饭后良久服之。如果是奶岩，服此可杜绝病根；如果是毒气已成，能化脓为黄水，毒未成，则即在大小便中通利，病情严重则再合服，以瘥为度。另方，酒水各半煎服。

内托升麻汤：《宝鉴》治乳痈未溃，及两乳间黑陷恶疮。方药组成为升麻、干葛、连翘各一钱五分，黄芪、当归、甘草（炙）各一钱，恶实五分，官桂三分，黄柏二分，水二杯、酒一杯同煎服。

加味芷贝散：《宝鉴》治乳痈肿硬作痛。方药组成为白芷、贝母、天花粉、金银花、皂角刺、穿山甲（土炒）、当归尾、瓜蒌仁、甘草节各一钱，酒水各半煎服。

［词解］

①妳巗：即乳岩。是以乳房部肿块，质地坚硬，高低不平，病久肿块溃烂，脓血污秽恶臭，疼痛日增为主要表现的肿瘤性疾病。妳，同"奶"。巗，"岩"的异体字。

【原文】

結核久成妳巗：婦人憂怒抑鬱，時日積累，脾氣消，肝氣逆，遂成隱核如碁[1]子，不痛不痒，十數年瘡黑陷凹不治。若初起使心清神安，庶或治之，急用十六味流氣飲、單青皮湯。虚者，清肝解郁湯。中年未潰尚可治，成瘡者終不可治。

十六味流氣飲：（寶鑒）治妳巗。紫蘇葉一錢五分，人參、黄芪、當歸各一錢，川芎、官桂、厚朴、白芷、防風、烏藥、檳榔、白芍藥、枳殼、木香、甘草各五分，桔梗三分，加青皮一錢煎服。

單煮青皮湯：（寶鑒）治婦人百不如意，久積憂鬱，乳房結核。青皮四錢，日三服。

清肝解鬱湯：（寶鑑）治肝臟鬱火傷血，乳房結核，凡肝膽不合之證皆治之。當歸、白朮各一錢，貝母、赤茯苓、白芍藥、熟地黄、山梔子各七分，人參、柴胡、牡丹皮、陳皮、川芎、甘草各五分。

［语释］

結核久成妳巗：妇人忧怒抑郁，日积月累，脾气消而肝气逆，遂成隐核如棋子，不痛不痒，十几年后疮黑凹陷不治。若初起使神清心安，或许能够治疗，急用“十六味流气饮”，“单青皮汤”。虚者，用“清肝解郁汤”治疗。中年未溃尚可治，成疮者最终不可治。

十六味流气饮：《宝鉴》治奶岩。方药组成为紫苏叶一钱五分，人参、黄芪、当归各一钱，川芎、官桂、厚朴、白芷、防风、乌药、槟榔、白芍药、枳壳、木香、甘草各五分，桔梗三分，加青皮一钱煎服。

单煮青皮汤：《宝鉴》治妇人百不如意，久积忧郁，乳房结核。方药组成为青皮四钱，日三次服。

清肝解郁汤：《宝鉴》治肝脏郁火伤血，乳房结核，凡肝胆不合之证皆治之。方药组成为当归、白术各一钱，贝母、赤茯苓、白芍药、熟地黄、山栀子各七分，人参、柴胡、牡丹皮、陈皮、川芎、甘草各五分。

［词解］

①碁：“棋”的异体字。

［临床新用］

清肝解郁汤　本方现代主要用于乳房结核，以及乳腺囊性增生病、乳房纤维瘤等，乳房部位的慢性非化脓性肿块，辨证属于肝郁痰凝者。

（1）**乳房结核**　乳房结核初期，症见乳中结核，形如梅李，质硬不坚，皮色不变，推之可动，不痛或微痛，以后逐渐长大，与皮肤粘连，伴心情抑郁，胸闷胁胀，苔薄腻，脉弦滑，证属肝郁气滞，痰湿凝结者，可用清肝解郁汤加减治疗。同时可兼服小金丹每次 1 粒，每日 2 次；芩部丹每次 5 片，每日 2 次。五心烦热，低热盗汗者，加沙参、玄参、地骨皮、青蒿、生牡蛎，以滋阴清热；气虚明显，疲乏无力者，加党参、黄芪，以补气扶正；痰瘀互结，肿块增大，与皮肉粘连，推之不动，肤色暗，舌有瘀斑，可加蒲黄、桃仁、红花、炙蜈蚣、炙地鳖虫等以活血通络。（张民庆．现代临床方剂学．北京：人民卫生出版社，2004. 819）。

（2）**乳腺囊性增生病**　本病表现为一侧或两侧乳房胀痛或刺痛，肿块随喜怒消长，月经来潮前乳痛加重、肿块加大，行经后乳痛减轻或消失，肿块缩小变软，伴情绪郁闷，心烦易怒，失眠多梦，证属肝郁痰凝，乳络阻滞者，可用清肝解郁汤加减治疗。肿块明显者，加生牡蛎、山慈菇，以消肿散结；夹有痰热，肿块质硬，舌苔黄腻者，加昆布、海藻、胆南星以清热化痰，软坚散结；肝郁化火，烦躁易怒者，加丹皮、黄芩，以清泻肝火；经前期乳中胀痛明显，或痛经、闭经者，加刘寄奴、五灵脂、蒲黄，以活血通经止痛；乳头有黄色溢液者，加泽泻、生苡仁，以清利湿热；乳头有血性溢液者，加仙鹤草、旱莲草、生苡仁，止血利湿。阎氏以本方加减治疗 34 例，服药 5～10 剂而愈（肿块消失）者 7 例，11～20 剂而愈者 16 例，21～30 剂而愈者 8 例；好转（肿块缩小）者 3 例（阎广仁．中医药治疗乳癖 103 例．上海中医药杂志，1966，(3)：100）。

（3）**乳腺纤维瘤**　本病表现为乳房肿块，形似丸卵，表面光滑，质地坚韧，活动性大，无压痛，患处皮肤无异常，或伴情志不舒，心烦易怒，失眠多梦，舌苔薄黄或薄白，脉象弦滑者，可用本方加减治疗。同时可用内服小金丹，每次 1 粒，每日 2 次；外用阳和解凝膏掺黑退膏，敷于患处，7 日换药 1 次，或用化核膏贴于患处，隔 3～5 日换药 1 次。月经不调，痛经者，加益母草、当归等，以活血调经止痛；肿块不消者，酌加夏枯草、山慈菇、三棱、莪术、海藻、昆布，以软坚散结。（张民庆．现代临床方剂学．北京：人民卫生出版社，2004. 819）。

【原文】

妳頭破裂：秋露茄子花，或秋前茄花，陰乾燒灰水調付。小兒吹乳①，血乾裂痛，丁香末津唾調付。乳栗破，少有生者，大補氣血。男女乳疾少異，女損肝胃，男損肝腎，蓋怒火房勞過度，致肝燥腎虛，亦能結核肿痛。

乳懸症：產後瘀血上攻，兩乳伸長細小過小腹，切痛。川芎、當歸各一斤濃煎服，芎歸燒烟，熏口鼻兩乳。

［语释］

奶头破裂： 秋露茄子花，或秋前茄花，阴干烧灰水调敷。小儿吹乳，致乳头出血，干裂痛疼，用丁香末津唾调敷。乳头破，少有生者，治疗应大补气血。男女乳疾区别不大，女损肝胃，男损肝肾，盖因怒火、房劳过度，致肝燥肾虚，亦能结核肿痛。

乳悬症： 产后瘀血上攻，使两乳伸长细小过小腹，刀割一样痛疼。方药组成为川芎、当归各一斤浓煎服，川芎、当归烧烟，熏口鼻及两乳。

［词解］

①吹乳：指伤风或因儿饮乳时气吹所致之乳房肿胀，相当于乳痈之早期证候。《诸病源候论》卷四十引《养生方》有："热食汗出，露乳伤风喜发乳肿，名吹乳，因喜作痈。"《校注妇人大全良方》卷二十三："产后吹乳，因儿饮口气所吹，令乳汁不通，壅结肿胀，不急治多成脓，速服瓜蒌散及敷南星，更以手揉散之"。

【原文】

腹： 臍上曰大腹，屬太陰，臍下曰小腹，屬厥陰，當臍曰臍腹，屬少陰。

脈法： 尺脈弦，腹痛。弦急，小腹痛。心腹痛，脈沉細，宜浮大，弦長，命必殂①。

腹痛有六： 寒痛綿綿，痛而無增減，脈沉遲，五積散（寒門）加吳茱萸，葱白理中湯（寒門）。熱痛時痛時止，痛處極熱，黄芩芍藥湯（大便）。淤血痛，因墮撲或婦人經來産後瘀未盡，其痛有常處而不移動，失笑散（婦人）。食積痛，瀉後痛減，宜溫散行氣，忌峻利及寒藥，平胃散（六腑）。痰飲痛，腹中引鈞，脇下有水聲，必尿不利，芎夏湯（痰飲）。露宿積冷，和劑抽刀散。蟲痛見蟲門。

厚朴溫中湯：（寶鑒）治客寒犯胃，心腹虚冷脹痛。乾薑炮二錢，厚樸、陳皮各一錢五分，赤茯苓、草豆蔻煨各七分，木香、甘草炙各五分，薑三片，棗二枚。

薑桂湯：（回春）治寒腹痛。香附一錢五分，陳皮、枳殼麸炒，厚樸、吳茱萸炒、砂仁各一錢，乾薑、官桂、良薑各七分，木香五分另研，甘草三分，薑一片。

活血湯：（回春）治死血痛，併治血結痛。當歸尾、牡丹皮、赤芍藥、桃仁、玄胡索、烏藥、香附子、枳殼各一錢，川芎七分，紅花、木香另研、官桂各五分，甘草二分，薑一片。

四合湯：（寶鑒）治痰積氣滯腹痛。陳皮、半夏各一錢五分，厚樸、枳殼、赤茯苓、紫蘇葉、香附、欝金各七分，甘草五分，薑五片。

合劑抽刀散：（寶鑒）治積冷腹痛。白薑五兩入巴豆肉二錢二分五里，同炒黑去巴豆，良薑五兩入斑貓二十五箇，同炒黑去斑貓，石菖蒲五兩不炒，糯米六兩炒黄，右末，每二錢溫酒下。

［语释］

腹： 脐以上曰"大腹"，属太阴；脐以下曰"小腹"，属厥阴，正当脐曰"脐腹"，属少阴。

脉法： 尺脉弦，为腹痛；尺脉弦急，为小腹痛。心腹痛，脉沉细适宜，脉浮大弦长，则命必亡。

腹痛有六： 寒痛绵绵，痛不增减，脉沉迟，治疗方剂为"五积散"（温化寒湿）加吴茱萸，"葱白理中汤"（散寒）。热痛，时痛时止，痛处极热，治疗方剂为"黄芩芍药汤"（使大便）。淤血痛，因堕扑损伤或妇人经来产后瘀血未尽，其痛有常处而不移动，治疗方剂为"失笑散"（妇人）。食积痛，泻后痛减，宜温散行气，忌峻利及寒药，治疗方剂为"平胃散"（和脾胃）。痰饮痛，腹中吊引，胁下有水声，不尿不通利，治疗方剂为“芎夏汤”（有痰饮）。露宿积冷，治疗方剂为“和剂抽刀散”。虫痛参看“虫门”篇。

厚朴温中汤：《宝鉴》治客寒犯胃，心腹虚冷胀痛。方药组成为干姜（炮）二钱，厚朴、陈皮各一钱五分，赤茯苓、草豆蔻（煨）各七分，木香、甘草（炙）各五分，生姜三片，大枣二枚。

姜桂汤：《回春》治腹寒痛疼。方药组成为香附一钱五分，陈皮、枳壳（麸炒）、厚朴、吴茱萸（炒）、砂仁各一钱，干姜、官桂、良姜各七分，木香五分（另研），甘草三分，生姜一片。

活血汤：《回春》治死血痛，并治血结痛。方药组成为当归尾、牡丹皮、赤芍药、桃仁、玄胡索、乌药、香附子、枳壳各一钱，川芎七分，红花、木香（另研）、官桂各五分，甘草二分，生姜一片。

四合汤：《宝鉴》治痰积气滞腹痛。方药组成为陈皮、半夏各一钱五分，厚朴、枳壳、赤茯苓、紫苏叶、香附、郁金各七分，甘草五分，生姜五片。

合剂抽刀散：《宝鉴》治积冷腹痛。方药组成为白姜五两入巴豆肉二钱二分五里，同炒黑去巴豆，良姜五两入斑蝥二十五个，同炒黑去斑猫，石菖蒲五两不炒，糯米六两炒黄，又制成细末，每二钱温酒服下。

［词解］

①殂：（cú）死亡。

［临床新用］

厚朴温中汤　本方现代主要用于肠痉挛、慢性胃炎等消化系统疾病，属脾胃伤于基湿、气机壅滞之证。

（1）肠痉挛　肠痉挛是小儿急性腹痛中常见病理表现，以健康小儿突然发生阵发性或间歇性腹部绞痛为主要症状。孙氏运用厚朴温中汤加减治疗本病56例，基本方厚朴10克，炒白术12克，乌药6克，木香3克，干姜2克，香附10克，白芍10克，炙甘草6克，腹痛重者加延胡索；腹胀者加莱菔子；恶心呕吐者加藿香、法半夏。常规服法，连服天为1疗程，1个疗程后观察疗效。治愈47例，有效8例，无效1例。总有效昌为98.21%（孙书坤．厚朴温中汤加减治疗小儿肠痉挛56例疗效观察．北京中医，1998，（1）：36）。

（2）慢性浅表性胃炎　本病大多表现为胃脘部痞满胀痛。黄氏以厚朴温中汤加味治疗60例，基本方：川朴10克，陈皮、草豆蔻、木香各8克，茯苓15克，干姜4克，生姜片。肝胃不和者，加制香附、制半夏、炒鸡内金、蒲公英各10克；寒湿困脾者，加炒小茴香、苏梗、炒苍术、制半夏各10克，薏苡仁30克；寒热夹杂者，加蒲公英、丹参各15克，川连、延胡索、炒鸡内金各10克；脾胃虚寒者，加潞党参15克，砂仁、高良姜各6克，炒白术炒、小茴香、制香附各10克。兼吞酸，加煅瓦楞子，痛处固定拒按者，加桃仁、丹参、川楝子，食滞中焦，嗳腐吞酸者，加山楂、麦芽、炒莱菔子；大便秘结者，加火麻仁、大黄。结果本组60例中，近期临床治愈15例，显效21例，有效20例，无效4例，总有效率为93.3%（黄家瑜．厚朴温中汤加味治疗慢性浅表性胃炎60例．安徽中医临床杂志，1997，9（2）：97）。

（3）久泻　腹泻一症，病位在肠，但久泻不止，证属虚寒，多为脾阳不振所致，王氏治一女性68岁，大便溏泻已届三载，中西药屡用无效。延至就诊时，腹泻4次/日，便质稀溏，不思饮食，食后脘闷不舒。诊见：形体消瘦，面色萎黄，神疲倦怠舌淡苔白、边有齿痕，脉象细弱。处方：厚朴15克，陈皮10克，草豆蔻15克，木香5克，干姜15克，茯苓10克，炙甘草5克，水煎服。药服3剂后症状减轻，守前方加党参15克，炙黄芪25克，白扁豆15克，继服10剂，腹泻止，疾遂愈（王雨亭．厚朴温中汤的临床运用．吉林中医药，1984，（5）：26）。

（4）痛痹　本病多表现为肢体关节疼痛不移，疼痛较剧，得热痛减，甚至关节屈伸不利，皮色不红，关节不肿，触之不热，苔白而薄腻，脉多沉弦而紧，或沉迟而弦。王氏治一男性，54岁，因涉水而致双下肢及右手关节疼痛，辨证属“痛痹”。以厚朴温中汤加味治疗，处方：厚朴10克，炙草10克，草豆蔻15克，茯苓15克，干姜15克，炮附子10克，细辛5克，黄芪25克。药服6剂疼痛大减，12剂疾瘥。追访5年未见复发（王雨亭．厚朴温中汤的临床运用．吉林中医药，1984，（5）：26）。

（5）**偏头痛**　本病常表现为反复发作的一侧搏动性头痛，伴恶心、呕吐和精神疲乏。其发病多与血管的收缩舒张功能失调有关。王氏治疗1例左侧偏头痛二月余，针灸服药罔效之病人，症见头痛头晕沉，肢倦心烦，恶心欲吐，咳嗽痰多，怕风冷而棉帽不离头，纳呆，苔白腻，脉沉滑，辨证属脾虚痰浊型，处方：厚朴10克，陈皮10克，草豆蔻10克，干姜15克，茯苓20克，炙甘草10克，白芷15克，柴胡15克，川芎15克，水煎服，日服3次。4剂痛减，11剂诸症消失，随访无复发（王雨亭．厚朴温中汤的临床运用．吉林中医药，1984，（5）：26）。

【原文】

腹痛有虚實：按痛，爲實、爲熱，大柴胡湯（寒門）。重按不痛，爲虚、爲寒，小建中湯（虚勞）加遠志，或理中湯（寒門）。有積者，按之愈痛，参看積聚門。

腹痛諸症：嘔泄，諸藥皆吐，蘇感元（大便）姜湯下。腹中窄狹者，肥人，濕痰流灌，二陳湯（痰飲）加香附、蒼术；瘦人，濕熱熏蒸，二陳湯（痰飲）加黄連、蒼术。氣血虚者，宜六君子湯（痰飲）加川芎、當歸、大腹皮。麻痹不仁，多煑葱白吃之。肚皮痛，有腎虚不能行水也。湧水症，水客大腸，疾行則鳴，濯濯如囊褁水。

黄連湯：（寶鑒）腹痛欲嘔吐者，上熱下寒也，以陽不得降而胷熱，欲嘔吐，不得升而下寒，腹痛，是升降失常也。黄連二錢，人參一錢五分，半夏二分，乾薑、桂枝各一錢，甘草五分，薑三片，棗二枚。

葶藶丸：（寶鑒）治涌水症。葶藶子隔紙炒，澤瀉、椒目、桑白皮、杏仁去尖各五錢，右末，蜜丸如梧子，葱白湯下三十五丸。

［语释］

腹痛有虚实：按之痛疼，为实证、为热证，治疗方剂为“大柴胡汤”（伤寒）。重按不痛，为虚证、为寒证，治疗方剂为“小建中汤”（虚劳）加远志，或“理中汤”（散寒）。有积者按之愈痛，参看“积聚门”篇。

腹痛诸症：呕泄患者，服诸药皆吐，治疗方剂为“苏感丸”（通大便），用姜汤服下。腹中窄狭者，为胖人，湿痰流灌所致，治疗方剂为“二陈汤”（化痰饮）加香附、苍术；瘦人，湿热熏蒸所致，治疗方剂为“二陈汤”（化痰饮）加黄连、苍术。气血虚者，宜服“六君子汤”（痰饮患者）加川芎、当归、大腹皮。麻痹不仁者，多煮葱白吃。肚皮痛者，为肾虚不能行水。涌水症，为水客大肠，急走则肠鸣，濯濯如囊裹水。

黄连汤：《宝鉴》腹痛欲呕吐者，为上热下寒，以阳不得降而胸热，欲呕吐，不得升而下寒，腹痛，是升降失常的原因。方药组成为黄连二钱，人参一钱五分，半夏二分，干姜、桂枝各一钱，甘草五分，生姜三片，大枣二枚。

葶苈丸：《宝鉴》治涌水症。方药组成为葶苈子（隔纸炒），泽泻、椒目、桑白皮、杏仁去尖各五钱，又制成细末，做蜜丸如梧子大小，用葱白汤冲下三十至十五丸。

【原文】

腹痛通治：凡腹痛，欝結阻氣不運，宜溫散，又多屬血澁，通用芍藥甘草湯。雜病腹痛，酒煮當歸丸（胞門），大抵宜通利。

芍藥甘草湯：（寶鑒）白芍藥四錢，甘草炙二錢。稼穡作甘，甘者已也。曲直作酸，酸者甲也。甲已化土，此仲景妙法也。酸以收之，甘以緩之。

四物苦練湯：（寶鑒）通治腹痛，亦治臍下冷痛，四物湯（血門）加玄胡索、苦練子各一錢。

開鬱導氣湯：（寶鑒）治諸般腹痛，一服立止。蒼术、便香附炒、白芷、川芎、赤茯苓、滑石、栀子、神曲炒各一錢，乾薑炮、陳皮各五分。甘草炙三分。

［语释］

腹痛通治：凡腹痛，多为郁结，气阻不能运行，治宜温散，又多属血涩，通用“芍药甘草汤”治疗。杂病腹痛，酒煮“当归丸”（补血调经），大概病宜通利。

芍药甘草汤：《宝鉴》方药组成为白芍药四钱，甘草（炙）二钱。稼穑作甘，甘，就是“已”，曲直作酸，酸，就是“甲”，甲已化土，即甘酸运化脾胃，此仲景妙法。以酸收之，以甘缓之，脾胃调和痛自止。

四物苦练汤：《宝鉴》通治腹痛，亦治脐下冷痛，治疗方剂为“四物汤”（补血）加玄胡索、苦练子各一钱。

开郁导气汤：《宝鉴》治诸般腹痛，服一次立止。方药组成为苍术、香附（便炒）、白芷、川芎、赤茯苓、滑石、栀子、神曲（炒）各一钱，干姜（炮）、陈皮各五分。甘草（炙）三分。

［临床新用］

芍药甘草汤　本方现代主要用于三叉神经痛、神经痛、尿毒症末梢神经病变、腓肠肌痉挛症、不安腿综合征、足跟痛、急性腰扭伤、病毒性肝炎、百日咳、筋膜病心绞痛、慢性萎缩性胃炎、消化性溃疡、慢性结肠炎、习惯性便秘、胆囊炎、尿路结石、小儿遗尿症、急腹症、阑尾炎、晚期癌症疼痛、急性腹泻、哮喘、休息痢、阳痿、痛经的治疗。

（1）**三叉神经痛**　应用芍药甘草汤加酸枣仁、木瓜，治疗本病 42 例。服药 7～25 剂疼痛缓解，随访 1 年未复发者 30 例，半年后复发者 12 例，但发作次数减少，疼痛减轻（黄冬度．加味芍药甘草汤治疗三叉神经痛 42 例．中医杂志，1983，(11)：809）。

（2）**神经痛**　以芍药甘草汤（芍药 50 克，甘草 30 克）治疗神经痛 59 例，经服药 3～24 剂治疗后疼痛全部缓解。随访 1 年未复发者 42 例；半年后复发，但发作次数减少，疼痛减轻者 17 例（孙桂玲．芍药甘草汤治疗神经痛 59 例．河南中医药学刊．1998，(5)：9）。

（3）**尿毒症末梢神经病变**　以芍药甘草汤加薏苡仁治疗本病 30 例，痊愈 16 例，好转 9 例，无效 5 例，总有效率 83.3%（庚及弟．芍药甘草汤加味治疗尿毒症末梢神经病变 30 例．北京中医药大学学报，1995，(1)：21）。

（4）**腓肠肌痉挛症**　以白芍 9 克，炙甘草 9 克，水煎服，治疗腓肠肌痉挛症 72 例，男 49 例，女 23 例，年龄以 20 岁至 50 岁为多。结果：脱水组 28 例，1～2 天内痊愈 25 例，减轻 3 例；腓肠肌过劳组 21 例，疗程 3 天，治愈 14 例，减轻 3 例，无效 4 例，复发 3 例；小腿静脉瘀血组 12 例，疗程 4 天，治愈 4 例，减轻 6 例，无效 2 例，复发 5 例；其他 11 例，计治愈 5 例，减轻 5 例，无效 1 例，复发 3 例（徐迪华、孙有根．芍药甘草汤治疗 72 例腓肠肌痉挛症的临床分析报告．中医杂志，1959，(9)：616）。以本方加桂枝、木瓜，水煎服，治疗肝阴血不足，筋脉失养所致腓肠肌痉挛患者 85 例，病程 3 个月至 5 年，服用 3～5 剂，症状全部缓解（赵玉海．加味芍药甘草汤治疗腓肠肌痉挛 85 例．中医杂志，1985，(6)：450）。以杭白芍 30～60 克，炙甘草 10～15 克。日 1 剂，水煎 3 次，治疗肌肉痛性痉挛综合征 32 例，男 7 例，女 25 例，年龄最大 72 岁，最小 18 岁，平均服 2.2 剂疼痛缓解，60 剂左右症状消除。加减法：上肢肌肉痛者加桂枝、伸筋草；下肢肌肉痛者加续断、牛膝；肩背颈项肌肉痛者加葛根、川芎；胸胁肌肉痛者加柴胡、桔梗；腹部肌肉痛者加佛手、白术（吴荣祖．芍药甘草汤治疗肌肉痛性痉挛综合征 32 例临床观察．云南中医杂志，1991，(1)：20）。以芍药甘草汤加柿蒂、代赭石为基本方，治疗顽固性膈肌痉挛 35 例，加减法：寒者加丁香、干姜；热者加生石膏、竹茹；脾肾阳虚者加党参、制附子；胃阴不足者加玉竹、石斛。服药 3 剂以下治愈者 25 例，服药 4～6 剂治愈者 8 例，服药 9 剂仍偶发者 2 例（李晓三．芍药甘草汤加味治疗顽固性膈肌痉挛 35 例．河北中医，1998，(1)：41）。

（5）**不安腿综合征** 应用本方：白芍15克，炙甘草15克。以水3茶杯，煮取1茶杯，分2次温服。治疗本病54例，男33例，女21例；病程1个月~11年。服药2~9剂，痊愈48例，显效但有反复者6例，总有效率100%（杜豁然．芍药甘草汤治疗不安腿综合征54例．河北中医，1984，（3）：29）。

（6）**足跟痛** 采用芍药甘草汤治疗本病300例，用药3剂治愈者165例，用药6剂治愈者108例，用药7剂以上疼痛减轻者21例，6例服药20剂无效，总有效率为98%（张永革．芍药甘草汤治疗足跟痛300例．四川中医，1996，（11）：38）。

（7）**急性腰扭伤** 以芍药甘草汤送服三七粉，治疗本病68例，61例治愈，6例好转，1例无效（徐秋明．芍药甘草汤送服三七粉治急性腰扭伤68例．浙江中医杂志，1995，（11）：524）。

（8）**病毒性肝炎** 将芍药甘草汤制成冲剂（每100克冲剂含白芍21克，甘草14克），治疗病毒性肝炎148例，男77例，女71例；年龄2.5~72岁；其中急性甲型黄疸型肝炎64例，急性乙型黄疸型肝炎17例，急性乙型无黄疸型肝炎46例，慢性迁延性肝炎14例，慢性活动性肝炎7例。成人每次服冲剂30克，日2次，12岁以下者减半，结果：急性黄疸型肝炎临床治愈率为88.9%；急性乙型无黄疸型肝炎治愈率为88.4%；慢性迁延型肝炎为71.4%。2~6个月内，HBsAg转阴率为30.1%（梁炳银、余英宏、范杉，等．芍药甘草汤治疗148例病毒性肝炎的临床观察．上海中医药杂志，1989，（6）：4）。

（9）**百日咳** 应用芍药甘草汤为主，咳嗽频繁者，加百部、百合；发热者，加桑叶、黄芩；呕吐者，加半夏、橘皮；气喘痰鸣者，加地龙、葶苈子、蜈蚣；鼻衄者，加白茅根、阿胶。治疗33例百日咳，一般服药2~5剂后症状缓解，连服10剂后咳嗽气喘痰鸣停止，33例均痊愈（张祥福．芍药甘草汤加味治疗百日咳33例．湖南中医杂志，1988，（1）：48）。

（10）**筋膜病** 用芍药甘草汤加味治疗颈背肌筋膜病42例，其中31例服4剂后诸症消失，7例服5剂症状消失，1例服7剂好转，3例服7剂无效，总有效率90.4%，治愈率73.8%。加减法：局部有硬结者，加全蝎、姜黄；畏寒者，加防风；久劳者，加黄芪、木香（李伟光、刘树文、宋永生．芍药甘草汤加减治疗颈背肌筋膜病42例．中医药学报，1996，（2）：19）。

（11）**心绞痛** 以芍药甘草汤加味治疗初发劳力性心绞痛40例，显效24例，有效10例，无效6例，总有效率85.0%。基本方由白芍、赤芍、炙甘草各30克组成。气虚加黄芪、人参；阳虚加附子、桂枝；血虚加当归、熟地；阴虚加麦冬、五味子；血瘀加丹参、红花；痰浊加半夏、瓜蒌皮。气滞加香附、枳壳（吴东昆．芍药甘草汤加味治疗初发劳力性心绞痛40例．安徽中医学院学报，1998，（6）：19）。

（12）**慢性萎缩性胃炎** 用芍药甘草汤随症化裁，治疗本病36例，治愈6例，好转27例，无效3例，总有效率达91.7%。（成信法、陈瑜．芍药甘草汤治疗慢性萎缩性胃炎．浙江中医学院学报，1996，（4）：30）。用赤芍24克，甘草6克为基本方，治疗慢性萎缩性胃炎82例。伴胃脘灼痛等症，加黄连、丹皮等；伴口干等症，加天花粉等；痛连两胁，加柴胡、黄芩等；食后痛胀甚者，加蒲黄、五灵脂等；伴不寐、心烦等症，加酸枣仁、丹皮等；伴嗳气加旋覆花、代赭石等。经治疗约60天，临床治愈79例，好转2例，无效1例，总有效率98.77%（刘祯、刘晓芳．芍药甘草汤加味治疗萎缩性胃炎82例临床观察．甘肃中医，1998，（1）：29）。

（13）**消化性溃疡** 以芍药甘草汤为主治疗120例消化性溃疡患者，116例有效，4例无效，总有效率96.67%，治愈率为69.17%（于瑞珍、王钦山．芍药甘草汤为主治疗溃疡病120例．山东中医杂志，1984，（2）：22）。以芍药30克，炙甘草20克为基本方，脾胃虚寒型加黄芪、党参等；胃阴不足型加沙参、麦冬等；气滞血瘀型加乳香、没药等；肝胃不和型加柴胡、郁金。治疗胃溃疡50例，治愈25例，好转19例，无效6例，总有效率88%（姬云海．芍药甘草汤治疗胃溃疡50例．陕西中医，1995，（7）：316）。以白芍、炙甘草、仙鹤草、蒲公英为基本方，治疗胃、十二指肠溃疡170例，对泛酸明显者酌加制酸剂，合并出血者加乌及散（由等量的乌贼骨和白及粉组成）3~5克，冲服。治愈118例，显效28例，好转18例，无效6例，有效率为96.47%（厉为广．芍药甘草汤加味治疗溃疡病170例．光明中医，1999，（3）：35）。

（14）**慢性结肠炎** 以芍药甘草汤加蜀椒、红藤等为基本方，寒湿偏甚加吴茱萸、炮姜；湿热偏甚加黄连、生薏苡仁；大便不畅加制大黄；便溏者加煨肉果、乌梅；大便夹血加生熟槐花。治疗慢性结肠炎32例，显效17例，好转12例，无效3例，总有效率90.6%（沈月英．自拟加味芍药甘草汤治疗慢性结肠炎32例．上海中医药杂志，1996，(10)：18)。

（15）**习惯性便秘** 以芍药甘草汤为主治疗气血虚弱型习惯性便秘60例，1周为1疗程，第1疗程白芍60克，甘草30克；第2疗程白芍30克，甘草60克；第3疗程白芍、甘草各30克。随症加味：伴出血者，加茅根、仙鹤草；伴腹痛者，加延胡索；伴心悸失眠者，加柏子仁、益智仁、茯神；伴眩晕者，加天麻、钩藤、菊花等；伴心烦者，加阿胶、黄连等。结果：显效38例，有效22例。总有效率100%（徐晓荣、代建华、赵钢．芍药甘草汤加减治疗气血虚弱型习惯性便秘60例．四川中医，1997，(6)：30)。

（16）**胆囊炎** 以芍药甘草汤为基本方，伴恶寒发热加柴胡等；伴便秘加大黄等；痛甚加川楝子等；口苦干加花粉、丹皮；纳少加麦芽、山楂；呕恶加藿香等；腹胀加厚朴、枳壳；胆道蛔虫加乌梅丸；黄疸加茵陈、栀子。日1剂，5剂为1疗程，治疗胆囊炎36例。结果：痊愈26例，好转8例，无效2例（陈敏．大剂量芍药甘草汤为主治疗胆囊炎36例．实用中医药杂志，1995，(4)：10)。

（17）**尿路结石** 以芍药甘草汤加冬葵子、滑石、车前子为主，随证加减，治疗尿路结石30例，其中肾结石10例，输尿管结石19例，膀胱结石1例。结果：治愈19例，有效10例，无效1例（高桂敏、张静生．芍药甘草汤加味治疗泌尿系结石30例．辽宁中医杂志，1986，(3)：29)。以芍药甘草汤加金钱草、海金沙、冬葵子等为主，血尿加小蓟、茅根；痛剧加延胡索、川楝子；湿热重加黄柏、泽泻；年老体虚加黄芪、党参。治疗泌尿系结石30例，排石时间最短7天，最长50天，均获治愈（戎松婷．芍药甘草汤加味治疗泌尿系结石30例．上海中医药杂志，1996，(4)：22)。以芍药30克，甘草15克为基本方，辨证加味：湿热型加冬葵子等；气滞血瘀型加乌药等；阳虚气弱型加淡附子等；肾阴亏虚型加山药等。治疗泌尿系结石绞痛30例，显效22例，有效6例，无效2例，总有效率为93.3%（汪家建．芍药甘草汤为主治疗石淋绞痛30例．浙江中医学院学报，1997，(5)：36)。

（18）**小儿遗尿症** 芍药甘草汤加益智仁、山药等治疗本病126例，113例痊愈，10例好转，3例无效，服药3~27剂，总有效率97.6%（王世彪，等．芍药甘草汤加味治疗小儿遗尿症126例．浙江中医杂志，1992，(2)：58)。

（19）**急腹症** 以芍药甘草汤配合针刺治疗急腹症112例，显效78例，有效29例，无效5例，总有效率95.5%，其中91.1%均在针刺5分钟内见效，1次施针用药止痛8小时以上者89例，占79.5%（张彩燕、李兰英．芍药甘草汤配合针刺治疗急腹症112例．陕西中医，1996，(1)：9)。

（20）**阑尾炎** 采用芍药甘草汤为主，伴发热加金银花、蒲公英等；便秘加大黄等；痛剧者加乳香、没药等；伴腹胀加厚朴、枳壳等；口渴加花粉等。治疗阑尾炎40例，痊愈29例，好转7例，无效4例，总有效率90%（陈敏．大剂量芍药甘草汤为主治疗阑尾炎40例体会．实用中医药杂志，1998，(4)：18)。

（21）**晚期癌症疼痛** 以芍药甘草汤为基本方，治疗晚期癌症疼痛40例，显效12例，有效22例，无效6例。加减法：疼痛较缓用“轻剂”；疼痛较重用“大剂”；剧痛难忍用“重剂”；刺痛加延胡索；胀痛加木香；气虚加黄芪、人参；血虚加当归、阿胶；湿浊内阻加半夏、茯苓；大便干加大黄；大便溏加罂粟壳（刘昭坤．芍药甘草汤治疗晚期癌症疼痛40例．河南中医，1997，(2)：78)。

（22）**急性腹泻** 将急性腹泻患者随机分为治疗组40例和对照组25例，治疗组以芍药甘草汤为主，湿热型加乌梅等；寒湿型加干姜等。用法：以上方2剂，水煎成1000毫升，再取口服补液盐混合剂27.5克；用少量温开水溶解后，兑人中药汤汁内，1日内分数次服下，连服3天。对照组用氟哌酸加颠茄片常规口服，连服3天，对中度脱水者，一次性补液1000毫升，结果：治疗组痊愈35例，好转5例；对照组痊愈19例，好转6例。对临床症状、脱水及电解质（血钾、血钠）的改善均以治疗组为优（韩建平、李桂兰．芍药甘草汤加口服补液盐治疗急性腹泻40例．北京中医药大学学报，1995，(1)：23)。

（23）**哮喘** 将白芍、甘草按30：15的比例，共为细末，每次10~15克，加开水250~350毫升，煮沸3~5分钟，澄清温服。治疗哮喘证35例，包括哮证8例，喘证27例；男26例，女9例；年龄23~68岁；病程2~20年。结果：显效8例，有效23例，无效4例，总有效率88.6%（李富生、石昕昕、刘新智，等．芍药甘草散治哮喘证35例小结．国医论坛，1987，(4)：37)。

(24) **胃脘痛** 以芍药甘草汤加良姜、沙参、黄芪，水煎服，日1剂；2次分服，3个月为1疗程。治疗212例胃脘痛患者，其中男152例，女60例；年龄20~76岁；病程多为4年左右。结果：痊愈63例，显效75例，好转72例，无效2例，总有效率99.06%（何宏邦．芍药甘草汤加味治疗胃脘痛212例疗效观察．实用中医内科杂志，1988，(4)：163)。

(25) **休息痢** 以芍药甘草汤加白头翁、木棉花、白扁豆为基本组成，兼气虚加西洋参；兼血虚加阿胶。治疗休息痢（湿热型）46例，治愈32例，显效7例，好转5例，无效2例（黄梅生．加味芍药甘草汤．广西中医药，1996，(2)：34)。

(26) **阳痿** 以芍药甘草汤加味：芍药、甘草、当归各60克，蜈蚣18克。研末，分为40包，每次服半包或1包，早晚各服1次，白酒空腹送下，15天为1疗程。治疗阳痿737例，近期治愈655例，好转并继续治疗者77例，无效5例，总有效率99.3%，一般服药3~7天见效（陈玉梅．“亢痿灵”治疗阳痿737例疗效观察．中医杂志，1981，(4)：276)。

(27) **痛经** 应用芍药甘草汤为主，气滞血瘀加赤芍30克，寒凝血滞加肉桂10克。于经前2~3天至经期2~3天服药，一般用药2.7个月经周期。治疗痛经44例，气滞血瘀型16例，寒凝血滞型28例。结果：痊愈17例，显效17例，好转6例，无效4例（吴源湘、张秀梅、袁硕，等．芍药甘草汤加味治疗痛经的疗效观察．上海中医药杂志，1988，(6)：16)。

【原文】

臍：命之根，常宜溫暖，臍下三寸，即下丹田，乃腎間動氣，生氣之源，男貯精，血女貯月水，名大海。水肿臍突出者，死，臍下築痛[①]，腎氣動也，理中湯（寒門）去术加桂。

小接命熏臍方：（寶鑒）凡人賴精血成形，其在胞胎，惟有臍帶與母氣相通，隨母呼吸，十月脱胎漸長成人，七情六欲，内外交侵，喪失真元，殞軀喪命，良可惜也，余哀世人，特傳良方，壯固根蒂，保護形軀，熏蒸本源，除卻百病，其效如神，每年中秋，日熏蒸一次，卻病延年。乳香、沒藥、猳鼠糞[②]、青鹽、兩頭尖（即川烏也）、續斷各二錢，麝香一分，右末，令人食飽仰臥，用蕎麥麪水和捏一團，徑過寸餘，臍大則徑二寸，内入藥末安臍上，用槐皮一片覆圈藥，之上以豆許艾壯灸之，百脈和暢，冷汗如雨，不可令痛，痛則反泄真氣，灸至行年歲數而止，無病者連日灸之，有病則三日一次灸，至腹内作聲作痛，大便有涎沫等物出爲止，只服米湯，兼食白肉[③]，黄酒以助藥力，若患風氣，有鬱熱在腠理[④]者，加女子紅鉛[⑤]拌藥，則汗易出，而疾隨愈矣。

溫臍種子方：（寶鑒）五靈脂、白芷、青塩各二錢，麝香一分，右末，用蕎麥粉水和成條，圈安於臍上，以前藥末實于臍中，用艾灸之，婦人尤宜，但覺臍中溫煖即止，過數日再灸，太過則生熟也。

［语释］

脐：命之根，常宜温暖，脐下三寸即为“下丹田”，乃肾间动气，生气之源，男贮精血，女贮月水，名“大海”。脐水肿突出患者，可能会死；脐下搗痛，为肾气动，治疗方剂为“理中汤”（散寒）去白术，加桂枝。

小接命熏脐方：《宝鉴》人是依赖精血而生长，其在胞胎中只有脐带与母气相通，随母呼吸，十月脱胎渐长成人，因七情六欲，内外交侵，丧失真元，而殒躯丧命，实在是可惜，我对世人因病丧命感到悲伤，特传良方，使世人根基牢固强壮，能保护形躯，熏蒸本源，除却百病，本方效验如神，若每年中秋日熏蒸一次，能却病延年。方药组成为乳香、没药、雄鼠粪、青盐、两头尖（即川乌）、续断各二钱，麝香一分，又制成细末，令人吃饱仰卧，用荞麦面和水捏成一小团，直径超过一寸，若脐大，则面团直径二寸，在内放入药末，安脐上，用槐树皮一片围盖药，之上以豆大小的艾壮灸之，则百脉和畅，冷汗如雨，但不可令患者感到痛疼，痛则反会泄真气，灸的次数为行年岁数，无病者连日灸之，有病则三日一次灸，至腹内作声作痛、大便有涎沫等物出为止，只服米汤，兼食白肉，黄酒以助药力，若患风气，有郁热在腠理，加女子红铅拌药，则汗易出，而疾随愈。

温脐种子方：《宝鉴》方药组成为五灵脂、白芷、青盐各二钱，麝香一分，又制成细末，用荞麦粉水和成条，圈安于脐上，以前药末充实于脐中，用艾灸之，妇人尤宜，但觉脐中温暖即止，过数日再灸，太过则使生面条变熟。

［**词解**］

①築痛：此指如用手捣那样痛。築，同筑，用手捣物体。

②猳鼠糞：即豭鼠粪，指雄鼠的粪便。猳，同“豭”，公猪。

③白肉：在掌（或跖）与指（或趾）腹（阴）面的肉，与其背（阳）面的肉相对而言。

④腠理：即肌肉和皮肤的纹理。腠，指肌肉的纹理，又称肌腠，即肌纤维间的空隙；理，指皮肤的纹理，即皮肤之间的缝隙。《素问·阴阳应象大论》：“清阳发腠理。”《金匮要略·脏腑经络先后病脉证》：“腠者，是三焦通会元真之处，为血气所注；理者，是皮肤脏腑之文理也。”

⑤女子紅鈆：指月经初潮之经血干燥粉。明·万全《广嗣纪要》：“月事初下，谓之红铅。”鈆，“铅”的异体字。

【原文】

腰：腎之府，諸經貫腎，絡腰脊，房勞傷腎痛最多，又寒濕多而風熱少，不可純用涼藥及純用參芪補藥，久則必用官桂以開之，腹脅皆然。

脈法：沉弦而緊者，爲寒。沉弦而浮者，爲風。沉弦而濡細者，爲濕。沉弦而實者，爲挫閃。

腰痛有十：腎虛痛，常常疼不已，或悠悠痛不舉，脈大，六味地黃丸、八味元（並五臟）加歸、茸、木瓜、續斷。腰軟者，肝腎伏熱，加防己、黃栢。痰痛，痰流經絡，腰背痛，或腰背重，注走串痛，芎夏湯（痰飲）加南星、蒼术、黃栢，二陳湯（痰飲）加木香、茴香、乳香、玄胡、砂仁、蒼术、羌活、酒芩、當歸、杜沖。食積痛，醉飽入房，濕熱入腎，難以俛[①]仰，四物湯（血門）合二陳湯加麥芽、神曲、葛花、砂仁、杜沖、黃栢、官桂、枳殼、桔梗。挫閃及瘀血痛，因舉重勞傷，或跌撲墜落，皆血瘀也，日輕夜重，五積散（寒門）去麻黃加茴香、木香、檳榔、梔仁、紅花。風痛風傷腎，左右無常，引兩足強急者，五積散加防風、全蝎、烏藥，順氣散（風門）加五加皮。熱者，敗毒散（寒門）加杜沖、木瓜。寒痛寒傷腎經，不能轉側，連背拘攣者，五積散加吳茱萸、杜沖、梔仁。痛甚，加黑丑頭末一錢。濕痛，久處潮濕，雨露侵淫，腰重如石冰冷者，五積散加吳茱萸、梔仁，或川芎肉桂湯。濕熱痛，暑濕相搏，或膏粱濕熱遇天陰發者，二炒[②]蒼栢散（足門）。氣痛憂思，忿怒氣滯，宜調氣散加便香附、沉香，或沈香降氣湯（氣門）。

［**语释**］

腰：肾之府，诸经贯肾，络腰脊，房劳伤肾痛最多，又寒湿多，而风热少，不可纯用凉药及纯用参芪补药，腰痛久则必用官桂以开之，腹胁痛也一样。

脉法：脉沉弦而紧，为寒。脉沉弦而浮，为风。脉沉弦而濡细，为湿。脉沉弦而实，为挫闪。

腰痛有十：肾虚腰痛，常常疼不止，或悠悠痛不能直腰，脉大，治疗方剂为“六味地黄丸”、“八味元”（均补五脏）加归、茸、木瓜、续断。腰软者，为肝肾伏热，加防己、黄柏。痰痛，为痰流经络，腰背痛，或腰背重着，走注串痛，治疗方剂为“芎夏汤”（有痰饮）加南星、苍术、黄柏，或“二陈汤”（有痰饮）加木香、茴香、乳香、玄胡、砂仁、苍术、羌活、酒芩、当归、杜冲。食积痛，为醉饱入房，湿热入肾，难以俯仰，治疗方剂为“四物汤”（补血）合“二陈汤”加麦芽、神曲、葛花、砂仁、杜冲、黄柏、官桂、枳壳、桔梗。挫闪及瘀血痛，因举重劳伤或跌扑坠落，皆为血瘀所致，日轻夜重，治疗方剂为“五积散”（祛寒）去麻黄，加茴香、木香、槟榔、栀仁、红花。风痛、风伤肾，腰左右无常痛疼，引两足强急痛，治疗方剂为“五积散”加防风、全蝎、乌药，或“顺气散”（理气）加五加皮。热痛，治疗方剂为“败毒散”（伤风寒）加杜仲、木瓜。寒痛、寒伤肾经，患者不能转侧，连背拘挛，治疗方剂为“五积散”加吴茱萸、杜仲、栀仁；痛甚，加黑丑头末一钱。湿痛，为久处潮湿，雨露侵淫，腰重如石般冰冷，治疗方剂为“五积散”加吴茱萸、栀仁或“川芎肉桂汤”。湿热痛，为暑湿相抟，或膏梁湿热遇天阴发者，治疗方剂为“二妙苍柏散”（足病）。气痛，为忧思忿怒而气滞，治宜用“调气散”加便香附、沉香或“沉香降气汤”（行气）。

［词解］

①俛：同“俯”。

②炒：疑作“妙”。

【原文】

青娥元：（寶鑒）治腎虛腰痛。杜冲[①]薑汁炒、破故紙炒各四兩，胡桃肉三十箇，右末，生薑二兩五錢取汁，入煉蜜丸如梧子，空心溫酒，或鹽湯呑下百丸。

加味青娥元：（寶鑒）治腎腰或風寒血氣相博爲痛。破故紙六兩，脂麻同炒變色去脂麻，杜沖六兩薑汁浸炒、胡桃肉、沉香、乳香、沒藥各三兩，右[②]末，以肉蓯蓉六兩酒浸成膏，和藥搗千杵，丸如梧子，溫酒或鹽湯下五七十丸。

速效散：（寶鑒）治腰痛不可忍。川練[③]肉以巴豆肉五粒同炒，赤去巴豆，茴香鹽炒，破故紙炒各一兩，右末，每一錢空心以熱酒調下。

如神湯：（寶鑒）治挫閃腰痛。玄胡索、當歸、桂心、杜冲薑炒各等分，右末，每二錢溫酒下。

立安散：（寶鑒）治挫閃氣滯腰痛。白牽牛頭末半生半炒二錢，當歸、官桂、玄胡索炒、杜冲薑汁炒、茴香炒各一錢，木香五分，右末，空心以溫酒調下二匙。

川芎肉桂湯：（寶鑒）治瘀血在足太陽、足少陰、足少陽三經以作腰痛。羌活一錢五分，官桂、川芎、柴胡、當歸梢、蒼術、甘草炙各一錢，神曲、獨活各五分，酒防己、防風各三分，桃仁五箇，酒三盞煎至一盞，空心服。

七味蒼栢散：（寶鑒）蒼术、黃栢[④]、杜冲、破故紙、川芎、當歸、白朮各一錢，空心服。

調氣散：（寶鑒）治諸氣。藿香、甘草各八錢，縮砂四錢，白豆蔻、丁香、白檀香、木香各二錢，右末，每二錢鹽湯點服不拘時。

［语释］

青娥元：《宝鉴》治肾虚腰痛。方药组成为杜仲（姜汁炒）、破故纸（炒）各四两，胡桃肉三十个，又制成细末，用生姜二两五钱取汁，入炼蜜为丸如梧子大小，每次空心温酒或盐汤吞下百丸。

加味青娥元：《宝鉴》治肾腰痛，或风寒血气相搏为痛。方药组成为破故纸六两（与脂麻同炒变色，去脂麻），杜仲六两（姜汁浸炒）、胡桃肉、沉香、乳香、没药各三两，又制成细末，以肉苁蓉六两酒浸成膏，和以上药末捣杵千次，制丸如梧子大小，温酒或盐汤服下五十至七十丸。

速效散：《宝鉴》治腰痛，痛不可忍。方药组成为川楝肉以巴豆肉五粒同炒，发红色时去巴豆，茴香（盐炒），破故纸（炒）各一两，又制成细末，每一钱以热酒空腹调下。

如神汤：《宝鉴》治挫闪腰痛。方药组成为玄胡索、当归、桂心、杜仲（姜炒）各等分，又制成细末，每二钱温酒服下。

立安散：《宝鉴》治挫闪、气滞腰痛。方药组成为白牵牛（头末，一半生一半炒）二钱，当归、官桂、玄胡索（炒）、杜仲（姜汁炒）、茴香（炒）各一钱，木香五分，又制成细末，空腹以温酒调下二匙。

川芎肉桂汤：《宝鉴》治瘀血在足太阳、足少阴、足少阳三经而作腰痛。方药组成为羌活一钱五分，官桂、川芎、柴胡、当归梢、苍术、甘草（炙）各一钱，神曲、独活各五分，酒防己、防风各三分，桃仁五个，酒三杯煎至一盏，空腹服。

七味苍栢散：《宝鉴》方药组成为苍术、黄柏、杜仲、破故纸、川芎、当归、白术各一钱，空腹服。

调气散：《宝鉴》治诸气所致腰痛。方药组成为藿香、甘草各八钱，缩砂四钱，白豆蔻、丁香、白檀香、木香各二钱，又制成细末，不定时每次二钱盐汤点服。

［词解］

①杜冲：即杜仲。冲，疑作“仲”。

②川練：即川楝。練，疑作“楝”。

③右：同“又”。

④栢：“柏”的异体字。

【原文】

腎著症：身重，腰冷如坐水，不渴尿自利，善食，腰以下冷，腰重如帶五千錢，蓋與濕同治。

腎著湯：（寶鑒）白术二錢五分，乾薑炮、赤茯苓各一錢五分，甘草炙五分煎服。流濕兼用溫煖之藥以散之。

［语释］

肾著症：身重，腰冷如坐水，不渴，尿自利，善食，腰以下冷，腰重如带五千钱，盖与湿同治。

肾著汤：《宝鉴》方药组成为白术二钱五分，干姜（炮）、赤茯苓各一钱五分，甘草（炙）五分煎服。湿邪流注，兼用温暖之药以散之。

【原文】

脇：脇腋屬肝膽，肝邪流於兩脇，爲諸般脇痛。肝苦急是有餘，急食辛以散之，川芎、蒼术、青皮。

脈法：寸口脈弦者，即脇下拘急而痛，其人嗇嗇①惡寒也；脈雙弦者，肝氣有餘兩脇作痛。

脇痛有七：凡諸脇痛，肝火盛木氣②實也。氣實痛，大怒及謀慮不決，肝火動，小柴胡湯（寒門）加黃連、牡蠣、枳殼。性急多怒，時常腹脇痛，小柴胡湯加川芎、芍藥、青皮，神保元（氣門）。死血痛，瘀血留肝，居於脇下，按之痛甚，夜痛或午後發者，小柴胡湯合四物湯（血門）加桃仁、紅花、乳香、沒藥。痰飲痛，痰流肝經，咳嗽氣急，引脇痛，芎夏湯（痰飲）。痰甚，控涎丹（痰飲）。食積痛，脇下如杠梗起一條痛，枳實煎湯吞神保元。風寒痛寒熱，芎葛湯。乾脇痛[3]，虛甚成損，脇下常一點痛不止，八物湯（虛勞）加木香、青皮、桂心，有火去桂加山梔，或吳茱萸水炒黃連。腎邪上搏亦爲痛，神保元。

枳殼煮散：（寶鑒）治悲哀傷肝兩脇痛，又治七情傷肝，兩腋兩脇牽痛。枳殼二錢，細辛、桔梗、防風、川芎各一錢，葛根七分，甘草五分，薑三片，棗二枚。

芎葛湯：（寶鑒）治風寒脇痛。川芎、乾葛、桂枝、細辛、枳殼、人參、芍藥、麻黃、防風各一錢，甘草五分，薑三片。

芍藥散：（寶鑒）治婦人冷證脇痛，諸藥不效。香附子以醋二升鹽一兩同煮乾爲度，官桂、玄胡索炒、白芍藥酒炒各一兩，右末，每二錢沸湯下。

［语释］

胁：胁腋属肝胆，肝邪流于两胁，为诸般胁痛。肝苦急是有余，急食辛以散之，用川芎、苍术、青皮。

脉法：寸口脉弦，即胁下拘急而痛，其人啬啬恶寒；脉双弦，为肝气有余，两胁作痛。

胁痛有七：凡诸胁痛，肝火盛，木气实。气实痛，为大怒及谋虑不决，动肝火所致，治疗方剂为"小柴胡汤"（伤寒）加黄连、牡蛎、枳壳。性急、多怒、时常腹胁痛，治疗方剂为"小柴胡汤"加川芎、芍药、青皮，或"神保丸"（行气）。死血作痛，瘀血留肝居于胁下，按之痛甚，夜痛或午后发，治疗方剂为"小柴胡汤"合"四物汤"（有瘀血）加桃仁、红花、乳香、没药。痰饮作痛，为痰流肝经，致咳嗽气急引胁痛，治疗方剂为"芎夏汤"（化痰饮）。痰甚，用"控涎丹"（有痰饮）治疗。食积作痛，胁下如杠梗起一条痛，治疗方剂为枳实煎汤吞"神保丸"。风寒作痛，寒热往来，治疗方剂为"芎葛汤"。干胁痛，为虚甚成损，胁下常一点痛不止，治疗方剂为"八物汤"（虚劳患者）加木香、青皮、桂心，有火去桂枝加山栀，或用吴茱萸水炒黄连。肾邪上持亦为痛，用"神保元"治疗。

枳壳煮散：《宝鉴》治悲哀伤肝，两胁作痛，又治七情伤肝，两腋两胁牵引作痛。方药组成为枳壳二钱，细辛、桔梗、防风、川芎各一钱，葛根七分，甘草五分，生姜三片，大枣二枚。

芎葛汤：《宝鉴》治风寒胁痛。方药组成为川芎、干葛、桂枝、细辛、枳壳、人参、芍药、麻黄、防风各一钱，甘草五分，生姜三片。

芍药散：《宝鉴》治妇人冷证胁痛，诸药不效。方药组成为香附子（以醋二升、盐一两同煮干为度），官桂、玄胡索（炒）、白芍药（酒炒）各一两，又制成细末，每次二钱沸汤服下。

［词解］

①啬啬：寒冷的样子。

②木氣：肝气。

③干胁痛：是因肺痨等病变侵及胸膜，灼烁阴液，气血瘀滞，络脉不和，以胸胁刺痛，干咳，胸膜摩擦音等为主要表现的痛病类疾病。《医钞类编·胁痛门》："虚盛成损，胁下常有一点痛不止，名干胁痛。"

【原文】

脇痛虛實：實者，手足煩燥，不得安臥，小柴胡湯（寒門）加芎、歸、白芍藥、蒼朮、青皮、草龍膽，甚則當歸龍薈丸（五臟）；虛者，悠悠痛不止，耳目䀮䀮[1]，善恐如人將捕，四物湯（血門）加柴胡、青皮，或五積散（寒門）去麻黃加青木香、青皮。左宜枳芎散、小柴胡湯疎肝飲；右宜推氣散、神保元（氣門）。

枳芎散：（寶鑒）治左脇肋刺痛。枳實、川芎各五錢，甘草二錢五分，右末，每二錢薑棗湯下。

推氣散：（寶鑒）治右脇痛。枳殻、桂心、薑黄各五錢，甘草二錢五分，右末，每二錢五分薑棗湯或酒下。

踈肝飲：（保元）治左脇下痛，肝積屬血，或因怒氣所傷，或跌撲閃挫所致而爲痛。黄連吴茱萸煎汁炒三錢，柴胡、當歸酒洗各一錢五分，青皮去穰、桃仁研如泥、枳殻麩炒各一錢，川芎、白芍藥炒各七分，紅花五分，水煎食遠服。

腋臭：大蜘蛛鹽泥裹煆放冷，取蜘蛛研細，入輕粉一字醋調成膏，夕付腋下必瀉臭黑汁，僻處埋之。

［语释］

胁痛虚实：胁痛为实，则手足烦燥，不得安卧，治疗方剂为“小柴胡汤”（伤寒）加川芎、当归、白芍药、苍术、青皮、草龙胆，实甚，则用“当归龙荟丸”（润五脏）；胁痛为虚，则悠悠痛不止，耳目恍恍，如人将捕般易恐，治疗方剂为“四物汤”（补血）加柴胡、青皮，或“五积散”（寒湿为病）去麻黄，加青木香、青皮。左胁痛，宜用“枳芎散”、“小柴胡汤”疎肝饮；右胁痛，宜用“推气散”、“神保丸”（行气）。

枳芎散：《宝鉴》治左胁肋刺痛。方药组成为枳实、川芎各五钱，甘草二钱五分，又制成细末，每次二钱，以姜枣汤服下。

推气散：《宝鉴》治右胁痛。方药组成为枳壳、桂心、姜黄各五钱，甘草二钱五分，又制成细末，每次二钱五分，以姜枣汤或酒服下。

疏肝饮：《保元》治左胁下痛，肝积属血，或因怒气所伤，或跌扑闪挫所致而为痛。方药组成为黄连（用吴茱萸煎汁炒）三钱，柴胡、当归（酒洗）各一钱五分，青皮（去穰）、桃仁（研如泥）、枳壳（麸炒）各一钱，川芎、白芍药（炒）各七分，红花五分，水煎长期服。

腋臭：大蜘蛛用盐泥包裹，煅烧放冷，取出蜘蛛研细，入轻粉一字，醋调成膏，傍晚敷腋下，必泻臭黑汁，偏僻处埋之。

［词解］

①眈眈：不明的样子。

【原文】

皮：皮毛屬肺，麻木見風門。

脈法：瘢疹脈陽浮而數，火盛于表；陰實而大，下焦實熱。滑伯仁曰：脈者，血之波瀾，發瘢者，血散于皮膚，故脈伏。

痒痛：諸痒爲虚，血不榮肌，宜養血，四物湯（血門）加黄芩，煎調浮萍末服。酒後身痒，蟬殻、薄荷等末，每二錢，酒水調服。

瘢疹：有色點而無顆粒，曰瘢，浮小而有顆粒，曰疹，隨沒隨出。傷寒發瘢，謂陽毒，人參白虎湯（寒門），春溫發瘢，謂溫毒，夏熱發瘢，謂熱毒，時行發瘢，謂時毒，皆火乘肺，紅點見皮毛，輕如疹子蚊跡，發手足先紅後黄，重如錦紋，發胷腹先紅後赤，切忌發汗，又不宜下，瘢欲出未出之際，與升麻葛根湯（寒門），先透其毒。溫熱毒狂言，三黄石膏湯（寒門）。

消瘢青黛飲：（寶鑒）治陽毒熱毒，發瘢如錦紋。黄連、石膏、知母、柴胡、玄參、生地黄、梔子、犀角、青黛各一錢，人參、甘草各五分，薑一片，棗二枚，苦酒一匙調服。

玄参升麻湯：（寶鑒）治傷寒發斑，煩燥譫語，咽喉閉痛。玄參、升麻、甘草各三錢。

犀角玄参湯：（寶鑒）治發斑。升麻二錢，黄芩一錢五分，犀角鎊、香附子、玄參各一錢，人參五分，甘草三分，加大青一錢煎服。

梔子大青湯：（寶鑒）治孕婦傷寒，發斑變黑。梔子、大青、黄芩各一錢五分，升麻一錢，杏仁八分，入葱白三莖。

［语释］

皮：皮毛属肺，麻木参看"风门"篇。

脉法：瘢疹脉阳浮而数，为火盛于表；脉阴实而大，为下焦实热。滑伯仁曰："脉者，血之波澜，发瘢者，血散于皮肤，故脉伏。"

痒痛：诸痒为虚，血不荣肌，宜养血，治疗方剂为"四物汤"（补血）加黄芩，煎液调浮萍末服。饮酒后身痒，治疗方剂为蝉壳、薄荷等末，每次二钱酒水调服。

瘢疹：有色点而无颗粒，叫"瘢"，浮小而有颗粒，叫"疹"，斑疹随没随出。伤寒发瘢，叫"阳毒"，治疗方剂为"人参白虎汤"（伤寒）；春温发瘢，叫"温毒"；夏热发瘢，叫"热毒"；时行发瘢，叫"时毒"；皆火乘肺所致，症见皮肤有红点，轻者如疹子似蚊迹，出手足先红而后黄，重者如锦纹，出胸腹先红而后赤，切忌发汗，更不宜下，瘢欲出未出之际，给与"升麻葛根汤"（解肌透疹），先透其毒。温热毒所致谵语狂言，治疗方剂为"三黄石膏汤"（清解伤寒温毒）。

消瘢青黛饮：《宝鉴》治阳毒热毒发瘢如锦纹。方药组成为黄连、石膏、知母、柴胡、玄参、生地黄、栀子、犀角、青黛各一钱，人参、甘草各五分，生姜一片，大枣二枚，苦酒一匙调服。

玄参升麻汤：《宝鉴》治伤寒发瘢，烦躁谵语，咽喉闭痛。方药组成为玄参、升麻、甘草各三钱。

犀角玄参汤：《宝鉴》治发瘢。方药组成为升麻二钱，黄芩一钱五分，犀角（镑）、香附子、玄参各一钱，人参五分，甘草三分，加大青一钱煎服。

栀子大青汤：《宝鉴》治孕妇伤寒，发瘢变黑。方药组成为栀子、大青、黄芩各一钱五分，升麻一钱，杏仁八分，入葱白三根。

【原文】

陰症發瘢：瘢出胷腹及手足，亦稀少微紅，此無根虚火聚胸熏肺如蚊蚤咬狀，虚甚脈沉，身無大熱，理中湯（寒門），或加附子、玄參。

調中湯：（寶鑒）治内傷外感爲陰證發瘢。蒼术一錢五分，陳皮一錢，縮砂、藿香、白芍藥、桔梗、半夏、白芷、羌活、枳殼、甘草各七分，川芎五分，麻黄、桂枝各三分，薑三片。

升麻鼈甲湯：（寶鑒）治陰毒發陰瘢。升麻二錢，當歸、甘草各一錢二分，鼈甲炙一錢，雄黄末四分，川椒二十粒。

［语释］

阴症发瘢：瘢出胸腹及手足，稀少、微红，此为无根虚火聚胸熏肺，症如蚊蚤咬状，虚甚，脉沉，身无大热，治疗方剂为"理中汤"（散寒），或加附子、玄参。

调中汤：《宝鉴》治内伤外感为阴证发瘢。方药组成为苍术一钱五分，陈皮一钱，缩砂、藿香、白芍药、桔梗、半夏、白芷、羌活、枳壳、甘草各七分，川芎五分，麻黄、桂枝各三分，生姜三片。

升麻鳖甲汤：《宝鉴》治阴毒发阴瘢。方药组成为升麻二钱，当归、甘草各一钱二分，鳖甲（制）一钱，雄黄末四分，川椒二十粒。

【原文】

内傷發癍：胃氣極虛，一身之火遊行於外，或痰熱所致，火則補以降之，痰熱則微汗以散，切忌下，初起無頭疼身熱，形如蚊跡疹子，調中益氣湯（内傷）、黄芪建中湯（虛勞）。

癍疹吉凶：赤者，半生半死，黑者，九死一生。癍疹赤色，身煖自胸腹散四肢者，吉；色黑，身涼自四肢入胸腹者，死。陽毒發癍，紅潤稀疎，起發五六日自愈。

癮疹：屬脾，隱隱然在皮膚，多痒，或不仁，兼風熱濕之殊。赤疹，因天熱燥氣乘之，稍涼則消，川芎茶調散（頭門）、人參羌活散（寒門）；白疹因天寒冷氣折之，稍煖則消，消風散（頭門）、烏藥順氣散（風門）、枳實煎洗。通用升麻葛根湯（寒門）加惡實、荊、防。

清肌散：（寶鑒）治癮疹，或赤，或白瘙痒，荊防敗毒散（寒門）加天麻、薄荷、蟬殼、薑三片。

丹毒：人身忽然赤如塗丹，俗云赤瘤遊走，狀如云氣，是惡毒熱血，如熱時，以通聖辛涼之劑，寒時，葛根升麻辛溫之劑。凡丹從四肢入腹者死，小兒最忌，見小兒門。

犀角消毒飲：（寶鑒）治丹毒及癍疹癮疹。鼠粘子四錢，荊芥、防風各二錢，犀角一錢五分另水磨取汁，甘草一錢，水煎調犀角汁服之。

［语释］

内伤发癍：胃气极虚，一身之火游行于外，或痰热所致斑疹，治法：火邪所为则补而降之，痰热所为则微汗而散之，切忌下，初起无头疼身热，形如蚊迹疹子，治疗方剂为“调中益气汤”（内伤患者）、“黄芪建中汤”（虚劳患者）。

癍疹吉凶：癍疹色赤，患者一半生一半死，色黑，患者九成死一成生。患者身暖，发癍疹色赤，自胸腹散向四肢者，吉；身凉，色黑，自四肢入胸腹者，死。阳毒发癍，红润稀疏，自发起至五六日自愈。

瘾疹：属脾，隐隐然在皮肤，多痒或不仁，兼风热湿有所不同。赤疹，因天热燥气乘之，天气稍凉则消，治疗方剂为“川芎茶调散”（驱头风）、“人参羌活散”（伤寒温毒为病）；白疹，因天寒冷气阻滞，稍暖则消，治疗方剂为“消风散”（消头风）、“乌药顺气散”（行气）、枳实煎洗。通用方剂为“升麻葛根汤”（辛凉解表）加恶实、荆芥、防风。

清肌散：《宝鉴》治瘾疹，或赤，或白，瘙痒，治疗方剂为“荆防败毒散”（辛凉解表）加天麻、薄荷、蝉壳、生姜三片。

丹毒：人身忽然赤如涂丹，这是俗说的“赤瘤游走，状如云气”，是恶毒热血所为，如热时，以通圣辛凉之剂治疗；寒时，用葛根升麻辛温之剂治疗。凡丹色从四肢入腹，患者死，小儿最忌见该症，参看“小儿门”篇。

犀角消毒饮：《宝鉴》治丹毒及癍疹、瘾疹。方药组成为鼠黏子四钱，荆芥、防风各二钱，犀角一钱五分（单独用水磨取汁），甘草一钱，水煎调犀角汁服之。

【原文】

脈：榮行脈中，衛行脈外。脈者，主榮衛而不可須臾失也。

結促代：結脈，緩遲中一止，陰盛陽虛。促脈，數中一止，陽盛陰虛。結促，皆止歇無定數，積聚、胎孕、痛風、痰濕見之無妨，老人及久病見之危。代脈，動而中止，不能自還，停久乃還，止歇有定數，脾衰危亡，然胎孕見之無妨。

炙甘草湯：（寶鑒）治傷寒，脈結代，心動悸，凡見代脈，即宜服之。甘草炙二錢，生乾地黄酒炒、桂枝、麻仁、麥門冬各一錢五分，人参、阿膠珠各一錢，薑五片，棗三枚，水二分酒一分同煎至半，去滓，入阿膠再一沸，溫服日三。

［语释］

脉：荣气行于脉中，卫气行于脉外。脉者，主荣卫而不可片刻没有。

结促代：结脉，缓迟中一止，为阴盛阳虚。促脉，数中一止，为阳盛阴虚。结促脉，皆止歇无定数，如果积聚、胎孕、痛风、痰湿为病见之该脉无妨，老人及久病见之则危。代脉，动而中止不能自还，停久乃还，止歇有定数，为脾衰危亡，然胎孕见之无妨。

炙甘草汤：《宝鉴》治伤寒脉结代，心动悸，凡见代脉即宜服之。方药组成为甘草（炙）二钱，生干地黄（酒炒）、桂枝、麻仁、麦门冬各一钱五分，人参、阿胶珠各一钱，生姜五片，大枣三枚，水二分、酒一分同煎至剩半，去渣入阿胶再一沸，每日三次温服。

［临床新用］

炙甘草汤　本方现代主要用于心律失常、冠心病心绞痛、病毒性心肌炎、病态窦房结综合征、窦性心动过缓、慢性低血压、蝮蛇咬伤后心肌损害的治疗。

（1）**心律失常**　应用本方治疗室性期前收缩10例，其中5例服药15剂，2例服药17剂，3例服药19剂，均痊愈（赵琼、彭桂枝．炙甘草汤加针刺治疗室性期前收缩．重庆医药，1983，（5）：28）。以本方加减治疗心律失常49例。结果：2周以内28例症状消失，心电正常；2～4周18例症状好转，心电未恢复正常或有所改善；4周以上3例无效；总有效率94%（张开升．炙甘草汤加减治疗心律失常49例．中西医结合杂志，1991，（5）：279）。以本方加丹参、炒枣仁治疗室性早搏40例，其中器质性心脏病10例，心肌炎后遗症5例，原因不明25例。结果：早搏消失者31例，减少者7例，无效2例（林生．炙甘草汤治疗室性早搏40例疗效观察．广西中医药，1984，（4）：27）。以本方减麦冬、麻仁加酸枣仁治疗室性早搏32例。结果：显效19例，有效9例，无效4例。总有效率为88.6%（戴胜利．炙甘草汤治疗室性早搏32例．陕西中医，1991，（10）：464）。以炙甘草汤治疗心律不齐32例。临床加减为：心烦不眠，盗汗者加酸枣仁；心悸加朱砂、龙骨、牡蛎；气虚重用红参。结果：显效26例；有效5例；无效1例（张元贵．炙甘草汤治疗心律不齐32例报告．实用中医内科杂志，1995，（3）：19）。以本方加味玉竹、苦参为基础方，治疗频发早搏48例（其中冠心病8例，肺心病15例，风心病3例，心肌炎11例，高心病7例，诊断不明4例）。临床加减为：兼血瘀者加丹参、赤芍、红花；兼气滞者加枳壳、郁金；兼痰浊者加瓜蒌、竹茹；兼头晕者加天麻、钩藤。结果：显效18例，有效23例，无效7例，总有效率85.4%（闫洁．加味炙甘草汤治疗频发早搏48例．四川中医，1996，（7）：37）。以炙甘草汤合冠心Ⅱ号为主随证加减治疗室性期前收缩及心房颤动35例。加减法：胸闷、胸痛甚加瓜蒌皮、枳实；神疲乏力，纳呆者加黄芪、白扁豆、焦三仙；便秘者加桃仁；瘀血明显者加大降香、丹参的用量。治疗结果：显效10例，占28.6%；有效23例，占65.7%；无效2例，占5.7%；总有效率93.7%（贺新．炙甘草汤合冠心Ⅱ号治疗室性期前收缩及心房颤动35例临床观察．实用中西医结合杂志，1996，（1）：23）。以本方合生脉散去麻子仁、人参加西洋参、川芎、丹参、黄芪治疗心律失常60例。随证加减：气虚重者加太子参；阳虚重者加附子；阴血虚少明显者加酸枣仁、圆肉、远志；瘀血甚者加桃仁、红花、地龙；气滞者加郁金、木香、枳壳；痰浊甚者加瓜蒌、半夏、云苓、菖蒲。结果：痊愈12例，显效16例，有效22例，无效10例，总有效率83.3%（王佐明．炙甘草汤合生脉散加减治疗心律失常60例．实用中西医结合杂志，1998，（2）：176）。以炙甘草汤去阿胶，加郁金、远志、黄芪、檀香、苦参为基本方，治疗频发室性早搏80例，随证加减：偏阴虚者去桂枝，加百合，麦冬重用；偏阳气虚者去生地，加附子；心脉瘀阻者去生地，加丹参。结果：治愈28例，有效44例，无效8例，治愈率35%，总有效率90%（石绍兰．炙甘草汤加减治疗频发室性早搏的疗效分析．天津中医，1999，（6）：7）。以炙甘草汤去人参、麦冬，加味丹参、苦参、五味子为基本方治疗室性早搏40例，其中病毒性心肌炎18例，风湿性心脏病11例，冠心病6例，心，肌病5例。结果：显效29例（72.5%）；有效9例（22.5%）；无效2例（5%）；总有效率95.0%（五驰．炙甘草汤加味治疗室性早搏40例．浙江中医杂志，1999，（2）：62）。

（2）**冠心病心绞痛** 以本方去麻仁、生姜，加龟甲、五味子、鸡血藤，治疗冠心病心绞痛150例，结果：显效48例（32%），改善90例（60%），无效12例（8%）。另外以本方治疗89例轻度心绞痛，显效17例（19.1%），改善63例（70，7%），总有效率89.8%；49例中度心绞痛，显效22例（44.8%），改善24例（48.9%）。总有效率83.7%（天津市中医院．中药“651”治疗冠心病心绞痛150例临床疗效观察．天津医药，1972，（创刊号）：26）。

（3）**病毒性心肌炎** 应用炙甘草汤治疗病毒性心肌炎38例，其中痊愈30例，有效4例，无效2例，死亡2例，总有效率89.5%（徐德先．炙甘草汤治疗病毒性心肌炎38例．江苏中医杂志，1984，5（1）：25）。以本方原量治疗病毒性心肌炎24例，有效21例，总有效率87.5%（周龙妹．经方重剂医心病．原方原量炙甘草汤治疗病毒性心肌炎24例．上海中医药杂志，1989，（5）：36）。以本方辨证治疗病毒性心肌炎38例，根据热盛、阴虚的不同分别加以公英、龟版等药。结果：痊愈30例，有效4例，无效2例，死亡2例；总有效率89.5%，疗程6～42天（徐德先．炙甘草汤治疗病毒性心肌炎38例．江苏中医杂志，1984，（1）：25）。以炙甘草汤加黄芪、黄连、丹参治疗病毒性心肌炎34例。病例选择：心电图检查：单纯窦性心动过速10例，房性早搏5例，室性早搏4例，房室传导阻滞4例，合并二种以上心律失常11例，34例均有ST－T改变。结果：痊愈18例，显效13例，无效3例，总有效率91.2%（陈元和、陈晓红．炙甘草汤加味治疗病毒性心肌炎34例．实用中医药杂志，1997，（5）：9）。以炙甘草汤加味当归、茯苓为基本方治疗小儿病毒性心肌炎80例。采用直肠点滴法治疗。随症加减：气虚重者加黄芪、白术；若气滞者加厚朴、枳壳、薤白、石菖蒲。结果：痊愈68例，好转12例（魏美华、王如高．炙甘草汤治疗小儿病毒性心肌炎80例．陕西中医，1999，（7）：302）。

（4）**病态窦房结综合征** 以本方加大剂量附子治疗病窦综合征11例，其中心率增至60次/分以上者7例，增至56～60次/分者4例，传导阻滞9例减轻，窦性停搏7例消失，2例偶见（高尔鑫．附子炙甘草汤加减治疗病态窦房结综合征11例报告．中医杂志，1983，（10）：34）。以本方制成膏剂治疗心动过缓及病态窦房结综合征73例，结果：显效44例，有效22例，无效7例，总有效率90.4%，明显优于西药对照组的79.3%（刘华久．“复脉膏”治疗心动过缓及病态窦房结综合征73例临床观察．湖南中医杂志，1986，（2）：10）。以炙甘草汤为基本方治疗老年特发性病态窦房结综合征12例。随证加减为：畏寒、黑蒙或昏厥者，易党参为别直参，加附子；心悸甚加龙骨、牡蛎；舌有瘀斑者加丹参、川芎。治疗结果：显效6例；有效4例；无效2例（韩益民、毛晓华．炙甘草汤治疗老年特发性病态窦房结综合征12例．中国中西医结合杂志，1995，（6）：330）。

（5）**窦性心动过缓** 以炙甘草汤去麻仁加附子、丹参、薤白治疗老年窦性心动过缓43例。结果：心电图疗效：显效19例（44.18%）；有效16例（37.21%）；无效8例（18.61%）（宁保刚、董霄汉、御君红．炙甘草汤加减治疗老年窦性心动过缓43例临床观察．中西医结合实用临床急救，1997，（6）：283）。

（6）**慢性低血压** 以炙甘草汤加厚朴、麻黄治疗慢性低血压50例。全部患者血压均低于90/60mmHg，脉压差低于30mmHg，多数查无心、肝、脾、肺、肾等脏器病变。结果：显效38例，占76%；有效12例，占24%（陈亚军．炙甘草汤加减治疗慢性低血压50例．四川中医，1995，（7）：20）。以炙甘草汤去生姜、麻子仁加枳实、干姜、金香叶、竹节参治疗低血压54例。所有病例中医分型为气虚型、血虚型、气血两虚型。治疗结果：痊愈16例，显效24例，有效8例，无效6例，总有效率88.8%（李兴民、吴周强．炙甘草汤加减治疗低血压54例．陕西中医，1996，（9）：387）。

（7）**蝮蛇咬伤后心肌损害** 以本方去桂枝、生姜加黄芪、赤芍、白芍等治疗蝮蛇咬伤后心肌损害64例。临证加减：心率慢加桂枝、生姜；早搏多者加苦参。结果：全部病例服用上方5～15剂并配合对症治疗后均获痊愈（赵炎．炙甘草汤加减治疗蝮蛇咬伤后致心肌损害64例．浙江中医杂志，1998，（9）：410）。

【原文】

手：四支屬胃，諸陽之本。

肩臂病因：心肺有邪氣，流兩肘手屈不伸，病在筋，手伸不屈，病在骨，寒痛，五積散（寒門）；風痛，烏藥順氣散（風門）；濕痛，蠲痹湯（風門）加蒼术、防己。痰飲痛居多，左右轉移，脈沉細麻木，或戰掉①，皆痰飲所作，二陳湯吞青州白元子（並痰飲）。

舒經湯：（寶鑒）治氣血凝滯於經絡，臂痛不舉。薑黄二錢，當歸、海桐皮、白术、赤芍藥各一錢，羌活、甘草各五分，薑三片，同煎入沉香磨汁少許服。

白芥子散：（寶鑒）治七情鬱結，榮衛凝滯，肩臂背胛牽引作痛，時發時止。白芥子、木鼈子各一兩，沒藥、木香、桂心各二錢五分，右末，每取一錢溫酒調服。

五靈脂散：（寶鑒）治風寒濕氣血壅滯，臂胛疼痛。五靈脂、荊芥穗、防風、羌活、獨活、穿山甲、骨碎補、草烏制、甘草節各五錢，麝香五分，右末，每二錢，溫酒調，臨睡服。

消痰茯苓丸：（寶鑒）治痰飲流，注臂痛不能舉，時復轉移，脈沉細。半夏二兩，赤茯苓一兩，枳殼五錢，樸硝二錢五分，右末，薑汁糊丸如梧子，薑湯下三五十丸，無樸硝以焰硝代之。

半夏苓术湯：（寶鑒）治痰飲臂痛不能舉。半夏、蒼术各一錢五分，片芩酒炒、白术、南星炮、香附子各七分，陳皮、赤茯苓各五分，威靈仙、甘草各三分，薑五片。

［语释］

手：四支属胃，诸阳之本。

肩臂病因：心肺有邪气，流注两肘，手屈不伸；病在筋，手伸不屈；病在骨，寒痛，治疗方剂为“五积散”（散寒）；风痛，治疗方剂为“乌药顺气散”（驱风）；湿痛，治疗方剂为“蠲痹汤”（驱风除湿）加苍术、防己。痰饮痛居多，左右转移，脉沉细，麻木或战掉，皆痰饮所作，治疗方剂为“二陈汤”吞“青州白丸子”（均有痰饮）。

舒经汤：《宝鉴》治气血凝滞于经络，臂痛不举。方药组成为姜黄二钱，当归、海桐皮、白术、赤芍药各一钱，羌活、甘草各五分，姜三片，同煎入沉香磨汁少许服。

白芥子散：《宝鉴》治七情郁结，荣卫凝滞，肩臂背胛牵引作痛，时发时止。方药组成为白芥子、木鳖子各一两，没药、木香、桂心各二钱五分，又制成细末，每次取一钱温酒调服。

五灵脂散：《宝鉴》治风寒湿气血壅滞，臂胛疼痛。方药组成为五灵脂、荆芥穗、防风、羌活、独活、穿山甲、骨碎补、草乌制、甘草节各五钱，麝香五分，又制成细末，临睡每次二钱用温酒调服。

消痰茯苓丸：《宝鉴》治痰饮流注，臂痛不能举，时复转移，脉沉细。方药组成为半夏二两，赤茯苓一两，枳壳五钱，朴硝二钱五分，又制成细末，姜汁糊丸如梧子大小，每次姜汤服下三十至五十丸，无朴硝以焰硝代之。

半夏苓术汤：《宝鉴》治痰饮流注，臂痛不能举。方药组成为半夏、苍术各一钱五分，片芩（酒炒）、白术、南星（炮）、香附子各七分，陈皮、赤茯苓各五分，威灵仙、甘草各三分，生姜五片。

［词解］

①戰掉：战栗。

【原文】

代指：指頭先腫，焮痛，后甲邊膿潰，甚則脫爪甲。雄黃入鷄子內，浸指一宿，又蜈蚣燒烟熏之，蒲公英、蒼耳草等末，好醋煎浸，又熖硝煎漬，又烏梅仁末，醋調成膏漬之，猪脂和蚯蚓付之，又田螺生搗付之。手足觸木惡刺，及狐尿刺肿痛，蒲公英汁多塗。

冬月手足皸裂[①]：生薑汁、紅糟、白鹽、臘猪脂同研，炒煎擦入皸內。麵目手足皸裂出血，猪腦著熱酒洗之；兔腦和雀腦生塗；百沸湯洗后，白芨末水調塗之。

黃蠟膏：（寶鑑）治冬月手足皸裂作痛。清油五錢，慢火煎沸，入黃蠟一塊再煎，候鎔，入胡粉、五倍子末各少許，熬令紫色為度，先以熱湯洗患處，火上烘乾，用藥付上，以紙貼之，其痛立止，入水亦不落。

［语释］

代指：为手指头先肿，焮痛，然后指甲边化脓溃破，甚则脱爪甲。治法为将雄黄放入鸡子内，浸泡手指一宿，或用蜈蚣烧烟熏之，或蒲公英、苍耳草等末，用好醋煎水浸泡，或焰硝煎水浸渍，或乌梅仁末，用醋调成膏浸渍，或猪脂和蚯蚓敷之，或活田螺捣烂敷之。手足被木刺刺入，及狐尿刺激肿痛，用蒲公英汁多涂患处。

冬月手足皸裂：治法为将生姜汁、红糟、白盐、腊猪脂同研，煎炒擦入皸内。面目手足皸裂出血，用猪脑和热酒洗之；用活兔脑和雀脑生涂；"百沸汤"洗后，用白芨末水调涂之。

黄蜡膏：《宝鉴》治冬月手足皸裂作痛。清油五钱，慢火煎沸，入黄蜡一块再煎，候溶，入胡粉、五倍子末各少许，熬至变紫色为度，先以热水洗患处，患处在火上烘干后将药敷上，用纸贴住，其痛立止，入水亦不落。

［词解］

①皸裂：皮肤因寒冷或干燥而裂开。

【原文】

足

脉法：浮絃，風；濡弱，濕；遲濇，因寒；洪數，熱欝。微滑者，虛；牢堅者，實。遲脉虛濇，痿病[①]；脾脉緩甚，痿厥[②]；痿躄[③]，虛則生，緊急則死。

脚氣治法：外症全類傷寒，但初起脚膝軟痺，轉筋赤肿，為異，先起處隔蒜灸（癰疽[④]）。有乾濕之分，筋縮不肿，名乾脚氣，宜潤血清燥；筋弛肿，名濕脚氣，宜利濕疎風，雖有內傷外感之殊，皆濕熱也。脚氣壅疾，宜疎導大便，毒氣得泄而愈，忌補湯淋洗。風，烏藥順氣散（風門）；寒，五積散（寒門）；濕，不換金正氣散（寒門）加赤茯苓、生乾薑。濕熱在三陽[⑤]，敗毒散（寒門）加大黃、蒼术；在三陰[⑥]，疎風順氣元（大便）。氣血虛，獨活寄生湯。病久熱甚，二炒蒼栢散。脚跟肿痛血熱，四物湯（血門）加知母、黃柏、牛膝；有痰，五積散加木瓜。脚轉筋有血熱者，四物湯加酒芩、紅花。

神祕左經湯：（寶鑑）治風寒署濕流注足三陽經，脚膝拘攣肿痛。麻黃、桂心、黃芩、枳殼、柴胡、赤茯苓、半夏、羌活、防風、厚朴、白薑、小草、防己、麥門冬、乾葛、細辛、甘草各五分，薑三片，棗二枚。

檳蘇散：（寶鑑）治風濕脚氣肿痛拘攣，用此疎通氣道。蒼术二錢、香附子、紫蘇葉、陳皮、木瓜、檳榔、羌活、牛膝各一錢，甘草五分，薑三片，蔥白三莖。

羌活導滯湯：（寶鑑）治脚氣初發，一身盡痛，或肢節肿痛，便尿阻隔，先以此導之，後用當歸拈痛湯除之。大黃酒煨二錢四分，羌活、獨活各一錢二分，防己、當歸尾各七分，枳實五分，煎服，微利[⑦]即止。

當歸拈痛湯：（寶鑑）治濕熱脚氣肿痛。羌活、茵陳酒炒、黃芩酒炒、甘草炙各一錢，知母、澤瀉、赤茯苓、猪苓、白朮、防己各六分，人參、苦參、升麻、乾葛、當歸、蒼朮各四分，水二盞浸藥少時[8]煎至一盞，空心臨臥各一服。

獨活寄生湯：（寶鑑）治肝腎虛弱，筋攣骨痛，脚膝偏枯，緩弱冷痺。獨活、當歸、白芍藥、桑寄生各七分，熟地黃、川芎、人參、白茯苓、牛膝、杜冲、秦艽、細辛、防風、官桂各五分，甘草三分，薑三片，空心服。

二炒蒼栢散：（寶鑑）治濕熱脚氣令足膝痛或赤肿，脚骨間作熱痛，雖一點能令步履艱苦，令人痿躄，百用百效。蒼朮泔浸一日夜塩炒、黃栢酒浸一日夜焦炒各四兩，右剉，五錢煎服或水丸服亦可，名二眇丸。

［语释］

足

脉法：浮弦脉，为风；濡弱脉，为湿；迟涩脉，因寒；洪数脉，为热郁；微滑脉，为虚；牢坚脉，为实。迟脉虚涩，为痿病；脾脉缓甚，为痿厥；痿躄，虚脉则生，紧急脉则死。

脚气治法：脚气外症全类伤寒，只是初起脚膝软痹，转筋红肿，这是与伤寒的区别，可对初发处隔蒜灸（防痈疽）。脚气有干湿之分，筋缩不肿，名“干脚气”，宜润血清燥；筋弛肿，名“湿脚气”，宜利湿疏风，虽有内伤外感的不同，但都是湿热所为。脚气壅疾，宜疏导大便，毒气得泄则愈，忌服食补汤，或淋洗。风邪为病，治疗方剂为“乌药顺气散”（驱风）；寒邪为病，治疗方剂为“五积散”（去寒）；湿邪为病，治疗方剂为“不换金正气散”（散寒湿）加赤茯苓、生干姜。湿热在三阳经，治疗方剂为“败毒散”（清解寒湿）加大黄、苍术；在三阴，“疏风顺气元”（使大便）。气血虚，用“独活寄生汤”治疗。病久热甚，治疗方剂为“二妙苍柏散”。脚跟肿痛，为血热，治疗方剂为“四物汤”（血热）加知母、黄柏、牛膝；有痰，“五积散”加木瓜。脚转筋有血热者，治疗方剂为“四物汤”加酒芩、红花。

神秘左经汤：《宝鉴》治风寒暑湿流注足三阳经，致使脚膝拘挛肿痛。方药组成为麻黄、桂心、黄芩、枳壳、柴胡、赤茯苓、半夏、羌活、防风、厚朴、白姜、小草、防己、麦门冬、干葛、细辛、甘草各五分，生姜三片，大枣二枚。

槟苏散：《宝鉴》治风湿脚气，肿痛拘挛，用此疏通气道。方药组成为苍术二钱、香附子、紫苏叶、陈皮、木瓜、槟榔、羌活、牛膝各一钱，甘草五分，生姜三片，葱白三根。

羌活导滞汤：《宝鉴》治脚气初发，一身尽痛，或肢节肿痛，便尿阻隔，先以此导之，后用当归“拈痛汤”除之。方药组成为大黄（酒煨）二钱四分，羌活、独活各一钱二分，防己、当归尾各七分，枳实五分，水煎服，微利即止。

当归拈痛汤：《宝鉴》治湿热脚气肿痛。方药组成为羌活、茵陈（酒炒）、黄芩（酒炒）、甘草（炙）各一钱，知母、泽泻、赤茯苓、猪苓、白术、防己各六分，人参、苦参、升麻、干葛、当归、苍术各四分，用水二杯浸药一会儿煎至剩一杯，临睡空腹服一次。

独活寄生汤：《宝鉴》治肝肾虚弱所致筋挛骨痛、脚膝偏枯、脉缓弱之冷痹。方药组成为独活、当归、白芍药、桑寄生各七分，熟地黄、川芎、人参、白茯苓、牛膝、杜仲、秦艽、细辛、防风、官桂各五分，甘草三分，生姜三片，空腹服。

二炒苍栢散：《宝鉴》治湿热脚气令足膝痛或红肿，脚骨间作热痛，虽一着地能令步履艰苦，使人痿躄，本方百用百效。方药组成为苍术（泔浸一日夜，盐炒）、黄柏（酒浸一日夜，焦炒）各四两，又挫为细末，每五钱冲服或做成水丸服，名“二妙丸”。

［词解］

①痿病：是肢体筋脉弛缓，软弱无力，日久不用，引起肌肉萎缩或瘫痪的一种病证。痿者，痿也，枯萎之义，即指肢体痿弱，肌肉萎缩。《素问·生气通天论》：“因于湿，首如裹，湿热不攘，大筋软短，小筋弛长，软短为拘，弛长为痿”。

②痿厥：指四肢痿弱逆冷。痿，主要指下肢痿弱；厥，逆冷。《灵枢·邪气脏府病形》："脾脉……缓甚为痿厥。"《类经·刺四支病》："痿厥者必体废，张其四支而取之，故血气可令立快也。"

③痿躄：指肢体筋脉弛缓，软弱无力，且因日久不能随意运动而致肌肉萎缩的一种病证。《素问·痿论》："五脏因肺热叶焦，发为痿躄。"《顾氏医镜》："言五脏之痿，皆因于肺气之热，致五脏之阴俱不足而为痿躄。五痿虽异，总曰痿躄。"

④癰疽：此指外痈，即发生于皮肉之间的急性化脓性疾患。痈，指易生于颈、背部的化浓性炎症。疽，是指气血为毒邪所滞，以生于肌肉筋骨间的化脓性疾患。《诸病源候论》卷三十二："肿一寸至二寸疖也；二寸至五寸痈也；五寸至一尺痈疽也。"

⑤三陽：指太阳、阳明、少阳。

⑥三陰：指太阴、厥阴、少阴。

⑦微利：指大小便稍下。

⑧少時：一会儿。

［临床新用］

独活寄生汤 本方现代主要用于脊椎病、股关节炎、坐骨神经痛、痹症、颞颌关节功能紊乱综合征、小儿麻痹症、腰椎间盘突出、腰椎管狭窄症、风湿性关节炎、强直性脊柱炎、类风湿性关节炎、肝炎、产后身痛的治疗。

（1）**颈椎病** 应用独活寄生汤加减治疗颈椎病69例。结果：经1~4疗程治疗后，痊愈41例，占59.3%；显效20例，占29%；好转6例，占9%；无效2例，占3%；总有效率为97%（柳育木、姜红．运用独活寄生汤药物垫枕治疗颈椎病．浙江中医杂志，1993，（3）：134）。应用本方加味治疗颈椎病43例。基本方：独活、党参各15克，杜仲、桑寄生、熟地、茯苓各12克，白芍、秦艽、防风、桂枝、川牛膝、怀牛膝、当归、川芎、红花、桃仁、元胡各9克，细辛、甘草各5克。并用复方丹参注射液16毫升，日1次。结果：显效31例，好转8例，有效4例（胡宏中．加味独活寄生汤为主治疗颈椎病43例．安徽中医学院学报，1995，14（1）：37）。

（2）**骨关节炎** 应用独活寄生汤加减同时合用消炎镇痛散，治疗骨性关节炎96例。结果：痊愈43例，显效31例，好转20例，无效2例。总有效率为94%（杜见斌．益肝补肾通络法为主治疗骨性关节炎96例．山东中医杂志，1992，（1）：19）。应用独活寄生汤加减治疗骨性关节炎24例，治疗时间最长3个月，最短1周。结果：痊愈14例，显效4例，有效3例，无效3例。总有效率87.5%（单文龙．独活寄生汤加减治疗骨性关节炎24例．江苏中医，1993，（3）：11）。加味独活寄生汤治疗膝关节骨关节炎262例。临床表现以膝关节疼痛，反复肿胀，关节畸形为主。予以独活寄生汤加蜈蚣、牡蛎等。外用以普通伤湿止痛膏1张，以上麝香保心丸或丹参滴丸研粉敷，贴于膝关节最痛点。结果：显效77例，有效118例，好转55例，无效12例，总有效率达94.7%（朱健儿．加味独活寄生汤治疗膝关节骨关节炎262例．吉林中医药，1998，（4）：15）。

（3）**坐骨神经痛** 应用本方加减治疗坐骨神经痛100例。结果：治愈87例，显效7例，好转3例，无效3例（姚德纯．治疗坐骨神经痛100例体会．中医函授通讯，1989，（2）：42）。应用本方合乌头汤加减治疗坐骨神经痛46例。结果：痊愈33例，显效12例，无效1例（张建福．独活寄生汤合乌头汤化裁治疗坐骨神经痛．广西中医药，1988，（6）：18）。应用独活寄生汤加减治疗坐骨神经痛80例。结果：一般服5剂后麻木拘急大减，疼痛减轻，自觉温暖。65例痊愈，占81.5%；好转10例，占12.5%；无效5例，占6%（刘继春．中医治疗骨痛痹80例．贵阳中医学院学报，1987，（4）：31）。应用本方加减治疗妊娠期坐骨神经痛15例，治疗前未服任何药物。结果：治愈11例，好转4例；疗程最短6天，最长10天（史晓源．独活寄生汤治疗妊娠期坐骨神经痛．四川中医，1990，（10）：48）。应用本方加防己、海桐皮、乳香、没药等化裁治疗坐骨神经痛105例。其中患者腰椎X线摄片有2~5个椎体不同程度唇齿状增生101例，梨状肌损伤者4例。结果：痊愈85例，显效11例，有效2例，无效3例（何大宽．独活寄生汤治疗坐骨神经痛105例．实用中医药杂志，1996，（2）：18）。

（4）**痹证** 应用独活寄生汤治疗痹证52例，并随证加减，日服3次。结果：显效35例，有效15例，无效2例，治疗时间为60～90天（谭济生．独活寄生汤治疗痹证52例，陕西中医，1989，（3）：110）。应用本方治疗痹证32例，其中风寒型18例，风热型5例，风湿型9例。结果：治愈17例，显效14例，无效1例（何惠礼．独活寄生汤治疗痹症32例．四川中医，1987，（2）：43）。应用本方加减治疗痹证45例。西医诊断为风湿性关节炎20例，肩周炎10例，风湿性坐骨神经痛3例，慢性腰腿痛7例，类风湿性关节炎5例。基本方：独活15克，桑寄生18克，防己10克，秦艽10克，细辛3克，当归12克，白芍12克，川芎10克，生地15克，杜仲12克，牛膝15克，党参12克，茯苓12克，肉桂5克，甘草6克。结果：痊愈22例，显效11例，好转6例，无效6例，总有效率为86.7%（阮道英、须五平．独活寄生汤加减治疗痹证45例报告．贵阳中医学院学报，1995，17（4）：18）。应用本方加减治疗风寒湿痹55例。风邪偏重者加羌活、桑枝、葛根；寒邪偏重者加麻黄、细辛；湿邪偏重者加苡仁、苍术、木瓜；痹证日久，顽痛不解者加全蝎、蜈蚣、白花蛇；兼血瘀者加炮山甲、桃仁、红花；久病体虚加人参。结果：22例治愈；30例有效；3例无效（张文明．独活寄生汤加减治疗风寒湿痹55例．浙江中医杂志，1998，（4）：165）。

（5）**颞颌关节功能紊乱综合征** 用独活寄生汤治疗本病40例，临床以颞颌关节疼痛，张口不利为主要症状。结果：服药3～30剂，38例痊愈，2例显著好转（张林卿．以独活寄生汤加减治疗颞颌关节功能紊乱综合征40例．浙江中医杂志，1981，（3）：115）。

（6）**小儿麻痹证** 应用独活寄生汤治疗脊髓灰质炎瘫痪20例，病程10～90天。结果：治愈15例，占75%；好转4例，占20%；无效1例，治愈时间12～52天，平均27天（苏如林．加减独活寄生汤治疗脊髓灰质炎瘫痪20例．浙江中医杂志，1983，（3）：125）。

（7）**腰椎间盘突出** 应用本方加减治疗腰椎间盘突出症50例，体征典型，并行CT腰椎平扫确诊。如寒湿重者，加制附片20克；兼湿热者，去桂枝、细辛、生地、加黄柏15克，黄芩12克，苍术15克；久痛夹瘀，加丹参20克，治疗期间，无效4例（庄文琪．独活寄生汤治疗腰椎间盘突出症50例．云南中医杂志，1997，18（6）：7）。

（8）**腰椎管狭窄症** 应用独活寄生汤加味治疗腰椎管狭窄48例，主要临床表现为长期反复的腰腿痛和间歇性跛行，疼痛性质为酸痛，刺痛。若疼痛较重，酌加白花蛇舌草、制川乌、地龙；寒邪偏重加附子、干姜；湿邪偏重加防己、苍术；正虚不甚可酌减熟地、白芍；下肢顽痹痿废，麻木甚加木瓜、五加皮、党参。结果：显效30例，良好14例，有效3例，无效1例。总有效率91.7%（侯春艳．中药治疗中老年退变性腰椎椎管狭窄症48例．辽宁中医杂志，1996，23（16）：549）。

（9）**风湿性关节炎** 应用本方合四妙散治疗风湿性膝关节炎104例，全部病例均见膝关节疼痛、酸楚、重着、麻木，甚则屈伸不利，行走、负重受限；或见关节肿大、疼痛、屈伸不利等症状。结果：痊愈84例，好转11例，无效9例，总有效率91.3%（陆智．四妙散合独活寄生汤加减治疗风湿性膝关节炎104例．四川中医，1996，14（10）：38）。

（10）**强直性脊柱炎** 应用本方加减治疗强直性脊柱炎22例。以男性病人多见，表现为下腰脊疼痛，僵硬，持续超过3个月；髋部疼痛及髋关节活动受限；双侧骶髂关节炎；血HLA－B27阳性。如腰骶疼痛明显加狗脊10克，菟丝子10克，并加重寄生、杜仲、川断；病程缠绵，久而不愈，痰瘀交阻者，加白芥子6克，三棱、莪术各10克，2个月为1疗程。结果：显效6例，有效14例，无效2例，总有效率90.9%（钱先．独活寄生汤治疗强直性脊柱炎22例小结．实用中医药杂志，1996，（1）：6）。

（11）**类风湿性关节炎** 应用本方加味治疗类风湿性关节炎40例。阴虚甚者加黄柏、知母；阳虚寒盛者加黑附片、仙茅；痛甚者加罂粟壳。并设对照组30例服用雷公藤片，每次2片。结果：治疗组治愈8例，显效21例，好转10例，无效1例，总有效率97.5%；对照组治愈4例，显效8例，好转12例，无效6例，总有效率80%。治疗组疗效明显优于对照组（$P<0.05$）（艾英．独活寄生汤加味治疗类风湿性关节炎临床观察．中医杂志，1998，（8）：501）。

（12）**肝炎** 应用独活寄生汤为主多途径给药治疗重症肝炎50例。内服本方，阴虚者加女贞子、丹皮；阳虚者加附子、肉桂、故纸、巴戟天；腹水者加附子、大腹皮等。灌肠方：大黄、棕榈炭、公英、大黄、大小蓟炭、生地，外敷于肝俞、肾俞、腹中穴。并设西药对照组30例。结果：治疗组50例，显效30例，有效7例，无效13例，总有效率70.3%；对照组30例，显效6例，有效7例，无效17例，总有效率为30%。治疗组与对照组统计学处理 $P<0.05$，有显著性差异，中药多途径给药明显优于西药治疗（张逢源. 独活寄生汤多途径给药治疗重症肝炎50例. 陕西中医，1998，(7)：299)。

(13) **产后身痛** 应用本方治疗产后身痛80例观察。偏风寒者加用制附子，重用桂枝、防风；湿重者加木瓜、苍术；疼痛以上肢、肩部为主者加用桑枝、姜黄；疼痛以下肢为主者重用牛膝。结果：痊愈58例，显效14例，好转6例，无效2例（林建红. 独活寄生汤治疗产后身痛80例观察. 实用中医药杂志，1998，14 (4)：11)。

【原文】

脚氣危證：入心譫妄、嘔吐、脉亂者死，三和散（氣門）加烏藥。入肺喘咳，小青龍湯（寒門）加檳榔。入肝，頭眩、喘促，烏藥平氣湯。入腎，腰脚肿，尿閉，上喘，目額黑，左尺絕者死，八味元（五臟）去山藥，或四物湯（血門）加黃栢，外用附子末津唾調付瀶泉穴，艾灸引熱下行。

木萸湯：（寶鑑）治脚氣入腹，喘悶慾死。木瓜、檳榔各二錢五分，吳茱萸一錢五分。

三將軍元：（寶鑑）治脚氣冲心，大便不通，吳茱萸、木瓜、大黃各等分，右末，米糊丸如桐子，枳殼湯下五七十丸。

烏藥平氣湯：（寶鑑）治脚氣上攻，昏眩喘促。烏藥一錢、茯神、人参、白术、川芎、當歸、木瓜白芷、五味子、紫蘇葉各七分，甘草三分，薑五片，棗二枚。

[语释]

脚气危证：脚气入心，出现谵妄、呕吐、脉乱，患者死，治疗方剂为“三和散”（顺气）加乌药。脚气入肺，症见喘咳，治疗方剂为“小青龙汤”（散寒湿）加槟榔。脚气入肝，症见头眩、喘促，治疗方剂为“乌药平气汤”。脚气入肾，症见腰脚肿，尿闭，上喘，目额黑，左脉尺绝者死，治疗方剂为“八味元”（补五脏）去山药，或“四物汤”（补血）加黄柏，外用附子末津唾调敷涌泉穴，艾灸引热下行。

木萸汤：《宝鉴》治脚气入腹，喘闷欲死。方药组成为木瓜、槟榔各二钱五分，吴茱萸一钱五分。

三将军元：《宝鉴》治脚气冲心，大便不通。方药组成为吴茱萸、木瓜、大黄各等分，又制成细末，米糊为丸如桐子大小，每次枳壳汤冲服五十至七十丸。

乌药平气汤：《宝鉴》治脚气上攻，昏眩喘促。方药组成为乌药一钱、茯神、人参、白术、川芎、当归、木瓜白芷、五味子、紫苏叶各七分，甘草三分，生姜五片，大枣二枚。

【原文】

痿病治法：痿，謂手足無力以運動，由火乘肺，木乘脾，血液衰少，不能榮養百骸[①]也，總屬胃，實則筋骨潤而機關利，虛則足痿弱。治法：瀉心補養，淡薄食味，切不可作風治。調和金水，腎氣丸（五臟）；有氣痰積，有濕熱，有濕熱相半，有挾氣者兼濕痰，二陳湯（痰飲）加兩术、芩、栢、竹瀝、薑汁；熱厥，滋腎丸（小便），或挾寒，五積散（寒門）合獨活寄生湯；膏粱者，疎風順氣元（大便）。

養血壯筋健步丸：（寶鑑）治氣血兩虛，兩脚痿軟不能行動。熟地黃四兩，牛膝酒浸、杜冲薑汁炒、當歸酒洗、蒼术、黃柏塩水炒各二兩，白芍藥酒炒一兩五錢，黃芪塩水炒、山藥、五味子、破故紙塩水炒、人參、枸杞子、菟絲子、白术炒、虎脛骨、龜板並酥炙各一兩，防風六錢，防已酒洗五錢，羌活酒洗三錢，右末，猪脊髓七條，入煉蜜丸如桐子大，塩湯下百丸。

三妙丸：（寶鑑）治濕熱下流兩脚，麻木痿弱，或如火烙之熱。蒼术泔浸六兩，黄栢酒炒四兩，牛膝二兩，右末，麪糊丸如桐子，薑塩湯下五七十丸。

滋血養筋湯：（寶鑑）治氣血兩虛，兩足痿弱不能行動。熟地黄一錢五分，白芍藥、當歸、麥門冬、黄栢酒炒、牛膝酒浸、杜冲酒炒、蒼术、薏苡仁各八分，人參、川芎、防風、知母各五分，羌活、甘草各三分，五味子九粒，薑三片，棗兩枚。

清燥湯：（寶鑑）治長夏濕熱盛，兩脚痿厥癱瘓。黄芪、白术各一錢五分，蒼术一錢，陳皮、澤瀉各七分，赤茯苓、人參、升麻各五分，生地黄、當歸、猪苓、麥門冬、神麯、甘草各三分，黄連、黄栢、柴胡各二分，五味子九粒。

五獸三匱丸：（寶鑑）治肝腎不足，兩脚痿弱。鹿茸酥炙、血竭、虎脛骨酥炙、牛膝酒浸、金毛狗脊燎去毛各一兩，為末，卽五獸散也。另用附子一箇，去皮剜去中心，入辰砂細末一兩，填滿，又用木瓜一枚，去皮剜去中心，入附子於內，以附子末盖口，卽三匱也，却以三匱正坐於磁缸內，重湯蒸至極爛取出，和五獸末搗丸如芡實，木瓜酒化下。

［语释］

痿病治法：痿，是说手足无力，不能运动，由火乘肺、木乘脾、血液衰少不能荣养四肢百骸所致，总属胃，实则筋骨润而机体关节通利，虚则足痿弱。治法：泻心补养，淡薄食味，切不可按风治疗。调和金水，用“肾气丸”（补五脏）；有气痰积滞，或有湿热，或有湿热相半，或有挟气兼湿痰者，治疗方剂为“二陈汤”（有痰饮）加两苍术、黄芩、黄柏、竹沥、姜汁；热厥，治疗方剂为“滋肾丸”（利小便），或挟寒，用“五积散”（祛寒）合“独活寄生汤”；食膏梁厚味致痿者，治疗方剂为“疏风顺气丸”（使大便）。

养血壮筋健步丸：《宝鉴》治气血两虚，致两脚痿软不能行动。方药组成为熟地黄四两，牛膝（酒浸）、杜仲（姜汁炒）、当归（酒洗）、苍术、黄柏（盐水炒）各二两，白芍药（酒炒）一两五钱，黄芪（盐水炒）、山药、五味子、破故纸（盐水炒）、人参、枸杞子、菟丝子、白术（炒）、虎胫骨、龟版（均酥炙）各一两，防风六钱，防己（酒洗）五钱，羌活（酒洗）三钱，又制成细末，猪脊髓七条，入炼蜜为丸如桐子大小，每次盐汤冲服百丸。

三妙丸：《宝鉴》治湿热下流两脚麻木痿弱，或如火烙之热。方药组成为苍术（泔浸）六两，黄柏（酒炒）四两，牛膝二两，又制成细末，以面糊丸如桐子大小，每次姜盐汤冲服五十至七十丸。

滋血养筋汤：《宝鉴》治气血两虚，致两足痿弱不能行动。方药组成为熟地黄一钱五分，白芍药、当归、麦门冬、黄柏（酒炒）、牛膝（酒浸）、杜仲（酒炒）、苍术、薏苡仁各八分，人参、川芎、防风、知母各五分，羌活、甘草各三分，五味子九粒，生姜三片，大枣两枚。

清燥汤：《宝鉴》治长夏湿热盛，致两脚痿厥瘫痪。方药组成为黄芪、白术各一钱五分，苍术一钱，陈皮、泽泻各七分，赤茯苓、人参、升麻各五分，生地黄、当归、猪苓、麦门冬、神曲、甘草各三分，黄连、黄柏、柴胡各二分，五味子九粒。

五兽三匮丸：《宝鉴》治肝肾不足，致两脚痿弱。方药组成为鹿茸（酥炙）、血竭、虎胫骨（酥炙）、牛膝（酒浸）、金毛狗脊（燎去毛）各一两，研为末，即“五兽散”。另用附子一个，去皮剜去中心，放入辰砂细末一两，填满，又用木瓜一个，去皮剜去中心，放入附子内，以附子末盖口，即是三匮，而把三匮正坐于磁缸内，重汤蒸至极烂取出，和“五兽末”捣丸如芡实大小，用“木瓜酒”化下。

［词解］

①骸：骨头。

【原文】

鶴膝風： 痢後瘀滯經絡，兩脚肿痛，髀脛[①]枯細，拘攣不能屈伸，風乘足三陰，虛損五積散，五積交加散。並寒，獨活寄生湯。痢後陰血虛，八味元。五臟，加人参、鹿茸、牛膝。

大防風湯：（寶鑑）治鶴膝風。熟地黃一錢五分，白术、防風、當歸、白芍藥、杜冲、黄芪各一錢，附子、川芎、牛膝、羌活、人參、甘草各五分，薑五片，棗二枚，煎服，去風順氣，活血脉，壯筋骨。

［语释］

鹤膝风： 痢后瘀滞经络，两脚肿痛，髀胫枯细，拘挛不能屈伸，风乘足三阴经，患者虚损，用“五积散”，“五积交加散”（均寒邪为病），“独活寄生汤”治疗。痢后阴血虚，治疗方剂为“八味元”（补五脏）加人参、鹿茸、牛膝。

大防风汤：《宝鉴》治鹤膝风。方药组成为熟地黄一钱五分，白术、防风、当归、白芍药、杜仲、黄芪各一钱，附子、川芎、牛膝、羌活、人参、甘草各五分，生姜五片，大枣二枚，水煎服，能去风顺气、活血脉、壮筋骨。

［词解］

①髀脛：髀，大腿，此指大腿骨。胫，小腿骨。

【原文】

毛髮： 在頭曰髪，屬心血之餘，血盛則潤，血熱則黃，血衰則白。順下曰鬚，屬腎；在頰曰髯；在口上曰髭，眉屬肝。

鬚髮榮枯黃落： 腎精上升，鬚髮潤黑，不升則枯白，老人常也。少壯鬚髪落者，血燥風動，腎氣丸（五臟），防風通聖散（風門）；肺虛，八物湯（虛勞）；脉絃氣弱，黄芪建中湯（虛勞）。

［语释］

毛发： 在头叫“发”，属心血之余，血盛则发润，血热则发黄，血衰则发白。顺下叫“须”，属肾；在颊叫“髯”；在口上叫“髭”，眉属肝。

须发荣枯黄落： 肾精上升，须发润黑，不升则枯白，老人常发白就是这个原因。青壮年须发脱落者，为血燥风动，治疗方剂为“肾气丸”（补五脏），“防风通圣散”（疏风）；患者肺虚，用“八物汤”（虚劳患者）治疗；脉弦气弱，用“黄芪建中汤“（虚劳患者）治疗。

【原文】

前陰

脉法： 疝[①]，皆滑而絃急。寸口絃緊，寒疝。婦人少陰脉滑數，陰瘡[②]；浮動，陰脫[③]。牢急者生，弱急者死。

疝病之因： 始於濕熱，在經欝久感寒而痛，諸疝皆言寒，論其標，有睪丸連少腹急痛，或攻刺腰脇，或遊走背膂，或不得便尿，或厥冷寒熱，或下泄自汗，或積聚作痛，或卵有大小，上下不常，囊肿脹痛，或挾冷，觸怒則塊物冲心，或有聲如蛙，有形如瓜。（局方）以為膀胱氣、小腸氣、腎氣者也，言標也，其實專主肝，疝久成積。

疝症治法： 走注痛，流散遍身無形，屬氣也。痛有常處而有形，乃濕痰、食積、瘀血，古方辛溫發之者，治標也。《丹谿》以為痰飲、食積、死血流注歸肝，辛平藥豁痰、消積、破血，治本也。大要雖陰虛忌驟補，流行踈利為先，諸藥借巴豆氣，為此也。手按痛為實，不痛為虛。挾虛發者，其痛也輕。惟重墜牽引。人參、白术為君，佐以桃仁、山楂、枳實、梔子、吳茱萸、川練子、玄胡索、丁香、木香踈導。

疝病有七：寒疝[④]，囊冷，硬如石，莖不舉或控睾丸痛，得於寒濕，使內過房，五積散（寒門）加吳茱萸、小茴、食塩。水疝[⑤]，濱疝類，囊肿如水晶，陰汗或痒，出黃水，或小腹按之有水聲，得之飲水、醉酒，使內風寒濕氣聚於囊，氷冷卒疝，逐水之劑下之。筋疝[⑥]，下疳瘡類，陰莖肿脹，或潰而為膿，里急筋縮，莖中痛痒，挺縱，白物隨尿出，得於房勞邪术，清心蓮子飲（消渴）。血疝[⑦]，如瓜在小腹兩徬，卽便毒，得於春夏大煖，勞於使內，血滲入脬囊結癰肿，或值情慾當泄不泄，亦成此疾，和血之劑下之，桃仁承氣湯（寒門）。氣疝[⑧]，狐疝類，上連腎俞，下及陰囊，得於號哭憤怒，氣欝而脹，怒罷氣散是也，散氣之劑下之，蟠蔥散竗，小兒此疾名偏墜，灸築賔穴。狐疝[⑨]，狀如仰尾，臥入小腹，立則出腹入囊，與氣疝大同，逐氣流經之劑下之，又寒濕聚囊中為狐疝，屬痰，二陳湯（痰飲）加香附子、青皮、蒼术，四炒川練丸。濱疝[⑩]，囊大如升斗不痛痒，屬濕，五苓散（寒門）加小茴、韭汁，神保元（氣門），在婦人則陰戶突出，小兒胎中濱疝不必治。大牴奔豚疝素有腎積，因寒發動冲心，理中湯（寒門）去白术，加官桂、赤茯苓。

［语释］

前阴

脉法：疝，脉皆滑而弦急。寸口脉弦紧，为寒疝。妇女少阴脉滑数，为阴疮；脉浮动，为阴脱。牢急脉，患者生；弱急脉，患者死。

疝病之因：疝始于湿热，在经郁久感寒而痛，诸疝都可说寒邪为病，论其标，有的睾丸连少腹急痛，有的攻刺腰胁，有的游走背臂，有的不得便尿，有的厥冷寒热，有的下泄自汗，有的积聚作痛，有的卵有大小，上下无常，阴囊肿胀作痛，有的挟冷，触怒则块物冲心，有的有声如蛙，有形如瓜。（内医院方剂）以为这是膀胱气、小肠气、肾气，说标症其实肝专主，疝为积久所成。

疝症治法：走注痛，流散遍身无形，属气。痛有定处且有形，乃湿痰、食积、瘀血所致，古方用辛温发散的方法治疗，是治标。《丹溪》以为痰饮、食积、死血随处流注归肝，用辛平之药豁痰、消积、破血治疗，为治本。基本治法是患者虽有阴虚但忌骤补，以活血散瘀、行气利水为主，诸药借巴豆通利之气，就是这个意思。手按痛为实，不痛为虚。挟虚发者，其痛也轻，但重坠牵引，方药组成以人参、白术为君，佐以桃仁、山楂、枳实、栀子、吴茱萸、川楝子、玄胡索、丁香、木香疏导。

疝病有七：一是寒疝，阴囊冷硬如石，阴茎不举，或提控睾丸作痛，病得于寒湿，并与内人过房事所致，治疗方剂为“五积散”（祛寒）加吴茱萸、小茴、食盐。二是水疝，象溃疝一类，囊肿如水晶，阴汗或痒，出黄水，或小腹按之有水声，病得之饮水、醉酒，使内风寒湿气聚于囊，冰冷，突然为疝，治疗应以逐水之剂下之。三是筋疝，象下疳疮一类，阴茎肿胀，或溃而为脓，或痛而里急筋缩，茎中痛痒，挺纵不收，白物如精随尿出，病得于房事劳伤，治疗方剂为“清心莲子饮”（清火养阴）。四是血疝，如瓜在小腹两旁，硬而有形，即“便毒”，病得于春夏大暖，劳于房事，血渗入脬囊结痈肿，或值情欲当泄不泄，亦成此疾，当用和血之剂下之，“桃仁承气汤”（伤寒蓄血）。五是气疝，象狐疝一类，上连肾俞，下及阴囊，病得于号哭愤怒，因气郁而胀，怒罢气散，当散气之剂下之，“蟠葱散”效果好，小儿此病名“偏坠”，炙筑宾穴。六是狐疝，其状如瓦，卧则入小腹，行立则出小腹入囊中，亦与气疝大同小异，当用逐气利经之剂下之，又寒湿聚囊中为狐疝，属痰，治疗方剂为“二陈汤”（有痰饮）加香附子、青皮、苍术，或“四炒川楝丸”。七是溃疝，阴囊大如升斗不痛痒，属湿，治疗方剂为“五苓散”（去寒）加小茴、韭汁，或“神保丸”（顺气），在妇人则阴户突出，小儿胎中溃疝不必治。大约奔豚疝素有肾积，因寒发动冲心，治疗方剂为“理中汤”（去寒）去白术，加官桂、赤茯苓。

［词解］

①疝：病名。俗称“疝气”，是外科的常见病之一。疝气是正常组织或脏器通过潜在的腔隙，由原来的部位移位到其他的部位。疝常发生在腹部，称腹部疝；腹部疝又可分为腹外疝和腹内疝，腹内疝少见，腹外疝较为多见。腹腔内脏在腹股沟通过腹壁缺损突出者，称为腹股沟疝，是最常见的腹外疝，占全部腹外疝的90%。

②陰瘡：指外阴溃烂，形成溃疡，脓血淋漓，或痛或痒，肿胀坠痛，多伴赤白带下，小便淋漓等。

③陰脫：病名。①即阴挺。相当于子宫脱垂。《医学正传》：“产后阴脱，谓阴户中宫脱下也。”②指阴户开而不闭。

④寒疝：病名。指一种剧烈之腹痛，由内脏虚寒，复感寒邪（或风寒）而发病。《素问·长刺节论》：“病在少腹，腹痛不得大小便，病名曰疝，得之寒。”

⑤水疝：病名。为阴囊积水水肿之病证。因水湿之气下注，或感受风寒湿邪而发。症见阴囊部肿胀疼痛，阴汗时出，或见阴囊部肿大光亮如水晶状，不红不热，或有搔痒感，破溃伤流黄水，或于小腹部按之而有水声。

⑥筋疝：病名。指阴茎筋脉显露的一种疾患，在阴囊、阴茎部位，临床主要以阴茎脉络显露，状如蚯蚓，疼痛急缩，阴囊坠胀不适为特征。《儒门事亲》卷二：“筋疝，其状阴茎肿胀，或溃或脓，或痛而里急筋缩，或茎中痛，痛极则痒，或挺纵不收，或白物如精，随溲而下，久而得于房室劳伤……宜以降心火之剂下之。”

⑦血疝：病名。指阴囊部位的瘀血肿痛，痛如锥刺，痛处不移，又名“瘀血疝”。证见少腹部疼痛，硬满而有形，甚则大便燥结而色黑，小便自利。

⑧气疝：病名。指每当恼怒过度或过劳时阴囊偏坠肿痛，上连腰部，气平静即逐渐缓解。

⑨狐疝：病名。因肝气失于疏泄，或小儿、老年气弱，或腹内压力增加时，使肠管等腹内器官滑入阴囊而成。《类经》卷十七：“疝在厥阴，其出入上下不常，与狐相类，故曰狐疝风，此非外入之风，乃以肝邪为言也。”《儒门事亲》：“狐疝其状如瓦，卧则入小腹，行立则出小腹入囊中，亦与气疝大同小异。”

⑩㿗疝：为少腹痛引阴丸，横骨两耑约文中，状如黄瓜，内有脓血者。《灵枢·经筋》：“（疒贵）疝，腹筋急，引缺盆及颊，卒口僻。”又《灵枢·经脉》：“肝足厥阴之脉，是动则腰痛不可俯仰，丈夫（疒贵）疝，妇人腹肿。”

【原文】

蟠蔥散：（寶鑑）治脾胃虛冷，心腹攻刺，連胷脇、膀胱、小腹、腎氣作痛。蒼朮、甘草各一錢，三稜、蓬朮、白茯苓、青皮各七分，縮砂、丁香皮、檳榔各五分，玄胡索、官桂、乾薑各三分，右麄末作一貼，蔥白一莖，煎服。

當歸四逆湯：（寶鑑）治寒疝臍下冷痛。當歸一錢二分，附子、官桂、茴香各一錢，白芍藥、柴胡各九分，玄胡索、川楝子、茯苓各七分，澤瀉五分，空心服。

羊肉湯：（寶鑑）治寒疝臍腹脹痛，手不敢近。羊肉一斤、生薑五兩、當歸三兩，右水八升，煑取三升，每服七合，日三服。

龍膽瀉肝湯：（寶鑑）治肝臟濕熱，男子陰挺[①]，婦人陰挺瘡痒，或陰莖濕痒出膿水，此因酒得之。龍膽草、柴胡、澤瀉各一錢，木通、車前子、赤茯苓、生地黃當歸並酒拌、山梔仁、黃芩、甘草各五分，空心服。

腰子散：（寶鑑）治水疝肿痛。黑丑白丑等分並炒取頭末右末三錢，取猪腰子一部，薄批入川椒五十粒、茴香百粒，以牵牛末遍糁②之，濕紙包裹，以綫紥定，煨令香熟，取出，空心溫酒嚼下，取下恶物，便即愈。

神聖代鍼散：（寶鑑）治血積疝痛及諸疝刺痛，服之神效。乳香、白芷、沒藥、當歸、川芎、芫青制各一錢，右末，每服一字，甚者五分，先點好茶一盞，次糁藥末在茶上，不得吹攪，立定細細呷之。

［语释］

蟠葱散：《宝鉴》治脾胃虚冷，心腹攻刺，连胸胁、膀胱、小腹、肾气作痛。方药组成为苍术、甘草各一钱，三棱、蓬术、白茯苓、青皮各七分，缩砂、丁香皮、槟榔各五分，玄胡索、官桂、干姜各三分，制成粗末作一副，加葱白一根，水煎服。

当归四逆汤：《宝鉴》治寒疝脐下冷痛。方药组成为当归一钱二分，附子、官桂、茴香各一钱，白芍药、柴胡各九分，玄胡索、川楝子、茯苓各七分，泽泻五分，空腹服。

羊肉汤：《宝鉴》治寒疝脐腹胀痛，手不敢近。方药组成为羊肉一斤、生姜五两、当归三两，又用水八升，煮取三升，每次服七合，一日三次服。

龙胆泻肝汤：《宝鉴》治肝脏湿热，致男子阴挺，妇人阴挺疮痒，或阴茎湿痒出脓水，此因酒得之。方药组成为龙胆草、柴胡、泽泻各一钱，木通、车前子、赤茯苓、生地黄与当归（均酒拌）、山栀仁、黄芩、甘草各五分，空腹服。

腰子散：《宝鉴》治水疝肿痛。方药组成为黑丑、白丑等分（均炒，取头末，再研细末）三钱，取猪腰子一对，薄批入川椒五十粒、茴香百粒，以牵牛末遍掺之，用湿纸包裹，以线扎定，煨令香熟，取出，空腹温酒嚼服，取下恶物，便即愈。

神圣代针散：《宝鉴》治血积疝痛，及诸疝刺痛，服之神效。方药组成为乳香、白芷、没药、当归、川芎、芫青（制）各一钱，又制成细末，每服一字，严重者五分，先点好茶一杯，次洒药末在茶上，不得吹搅，稍等细细呷之。

［词解］

①陰挺：病名。①即强中，指男子阴茎异常勃起。《诸病源候论·强中候》："强中病者，茎长兴盛不痿，精液自出是也。"②指妇女阴部有物下坠，或挺出阴道口外的病症。又叫"阴脱"，"阴颓"，"阴菌"，"阴痔"，也有因脱出物如茄子状，而名"阴茄"，或名"茄子疾"，也有叫"子肠不收"。《景岳全书》："妇人阴中突出如菌如芝，或挺出数寸，谓之阴挺。"包括子宫脱垂、阴道壁膨出、阴痔、阴脱等。

③糁：此指洒，掺。

［临床新用］

当归四逆汤　本方现代主要用于坐骨神经痛、肩周炎、脉管炎、冻疮、感冒、过敏性鼻炎、荨麻疹、银屑病、胃及十二指肠溃疡、术后肠粘连、脊椎病、神经血管性头痛、脑梗死、前列腺肥大、闭经、骨折后肢端肿胀、子宫内膜异位症、盆腔炎、身痛、腰腿痛、痛痹的治疗。

（1）**坐骨神经痛本**　方合"桃红饮"加减治疗坐骨神经痛 14 例，全部有效（刘俊杞．当归四逆汤合桃红饮治疗坐骨神经痛 14 例．河南中医学院学报，1980，（4）：44）。本方加乳香、威灵仙等为主方治疗坐骨神经痛 62 例，疼痛剧烈者加蜈蚣；风邪偏盛者加秦艽；湿重者加薏苡仁；气虚者加党参、黄芪；血虚加大当归用量；腰痛加续断、牛膝；肢体麻木加木瓜。日 1 剂，同时服小活络丹，结果：痊愈 55 例，基本痊愈 3 例，显效 3 例，无效 1 例（茹小华．62 例坐骨神经痛疗效观察．上海中医药杂志，1986，（2）：20）。本方去通草，加牛膝、威灵仙、鸡血藤治疗坐骨神经痛 20 例，结果：痊愈 18 例，好转 2 例（吴德秀．当归四逆汤加减治疗坐骨神经痛．湖北中医杂志，1986.（2）：39）。本方加味配合针灸治疗坐骨神经痛 48 例，寒盛加制草乌、川乌；湿盛加羌活、独活、苍术。针灸取穴环跳、承扶、秩边、委中、承中、昆仑及阿是穴。结果：痊愈31例，显效11例，好转4例，无效2例（周珍达．当归四逆汤加味配合针灸治疗坐骨神经痛48例．四川中医，1997，(7)：31)。本方加牛膝、木通、乌梢蛇、乳香、没药治疗坐骨神经痛31例，1个月为1疗程，结果：痊愈18例，显效11例，无效2例，总有效率95.5%（王平义．当归四逆汤加味治疗坐骨神经痛31例．湖南中医杂志，1997，(2)：48)。

（2）**肩周炎本** 方加减治疗肩周炎20例，若气虚明显者加黄芪；血瘀明显者加黑老虎；疼痛有游走性加乌梢蛇，日1剂分2服，15日为1疗程，服药1～2疗程。结果治愈10例，好转8例，无效2例，总有效率90%（郑君利．当归四逆汤治疗肩周炎的体会．新中医，1987，(7)：53)。本方去通草、大枣加葛根309，日1剂，配合十香暖脐膏、松香散外敷，治疗肩周炎33例，结果：痊愈17例，显效6例，有效10例（孙均遂．当归四逆汤加减合膏药敷贴治疗肩周炎33例．江苏中医杂志，1986，(12)：12)。本方加鸡血藤治疗肩周炎冻结期32例，其中男24例，女8例，单侧患者29例，双侧3例，日1剂，12剂为1疗程，服用1～3疗程。结果：痊愈30例，有效1例，无效1例（刘康平．当归四逆汤加味治疗肩关节周围炎．四川中医，1989，(2)：31)。本方加黄芪、姜黄治疗肩周炎51例，若肩痛连前臂、手指者加桑枝、威灵仙；肩臂重痛者加羌活、独活；肩臂冷痛者加附子、川乌；手指麻木者加全蝎、乌梢蛇。1个月为1疗程，结果：痊愈38例，占74.5%；显效8例，占16.0%；好转5例，占9.5%（旷惠桃．当归四逆汤加味治疗肩周炎51例疗效观察．湖南中医杂志，1998，(1)：16)。本方加乳香、没药、淫羊藿、白芥子为基本方治疗肩周炎38例，若肩部冰冷加川乌、草乌；重着麻木加南星、苍术；酸楚无力加黄芪、续断；口干便秘减桂枝加生地、桑枝、地龙，5日为1疗程，治疗2～4疗程。结果：痊愈30例，显效4例，有效3例，无效1例，总有效率87.37%（陈清奇．当归四逆汤加味治疗肩周炎38例．福建中医药，1998，(6)：41)。本方加桑枝、羌活、白芥子、土鳖虫、木瓜治疗肩周炎38例，疼痛明显者加地龙、土鳖虫；口干尿黄者加葛根、生地黄，12剂为1疗程，治疗2个疗程。结果：痊愈9例，有效26例，无效3例，总有效率92.2%（胡慰吾．当归四逆汤加味为主治疗肩周炎38例．广西中医药，1998，(1)：24)。本方加威灵仙、桑枝、白芥子、黄芪、地龙为主方治疗肩周炎28例，若气虚加炒白术，肾虚加炒杜仲，瘀滞甚加炮穿山甲、丹参。日1剂，分2服，10日为1疗程，同时配合理筋手法及功能锻炼，结果：痊愈25例，占89.2%；好转3例，占10.7%；总有效率100%（陈飞雄．当归四逆汤加减治疗肩周炎临床观察．新疆中医药，1999，(3)：15)。

（3）**脉管炎** 本方加地龙、牛膝、丹参治疗寒瘀型血栓闭塞性脉管炎55例，结果：临床治愈30例，好转17例，无效8例（李永清、程金岭．中药治疗血栓闭塞性脉管炎55例临床观察．河北中医，1987，(3)：4)。

（4）**冻疮** 本方煎煮，用蒸气熏冻疮部位，待药液降至适当温度，浸泡冻疮部位15～20分钟，每日2次，1剂可连用4次。治疗Ⅰ～Ⅱ°手足冻疮的学龄儿童100余例。结果：经2～4次熏洗症状明显减轻，6～8次后，患处肿消，痛止，色退而愈，无不效者（盖金海．当归四逆汤熏洗治疗儿童手足冻疮．山东中医杂志，1984，(2)：37)。

（5）**感冒** 本方加防风、紫菀治疗虚人感冒42例，若阳虚气弱则重用桂枝，加细辛、党参、黄芪，若阴虚血少，汗源不充或屡屡发散，耗伤津液，则重用当归、白芍。结果全部治愈，服药最少2剂，最多7剂，平均4剂（马义杰．当归四逆汤加味治疗虚人感冒．山东中医杂志，1989，(2)：52)。

（6）**过敏性鼻炎** 本方加黄芪、党参治疗过敏性鼻炎65例，若肾阳亏虚加仙茅；脾气虚弱加白术、茯苓；气阴两虚加麦冬、乌梅、太子参。日1剂，早晚分服，30日为1疗程，服药期间停服一切西药，忌鱼虾等味腥之品，治疗1～2疗程，结果：痊愈38例，占59%；好转21例，占32%；无效6例，占10%。总有效率为90%（尹文艳．当归四逆汤加减治疗过敏性鼻炎65例．云南中医中药杂志，1999，(4)：29)。

（7）**荨麻疹** 本方加荆芥、防风、地肤子、丹参为主方治疗慢性荨麻疹23例，寒盛者加附子；气虚者加党参；失眠者加夜交藤；皮疹上半身重者加蝉蜕、麻黄；下半身重者加苍术、薏苡仁；痒甚者加白鲜皮、茺蔚子；泄泻者加白术；冲任不调者加淫羊藿、益母草。日1剂，30剂为1疗程，有效后继服

2疗程，巩固疗效。结果：有效率为73.9%（查国翁．当归四逆汤加减治疗慢性荨麻疹．山东中医杂志，1983，(4)：40)。

(8) **银屑病** 本方加味治疗风寒型银屑病79例，其中皮损以四肢伸侧为主38例，胸背部为主11例，腰骶部为主21例，全身泛发9例。若恶寒甚，加附子、干姜；关节酸楚或疼痛，加独活、川芎、桑寄生；痒甚，加露蜂房、乌梢蛇；皮损呈地图状，加鸡血藤、制首乌；病程长，鳞屑厚者，加桃仁、三棱。日1剂，分2服。结果：临床治愈34例，显效23例，有效11例，停药1~4年3例复发（洪世德．加味当归四逆汤治疗风寒型银屑病．云南中医学院学报，1993，(4)：47)。本方加附子、全蝎、蜈蚣、丹皮治疗血虚风寒型银屑病32例，皆为寻常型，1个月为1疗程，治疗2疗程。结果：治愈12例，占37.5%；好转17例，占53.1%；未愈3例，占9.4%，总有效率为90.8%（戴东羲、薛耀．当归四逆汤治疗血虚风寒型银屑病32例．中国中医药科技，1996，(5)：5)。

(9) **胃、十二指肠溃疡** 本方治疗阴虚血弱型胃及十二指肠溃疡50例，其中胃溃疡18例，十二指肠溃疡32例。若疼痛伴呕吐者则去细辛、桂枝加半夏、生姜。日1剂，分3服。忌辛辣、油腻、烧烤厚味食物，宜糜粥调养，少吃多餐。治疗后，痊愈43例，好转3例，总有效率92%（郭振球．胃及十二指肠溃疡分型论治与当归四逆汤治疗50例溃疡病验案．哈尔滨中医，1961，(3)：23)。

(10) **术后肠粘连** 本方加大黄治疗手术后肠粘连108例，年龄最小17岁，最大56岁。5天为1疗程，腹痛控制后，继服2~3个疗程，巩固疗效。结果：完全控制63例，基本控制41例，无效4例，总有效率为96.3%（杨德明．当归四逆汤加大黄治疗手术后肠粘连108例．浙江中医杂志，1995，(3)：107)。本方治疗术后肠粘连63例，便秘者加酒大黄、莱菔子。5日为1疗程，治疗1~2疗程，结果：临床治愈34例，占53.9%；好转23例，占36.5%；无效6例，占9.5%，总有效率90.4%（杨德全．当归四逆汤治疗术后肠粘连63例．甘肃中医，1998，(4)：25)。

(11) **脊椎病** 本方加狗脊、伸筋草为主方治疗肥大性脊椎炎24例，证属寒痹，病在颈椎者加姜黄、葛根；病在腰、骶椎者加杜仲、牛膝。日1剂，10天为1疗程，1疗程后间歇3天继服第2疗程。结果：显效12例，有效11例，无效1例（任志翔．当归四逆汤加味治疗肥大性脊椎炎24例．湖南中医杂志，1988，(1)：45)。本方加鸡血藤、姜黄、淫羊藿、巴戟天治疗颈椎病80例。日1剂，15日为1疗程，结果：痊愈41例，好转20例，有效12例，无效7例。治疗时间最短1疗程，最长4疗程（陈有统．当归四逆汤加味治疗颈椎病80例．新中医，1995，(10)：54)。

(12) **神经血管性头痛** 本方随证加减治疗神经血管性头痛86例，若风寒重者，加羌活、川芎；风热重者，加薄荷、菊花、生石膏；风湿重者，加苍术、白芷；气虚重者，加人参、黄芪；血虚重者，加首乌，当归、白芍量加倍；肾虚重者，加山萸、枸杞；肝阳亢者，去桂枝、吴茱萸，加栀子、龙胆草、钩藤。每日1剂，同时上方配成蜜丸，每丸10克。日2~3服。结果：痊愈31例（36.1%），显效29例（33.7%），有效21例（24.5%），无效5例（金绍贤、宗慧敏．当归四逆汤加减治疗顽固性头痛86例疗效观察．天津中医，1993，(6)：8)。本方治疗老年慢性头痛76例，显效29例，有效16例，治愈24例，总有效率90.8%（陈宁勇，等．当归四逆汤治疗老年慢性头痛76例．南京中医学院学报，1992，(3)：158)。

(13) **脑梗死** 本方加水蛭、川芎、琥珀煎汤口服配合清开灵注射液治疗急性脑梗死52例，2周为1疗程，1疗程结束后停药2天，再进行下1疗程，连用3疗程。结果：痊愈19例，占46.5%；好转31例，占59.6%；无效2例，占3.9%（尹国有、宋桂芬．当归四逆汤配合清开灵注射液治疗急性脑梗死52例．四川中医，1997，(5)：30)。

(14) **前列腺肥大** 本方加知母、黄柏、怀牛膝、车前子、王不留行、炮穿山甲治疗前列腺肥大42例，10日为1疗程，治疗后痊愈20例，占47.62%；有效19例，占54.24%；无效3例，占7.14%，总有效率92.86%（张辉．当归四逆汤加味治疗前列腺肥大42例．云南中医中药杂志，1998，(4)：15)。

(15) **闭经** 本方治疗寒湿凝滞型闭经77例，寒甚者加附子、干姜；湿重带下多者加苍术、茯苓；瘀血重者加莪术、红花、炮穿山甲；气滞者加香附、青皮；腹痛者加生蒲黄、延胡索；腰痛者加续断、杜仲。结果：痊愈42例，好转27例，无效8例（张宽智、刘敏．当归四逆汤治疗女性寒湿凝滞闭经77例．湖北中医杂志，1995，（1）：47）。

（16）**骨折后肢端肿胀** 本方治疗骨折后期肢端肿胀45例，年老体弱者加黄芪、丹参、泽兰；上肢肿者加姜黄、桑枝；下肢肿者加牛膝、独活。9日为1疗程，治疗1~2疗程，结果：痊愈30例，有效10例，无效5例（马德华．当归四逆汤加味治疗骨折后肢端肿胀45例．北京中医药大学学报，1998，（4）：39）。

（17）**子宫内膜异位症本** 方加莪术、川芎、蒲黄、益母草为主方治疗子宫内膜异位症10例，年龄最大52岁，最小21岁。1例未婚，9例已婚、已育。若气虚加黄芪、党参；月经期则将当归、蒲黄、川芎的用量减轻。日1剂，连续服用15日为1疗程。结果痊愈2例，显效6例，无效2例（余跃平．加味当归四逆汤治疗子宫内膜异位症10例．云南中医杂志，1993，（6）：14）。

（18）**盆腔炎** 本方加萆薢、蒲公英、双花治疗慢性盆腔炎76例，其中育龄期58例，更年期18例。腹痛甚者加延胡索、川楝子；血脓样白带者加地榆、贯仲；下腹痛坠胀者加荔枝核、橘核；有包块者加炮山甲、水蛭；腰膝酸软者加杜仲、寄生。10日为1疗程，治疗1~3疗程。结果：痊愈52例，好转20例，无效4例，总有效率94.7%（孙炳文、张爱芳．当归四逆汤加味治疗慢性盆腔炎76例．陕西中医，1995，（12）：533）。

（19）**身痛** 本方加黄芪、桑枝为基本方治疗产后肢体酸楚52例，病程最短20天，最长3个月。腰背酸痛者加桑寄生、续断；颈项强痛者加葛根；头痛甚者加荆芥穗、防风；足跟痛者加杜仲。日1剂，20剂为1疗程，结果：痊愈28例，有效24例（李景伟．加减当归四逆汤治疗产后肢体酸痛52例．河北中医，1995，（4）：15）。

（20）**腰腿痛** 本方加核桃肉、安痛藤（毛叶白粉藤的藤茎）为基本方配合穴位敷贴治疗腰腿痛33例。腰腿冷痛者加山茱萸、淫羊藿；疼痛时轻时重，足背微肿者加木瓜、吴茱萸；腰腿灼痛，苔黄脉滑者加黄柏、薏苡仁；痛如针刺、夜间尤甚者加乳香、没药、地龙，日1剂，2周为1疗程。用药最长6周，最短2周，随访最长时间2年，最短3个月。结果：疗效优12例，良11例，可9例，差1例（刘日光、沈冯君．当归四逆汤配合穴位敷贴治疗腰腿痛33例小结．贵阳中医学院学报，1997，（3）：17）。

（21）**痛痹** 本方加黄芪、鸡血藤为基本方治疗痛痹116例，疼痛以上肢为甚者加羌活、姜黄；疼痛以下肢为甚者加独活、川牛膝、桑枝；痛在腰背者加杜仲、桑寄生、葛根；寒甚者加乌头、麻黄。日1剂，10日为1疗程。平均服药2~8疗程。结果：临床治愈34例，占29.3%；好转74例，占63.8%；无效8例，占6.9%；总有效率为93.1%（丁明珠．当归四逆汤加味治疗痛痹116例．湖南中医杂志，1997，（6）：29）。

龙胆泻肝汤：本方现代常用于治疗急性病毒性肝炎、流行性腮腺炎、胆囊炎及胆石症、高血压病、中风、血管神经性头痛、面神经麻痹、甲状腺功能亢进、糖尿病、高原性红细胞增多症、急性白血病、咯血、鼻衄、奔豚气、盗汗、阳痿、射精不能、前列腺炎、霉菌性或滴虫性阴道炎、月经过多、倒经、多囊卵巢综合征、小儿口疮、带状疱疹、阴囊湿疹、脂溢性皮炎、白塞病等属于肝胆实火及肝经湿热下注者。

（1）**急性病毒性肝炎** 急性病毒性肝炎表现为肝区胀痛，黄疸，食欲不振，口苦，急躁易怒，小便短赤，舌红苔黄腻，脉弦数等，属于肝胆湿热证者，可用龙胆泻肝汤加减治疗。黄疸明显者，去生地、当归，加茵陈、虎杖，以清热除湿退黄；伴恶心呕吐者，加制半夏、姜竹茹，以降逆止呕；肝肿大，明显属于瘀血者，酌加丹参、郁金、鳖甲，以活血消坚；便秘或大便不畅者，酌加生大黄，以通腑；谷丙转氨酶升高较严重，或长期不降者，酌加垂盆草、鸡骨草等降酶。有报道本方去泽泻、车前子、山栀子，加土茵陈、红枣治疗急性病毒性肝炎172例，连服30~40例，结果所有病人均获痊愈（马有度．医方新解．上海：上海科学技术出版社，1980.97）。

（2）**流行性腮腺炎** 本病好发于儿童和青少年，成人亦有发病，且多发于春季，症见发病急骤，发热恶寒，头痛咽痛，全身不适，耳根下腮腺部肿痛，舌红苔黄，脉弦数，辨证属于肝胆实火上扰者，可用龙胆泻肝汤酌减利湿养血药，选加夏枯草、牛蒡子、金银花、连翘等，以清热解毒疏风。张氏用龙胆泻肝汤加减治疗腮腺炎129例，投药2~4剂，结果全部治愈（张进安．从肝经郁火论治腮腺炎129例．浙江中医杂志，1992，(6)：257)。

(3) **胆囊炎、胆石症** 急、慢性胆囊炎，及胆石症急性发作，表现为右胁肋部疼痛，恶心呕吐，发热，甚则黄疸，舌红，苔黄腻，脉弦数，证属肝胆湿热者，可用龙胆泻肝汤加减。一般可去生地、泽泻、木通、车前子，酌加大黄、芒硝，以泻下通腑，通则不痛。若痛疼明显者，加木香、白芍等，以行气解痉止痛；发热较甚者，酌加夏枯草、蒲公英等清热解毒；伴黄疸者，加茵陈、金钱草，以利胆退黄。

(4) **高血压病** 若因暴怒等情志因素，引起血压明显升高，表现为头痛或眩晕，目赤口苦，急躁易怒，夜寐不宁，耳鸣如蝉，小便短赤，舌红苔黄，脉弦，属于肝胆实火上炎者，可用龙胆泻肝汤加减治疗。若肝阳上亢，头痛或眩晕明显者，酌加天麻、钩藤、生龙牡等，以平肝潜阳；夜寐不宁者，加夜交藤、珍珠母等，以宁心安神；耳鸣者，加磁石、牛膝，以镇潜下行。使用本方治疗高血压病，俟肝胆实火诸症一清，便当及时转方，滋阴潜阳。

(5) **中风** 中风属于肝胆湿热证者，症见卒然昏仆，半身不遂，半身麻木，口眼歪斜，舌强语謇，烦躁易怒，夜卧不宁，纳呆口腻，恶心欲吐，面红目赤，口干口苦，口气臭秽，大便干结，小便短赤，舌红，苔黄腻，脉弦滑数有力等，可用龙胆泻肝汤加减治疗。对于神志昏迷者，可同时配合安宫牛黄丸鼻饲，以清热开窍醒神；对于缺血性中风者，可同时配合中成药脉络宁、川芎嗪等静脉点滴，以活血化瘀。陆氏用本方为主治疗肝胆湿热型中风，缺血性中风者，同时用西药维脑路通及低分子右旋糖酐静脉点滴。共治疗45例，结果治愈20例，显效9例，有效11例，无效5例，总有效率为88.9%（陆书斌．肝胆湿热型中风45例辨治的初步观察．中医杂志，1987，(8)：36)。

(6) **血管神经性头痛** 血管神经性头痛因恚忿而发，症见偏头，或巅顶作痛，目赤口苦，烦躁，尿赤，舌红苔黄，脉弦数，证属肝胆实火上扰者，可用龙胆泻肝汤去泽泻、木通、车前子，酌加白蒺藜、白菊花等，以凉肝潜阳；若痛甚者，可加全蝎、蜈蚣、地龙等，入肝经，通络止痛。

(7) **面神经麻痹** 面神经的走向，与足少阳胆经在头面部的循行路径相近，故临床宜从足少阳胆经来辨证治疗，面神经麻痹的病因病机多为湿热郁滞，致使经络不通，筋肉弛缓，故可用龙胆泻肝汤加减治疗。一般可合牵正散（全蝎、僵蚕、天南星）兼以祛风痰、通经络。夏氏用本方治疗急性面神经炎所致面瘫31例，结果治愈26例，占83.8%，好转5例，占16.2%（夏时金．龙胆泻肝汤治疗急性周围性面瘫31例．成都中医学院学报，1994，(1)：29)。

(8) **甲状腺功能亢进** 甲亢病人，除有典型临床症状及体征外，若见有口苦，目胀痛，急躁易怒，苔黄，脉弦等，证属肝火旺盛者，可用龙胆泻肝汤加减治疗。一般常去淡渗利湿之车前子、木通、泽泻；若甲状腺肿大明显者，酌加黄药子、大贝母等，以化痰散结；心动过速，心悸明显者，加苦参、酸枣仁等，以宁心安神；多汗，乏力明显者，加黄芪、白术，以益气固表。陈氏以本方加减治疗甲亢18例，结果：6例症状消失，I、T_3、T_4测定恢复正常而获临床治愈；11例症状明显减轻或消失，甲状腺功能检查好转，但未恢复正常；1例无效（陈如泉．龙胆泻肝汤加减运用83例临床报道．科研通讯．龙胆泻肝汤研究专辑，1983，(2)：1)。

(9) **糖尿病** 糖尿病大多属于中医学的“消渴”范畴。凡肝郁不舒，化火生热，灼肺伤胃，症见口干多饮，消谷善饥，烦躁易怒，舌红苔黄，脉弦数等，即可用龙胆泻肝汤加减治疗，多去方中车前子、泽泻、木通，酌加石膏、知母、山药、麦冬等，以加强清热、生津养阴之功。据杨氏报道，用本法治疗糖尿病（消渴），疗效满意（杨善栋．龙胆泻肝汤治消渴案．四川中医，1992，(1)：25)。

(10) **高原性红细胞增多症** 久居高原，红细胞与血红蛋白增多是一种代偿反应，但代偿过度即引发高原性红细胞增多症。若病人面色紫红或有紫绀，头痛，烦躁，舌红苔黄，脉弦数，可从肝胆郁火论治，方选龙胆泻胆汤加减治疗。邹氏以龙胆泻肝汤为主治疗本病70例，疗效显著（邹构达，等．中西医结合治疗高原红细胞增多症130例疗效观察．中西医结合杂志，1986，(10)：601)。

（11）**急性白血病** 对于急性白血病早期有肝胆湿热表现，如发热口苦，烦躁，胁胁胀痛，甚或肝脾大，溺短黄赤，舌红苔黄腻者，可用龙胆泻肝汤加减治疗。一般可加青黛、土大黄、白花蛇舌草等，以加强清热解毒之功；若高热不退，汗多口渴者，加石膏、知母等，清热生津；若出血明显者，加水牛角、参三七等，以凉血止血。周氏以龙胆泻肝汤为主，配合间歇化疗，治疗急性白血病26例。结果：获完全缓解者14例，部分缓解者10例，有2例急粒病人未获缓解（周国雄．龙胆泻肝汤加减治疗急性白血病26例临床观察．中医杂志，1980，（4）：276）。

（12）**血证** 肝胆火热灼伤血络，即可发为咯血、吐血、鼻衄等上部出血，若伴见面赤口苦，胁肋胀痛，烦躁易怒，舌红，脉弦数等症，可用龙胆泻肝汤加减治疗，多去方中车前子、泽泻和木通等利湿药，加侧柏叶、生茜草、生藕节、白茅根等加强凉血止血之功。有报道，用本方治疗咯血、鼻衄，取得满意效果（刘胜利．龙胆泻肝汤治血证举隅．江西中医药，1995，（2）：37）。

（13）**奔豚气** 肝气郁结而化火，发为肝气奔豚，症见气从小腹上冲心胸，胁肋胀痛，口苦，急躁善怒，小便短赤，舌红苔黄，脉弦数，可用龙胆泻肝汤清泻肝胆郁热，酌加生龙骨、生牡蛎以重镇降逆。张氏以本方治疗情志不遂引起的肝气奔豚30例，除1例服药呕吐外，其余服药6~12剂而愈（张润民．加减龙胆泻肝汤治疗奔豚气30例．浙江中医杂志，1989，（1）：13）。

（14）**盗汗、黄汗** 湿热蕴结肝胆，外蒸肌腠，症见寐则汗出如洗，醒则汗止，或出黄汗，口苦，烦躁不安，小便短赤，舌红，苔黄腻，脉弦，可用龙胆泻肝汤清肝胆，除湿热以治本，并酌加煅龙牡、糯稻根等以止汗治标。张氏报道，用此法治疗盗汗有佳效（张素珍．龙胆泻肝汤治愈盗汗．四川中医，1990，（2）：33）。

（15）**阳痿** 肝主筋，肝胆湿热内蕴，宗筋痿软不用，则为阳痿。常见于青壮年，服用壮阳药无效者，一般伴精神郁闷，烦躁不安，口苦，小便黄赤，舌质红，苔黄腻，脉弦有力等症，可用龙胆泻肝汤清泻肝胆湿热，酌加川牛膝、路路通以活血通络，或少佐壮阳之品。冷氏报道，用上方治疗阳痿获良效（冷长春．龙胆泻肝汤加减治疗阳痿．中国中药杂志，1990，（11）：55）。

（16）**射精不能** 肝胆湿热内蕴，阻塞精窍，则为射精不能症，以伴见精神忧郁，时或烦躁，口苦，尿黄，舌红苔黄腻，脉弦滑为证治要点，可用龙胆泻肝汤加减治疗。毛氏用本方加减治疗射精不能症7例，经用药15~48天，均获痊愈（毛景生．龙胆泻肝汤加减治疗射精不能症7例．北京中医，1985，（1）：41）。

（17）**慢性前列腺炎** 前列腺炎伴口苦，舌红，苔黄，脉弦滑者，即可从肝经湿热下注论治，方用龙胆泻肝汤加减，可酌加红花、穿山甲、丹参、王不留行等活血化瘀。刘氏以本方加味治疗慢性前列腺炎30例，结果：治愈18例，显效8例，好转2例，无效2例（刘佰平．加味龙胆泻肝汤治疗慢性前列腺炎30例．辽宁中医杂志，1991，（6）：32）。日本赤泽氏以龙胆泻肝汤提取剂治疗非细菌性前列腺炎3例，症状、体征及检查结果都得到改善（赤泽信幸．龙胆泻肝汤提取剂治疗非细菌性前列腺炎的经验．国外医学·中医中药分册，1993，（6）：49）。

（18）**阴道炎** 霉菌性或滴虫性阴道炎，属于中医学的“带下”、“阴痒”范畴，常见带下脓性，色黄味臭，外阴瘙痒，口苦而干，舌红苔黄，脉滑数等症，可从肝经湿热下注论治，用龙胆泻肝汤加减治疗。若同时配合清热解毒燥湿药，外用熏洗或冲洗阴道则收效更快。朱氏用龙胆泻肝片，每次4片，每日3次，并加服灭滴灵及外用，或制霉菌素外用，治疗阴道炎100例，用药7天。结果：治愈90例，有效8例，无效2例，疗效优于单用西药组（朱丽清，等．龙胆泻肝片合西药治疗阴道炎100例．福建中医药，1994，（3）：9）。

（19）**月经过多、倒经** 肝胆火旺，热迫胞宫，则可发为月经过多或倒经，常见急躁不安，口苦，溺赤，舌红苔黄，脉弦有力等症，可用龙胆泻肝汤去车前子、泽泻、木通。月经过多者，酌加地榆炭、荆芥穗炭、生茜草以止血；倒经者，酌加牛膝以引血下行；腹痛明显者，酌加白芍以缓急止痛。吕氏用龙胆泻肝汤加减治疗绝育后取环出血数例，伴腹痛，心烦，口苦，尿赤涩，一般服药5剂即血止（吕根栓．龙胆泻肝汤应用举隅．陕西中医，1992，（10）：468）。乔氏以本方加减治疗倒经32例，于经行前

3~5 天服药，每个周期服药 3 剂，每日 1 剂。结果：痊愈 28 例，好转 3 例，无效 1 例（乔艾乐．龙胆泻肝汤治疗倒经 32 例．浙江中医杂志，1990，（4）：157）。

（20）**多囊卵巢综合征** 本病主要表现为月经不调，闭经，功血，不育，毛发增多，体形壮实或肥胖等症状和体征，若同时伴有烦躁易怒，口苦溺赤，舌红苔黄，脉弦有力者，证属肝胆火旺，可用龙胆泻肝汤加减治疗。大便秘结者酌加大黄、芒硝等泻火通便；闭经者，加桃仁、红花、益母草等活血通经。往氏用龙胆泻肝汤加减治疗多囊卵巢合征 20 例，经连续用药治疗 3 个月以上，结果：1 类（治疗过程中，闭经者出现，淋漓出血者血止，并有 50% 以上的月经周期出现双相基础体温，温差大于 0.3℃，后期上升 9 天以上）8 例，占 40%；2 类（治疗过程中，闭经者出现月经，淋血者血止，基础体温曲线呈双相型的周期少于 50%）12 例，占 60%，疗效满意（往祖倩．龙胆泻肝汤治疗多囊卵巢综合征．上海中医药杂志，1982，（12）：16）。

（21）**小儿口疮** 小儿口疮临床表现为局部灼热疼痛，流涎，伴淋巴结肿大，头痛等，若伴烦躁哭闹，舌红苔黄，脉弦数者，可用龙胆泻肝汤加减治疗。兼恶寒发热证者，加薄荷、牛蒡子等辛凉解表；兼口干、频饮等胃阴虚征象者，酌加麦冬、石斛生津；口黏，舌苔厚腻湿浊重者，加藿香、佩兰芳香化浊。陈氏用此法治疗小儿口 1 例，结果有效率为 99.6%，用药最短 2 天，最长 14 天，平均 3.5 天。疗效优于西药组（贴敷消炎镇痛薄膜，含服溶菌酶、维生素 B_6）（陈性双，等．龙胆泻肝汤治疗小儿口疮 211 例．陕西中医，1991，12（8）：354）。

（22）**眼科疾病** 根据"肝开窍于目"，肝火上扰可引发目疾的理论，龙胆泻肝汤于治疗流行性结膜炎、化脓性角膜溃疡、卡他性角膜炎、病毒性角膜炎和虹膜睫体多种眼科疾病。刘氏用龙胆泻肝汤加减治疗 48 例化脓性角膜溃疡，结果治愈 35 好转 8 例，无效 3 例，恶化 2 例（刘兰香．中西医结合治疗化脓性角膜溃疡 48 例．中国中医眼科杂志，1992，（4）：198）；余氏用龙胆泻肝汤治疗卡他性角膜炎 50 例，3~10 剂，全部治愈（余永鑫．龙胆泻肝汤加减治疗卡他性角膜炎 50 例．北京中医，1993，（1）：49）；张氏用本方与其他方剂治疗病毒性角膜炎 82 例，结果治愈 76 例，好转 4 例，无效 2 例（张明亮．病毒性角膜炎分层论治 82 例．陕西中医，1994，（6）：252）；徐氏用龙胆泻肝汤治疗虹膜睫状体炎 30 例，结果 25 例，显效 4 例，有效 1 例（徐惠．龙胆泻肝汤加减治疗虹膜睫状体炎 30 例．内蒙古中医药，1994，（1）：14）。

（23）**带状疱疹** 足厥阴肝经布胸胁，肝经郁火，外发肌肤，可发为带状疱疹，病伴胁肋皮肤灼痛，烦躁，发热，口苦，尿赤等症，常用龙胆泻肝汤清泻肝胆火热。一般可酌加蚤休、板蓝根等以清热解毒；苔腻湿重者，加苍术、藿香等以燥湿化浊；便秘者，加生大黄、全瓜蒌以泻热通便；疼痛甚者，加醋延胡索、川楝子以止痛。彭氏用本方加减结合西药治疗带状疱疹病人 10 例，全部治愈（彭文杰．龙胆泻肝汤合氟美松治疗带状疱疹．浙江中医杂志，1985，（9）：403）。

（24）**阴囊湿疹** 肝经湿热下注阴器，可发为阴囊湿疹，用龙胆泻肝汤清热燥湿有佳效。一般可酌加紫草、牛膝、白鲜皮、蝉蜕等以祛风止痒，若配合药滓煎水熏洗患处则取效更快。杨氏用此法治疗 3 例阴囊湿疹，均获痊愈（杨光和．龙胆泻肝汤加减治疗阴囊湿疹 3 例．广西中医药，1980，（4）：47）。

（25）**脂溢性皮炎** 症见头皮或全身散发潮湿性的丘疹或红斑，上覆黄色的鳞屑或有渗液，烦闷，口苦，舌红苔黄腻，脉弦滑者，可用龙胆泻肝汤加减治疗。红斑较甚者，加紫草、丹皮等以凉血；瘙痒较甚者，加防风、白鲜皮等以祛风；伴继发性感染者，加金银花、菊花等清热解毒；皮损局限于下半身者，加牛膝、黄柏等引药下行。刘氏以龙胆泻肝汤加减治疗本病 50 例，结果总有效率达 82%（刘文淳．龙胆泻肝汤治疗脂溢性皮炎 50 例报告．中医杂志，1985，（4）：26）。

（26）**白塞病** 因肝既开窍于目，又复下络阴器，故肝胆湿热为患，可引发眼、口和生殖器等处同时罹患溃疡，常伴口苦，尿赤，舌红苔黄，脉弦滑，可用龙胆泻肝汤加台疗。本病病史较长，邪气留恋日久易于伤正。气虚者，可加黄芪、党参补气；肝肾是者，可加女贞子、旱莲草滋补肝肾。若局部痒剧者，加苦参、白鲜皮祛风除湿；大便秘结者，加大黄、亚麻子通便；脘胀食少，苔厚腻，湿重者，加苍术、厚朴燥湿。龙胆泻肝汤加减治疗白塞病 21 例，痊愈 18 例，好转 2 例，无效 1 例（谭定全．龙胆泻肝汤治疗白塞病21例．浙江中医杂志，1988，（5）：220）。

【原文】

聚香飲子：（寶鑑）治七情所傷遂成疝氣。乳香、沉香、白檀香、木香、藿香、丁香各八分，玄胡索、薑黄、烏藥、桔梗、桂心、甘草各四分，薑三片，棗二枚。

二香丸：（寶鑑）治狐疝上下出入作痛，或疝痛作則腹内塊痛止，疝痛止則腹内疝痛復作。木香、香附子各三兩，山楂肉二兩，三稜、蓬术並醋煑、神麯、薑黄、南星各一兩，黄連與吳萸同炒、蘿葍子、桃仁、梔子仁、橘核炒各五錢，右末，薑汁浸，蒸餅丸如梧子，白湯下五七十丸。

天臺烏藥散：（寶鑑）治小腸氣。川練子十箇，巴豆十四粒同麩炒黑色，取豆麩不用，烏藥、木香、茴香炒、良薑、青皮箇五錢，檳榔三錢，右細末，每一錢溫酒調下。痛甚，炒薑熱酒下。

三疝湯：（寶鑑）治膀胱氣肿痛。車前子二錢四分，茴香一錢六分，蔥白一錢二分，沙参八分。

橘核丸：（寶鑑）治四種㿉疝，卵核肿脹，偏有大小，或硬如石，或小腹絞痛，甚則囊肿潰爛出黄水。橘核炒、海藻塩酒炒、海帶塩水洗、桃仁麸炒、川練子炒各一兩，玄胡索炒、厚朴、枳實、桂心、木香、木通各五錢，右末，酒糊丸如梧子，溫酒或塩湯下六七十丸，久不消，加醋煑硇砂二錢。

橘核散：（寶鑑）治四種㿉疝，久者用橘核丸，新者用橘核散。橘核一錢五分，桃仁十五枚，梔子仁一錢，川烏炮、吳茱萸各五分，右各炒麄末煎服。橘核單止痛，烏頭散寒欝，山梔除濕熱又引烏頭速下，不令胃中停留，用之甚捷。

茱萸内消丸：（寶鑑）治陰㿉偏大，腎囊肿脹，或生瘡瘍時出黄水。川練肉一兩五錢，大腹皮、五味子、玄胡索、海藻各一兩，木香七錢，茴香、桂心、川烏炮、吳茱萸、食茱萸、桃仁各五錢，右末，酒糊丸如桐子，溫酒下三五十丸。

橘茴飲：（新增）治寒疝囊丸肿大牽痛，或丸入小腹。橘核三錢，茴香塩水炒、木通、官桂各二錢，川練子、吳茱萸黄連煎水炒各一錢五分。

［语释］

聚香饮子：《宝鉴》治七情所伤遂成疝气。方药组成为乳香、沉香、白檀香、木香、藿香、丁香各八分，玄胡索、姜黄、乌药、桔梗、桂心、甘草各四分，生姜三片，大枣二枚。

二香丸：《宝鉴》治狐疝上下出入作痛，或疝痛作则腹内块痛止，疝痛止则腹内疝痛复作。方药组成为木香、香附子各三两，山楂肉二两，三棱、蓬术（均醋煮）、神曲、姜黄、南星各一两，黄连与吴萸（同炒）、萝卜子、桃仁、栀子仁、橘核（炒）各五钱，又制成细末，姜汁浸，蒸饼丸如梧子大小，白水服下五十致七十丸。

天台乌药散：《宝鉴》治小肠气。方药组成为川楝子十个，巴豆十四粒（与麦麸同炒，待麦麸色变黑，取豆，麸不用），乌药、木香、茴香（炒）、良姜、青皮个五钱，槟榔三钱，又制成细末，每次一钱温酒调下。痛甚，炒姜用热酒服下。

三疝汤：《宝鉴》治膀胱气肿痛。方药组成为车前子二钱四分，茴香一钱六分，葱白一钱二分，沙参八分。

橘核丸：《宝鉴》治四种溃疝，睾丸肿胀，偏有大小，或硬如石，或小腹绞痛，甚则囊肿溃烂出黄水。方药组成为橘核（炒）、海藻（盐酒炒）、海带（盐酒洗）、桃仁（麸炒）、川楝子（炒）各一两，玄胡索（炒）、厚朴、枳实、桂心、木香、木通各五钱，又制成细末，以酒糊丸如梧子大小，每次用温酒或盐汤服下六十致七十丸，久不消加醋煮硇砂二钱。

橘核散：《宝鉴》治四种溃疝，病久者用“橘核丸”，新者用“橘核散”。方药组成为橘核一钱五分，桃仁十五枚，栀子仁一钱，川乌（炮）、吴茱萸各五分，再各炒粗末煎服。橘核单止痛，乌头散寒郁，山栀除湿热又引乌头速下，令不在胃中停留，用之甚捷。

茱萸内消丸：《宝鉴》治阴溃偏大，肾囊肿胀，或生疮疡时出黄水。方药组成为川楝肉一两五钱，大腹皮、五味子、玄胡索、海藻各一两，木香七钱，茴香、桂心、川乌炮、吴茱萸、食茱萸、桃仁各五钱，又制成细末，以酒糊丸如桐子大小，每次温酒服下三十致五十丸。

橘茴饮：（本书新增方剂）治寒疝囊丸肿大牵痛，或丸入小腹。方药组成为橘核三钱，茴香（盐水炒）、木通、官桂各二钱，川楝子、吴茱萸（黄连煎水炒）各一钱五分。

［临床新用］

天台乌药散　本方现代常用于治疗虚寒性带下、腹股沟斜疝、肠激惹综合征等属寒凝气滞者。

（1）**虚寒性带下**　主要表现为带下量多，色白清冷，稀薄如水，无臭气，舌淡润，苔薄白或腻，脉沉细而迟或缓弱。刘氏以本方去巴豆、槟榔为基本方治疗虚寒带下30例，肾阳虚者，加附片、肉桂、干姜、鹿角霜、巴戟天；脾虚者，加黄芪、党参、白术、山药、茯苓，其他补肾固涩药酌情选加。结果治愈25例，好转4例，无效1例（刘士铭．天台乌药散治疗虚寒型白带．四川中医，1986，4（11）：23）。

（2）**腹股沟斜疝**　汪氏治小儿腹股沟斜疝，常将天台乌药散改为汤剂服用，并去槟榔、巴豆，加党参、黄芪以生养壮实腹壁肌肉。治疗1例小儿，7个月，因疝气哭闹四天而诊，查右腹股沟有一光滑整齐，稍带弹性的可复性肿物，同侧阴囊偏大而坠，指纹紫滞，舌苔薄白。用天台乌药散加减治疗，药用：乌药、木香、炒茴香、青皮各6克，炒良姜3克，川楝子4克，党参、黄芪、茯苓各10克。子母同服此药，3剂后好转，12剂而愈（王德云．天台乌药散加减治疝气．四川中医，1986，7（4）：17）。

（3）**肠易激综合征**　本病多属中医肝郁型泄泻范畴，临床表现为腹泻腹痛，反复发发作，每因受凉或情志不畅诱发，腹泻稀水样便或白色黏液，每天4~8次。吴氏以天太乌药散加减治疗31例，主方：乌药15克，木香10克，小茴香10克，干姜8克，青陈皮各睡10克，槟榔8克，川楝子8克，甘草10克，13芍10克。食欲不振，脘腹胀满者，加炒白术；以腹痛为主，加延胡索、香附；有七情郁结，加柴胡、郁金；以腹泻为主，加炒升麻、肉豆蔻；有小腹不温、遇寒即发者，加附子、肉桂。结果：平均服药30剂，其中治愈23例，显效3重例，好转2例，无效3例，总有效率为90.3%（吴惕虎．温肝理气法治疗肝郁型慢性泄泻31例．河北中医，1994，16（3）：29）。

【原文】

木腎陰痿陰冷：木腎①者，陰莖堅硬，頑痹②不痛，此心火不降，腎水不溫，四炒川煉丸。又有墜傷、驚氣與敗血交攻，當消瘀。陰痿③者，耗散過度，傷筋所致，乃七傷之疾，固本健陽丹（婦人），或有欝火，甚而陰痿，服知母、黄栢清火堅腎藥（參看虛勞門）。陰冷者，下部陽虛，八味元（五臟）。

還少丹：（集略④）治下部脈微細，陰痿不起。熟地黄、枸杞子各一兩五錢，山藥、遠志、牛膝、山茱萸、巴戟、白茯苓、五味子、石菖蒲、肉蓯蓉、楮實子、杜沖、茴香各一兩，右末，蜜和棗肉丸如梧子，空心溫酒或塩湯下三五十丸。亦有欝火甚，而致痿者，非還少丹所能起，當服黄栢、知母清火堅腎之藥。

膃肭補天丸：（寶鑒）治虛損陰痿。胡桃肉三兩，白术二兩五錢，白芍藥、黄芪、熟地黄、杜沖、牛膝、破故紙、川練肉、遠志各二兩，膃肭臍⑤、人參、白茯苓、枸杞子、當歸、川芎、茴香各一兩五錢，木香、茯神、甘草蜜炙各一兩，沉香五錢，右末，用膃肭制酒，煮麵糊丸，如梧子，空心溫酒或塩湯下五七十丸。

加減內固丸：（寶鑒）治命門火衰，腎寒陰痿，元陽虛憊。巴戟、肉蓯蓉、山茱萸、兔絲子各三兩，破故紙二兩五錢，石斛、胡蘆巴各二兩，茴香一兩，附子五錢，右末，蜜丸如梧子，溫酒或塩湯下五七十丸。

［语释］

木肾阴痿阴冷：木肾，指阴茎坚硬，顽痹不痛，此为心火不降，不能温化肾水所致，治疗方剂为"四炒川楝丸"。木肾还有因坠伤、惊气与败血交攻所致，治当消瘀血。阴痿，指女性阴津耗散过度，损伤阴户所致，为七情所伤之疾，治疗方剂为"固本健阳丹"（妇人），或有郁火，甚而导致阴痿，服知母、黄柏这一类清火坚肾药（参看虚劳门）。阴冷，为下部阳虚，治疗方剂为"八味元"（补五脏）。

还少丹：（集略）治下部脉微细，阴痿不起。方药组成为熟地黄、枸杞子各一两五钱，山药、远志、牛膝、山茱萸、巴戟、白茯苓、五味子、石菖蒲、肉苁蓉、楮实子、杜仲、茴香各一两，又制成细末，用蜜和枣肉制丸，如梧子大小，每次温酒或盐汤空腹服下三十至五十丸。亦有因郁火甚而致痿者，非"还少丹所"能治疗，当服黄柏、知母清火坚肾之药。

膃肭补天丸：《宝鉴》治虚损所致阴痿。方药组成为胡桃肉三两，白术二两五钱，白芍药、黄芪、熟地黄、杜冲、牛膝、破故纸、川楝肉、远志各二两，膃肭脐、人参、白茯苓、枸杞子、当归、川芎、茴香各一两五钱，木香、茯神、甘草（蜜炙）各一两，沉香五钱，又制成细末，用膃肭浸制过的酒煮面糊丸如梧子大小，每次温酒或盐汤空腹服下五十至七十丸。

加减内固丸：《宝鉴》治命门火衰，肾寒阴痿，元阳虚惫。方药组成为巴戟、肉苁蓉、山茱萸、菟丝子各三两，破故纸二两五钱，石斛、胡芦巴各二两，茴香一两，附子五钱，又制成细末，做蜜丸如梧子大小，每次温酒或盐汤服下五十至七十丸。

［词解］

①木腎：①指阴茎麻木无知觉。《证治汇补》云："木肾者，外肾坚硬顽痹，不痛不痒，阴茎不垂，常如麻木，便溺之时闷胀不顺，此肾家虚惫，阴阳不交，水火不济，而沉细痼冷，凝滞其间，未可纯用燥药，当行温散温利以逐其邪。"又云："间有跌扑惊恐、痰气瘀滞者。"②小儿疝久，阴囊坚硬如石，也名木肾。《育婴秘诀》："卵肿不痛者，此湿也，名曰木肾。"

②頑痹：为久治不愈之痹

③陰痿：指女性有性欲要求，但当性冲动或与男性接触时，阴道内分泌物即大量排出（也有的不排），性欲也随之消失的病症。

④集略：书名。

⑤膃肭臍：即海狗肾。性味，咸，大热。功专温助命门之火。属阴精不足而虚热内炽者，禁食。

【原文】

陰囊濕痒：即腎臟風，精血不足，嗜欲內傷，風冷外乘，風濕毒氣從虛而入，囊下濕痒，或生瘡皮脫，下注則兩脚生瘡癬，或耳鳴眼昏。甘草煎洗或蛇床子、吳茱萸、車前子並佳。囊癰，濕熱入肝，雖皮脫、丸懸不死，蘇葉或荷葉包裹，如燥香油潤之。

活血驅風散：（寶鑒）治腎臟風，囊下濕痒，脚生瘡癬。白蒺藜炒、當歸、川芎、白芷、細辛、梔仁、半夏、槐潤、白芍藥、五靈脂、甘草生各六分，蒼术、杜沖、桂皮、薏苡仁、天麻、橘紅、厚樸、檳榔、枳殼各三分，薑五片，棗二枚，水煎入乳香末少許，空心服之，乳香以佐心氣，使心腎相交。

［语释］

阴囊湿痒：即肾脏风，为精血不足，嗜欲内伤，风冷外乘，风湿毒气从虚而入所致，症见囊下湿痒或生疮皮脱，风湿毒气下注，则两脚生疮癣，上注则耳鸣眼昏。阴囊湿痒以甘草煎洗或与蛇床子、吴茱萸、车前子一块煎洗效果好。囊痈，为湿热入肝，虽皮脱、丸悬，患者不死，以苏叶或荷叶包裹阴囊，如燥，用香油润之。

活血驱风散：《宝鉴》治肾脏风，囊下湿痒，脚生疮癣。方药组成为白蒺藜（炒）、当归、川芎、白芷、细辛、栀仁、半夏、槐润、白芍药、五灵脂、生甘草各六分，苍术、杜仲、桂皮、薏苡仁、天麻、橘红、厚朴、槟榔、枳壳各三分，生姜五片，大枣二枚，水煎入乳香末少许，空腹服之，乳香以佐心气，使心肾相交。

【原文】

諸疝通治：二陳湯，痰飲，隨症加減，五苓散。寒門，茱萸内消元。

四炒川練丸：（寶鑒）治一切疝氣，肿痛縮小，久服斷根。川練肉一斤作四分，一分[①]用麸一合、斑貓四十九枚同炒，一分用麸一合、巴戟一兩同炒，一分用麸一合、巴豆四十九枚同炒，一分用塩一兩、茴香一合同炒，並以麸黄色爲度，揀去同炒藥，只取川練肉，再加木香、破故紙炒各一兩爲末，酒糊丸如梧子，每五十丸塩湯下，日三服。

烏附通氣湯：（寶鑒）治新久疝病、四氣七情疝，皆效。烏藥、香附子、當歸、白芍藥、山楂肉、橘皮各一錢，白术七分，赤茯苓、澤瀉各五分，猪苓、木香、甘草各三分，空心服。

十味蒼栢散：（寶鑒）通治濕熱疝痛。蒼术、黄栢、香附子各一錢，青皮、玄胡索、益智仁、梔仁各七分，茴香炒、附子炮、甘草各五分，空心服。

［语释］

诸疝通治：方剂为“二陈汤”（有痰饮）随症加减，“五苓散”（有寒湿），“茱萸内消元”。

四炒川楝丸：《宝鉴》治一切疝气，阴囊肿痛缩小，久服病可断根。即将川楝肉一斤分成四份，一分用麸一合、斑蝥四十九枚同炒，一分用麸一合、巴戟一两同炒，一分用麸一合、巴豆四十九枚同炒，一分用盐一两、茴香一合同炒，并以麸色变黄为度，拣去同炒药，只取川楝肉，再加木香、破故纸（炒）各一两研为末，以酒做成糊丸，如梧子大小，每次用研汤服五十丸，一日三次。

乌附通气汤：《宝鉴》治新久疝病、四气七情所致疝病，皆有效。方药组成为乌药、香附子、当归、白芍药、山楂肉、橘皮各一钱，白术七分，赤茯苓、泽泻各五分，猪苓、木香、甘草各三分，空腹服。

十味苍柏散：《宝鉴》通治湿热疝痛。方药组成为苍术、黄柏、香附子各一钱，青皮、玄胡索、益智仁、栀仁各七分，茴香（炒）、附子（炮）、甘草各五分，空腹服。

［词解］

①分：同“份”。

【原文】

婦人陰門諸疾：陰戶突出如菌，四圍肿痛，或陰挺尺許，名陰潰。肝欝脾虚，先以補中益氣湯（傷内）加山梔、茯苓、車前子、青皮，更以歸脾湯（神門）加山梔、茯苓、川芎，或龍膽瀉肝湯，或柴胡四物湯（婦人）加草龍膽、青皮，外用藜蘆末猪脂調塗。陰脱，詳見婦人門。陰肿痛極、便祕，枳實、橘皮炒絹袋盛，遍身陰戶更換熱熨，又四物湯（血門）加柴胡、山梔、牧丹皮、草龍膽。寒熱，加味消遙散（婦人）加知母、地骨皮、車前子。陰瘡，乃七情欝火損傷肝脾，濕熱下注，或月後行房，湛濁流陰道生疳瘡，與男子妬精瘡[①]略同，先以荊芥、蛇床子煎洗，黄丹、枯礬、萹蓄、藁本各一兩，硫黄、蛇床子、荊芥各五錢，蛇蜕一條燒灰末清油調塗。陰中生蟲極痒，蝕臟腑死，令人寒熱，先以蛇床子煎洗，五倍子五錢，白礬一錢，乳香、銅絲各五分，輕粉二分五里，爲末，糝之，又猪肝一大片，花椒末葱拌猪油煎乾待冷，納陰戶，蟲入肝換他。濕痒出水痛，乃憂思過傷，歸脾湯加柴胡、梔子、牧丹、赤芍。潰爛，加味消遙散，或猪肝搗爛，入米粉少許作粥，空心服。陰冷，蛇床子或硫黃、白礬煎洗。交接出血作痛，乃房勞，有傷肝火動，脾不能攝血，歸脾湯，補中益氣湯，外用熟艾綿裹入陰中，或亂髮、青皮燒末糝之。

［语释］

妇人阴门诸疾：阴户突出如菌，四围肿痛，或阴挺尺许，名“阴溃”，为肝郁脾虚所致，先以“补中益气汤”（伤内）加山栀、茯苓、车前子、青皮，再以“归脾汤”（益神志）加山栀、茯苓、川芎，或“龙胆泻肝汤”，或“柴胡四物汤”（妇人病）加草龙胆、青皮，外用猪脂调藜芦末涂。阴脱证详见“妇人门”篇。阴户肿胀痛极，便秘，将枳实、炒橘皮用绢袋盛，遍身阴户更换热熨，再用“四物汤”（补血）加柴胡、山栀、牧丹皮、草龙胆治疗。寒热，“加味消遥散”（妇人病）加知母、地骨皮、车前子。阴疮，为七情郁火损伤肝脾，湿热下注所致，或月经后行房，湛浊流阴道生疳疮，与男子妒精疮略同，先以荆芥、蛇床子煎洗，再用黄丹、枯矾、萹蓄、藁本各一两，硫黄、蛇床子、荆芥各五钱，蛇蜕一条烧灰，以上药物研为细末，以清油调涂患处。阴户内生虫，患者极痒，似虫蚀脏腑，令人欲死，使人发寒热，先以蛇床子煎洗，再用五倍子五钱，白矾一钱，乳香、铜丝各五分，轻粉二分五里，研为末，涂洒患处，再用猪肝一大片，以花椒末、葱拌猪油煎炒，待干放冷，纳阴户中，等虫入肝内换掉。湿痒出水痛，为忧思过伤所致，治疗方剂为“归脾汤”加柴胡、栀子、牡丹皮、赤芍。溃烂，用“加味消遥散”治疗，或猪肝捣烂，再放入米粉少许作粥，空腹服。阴冷，用蛇床子，或硫黄、白矾煎洗。男女交接出血作痛，为房事劳伤，伤肝火动，脾不能摄血，治疗方剂为“归脾汤”，“补中益气汤”，外用绵裹熟艾入阴中，或乱发、青皮烧末涂洒患处。

［词解］

①妬精瘡：在古时统称疳疮，是由一种叫做杜克雷嗜血杆菌的细菌引起的性病，它的病损多发生于生殖器部位，其典型表现是在外生殖器部位发生质地较软的疼痛性溃疡，且常并发腹股沟淋巴结肿大，疼痛为其临床特征。《千金要方》曰：“夫妒精疮者，男子在阴头节下，妇人在玉门内，并似疳疮，作臼齐食之大痛，疳即不痛也。”

【原文】

後陰

脈法：匿①蝕肛陰，虛小者生，緊急者死。痔脈沉小實易治，浮洪而軟弱難愈。

痔病之因：蓋筋脈病也，小腸熱必痔重也，大腸熱便血輕也。痔非外邪，乃臟內濕熱風燥合成，其腸頭②成塊者，濕也；墜肿者，濕兼熱也；出膿血者，熱勝血也；大痛者，火熱也；痒者，風熱也；便秘者，燥熱也；尿澀者，肝濕熱也；蓋因酒色風氣食過度也。

痔病有五：牡痔③，肛出肉珠，如鼠乳滴膿血。牝痔④，肛生瘡肿，突出數枚，膿潰且散，並秦艽蒼术湯。脈痔⑤，腸頭顆顆發畾，且痛且痒。腸痔⑥，肛內結核，寒熱脱肛，治同脱肛。氣痔⑦，若當憂恐恚怒，立見肿痛，氣散則愈，加味香蘇散。又有三痔血痔，同腸風臟毒。瘻痔同痔漏。酒痔，飲酒輒肿痛或下血，乾葛湯。毒甚者，大如雞冠；毒淺者，小如牛乳，種種不同皆三陰虛也。體薄、肝脾腎陰精損者，腎氣丸。五臟，補中益氣湯。內傷，十全大補湯。虛勞，選用。腸澼⑧下血作一泒遠射如箭，濕熱也，當歸和血散。腸風臟毒見血門便血條。

［语释］

后阴

脉法：匿虫侵蚀肛门，脉虚小者生，脉紧急者死。痔脉沉小实，易治，脉浮洪而软弱，难愈。

痔病之因：痔大概是筋脉为病，小肠有热，痔必重，大肠有热，则便血轻。痔不是外邪致病，乃脏内湿热风燥所合成，患者肠头成肿块，为湿邪；坠出肿块者，为湿兼热；出脓血者，为血热盛；大痛者，为火热；痒者，为风热；便秘者，为燥热；尿涩者，为肝湿热。大概因酒色、风、气、食，过度所致。

痔病有五：牡痔，为肛出肉珠，状如鼠乳，滴脓血。牝痔，为肛生疮肿，突出数枚，化脓溃烂，且散在联片，治疗方剂为"秦艽苍术汤"。脉痔，为肠头颗颗发蕾，且痛且痒。肠痔，为肛内结核，并发寒热，脱肛，治同脱肛。气痔，每当忧恐恚怒，立见肿痛，气消则愈，治疗方剂为"加味香苏散"。又有三痔、血痔，病因同肠风脏毒，瘘痔同痔漏。酒痔，为每当饮酒总出现肿痛或下血，治疗方剂为"干葛汤"，毒甚者，大如鸡冠，毒浅者，小如牛乳，各种症状虽不同，但都是三阴虚所致。体弱、肝脾肾阴精虚损者，治疗方剂为"肾气丸"（补五脏），或"补中益气汤"（内伤患者），或"十全大补汤"（虚劳患者）。肠澼下血，作一泒远射如箭，为湿热所致，治疗方剂为"当归和血散"。肠风脏毒，见"血门便血条"。

［词解］

①匿：病名。指虫蚀下部所致的疾患。《备急千金要方·大肠腑》："干（匿虫），不甚泄痢而下部疮痒，不问干湿，久则杀人。"

②腸頭：肛门口。

③牡痔：病名。指相当于外痔及肛门缘以外的疾病，牡，雄性的。

④牝痔：病名。指相当于内痔和肛门缘以内的疾病。牝，雌性的。

⑤脈痔：病名。泛指出血性痔

⑥腸痔：病名。痔之横于肛门部位者。

⑦氣痔：病名。指因情绪因素而发之痔者。《疮疡经验全书·痔漏图说》："气痔，感气即下。"

⑧腸澼：病名。①指痢疾。澼，指垢腻粘滑似涕似脓的液体，自肠排出，故称肠澼。《景岳全书》："痢疾一证，即《内经》之肠澼也。"②指便血。《古今医鉴》："夫肠澼者，大便下血也。"

【原文】

加味香蘇散：（寶鑒）治氣痔。陳皮、枳殼、川芎、槐花各一錢，紫蘇莖、檳榔、木香、梔仁、香附子、甘草各五分，薑三片，棗二枚。

乾葛湯：（寶鑒）治酒痔。乾葛、枳殼、半夏、赤茯苓、生地黄、杏仁各一錢，條芩、甘草各五分，黑豆百粒，薑三片，白梅一箇。

加味槐角丸：（寶鑒）治諸痔及腸風臟毒。通用槐角、生乾地黄各二兩，當歸、黄芪、黄連、條芩、枳殼、秦艽、防風、連翹、地榆、升麻各一兩，阿膠、川芎、白芷各五錢，右末，酒糊丸如梧子，溫酒或米飲下五七十丸空心。

秦艽蒼术湯：（寶鑒）治濕熱風燥合而爲痔，其腸頭成塊者，濕與熱也。大痛者，風也。大便秘結者，燥也。此藥神效。秦艽、皂角仁燒存性、桃仁泥各一錢，蒼术、防風各七分，黄栢酒洗五分，當歸梢酒洗、澤瀉、檳榔末各三分，大黄二分，右除檳榔、桃仁、皂角仁外，餘藥作一貼，水三盞煎至一盞二分，去滓入三味末再煎至一盞，空心熱服，以美饍壓之，一服即愈。

［语释］

加味香苏散：《宝鉴》治气痔。方药组成为陈皮、枳壳、川芎、槐花各一钱，紫苏茎、槟榔、木香、栀仁、香附子、甘草各五分，生姜三片，大枣二枚。

干葛汤：《宝鉴》治酒痔。方药组成为干葛、枳壳、半夏、赤茯苓、生地黄、杏仁各一钱，条芩、甘草各五分，黑豆百粒，生姜三片，白梅一个。

加味槐角丸：《宝鉴》治诸痔及肠风脏毒。通用槐角、生干地黄各二两，当归、黄芪、黄连、条芩、枳壳、秦艽、防风、连翘、地榆、升麻各一两，阿胶、川芎、白芷各五钱，又制成细末，以酒糊丸如梧子大小，每次温酒或米汤空腹服下五十至七十丸。

秦艽苍术汤：《宝鉴》治湿热风燥合而所成之痔。肛头成肿块者，为湿与热；大痛者，为风；大便秘结者，为燥。本方治疗该病神效。方药组成为秦艽、皂角仁（烧存性）、桃仁泥各一钱，苍术、防风各七分，黄柏（酒洗）五分，当归梢（酒洗）、泽泻、槟榔末各三分，大黄二分，又除槟榔、桃仁、皂角仁外，余药作一贴，水三杯煎至剩一杯二分，去渣入槟榔、桃仁、皂角仁三味末再煎至剩一盏，空腹热服，吃美味饭食压之，一服即愈。

【原文】

當歸和血散：（寶鑒）治傷風射血，及濕毒下血。當歸、升麻各一錢五分，槐花炒、青皮、荊芥、白术、熟地黄各七分，川芎五分，右末，每二錢空心米飲調下。

益智和中湯：（寶鑒）治腸澼下血色紫黑，腹痛惡寒，右關脈按之無力，喜熱物熨之，內寒明矣。白芍藥一錢五分，當歸、黄芪、升麻炙、甘草各一錢，牡丹皮、柴胡、葛根、益智、半夏各四分，官桂、乾薑炮各二分。

熊冰膏：（寶鑒）治五十年久痔，及一切諸痔，痔漏、脫肛、腫痛，絕勝他藥。熊膽二分五里，片腦五里研勻，白雄雞膽三箇取汁調勻，以雞羽蘸塗痔上，先以藥水洗淨乃上藥，神效。一方熊膽、片腦各少許，井水研調塗痔上，名曰熊膽膏。又方治諸痔，雄雞膽、片腦並研勻塗之爲佳。

田螺膏：（寶鑒）治痔瘡腫痛，坐臥不得。諸藥不效，惟此極妙，一點即好。大田螺八九箇，鍼破頂蓋，入白礬末少許，置地上，尖底埋土中，其頂蓋仰天，經一宿次日取蓋上水汁，以雞羽塗痔上，五七次即消。治痔漏，田螺一箇，挑開靨①，入片腦少許，過一宿，先以冬瓜煎湯洗後，取藥塗之。又蝸牛一箇，入片腦、麝香各少許，過一宿，入瓦器頓②半日，自化成水，取塗痔上。

枯痔方：（寶鑒）治諸痔，消腫。雄黄、硫黄、明礬各等分，右末，用新盞先鋪礬末一半，次鋪餘藥，又以礬末蓋上，火煆候礬枯爲度，研爲末，津唾調付，幹落爲度，後用石膏、五倍子末付收瘡口，神效。

[语释]

当归和血散：《宝鉴》治伤风所致肛肠射血，及湿毒下血。方药组成为当归、升麻各一钱五分，槐花（炒）、青皮、荆芥、白术、熟地黄各七分，川芎五分，又制成细末，每二钱空腹米汤调下。

益智和中汤：《宝鉴》治肠澼下血，血色紫黑，腹痛恶寒，右关脉按之无力，喜热物熨腹，这明显是内寒所致。治疗方剂为白芍药一钱五分，当归、黄芪、升麻（炙）、甘草各一钱，牡丹皮、柴胡、葛根、益智、半夏各四分，官桂、干姜炮各二分。

熊冰膏：《宝鉴》治五十年之久的痔疮，及一切诸痔，对痔漏、脱肛肿痛，疗效绝胜于他药。治疗方剂为熊胆二分五里，片脑五里研匀，白雄鸡胆三个取汁调匀，以鸡羽蘸药涂于痔上，之前应先以药水洗净才能上药，疗效神速。另方用熊胆、片脑各少许，井水研匀，调涂于痔上，名曰“熊胆膏”。另方治诸痔用雄鸡胆、片脑一块研匀，涂于患处疗效也好。

田螺膏：《宝鉴》治痔疮肿痛，不能坐卧。对于其他药物疗效不好的，只要用该药，一点即好。方药组成为大田螺八九个，用针挑破顶盖，加入白矾末少许，放置地上，田螺尖底埋土中，其顶盖仰天，经一宿，于次日取盖上水汁，以鸡羽毛涂痔上，五至七次即消。治痔漏，用田螺一个，挑开靥，加入片脑少许，过一宿，先以冬瓜煎汤洗患处后，取药涂之。另方取蜗牛一个，放入片脑、麝香各少许，过一宿，入陶器内沌半天，蜗牛自化成水，取水涂痔上。

枯痔方：《宝鉴》治诸痔，能消肿。方药组成为雄黄、硫黄、明矾各等分，又制成细末，先将矾末一半铺于新杯底，次铺余药，又以另一半矾末盖上，火煅候矾枯为度，研为细末，用津唾调敷，药干落为度，后用石膏、五倍子末敷疮口起收敛作用，疗效极好。

［词解］

①靥：疑为"厣"（yǎn），即螺类介壳口圆片状的盖，由足部表皮分泌的物质所形成。

②頓：同"沌"。

【原文】

痔漏：痔破流膿，即瘻痔，浸淫濕爛，蟲蝕極痒痛，或射血如線，得於酒色，痔輕漏重，治法初宜涼血清熱燥濕，久則澀竅殺蟲，兼乎溫散，或初因風冷，久虛挾濕熱。一云先服補氣血大劑，外用附子末津和作餅，付漏上灸微熱，幹則易至肉平，效。

涼血飲：（寶鑒）治痔漏，因風熱燥歸於大腸，故涼血爲主。人參、黄芪、黄連、生地黄、當歸、川芎、槐角、條芩、枳殻、升麻各一錢，空心煎服或丸服。

秘傳神應膏：（寶鑒）治痔漏。片腦、熊膽、血竭、牛黄、乳香、沒藥各五分，右末，蝸牛取肉搗成稀膏，每夜洗淨拭乾，將此膏搽上患處，數遍即愈，宜磁①罐收貯，不要乾了。

黑地黄丸：（寶鑒）治久痔，痔漏下膿血。蒼术一斤泔浸，熟地黄一斤，五味子八兩，乾薑秋冬一兩、春七錢、夏五錢，右末，棗肉丸如梧子，空心米飲或溫酒下百丸。

取痔蟲方：（寶鑒）槐白皮煎湯熏，穀道、桃皮葉杵爛，水漬去滓漬之。棗肉入水銀，撚如棗核，臨卧納肛内，若痛加甘草末。東向石榴根皮末糝之。

塞漏孔方：（寶鑒）赤石脂、枯礬、黄丹、腦子同末塞之，或飯和撚條插入。澀藥插竅，童便煅爐甘石、牡蠣粉、龍骨、蜜陀僧。

［语释］

痔漏：痔破流脓，即瘘痔，为湿邪浸淫肛肠糜烂，似虫蚀极痒痛，有的射血如线，为饮酒色欲所致，痔轻漏重，治法病初宜凉血清热、燥湿，病久则涩窍、杀虫，并温散寒邪，有的初感风冷，久虚挟湿热所致。有的说应先服大剂补气血药，外用附子末以津调和作饼，敷漏上灸微热，饼干则易使痔瘘长平，有效果。

凉血饮：《宝鉴》治痔漏，因为风热燥归属大肠，故以凉血为主。方药组成为人参、黄芪、黄连、生地黄、当归、川芎、槐角、条芩、枳壳、升麻各一钱，空腹煎服或做丸服。

秘传神应膏：《宝鉴》治痔漏。方药组成为片脑、熊胆、血竭、牛黄、乳香、没药各五分，又制成细末，蜗牛取肉捣成稀膏，每夜洗净擦干，将此膏搽上患处，数遍即愈，宜用瓷罐收贮，不要使药膏干了。

黑地黄丸：《宝鉴》治久痔，痔漏下脓血之证。方药组成为苍术一斤（泔浸），熟地黄一斤，五味子八两，秋冬产干姜一两，或春天产七钱，或夏天产五钱，又制成细末，用枣肉做丸如梧子大小，每次空腹米汤或温酒服下百丸。

取痔虫方：《宝鉴》用槐白皮煎汤熏，再用谷道虫、桃皮叶杵烂，水渍去渣后浸渍患处。或在枣肉中加入水银，搓捻成枣核样，临睡纳肛内，若痛加甘草末。或取向东石榴根皮研末涂洒患处。

塞漏孔方：《宝鉴》方药组成为赤石脂、枯矾、黄丹、脑子同研为末，塞瘘处，或以饭和药，搓捻成条，插入肛患处。再者，用童便煅的炉甘石、牡蛎粉、龙骨、密陀僧涩药做药捻，插入瘘处。

［词解］

①磁：同“瓷”。

【原文】

脱肛：即腸痔，氣虚也。勞倦房欲過度，及産婦用力過多，與小兒叫號努氣，並久痢不止，風邪襲虚而作氣下陷，補中益氣湯（内傷）加訶子、樗根白皮少許，氣熱，條芩六兩、升麻一兩，麵糊丸服，血熱，四物湯（血門）加黄栢、升麻，風邪，敗毒散（寒門），濕熱，升陽除濕湯（大便），腎虚，六味地黄丸、八味元（並五臟）。肛痒，腸中有蟲，生艾、苦楝根煎湯熏洗，或梔白皮煎湯熏洗。

参芪湯：（寶鑒）治肛門虚寒脱出。人参、黄芪蜜炒、當歸、白术、生地黄、白芍藥酒炒、白茯苓各一錢，升麻、桔梗、陳皮、乾薑炒各五分，甘草炙三分。

蝟皮散：（寶鑒）治因瀉痢或努力脱肛。蝟皮、鼈甲各一箇燒存性，磁石煆醋淬七次五錢，桂心三錢，右末，每二錢空心米飲下，仍用草鞋底炙熱按入。忌房事。

文蛤散：（寶鑒）治脱肛不收。五倍子末，入白礬、蛇床子煎湯熏洗後，以赤石脂末糁芭蕉葉上托入，或長尺餘者，以兩床相接中空，以器盛藥水滿，架起與床平，令病者仰臥浸器中，逐日如此縮盡爲度。

七聖丸：（寶鑒）治肛門痛不可忍，脈訣曰：積氣生於脾藏，傍大腸疼痛陣難當，此藥主之。郁李仁泥一兩五錢，羌活一兩，大黄煨八錢，檳榔、桂心、木香、川芎各五錢，右末，蜜丸如梧子，白湯下三五十丸微利即瘉，切不可快利其痛滋甚。

洗痔燻痔法：（寶鑑）痔肿痒痛，威靈仙、枳殼煎湯燻洗，槐米、荊芥、枳殼、艾葉煎湯入白礬燻洗。痔漏，川椒、艾葉、蔥白、五倍子、焰硝、馬齒莧、茄子根水煎燻洗。痔痛不可忍，木棉花煎湯入焰硝燻洗，單用焰硝水妙。脱肛，苦參、五倍子、東壁土煎湯燻洗，右熱童便和白礬末燻洗，以烘熱鞋底搽入。五痔及瘻漏蟲蝕膿血，刺蝟皮三指大，雄黄如棗大，熟艾如鷄子，右麁末入瓦缸火燒，坐上燻之，取烟從口中出為佳，三日將息①，更燻三度永差。鰻鱺魚火燒燻之，蟲盡死蟲魚亦佳。

［语释］

脱肛：即肠痔，为气虚劳倦、房欲过度，及产妇用力过多，或对小儿叫喊使气，并久痢不止，被风邪袭虚而作气下陷所致，治疗方剂为“补中益气汤”（内伤患者）加诃子、樗白皮少许。气热致瘘，条芩六两、升麻一两，以面做糊丸服。血热致瘘，“四物汤”（补血）加黄柏、升麻，有风邪，“败毒散”（去风寒），有湿热，“升阳除湿汤”（使大便），肾虚者，“六味地黄丸”、“八味元”（均补五脏）。肛痒，为肠中有虫，用生艾、苦练根煎汤熏洗，或栀白皮煎汤熏洗。

参芪汤：《宝鉴》治肛门虚寒脱出。方药组成为人参、黄芪（蜜炒）、当归、白术、生地黄、白芍药（酒炒）、白茯苓各一钱，升麻、桔梗、陈皮、干姜（炒）各五分，甘草（炙）三分。

猬皮散：《宝鉴》治因泻痢或用力所致脱肛。方药组成为猬皮、鳖甲各一个，烧存性，磁石（煅醋淬七次）五钱，桂心三钱，又制成细末，每次二钱空腹米汤冲服，再用草鞋底烤热将脱肛按入。忌房事。

文蛤散：《宝鉴》治脱肛不收。方药组成为五倍子末、白矾、蛇床子煎汤熏洗后，以赤石脂末洒芭蕉叶上将脱肛托入，有的脱肛长尺余，以两床相接留空，用器盛满药水，架起与床平，令病者仰卧脱肛浸器中，每日这样，全部缩尽为度。

七圣丸：《宝鉴》治肛门痛不可忍，脉诀曰：积气生于脾脏，傍大肠而疼痛阵难当，此药主之。方药组成为郁李仁泥一两五钱，羌活一两，大黄（煨）八钱，槟榔、桂心、木香、川芎各五钱，又制成细末，做成蜜丸如梧子大小，每次白水服下三十至五十丸，微通利即愈，切不可快利，否则其痛更甚。

洗痔熏痔法：《宝鉴》痔肿痒痛，以威灵仙、枳壳煎汤熏洗，或以槐米、荆芥、枳壳、艾叶煎汤入白矾熏洗。痔漏，用川椒、艾叶、葱白、五倍子、焰硝、马齿苋、茄子根水煎熏洗。痔痛不可忍，用木棉花煎汤入焰硝熏洗，单用焰硝水效果更好。脱肛，用苦参、五倍子、东壁土煎汤熏洗，另用热童便和白矾末熏洗，以烘热的鞋底撮入。五痔及瘘漏，虫蚀脓血，用三指大小的刺猬皮，如枣大的雄黄，如鸡子大小的熟艾制成粗末，放在瓦缸上火烧，患者坐在上面熏，烟从口中出为佳，休养三日，再熏三次永瘥。鳗鲡鱼火烧熏之，虫尽死虫鱼亦佳。

［词解］

①將息：养息，休养。

【原文】

霍亂

脈法：浮洪或微滑者，生；微遲或溢數者，死。脈，或伏，或絕、或結、或促、或代，皆不死，脈亂故也。

霍亂形症：人或冷熱不調，內傷飲食，外感風寒，不能消化水穀，眞邪相幹[①]，升降失常，心腹疼痛，吐利寒熱，頭疼眩暈，虛煩，夏炑為多。邪在上焦，心痛而吐；邪在下焦，腹痛而瀉；邪在中焦，心腹俱痛，吐利俱作，甚則轉筋慾死，風盛故也，不急治死。

乾濕霍亂治法：乾霍亂[②]者，心腹痛不吐利，關格陰陽[③]，煩躁喘脹，多死，禁涼藥，急用塩湯或薑塩湯探吐，續以理中湯（寒門）倍橘紅，或藿香正氣散（寒門）加官桂、枳殼、赤茯苓、木瓜，吞蘇合香元（氣門）。絞腸沙[④]者，乾霍亂一名也，腹痛不可忍或手足厥冷，乃腸絞縮在腹也，急用塩湯吐之，鍼尺澤委中穴，或十指頭出血，兼服治中湯（寒門）或藿香正氣散。濕霍亂[⑤]者，上吐下瀉，渴為熱，五苓散（寒門），不渴為寒，理中湯；寒月虛冷，理中湯、五積散（寒門）；暑月煩渴，黃連香薷散或茹苓湯（並暑）；分消上下，更和益元散（署門）；降火，虛煩，竹葉石膏湯（寒門）；四時通用藿香正氣散或白礬水吐之。吐瀉心腹痛，炒塩二椀紗包頓胷腹，熨門火熨之，氣透則甦，又熨揹，又法塩炒吳茱熨臍。吐瀉時，切勿與穀食及酒立死，待吐瀉止少與稀粥。大吐瀉氣慾絕，肢冷黲黑，則與脫陽症[⑥]同，大固陽湯（救急），考救急門脫陽條治之。

薑鹽湯：（寶鑑）治乾霍亂慾死。塩一兩、生薑切五錢，右同炒色變，以童尿二盞同煎至一盞，分二服。

木萸散：（寶鑑）治霍亂吐瀉，肢體轉筋逆冷。木瓜、吳茱萸、食鹽各五錢，右同炒令焦，併盛百沸散三升入藥，同煎至二升，冷煖任意服，如無前藥，枯白礬末一錢沸湯調服，如無白礬，只用塩一撚、醋一盞同煎服，或塩梅鹹酸之物皆可煑服。

回生散：（寶鑑）治霍亂吐瀉過多但一點胃氣存者服之。藿香、陳皮各五錢水煎溫服。

麥門冬湯：（寶鑑）治霍亂後煩渴。麥門冬二錢，陳皮、半夏、白术、白茯苓各一錢，小麥半合，人參、甘草各五分，薑三片，梅一箇，一名九君子湯。

二香黃連散：（寶鑑）治伏暑霍亂，腹痛燥悶，脈沉，手足冷。藿香、厚樸、半夏、赤茯苓、陳皮、白扁豆、香薷各一錢，黃連、澤瀉各八分，甘草三分，水煎入薑汁一匙溫服。

［语释］

霍乱

脉法： 浮洪脉，或微滑脉，患者多生；微迟脉，或涩数脉，患者多死。脉，或伏、或绝、或结、或促、或代，患者皆不死，这是乱脉的缘故。

霍乱形症： 人感受霍乱，有的冷热不调，为内伤饮食，外感风寒，不能消化水谷，正邪相干，升降失常，致使心腹疼痛，吐利寒热，头疼眩晕，虚烦，夏秋为多见。邪在上焦，心痛而吐；邪在下焦，腹痛而泻；邪在中焦，心腹俱痛，吐利俱作，甚则转筋欲死，为风邪盛的缘故，不急治则死。

干湿霍乱治法： 干霍乱，症见心腹痛不吐利，阴阳关格，烦躁喘胀，患者多死，禁用凉药，应急服盐汤或姜盐汤，探喉吐之，再以“理中汤”（祛寒）橘红剂量加倍，或“藿香正气散”（散寒湿）加官桂、枳殼、赤茯苓、木瓜，吞服“苏合香丸”（行气）。绞肠沙，为“干霍乱”的又一名称，腹痛不可忍，或手足厥冷，乃肠绞缩在腹，急用盐汤吐之，针刺尺泽、委中穴，或刺十指使手指头出血，兼服“治中汤”（祛寒）或“藿香正气散”。湿霍乱，症见上吐下泻，口渴为热，治疗方剂为“五苓散”（温阳行水），口不渴为寒，治用“理中汤”；寒月虚冷，治用“理中汤”、“五积散”（祛寒）；暑月烦渴，治用“黄连香薷散”或“茹苓汤”（均解暑）；分消上下，更和以“益元散”（清暑利湿）；降火，消除虚烦，治用“竹叶石膏汤”（清解伤寒）；四时通用“藿香正气散”，或服白矾水，使患者吐之。吐泻心腹痛，用纱布包炒盐二碗，放于胸腹上，用熨斗热熨之，气透则苏醒，又熨背，另有用盐炒吴茱熨脐方法。吐泻时，切勿给予谷食及酒，否则患者立即死亡，只能待吐泻止后，少少给予稀粥。大吐泻，气欲绝，肢冷面黑，则与脱阳症相同，方用“大固阳汤”（救急），参考“救急门”脱阳条治之。

姜盐汤：《宝鉴》治干霍乱，满闷欲死。方药组成为盐一两、生姜（切）五钱，又同炒令色变，以童尿二杯同煎至剩一盏，分二次服。

木萸散：《宝鉴》治霍乱吐泻，肢体转筋，逆冷。方药组成为木瓜、吴茱萸、食盐各五钱，又同炒令焦，并盛“百沸散”三升入药，同煎至二升，冷暖任意服，如无前药，可用枯白矾末一钱，开水调服，如无白矾，只用盐一捏、醋一盏同煎服，或盐、梅、咸、酸之物，皆可煮服。

回生散：《宝鉴》治霍乱吐泻过多，但尚有一点胃气存。方药组成为藿香、陈皮各五钱水煎温服。

麦门冬汤：《宝鉴》治霍乱后烦渴。方药组成为麦门冬二钱，陈皮、半夏、白术、白茯苓各一钱，小麦半合，人参、甘草各五分，生姜三片，梅一个，一名“九君子汤”。

二香黄连散：《宝鉴》治伏暑霍乱，致腹痛燥闷，脉沉，手足冷。方药组成为藿香、厚朴、半夏、赤茯苓、陈皮、白扁豆、香薷各一钱，黄连、泽泻各八分，甘草三分，水煎液入姜汁一匙，温服。

［词解］

①眞邪相幹：即正邪相干，指正邪双方处在此盛彼衰、此进彼退作用状态。

②乾霍亂：症见卒然腹中绞痛，欲吐不得吐，欲泻不得泻，烦躁闷乱，甚则面色青惨，四肢厥冷，头汗出，脉象沉伏。《诸病源候论·干霍乱候》：“干霍乱者，是冷气搏于肠胃，致饮食不消，但腹满烦乱、绞痛、短气，其肠胃先挟实，故不吐利。”

③關格陰陽：阴阳之气不相应合，不得相营，故曰关格。具体讲：小便不通，曰“关”，呕吐不止，曰“格”，小便不通与呕吐不止并见，曰“关格”。关格属于危重病证，多见于水肿、癃闭、淋证等病证的晚期。

④絞腸沙：干霍乱心腹绞痛，欲吐不吐，欲泻不泻，俗名“绞肠沙”

⑤濕霍亂：若吐利并行而腹中绞痛，坐卧不安，甚则转筋，名之曰“湿霍乱”。见《医林绳墨·霍乱》

⑥脫陽症：①指阳气耗伤太过，以致神气不藏而出现幻觉、幻视、神志异常、或大汗淋漓、手足逆

冷、踡卧神疲等症状。《难经·二十难》："脱阳者见鬼。"②指男子因性交出现虚脱的症状。

【原文】

霍亂後轉筋：暴吐瀉亡津液，不潤宗筋[①]，兩脚轉筋，甚則遍身轉筋，逆冷，塩填臍中，艾灸無數，或灸大顀、中脘、氣海，胷若煖立甦，木萸散加茴香、甘草、紫蘇，理中湯（寒門）加石膏一兩，或理中湯去术加生附子。大蒜研塗兩脚心。脇痛脈絃，平胃散（六腑）加木瓜五錢，或小建中湯（虛勞）加柴胡木瓜。厥冷脈微，加當歸附子。血熱，四物湯（血門）加酒芩紅花蒼术南星。轉筋不止，男子牽陰女子牽乳兩傍。

木瓜湯：（寶鑑）治霍亂轉筋。木瓜四錢，吳茱萸二錢，茴香炒一錢，甘草炙四分，薑三片，紫蘇十葉，塩一撮，梅一箇。

［语释］

霍乱后转筋：暴吐暴泻后，亡失津液，不能润渍宗筋，致使两脚转筋，甚则遍身转筋逆冷，治法用盐填充脐中，艾灸多次，或灸大椎、中脘、气海，若胸暖则患者立即苏醒，治疗方剂为"木萸散"加茴香、甘草、紫苏，或"理中汤"（祛寒）加石膏一两，或"理中汤"去白术，加生附子。大蒜捣泥涂两脚心也可。出现胁痛、脉弦，"平胃散"（运脾和胃）加木瓜五钱，或"小建中汤"（补虚劳）加柴胡、木瓜。出现厥冷，脉微，加当归、附子。血热，"四物汤"（补血）加酒芩、红花、苍术、南星。患者转筋不止，男子会牵阴痛，女子会牵乳引两旁痛。

木瓜汤：《宝鉴》治霍乱转筋。方药组成为木瓜四钱，吴茱萸二钱，茴香（炒）一钱，甘草（炙）四分，生姜三片，紫苏十叶，盐一捏，梅一个。

［词解］

①宗筋：①诸筋的总汇。《素问·厥论》："前阴者，宗筋之所聚，太阴阳明之所合也。"②指阴茎。《素问·痿论》："入房太甚，宗筋弛纵，发为筋痿，及为白淫。"③指睾丸。《灵枢·五音五味》："宦者去其宗筋，伤其冲脉……故须不生。"

【原文】

嘔吐

脈法：寸口數則吐，寸緊尺濇或滑，或寸細而數。數，為熱；細，為寒。脈絃者，胃虛膈噎反胃[①]。浮緩生，沉澁死。

嘔吐治法：皆屬火。嘔者，有物有聲，氣血俱病；吐者，有物無聲，血病；噦者，有聲無物，氣病，皆因脾虛，或寒客胃，或傷食，嘔重吐輕，胃冷厥冷，食久乃吐，二陳湯（痰飲）加縮砂丁香薑桂，甚加附子，或理中湯（寒門）去甘草，加陳皮、半夏、赤茯苓、藿香、丁香、縮砂、桂皮，胃熱、手足熱、食已即吐，二陳湯加芩連梔子，甚加木香檳榔。上焦吐，脈浮洪，食入暴吐，口渴，六君子湯（痰飲）加木香。中焦吐，脈浮絃，傷食與氣，平胃散（六腑），二陳湯加青皮、縮砂、白豆蔻、山楂、神麯。下焦吐，脈沉遲，朝食暮吐，暮食朝吐，尿清便祕，附子理中湯（寒門）。熱結，大柴胡湯（寒門）；痰火嘔吐，小調中湯（痰飲）；瘀血嘔吐，腥臊惡心雜涎血，四物湯（血門）加赤茯苓牧丹皮；虛者，八物湯（虛勞）加陳皮。

保中湯：（寶鑑）因痰火致嘔吐，不下飲食。白术土炒二錢，黃連、黃芩並土炒，藿香、梔子薑汁炒各一錢，半夏、陳皮、赤茯苓各八分，縮砂三分，甘草二分，薑三片，以長流水和黃泥澄清取水煎之，稍冷頻服。

清熱二陳湯：（寶鑑）治痰火嘔吐出涎。半夏、陳皮、赤茯苓、甘草、人參、白术、竹茹、砂仁、梔子、麥門冬各一錢，薑三片，棗二枚，梅一箇。

葛根竹茹湯：（寶鑑）治胃熱嘔吐。葛根三錢，半夏切薑汁漿水同煮焙乾二錢，甘草一錢，薑三片，棗二枚，竹茹一彈子大。

比和飲：（寶鑑）治胃虛嘔吐，不納水穀，聞食即嘔，聞藥亦嘔。人參、白术、白茯苓、神麯炒各一錢，藿香、陳皮、縮砂、甘草各五分，陳倉米一合。右作一貼，先以順流水三升泡伏龍肝末澄清取一升五合，入藥及薑三片棗二枚同煎至七分，去滓稍冷服，日二三隧納而不吐，別以陳倉米煎湯，時時啜之。

［语释］

呕吐

脉法：呕吐症见寸口脉数，或寸脉紧，尺脉涩或滑，或寸脉细而数。脉数，为热；细脉，为寒。脉弦，为胃虚膈噎反胃。浮缓脉，患者生，沉涩脉，患者死。

呕吐治法：呕吐皆属火。呕，症见有呕吐、物有声音，为气血俱病；吐，症见有呕吐物、无声音，为血病；哕，症见有声音、无呕吐物，为气病，皆因脾虚，或寒客胃，或伤食，呕重吐轻，胃冷厥冷，食久乃吐，治疗方剂为“二陈汤”（化痰饮）加缩砂、丁香、姜、桂，严重者加附子，或“理中汤”（祛寒）去甘草，加陈皮、半夏、赤茯苓、藿香、丁香、缩砂、桂皮，出现胃热、手足热、食已即吐，用“二陈汤”加芩、连、栀子，严重者加木香、槟榔。上焦吐，脉浮洪，为食入暴吐，口渴，治疗方剂为“六君子汤”（化痰饮）加木香。中焦吐，脉浮弦，为伤食与伤气，治疗方剂为“平胃散”（运脾和胃），或“二陈汤”加青皮、缩砂、白豆蔻、山楂、神曲。下焦吐，脉沉迟，症见朝食暮吐，暮食朝吐，尿清，便秘，治疗方剂为“附子理中汤”（温中散寒）。大便热结，治疗方剂为“大柴胡汤”（伤寒热结）；痰火呕吐，治疗方剂为“小调中汤”（化痰饮）；瘀血呕吐，腥臊恶心，掺杂涎血，治疗方剂为“四物汤”补血）加赤茯苓、牡丹皮；虚者，治疗方剂为“八物汤”（补虚劳）加陈皮。

保中汤：《宝鉴》因痰火致呕吐，不下饮食。方药组成为白术（土炒）二钱，黄连、黄芩（均土炒），藿香、栀子（姜汁炒）各一钱，半夏、陈皮、赤茯苓各八分，缩砂三分，甘草二分，生姜三片，以长流水和黄泥，澄清取水煎药，稍冷频服。

清热二陈汤：《宝鉴》治痰火所致呕吐出涎。方药组成为半夏、陈皮、赤茯苓、甘草、人参、白术、竹茹、砂仁、栀子、麦门冬各一钱，生姜三片，大枣二枚，梅一个。

葛根竹茹汤：《宝鉴》治胃热呕吐。方药组成为葛根三钱，半夏（切片，与姜汁浆水同煮，焙干）二钱，甘草一钱，生姜三片，大枣二枚，竹茹如弹子大小一团，。

比和饮：《宝鉴》治胃虚呕吐，不纳水谷，症见闻食即呕，闻药亦呕。方药组成为人参、白术、白茯苓、神曲（炒）各一钱，藿香、陈皮、缩砂、甘草各五分，陈仓米一合。另外作为一副药，应先以顺流水三升泡伏龙肝末，澄清后取一升五合，再入药及生姜三片、枣二枚同煎至七分，去渣稍冷服，一天二、三次后，隧纳而不吐，再以陈仓米煎汤，时时喝。

［词解］

①膈噎反胃：饮食入咽，不得辄下，噎塞膈中，如有阻隔之者，故名“膈噎”。又其病正在膈间，食不得下，气反上逆，随复吐出，故又名“膈气”。反胃者，饮食入胃，全无阻隔，过一二时，辄复吐出，有反还之意，故曰“反胃”。甚者朝食暮吐，暮食朝吐，有翻倾之义，故亦名“翻胃”。

【原文】

惡心乾嘔：惡心者，無聲物，但兀兀[①]慾吐，見食便惡心，二陳湯（痰飲）加白豆蔻、香附子、縮砂。乾嘔者，只有聲，或厥冷吐涎，生薑橘皮煎服。胃虛寒，理中湯

（寒門）加陳皮半夏，或六君子湯（痰飲）加縮砂。胃熱痰火煩渴，二陳湯加薑炒芩連。

生薑半夏湯：（寶鑑）治腦[③]中似喘不喘，似嘔不嘔，似噦不噦，徹心中，憒憒然[②]無奈者。半夏五錢水一盞半，煎至半盞，入薑汁半盞和勻緩緩服。

梔子竹茹湯：（寶鑑）治胃熱惡心，乾嘔不止。梔子炒三錢，陳皮二錢，青竹茹一錢五分，水煎和薑汁服。

［语释］

恶心干呕：恶心，无声音无呕吐物，但兀兀欲吐，见食便恶心，治疗方剂为"二陈汤"（化痰饮）加白豆蔻、香附子、缩砂。干呕，只有声音，或厥冷吐涎，用生姜、橘皮煎服。胃虚寒，治疗方剂为"理中汤"（祛寒）加陈皮、半夏，或"六君子汤"（化痰饮）加缩砂。胃热生痰火，患者烦渴，治疗方剂为"二陈汤"加生姜、炒黄芩、炒黄连。

生姜半夏汤：《宝鉴》治胸中似喘不喘，似呕不呕，似哕不哕，彻心中，愦愦然无奈者。方药组成为半夏五钱、水一盏半，煎至剩半盏，入姜汁半盏和匀缓缓服。

栀子竹茹汤：《宝鉴》治胃热恶心，干呕不止。方药组成为栀子（炒）三钱，陈皮二钱，青竹茹一钱五分，水煎和姜汁服。

［词解］

①兀兀：不动的样子。

②愦愦然：形容烦闷懊侬之甚，使人无可奈何状。

③腦：疑作"胸"。

【原文】

食痺吐食：食痺者，食已心痛，隱隱然不可名，不可忍，吐出痛止，乃胃氣不下行，寒也。風客胃，翻翻不定全不食，不換金正氣散（寒門）。

茯苓半夏湯：（寶鑑）治風痰羈絆於脾胃之間，惡心慾吐，宜實脾土。麥芽炒一錢五分，白朮、白茯苓、半夏、神麯炒各一錢三分，橘紅、天麻各一錢，右麄末薑五片煎服。

［语释］

食痹吐食：食痹，为食后心痛，隐隐然不可名状，不可忍受，吐出则痛止，这是胃气不下行所致，属寒。风邪客胃，胃翻转不定，食物一点也不能吃，治疗方剂为"不换金正气散"（理气化痰湿）。

茯苓半夏汤：《宝鉴》治风痰羁绊于脾胃之间，恶心欲吐，治宜实脾土。方药组成为麦芽（炒）一钱五分，白术、白茯苓、半夏、神曲（炒）各一钱三分，橘红、天麻各一钱，又制成粗末，姜五片，煎服。

【原文】

噎膈反胃治法：噎膈反胃者，三陽熱結，血液俱耗，脈洪數有力，便尿閉塞，反而上行，噎食不下，從下復出，大率血虛，四物湯（血門）；氣虛，四君子湯（氣門）；痰，二陳湯（痰飲）；實火，解毒湯（寒門）。便祕，通幽湯（大便）；氣血俱虛，八物湯（虛勞），俱加薑汁童便竹瀝韭汁。食積，枳朮丸（內傷）加黃連陳皮半夏，或保和丸（內傷）。七情，分心氣飲（氣門）。蓋噎病屬血乾，血靜則火不起，宜養金水生津液，腎氣丸（五臟），且多飲牛羊乳，蓋人乳有火不可用，禁香燥藥，宜薄滋味。酒客加砂糖，驢尿以防蟲生。

五膈寬中散：（寶鑑）治五膈[①]食不下。厚樸香附子各一錢五分，甘草五分，青皮、陳皮、丁香、縮砂各四分，木香三分，白豆蔻二分，右𥶇末，薑三片，塩少許煎服。

生津補血湯：（寶鑑）治年少人噎膈，乃胃脘血燥不潤，故便閉塞而食不下。當歸、白芍藥、生地黃、熟地黃、白茯苓各一錢，枳實、陳皮、黃連炒、蘇子、貝母各七分，縮砂、沉香水磨取汁各五分，薑一片，棗二枚，水煎入沉香汁服。

氣順和中湯：（寶鑑）治嘔吐反胃，嘈雜呑酸，噎膈吐痰水，心腹刺痛。陳皮塩水炒、香附子醋炒、梔子薑汁炒黑各一錢，白朮土炒八分，白茯苓七分，半夏、神麯、黃連薑汁浸灑猪膽汁拌炒各六分，枳實五分，縮砂三分，甘草炙二分，薑三片，長流水入黃土泥攪，澄清水煎，入竹瀝童便薑汁溫服。

［语释］

噎膈反胃治法：噎膈反胃患者，为三阳热结，血液俱耗，脉洪数有力，便尿闭塞反而上行，噎食不下复从下出，大概属血虚，治疗方剂为"四物汤"（补血）；气虚，用"四君子汤"（补气）；有痰，用"二陈汤"（化痰饮）；实火，用"解毒汤"（清火）；便秘，用"通幽汤"（排大便）；气血俱虚，用"八物汤"补虚劳），上述症治俱加姜汁、童便、竹沥、韭汁。有食积，治疗方剂为"枳术丸"（健脾化湿）加黄连、陈皮、半夏，或"保和丸"（消食导滞）。因七情所致，治疗方剂为"分心气饮"（行气）。大概噎病属血虚，血润则火不起，宜养金水生津液，治疗方剂为"肾气丸"（补五脏），且多饮牛羊乳，可能人乳有火，不可用，禁用辛香燥烈之药，宜食滋味淡薄之品。酒客饮酒时可加砂糖，驴尿可以防肠内虫生。

五膈宽中散：《宝鉴》治五膈食不下。方药组成为厚朴、香附子各一钱五分，甘草五分，青皮、陈皮、丁香、缩砂各四分，木香三分，白豆蔻二分，又制成粗末，加生姜三片，盐少许煎服。

生津补血汤：《宝鉴》治青少年人噎膈，为胃脘血燥不润，故便闭塞而食不下。方药组成为当归、白芍药、生地黄、熟地黄、白茯苓各一钱，枳实、陈皮、黄连（炒）、苏子、贝母各七分，缩砂、沉香（水磨取汁）各五分，生姜一片，大枣二枚，水煎入沉香汁服。

气顺和中汤：《宝鉴》治呕吐反胃，嘈杂吞酸，噎膈吐痰水，心腹刺痛。方药组成为陈皮（盐水炒）、香附子（醋炒）、栀子（姜汁炒黑）各一钱，白术（土炒）八分，白茯苓七分，半夏、神曲、黄连（姜汁浸，洒猪胆汁拌炒）各六分，枳实五分，缩砂三分，甘草（炙）二分，生姜三片，长流水入黄土泥搅，以澄清水煎，入竹沥、童便、姜汁温服。

［词解］

①五膈：证名。①忧膈、恚膈、气膈、寒膈、热膈的总称。见《肘后备急方》卷四。又称"五鬲气"。②忧膈、气膈、食膈、寒膈、饮膈的总称。见《外台秘要》卷八。③忧膈、思膈、怒膈、恐膈、喜膈的总称。见《三因极一病证方论》卷八。

【原文】

嘔吐　噎膈　反胃　宜通大便：嘔吐忌利藥①，言其常，若便尿熱結不通，嘔吐膈食，不用利藥嘔吐何止？三一承氣湯（寒門）、虛冷蘇感元（大便）、熱結猪膽導②等法（大便）。

紫沉丸：（寶鑑）治中焦吐食，由食積與寒氣相格故吐而疼，此主之。陳皮五錢，半夏麯、代赭石、縮砂、烏梅肉各三錢，丁香、檳榔各二錢，沉香、木香、杏仁、白朮各一錢，白豆蔻、巴豆霜各五分，右末，醋糊丸如黍米，每五十丸薑湯下。一法，橘皮一箇去白，生薑一塊煨熟，煎湯下紫沉丸百丸，一日二服後，大便通，不吐則止。

人參利膈丸：（寶鑑）治噎膈，大便燥結，喘滿壅塞，治膈氣之聖藥也。人參、當歸、藿香、枳殼、大黃、厚樸、甘草各一兩，木香、檳榔各七錢五分，右末，水丸如梧子，白湯下五七十丸。

［语释］

呕吐　噎膈　反胃　宜通大便：呕吐忌利药，人们说这是很正常的，但是，若因热结，致使便尿不通，呕吐膈食，不用利药呕吐又怎么能止住？治应用“三一承气汤”（泻热通便）；患者虚冷，用“苏感元”（行气通便）；内有热结，用猪胆导等法（通大便）。

紫沉丸：《宝鉴》治中焦吐食，病因食积与寒气相格，故吐而疼，此方主治。方药组成为陈皮五钱，半夏曲、代赭石、缩砂、乌梅肉各三钱，丁香、槟榔各二钱，沉香、木香、杏仁、白术各一钱，白豆蔻、巴豆霜各五分，又制成细末，以醋糊丸如黍米大小，每次用姜汤冲服五十丸。另法，橘皮一个（去白），生姜一块（煨熟），煎汤冲服“紫沉丸”百丸，一日二次服后，大便通，不吐则止。

人参利膈丸：《宝鉴》治噎膈，大便燥结，喘满壅塞，本方为治膈气之圣药。方药组成为人参、当归、藿香、枳壳、大黄、厚朴、甘草各一两，木香、槟榔各七钱五分，又制成细末，制成水丸如梧子大小，白水冲服五十致七十丸。

［词解］

①利藥：指具有通利大小便及活血祛瘀功效的药物。《素问·缪刺论》：“腹中满胀，不得前后，先饮利药。”

②猪膽導：指热结于下，肠满胃虚，用承气汤等恐重伤胃气，乃用猪胆之寒，苦酒之酸，收引上入肠中，非但导去有形之垢，并能涤尽无形之热。

【原文】

咳嗽

脈法：尺微，為咳；絃緊，為寒。浮風、細濕、數熱。沉為畱飲。胃濡傷食。洪滑多痰，絃澁血少。浮大易治，沉小難治。喘脈浮滑生，澁數死，大抵宜浮遲，不宜急數。脈結或促或微可治，代者危。

咳嗽病因：咳，無痰有聲，肺氣傷；嗽，無聲有痰，脾濕動；咳嗽，有聲有痰也。形寒飲冷則傷肺咳嗽。炑傷濕冬必咳嗽。咳非屬肺也，臟腑皆有，春宜潤肺抑肝，夏清金降火，炑清熱瀉濕，冬解表行痰。晨嗽，食積火流肺，瀉白散（五臟）加知母。午前多胃火，石膏煅醋糊丸服，便閉喘咳痰稠者，瓜樓枳實湯（痰飲），敗毒散（寒門）。午後多陰虛，四物湯（血門）合二陳湯（痰飲）加知母黄栢麥門冬。黄昏多肺火，不宜用涼藥，五味子、五倍子斂而降之。咳之為病有二：咳即出痰者，脾濕勝，宜南星半夏皂角灰燥其脾，連咳十數不出痰者，肺燥勝，宜枳殼紫蘇杏仁利其肺。咳而脇痛，宜青皮踈肝，兼用白芥子。

二母散：（寶鑑）治諸般咳嗽，兼治痰喘。知母貝母各一兩，巴豆十粒作霜，右末，每服一字與薑三片臨臥細嚼，白湯下便合口睡，其咳即定，亦治久咳不癒。

風嗽寒嗽：風乘肺，脈浮，鼻塞聲重，寒熱自汗惡風，口乾喉痒，語未竟而咳，參蘇飲（寒門）加桑白皮、杏仁。寒傷肺，脈緊，寒熱無汗惡寒，煩躁不渴，胷緊聲啞，遇寒而咳，二陳湯（痰飲）加麻黄、杏仁、桔梗，或理中湯（寒門）加赤茯苓、半夏、陳皮、細辛、五味子。風寒欝熱夜咳，三拗湯加知母、黄芩。天行嗽，參蘇飲。

［语释］

咳嗽

脉法：寸脉微，为咳；弦紧脉，为寒。脉浮，为风；脉细，为湿；脉数，为热。沉脉，为留饮。胃见濡脉，为伤食。洪滑脉，多痰；弦涩脉，血少。浮大脉，易治；沉小脉，难治。喘，见浮滑脉，患者生；脉涩数，患者死，大抵脉宜浮迟，不宜急数。脉结，或促，或微，可治，代脉，患者危急。

咳嗽病因：咳，无痰有声，为肺气伤；嗽，无声有痰，为脾湿动；咳嗽，有声有痰。形寒饮冷则伤肺咳嗽。秋伤湿，冬必咳嗽。咳非专属肺，脏腑为病皆可致咳嗽，因此春宜润肺抑肝，夏宜清金降火，秋宜清热泻湿，冬宜解表行痰。晨嗽，为食积，火邪流肺，治疗方剂为“泻白散”（泻肺伏火）加知母。午前多胃火，以煅石膏醋糊丸服，便闭、喘咳、痰稠患者，治疗方剂为“瓜楼枳实汤”（化痰饮），“败毒散”（散风寒）。午后多阴虚，治疗方剂为“四物汤”（补血）加“二陈汤”（化痰饮）加知母、黄柏、麦门冬。黄昏多肺火，不宜用凉药，宜用五味子、五倍子敛而降之。咳之为病有二：一是咳即出痰者，为脾湿盛，宜用南星、半夏、皂角灰，燥其脾，二是连咳数十下不出痰者，为肺燥盛，宜用枳壳、紫苏、杏仁，利其肺。咳而胁痛，宜用青皮疏肝，兼用白芥子。

二母散：《宝鉴》治诸种咳嗽，兼治痰喘。方药组成为知母、贝母各一两，巴豆十粒作霜，又制成细末，每服一字与姜三片临睡细嚼，白水冲下便闭口睡，其咳即止，亦治久咳不愈。

风嗽寒嗽：风乘肺，症见脉浮，鼻塞声重，寒热自汗，恶风，口干喉痒，语未竟而咳，治疗方剂为“参苏饮”（散风寒）加桑白皮、杏仁。寒伤肺，症见脉紧，寒热无汗，恶寒，烦躁不渴，胸紧声哑，遇寒而咳，治疗方剂为“二陈汤”（化痰饮）加麻黄、杏仁、桔梗，或“理中汤”（祛寒）加赤茯苓、半夏、陈皮、细辛、五味子。风寒郁热所致夜咳，治疗方剂为“三拗汤”加知母、黄芩。季节流行外感咳嗽，治疗方剂为“参苏饮”。

【原文】

金沸草散：（寶鑑）治肺感風寒，咳嗽聲重、痰涎黃濁壅盛。荊芥穗二錢，鏇覆花、前胡各一錢五分，麻黃、赤茯苓各一錢，半夏七分五里，細辛甘草各三分，薑三片，棗二枚，梅一箇，水煎綿濾去滓服。

三拗湯：（寶鑑）治感風寒，咳嗽，鼻塞聲重，失音。麻黃不去根節、杏仁不去皮尖、甘草炙不去皮各一錢五分，薑五片。

華蓋散：（寶鑑）治肺感寒邪，咳嗽上氣，鼻塞聲重。麻黃二錢，赤茯苓、蘇子、陳皮、桑白皮、杏仁各一錢，甘草炙五分，薑三片，棗二枚。

半夏溫肺湯：（寶鑑）治虛寒咳嗽，中脘有痰水冷氣，心下汪洋嘈雜，多唾清水，脈沉絃細遲，此胃虛冷也。半夏、細辛、桂心、鏇覆花、陳皮、人參、桔梗、白芍藥、甘草各一錢，赤茯苓六分，薑五片。

桔梗湯：（寶鑑）除痰止咳嗽，又治心咳[①]。桔梗、半夏制、陳皮去白各一兩，枳實三錢，右為麄末，每三錢薑五片煎服。

飴薑元：（寶鑑）治冷嗽。黑糖一斤，乾薑細末四兩，右先鎔糖，次下薑末，和匀待凝作片，常常嚼下。

人參飲子：（寶鑑）治天行咳嗽，痰盛，寒熱。人參、桔梗、五味子、赤茯苓、半夏各一錢五分，枳殼、甘草各七分，薑五片。

[语释]

金沸草散：《宝鉴》治肺感风寒，咳嗽声重、痰涎黄浊壅盛。方药组成为荆芥穗二钱，旋覆花、前胡各一钱五分，麻黄、赤茯苓各一钱，半夏七分五厘，细辛、甘草各三分，生姜三片，大枣二枚，梅一个，水煎绵滤去渣服。

三拗汤：《宝鉴》治感风寒，咳嗽，鼻塞声重，失音。方药组成为麻黄（不去根节）、杏仁（不去皮尖）、甘草（炙，不去皮）各一钱五分，生姜五片。

华盖散：《宝鉴》治肺感寒邪，咳嗽上气，鼻塞声重。方药组成为麻黄二钱，赤茯苓、苏子、陈皮、桑白皮、杏仁各一钱，甘草（炙）五分，生姜三片，大枣二枚。

半夏温肺汤：《宝鉴》治虚寒咳嗽，中脘有痰水冷气，心下汪洋嘈杂，多唾清水，脉沉弦细迟，这是胃虚冷的缘故。方药组成为半夏、细辛、桂心、旋覆花、陈皮、人参、桔梗、白芍药、甘草各一钱，赤茯苓六分，生姜五片。

桔梗汤：《宝鉴》除痰止咳嗽，又治心咳。方药组成为桔梗、半夏制、陈皮（去白）各一两，枳实三钱，又制成粗末，每次三钱，加姜五片煎服。

饴姜元：《宝鉴》治冷嗽。黑糖一斤，干姜（细末）四两，又先将糖熔化，再下姜末，和匀待凝作片，时常嚼服。

人参饮子：《宝鉴》治天行咳嗽，痰盛，寒热。方药组成为人参、桔梗、五味子、赤茯苓、半夏各一钱五分，枳壳、甘草各七分，生姜五片。

［词解］

①心咳：指咳时心胸部疼痛，喉头似有物梗阻，甚则咽喉肿痛的症状。《素问·咳论》："心咳之状，咳则心痛，喉中介介梗状，甚则咽肿喉痹。"

【原文】

熱嗽濕嗽：暑傷肺，脈數，煩渴，聲嘶，吐沫咳血，辰砂六一散（暑門），痰小，調中湯（痰飲）。濕傷肺，脈細，骨節煩疼，灑淅[①]身重，有汗，尿不利，五苓散，不換金正氣散（並寒）。

参术調中湯：（寶鑑）除熱補氣，止嗽定喘，和胃進食。桑白皮一錢，黄芪八分，人參、白术、白茯苓、甘草各六分，地骨皮、麥門冬、陳皮各四分，青皮二分，五味子二十粒。

四汁膏：（寶鑑）止咳嗽，消痰，降火。雪梨汁、藕汁、蘿葍汁、生薄荷汁，右等分入砂糖屑和勻，慢火熬成膏以匙抄服。

千金麥門冬湯：（正傳）治火熱乘肺，咳唾血，胷脇脹，上氣喘急，羸瘦，五心煩熱而渴。麥門冬、桑白皮、生地黄各七分，紫菀茸、半夏、桔梗、竹葉、麻黄各五分，五味子、甘草各三分，薑三片煎服，若病後火熱乘肺，渴而煩悶，去半夏代貝母，去麻黄代天門冬尤妙。

［语释］

热嗽湿嗽：暑伤肺所致嗽，症见脉数，烦渴，声嘶，吐沫，咳血，治疗方剂为"辰砂六一散"（解暑），若痰少，用"调中汤"（化痰饮）。湿伤肺所致嗽，症见脉细，骨节烦疼，洒淅身重，有汗，尿不利，治疗方剂为"五苓散"，"不换金正气散"（均寒湿为患）。

参术调中汤：《宝鉴》功能除热补气，止嗽定喘，和胃进食。方药组成为桑白皮一钱，黄芪八分，人参、白术、白茯苓、甘草各六分，地骨皮、麦门冬、陈皮各四分，青皮二分，五味子二十粒。

四汁膏：《宝鉴》功能止咳嗽，消痰，降火。方药组成为雪梨汁、藕汁、萝卜汁、生薄荷汁，又等分，入砂糖屑和匀，慢火熬成膏，以匙刮服。

千金麦门冬汤：《正传》治火热乘肺，咳唾血，胸胁胀，上气喘急，羸瘦，五心烦热而渴。方药组成为麦门冬、桑白皮、生地黄各七分，紫菀茸、半夏、桔梗、竹叶、麻黄各五分，五味子、甘草各三分，生姜三片，水煎服，若病后火热乘肺，渴而烦闷，去半夏代贝母，去麻黄代天门冬，效果更好。

［词解］

①灑淅：恶风，或恶寒的样子。

【原文】

鬱嗽　乾嗽　火嗽：鬱嗽者，火甚，乾咳無痰，乃水枯火炎於肺，瀉白散（五臟）加桔梗，虛者腎氣丸（五臟）。乾嗽者，肺無津液，有聲無痰，火鬱之，症久成勞，上用桔梗開之，下用補陰降火，四物湯（血門）加竹瀝黄栢，或瑗玉膏（身形），或生地黄二斤、杏仁二兩、生薑白蜜各四兩，搗如泥，盛器飯蒸五六度，五更咽三匙。火嗽者，有聲痰，少麵赤，或煩渴，脈洪數，二母寧嗽湯，久不瘉，宜玄霜雪梨膏（血門）。

清金降火湯：（寶鑑）治熱嗽，能瀉肺胃之火。陳皮、杏仁各一錢五分，赤茯苓、半夏、桔梗、貝母、前胡、瓜蔞仁、黄芩、石膏各一錢，枳殻八分，甘草三分，薑三片水煎，食後服。

母清順湯：（保元）治上氣喘逆，咽喉不利，痰滯咳嗽，口舌乾渴。知母、貝母各二錢，天門冬、麥門冬、當歸身、枯芩、山梔子、天花粉、玄參、桔梗各一錢，薄荷七分，人參五分，甘草三分。

［语释］

郁嗽　干嗽　火嗽：郁嗽，为火盛，症见干咳无痰，乃水枯火炎于肺所致，治疗方剂为“泻白散”（泻肺火）加桔梗，虚病患者，用“肾气丸”（补五脏）。干嗽，为肺无津液，有声无痰，乃火郁所致，病久成劳，上用桔梗开之，下用补阴降火之“四物汤”（补血）加竹沥、黄柏，或“瑗玉膏”（补身体），或生地黄二斤、杏仁二两、生姜白蜜各四两，捣如泥盛器中，饭蒸五六成熟，五更咽三匙。火嗽，有声有痰，患者很少面红，有的烦渴，脉洪数，治疗方剂为“二母宁嗽汤”，久不愈，宜用“玄霜雪梨膏”（养血）。

清金降火汤：《宝鉴》治热嗽，能泻肺胃之火。方药组成为陈皮、杏仁各一钱五分，赤茯苓、半夏、桔梗、贝母、前胡、瓜蒌仁、黄芩、石膏各一钱，枳壳八分，甘草三分，生姜三片水煎，饭后服。

母清顺汤：《保元》治上气喘逆，咽喉不利，痰滞咳嗽，口舌干渴。方药组成为知母、贝母各二钱，天门冬、麦门冬、当归身、枯芩、山栀子、天花粉、玄参、桔梗各一钱，薄荷七分，人参五分，甘草三分。

【原文】

勞嗽夜嗽：勞嗽，虛勞，盜汗，痰多，寒熱，或吐血，四物湯（血門），加減六味地黄丸（五臟），瑗玉膏（身形）。夜嗽，陰虛，六味地黄丸加知母、黄栢、橘皮、貝母、天門冬，勿用生薑散，並參看火門陰虛火動條。

人參清肺湯：（寶鑑）治久嗽勞嗽，及肺痿①唾血腥臭。人參、桑白皮、地骨皮、知母、阿膠珠、罌粟殻蜜炒、杏仁、桔梗、甘草各一錢，入大棗烏梅各一枚，水煎去滓，入蜜一匙攪勻，澄清吸服。

［语释］

劳嗽夜嗽：劳嗽，为虚劳所致，症见盗汗，痰多，寒热，或吐血，治疗方剂为“四物汤”（补血），加减“六味地黄丸”（补五脏）、“瑗玉膏”（补身体）。夜嗽，为阴虚所致，治疗方剂为“六味地黄丸”加知母、黄柏、橘皮、贝母、天门冬，勿用“生姜散”，并参看“火门·阴虚火动”条。

人参清肺汤：《宝鉴》治久嗽、劳嗽，及肺痿唾血腥臭。方药组成为人参、桑白皮、地骨皮、知母、阿胶珠、罂粟壳（蜜炒）、杏仁、桔梗、甘草各一钱，加大枣、乌梅各一枚，水煎去渣，入蜜一匙搅匀，澄清吸服。

[词解]

①肺痿：指因肺阴亏耗，肺叶枯萎而引起的疾病，临床以咳吐浊唾涎沫为主症。《金匮要略·肺痿肺痈咳嗽上气病脉证治》："热在上焦者，因咳为肺痿。肺痿之病，从何得之？师曰：'或从汗出，或从呕吐，或从消渴，小便利数，或从便难，又被快药下利，重亡津液，故得之。'"

【原文】

食積嗽　痰嗽：食積嗽，因食生痰，胷滿噫酸，二陳湯（痰飲）加厚樸、山楂、麥芽。痰嗽，痰出嗽止，多胷滿，二陳湯加枳殼、桔梗、瓜蔞仁、黄芩、貝母。

二母寧嗽湯：（寶鑑）治傷飲食，胃火上炎衝逼肺氣，痰嗽久不瘉。石膏二錢，貝母、知母各一錢五分，梔子、黄芩各一錢二分，桑白皮、赤茯苓、瓜樓仁、陳皮各一錢，枳實七分，生甘草二分，五味子十粒，薑三片。

[语释]

食积嗽　痰嗽：食积所致嗽，为因食生痰，胸满嗳酸，治疗方剂为"二陈汤"（化痰饮）加厚朴、山楂、麦芽。痰嗽，痰出嗽止，多胸满，治疗方剂为"二陈汤"加枳壳、桔梗、瓜蒌仁、黄芩、贝母。

二母宁嗽汤：《宝鉴》治伤饮食，胃火上炎冲逼肺气，痰嗽久不愈。方药组成为石膏二钱，贝母、知母各一钱五分，栀子、黄芩各一钱二分，桑白皮、赤茯苓、瓜楼仁、陈皮各一钱，枳实七分，生甘草二分，五味子十粒，生姜三片。

【原文】

氣嗽　血嗽：氣嗽者，七情痰結成咳，或如敗絮梅核，咯咽不得，婦人多有，蘇子降氣湯（氣門），加味四七湯（神門）。血嗽者，因打撲，喉有腥氣，唾血，四物湯（血門）加大黄、蘇木末，酒調服。

三子養親湯：（寶鑑）治咳嗽氣急，養脾進食。紫蘇子、蘿葍子、白芥子各一錢，紙上微炒研，煑湯飲，勿煎太過。

[语释]

气嗽　血嗽：气嗽，为七情所致，痰结成咳，或如败絮梅核，咯咽不得，妇女多有此病，治疗方剂为"苏子降气汤"（顺气），"加味四七汤"（解郁化痰）。血嗽，因跌打损伤所致，喉有腥气，唾血，治疗方剂为"四物汤"（补血）加大黄、苏木末，以酒调服。

三子养亲汤：《宝鉴》治咳嗽气急，能养脾进食。方药组成为紫苏子、萝卜子、白芥子各一钱，纸上微炒，研碎，煮汤饮，勿煎太过。

[临床新用]

三子养亲汤　本方现代主要用于顽固性咳嗽、小儿久咳、支气管哮喘、支气管炎、肺心病急性发作期肺动脉高压症、梅核气、甲状腺功能亢进症的治疗。

(1) **顽固性咳嗽**　三子养亲汤治疗顽固性咳嗽 40 例，其中 60 岁以上老年人 15 例，14 例病程达 10 年以上。7 天为 1 疗程，通过自身前后对比观察疗效。服药 3～5 天咳嗽停止，自觉症状消失者 25 例；服药 3～5 天咳嗽明显减轻，第 2 疗程结束，咳嗽基本消失者计 15 例（郑作文．三子汤止咳祛痰疗效观察．中药通报，1986，(8)：56）。

(2) **小儿久咳**　以三子养亲汤加减治疗小儿久咳 25 例。其中胸透异常 25 例；属脾肺气虚型 8 例，气阴两虚型 9 例，痰瘀互结型 8 例。药物组成：莱菔子、苏子、葶苈子、紫菀、荆芥、前胡、北杏、五味子、甘草。加减：脾肺气虚型加党参、茯苓、白术；气阴两虚型加沙参、麦冬、川贝母（末）；痰瘀互结型加毛冬青、丹参、赤芍、僵蚕。日 1 剂。结果：25 例患者均治愈（主要症状消失，呼吸流畅，食欲佳，胸透正常）（吉训超．三子养亲汤加减治疗小儿久咳25例．新中医，1995，（9）：50）。以三子养亲汤加味外敷治疗久咳不愈78例，其中急性支气管炎16例，慢性支气管炎35例，合并肺气肿者15例，合并肺心病者12例。用法：将白芥子、莱菔子、苏子、桂枝、甘遂、细辛共研细末，炒热装入布袋中，外敷于两肩胛之间（相当于肺俞、风门、大椎、心俞、厥阴俞、神通、身柱等穴），日敷30分钟，1周为1疗程。治疗期间，停用其他方法。结果：症状消失者分别为：1疗程38例，2疗程30例，3疗程10例。总有效率为100%（邵兴军、吴礼凯．中药外治久咳不愈78例．湖北中医杂志，1997，（3）：24）。

（3）支气管哮喘　三子养亲汤加味加氧雾化吸入治疗支气管哮喘53例，治疗后症状全部缓解（喘症消失或缓解，或喘症不明显，不发绀，三凹征消失，肺部喘鸣音消失或明显减少，心率控制，肝肿大回缩明显）。其中39例1~2天缓解，14例3~4天缓解，平均缓解时间2.08天。并设对照组49例，以庆大霉素、α-糜蛋白酶、地塞米松雾化吸入治疗，症状亦全部缓解，平均缓解时间4.2天。两组总有效率均为100%，在哮喘控制时间方面，治疗组略优（高安莉、王青芳．三子养亲汤雾化治疗支气管哮喘53例．陕西中医，1995，（4）：148）。

（4）支气管炎　三子养亲汤合三拗汤加味治疗小儿急性支气管炎88例，大部分患儿服药3剂即显效。无效的病例多伴有肺脾气虚，免疫功能低下。结果：痊愈率65.9%，显效率86.4%。总有效率96.6%，无效率3.4%（何安健．自拟“二三方”治疗小儿急性支气管炎88例．上海中医药杂志，1991，（10）：22）。百仙三合汤（百部、仙鹤草合三拗汤、二陈汤、三子养亲汤）治疗支气管炎1800例，其中有慢支病史者590例，经中西药治疗效不显者1460例。症状以咳嗽、咯痰、轻度气喘为主；听诊：呼吸音粗糙，有干湿罗音，甚可闻及哮鸣音；舌苔厚腻，脉滑；X线示肺纹理粗乱。以本方随证加减（寒痰者加干姜、细辛；热痰者加瓜蒌、天竺黄、黄芩、浙贝，去方中半夏、白芥子；食痰者加焦三仙、枳壳；秋燥者加元参、麦冬、沙参、浙贝）治疗后，1763例治愈，占97.9%，37例无效，占2.1%（邹世光、张琴．百仙三合汤治疗支气管炎1800例疗效观察．实用中医药杂志，1995，（5）：8）。

（5）肺心病急性发作期肺动脉高压症　三子养亲汤冲剂配合西药治疗肺心病急发期患者37例。根据病人的咳、痰、喘和肺部罗音等临床症状的改善情况综合判断疗效。结果：21例显效，占58.75%，13例好转，占35.14%，3例无效，占8.01%，总有效率72.53%（$P<0.01$）（郭传永、朱宗昌、宋爱英．中西医结合治疗肺心病急发期肺动脉高压37例临床观察．云南中医杂志，1991，（6）：14）以三子养亲汤治疗慢性肺心病迁延期30例，并设对照组30例。方法：治疗组，三子养亲汤口服液15毫升，日3次；对照组，口服抗生素，首选螺旋霉素0.29，日4次。均服用20天，结果：中药治疗组在服药后，其PEP、AT、HT/RV日有明显变化，与对照组比较有显著性差异（$P<0.01$）（宋爱英、张士友、刘建秋．三子养亲汤治疗肺心病肺动脉高压的基础与临床研究．中医药信息，1995，（3）：25）。

（6）梅核气　以三子养亲汤为主方治疗梅核气32例，辨证可加清热解毒，理气宽胸，化痰除痞，疏肝解郁，通经活络等药味。结果：有效15例，（其中4例服药3天咽喉部异物阻塞感消失）有效13例，无效4例，总有效率达87.5%（阎培峰．三子养亲汤加味治疗梅核气．黑龙江中医药，1992，（6）：31）。

（7）甲状腺功能亢进症　以三子养亲汤治疗难治性甲状腺功能亢进症14例，并与应用他巴唑治疗40例为西药对照组。治疗组：以三子养亲汤为基本方，随证酌加夏枯草、丹参、五味子、生地或黄芪。西药对照组：每日服30~45毫克他巴唑。结果：治疗组：显效35.7%，有效率为64.3%；西药组：显效率为42.5%，有效率为57.5%（黄泳齐．三子养亲汤治疗难治性甲状腺机能亢进症14例报告．蚌埠医学院学报，1989，（4）：263）。

【原文】

酒嗽　久嗽：酒嗽，傷酒飲冷，冷熱凝胃成濕痰。瓜蔞仁、杏仁、黄連等末，竹瀝薑汁糊丸服。

蜂薑丸：（寶鑑）治酒痰嗽，及積痰久嗽，畱肺脘粘滯如膠，氣不升降。便香附、白殭蚕炒、海蛤粉、瓜蔞仁、蜂房、杏仁、神麯各等分，右末，以竹瀝薑汁入，蜜丸如櫻桃，含化咽下。一方無便香附有茜根。

清肺湯：（寶鑑）治久嗽，及痰嗽、肺脹嗽。黄芩一錢五分，桔梗、赤茯苓、桑白皮、陳皮、貝母各一錢，當歸、天門冬、杏仁、梔子、麥門冬各七分，五味子七粒，甘草三分，薑三片，棗二枚。

［语释］

酒嗽　久嗽：酒嗽，为伤酒饮冷，冷热凝胃成湿痰所致。方药组成为瓜蒌仁、杏仁、黄连等末，以竹沥、姜汁制成糊丸服。

蜂姜丸：《宝鉴》治酒痰嗽，及积痰久嗽，为痰留肺脘粘滞如胶，气不升降所致。方药组成为便香附、白僵蚕（炒）、海蛤粉、瓜蒌仁、蜂房、杏仁、神曲各等分，又制成细末，加入竹沥、姜汁，制成蜜丸如樱桃大小，含化咽下。另方无便香附，有茜根。

清肺汤：《宝鉴》治久嗽，及痰嗽、肺胀嗽。方药组成为黄芩一钱五分，桔梗、赤茯苓、桑白皮、陈皮、贝母各一钱，当归、天门冬、杏仁、栀子、麦门冬各七分，五味子七粒，甘草三分，生姜三片，大枣二枚。

【原文】

風寒喘：呼吸急促，謂喘，風寒内欝，肺脹氣逆，風喘，金沸草散。寒喘，三拗湯加陳皮、桂皮、五味子，或藿香正氣散（寒門）加五味子、杏仁，或小青龍湯（寒門）。冷喘，下虛，氣不歸元，八味元（五臟），黑錫丹（寒門）。

參蘇溫肺湯：（寶鑑）治形寒飲冷則傷肺喘喝，煩心，胷滿短氣。人參、紫蘇葉、官桂、木香、五味子、陳皮、半夏、桑白皮、白术、白茯苓各一錢，甘草五分，薑三片。

［语释］

风寒喘：呼吸急促，谓“喘”，风寒内郁，致使肺胀气逆，叫“风喘”，治疗方剂为“金沸草散”。寒喘，“三拗汤”加陈皮、桂皮、五味子，或“藿香正气散”（寒门）加五味子、杏仁，或小青龙汤（寒门）。冷喘，为下虚，气不归元所致，治疗方剂为“八味元”（补五脏），“黑锡丹”（温阳散寒）。

参苏温肺汤：《宝鉴》治形寒饮冷伤肺，致喘咳、烦心、胸满短气。方药组成为人参、紫苏叶、官桂、木香、五味子、陈皮、半夏、桑白皮、白术、白茯苓各一钱，甘草五分，生姜三片。

【原文】

痰喘　氣喘：痰喘有痰聲，千緡導痰湯。食積濕痰，二母散、神保元（氣門）。氣喘，七情所傷，氣急無痰聲，四七湯、蘇子降氣湯（並氣）；氣實人，服黃芪；喘，三拗湯瀉氣。

千緡湯：（寶鑑）治痰喘，數服即安。半夏七枚炮四破，皂角炙、甘草炙各一寸，南星炮一錢，薑五片。加陳皮、赤茯苓、枳殼各一錢，名千紙導痰湯治同。

定喘化痰湯：（寶鑑）治咳嗽痰喘。陳皮、杏仁各二錢，半夏、南星並制各一錢五分，五味子、甘草各八分，款冬花、人參各七分，薑五片。

蘇子導痰降氣湯：（寶鑑）治痰喘上氣。蘇子二錢，半夏、當歸各一錢五分，南星、陳皮各一錢，前胡、厚樸、枳實、赤茯苓各七分，甘草五分，薑三片，棗二枚。

四磨湯：（寶鑑）治七情欝結上氣喘急。人參、檳榔、沉香、烏藥，右各等分，濃磨水取七分盏，煎三五沸，微溫服，不拘時，加木香、枳殼等分，制法服法同上，名六磨湯，治同上。

［语释］

痰喘　气喘：痰喘，有痰声，治疗方剂为“千缗导痰汤”，有食积湿痰，治疗方剂为“二母散”，“神保元”（通气）。气喘，为七情所伤，气急无痰声，治疗方剂为“四七汤”，“苏子降气汤”（均理气）；气实之人，服黄芪；喘，服“三拗汤”泻气。

千缗汤：《宝鉴》治痰喘，服数剂即安。方药组成为半夏七枚（炮制，并破四瓣），皂角（炙）、甘草（炙）各一寸，南星（炮）一钱，生姜五片。加陈皮、赤茯苓、枳壳各一钱，名“千纸导痰汤”，治疗病症相同。

定喘化痰汤：《宝鉴》治咳嗽、痰喘。方药组成为陈皮、杏仁各二钱，半夏、南星（均炮制）各一钱五分，五味子、甘草各八分，款冬花、人参各七分，生姜五片。

苏子导痰降气汤：《宝鉴》治痰喘上气。方药组成为苏子二钱，半夏、当归各一钱五分，南星、陈皮各一钱，前胡、厚朴、枳实、赤茯苓各七分，甘草五分，生姜三片，大枣二枚。

四磨汤：《宝鉴》治七情郁结上气喘急。方药组成为人参、槟榔、沉香、乌药，又各等分，浓磨水取一杯的七分，开锅三五分钟即可，微温服，不拘时，加木香、枳殼等分，制法服法同上，名“六磨汤”治同上。

【原文】

火喘　陰虛喘：火喘，火炎肺胃，乍進乍退，得食則減，食已則喘，白虎湯（寒門）加瓜蔞仁、枳殼、黃芩，導痰湯（痰飲）加芩、連、梔子、瓜蔞仁、杏仁，滋陰降火湯（火門）。陰虛喘，陽無所依附而上奔，四物湯（血門）倍芍藥，加人參、五味子，或四物湯合二陳湯（痰飲）加枳殼、黃芩、知母、黃栢。

瀉火清肺湯：（寶鑑）治火喘。片芩一錢，梔子、枳實、桑白皮、陳皮、杏仁、赤茯苓、蘇子、麥門冬、貝母各八分，沉香五分水磨取汁，硃砂五分水飛，水煎，入沉香汁、硃砂末、竹瀝調服。

［语释］

火喘　阴虚喘：火喘，为火炎肺胃，乍进乍退，得食则减，饭后则喘，治疗方剂为“白虎汤”（伤寒）加瓜蒌仁、枳壳、黄芩，或“导痰汤”（化痰饮）加芩、连、栀子、瓜蒌仁、杏仁，或“滋阴降火汤”（降火）。阴虚喘，为阳无所依附而上奔所致，治疗方剂为“四物汤”（补血），其中芍药剂量加倍，并加人参、五味子，或“四物汤”加“二陈汤”（化痰饮）加枳壳、黄芩、知母、黄柏。

泻火清肺汤：《宝鉴》治火喘。方药组成为片芩一钱，栀子、枳实、桑白皮、陈皮、杏仁、赤茯苓、苏子、麦门冬、贝母各八分，沉香五分水磨取汁，朱砂五分水飞，水煎，药液入沉香汁、朱砂末、竹沥调服。

【原文】

水喘　胃虛喘　久喘：水喘，飲水多漉漉有聲，怔忡喘滿，小青龍湯（寒門）。胃虛喘，虛極氣逆，擡肩擷肚，生脈散（署門）加杏仁、陳皮、白术，或理中湯（寒門）加胡椒。久喘，氣短不能接續，似喘非喘，單人參湯（氣門）。

平肺湯：（寶鑑）肺與腎皆以至陰[①]，積水喘急咳嗽，蓋水乘之也。葶藶子炒二錢，桑白皮炒、桔梗、枳殼、半夏、紫蘇葉各一錢，麻黃七分五里，甘草五分，薑五片。

定喘湯：（寶鑑）治肺虛久喘。歌曰：和劑須投定喘湯，阿膠半夏及麻黃，人參四兩同甘草，四兩桑皮五味強，鶯粟二錢須蜜炙，三錢煎服用生薑，多年氣喘從今瘉，始信良醫有妙方。

喘嗽刼藥：諸嗽不止，椒目末一二錢，薑湯調服，虛者勿用。又蘿菖子蒸熟一兩，皂角燒灰三錢，薑汁和蜜丸服。又五味子五錢，甘草二錢五分，五倍子、芒硝各一錢，蜜丸噙化。

［语释］

水喘　胃虚喘　久喘：水喘，饮水多漉漉有声，怔忡，喘满，治疗方剂为“小青龙汤”（伤寒）。胃虚喘，为虚极气逆，抬肩撷肚，治疗方剂为“生脉散”（补气养阴）加杏仁、陈皮、白术，或“理中汤”（散寒）加胡椒。久喘，气短不能接续，似喘非喘，治疗方剂为“单人参汤”（补气）。

平肺汤：《宝鉴》肺与肾皆为阴中之阴，若积水，则喘急咳嗽，大概水乘之。方药组成为葶苈子（炒）二钱，桑白皮（炒）、桔梗、枳壳、半夏、紫苏叶各一钱，麻黄七分五厘，甘草五分，生姜五片。

定喘汤：《宝鉴》治肺虚久喘。歌曰：和剂须投定喘汤，阿胶半夏及麻黄，人参四两同甘草，四两桑皮五味强，罂粟二钱须蜜炙，三钱煎服用生姜，多年气喘从今愈，始信良医有妙方。

喘嗽刼药：诸嗽不止，椒目末一二钱，姜汤调服，虚者勿用。又萝卜子蒸熟一两，皂角烧灰三钱，姜汁和蜜为丸服用。另五味子五钱，甘草二钱五分，五倍子、芒硝各一钱，制成蜜丸含化。

［词解］

①至陰：指阴中之阴。至，最；极。

［临床新用］

定喘汤　本方现代主要用于哮喘、喘息性气管炎、毛细支气管炎的治疗。

（1）**哮喘**　运用定喘汤加南星、地龙、鱼腥草、棉花根、防风为基本方，伴有严重感染者，辅以西药抗菌消炎及激素类药，治疗重症哮喘36例。结果：咳、喘、哮、痰，好转及全部恢复正常，经X线检查肺纹理清晰，炎症阴影消失者为显效，共24例，临床咳、喘、哮、痰均得到控制，未经X线复查者为有效，共10例；临床症状未得到控制，改用其他方法治疗者为无效，共2例，总有效率为94.5%（刘彦清．加味定喘汤治疗重症哮喘36例．湖北中医杂志，1997，19（2）：17）。

（2）**喘息性气管炎**　应用本方，每日1剂，10剂为1个疗程。个别继发感染者加鱼腥草、蒲公英，治疗慢性喘息性支气管炎100例。结果：显效以上占83%，总有效率为97%。对咳、痰、喘的有效率分别为95.9%、96.2%、97%（陈华圣．定喘汤对小鼠免疫功能的影响．中药药理与临床，1992，8（2）：4）。

（3）**毛细支气管炎**　应用本方去白果肉加葶苈子治疗毛细支气管炎34例，每日1剂，水煎分服。咳喘平均消失时间为4.61±2.59天（2.02~7.20天）；以肺部罗音消失为治愈标准，平均治愈时间7.88±3.19天（4.66~11.70天），比用西药治疗，治愈时间明显缩短（胡义保．定喘汤加减治疗毛细支气管炎．江西中医药，1992，23（1）：28）。对于婴幼儿急性毛细支气管炎，用本方治疗30例，均获愈。其中28例均在3天内哮鸣音消失，喘憋缓解，只有2例喘憋稽延较长（谢宗昌．定喘汤治疗婴幼儿急性毛细支气管炎30例疗效观察．浙江中医杂志，1981，（1）：6）。

【原文】

哮證：哮，肺竅①有痰，甚作響，宜吐痰，吐藥入醋，忌涼藥，此寒包熱，須帶表散之。水哮，水積肺為痰，金沸草散、小青龍湯（寒門）。風痰哮，千紙導痰湯。慾斷根，定喘湯。與厚味發者，清金丸。

定喘湯：（寶鑑）歌曰：諸病原來有藥方，惟愁齁②喘最難當，麻黃桑杏尋蘇子，白果冬花更又良，甘草黄芩同半夏，水煑百沸不須薑，病人與此仙丹藥，服後方知定喘湯。

治哮喘神方，麻黄三錢，杏仁一錢五分，片芩、半夏、桑白皮、蘇子、款冬花、甘草各一錢，白果（即銀杏）二十一箇去殼碎炒黃色，煎服不拘時。

清金丸：（寶鑑）治哮喘與，厚味發者。蘿菖子淘洗蒸熟曬乾末一兩，皂角燒存性末三錢，右末，薑汁浸，蒸餅丸如蘿菖子，每取三四十丸，淡薑湯下。

解表二陳湯：（寶鑑）治哮吼，二陳湯（痰飲）加紫蘇葉、麻黃、杏仁、桑白皮、紫菀、貝母、桔梗各五分，薑三片。

［语释］

哮证：哮，为肺窍有痰，严重者作响，宜吐痰，吐药入醋，忌凉药，此寒包热，须带表散之。水哮，为水积肺为痰，治疗方剂为“金沸草散”，“小青龙汤”（伤寒为病）。风痰哮，用“千纸导痰汤”。欲根治，用“定喘汤”。吃厚重滋味而发病者，用“清金丸”治疗。

定喘汤：《宝鉴》歌曰：诸病原来有药方，惟愁齁喘最难当，麻黄桑杏寻苏子，白果冬花更又良，甘草黄芩同半夏，水煮百沸不须姜，病人与此仙丹药，服后方知定喘汤。为治哮喘神方，麻黄三钱，杏仁一钱五分，片芩、半夏、桑白皮、苏子、款冬花、甘草各一钱，白果（即银杏）二十一个，去壳碎炒黄色，煎服不定时。

清金丸：《宝鉴》治哮喘，及吃厚重滋味发病者。方药组成为萝卜子（淘洗，蒸熟，晒干，研末）一两，皂角（烧存性，研末）三钱，又制成细末，姜汁浸，蒸饼丸如萝卜子大小，每次取三十致四十丸，淡姜汤冲服。

解表二陈汤：《宝鉴》治哮吼，治疗方剂为“二陈汤”（化痰饮）加紫苏叶、麻黄、杏仁、桑白皮、紫菀、贝母、桔梗各五分，生姜三片。

［词解］

①肺竅：鼻为肺之窍。此指咽喉。

②齁：（hōu）①鼻息声。②吃太咸或太甜的东西后使喉咙不舒服。③方言，很，非常。

【原文】

肺脹　肺痿：肺脹咳而上氣，煩躁者慾作風水[1]，發汗即癒；喘而脈浮，心下有水氣，小青龍湯（寒門）加石膏。肺脹而嗽不眠，痰挾瘀血，礙氣，動則喘急，四物湯（血門）加桃仁、訶子、青皮、竹瀝、薑汁，若虛脹喘，單人參膏（氣門）。肺痿[2]，尺數咳唾血，寒熱自汗涎多，蓋熱在上焦，因咳而得，或汗出，或嘔吐，或消渴，小便利數，或便難，或被快藥下利亡津而得。

門冬清肺飲：（寶鑑）治肺胃虛弱，氣促氣喘，或吐唾血，將成肺痿證。紫菀茸二錢，黃芩、白芍藥、甘草各一錢五分，人參、麥門冬各一錢，當歸身六分，五味子十五粒。

噙化仙方：（寶鑑）治痰盛咳嗽，吐膿血，名肺痿。甜梨汁、生蘿菖汁、生薑汁、白砂糖、款冬花、桔梗、紫菀各二兩，五味子一兩，右共熬去滓成膏，入人參末一兩，丸如彈子，臨臥噙化一丸。

人參平肺散：（寶鑑）治心火刑肺，傳為肺痿，咳嗽喘嘔，痰涎壅盛，寒熱盗汗。桑白皮二錢，知母、人參、地骨皮、甘草炙各一錢，天門冬、赤茯苓各八分，陳皮、青皮各五分，五味子二十粒，薑三片。

［语释］

肺胀　肺痿：肺胀，症见咳而上气，烦躁者欲作风水肿，发汗即愈；喘而脉浮，心下有水气，治疗方剂为“小青龙汤”（伤寒）加石膏。肺胀而嗽不眠，痰挟瘀血，碍气，动则喘急，治疗方剂为“四物汤”（活血）加桃仁、诃子、青皮、竹沥、姜汁；若虚胀喘，用“单人参膏”（补气）。肺痿，尺脉数，咳唾血，寒热自汗，涎多，盖热在上焦，因咳而得，或汗出，或呕吐，或消渴，小便频数，或便难，或被快药下利亡津而得。

门冬清肺饮：《宝鉴》治肺胃虚弱，气促气喘，或吐唾血，将成肺痿证。方药组成为紫菀茸二钱，黄芩、白芍药、甘草各一钱五分，人参、麦门冬各一钱，当归身六分，五味子十五粒。

噙化仙方：《宝鉴》治痰盛咳嗽，吐脓血，名“肺痿”。方药组成为甜梨汁、生萝卜汁、生姜汁、白砂糖、款冬花、桔梗、紫菀各二两，五味子一两，又共熬，去渣成膏，入人参末一两，制丸如弹子大小，临睡含化一丸。

人参平肺散：《宝鉴》治心火灼肺传为肺痿，咳嗽喘呕，痰涎壅盛，寒热盗汗。方药组成为桑白皮二钱，知母、人参、地骨皮、甘草炙各一钱，天门冬、赤茯苓各八分，陈皮、青皮各五分，五味子二十粒，生姜三片。

[**词解**]

①風水：病名，水肿病之一，由脾肾气虚，汗出当风所致。《太平圣惠方》卷五十四：“夫风水肿者，由脾肾气虚弱所为也。肾劳则虚，虚则汗出，汗出当风，风气内入，还客于肾，脾虚又不能制于水，故水散溢皮肤，又与风湿相搏，故云风水也。”证见身体浮肿，皮肤欲裂，上气喘急，不能眠卧，骨节酸痛，恶风脚弱，脉浮而紧等。

②肺痿：指因肺阴亏耗，肺叶枯萎而引起的疾病，临床以咳吐浊唾涎沫为主症。《金匮要略·肺痿肺痈咳嗽上气病脉证治》：“热在上焦者，因咳为肺痿。”属危症。

【原文】

咳逆治法：咳逆者，噦鍧呃之捴名[①]，乃氣少衝作聲，其發有三五聲，或七八聲而止，紙撚刺鼻得嚏。陰症，胃寒，脈細，或吐下虛極，理中湯（寒門）倍人參，丁香柿蔕散。陽症，胷滿，脈數，發熱口苦，小柴胡湯（寒門）加橘皮竹茹。痢後胃氣不足，不能接續，補中益氣湯（內傷）加竹茹生薑附子。氣從臍下逆上，夜甚，四物湯（血門）加知母、黃栢、竹茹、陳皮、生薑。食塞，二陳湯（痰飲）加枳角、縮砂、紫蘇。痰閉上，火動下，二陳湯加芩連、桔梗、梔子，或人參蘆煎服吐之。挾痰氣虛，六君子湯（痰飲）。胃虛飲水多結胷，小青龍湯（寒門）去麻黃加附子，或五苓散（寒門）。七情氣鬱，木香勻氣散（氣門），蘿蔔煎湯下，或蘇子降氣湯（氣門）。

咳逆順氣：噦聲頻密相連，為實，可治；若半時噦一聲，為虛，難治；咳逆至七八聲相連，收氣不囬，難治，或病久脾敗而發，額汗，連聲不止，最惡。

丁香柿蔕散：（寶鑑）治大病後胃中虛寒，咳逆。丁香、柿蔕、人參、白茯苓、橘皮、良薑、半夏制各五錢，甘草二錢五分，生薑七錢五分，右麄末，每三錢煎，乘熱服，或調蘇合香元（氣門）服之為妙。一方七味各一錢，甘草五分煎服亦佳。

橘皮竹茹湯：（寶鑑）治胃虛膈熱而咳逆。青竹茹四錢，橘皮三錢，人參二錢，甘草一錢，薑五片，棗二枚煎服。加白术枳殼尤妙，一名陳皮竹茹湯。

半夏生薑湯：（寶鑑）治噦慾死。半夏制五錢，生薑切一兩，入青竹茹鷄子大。

[**语释**]

咳逆治法：咳逆，是哕、鍧、呃之总称，为气息稍冲候作声，其发声有三五下，或七八声而止，用纸捻刺鼻，打喷嚏而止。咳逆若属阴症，为胃寒所致，症见脉细，或吐下虚极所致，治疗方剂为“理中汤”（祛寒），其中人参剂量加倍，或“丁香柿蔕散”。咳逆若属阳症，症见胸满，脉数，发热口苦，治疗方剂为“小柴胡汤”（伤寒患者）加橘皮、竹茹。痢下后，胃气不足，不能接续而咳逆，治疗方剂为“补中益气汤”（内伤患者）加竹茹、生姜、附子。气从脐下逆上而咳逆，夜间尤甚，治疗方剂为“四物汤”（补血养血）加知母、黄柏、竹茹、陈皮、生姜。食塞咳逆，治疗方剂为“二陈汤”（化痰饮）加枳角、缩砂、紫苏。痰闭上，火动下所致咳逆，治疗方剂为“二陈汤”加黄芩、黄连、桔梗、栀子，或人参芦煎服吐之。挟痰气虚所致咳逆，治疗方剂为“六君子汤”（化痰饮）。胃虚，饮水多结胸中，治疗方剂为“小青龙汤”（祛寒）去麻黄，加附子，或“五苓散”（散寒湿）。七情所致气郁咳逆，治疗方剂为“木香匀气散”（顺气），或萝卜煎汤顺气，或“苏子降气汤”（降气）。

咳逆顺气：哕声频密相连，为实证，可治；若半个时辰哕一声，为虚证，难治；咳逆至七八声相连，收气不回，难治，或病久脾败而发咳逆，症见额汗，连声不止，最难治。

丁香柿蒂散：《宝鉴》治大病后胃中虚寒所致咳逆。方药组成为丁香、柿蒂、人参、白茯苓、橘皮、良姜、半夏（制）各五钱，甘草二钱五分，生姜七钱五分，又制成粗末，每次煎三钱，乘热服，或调“苏合香丸”（行气）服之为好。另方，上药七味各一钱，甘草五分煎服效果也不错。

橘皮竹茹汤：《宝鉴》治胃虚膈热而咳逆。方药组成为青竹茹四钱，橘皮三钱，人参二钱，甘草一钱，生姜五片，大枣二枚煎服。加白术、枳壳尤妙，又名“陈皮竹茹汤”。

半夏生姜汤：《宝鉴》治哕欲死。方药组成为半夏（制）五钱，生姜（切）一两，入青竹茹鸡子大一团。

［词解］

①噦䪫呃之捴名：哕、䪫（hōng）、呃之总称。哕，干呕是的声音。䪫，响亮的声音。呃，因气急，突然声响。捴，同“总”。

［临床新用］

橘皮竹茹汤　本方现代常用于治疗反流性食管炎、慢性肾功能衰竭、化疗引起消化道反应所导致的呕吐，以及眩晕、妊娠呕吐、重症肝炎顽固性呕吐等多种疾病辨证属虚热引起的胃气上逆者。

（1）反流性食管炎　反流性食管炎因食管上段括约肌松弛，引起胃液和胆汁反流入食管所致，治疗以增加食管下段括约肌压力为基本治法。白氏将纤维胃镜诊断明确，并且症状明显的69例反流性食管炎病人，随机分为两组，中药组34例，用橘皮竹茹汤治疗，西药组35例，用胃复安和甲氰咪胍治疗。二周后复查胃镜，中药组总有效率（88.2%）明显高于西药组（65.7%）（白海燕，等．橘皮竹茹汤治疗反流性食管炎．四川中医，1997，(1)：29）。

（2）慢性肾功能衰竭　慢性肾功能衰竭（CRF）的病人由于体内大量代谢产物的堆积、电解质紊乱、酸碱平衡失调，最早可表现为纳呆，继则出现恶心、呕吐、口中有尿味、口腔溃疡等，严重时可出现食管炎、严重的胃炎、多发性消化道溃疡，甚至出血。张氏等对不同程度的CRF病人，用加味济生橘皮竹茹汤治疗，即橘皮竹茹汤加赤茯苓、炙枇杷叶、麦门冬、焦三仙、半夏曲、干荷梗、法半夏等。水煎服，每日1剂，1日2次，1周为1个疗程，连续治疗两个疗程。并与胃动力药吗丁啉进行对照，结果发现加味济生橘皮竹茹汤的疗效远远高于吗丁啉的疗效（张胜荣．加味济生橘皮竹茹汤治疗慢性肾功能衰竭的疗效观察．中国临床医生，2000，(9)：36）。

（3）化疗引起的消化道反应　化疗药物在杀伤肿瘤细胞的同时，对正常人体细胞也有较大损伤。徐氏将41例病人随机分为中西药组和西药组。西药组以维生素B6、灭吐灵等常规治疗；中西药组在使用西药的基础上，同时给予本方加减浓煎，少量频服，每日1剂。5剂为1疗程，结果：中西药组除1例无效外，其余20例均顺利通过化疗，疗效显著优于西药组（$P<0.05$）（徐祖德．中西药联用治疗肿瘤化疗消化道反应的观察．黑龙江中医药，1991，(3)：19）。

（4）眩晕　眩晕症轻者闭目即止，重者如坐车船旋转不定，不能站立，或伴有恶心、呕吐等症状。若见眩晕耳鸣，头痛且胀，头重如蒙，胸闷作恶，呕吐痰涎，苔白腻，脉弦滑者，为风痰上扰证。刘氏用本方合旋覆代赭汤出入，治疗风痰上扰眩晕128例，药用：旋覆花（包）10克，代赭石30克，党参15克，生姜10克，姜半夏10克，云茯苓10克，陈皮10克，枇杷叶（去毛）10克，竹茹10克，麦冬

12克，甘草6克，大枣4枚。气阴不足者，去党参，重用太子参；脾胃气虚者，重用党参，代赭石酌情减量；阴液亏虚者，去党参，加沙参；肝阳上亢者，重用代赭石；兼胸痹者，加枳壳、鸡内金、炒莱菔子；胁肋胀满者，加郁金、厚朴等。结果：临床治愈106例，好转22例，观察半年，治愈病例无复发（刘风英．旋覆代赭汤合橘皮竹茹汤治疗眩晕128例．中国农村医学，1990，(3)：35)。

(5) 妊娠呕吐 本病又称“恶阻”，以妊娠后出现恶心呕吐，头晕厌食，或食入即吐为主要临床表现。多因脾胃虚弱，或肝胃不和，导致冲脉之气上逆，胃失和降所致。罗氏用本方加减治疗妊娠呕吐51例。药用：人参、麦冬、枇杷叶、黄芩、白术各10克，茯苓15克，姜制竹茹12～20克，橘皮、炙甘草、大枣各6克，法半夏12克。每日1剂，水煎服，呕吐重者，适当补液，结果：治愈42例，好转6例，无效3例，总有效率为94.1%（罗善佑．人参橘皮竹茹汤治疗妊娠呕吐51例．广西中医药，1992，15(6)：6)。

(6) 重症肝炎顽固性呕吐 顽固性呕吐是重症肝炎常见的一种消化道症状，可能与门脉高压胃病，胃黏膜充血、糜烂或溃疡有关。易氏用本方治疗重症肝炎顽固性呕吐8例。处方：橘皮、竹茹各10克，人参、甘草、枇杷叶、半夏、麦冬、茯苓各10克，生姜5片，大枣5枚，柿蒂10克。剧呕、反酸明显者，加龙骨、牡蛎各10克。结果：有效率100%，除1例症状缓解自动出院，其余7例服药1～8剂后，呕吐均完全停止，痊愈率87.5%（易任德．橘皮竹茹汤治疗重症肝炎顽固性呕吐8例观察．实用中医药杂志，1997，(4)：6)。

濟衆新編卷之五

【原文】

積聚

脈法：欝，脈沉伏，或結促代濇，癥瘕積聚皆絃緊。心肺積，脈皆喘數；肝積，絃長；脾腎積，皆大。沉伏細而附骨者，積也；沉結者，聚也，有積不見脈，難治，見一脈相應，易治。堅強急生，虛弱死。

欝為積聚　癥瘕　痃癖之本：鬱者，病結不散，氣鬱生濕，濕欝成熱，熱欝成痰，痰欝血不行，血欝食不消遂成痞塊，此六者相因為病，至升降不得，順氣為先，降火、化痰、消積，分多少治，蒼术、蕪芎捴解諸欝，凡病當尋六欝與痰火。木欝吐之，火欝汗之，土欝下之，金欝滲洩解表，水欝抑制衝逆。

六欝湯：（寶鑑）通治六欝。香附子二錢，川芎蒼术各一錢五分，陳皮半夏制各一錢，赤茯苓梔子仁各七錢，縮砂甘草各五分，薑三片。氣鬱加木香、檳榔、烏梅、紫蘇葉。濕欝加白术、羌活、防己。熱欝加黃連、連翹。痰欝加南星、瓜蔞仁、海粉。血欝加桃仁、牧丹皮、韭汁。食欝加山楂子、神麯、麥芽。

越鞠丸：（寶鑑）解諸欝。蒼术、便香附、川芎、神麯炒、梔子炒各等分，右末，水丸如菉豆，溫水下七九十丸。

［语释］

积聚

脉法：郁，脉沉伏，或结、促、代、濇；癥瘕积聚，脉皆弦紧。心肺积，脉皆喘数；肝积，脉弦长；脾肾积，脉皆大。脉沉、伏、细，且附骨，为积；脉沉结，为聚，有积而不见脉，难治，见一脉相应，易治。脉坚强急，患者生；脉虚弱，患者死。

郁为积聚、癥瘕、痃癖之本：郁，为病结不散，气郁则生湿，湿郁则成热，热郁则成痰，痰郁则血不行，血郁则食不消，遂成痞块，此六者相因为病，至使升降不得，治应顺气为先，而降火、化痰、消积，应分多少加以治疗，苍术、芜芎总解诸郁，凡病当寻找是否是六郁与痰火得原因。治则：木郁吐之，火郁汗之，土郁下之，金郁渗泄解表，水郁抑制冲逆。

六郁汤：《宝鉴》通治六郁。方药组成为香附子二钱，川芎、苍术各一钱五分，陈皮、半夏（制）各一钱，赤茯苓、栀子仁各七钱，缩砂、甘草各五分，生姜三片。气郁，加木香、槟榔、乌梅、紫苏叶。湿郁，加白术、羌活、防己。热郁，加黄连、连翘。痰郁，加南星、瓜蒌仁、海粉。血郁，加桃仁、牧丹皮、韭汁。食郁，加山楂子、神曲、麦芽。

越曲丸：《宝鉴》解诸郁。方药组成为苍术、便香附、川芎、神曲（炒）、栀子（炒）各等分，又制成细末，制水丸如菉豆大小，每次温水冲服七十至九十丸。

［临床新用］

越曲丸　本方现代常用于治疗消化性溃疡、慢性胃炎、胆囊炎、胆石症、急性黄疸性肝炎、偏头痛、乳房疾病、肋间神经痛、痛经、精神失调症等属六郁所致者。

（1）**消化性溃疡**　胃、十二肠球部溃疡症见脘腹胀痛，伴胸膈痞闷，嗳腐吞酸，食欲不振，溲黄，大便干结，口苦口干，苔黄腻，脉弦等，治当疏解六郁，王氏用越鞠丸加川朴、枳实、黄连、鸡内金、麦芽，治疗34例，疗效满意（王素云．越鞠丸治疗胃脘痛34例分析．时珍国医研究，1997，（4）：

296）。

（2）**慢性胆囊炎、胆石症** 多因过食油腻复发，症见脘腹胀痛，嗳腐吞酸，嗳气频繁，胸膈痞闷，恶心呕吐，苔白厚腻，脉弦滑等，证属脾胃失调，气滞热郁，刘氏以越鞠丸加竹茹、半夏、木香、砂仁、枳实治疗，效果明显（王素云．越鞠丸治疗胃脘痛34例分析．时珍国医研究，1997，（4）：296）。

（3）**乳腺小叶增生** 经前乳房胀痛，每月月经延期10余天，量少色暗，伴嗳气善太息，纳呆腹胀，舌暗红，边有瘀斑，苔黄腻，两乳可触及散在大小不等之硬结，推之可移，按之微痛，用越鞠丸加柴胡、青皮、莪术、牡蛎、大贝母治疗，获得满意疗效（刘永慧．越鞠丸临床新用．吉林中医药，1997，（2）：38）。

（4）**更年期忧郁症** 病人不易耐受心理刺激，整天焦虑不安，惶恐，不知所措，情绪低落，抑郁忧伤，往往有罪恶妄想和疑病妄想，并可伴有相应幻觉及较严重的失眠，食欲不振，体重减轻，辨证属中医郁证，因情志所伤，肝失调达，忧思郁结，心气耗伤，营血暗耗，不能奉养心神所致，经体格检查和神经系统检查，未发现器质性神经病的阳性体征。朱氏以越鞠丸行气解郁，加甘麦大枣汤和百合地黄汤养心安神，治疗本病32例，结果：痊愈15例，显效7例，有效4例，无效6例，总有效率为81.5%（朱庭仪．越鞠丸为主方治疗更年期忧郁症32例．中国疗养医学，1997，（1）：33）。

（5）**第三状态** 指介于疾病与健康之间的以焦虑症、恐怖症、强迫症、疑病症等为特征的状态，可以越鞠丸加木香、香橼、佛手治疗，痰湿重者加半夏、厚朴、茯苓；肝火旺者，加黄连、龙胆草；肝肾阴虚者，加牡蛎、龟甲；心血不足者，加熟地、白芍、阿胶。郭氏治疗本病36例，结果痊愈30例，好转4例，无效2例（郭琳．越鞠丸加味治疗“第三状态”36例．云南中医中药杂志，1998，（1）：39）。

（6）**经行头痛** 经前2~3天开始头痛，逐渐加重，经行次日痛减，经净痛止，发时伴眩晕、泛恶、厌食、腰酸肢楚、少腹胀痛，平索经行错乱，经色黑有块，舌质红，边有瘀斑，苔微黄，脉弦细。以越鞠丸加桃仁、白芷、杭菊、牛膝、石决明、生甘草，清热平肝，活血化瘀，经前5天煎服。若少腹胀痛者，下一月经周期于前，方去杭菊、白芷，加台乌药、广木香，疗效满意（李伯棠．李鹏林运用越鞠丸治疗妇科病验案举隅．浙江中医杂志，1997，（9）：389）。

（7）**药物性柯兴综合征** 本病多因服用激素治疗其他疾病引起，严重者影响治疗，不能继续服药，或有停药日久，仍不能消退者，症见颜面浮肿如满月，背如水牛，面色红润，皮肤有紫纹，多毛痤疮，头晕耳鸣，失眠多梦，舌质红，苔腻微黄，脉沉细数。治用越鞠丸加薏苡仁、茯苓、当归、红花、桃仁、黄柏等疏郁泄浊，每日1剂，水煎服。并逐渐减激素用量，于1月内停服。李氏报道以此法治疗该病，3个月症状与体征基本消失（彭世桥．越鞠丸治疗药物性柯兴氏综合证．浙江中医杂志，1997，（4）：176）。

（8）**梅核气** 因情志失调致咽喉梗塞，饮食无阻，胸闷脘胀，食欲减少，口渴不欲饮，舌苔白腻，脉滑，以“越鞠丸”合“半夏厚朴汤”化裁（黄亨添．越鞠丸加减在临床上的运用．新疆中医药杂志，1997，（3）：64）。

（9）**癫痫** 本病症状变化多端，大多以突然昏倒仆地，神志不清，牙关紧闭，两目上视，手足抽搐，口吐涎沫，异声怪叫为主证，其本质在于气郁、血瘀、痰湿阻滞三种因素所致气机不畅。越鞠丸以调理气机，善解诸郁而见长，郭氏以越鞠丸改汤，配醒脾化浊药物如白蔻仁、薏苡仁、清半夏、豆黄卷、莲米、芦根等治疗癫痫，临床疗效满意（郭瑞林．越鞠丸加味治疗痫证初探．新中医，1988，（11）：11）。

（10）**顽固性失眠** 失眠一症，病机多端。若证属六郁化火，火盛上扰神明所致，见失眠伴有胸膈痞闷，心烦易躁，口干便秘，嗳气频频，舌红苔黄，脉滑数者，陈氏用越鞠丸每次10克，每日2次口服，或用越鞠丸改汤，辨证加减，水煎服治疗，取得满意疗效（陈裕传．越鞠丸临床新用．陕西中医，1998，18（10）：465）。

（11）**偏头痛** 偏头痛多病程较长，发作不定时，或左或右，其痛突发，痛势甚剧，重则呕吐，止则如常人。若证属六郁化火，阻遏清阳而致头痛，见口干口臭，面红目赤，大便秘结，睡眠不宁，平素心烦易怒，兼见胸脘痞闷，舌苔黄腻，脉弦滑者，陈氏用越鞠丸每次10克，每日2～3次内服，或用越鞠丸改汤，辨证加减，水煎服治疗，取得满意疗效（陈裕传．越鞠丸临床新用．陕西中医，1998，18（10）：465）。

【原文】

六鬱：氣鬱，胷滿脇痛，脈沉濇，二陳湯（痰飲）下交感丹（氣門）。濕鬱，周身關節走痛，首如物蒙，足重，遇陰寒便發，脈沉濡，滲濕湯（濕門）。熱鬱，目蒙口乾舌燥，小便赤濁，脈沉數，升陽散火湯（火門）。痰鬱，胷滿，動則喘急，起臥怠惰，尺脈沉滑。血鬱，四肢無力，能食，小便淋，大便紅，脈沉芤濇。濕鬱，噫酸惡食，黃疸鼓脹痞塊，氣口緊盛。不言風寒者，鬱則為熱，故也。

解鬱調胃湯：（寶鑑）治氣分之火壅遏於中，時作刺痛，由怒憂思慮多致。梔子塩水炒、當歸酒洗各一錢二分，白朮、陳皮、白茯苓各一錢，赤芍藥酒浸、乾地黃酒洗薑汁炒、香附米各八分，神麯炒、麥芽炒各七分，川芎六分，桃仁、甘草各四分，薑三片。

升發二陳湯：（寶鑑）治痰鬱。半夏二錢，陳皮、蕪芎、赤茯苓各一錢五分，柴胡、防風、升麻、甘草各一錢，薑三片。

當歸活血湯：（寶鑑）治血鬱。當歸、赤芍藥、川芎、桃仁各一錢，牧丹皮、香附子、烏藥、枳殼、青皮各八分，紅花五分，桂皮、乾薑炮、甘草各三分，薑三片。

香砂平胃散：（寶鑑）治食鬱。蒼朮、厚樸、陳皮、便香附各一錢，山楂肉、縮砂、枳殼、麥芽、神麯、乾薑、木香各五分，甘草炙三分，入薑三片，蘿葍子炒研一撮。

［语释］

六欝：气郁，症见胸满胁痛，脉沉涩，以“二陈汤”（化痰饮）煎汤冲服“交感丹”（降气）。湿郁，症见周身关节走痛，头如蒙物，足重，遇阴寒便发作，脉沉濡，治疗方剂为“渗湿汤”（化湿）。热郁，症见目蒙，口干舌燥，小便赤浊，脉沉数，治疗方剂为“升阳散火汤”（泻火）。痰郁，症见胸满，动则喘急，起卧怠惰，尺脉沉滑。血郁，症见四肢无力，但能食，小便淋，大便红，脉沉芤涩。湿郁，症见噫酸恶食，黄疸，鼓胀，痞块，气口脉紧盛。不说风寒郁，因风寒郁会变为热郁。

解郁调胃汤：《宝鉴》治气分之火壅遏于内，时作刺痛，多为怒忧思虑所致。方药组成为栀子（盐水炒）、当归（酒洗）各一钱二分，白术、陈皮、白茯苓各一钱，赤芍药（酒浸）、干地黄（酒洗，姜汁炒）、香附米各八分，神曲（炒）、麦芽（炒）各七分，川芎六分，桃仁、甘草各四分，生姜三片。

升发二陈汤：《宝鉴》治痰郁。方药组成为半夏二钱，陈皮、芜芎、赤茯苓各一钱五分，柴胡、防风、升麻、甘草各一钱，生姜三片。

当归活血汤：《宝鉴》治血郁。方药组成为当归、赤芍药、川芎、桃仁各一钱，牡丹皮、香附子、乌药、枳壳、青皮各八分，红花五分，桂皮、干姜（炮）、甘草各三分，生姜三片。

香砂平胃散：《宝鉴》治食郁。方药组成为苍术、厚朴、陈皮、便香附各一钱，山楂肉、缩砂、枳壳、麦芽、神曲、干姜、木香各五分，甘草（炙）三分，入生姜三片，萝卜子（炒，研碎）一把。

【原文】

積聚：積，屬五臟，陰也，有形，脈沉伏，發痛有常處。肝積，在左脇名肥氣，脇痛，痎瘧[①]。心積，起臍上名伏粱，心煩。脾積，在胃脘稍右名痞氣，黃疸倦怠，飲食不為肌膚。肺積，在右脇名息賁，咳喘肺癰。腎積，起小腹上至心名奔豚，喘逆骨痿，最難治。諸積禁吐下徒損真氣。聚，屬六腑，陽也，無形，脈沉結，發痛無常處。痞與痃癖，胷膈間病，積聚在肚腹，内疾多見男子，癥瘕獨見臍下，婦人常得，皆因痰飲食積死血而成，其實一也，在右食積，在左血積，在中痰積。凡婦人有塊多屬死血。

加味柴平湯：（寶鑑）治積塊有熱。柴胡、黄芩、半夏、蒼术、厚樸、陳皮、山楂肉、青皮、枳殼、神麯、三稜、蓬术各七分，甘草五分，薑三片，棗二枚。

越麴飽和丸：（寶鑑）開欝行氣，消積散熱。白术三兩，山楂肉二兩，蒼术、川芎、神麯炒、便香附、陳皮、半夏、白茯苓、枳實、黄連酒炒、當歸酒洗各一兩，梔子炒、連翹、蘿蔔子炒、木香各五錢，右末，薑汁泡，蒸餅丸如梧子，薑湯下五十丸。

消積正元散：（寶鑑）治痰飲、氣血欝結，食積氣不升降，積聚脹痛。白术一錢五分，神麯、香附、枳實、玄胡索、海粉各一錢，赤茯苓、陳皮、青皮、縮砂、麥芽炒、山楂肉、甘草各七分，薑三片。一名開欝正元散，無枳實，有桔梗。

［语释］

积聚：积，属五脏，为阴证，病症有形，脉沉伏，发痛有常处。肝积，在左胁，名“肥气”，表现为胁痛，痎疟。心积，病起脐上，名“伏梁”，症见心烦。脾积，在胃脘稍右，名“痞气”，症见黄疸，倦怠，饮食不能滋养肌肤。肺积，在右胁，名“息贲”，症见咳喘肺痈。肾积，病起小腹上至心，名“奔豚”，症见喘逆、骨痿，最难治。诸积禁吐下治疗，否则徒损真气。聚，属六腑，为阳证，病症无形，脉沉结，发痛无常处。痞与痃癖，为胸膈间病，积聚在肚腹，此内疾多见男子，而癥瘕独见脐下，为妇人常得之病，皆因痰饮、食积、死血所致，得病实质是一样的，不过叫法不同，在右叫“食积”，在左叫“血积”，在中叫“痰积”。凡妇人体内有块，多属死血为病。

加味柴平汤：《宝鉴》治积块有热。方药组成为柴胡、黄芩、半夏、苍术、厚朴、陈皮、山楂肉、青皮、枳壳、神曲、三棱、蓬术各七分，甘草五分，生姜三片，大枣二枚。

越曲饱和丸：《宝鉴》开郁行气，消积散热。方药组成为白术三两，山楂肉二两，苍术、川芎、神曲（炒）、便香附、陈皮、半夏、白茯苓、枳实、黄连（酒炒）、当归（酒洗）各一两，栀子（炒）、连翘、萝卜子（炒）、木香各五钱，又制成细末，姜汁浸泡，蒸饼丸如梧子大小，每次姜汤冲服五十丸。

消积正元散：《宝鉴》治痰饮、气血郁结，食积所致气不升降，积聚胀痛。方药组成为白术一钱五分，神曲、香附、枳实、玄胡索、海粉各一钱，赤茯苓、陈皮、青皮、缩砂、麦芽（炒）、山楂肉、甘草各七分，生姜三片。另名叫“开郁正元散”，无枳实，有桔梗。

［词解］

①痎瘧：疟疾得通称。

【原文】

散聚湯：（寶鑑）治六聚①及癥瘕②雖氣上下，心腹刺痛，二便不利。厚樸、吳茱萸、枳殼各一錢五分，陳皮、杏仁、桂心、赤茯苓各一錢，川芎、附子炮、甘草炙各五分，半夏、檳榔、當歸各四分，薑三片。

潰堅湯：（寶鑑）治五積③六聚，諸般痞塊。當歸、白术、半夏、陳皮、枳實、山楂肉、附子、厚樸、縮砂各一錢，木香五分，水磨取汁調服，（回春）云左脇有塊加川芎，右脇加青皮。肉食成塊，加薑炒黄連。粉麵食積，加神麯。血塊，加桃仁、紅花、官桂，去半夏、山楂。痰塊，加海石、瓜樓、枳實，去山楂。飽脹，加蘿蔔子檳榔，去白术，健壯人加蓬术，瘦人加人參少許。（保元）有紅花、桃仁、白茯苓、蓬术、甘草，加減法與（回春）同。

大七氣湯：（寶鑑）治五積六聚，心腹痛脹，二便不利。三稜、蓬术、青皮、陳皮、桔梗、藿香、益智仁、香附子、官桂、甘草各一錢，薑三片，棗二枚。一方，加大黃、檳榔各一錢，治諸般痞積，麵色痿黃，四肢無力，皆緣內有蟲積，或好食生米、或壁土、或茶炭醎辣等物，只一服除根，水煎，露一宿空心溫服，不得些少飲食，不然則藥力減而蟲積不行矣，服後心腹痛，當下惡物如魚凍蟲鱉，至日午下積盡，方用溫粥止之。

眞人化鐵湯：（寶鑑）治五積六聚、痃癖④癥瘕。三稜、蓬术、青皮、陳皮、山楂肉、神麯、香附子、枳實、厚樸、黃連、當歸、川芎、桃仁、檳榔各五分，紅花、木香、甘草各三分，薑三片，枣一枚。

［语释］

散聚汤：《宝鉴》治六聚，及癥瘕虽气上下，心腹刺痛，二便不利。方药组成为厚朴、吴茱萸、枳壳各一钱五分，陈皮、杏仁、桂心、赤茯苓各一钱，川芎、附子（炮）、甘草（炙）各五分，半夏、槟榔、当归各四分，生姜三片。

溃坚汤：《宝鉴》治五积、六聚，诸般痞块。方药组成为当归、白术、半夏、陈皮、枳实、山楂肉、附子、厚朴、缩砂各一钱，木香五分，水磨取汁调服，《回春》云：左胁有块加川芎，右胁有块加青皮。肉食成块，加黄连（姜汁炒）。粉面食积，加神曲。血块，加桃仁、红花、官桂，去半夏、山楂。痰积成块，加海石、瓜蒌、枳实，去山楂。饱胀，加萝卜子槟榔，去白术，健壮之人加蓬术，瘦弱之人加人参少许。《保元》中有红花、桃仁、白茯苓、蓬术、甘草，药物组成加减方法与《回春》相同。

大七气汤：《宝鉴》治五积、六聚，所致心腹痛胀，二便不利。方药组成为三棱、蓬术、青皮、陈皮、桔梗、藿香、益智仁、香附子、官桂、甘草各一钱，生姜三片，大枣二枚。另方，加大黄、槟榔各一钱，治诸般痞积，面色痿黄，四肢无力，皆缘内有虫积，或好食生米、或壁土、或茶炭咸辣等物，只服一剂即可除根，服药方法为药物水煎后，露一宿，空腹温服，在不得已需要饮食的情况下，应少饮食，不然药力减而虫积不下，服后会有心腹痛疼，应当便下恶物，或如鱼冻虫鳖，至中午积聚下尽，此时方可用温粥止之。

真人化铁汤：《宝鉴》治五积、六聚、痃癖、癥瘕。方药组成为三棱、蓬术、青皮、陈皮、山楂肉、神曲、香附子、枳实、厚朴、黄连、当归、川芎、桃仁、槟榔各五分，红花、木香、甘草各三分，生姜三片，大枣一枚。

［词解］

①六聚：六腑聚症之总称。《中藏经·积聚癥瘕杂虫论》："聚有大肠、小肠、胆、胃、膀胱、三焦之六名也。"后世如《三因极一病证方论》将聚总称为六聚。

③五積：指心积、肝积、脾积、肺积、肾积。

②癥瘕：指腹部内，扪及有块状物，并伴有胀满或疼痛的病证。

④痃癖：古病名。是脐腹部或胁肋部患有癖块的泛称。

【原文】

養正積自除：眞氣實，胃氣強，積自消，斷厚味，節色慾，戒暴怒，正思慮。積聚氣虛不食，四肢沉困，補中益氣湯（內傷）合大七氣湯。凡攻擊藥，有病病受之，無病胃氣受傷，雖參芪性偏，況攻擊乎?!

諸藥傷成積：食積，平胃散（六腑）加砂仁、香附子、神麯、麥芽、紫蘇、生薑。酒積，麵黃黑腹脹時嘔痰水，對金飲子（內傷）加葛根、赤茯苓、縮砂、神麯。麵積，阿魏元蘿菖子煎湯下。肉積，阿魏元。魚蠏積，香蘇散（寒門）多加生薑木香。果菜積，用平胃散加丁香麝香為末塩湯服。茶積，川椒末麪糊丸如梧子茶清下。水積，胷脇引痛瀝瀝有聲，十棗湯（寒門）芎夏湯（痰飲）。血積，打撲瘀蓄麵黃糞黑，桃仁承氣湯（寒門）。蟲積，食積變成蟲，竗應丸（蟲門）紫金丹（解毒）。

阿魏元：（寶鑑）食麵食生果過多成積，腹痛嘔惡，亦治肉積。阿魏酒浸化、桂皮、蓬术、麥芽炒、神麯炒、蘿葍子、青皮、白术、乾薑各五錢，百草霜三錢，巴豆三七粒去皮油，右末，薄糊丸如菉豆，薑湯下二三十丸，麪傷用麪湯下，果菜傷用麝香下。

阿魏丸：（寶鑑）治肉積及食積成塊。阿魏一兩醋煑軟，山楂肉、蘿葍子、神麯、麥芽、陳皮、青皮、香附子各二兩，右末，炊餅和丸服。一方阿魏山楂各一兩，黃連六錢五分，連翹五錢，右末，醋糊和丸服名曰小阿魏丸。

桂香丸：（寶鑑）治多食雜菰果子，成積腹脹氣急。桂心一兩，麝香一錢，右末，飯丸如菉豆，白湯下十五丸。

［语释］

养正积自除：真气实、胃气强，积自消；断厚味，节色欲；戒暴怒，正思虑。积聚所致气虚不食，四肢沉困，治疗方剂为“补中益气汤”（内伤患者）加“大七气汤”。凡攻下药，有病病受之，无病胃气会受伤，虽然人参、黄芪，其药性也有偏颇，何况攻下药?!

诸药伤成积：食积，治疗方剂为“平胃散”（运脾化滞）加砂仁、香附子、神曲、麦芽、紫苏、生姜。酒积，症见面黄黑，腹胀，时呕痰水，治疗方剂为“对金饮子”（内伤患者）加葛根、赤茯苓、缩砂、神曲。面积，用萝卜子煎汤“阿魏丸”冲服。肉积，用“阿魏丸”治疗。鱼蟹积，治疗方剂为“香苏散”（散寒理中），方中多加生姜与木香。果菜积，用“平胃散”加丁香、麝香，均研末，以盐汤冲服。茶积，川椒末以面糊丸如梧子，清茶冲服。水积，症见胸胁引痛，沥沥有声，治疗方剂为“十枣汤”（逐水），“芎夏汤”（化痰饮）。血积，为跌扑损伤瘀血蓄积，症见面黄粪黑，治疗方剂为“桃仁承气汤”（祛瘀）。虫积，由食积变虫，治疗方剂为“妙应丸”（温中化滞祛虫），“紫金丹”（解毒）。

阿魏元：《宝鉴》吃面食、生果过多，成积滞，症见腹痛呕恶，亦治肉积。方药组成为阿魏（酒浸化）、桂皮、蓬术、麦芽（炒）、神曲（炒）、萝卜子、青皮、白术、干姜各五钱，百草霜三钱，巴豆三七粒（去皮，去油），又制成细末，薄糊做丸如绿豆大小，每次以姜汤冲服二十致三十丸，面食所伤，用面汤服下，果菜所伤，用麝香磨汁服下。

阿魏丸：《宝鉴》治肉积，及食积成块。阿魏一两（醋煮软），山楂肉、萝卜子、神曲、麦芽、陈皮、青皮、香附子各二两，又制成细末，蒸饼和丸服用。另方，阿魏、山楂各一两，黄连六钱五分，连翘五钱，又制成细末，醋糊和丸服，名曰“小阿魏丸”。

桂香丸：《宝鉴》治多食杂菰果子成积，腹胀气急。方药组成为桂心一两，麝香一钱，又制成细末，饭丸如绿豆大小，白水冲服十五丸。

【原文】

积聚　癥瘕　痃癖　痞塊　通治法：陰虛有積，易治，陰虛難以峻補。痞積，忌滯藥。偏熱燥血，偏寒傷脾，不可過用，衰其太半而止，但平補之劑善消融化。

寬中丸：（寶鑑）治七症、八瘕、五積、六聚、痃癖、氣塊，胷腹脹痛，麪黃肌瘦。蒼术炒、烏藥、香附子各二兩，三稜蓬术並醋煑焙、青皮、陳皮、乾薑鉋、良薑鉋、茴香炒、神麯炒、麥芽炒各一兩，右末，醋糊丸如梧子，薑湯下五十丸。

熨症法：（寶鑑）吳茱萸三升碎之，酒和煑熱，布裹熨症上，冷更炒熨，移走則逐而熨之。

［语释］

积聚　癥瘕　痃癖　痞块　通治法：阴虚有积，易治疗，阴虚不能大补。痞积忌滞涩药剂。药性偏热会使血燥，药性偏寒则伤脾，均不可过用，病治疗大半可停止用药，但平补之剂善能被患者消化吸收。

宽中丸：《宝鉴》治七症、八瘕、五积、六聚、痃癖、气块，症见胸腹胀痛，面黄肌瘦。方药组成为苍术（炒）、乌药、香附子各二两，三棱、蓬术（均醋煮，焙干）、青皮、陈皮、干姜（炮）、良姜（炮）、茴香（炒）、神曲炒（炒）、麦芽（炒）各一两，又制成细末，以醋糊丸如梧子大小，每次姜汤冲服五十丸。

熨症法：《宝鉴》吴茱萸三升研碎，用酒拌和煮热，以布包裹，在病症处癥熨，冷再炒热，再熨熨，癥块移动，则跟随症块而热熨它。

【原文】

浮肿：諸濕肿滿，皆屬脾土。脾肺寒，結氣化為水，陰陽氣塞，不得滲利，水溢皮膚為肿。目下肿、鼻頭微黑，水之兆。水病，上喘下肿，標本俱病。

脈法：脈沉當責有水。浮大洪大可治，微細沉細不可治。陽水[①]，沉數；陰水[②]，沉遲。沉伏相搏，陽虛陰實，必為水。實者生，虛者死。

水肿治法：陽水，多外因涉水冒雨，或感風寒暑濕，先肿上體，熱渴，二便閉，八正散（小便），或敗毒散（寒門）加麻黃、防風、黄芩、山梔。陰水，多内因茶酒饑飽勞役房勞，先肿下體，身涼，大便利，胃苓湯（大便），復元丹。氣肿，皮厚按之不成凹，三和散，分心氣飲（並氣）；濕肿，按之凹不即起。血肿，皮間有赤縷血痕，四物湯（血門）加桃仁，婦人經閉敗血肿者，腎氣丸（五臟）加紅花。他病久皆能變水，因雨濕肿，平胃散（六腑）加白术、赤茯苓、草豆蔻；飲水過多，加減胃苓湯；久喘後宜分氣飲，久瘧後退黃丸（黃疸），久痢後宜加味腎氣丸、補中益氣湯（内傷）加鉋附子，肿後水泡瘡，脾土崩壞，平胃散末油調付。氣陷者，升提則陽舉，陰自降。（新增）蘿葍尾濃煎服，全體亦可。

［语释］

浮肿：诸湿所致肿胀满闷，皆属脾土。脾肺寒，结气化为水，阴阳气塞，不得渗利，水溢皮肤为肿。目下肿、鼻头微黑，水病之症兆。水为病，症见上喘下肿，是标本俱病。

脉法：脉沉，当责有水邪。脉浮大、洪大，病可治；脉微细、沉细，不可治。阳水，脉沉数；阴水，脉沉迟。沉伏脉相杂，为阳虚阴实，必为水邪为病。实脉，患者生；虚脉，患者死。

水肿治法：阳水，多外因涉水冒雨，或感风寒暑湿，先肿上体，热渴，二便闭，治疗方剂为“八正散”（利小便），或“败毒散”（伤寒）加麻黄、防风、黄芩、山栀。阴水，多内因茶酒、饥饱、劳役、房劳，先肿下体，身凉，大便利，治疗方剂为“胃苓汤”（大便），“复元丹”。气肿，症见皮肿，按之不成凹，治疗方剂为“三和散”，”分心气饮”（均化气）；湿肿，按之凹陷，不能立即恢复。血肿，症见皮间有赤缕血痕，治疗方剂为“四物汤”（活血）加桃仁，妇人因经闭败血肿者，治疗方剂为“肾气丸”（补五脏）加红花。他病长久皆能变水，及因雨湿肿，治疗方剂为“平胃散”（运脾）加白术、赤茯苓、草豆蔻；饮水过多，加减“胃苓汤”治疗；久喘后，宜“分气饮”治疗；久疟后，“退黄丸”（退黄疸）；久痢后，宜“加味肾气丸”，“补中益气汤”（内伤患者）加炮附子；肿后出水泡疮，属脾土崩坏，用“平胃散”末，油调敷。气陷，通过升提治疗，能使阳气上举，阴则自降。（本书新增方剂）治疗水肿，用萝卜尾浓煎服，或整个萝卜。

［词解］

①陽水：即阳水证，多为风邪、湿浊相搏而致。发病急速，水肿多从头面部开始，而后遍及全身，以上半部肿较为显著，按之凹陷易于恢复。体质平实，面色黄或红；气息粗长或咳喘，身热，恶风，自汗，口苦烦渴，大便干结，小便黄赤，舌质红，苔黄，脉沉数有力或浮滑。属实证，病在肺脾；

②陰水：即阴水证，多为脾肾虚弱所致。起病较缓，逐渐水肿，多为下肢先肿或脘腹胀满，以下半

身肿显著，按之凹陷，恢复较慢。体质多虚弱面色苍白，声音低沉，神疲气怯，身寒肢冷，口淡不渴，大便多溏。舌质淡，苔白，脉沉细弦小，按之无力。属虚证，病在脾肾。

【原文】

越脾湯：（寶鑑）治腰上浮肿，咳喘。麻黄三錢，蒼术二錢，石膏、甘草各一錢，薑五片，棗二枚。

復元丹：（寶鑑）夫心腎眞火能生脾肺眞土，今眞火既虧，不能滋養眞土，故土不制水，水液妄行，三焦不瀉，樞機不運，肿脹滿溢喘急，股冷舌乾，不能正偃①，小便不通，澤瀉二兩五錢，附子鉋二兩，木香、茴香炒、川椒、獨活、厚樸、白术畧炒②、橘皮、吳茱萸、桂心各一兩，肉豆蔻煨、檳榔各五錢，右末，糊丸如梧子，紫蘇湯下五十丸，一日三服，禁慾絕鹹半年。

分氣飲：（寶鑑）治肿脹，喘急。桔梗、赤茯苓、陳皮、桑白皮、大腹皮、枳殼、半夏麯、蘇子炒、蘇葉各一錢，草果、甘草各五分，薑三片，棗二枚。

加味腎氣丸：（寶鑑）治腎虛不能行水，以致浮肿。附子鉋二兩，白茯苓、澤瀉、官桂、牛膝、車前子炒、山藥、山茱萸、牧丹皮各一兩，熟地黄五錢，右末，蜜丸如梧子，空心米飲下七十丸或百丸。

黄米丸：（寶鑑）治水蠱結內。腹大有聲，慾飲皮麄，名水蠱。乾絲瓜一棒去皮剪碎，和巴豆肉十四粒同炒，以巴豆色黄為度，去巴豆入陳倉米如絲瓜之多少同炒，米黄色去瓜取米為末，水丸如梧子，每湯下百丸，數服即瘉。

赤小豆湯：（寶鑑）治年少氣血俱熱，生瘡疥，變為肿滿。赤小豆、猪苓、桑白皮、防已、連翹、澤瀉、當歸、商陸、赤芍藥各一錢，薑五片。

［语释］

越脾汤：《宝鉴》治腰上浮肿，咳喘。方药组成为麻黄三钱，苍术二钱，石膏、甘草各一钱，生姜五片，大枣二枚。

复元丹：《宝鉴》心肾真火能生脾肺真土，今真火既亏，不能滋养真土，故土不制水，水液妄行，三焦不泻，枢机不运，肿胀满溢，而致喘急，股冷舌干，不能仰卧，小便不通，治疗方药为泽泻二两五钱，附子（炮）二两，木香、茴香（炒）、川椒、独活、厚朴、白术（略炒）、橘皮、吴茱萸、桂心各一两，肉豆蔻（煨）、槟榔各五钱，又制成细末，糊丸如梧子大小，紫苏汤冲服五十丸，一日三次，并应禁欲，绝咸半年。

分气饮：《宝鉴》治肿胀，喘急。方药组成为桔梗、赤茯苓、陈皮、桑白皮、大腹皮、枳壳、半夏曲、苏子（炒）、苏叶各一钱，草果、甘草各五分，生姜三片，大枣二枚。

加味肾气丸：《宝鉴》治肾虚不能行水，以致浮肿。方药组成为附子（炮）二两，白茯苓、泽泻、官桂、牛膝、车前子（炒）、山药、山茱萸、牡丹皮各一两，熟地黄五钱，又制成细末，做蜜丸如梧子大小，空腹米汤冲服七十丸或百丸。

黄米丸：《宝鉴》治水蛊结内。腹大有声，欲饮皮麄，名"水蛊"。干丝瓜一根，去皮剪碎，和巴豆肉十四粒，二药同炒，以巴豆色黄为度，去巴豆入陈仓米（与丝瓜一样多）同炒，米黄色去丝瓜，取米研为细末，制水丸如梧子大小，每次水冲服百丸，数剂即愈。

赤小豆汤：《宝鉴》治年少气血俱热，生疮疥，变成肿满。方药组成为赤小豆、猪苓、桑白皮、防己、连翘、泽泻、当归、商陆、赤芍药各一钱，生姜五片。

［词解］

①偃：仰面倒下。

②畧炒：略炒。畧，“略”的异体字。

［临床新用］

加味肾气丸 本方现代主要用于糖尿病性神经障碍、肾病综合征、老年骨质疏松症、功能性水肿的治疗。

（1）**糖尿病性神经障碍** 糖尿病性末梢神经障碍、植物神经功能障碍患者54例随机分为治疗组和对照组。治疗组每日服济生肾气丸7.5克，对照组每日服谷丙酰胺1.5毫克，均治疗12周以上，比较治疗前后自觉症状、体征、实验室检查结果。治疗结果：自觉症状方面，对麻痹、下肢痛、冷感及与其他植物神经功能障碍有关的症状如排尿障碍、发热、性欲减退、阳痿、起立眩晕、腹泻、便秘，济生肾气丸的改善率均优于对照组；济生肾气丸的总改善率77.8%，高于谷丙酰胺组之48.1%（佐藤祐造．糖尿病性神经障碍的东洋医学治疗（第2报）．国外医学·中医中药分册，1986，（5）：312）。以济生肾气丸治疗糖尿病性神经障碍44例。每日以本方浸膏剂7.5克，分3次口服，连服12周以上。结果：自觉症状改善率相当高，尤其是出汗、腰部及下肢脱力感、麻木等症状的改善率分别为59.1%，50.0%，47.4%（小松まち子牛车肾气丸治疗糖尿病性神经病变的效果．国外医学·中医中药分册，1992，（1）：44）。

（2）**肾病综合征** 用济生肾气汤加减治疗肾病综合征68例，属于中医脾肾阳虚型53例，肝肾阴虚型15例。标证属于外感31例，水湿5例，湿热11例，血瘀16例，湿浊5例。以济生肾气丸方为基本方，水肿甚者加桑白皮、白茅根；腹胀纳差者加生薏苡仁、砂仁；肾阴虚阳亢者加知母、黄柏；面目红赤，痤疮者加五味消毒饮。治疗结果：68例中完全缓解19例（占28%），好转45例（占66%），无效4例（占6%），近期总有效率94%（肖长丁．济生肾气汤加减治疗肾病综合征68例．陕西中医，1997，（4）：149）。

（3）**老年骨质疏松症** 50例老年骨质疏松患者，日服济生肾气丸7.5克，服药时间6个月至2年者25例，2年至5年者25例。结果治疗9个月、2年后，腰背疼痛，13常生活障碍均有改善，长期治疗（2年以上）疗效更显著（大萱稔．济生肾气丸治疗老年骨质疏松症的效果．日本东洋医学杂志，1993，（5）：59）。

（4）**功能性水肿** 济生肾气丸加味治疗9例功能性水肿患者，以眼睑或周身浮肿，或腰以下肿甚，腰痛酸软，畏寒肢冷，小便不利，或夜尿频多，食少便溏，面色萎黄，神倦肢冷，舌淡，脉弱为主证，辨证属脾肾阳虚。基本方药为济生肾气丸加大腹皮、薏苡仁，腹胀便溏者加木香、白术；纳差者加神曲、炒麦芽。水煎服，治疗以1个月为限。结果：临床治愈4例，显效2例，有效2例，无效1例（闫遂山．加味肾气汤治疗功能性水肿的体会．河南中医药学刊，1999，（2）：53）。

【原文】

結陽：肿四肢也。氣濕熱爭，故肿也。邪氣盛，陽氣衰，致邪代正氣，不能宣通四維[①]，發肿，諸陽受氣於四肢也。

犀角湯：（寶鑑）治結陽症[②]，四肢肿閉。犀角、玄參各一錢，升麻、木通各八分，連翹、柴胡各六分，沉香、射乾、甘草各五分，芒硝、麥門冬各四分。

氣分症 血分症：氣為飲隔，痞滿，腹鳴，骨痛冷痺，則曰氣分[③]，亦曰水分。經脈不行，血化為水，四肢肿，則曰血分[④]，皆水氣所作也。

桂术湯：（寶鑑）治氣分。桂皮一錢五分，白术、麻黄、細辛、甘草各一錢，只角、乾薑各七分五里，薑五片。

桂苓湯：（寶鑑）治血分。桂皮、赤茯苓、當歸、川芎、赤芍藥、蓬术、三稜、桑白皮、檳榔、蒼术、大腹皮、瞿麥、青皮、陳皮、甘草各五分，葶藶、大黄煨各二分五里，薑五片。

浮肿通治：朝寬暮急，血虚；暮寬朝急，氣虚；朝暮急氣，血虚。開鬼門⑤發汗，絜淨府⑥利小便，所謂上下分消其濕。男從脚下肿、女從頭上肿起，皆逆⑦。先起腹，後散四肢，生；先起四肢，後入腹，死。脣黑耳焦，缺盆⑧平，臍突揹平，手足掌平，肉硬，不治。禁塩及甘藥，忌鐵。

［语释］

结阳：为肿四肢。气、湿、热相争，故肿。邪气盛，阳气衰，致邪代正气，不能宣通四维，发肿，因诸阳受气于四肢。

犀角汤：《宝鉴》治结阳症，所致四肢肿闭。方药组成为犀角、玄参各一钱，升麻、木通各八分，连翘、柴胡各六分，沉香、射干、甘草各五分，芒硝、麦门冬各四分。

气分症　血分症：气为涎饮所隔，症见痞满，腹鸣，骨痛冷痹，则曰"气分证"，亦曰"水分证"。经脉不行，血化为水，则四肢肿，曰"血分证"，皆水气所为。

桂术汤：《宝鉴》治气分证。方药组成为桂皮一钱五分，白术、麻黄、细辛、甘草各一钱，只角、干姜各七分五厘，生姜五片。

桂苓汤：《宝鉴》治血分证。桂皮、赤茯苓、当归、川芎、赤芍药、蓬术、三棱、桑白皮、槟榔、苍术、大腹皮、瞿麦、青皮、陈皮、甘草各五分，葶苈、大黄（煨）各二分五厘，生姜五片。

浮肿通治：浮肿朝宽暮急，为血虚；暮宽朝急，为气虚；朝暮急气，为血虚。治宜开鬼门发汗，絜净府利小便，也就是将其湿上下分消。男从脚下肿、女从头上肿起，皆为"逆"。浮肿先自腹起，后散四肢，患者生；先起四肢，后入腹，患者死。唇黑耳焦，缺盆平，脐突背平，手足掌平，肉硬，患者不治。禁食盐及甘药，忌铁。

［词解］

①四維：指人体上下左右。

②結陽症：古病名。《素问·阴阳别论》："结阳者，肿四肢。"四肢为诸阳之本，中焦阳气郁结，不得宣通于四肢，水液停滞不行，故四肢肿。

③氣分：即气分证。指温热病邪由卫人气，邪正斗争激烈，脏腑功能失调所致的病证。是外感温热病的中期，属里热实证。临床主要表现为发热，不恶寒反恶热，心烦，汗出，口渴，舌红，苔黄，脉数。

④血分：即血分证。是热邪深入血分，耗血动血，扰动心神，出现一系列病理变化，是外感温热病的极盛阶段，既可表现为里实热证，也可兼有虚象，而成为虚实夹杂。临床主要表现为发热夜甚，肌肤灼热，烦躁不眠，甚则发狂，神昏，斑疹显露，吐血，衄血，尿血，便血，舌深绛暗紫，脉细数，或抽搐，四肢厥冷。

⑤鬼門：指体表的汗毛孔。

⑥淨府：指膀胱。

⑦逆：仲景十二脉之一。子母相乘的脉象。水行乘金，火行乘木。《诊家正眼》："曰逆者，水乘金，火乘木也。"

⑧缺盆：①人体部位名。即锁骨上窝。《灵枢·经脉》："大肠手阳明之脉……从缺盆上颈贯颊。"②经穴名。

【原文】

補中治濕湯：（寶鑑）通治水病，補中行濕。人參、白术各一錢，蒼术、陳皮、赤茯苓、麥門冬、木通、當歸各七分，黄芩五分，厚朴、升麻各三分。

加減胃苓湯：（寶鑑）治浮肿。蒼术一錢五分，陳皮、澤瀉、白术赤茯苓、木瓜各一錢，厚樸、猪苓、神曲、檳榔各八分，山楂肉、縮砂各七分，香附子薑炒、大腹皮各六分，甘草炙三分，薑三片，燈心一團。

四苓五皮湯：（寶鑑）治浮肿。桑白皮、陳皮、地骨皮、茯苓皮、生薑皮、大腹皮、蒼术、白术、澤瀉、猪苓、青皮、車前子炒各一錢。

行濕補氣養血湯：（回春）治氣血虛弱，單腹鼓脹，浮肿。人參、白术、茯苓、當歸、川芎、白芍藥各一錢，蘇梗、陳皮、厚朴、大腹皮、蘿蔔子、海金沙、木通各八分，木香、甘草各三分，薑三片，棗一枚。氣虛倍人參、白术、茯苓；血虛倍川芎、當歸、白芍藥；尿澀加猪苓、澤瀉、滑石；服後肿脹俱退，惟面足不消，此陽明氣虛，倍白术、茯苓。

消河餅：（寶鑑）治水肿膨脹。大蒜五箇，大田螺四箇，車前子末三錢，右研成餅貼臍中，以帕縛之，少時尿出如注即愈。

導水茯苓湯：（回春）通身肿光，按陷舉起，喘滿尿澀。赤茯苓、麥門冬、澤瀉、白术各三兩，桑白皮、紫蘇葉、檳榔、木瓜各一兩，大腹皮、砂仁、陳皮、木香各七錢五分。每五錢入燈心二十五根、水二盞，煎至八分，空心服。

沈香琥珀丸：（寶鑑）治水肿尿澀。葶藶子炒、郁李仁、沈香各一兩五錢，琥珀、杏仁、蘇子、赤茯苓、澤瀉各五錢，右末，蜜丸如梧子，麝香為衣，每三十丸以蘿蔔子煎湯下。

壯原湯：《赤水》治下焦虛寒，中滿肿脹，小便不利，上氣喘急，陰囊兩腿肿，或面浮。人參、白术各二錢，赤茯苓、破故紙各一錢，陳皮七分，桂心、附子、幹薑、砂仁各五分，煎食遠服。有痰，加半夏；咳嗽痰盛，加桑白皮；脚趺面肿，加薏苡仁二錢；中氣不運，不知饑，加木香、厚樸；氣郁，加沈香、烏藥；虛甚，加人參三錢，附子一錢；汗多，加桂枝五分，白芍藥酒炒八分；夏月喘乏，無力汗多，加麥門冬一錢，五味子十一粒；兩脇氣硬，加白芥子八分，或加蘇子五分；不能轉側，加蒼术一錢，澤瀉七分；濕盛，加赤小豆、桑白皮；夜夢不安，加遠志一錢。

［语释］

补中治湿汤：《宝鉴》通治水病，能补中行湿。方药组成为人参、白术各一钱，苍术、陈皮、赤茯苓、麦门冬、木通、当归各七分，黄芩五分，厚朴、升麻各三分。

加减胃苓汤：《宝鉴》治浮肿。方药组成为苍术一钱五分，陈皮、泽泻、白术赤茯苓、木瓜各一钱，厚朴、猪苓、神曲、槟榔各八分，山楂肉、缩砂各七分，香附子（姜炒）、大腹皮各六分，甘草（炙）三分，生姜三片，灯心一团。

四苓五皮汤：《宝鉴》治浮肿。方药组成为桑白皮、陈皮、地骨皮、茯苓皮、生姜皮、大腹皮、苍术、白术、泽泻、猪苓、青皮、车前子（炒）各一钱。

行湿补气养血汤：《回春》治气血虚弱，只腹鼓胀，浮肿。方药组成为人参、白术、茯苓、当归、川芎、白芍药各一钱，苏梗、陈皮、厚朴、大腹皮、萝卜子、海金沙、木通各八分，木香、甘草各三分，姜三片，枣一枚。气虚，人参、白术、茯苓剂量加倍；血虚，川芎、当归、白芍药剂量加倍；尿涩，加猪苓、泽泻、滑石；服后肿胀俱退，只有面、足不消，此阳明气虚，白术、茯苓剂量加倍。

消河饼：《宝鉴》治水肿，膨胀。方药组成为大蒜五个，大田螺四个，车前子末三钱，又研制成饼，贴脐中，以帕包缠，不多时间，尿出如注，病即愈。

导水茯苓汤：《回春》通身肿光，按陷举起，喘满尿涩。方药组成为赤茯苓、麦门冬、泽泻、白术各三两，桑白皮、紫苏叶、槟榔、木瓜各一两，大腹皮、砂仁、陈皮、木香各七钱五分。方药每五钱，入灯心二十五根、水二盏，煎至剩八分，空腹服。

沉香琥珀丸：《宝鉴》治水肿尿涩。方药组成为葶苈子（炒）、郁李仁、沉香各一两五钱，琥珀、杏仁、苏子、赤茯苓、泽泻各五钱，又制成细末，做蜜丸如梧子大小，以麝香为衣，每次以萝卜子煎汤冲服三十丸。

壮原汤：《赤水》治下焦虚寒，中满肿胀，小便不利，上气喘急，阴囊、两腿肿，或面浮。方药组成为人参、白术各二钱，赤茯苓、破故纸各一钱，陈皮七分，桂心、附子、干姜、砂仁各五分，长期煎汤服用。有痰，加半夏；咳嗽痰盛，加桑白皮；脚趺面肿，加薏苡仁二钱；中气不运，不知饥饱，加木香、厚朴；气郁，加沉香、乌药；虚甚，加人参三钱，附子一钱；汗多，加桂枝五分，白芍药（酒炒）八分；夏月喘乏，无力汗多，加麦门冬一钱，五味子十一粒；两胁气硬，加白芥子八分，或加苏子五分；不能转侧，加苍术一钱，泽泻七分；湿盛，加赤小豆、桑白皮；夜梦不安，加远志一钱。

[临床新用]

导水茯苓汤　本方现代常用于妊娠水肿、肝硬化腹水等疾病属气滞湿阻者。

（1）**妊娠水肿**　妊娠数月，面目、肢体肿胀，或水肿虽不明显，体重每周增加0.5千克以上；尿常规无蛋白尿、管型，血压在正常范围内；B超排除畸形胎儿者，可用本方加减治疗。处方：茯苓15克，猪苓15克，砂仁6克，木香6克，陈皮12克，泽泻10克，白术15克，木瓜10克，桑白皮12克，苏梗6克，大腹皮10克。服法：头煎加水500毫升，煎20分钟，二煎加水300毫升，煎10分钟，二次煎液混合，频服，每日1剂。李氏治疗27例，结果：治愈10例，好转14例，未愈3例，总有效率为85.0%（李文红．茯苓导水汤治疗子肿27例疗效观察．河北中医，2001，23（8）：604）。

（2）**肝硬化腹水**　陶氏在保肝、支持疗法、利尿等治疗基础上，内服茯苓导水汤治疗本病，处方：白术、茯苓各15~30克，泽泻、大腹皮、麦冬各12~15克，桑白皮、紫苏叶、木瓜、陈皮各12克，木香、槟榔各9克，砂仁6~9克。每日1剂，水煎早晚分服。加减：兼有湿热者，症见腹大坚满，脘腹撑急，烦热口苦，渴不欲饮，小便短黄，大便秘结或溏垢，舌边尖红，苔黄腻，脉弦滑或数，加当归赤小豆汤（当归12克，赤小豆30克）；兼有血瘀者，症见腹大坚满，脉络怒张，胁肋刺痛，面色黯黑，口渴不欲饮，舌暗红或有瘀斑，脉细涩，加泽兰12克，水红花子30克；兼有肝肾阴虚者，症见腹大胀急，面色晦暗，唇紫口燥，心烦失眠，牙龈出血，舌红绛少津，脉弦细数，加二至丸（女贞子15克，墨旱莲12克）或加一贯煎（沙参、麦冬、枸杞各15克，当归9克，生地黄30克，川楝子12克）；肝阴虚有火者，症见腹大胀急，五心烦热，口渴口苦，潮热盗汗，小便赤，舌红绛少津，脉弦细数，加百合地黄汤（百合、生地黄各30克）；皮肤肿者，加冬瓜皮30克；小便量少者，加车前子15克；烦躁者，加栀子豉汤（栀子、淡豆豉各9克）；腹胀甚者，去陈皮，加沉香9克，莱菔子12克；腹水多难利者，加蟋蟀9克，或蝼蛄6克。30天为1疗程，一般服1~2疗程。腹水消退后，最好继续服用上方巩固治疗1疗程。经治83例，结果：治愈57例，好转15例，未愈11例，总有效率86.75%（陶红卫．中西医结合治疗肝硬化腹水83例．广西中医药，1998，21（1）：14）。

【原文】

脹滿：諸腹脹大，皆屬熱。中空外堅，故名鼓脹，若蟲侵食之義，故又名蠱脹。

脈法：大堅濇，或盛緊，或遲滑。關脈虛，內脹。脈弦，肝制脾。浮，為虛滿，緊，則中實。浮大，可療；虛小，難保。

脹滿：由脾虛之極，乃真臟病也。臍腹四肢悉肿，為水，但腹脹、四肢不甚肿，為鼓。虛脹，陰寒為邪，吐利不食，時脹時減，按則陷而軟；實脹，陽熱為邪，身熱咽幹，常脹內痛，按之不陷而硬，蓋寒脹多，熱脹少。濁氣在上，則生肿脹，濁氣，寒氣也；寒在上焦，水穀精微不能運化，鬱結為脹，木香順氣湯。

木香順氣湯：（寶鑑）治濁氣在上生肿脹，宜先灸中脘，後服此藥，厚樸、白茯苓、澤瀉、半夏各一錢，蒼术八分，青皮、陳皮各六分，草豆蔻、人参、當歸各五分，木香、乾生薑、升麻、柴胡、甘草各四分，益智仁、吳茱萸各三分，薑三片。

[语释]

胀满：各种原因造成的腹胀，大都属热。因腹胀中空外坚，故名“鼓胀”，像虫子侵食一样，故又名“蛊胀”。

脉法：胀脉表现为大、坚、涩，或盛紧，或迟滑。关脉虚，则为内胀。弦脉，为肝制脾。脉浮，为虚满，脉紧，则中实。脉浮大，可制疗；脉虚小，患者命难保。

胀满：为脾虚之极所致，为真脏病。脐腹四肢皆肿，为“水胀”，只腹胀、四肢不甚肿，为“鼓胀”。虚胀，是阴寒为邪组成的，症见吐利不食，时胀时减，按则陷而软；实胀，是阳热为邪组成的，症见身热咽干，常胀内痛，按之不陷而硬，大概寒胀多，热胀少。浊气，是寒气，浊气在上，则生肿胀；寒在上焦，水谷精微不能运化，郁结为胀，治疗方剂为“木香顺气汤”。

木香顺气汤：《宝鉴》治浊气在上生肿胀，治宜先灸中脘，后服此药，方药组成为厚朴、白茯苓、泽泻、半夏各一钱，苍术八分，青皮、陈皮各六分，草豆蔻、人参、当归各五分，木香、干生姜、升麻、柴胡、甘草各四分，益智仁、吴茱萸各三分，生姜三片。

【原文】

脹滿有七：穀脹①，失饑傷飽，痞悶停酸，朝能食，幕不食。水脹②，水漬腸胃，溢于皮膚，漉漉有聲，怔忡喘息，防己椒藶丸。氣脹③，七情鬱結，氣道壅塞，升降不得，體肿肢瘦，分心氣飲（氣門）。血脹④，煩嘔漱水，迷忘驚狂，尿多便黑，婦人多有。寒脹⑤，腹滿，濡時減，吐利厥冷。熱脹⑥，飲食如故。蠱脹⑦，見上。

大異香散：（寶鑑）治穀脹，及氣脹。三稜、蓬术、青皮、陳皮、藿香、半夏曲、桔梗、益智仁、香附子、枳殼各一錢，甘草二分五里，薑五片，棗二枚。

防己椒藶丸：（寶鑑）治水脹。凡脹病，腹滿，口舌乾燥，此腸胃間有水氣。防己、椒目、葶藶子炒、大黄各一兩，右末，蜜丸如梧子，白湯下十丸，日三。

三和湯：（寶鑑）治氣脹，大小便不利。白术、陳皮、厚樸各一錢，檳榔、紫蘇葉各七分五里，木通、大腹皮、白茯苓、枳殼、海金沙、甘草各五分，薑三片。

[语释]

胀满有七：谷胀，为失饥伤饱，痞闷停酸所致，症见朝能食，幕不食。水胀，为水渍肠胃，溢于皮肤所致，症见肠间漉漉有声，怔忡喘息，治疗方剂为“防己椒苈丸”。气胀，为七情郁结，气道壅塞，升降不得，症见体肿肢瘦，治疗方剂为“分心气饮”（理气）。血胀，症见心烦呕恶，漱水不咽，迷忘惊狂，尿多便黑，妇人多有。寒胀，症见腹满濡，有时减，吐利厥冷。热胀，饮食如故。蛊胀，见上。

大异香散：《宝鉴》治谷胀，及气胀。方药组成为三棱、蓬术、青皮、陈皮、藿香、半夏曲、桔梗、益智仁、香附子、枳壳各一钱，甘草二分五里，生姜五片，大枣二枚。

防己椒苈丸：《宝鉴》治水胀。大凡胀病，多见腹满，口舌干燥，这是肠胃间有水气之故。方药组成为防己、椒目、葶苈子（炒）、大黄各一两，又制成细末，做蜜丸如梧子，每次白水冲服十丸，日三次。

三和汤：《宝鉴》治气胀，大小便不利。方药组成为白术、陈皮、厚朴各一钱，槟榔、紫苏叶各七分五厘，木通、大腹皮、白茯苓、枳壳、海金沙、甘草各五分，生姜三片。

[词解]

①穀脹：证名。胀病之一。因谷食不化所致胸腹胀满。即食胀。《世医得效方·胀满》：“失饥伤饱，痞闷停酸，早食暮不能食，名谷胀。”《杂病源流犀烛·肿胀源流》：“谷胀，即食胀。”

②水脹：证名。胀病之一。即水肿病。是由于水液代谢障碍以水液停留的一种病证。《灵枢·五癃津液别》："邪气内逆，则气为之闭塞而不行，不行则为水胀。"《金匮翼·胀满统论》："脾土受湿，不能制水。水渍于肠胃，而溢于皮肤，漉漉有声，怔忡喘息，即为水胀是也。"

③氣脹：证名。胀病之一。出《素问·脉要精微论》。《仁斋直指方·胀证》："七情郁结，气道壅塞，上不得降，下不得升，身体肿大，四肢瘦削，是为气胀。"气虚、气热、气寒亦可致气胀。

④血脹：证名。胀病之一。《世医得效方·胀满》："烦躁嗽水，迷忽惊狂，痛闷喘息，虚汗厥逆，小便多、大便黑，名血胀。"《医钞类编·胀病门》："血胀，瘀蓄死血作胀。"证见腹上青紫筋见，或手足有红缕赤痕，小水利，大便黑。

⑤寒脹：证名。胀病之一。《灵枢·胀论》指出："夫胀者，皆在于脏腑之外……"《素问·阴阳应象大论》则谓："浊气在上，则生（月真）胀。"寒胀多见于脾胃虚，脏腑偏寒者《兰室秘藏·诸腹胀大皆属于热论》："如或多食寒凉及脾胃久虚之人，胃中寒则胀满，或脏寒生满病。"《杂病源流犀烛·肿胀源流》："……寒胀，腹满濡，时减，吐利厥冷，宜温之。"

⑥熱脹：证名。胀病之一。《兰室密藏·诸腹胀大皆属热论》："伤酒湿面及厚味之物、膏粱之人，或食已便卧，使湿热之气不得施化，致令腹胀满。此胀亦是热胀。"

⑦蠱脹：证名。胀病之一。《医林绳墨·膨胀》："至若蛊胀之症，所受山岚瘴气，或虫蛇蛊毒之物，遂使大腹作胀，肚见青红之纹。皆由山岚蛊毒之气，因感入腹，聚而不散，结为腹满之症。"《景岳全书·杂证谟·肿胀》曾说鼓胀"或以血气结聚，不可解散，其毒如蛊，亦名蛊胀，且肢体无恙，胀惟在腹，故又名为单腹胀------由于鼓常兼蛊，故前人鼓胀与蛊胀并称。"

【原文】

金蟾散：（寶鑑）治氣鼓如神大。蝦蟆一箇，以縮砂推入其口，使吞入腹，以滿為度，用泥罐封固，火煅通紅烟盡，取出侯冷，去泥，細末，為一服，陳皮煎湯或酒調下，撒屁多乃效。

人參芎歸湯：（寶鑑）治血脹，是瘀血凝成脹。川芎二錢，當歸、半夏各一錢五分，蓬术、木香、縮砂、烏藥、甘草各一錢，人參、桂皮，五靈脂各五分，薑五片，棗二枚，紫蘇四片。去烏藥，加芍藥，名散血消肿湯，治血脹，煩燥漱口。

中滿分消湯：（寶鑑）治中滿寒脹，二便不通。益智仁、半夏、木香、赤茯苓、升麻各七分五里，川芎、人參、青皮、當歸、柴胡、生薑、乾薑、蓽澄茄、黄連、黄芪、吳茱萸、草豆蔻、厚樸各五分。

順氣木香散：（寶鑑）治寒脹，心腹痛，面黄瘦，或泄瀉。縮砂、丁香皮、良姜、乾薑炮、官桂、陳皮、厚樸、桔梗、茴香炒、蒼术各一錢，甘草炙五分，薑三片，棗二枚。

七物厚樸湯：（寶鑑）治熱脹。厚樸三錢，枳實一錢五分，大黄、甘草各一錢，桂心五分，薑五片，棗二枚。

消脹飲子：（寶鑑）治蠱脹，單腹脹。猪苓、澤瀉、人參、白术、赤茯苓、半夏、陳皮、青皮、厚樸、紫蘇葉、香附子、砂仁、木香、檳榔、大腹皮、木通、蘿葍子、甘草各五分，薑五片，棗二枚。

［语释］

金蟾散：《宝鉴》治气鼓如神大。捉虾蟆一个，将缩砂塞入其口，使其吞入腹，以腹满为度，用泥罐封固，火煅，以通红烟尽为度，取出放冷，去泥，研成细末，作为一剂，用陈皮煎汤或酒冲服，放屁多就起效果了。

人参芎归汤：《宝鉴》治血胀，为瘀血凝滞而成。方药组成为川芎二钱，当归、半夏各一钱五分，蓬术、木香、缩砂、乌药、甘草各一钱，人参、桂皮，五灵脂各五分，生姜五片，大枣二枚，紫苏叶四片。去乌药，加芍药，名“散血消肿汤”，治血胀，烦躁，漱水不咽。

中满分消汤：《宝鉴》治中满寒胀，二便不通。方药组成为益智仁、半夏、木香、赤茯苓、升麻各七分五厘，川芎、人参、青皮、当归、柴胡、生姜、干姜、荜澄茄、黄连、黄芪、吴茱萸、草豆蔻、厚朴各五分。

顺气木香散：《宝鉴》治寒胀，心腹痛，面黄瘦，或泄泻。方药组成为缩砂、丁香皮、良姜、干姜（炮）、官桂、陈皮、厚朴、桔梗、茴香（炒）、苍术各一钱，甘草（炙）五分，姜三片，枣二枚。

七物厚朴汤：《宝鉴》治热胀。方药组成为厚朴三钱，枳实一钱五分，大黄、甘草各一钱，桂心五分，生姜五片，大枣二枚。

消胀饮子：《宝鉴》治蛊胀，单腹胀。方药组成为猪苓、泽泻、人参、白术、赤茯苓、半夏、陈皮、青皮、厚朴、紫苏叶、香附子、砂仁、木香、槟榔、大腹皮、木通、萝卜子、甘草各五分，生姜五片，大枣二枚。

［临床新用］

顺气木香散　本方疏肝行气消聚，现代多用于顽固性呃逆、结肠脾曲综合征等疾病属气机郁滞者。

（1）顽固性呃逆　多采用镇静剂治疗，但疗效并不理想。中医学认为呃逆的病机总不离胃失和降、胃气上逆。治当和胃降逆，宽中解郁，容氏以木香顺气散原方治疗顽固性呃逆 23 例，每日 1 剂，疗程 3～5 天。结果：痊愈（呃逆完全消失）14 例，好转（呃逆次数减少一半以上）7 例，无效（呃逆无改变或减少次数不足一半）2 例（容兆宇．木香顺气散治疗顽固性呃逆 23 例．河南中医，1999，19（5）：52）。

（2）结肠脾曲综合征　本病是脾曲部位的局限性充气过度而出现的以脾曲胀痛为主的一系列比较复杂的临床综合征。临床表现为阵发性上腹部疼痛，尤以脾曲为甚，可呈绞痛、刺痛、胀痛，但以胀痛为多见，并有放射性，疼痛可随嗳气、矢气或解大便而逐渐缓解，发作时伴有憋气、心悸、头晕、汗出、恶心等，发作与情绪、受凉、劳累、饮食、大便、月经期等一些非特异性因素有关。中医认为多因七情郁结、饮食内伤等导致肝脾受损，脏腑失和，浊气上壅而形成本病。扈氏以木香顺气散为基本方治疗结肠脾曲综合征 10 例，体实胀甚大便干者，加莪术、瓜蒌、槟榔，去苍术、砂仁；绞痛者，加丹参、延胡索；食滞者，加焦三仙、炒莱菔子；体虚便秘者，加当归、桃仁；嗳气者加代赭石、降香。结果 10 例病人全部治愈（扈新钕．木香顺气散治疗结肠脾曲综合征 10 例．浙江中医杂志，1989，（1）：7）。

【原文】

脹滿通治：凡脹初，是氣脹，行氣疎導，久成水脹，行濕利水，比肿更難，蓋水肿，飲食如常，鼓脹，飲食不及常，病根深固，必三五年後成。治肿，惟補中行濕；治脹，必更兼消積，斷塩醬，音樂妄想不責速效。單腹肿大，四肢極瘦，名蜘蛛蠱，不治。喜行利藥，雖暫寬其脹，愈甚，真氣傷，病邪甚，通治，木香檳榔丸（六府）。脹久，忽泄數升不止，服藥不驗，乃氣脱，最難救，益智仁濃煎服。

廣术潰堅湯：（寶鑑）治腹脹有積，二便澁。半夏一錢五分，黃連、厚樸、黃芩、益智仁、草豆蔻、當歸各七分，陳皮、青皮、神曲、澤瀉、柴胡、甘草各五分，蓬术、升麻、吳茱萸各三分，紅花二分，薑三片。

四炒枳殼丸：（寶鑑）治氣血滯，成鼓脹，積聚。枳殼米泔浸制四兩，分作四分，一分、蒼术一兩，同水煮幹，炒黃去术；一分、蘿葍子一兩，同水煮幹，炒黃去蘿葍子；一分、茴香一兩，同水煮幹，炒黃去茴；一分、幹漆一兩，同水煮幹，炒黃去漆。香附子醋浸炒二兩，三稜、蓬术各二兩，童便並浸一宿，次日用去殼巴豆三十粒同水煮幹，炒黃色去巴不用，右末。用前同炒蒼术、蘿葍子、茴香、幹漆同煮取汁，好醋一碗，打麪糊丸如梧子，米飲下七九十丸。

補中行濕湯：（入門）治鼓脹。厚樸、澤瀉、麥門冬、黄芩、大腹皮、半夏、陳皮、白术、白茯苓、人參。肥人，合平胃散（六腑）；瘦人，加便香附、黄連。方見分類注。

［语释］

胀满通治：凡胀初，是气胀，应行气疏导，久则成水胀，治应行湿利水，比胀更难治疗的，大概是水肿，患者饮食如常，鼓胀，或饮食不及常，患者病根深固，必三五年后成。治肿，只有补中行湿；治胀，必更要兼顾消积，戒盐酱，音乐妄想不能责之速效。只是肚腹肿大，四肢极瘦，名“蜘蛛蛊”，不可治疗。喜欢使用通利之药的，虽然能暂时宽舒其胀满，但是过后病会更加严重，因为真气损伤，病邪就会越强，通治方剂为“木香槟榔丸”（行气导滞）。患者胀久，忽然泻泄数升不止，服药不验，此为气脱，最难救治，用益智仁浓煎服用。

广术溃坚汤：《宝鉴》治腹胀，且有积滞，二便更涩。方药组成为半夏一钱五分，黄连、厚朴、黄芩、益智仁、草豆蔻、当归各七分，陈皮、青皮、神曲、泽泻、柴胡、甘草各五分，蓬术、升麻、吴茱萸各三分，红花二分，生姜三片。

四炒枳壳丸：《宝鉴》治气血滞，成鼓胀，积聚。方药组成为枳壳（米泔浸制）四两，分作四分，一分与苍术一两同水煮干，并炒黄去苍术；一分与萝卜子一两同水煮干，并炒黄去萝卜子；一分与茴香一两同水煮干，炒黄去茴香；一分与干漆一两同水煮干，并炒黄去干漆。香附子（醋浸后炒干）二两，三棱、蓬术各二两（一起用童便浸一宿），次日与去壳巴豆三十粒用水煮干，并炒黄色去巴豆不用，又制成细末，用前，同炒苍术、萝卜子、茴香、干漆同煮取汁，用好醋一碗，打面糊丸如梧子大小，米汤冲服七十致九十丸。

补中行湿汤：《入门》治鼓胀。方药组成为厚朴、泽泻、麦门冬、黄芩、大腹皮、半夏、陈皮、白术、白茯苓、人参。胖人，加“平胃散”（脾胃不和患者）；瘦人，加便香附、黄连。方参看“分类注”。

【原文】

消渴[①]**：**胃主血，大腸主津，俱熱結，則喜消水穀，皆津液不足之致。

脈法：心脈滑，為渴，滑者，陽氣勝也；心脈微小，為消癉[②]，數大或緊，實者生；沉小或濇微，虚者死

消渴有三：上消[③]，煩燥，舌裂，大渴，尿數，能食，人參白虎湯（寒門），不能食，錢氏白术散（小兒）加柴胡、枳殼、五味子。中消[④]，善食而瘦，自汗，便硬，尿赤數，不甚渴，調胃承氣湯（寒門）。食亦[⑤]，症善食而瘦，治同消中[⑥]。下消[⑦]，煩燥，引飲，面黑耳焦，尿如膏，腿膝枯，六味地黄丸，八味元（並五臟）去附子加五味子，命門火衰，八味元加五味子。強中症[⑧]，因耽色，或服丹石，真氣既脱，邪熱獨盛，善食肌削，尿如膏，陽強不交精泄，難治。酒渴[⑨]，積熱，嗜冷。蟲渴[⑩]，單苦練煎湯，入麝香少許。

［语释］

消渴：胃主血，大肠主津，二者若热结，则善消水谷，皆津液不足所致。

脉法：心脉滑，为渴，脉滑的原因，是阳气盛；心脉微小，为消瘅，若心脉数大或紧，实者则生；沉小或涩微，虚者则死

消渴有三：上消证，症见烦躁、舌裂、大渴、尿数、能食，治疗方剂为“人参白虎汤”（伤寒），不能食者，“钱氏白术散”（小儿患者）加柴胡、枳壳、五味子。中消证，症见善食而瘦，自汗，便硬，尿赤数，不甚渴，治疗方剂为“调胃承气汤”（伤寒为病）。食亦证，症见善食而瘦，治同中消证。下消

证，症见烦躁，引饮，面黑耳焦，尿如膏，腿膝枯，治疗方剂为“六味地黄丸”，“八味丸”（均补五脏）去附子，加五味子，若命门火衰，用“八味丸”加五味子。强中症，病因耽色，或服丹石药剂，使真气既脱，邪热独盛，患者善食肌削，尿如膏，阳强不交而精泄，难治。酒渴证，为积热所致，症见嗜冷。虫渴证，单苦练煎汤，入麝香少许。

［词解］

①消渴：是以多饮、多食、多尿、身体消瘦，或尿有甜味为主要临床表现的病证。消渴之名首见于《内经》。在《素问·奇病论篇》等不仅对消渴的病因进行了论述，并根据发病因素及临床表现的不同，还有“消瘅”、“肺消”、“膈消”、“消中”等名称记载。《医学心悟》根据本证“三多”症状的主次，把本证分为上消、中消、下消。

②消瘅：亦名消病，或称消渴，简称消。原出《内经》，又名“热瘅”，即消渴病。“消”指消耗津液而见消瘦；“瘅”指内热。消瘅就是邪热内炽，消灼津液，而见多饮食而消瘦的证候。

③上消：即上消证，症见口干舌燥，烦渴多饮，舌尖红、苔薄黄，脉洪数。

④中消：即中消证，症见胃中嘈杂，多食善饥，烦热，汗多，形体消瘦，大便干结，小便量多、浑黄，苔黄而燥，脉滑数。

⑤食亦：病名，善食而瘦，谓之食亦。《素问·气厥论》：“大肠移热于胃，善食而瘦，谓之食亦；胃移热于胆，亦曰食亦。”

⑥消中：指消食善饥的病症，即消渴病的“中消证”。《圣济总录》：“病消中者，不渴而多瘦，一名内消。”又称痟中。《太平圣惠方》：“吃食多而饮水少，小便少而赤黄者，痟中也。”

⑦下消：即下消证，症见小便频数、量多、浑浊，渴而多饮，头晕，视物模糊，颧红，虚烦，多梦，遗精，腰膝酸软，皮肤干燥，全身瘙痒，舌红、少苔，脉细数。

⑧强中症：病证名。指茎强不痿，精流不止，时时如针刺，捏之则痛之症。

⑨酒渴：病证名。①因饮酒过多所致的渴证。《证治要诀·拾遗门》：“酒渴者，干葛调五苓散。”参见渴条。②消渴病之一种。又名酣饮。《类证治裁·三消》：“有酒渴，由嗜酒积热烦渴，专嗜冷物，乌梅木瓜汤。”

⑩蟲渴：病证名。指消渴病兼有虫证者。《类证治裁·三消》：“有虫渴，脏腑生虫，耗津液而成消渴，苦楝子汤。”

【原文】

清心蓮子飲：（寳鑑）治心火上炎，口幹煩渴，小便赤澁。蓮子二錢、赤茯苓、人參、黄芪各一錢，黄芩、車前子炒、麥門冬、地骨皮、甘草各七分。

藕汁膏：（寳鑑）治胃熱，消中。藕汁（白藕尤佳、）生地黄汁、牛乳汁和黄連、天花粉末，入姜汁、白蜜為膏，以匙抄畱舌上，白湯送下，日三四次。

加減腎氣丸：（寳鑑）治腎消①，口燥煩渴，兩脚黄瘦。熟地黄二兩，牧丹皮、白茯苓、山茱萸、五味子、澤瀉、鹿茸、山藥各一兩，官桂、沈香各五錢，右末，蜜丸如梧子，空心鹽湯下七八十丸。

牛津養血湯：（寳鑑）治上消。當歸、白芍藥、生地黄、麥門冬各一錢，川芎、黄連各八分，天花粉七分，知母、黄栢並蜜炒，蓮肉、烏梅、薄荷、甘草各五分。

黄連猪肚丸：（寳鑑）治消渴，消中，及強中症。雄猪肚一箇，黄連五兩，麥門冬、知母、瓜蔞根各四兩，並末，入猪肚内，以線封口，置甑中蒸爛，石臼中搗爛，入蜜少許，丸如梧子，米飲下百丸。

五豆湯：（寳鑑）解酒毒，止消渴。幹葛、甘草各一斤，剉，貫眾八兩，黑豆、黄豆、綠豆、青豆、赤小豆各一兩，右水五鬥五升，臘月初八日大鍋熬至熱濾去滓，盛瓷器封口，春夏開用，隨意飲，大人渴後生瘡妙，酒後渴尤好。

［语释］

清心莲子饮：《宝鉴》治心火上炎，口干烦渴，小便赤涩。方药组成为莲子二钱、赤茯苓、人参、黄芪各一钱，黄芩、车前子（炒）、麦门冬、地骨皮、甘草各七分。

藕汁膏：《宝鉴》治胃热，中消证。方药组成为藕汁（白藕尤佳、）生地黄汁、牛乳汁和黄连、天花粉末，入姜汁、白蜜为膏，以匙抄膏放在舌上，用白水送下，日三四次。

加减肾气丸：《宝鉴》治肾消，口燥烦渴，两脚黄瘦。方药组成为熟地黄二两，牡丹皮、白茯苓、山茱萸、五味子、泽泻、鹿茸、山药各一两，官桂、沉香各五钱，又制成细末，做蜜丸如梧子大小，空腹盐汤冲服七十致八十丸。

牛津养血汤：《宝鉴》治上消证。方药组成为当归、白芍药、生地黄、麦门冬各一钱，川芎、黄连各八分，天花粉七分，知母、黄柏（均蜜炒），莲肉、乌梅、薄荷、甘草各五分。

黄连猪肚丸：《宝鉴》治消渴证，中消证，及强中证。方药组成为雄猪肚一个，黄连五两，麦门冬、知母、瓜蒌根各四两，均淹没，放入猪肚内，以线封口，置甑中蒸烂，再在石臼中捣烂，入蜜少许，做丸如梧子大小，每次米汤冲服百丸。

五豆汤：《宝鉴》解酒毒，止消渴。方药组成为干葛、甘草各一斤，挫碎，贯众八两，黑豆、黄豆、绿豆、青豆、赤小豆各一两，又用水五斗五升，腊月初八日大锅熬热，滤去药渣，盛放瓷器中，封口，春夏季节开封服用，患者随意饮，对治疗大人消渴病后生疮，较好，而酒后消渴病尤好。

［词解］

①腎消：病名。①又作肾痟、下消。《太平圣惠方》："饮水随饮便下，小便味甘而白浊，腰腿消瘦者，肾痟也。"②即强中。《张氏医通·杂门》："肾消之病，古曰强中，又名内消。"

［临床新用］

清心莲子饮　本方现代主要用于尿道综合征、Ⅱ型糖尿病、肾病综合征、肾小球肾炎、肾盂肾炎、声带结节的治疗。

（1）**尿道综合征**　以清心莲子饮随证加减治疗尿道综合征，咽干、咽痛、苔黄燥者去参、芪，加白茅根、淡竹叶；心烦、失眠明显去甘草，加栀子、益元散；尿频、尿痛明显加白芍、延胡索、乌药；白带多、色黄浊，合并妇科炎症者，加椿根皮、土茯苓、败酱草。共治疗尿道综合征42例，均为成年女性，年龄最小18岁，最大64岁，30～40岁占85.6%；病程最长2年，最短3个月。诊断标准参照第二届全国肾脏病学术会议讨论通过之标准。结果：治后泌尿系统症状消失，全身症状缓解，随访6个月未复发为痊愈，共20例；治后全身症状缓解，泌尿系症状基本控制为显效，其14例；治后泌尿系症状减轻，全身症状缓解为有效，共6例；连续服药2个月，全身症状及泌尿系症状均无缓解为无效，共2例（金仲达．清心莲子饮治疗尿道综合征42例．辽宁中医杂志，1991，（6）：27）。以清心莲子饮加减治疗尿道综合征由心肾阴虚，虚火内灼，移热于膀胱所致。处方：地骨皮、黄芩、麦冬、莲子肉、党参、黄芪、茯苓各12克，黑山栀、柴胡各10克，白茅根、车前草各30克，益元散18克。上方加减，调治1个月后，诸症缓解，随访1年，未见反复（金仲达．清心莲子饮在肾脏病中的应用．陕西中医，1998，（4）：173）。

（2）**Ⅱ型糖尿病**　以清心莲子饮胶囊治疗糖尿病Ⅱ型患者共50例。用法：本胶囊每日3次饭前口服，每次约服药粉10克，30天为1个疗程。结果：显效21例，占42%；有效18例，占36%；无效11例，占22%（田嘉欣、刘宏．清心莲子胶囊治疗Ⅱ型糖尿病观察．实用中西医结合杂志，1998，（6）：523）。

（3）**肾病综合征**　以清心莲子饮加减治疗肾病综合征属肾阴内虚，虚火内灼，肺脾气虚所致。处方：地骨皮25克，黄芩、生地黄、太子参、黄芪、车前子各15克，麦冬、茯苓各12克，柴胡、山萸肉各10克，白茅根、石韦各30克，生甘草6克。以上方为基础，随证加减，连服半年，病情稳定，随访至今，未见复发（金仲达．清心莲子饮在肾脏病中的应用．陕西中医，1998，(4)：173)。

(4) **肾小球肾炎** 以清心莲子饮治疗急性肾小球肾炎证属肺。肾气阴两虚，虚火内炎。处方：地骨皮15克，黄芩、麦冬各10克，莲子芯、甘草各6克，白茅根30克，黄芪、车前子各12克，石韦、大小蓟各20克。每日1剂，水煎服，服药15剂，盗汗止，食欲增进，夜能安寐，尿检红细胞+。原方加减，继续服药5个月，尿检正常。以后应用六味地黄丸巩固疗效。随访至今，未有反复（金仲达．清心莲子饮在肾脏病中的应用．陕西中医，1998，(4)：173)。

(5) **肾盂肾炎** 以清心莲子饮加减治疗肾盂肾炎证属心肾阴虚，湿热下恋膀胱。处方：地骨皮、车前子、百合、黄芩各15克，麦冬、莲子肉、茯苓、白薇各12克，蒲公英各30克，益元散18克，黄芪20克。单用本方水煎日1剂，连用50余剂，症状及尿常规检查均正常，随访至今，未再发作（金仲达．清心莲子饮在肾脏病中的应用．陕西中医，1998，(4)：173)。

(6) **声带结节** 用本方治疗声带结节8例，患者病程0.5~1年，两例为术后复发。均有不同程度的声带异物感，喉镜检查喉黏膜呈暗红色；声带局限增厚，一侧或两侧声带游离缘前中1/3交界处呈注料粒状水肿；声带闭合不良。方药：党参15克，黄芪15克，麦冬12克，莲子12克，炙甘草10克，茯苓12克，车前子15克，黄芩12克，地骨皮12克。随证加味：声带结节坚实而气滞血瘀者加三棱10克，莪术10克；痰涩凝聚者加苍术、苡米仁10克。煎汤，每日1剂，连服2周为1个疗程，共4~5个疗程。结果：治愈两例（自觉症状消失，镜检结节消失，声带闭合良好)，好转5例（自觉症状基本消失，镜检结节缩小)，无效1例（何立耀．清心莲子饮治疗难治性声带结节8例．中国中西医结合杂志，1995，15（8)：505)。

【原文】

消渴傳變：不能食者，未傳，中滿鼓脹，由寒藥太急，所謂上熱未除，中寒復生。能食者，火邪勝也，末傳，癰疽，黃芪六一湯（癰疽），益元散（暑門），蓋傳變脹滿、癰疽、強中，皆不治。

忍冬元：（寶鑑）渴疾，須預防發癰疽。忍冬草，不以多少，根莖花葉並剉，酒浸，糠火煨一宿，曬乾，入甘草少許，搗末，以所沈酒糊丸如梧子，酒飲任下一百丸。

消渴通治：渴，必小便甜。三消，多屬血虛亡津，四物為主；上，加人參、麥門冬、五味子、天花粉、牛乳、生地黃汁、藕汁；酒客，生葛根汁；中，加知母、石膏、寒水石、滑石；下，加知母、黃栢、熟地黃、五味子；肺消[①]，飲一溲二者死。禁酒色，忌鹹及麵。

活血潤燥生津飲：（寶鑑）通治消渴。天門冬、麥門冬、五味子、瓜蔞仁、麻子仁、當歸、熟地黃、生地黃、天花粉、甘草各一錢。

玉泉散：（寶鑑）治消渴聖藥。天花粉二錢，粉葛、麥門冬、生地黃、五味子、甘草各一錢，糯米一合。

杞元膏：（俗方）治陰虛火動發渴。龍眼肉、枸杞子各一斤，黑豆一升，黑豆水三鬥沈，文武火濃煎取汁一斗三升，入药再煎至七升，除去滓，入炼蜜一升，熬成膏，至四升半即滴水成珠矣，瓷器盛白沸汤或淡姜茶化下。

[语释]

消渴传变：不能食者，疾病未传变，中满鼓胀，由用寒药太急所致，所谓上热未除，中寒复生。能食者，为火邪盛，疾病末传变，发痈疽，治疗方剂为“黄芪六一汤”(痈疽)，“益元散”(清暑)，大概传变所致胀满、痈疽、强中，皆不治之症。

忍冬元：《宝鉴》消渴疾病，须预防发痈疽。忍冬草不管多少均可，根茎花叶均挫碎，酒浸，糠火煨一宿，晒干，入甘草少许，捣末，以沉酒糊丸如梧子大小，每次酒冲服一百丸。

消渴通治：消渴病，小便必有甜味。出现“三消”症状，多属血虚亡津，治以“四物汤”为主；上消证，加人参、麦门冬、五味子、天花粉、牛乳、生地黄汁、藕汁；酒客消渴，加生葛根汁；中消证，加知母、石膏、寒水石、滑石；下消证，加知母、黄柏、熟地黄、五味子；肺消证，出现饮一、溲二症状，患者死。禁酒色，忌咸及面。

活血润燥生津饮：《宝鉴》通治消渴。方药组成为天门冬、麦门冬、五味子、瓜蒌仁、麻子仁、当归、熟地黄、生地黄、天花粉、甘草各一钱。

玉泉散：《宝鉴》治消渴圣药。方药组成为天花粉二钱，粉葛、麦门冬、生地黄、五味子、甘草各一钱，糯米一合。

杞元膏：（民间方）治阴虚火动致消渴。方药组成为龙眼肉、枸杞子各一斤，黑豆一升，黑豆水三斗重，文武火浓煎取汁一斗三升，入药再煎至七升，除去渣，入炼蜜一升，熬成膏，至四升半即滴水成珠，用瓷器盛放，每次白开温水或淡姜茶化下。

［词解］

①肺消：①阳虚肺寒所致的多饮多溲病证。《素问·气厥论》：“心移寒于肺，肺消。肺消者，饮一溲二，死，不治。”②因心火刑肺，肺燥津耗所致消渴病。证见口渴多饮，气喘痰嗽，面红虚浮，口舌腐烂，咽喉肿痛等。

［临床新用］

玉泉散　本方现代主要用于糖尿病及撤减激素时出现的“反跳现象”的治疗。

（1）**糖尿病**　用玉泉散加味：葛根10克，天花粉12克，粉丹皮6克，生地10克，麦冬9克，五味子5克，苦瓜干（即市售苦瓜，切片晒干）10克，生内金6克（研末分吞），生三七4克（研末分吞），糯米10克，甘草3克。舌质紫暗，或有瘀点，或舌下脉络曲张显露，或面部有血丝者，生三七每次加量至5~6克；有白内障者，加高丽参6克（另炖）；皮肤奇痒者，加香附10克，白鲜皮10克。诸症消失后去三七，加生黄芪20~30克，山药30克，每周服2剂，连服4周以巩固疗效。治疗糖尿病8例均有卓效（黎锐．加味玉泉散治疗糖尿病．中医杂志，1982，（7）：76）。应用本方治疗糖尿病18例，均属无严重并发症，具有典型的糖尿病临床表现如多饮、多食、多尿和体重减轻，并且空腹血糖在140毫克%以下者。当空腹血糖基本稳定1个月后，开始接受玉泉丸治疗，每日4次，每服60粒（相当生药99），共观察2个月。结果显效6例，临床症状消失，空腹血糖降至正常或血糖较治疗前下降50毫克%以上；好转7例，临床症状基本消失，空腹血糖较治疗前下降30毫克%~49毫克%；无效5例，临床症状和空腹血糖治疗后无改善（李中才．玉泉丸治疗糖尿病18例临床疗效观察．中医杂志，1984，（2）：71）。用玉泉胶囊治疗Ⅱ型糖尿病30例。治疗方法：全部病例随机分为治疗组与对照组。治疗组口服玉泉胶囊，1次4粒，每134次。对照组服玉泉丸。结果：治疗组总有效率86.35%，对照组为75%，两组比较 $P<0.05$（吕乐远，等．玉泉胶囊治疗Ⅱ型糖尿病30例临床观察．河北中医，1993，（4）：5）。

（2）**撤减激素时出现的“反跳现象”**　本组16例均为应用激素治疗的急性风湿病患者，其中3例减激素中出现反跳现象，加服本方后症状缓解；另13例减激素过程中同时服用本方，未见反跳现象出现，疗效满意（何玉兰．玉泉丸在撤减激素中的临床运用．吉林中医药，1986，（5）：18）。

【原文】

黃疸①

脈法：洪數者實熱，微澀者虛弱。緩大者順，急堅者逆。

黃疸：如盦（304页）麯，蓋濕熱蒸鬱，血熱，土色上行面目，延及爪甲，身體俱黃，以十八日爲期。凡病當汗不汗，當利小便而不利，及時行感冒，伏暑未解，宿食未消，皆發黄。時行瘟疫，發黄殺人，瘴疸丸。乾黄，熱勝，色黄而明，便燥。濕黄，濕勝，色黄而晦，便利。

（内局）**茵陳丸：**（寶鑒）一名瘴疸丸。治天行病急黄，及瘴虐發黄。茵陳、梔子、大黄、芒硝各一兩，杏仁六錢，常山、鼈甲、巴豆霜各四錢，豆豉二錢，右末，蒸餅丸如梧子，每三丸或五丸溫水下，以吐利爲效。

黄疸有五：黄疸，小便、面目、牙齒、肢體如金，食已善饑，安臥懶動，茵陳五苓散，無汗爲表實，發汗或吐之，麻黄醇酒湯。酒疸[2]，心胸懊惱，欲吐不食，足心熱，面發赤斑，鼻癰[3]最重，茵陳一物酒煎服，酒蒸黄連丸（暑門）。穀疸[4]，食已頭眩，腹脹，穀疸丸。女勞疸[5]，又名黑疸[6]，額黑，微汗，手足心熱，膀胱急，小便利，過房，寒熱，脾腎俱病，難治，滋腎丸（小便）。黄汗[7]，身肿，發熱汗出染衣，得于汗時水浴，芪陳湯，桂枝黄芪湯。

茵陳五苓散：（寶鑒）治濕熱黄疸。茵陳一兩，五苓散（寒門）五錢，右末，每二錢米飲調下。

麻黄醇酒湯：（寶鑒）治黄疸。麻黄一兩，好酒一升半，煮至半，頓服。冬用酒，春夏用水。

穀疸丸：（寶鑒）治冒暑[8]瘀熱，食不消，熱郁發黄。苦參三兩，草龍膽一兩，人參七錢五分，梔子仁五錢，右末，牛膽汁（一方用猪膽汁）丸如梧子，以麥粥飲下五七十丸，日二。

腎疸湯：（寶鑒）治腎疸[9]，目黄尿赤。蒼术一錢，升麻、羌活、防風、槁本、獨活、柴胡、葛根、白术各五分，猪苓四分，澤瀉、神曲、人參、甘草各三分，黄芩、黄栢各二分。

芪陳湯：（寶鑒）治黄汗。石膏二錢，黄芪、赤芍藥、茵陳、麥門冬、豆豉各一錢，甘草五分，薑五片。

桂枝黄芪湯：（寶鑒）治黄汗。黄芪二錢五分，桂枝、芍藥各一錢五分，甘草一錢，好酒三合，水一盞半，煎服。

［语释］

黄疸

脉法：脉洪数，为实热；脉微涩，为虚弱。缓大脉，为黄疸正常症状；急坚脉，为黄疸反常症状。

黄疸：色如禽曲，大概是湿热蒸郁，久成血热，使土色上行面目，延及爪甲，身体俱黄，以十八天为期，十日以上当瘥。凡生病，应当发汗治疗而不发汗，应当利小便而不利小便，以及感受流行感冒，或伏暑未解，或宿食未消，皆能发黄疸。流行瘟疫，若发黄疸，则能使人死亡，治疗方剂为“瘴疸丸”。干黄疸，为热盛所致，患者症见身体色黄而明亮，大便干燥。湿黄疸，为湿盛所致，症见色黄而晦暗，大便通利。

（内局）**茵陈丸：**《宝鉴》又名“瘴疸丸”。治流行病所致急性黄疸，及瘴虐发黄疸。方药组成为茵陈、栀子、大黄、芒硝各一两，杏仁六钱，常山、鳖甲、巴豆霜各四钱，豆豉二钱，又制成细末，蒸饼丸如梧子大小，每次用温水冲服三丸或五丸，以吐利为效。

黄疸有五：黄疸，症见小便、面目、牙齿、肢体发黄如金，食已善饥，安卧懒动，治疗方剂为“茵陈五苓散”，无汗为表实，应发汗或吐之，治疗方剂为“麻黄醇酒汤”。酒疸，症见心胸懊恼，欲吐不食，足心热，面发赤斑，鼻痈最重，用茵陈一味药酒煎服，或“酒蒸黄连丸”（清热毒）。谷疸，症见食已头眩，腹胀，治疗方剂为“谷疸丸”。女劳疸，又名黑疸，症见额黑，微汗，手足心热，膀胱急迫，小便通利，房劳过度，寒热，为脾肾俱病，难治，方用“滋肾丸”（利小便）。黄汗，症见身肿，发热时汗出染衣，有汗时像水浴过，治疗方剂为“芪陈汤”，“桂枝黄芪汤”。

茵陈五苓散：《宝鉴》治湿热黄疸。方药组成为茵陈一两，“五苓散”（散寒湿）五钱，又制成细末，每次二钱，米汤冲服。

麻黄醇酒汤：《宝鉴》治黄疸。方药组成为麻黄一两，好酒一升半，煮至剩半，顿服。冬用酒，春夏用水。

谷疸丸：《宝鉴》治冒暑瘀热，食不消，热郁发黄。方药组成为苦参三两，草龙胆一两，人参七钱五分，栀子仁五钱又制成细末，以牛胆汁（另方用猪胆汁）和丸如梧子大小，以麦粥汤冲服五十至七十丸，每日二次。

肾疸汤：《宝鉴》治肾疸，目黄尿赤。方药组成为苍术一钱，升麻、羌活、防风、藁本、独活、柴胡、葛根、白术各五分，猪苓四分，泽泻、神曲、人参、甘草各三分，黄芩、黄柏各二分。

芪陈汤：《宝鉴》治黄汗。方药组成为石膏二钱，黄芪、赤芍药、茵陈、麦门冬、豆豉各一钱，甘草五分，生姜五片。

桂枝黄芪汤：《宝鉴》治黄汗。方药组成为黄芪二钱五分，桂枝、芍药各一钱五分，甘草一钱，好酒三合，水一杯半，煎服。

［词解］

①黄疸：病名。五疸之一。以目黄、身黄、小便黄为主要症状的一种病证。黄疸一般分阴黄、阳黄两类。阳黄病程短，病势较急。其中传变急速，病情更为凶险者，称为急黄。黄疸之名，首见于《素问·平人气象论》：“溺黄赤，安卧者，黄疸”。《灵枢·论疾诊尺》：“身痛而色微黄，齿垢黄，爪甲上黄，黄疸也。”《杂病源流犀烛》：“目黄者曰黄疸，以目为宗脉所聚，诸经之热上熏于目，故目黄。”其发病多与湿邪有关，如感受时邪或饮食不节；或劳倦内伤而致湿热或寒湿阻于中焦，熏蒸或瘀阻肝胆，迫使胆汁不循常道而溢于肌肤，则可产生黄疸。

②酒疸：病名。五疸之一。因酒食不节，以致脾胃受伤，运化失常，湿浊内郁生热，湿热交蒸而成。主要症状有身目发黄、胸中烦闷而热、不能食、时欲吐、小便赤涩、脉沉弦而数等。

③鼻齆：指鼻腔内痈疮疖肿发生，局部红肿灼热，胀痛或跳痛，严重者伴有恶寒、发热、头痛及全身不适等。

④穀疸：病名。五疸之一。因于饱食失节，饥饱不匀，湿热、食滞阻遏中焦所引起。主要症状有食即头眩、烦闷、胃中不适、腹满、大便溏泄、小便不利、身面发黄等。《金匮要略·黄疸病脉证并治》：“谷疸之为病，寒热不食，食即头眩，心胸不安，久久发黄。”

⑤女劳疸：病名。五疸之一。多因房劳伤肾，瘀血内阻所致。证见额上黑，微汗出，手足中热，薄暮即发，膀胱急，小便自利。出《金匮要略·黄疸病脉证并治》。

⑥黑疸：病名。五疸之一。《诸病源候论》：“黑疸之状，苦小腹满，身体尽黄，额上反黑，足下热，大便黑。是夫黄疸、酒疸、女劳疸，久久多变为黑疸。”或兼见心中懊侬，腹胀而浮等症。

⑦黄汗：名出《金匮要略·水气病脉证并治》，其症“汗沾衣，色正黄如柏汁，脉自沉”。黄汗是因营卫不畅或外感湿热之邪所致，以汗出色黄染衣为主要表现的疾病。

⑧冒暑：又称暑冒，即夏季感冒。是由白天受暑，夜晚着凉，出现发热、头晕时痛、无汗、周身酸痛、呕吐、泄泻等症。

⑨肾疸：《外台秘要》：“肾瘅，其人唇干，葶苈子主之。”《辨证奇闻》：“肾疸之症，身体面目俱黄，小便不利，不思饮食，不得卧，人亦以为黄疸也，谁知是肾寒之故乎。”

［临床新用］

茵陈五苓散　本方现代主要用于心源性黄疸、肝炎、手足心黄、高脂蛋白血症、肝硬化腹水的治疗。

（1）心源性黄疸　应用茵陈五苓散加减治疗心源性黄疸46例。其中风湿性心脏病17例，冠心病13

例，高心病 8 例，肺心病 6 例，心房黏液瘤 1 例，心肌病 1 例。心衰Ⅰ度，总胆红质 2 毫克%~3 毫克%者，用药 400 毫升，每 4~6 小时 1 次；心衰Ⅱ度，总胆红质 3 毫克% 以上者，用药 500 毫升，每 1~2 小时 1 次。结果：显效 28 例，好转 12 例，无效 3 例，死亡 3 例。总有效率 87%（胡韬．加味茵陈四苓散治疗急性黄疸性肝炎 48 例．湖北中医杂志，1986，(3)：50)。

(2) **肝炎**　应用"茵陈五苓散"去泽泻治疗婴儿肝炎综合征 342 例。其中乙型肝炎 90 例，原因不明黄疸 252 例。中药加强的松组 85 例，对照组用保肝药 49 例，余为单纯中药组。3 组经治疗两个月，胆红素除乙组 12 例未恢复正常，其余两组均正常。3 组 SGPT 恢复值在随访 6 个月内依次为 85.47%、69.01%、83.87%，$P<0.025$（汤锡华．茵陈四苓合剂治疗婴儿肝炎综合征附 342 例分析．上海中医药杂志，1987，(3)：27)。

(3) **手足心黄**　应用本方加白茅根治疗手足心黄者 6 例，经化验均排除黄疸。辨证为脾虚血亏，饮食不节，湿热蕴郁，交蒸四末所致。结果痊愈率达 100%（马宁．茵陈五苓散加味治疗手足心黄 6 例．北京中医，1987，(5)：33)。

(4) **高脂蛋白血症**　应用茵陈五苓散治疗高脂蛋白血症 30 例，同期采用绞股蓝总甙胶囊作对照治疗 30 例。排除糖尿病、肾功能不全等继发性高脂蛋白血症。结果：①茵陈五苓散治疗组 30 例中，显效 19 例，有效 9 例，无效 2 例，总有效率 93%；绞股蓝总甙对照组 30 例，显效 6 例，有效 20 例，无效 4 例，总有效率 86.7%。两组比较有显著性差异。②治疗组与对照组比较，在降低 TCh、LDL-C 方面，明显优于对照组。③茵陈五苓散能改善血流变，降低血液黏稠度，且优于绞股蓝（喻嵘、王东生、周衡，等．茵陈五苓散治疗高脂蛋白血症的临床与实验研究．中国中西医结合杂志，1996，(8)：470)。应用茵陈五苓散治疗原发性高脂血症 80 例，对照组 30 例服藻酸双脂钠。结果：与对照组相比，治疗组在降低甘油三酯、胆固醇方面优于藻酸双脂钠（$P<0.01$）（阎红霞．茵陈五苓散治疗原发性高脂血症临床观察．河南中医，1998，(4)：208)。

(5) **肝硬化腹水**　应用茵陈五苓散治疗肝硬化腹水 25 例，并设对照组 25 例加服安体舒通 60 毫克，每日三次。结果：治疗组显效 18 例，有效 4 例，无效 3 例，总有效率为 88%；对照组显效 2 例，有效 18 例，无效 5 例，总有效率 80%（孟代华．茵陈五苓散治疗肝硬化腹水的疗效观察．四川中医，1998，(1)：20)。

(6) **原发性高脂血症**　李某，男，57 岁。主诉：头晕头胀，身困乏力 3 月余，加重 2 周，伴食欲下降，懒言。查：TG3.9mmol/L，TC6.7mmol/L，舌质暗苔腻，脉弦。方药：茵陈 30 克，白术 10 克，猪苓 10 克，茯苓 10 克，桂枝 5 克。复诊随证加减，连服 30 剂，诸症消除（阎红霞．茵陈五苓散治疗原发性高脂血症临床观察．河南中医，1998，(4)：208)。按：本案之高脂血症是由痰饮所致，痰饮蒙闭清窍则清阳不升而致头晕头胀；痰饮不但为脾失健运的病理产物，亦可使脾气不升而导致食欲下降，身困乏力等水湿停聚之症。方中自术健脾而运化水湿，使精微四布；茯苓、猪苓渗湿利水，使邪有出路；桂枝通阳化气；又重用茵陈使湿热得清，御痰湿使生之热。五药合用，药中病机，故取良效。

【原文】

陰黃[①]**：**身面俱黃，體重背寒，身冷自汗，心下痞，小便利，脈緊細空虛，此寒涼過度，變陽爲陰，茵陳一物湯，量加乾薑、附子、吳茱萸，理中湯（寒門）加茵陳茯苓。

黃疸通治：諸黃皆尿不利，唯瘀血黃尿利。疸因食積，下之，其餘利小便爲先。疸癖，愛吃土炭生米茶葉，四寶丹。

茯苓滲濕湯：（寶鑒）治濕熱黃疸。茵陳二錢，赤茯苓、澤瀉、猪苓各一錢，黃連、黃芩、梔子、防己、白术、蒼术、陳皮、青皮、枳實各五分。

退黃散：（寶鑒）治黃疸，身面如金，小便如黃柏汁。柴胡、升麻、草龍膽、茵陳、黃連、黃芩、梔子、黃柏、木通、滑石各一錢，甘草五分，燈心一握。

一清飲：（寶鑒）治黄疸。柴胡三錢，赤茯苓二錢，川芎、桑白皮各一錢，甘草五分，薑三片，棗二枚。

退黄丸：（寶鑒）治黄疸，肿脹溏泄。青礬二兩鍋内熔化，入陳黄米四升，用醋拌勻，慢火炒令烟盡，入平胃散（六腑）六兩同炒，少頃去火毒爲末，醋糊丸如梧子，每七十丸空心臨臥米飲下，忌糯米、油、面，生冷硬物。

四寶丹：（寶鑒）治黄病，喫生米、茶葉、黄土、黑炭等物。食米者，麥芽一斤，使君子肉二兩，檳榔、南星薑制各一兩。食茶葉者，茶葉一斤，使君子肉二兩，檳榔、南星薑制各一兩。食黄土者，壁土一斤，使君子肉二兩，檳榔、南星薑制各一兩。食黑炭者，黑炭一斤，使君子肉二兩，檳榔、南星薑制各一兩，右末，蜜丸如梧子，早晨砂糖水下五十丸。

［语释］

阴黄：症见身面俱黄，身感沉重，背寒，身冷自汗，心下痞满，小便清利，脉紧细空虚，此因寒凉过度，由阳黄变为阴黄，治疗方药为"茵陈一物汤"，根据病情酌加加干姜、附子、吴茱萸，或"理中汤"（祛寒）加茵陈、茯苓。

黄疸通治：各种黄疸皆见尿不利，唯瘀血黄疸尿利。黄疸因食积所致，可下之，其余利小便为先。疸癖证，表现为患者爱吃土、炭、生米、茶叶，治疗方剂为"四宝丹"。

茯苓渗湿汤：《宝鉴》治湿热黄疸。方药组成为茵陈二钱，赤茯苓、泽泻、猪苓各一钱，黄连、黄芩、栀子、防己、白术、苍术、陈皮、青皮、枳实各五分。

退黄散：《宝鉴》治黄疸，症见身面色黄如金，小便如黄柏汁一样黄。方药组成为胡、升麻、草龙胆、茵陈、黄连、黄芩、栀子、黄柏、木通、滑石各一钱，甘草五分，灯心一把。

一清饮：《宝鉴》治黄疸。方药组成为柴胡三钱，赤茯苓二钱，川芎、桑白皮各一钱，甘草五分，生姜三片，大枣二枚。

退黄丸：《宝鉴》治黄疸，肿胀溏泄。方药组成为青矾二两，放锅内熔化，入陈黄米四升，用醋拌匀，慢火炒令烟尽，入"平胃散"（运脾化湿）六两同炒，少顷去火毒研为细末，以醋糊丸如梧子大小，临睡空腹用米汤冲服七十丸，忌糯米、油、面，及生冷硬物。

四宝丹：《宝鉴》治黄疸病，症见吃生米、茶叶、黄土、黑炭等物。食米者，用麦芽一斤，使君子肉二两，槟榔、南星（姜制）各一两。食茶叶者，用茶叶一斤，使君子肉二两，槟榔、南星（姜制）各一两。食黄土者，用壁土一斤，使君子肉二两，槟榔、南星（姜制）各一两。食黑炭者，用黑炭一斤，使君子肉二两，槟榔、南星（姜制）各一两，又制成细末，做蜜丸如梧子大小，早晨用砂糖水冲服五十丸。

［词解］

①陰黄：证名。《景岳全书·杂证谟》："凡病黄疸而绝无阳证阳脉者，便是阴黄。"证见身目黄色晦暗，胃呆腹胀，神疲乏力，胁肋隐痛，小便短少，大便不实，舌淡苔腻，脉沉细迟。

【原文】

痎瘧[①]：如淩虐狀。夏傷於暑，秋必痎瘧。夏暑汗不出，秋成風瘧[②]。無痰不成瘧[③]。瘧者少陽也。

脈法：瘧脈自弦，弦數熱，弦遲寒，弦滑痰，弦短傷食。弦小緊宜下，弦緊汗，浮大吐。病久則虚，微中見弦而無力。代散死遲緩愈。

瘧源：暑舍榮衛[④]，得秋之風寒而發，或非暑因風寒而得，在氣發早，在血發晏[⑤]。榮衛行，到病所不通，則作寒戰；中外皆寒，此邪氣入内；寒已，内外皆熱，此邪氣發外。陽爲腑，晝發，外感邪氣，升也，發在春秋，邪淺，與榮衛並行，一日一發，其間陽爲風暑有汗，陰爲寒濕無汗。陰爲髒，夜發，内傷正氣虚，降也，發在秋冬，邪深，横連募原[⑥]，不能與正氣並行，間日蓄積乃發，或三四日一發，久必有瘧母[⑦]，其間陽爲氣，虚陰爲血虚。二日連發住一日，及日夜各一發者，氣血俱病。衛虚先寒，榮虚先熱；表邪多寒多，里邪多熱多，表里相半，寒熱相等。從卯至午發，邪在外；從午至酉發，邪在内；從酉至子發，邪在血分。

六經瘧：太陽，寒多熱少，汗出難已，柴胡加桂湯，單寒無汗，五積散（寒門），果附湯。陽明，熱多寒少，煩渴尿赤，柴苓湯，但熱而渴，白虎加參湯（並寒）。少陽，寒熱相等，柴胡桂枝湯，風盛，筋搐，烏藥順氣散（風門）加柴胡黄芩，身疼，敗毒散，咳嗽，參蘇飲（並寒），以上三陽氣分受病，發在處暑前，俱謂暴瘧[⑧]，乃傷之淺者。太陰，辰戌醜未日發，輕者，異功散（六腑），重者，理中湯（寒門）。少陰，子午卯酉日發，輕者，小柴胡湯（寒門）倍半夏，重者，合四物湯（血門）。厥陰，寅申巳亥日發，輕者，小建中湯（虚勞），重者，四物湯量加玄胡索、金鈴子、附子，以上三陰血分受病，發在處暑後者，俱謂溫瘧[⑨]，乃感冬溫氣，藏於腎與骨髓，至夏秋重感新邪觸發，自髒達腑，乃傷之重者。（新增）大法：虐出先瀉後補，以柴苓等藥清熱發散，若用參附必久而不愈，間或有老人虚極之症，雖用參劑不可以爲例也。

［语释］

痎疟：症状象被欺凌虐待过。夏天被暑所伤，秋天必成痎疟。夏暑天汗不出，秋必成风疟。无痰不成疟。疟，为少阳证。

脉法：疟脉自应为弦，弦数为热，弦迟为寒，弦滑为痰，弦短为伤食。弦小紧，宜通下；脉弦紧，宜发汗；脉浮大，宜吐。病久则虚，表现为微脉中见弦而无力。代散脉，患者死；迟缓脉，能治愈。

疟源：暑热之邪客舍营卫，感受秋之风寒而发疟，或不是因暑热，而是因风寒而得，邪在气分，病发较早，邪在血分，病发较晚。营卫运行，至病邪所在时，不能通行，则发寒颤；体内外皆寒，此为邪气入内；寒颤停止，身体内外皆热，此为邪气外发。腑为阳，疟发白天，为外感邪气，病势升散，若发在春秋，病邪较浅，邪与营卫并行，一日一发作，其间感受风暑阳邪，患者有汗，感受寒湿阴邪，患者无汗。脏为阴，疟发夜间，内伤正气虚，病势沉降，若发在秋冬，邪深入里，横连膜原，不能与正气并行隔一日蓄积而发，或三四日一发，久必有疟母，其间阳症为气虚，阴症为血虚。疟疾二日接连发作，然后停一日，或日夜均发作，为气血俱病。卫虚患者，先见寒症，营虚患者，先见热症；表邪多者，寒症多，里邪多者，热症多，表里之邪相等，寒热之症相等。疟疾从卯时至午时发作，为邪在外；疟疾从午时至酉时发作，为邪在内；疟疾从酉时至子时发作，为邪在血分。

六经疟：太阳经病，症见寒多热少，汗出难已，治疗方剂为"柴胡加桂汤"，若单寒无汗，用"五积散"（祛寒），"果附汤"。阳明经病，症见热多寒少，烦渴尿赤，治疗方剂为"柴苓汤"，若仅热而渴，用"白虎加参汤"（均伤寒）。少阳经病，症见寒热各半，治疗方剂为"柴胡桂枝汤"，若患者风盛，筋搐，治疗方剂为"乌药顺气散"（驱风）加柴胡、黄芩，若身疼，用"败毒散"，若咳嗽，用"参苏饮"（均外感风寒），以上之症均为三阳气分受病，发在处暑前，均叫做"暴疟"，乃伤之浅者。太阴经病，于辰、戌、丑、未日发作，轻者，用"异功散"（运脾化滞），重者，用"理中汤"（温中散寒）。少阴经病，于子、午、卯、酉日发作，轻者，用"小柴胡汤"（伤寒），其中半夏剂量加倍，重者，加"四物汤"（补血）。厥阴经病，于寅、申、巳、亥日发作，轻者，用"小建中汤"（虚劳患者），重者，"四物汤"酌加玄胡索、金铃子、附子，以上病症均为三阴血分受病，发在处暑以后，均叫做"温疟"，乃感受冬之温气，深藏于肾与骨髓，至夏秋重感新邪而触发疟疾，由脏到腑，为伤之重者。（本书新增）治疗法则：虐出先泻后补，以柴胡、黄芩等药清热发散，若用人参、附子，必久而不愈，间或有老人虚极之症，虽用参剂、不可以为例。

［词解］

①痎瘧：疟之为病，种类繁多，统称痎疟。症见多恶寒壮热，口渴引饮，脉来洪数，或着衣则烦，去衣则凛，肌肤无汗，必待汗出淋漓而热始退。

②風瘧：因夏季阴暑内伏，复感风邪而发的一种疟疾。临床表现有先寒后热，寒少热多、头疼、发热时自汗出、脉弦数等症。《素问·金匮真言论》："秋善病风疟。""夏暑汗不出者，秋成风疟。"《素问·刺疟篇》："风疟，疟发则汗出恶风。"《素问·生气通天论》："魄汗未尽，形弱而气灼，穴俞以闭，发为风疟。"

③瘧：即疟证。系指以寒颤壮热，休作有时为特征的病证。病名首见于《内经》，包括"瘅疟"、"寒疟"、"温疟"、"瘅疟"、"风疟"等。主为外感于疟邪、瘴毒及六淫之气所致。而过食生冷、油腻之物，导致脾胃运化失常，痰湿内蕴，困阻脾阳，则更易受邪。

④榮衛：营卫。

⑤晏：迟，晚。

⑥募原：又称"膜原"。泛指膈膜或肠胃之外的脂膜。《素问·疟论》："由邪气内薄于五脏，横连募原也。"

⑦瘧母：久疟不愈，胁下结块，触之有形，按之压痛，或胁肋胀痛，舌质紫黯，有瘀斑，脉细涩的病症。类似久疟后脾脏肿大的病症。《张氏医通》："疟母者，顽痰挟血食而结为癥瘕。"

⑧暴疟：病名。疟疾之一。指疟邪入侵人体，病发于三阳经者。《保命集·诸疟诸论》："在太阳经者，谓之风疟，治多汗之；在阳明经者，谓之热疟，治多下之；在少阳经者，谓风热疟，治多和之。此三阳受病，皆谓之暴疟。"

⑨溫瘧：寒少热多，汗出不畅，头痛，骨节酸疼，口渴引饮，尿赤便秘，舌红，苔黄，脉弦数。《素问·六元正纪大论》："火郁之发，民病温疟。"《素问·疟论》："先伤于风，而后伤于寒，故先热而后寒也，亦以时作，名曰温疟。"又："温疟者，得之冬中于风，寒气藏于骨髓之中，主春则阳气大发，邪气不能自出，因遇大暑，脑髓烁，肌肉消，腠理发泄，或有所用力，邪气与汗皆出。此病藏于肾，其气先从内出之于外也。如是者，阴虚则阳盛，阳盛则热矣；衰则气复反入，入则阳虚，阳虚则寒矣。故先热而后寒……"《金匮要略·疟病脉证并治》："温疟者，其脉如症，身无寒但热，骨节疼烦，时呕，白虎加桂枝汤主之。"

【原文】

桂枝羌活湯：（寶鑒）治太陽瘧，自汗，頭項痛，腰肌強。桂枝、羌活、防風、甘草各一錢五分。去桂，加麻黄，名麻黄羌活湯，治太陽瘧無汗。

柴胡桂枝湯：（寶鑒）治少陽瘧，寒熱乍往乍來。柴胡二錢，桂枝、黄芩、人參、芍藥、半夏各一錢，甘草五分，薑三片，棗二枚。去參芍，名柴胡加桂湯。

桂枝芍藥湯：（寶鑒）治瘧，寒熱大作，此太陽、陽明合病也。寒熱作則必戰，動發熱則必汗，經曰：汗出不愈，知爲熱也，不治則恐久而傳入陰經。宜用此，赤芍藥、知母、石膏、黄芩各二錢，桂枝一錢。

桂枝黄芩湯：（寶鑒）服桂枝芍藥湯後，寒熱轉甚者，知太陽、陽明、少陽合病，宜用此和之，柴胡二錢，石膏、知母各一錢五分，黄芩、人參、半夏、甘草各一錢二分，桂枝一錢。

白虎桂枝湯：（寶鑒）溫瘧者，其脈如平，身無寒，但熱，骨節煩疼，時便難，朝發暮解，暮發朝解，此藥主之，石膏四錢，知母二錢，桂枝、甘草各一錢，粳米一合，一名加減桂枝湯。

［语释］

桂枝羌活汤：《宝鉴》治太阳经疟病，患者症见自汗，头项痛，腰肌强。方药组成为桂枝、羌活、防风、甘草各一钱五分。去桂，加麻黄，名“麻黄羌活汤”，治太阳疟无汗。

柴胡桂枝汤：《宝鉴》治少阳经疟病，患者症见寒热乍往乍来。方药组成为柴胡二钱，桂枝、黄芩、人参、芍药、半夏各一钱，甘草五分，生姜三片，大枣二枚。去参芍，名“柴胡加桂汤”。

桂枝芍药汤：《宝鉴》治疟疾，症见寒热大作，此太阳、阳明经合病。寒热作则必颤，动则发热，必汗出，经曰：“汗出不愈，知为热也，不治则恐久而传入阴经”。宜用此方药治之，赤芍药、知母、石膏、黄芩各二钱，桂枝一钱。

桂枝黄芩汤：《宝鉴》服“桂枝芍药汤”后，寒热转甚者，知太阳、阳明、少阳合病，宜用此和之，柴胡二钱，石膏、知母各一钱五分，黄芩、人参、半夏、甘草各一钱二分，桂枝一钱。

白虎桂枝汤：《宝鉴》温疟，其脉如平，身不寒，只发热，骨节烦疼，有时便艰，朝发暮解，暮发朝解，此药主之，石膏四钱，知母二钱，桂枝、甘草各一钱，粳米一合，又名“加減桂枝汤”。

［临床新用］

柴胡桂枝汤　本方现代主要用于流行性感冒、小儿感冒、心律失常、冠心病、神经衰弱、肝炎后综合征、消化性溃疡、慢性胰腺炎、癫痫、发热、肩凝的治疗。

（1）**流行性感冒**　以柴胡桂枝汤为基础方，寒重加炙麻黄、细辛；风邪重加羌活、防风；热重倍加银花、连翘，再加石膏、板蓝根；湿重加藿香、苍术；气虚加黄芪或党参；阳虚加附片、干姜；阴虚加麦冬、花粉、知母；汗出不止加龙骨、牡蛎，治疗本病2650例，门诊2220例，住院患者430例。结果：痊愈2405例（90.7%）；好转208例；无效37例，总有效率98.7%（胡兆明．柴胡桂枝汤治疗流行性感冒疗效分析．时珍国医国药，1998，(5)：404)。

（2）**小儿感冒**　用柴胡桂枝汤提取剂0.1～0.25克/（千克·日），长期服用，治疗易感冒儿童18例，年龄分布为11个半月至12岁，男11例，女7例。结果：显效4例，有效12例，无效2例（秋叶哲生．柴胡桂枝汤长期服用对易感冒儿童的改善效果．国外医学·中医中药分册，1992，(3)：104)。

（3）**心律失常**　用柴胡桂枝汤加减治疗24例心律失常患者，治愈16例，好转4例，无效4例（王子融．柴胡桂枝汤加减治疗心律失常24例．河南中医，1991，(4)：11)。

（4）**冠心病**　柴胡桂枝汤为基本方，心绞痛明显者加郁金、元胡等；心悸明显者加龙骨、牡蛎等；头晕明显者加川芎、葛根等；胸胁痞满明显者加瓜蒌、川楝子等；乏力明显者加黄芪、白术、茯苓。治疗心阳不振，痰气郁阻型冠心病108例，症状总有效率93.1%；心电图总有效率76.4%；脉象总有效率93.8%；速效止痛药物的停减率81.4%（赵秀琴，等．柴胡桂枝汤加减治疗冠心病心阳不振痰气痹阻型，临床观察．黑龙江中医药，1998，(2)：14)。

（5）**神经衰弱**　以柴胡桂枝汤为主，纳少脘痞加三仙；头昏头痛者加菊花、白芷；失眠者加合欢花、牡蛎；精力不集中者加柏子仁、石菖蒲；胸闷便秘加全瓜蒌；胸闷不舒加川楝子，治疗60例神经衰弱患者，均获满意疗效（王忠民．柴胡桂枝汤加味治疗神经衰弱60例．福建中医药，1986，(4)：28)。

（6）**肝炎后综合征**　用柴胡桂枝汤治疗本病116例，对照组38例，日3次口服谷维素20毫克，维生素B120毫克，维生素E100毫克，肌苷400毫克，肝区痛加服元胡止痛片。结果：治疗组平均用药19.24～4.4天，治愈87例，有效21例，无效8例；对照组平均用药18.9±4.5天，治愈14例，有效11例，无效13例。组间治愈率与总有效率均有显著差异（刘茜．柴胡桂枝汤治疗肝炎后综合征116例．湖南中医杂志，1991，(4)：42)。

（7）**消化性溃疡**　柴胡桂枝汤加减治疗本病40例，治愈28例，好转7例，无效5例，总有效率87.5%，3天内疼痛缓解率达82.5%，1周内临床症状基本消失。基本方：柴胡、桂枝、白芍、黄芩、半夏、党参、生姜、甘草、大枣。兼头晕、心悸、面色皖白，加黄芪、白术、枣仁；胁肋胀痛、烦躁加元胡、香附、郁金；泛酸加白及、乌贼骨等。对照组38例，用雷尼替丁治疗。治愈29例，好转5例，无效4例，总有效率为89.5%，3天内疼痛缓解率为52.6%，1周内缓解率为84.1%。两组的有效率无显著差异（$P>0.05$），但治疗组的临床症状改善较明显，且远期疗效优于对照组（季红燕．柴胡桂枝汤加减治疗消化性溃疡临床观察．四川中医，1996，(4)：31）。

（8）**慢性胰腺炎** 以柴胡桂枝汤治疗慢性胰腺炎21例，男10例，女11例，年龄15.84岁。方法：服用本方提取剂，日7.5克，治疗8周以上，有效8例，微效7例，无效6例，总有效率为71%（绵引亢．柴胡桂枝汤治疗慢性胰腺炎的经验．国外医学·中医中药分册，1992，(1)：40）。

（9）**癫痫** 将"柴胡桂枝汤"制成"桂芍镇痫片"，治疗难治性癫痫36例，服药6～12个月，有效率为44.4%（陈俊宁，等．桂芍镇痛片治疗癫痫的临床观察．中成药研究，1982，(12)：20）。用本方治疗84例癫痫，痊愈25例，显效41例，好转13例，总有效率94.05%（曾文长．柴胡桂枝汤加味治疗癫痫84例．辽宁中医杂志，1990，(6)：23）。

（10）**发热** 用本方加味治疗病毒感染性发热患者112例，服药5～8剂后，体温降至正常，症状消失者85例，好转13例，无效14例（傅永魁．加味柴胡桂枝汤治疗病毒感染性发热112例．山东中医杂志，1990，(6)：17）。

（11）**肩凝** 应用柴胡桂枝汤治疗肩凝属虚证者26例，男2例，女24例。结果：有效22例，无效4例（今井隆喜．柴胡桂枝汤治疗肩凝的效果．国外医学。中医中药分册，1992，(2)：105～106）。

【原文】

諸瘧：風瘧，感風而得，先熱後寒，無汗，散邪湯，有汗，正氣湯。寒瘧①，感寒而得，又名牝瘧，寒多熱少，人參養胃湯（寒門），交解飲，果附湯。熱瘧②，因暑熱而得，一名癉瘧，又名暑瘧，龍虎湯。濕瘧③，因冒雨汗出，澡浴得之，寒熱相伴，小便不利，五苓散（寒門）加蒼術、川芎、羌活。痰瘧④，嘔吐昏倒，柴陳湯加草果，二陳湯（痰飲）倍加白豆蔻，或四獸飲，久不止，露薑飲截之。食瘧⑤，一名胃瘧，寒已後熱，熱已後寒，清脾飲。勞瘧⑥，即久瘧，寒熱微微，寒中有熱，熱中有寒，難治，小勞複來，養胃湯（寒門）合露薑飲，氣虚，六君子湯（痰飲），勞倦，補中益氣湯（内傷）加黄芩半夏，血虚，柴胡四物湯（婦人）加知母、黄柏、升麻、紅花，氣血俱虚，十全大補湯（虚勞）加黄芩，陽虚，去柴胡、黄芩，加附子，呑黑錫丹（寒門），有痞，橘皮煎元（虚勞）。鬼瘧⑦，因尸疰客忤⑧，寒熱恐怖，夢寐不祥，辟邪丹。疫瘧⑨，一方長幼相似，須參運氣而用藥，不換金正氣散，交加散（並寒），瘴疸丸（黄疸）。瘴瘧⑩，迷困發狂，或啞，乍寒乍熱，雙解飲子，瘴疸丸。痎瘧者，老瘧，三日一發，即陰經瘧，最重。（新增）凡瘧初，用連翹敗毒散（癰疽）加黄芩一錢，熱甚，加石膏知母。

［语释］

诸疟：风疟，因感风而得，症见先热后寒，无汗，方用"散邪汤"治疗，有汗，用"正气汤"治疗。寒疟，因感寒而得，又名"牝疟"，症见寒多热少，治疗方剂为"人参养胃汤"（感风寒），"交解饮"，"果附汤"。热疟，因暑热而得，又名"瘅疟"、"暑疟"，方用"龙虎汤"治疗。湿疟，因冒雨汗出，澡浴而得，症见寒热相伴，小便不利，治疗方剂为"五苓散"（散寒利湿）加苍术、川芎、羌活。痰疟，症见呕吐昏倒，治疗方剂为"柴陈汤"加草果，"二陈汤"（化痰饮）加白豆蔻，白豆蔻剂量加倍，或"四兽饮"，若久疟不止，用"露姜饮"治疗。食疟，又名"胃疟"，症见寒止而后热，热止而后寒，方用"清脾饮"治疗。劳疟，即"久疟"，症见寒热微微，寒中有热，热中有寒，难治，若稍微劳作，病则复来，治疗方剂为"养胃汤"（健脾养胃）加"露姜饮"，若气虚，方用"六君子汤"（化痰饮），若劳倦，方用“补中益气汤”（内伤患者）加黄芩半夏，若血虚，方用“柴胡四物汤”（妇人）加知母、黄柏、升麻、红花，若气血俱虚，方用“十全大补汤”（虚劳患者）加黄芩，若阳虚，去柴胡、黄芩，加附子，吞服“黑锡丹”（温阳散寒），若有痞，治疗方剂为“橘皮煎丸”（虚劳患者）。鬼疟，因尸疰客杵，寒热恐怖，梦寐不祥，方用“辟邪丹”治疗。疫疟，发生方域不管老人小儿症状相似，须参看疾病发展情况而用药，方剂用“不换金正气散”，“交加散”（均寒），“瘴疸丸”（黄疸）。瘴疟，患者迷困发狂，或哑，乍寒乍热，方剂用“双解饮子”，“瘴疸丸”。痎疟，是“老疟”，症见三日一发，为“阴经疟”，病情最重。（本书新增方剂）：“凡疟初，用‘连翘败毒散’（痈疽）加黄芩一钱，热甚，加石膏、知母”。

［词解］

①寒瘧：病名。疟疾之一。症见寒多热少，口不渴，胸脘痞闷，神疲倦怠，舌苔白腻，脉弦。《素问·疟论》：“夫寒者，阴气也；风者，阳气也。先伤于寒，而后伤于风，故先寒而后热也。病以时作，名曰寒疟。”

②熱瘧：指症见寒颤轻，高热重，出汗，口渴引饮，恶心，呕吐，便秘，尿黄，舌红、苔黄，脉弦数的疟疾。

③濕瘧：是久受阴湿，湿邪伏于体内，因触冒风寒而诱发，症见恶寒而不甚热、汗出、一身尽痛、四肢沉重、呕逆脘闷、脉缓等。《三因极一病证方论·疟叙论》：“病者寒热，身重，骨节烦疼，胀满濈濈，自汗，善呕。因汗出复浴，湿舍皮肤，及冒雨湿，名曰湿疟。”

④痰瘧：指发作时寒热交作，热多寒少，头痛眩晕，痰多呕逆，脉弦滑的疟症。严重者，可出现昏迷抽搐，属较重型疟疾，类于脑型疟疾。《证治汇补·疟疾》：“痰疟，因夏月多食瓜果油面，郁结成痰，热多寒少，头疼心跳，吐食呕沫，甚则昏迷卒倒。”

⑤食瘧：因饮食停滞，再感受外邪而诱发的一种疟疾，症见寒热交作，寒已复热，热已复寒，并伴有嗳气、纳呆、食则吐逆、腹胀脘闷等症。《张氏医通·疟》：“食疟，因饮食不节，中脘生痰，加以风气乘之，故善饥而不能食，食而支满，腹大善呕。

⑥勞瘧：因劳损多病，气血两虚而患疟疾，均称劳疟。症见微寒微热，或发于昼，或发于夜，气虚多汗，饮食少进，或停止发作后遇劳即发。《诸病源候论·劳疟候》：“凡疟积久不瘥者，则表里俱虚，客邪未散，真气不复，故疟虽暂间，小劳便发。”

⑦鬼瘧：指疟疾发作无常，或恶梦、恐惧者。《医宗金鉴》：“鬼疟，亦多在夜发，由尸气注之。比三阴疟疾，则夜多恶梦，时生恐怖。”《太平圣惠方》：“鬼疟者，由邪气所为也。其发作无时节，或一日三两度，寒热，或两日一度发动，心神恍惚，喜怒无恒，寒则颤掉不休，热则燥渴不止，或差而复作，或减而更增，经久不痊，连绵岁月，令羸瘦也。”

⑧尸疰客杵：尸疰，病名。九注之一。为寒热淋沥，沉沉默默，腹痛胀满，喘息不得，上热下寒上热下寒的病证。见《诸病源候论·尸注候》。

⑨疫瘧：凡疟疾在一个地区引起流行，互相传染，病情较重的，称为“疫疟”。其临床表现有寒热往来。《三因极一病证方论·疟病不内外因证治》：“病者发寒热，一岁之间，长幼相若，或染时行，变成寒热，名曰疫疟。”《张氏医通·疟》：“疫疟，夏秋之间，沿门阖境皆是也。”

⑩瘴瘧：因感受山岚瘴气而发的一种疟疾，症见有寒多热少，或热多寒少，每日发作，或间日发作，烦闷身重、昏沉不语，或狂言谵语。类于恶性疟疾。

【原文】

散邪湯：（寶鑒）治風瘧初起。川芎、白芷、麻黃、白芍藥、防風、荊芥、紫蘇、羌活各一錢，甘草五分，薑三片，蔥白三莖，煎露一宿，早晨溫服。

正氣湯：（寶鑒）治同上。柴胡、前胡、川芎、白芷、半夏、麥門冬、檳榔、草果、青皮、赤茯苓各一錢，桂枝、甘草各五分，薑三片，棗二枚。

果附湯：（寶鑒）治脾寒瘧疾[①]，面青振寒。草果、附子炮各二錢五分，薑七片，棗二枚。

龍虎湯：（寶鑒）治熱瘧火盛，舌卷唇焦，鼻如烟熏，六脈洪緊。石膏二錢五分，柴胡、黃連各一錢五分，黃芩、知母、黃栢各一錢，梔子八分，半夏七分，粳米百粒，薑三片，棗二枚。

柴陳湯：（寶鑒）治痰瘧。柴胡、半夏各二錢，人參、黃芩、陳皮、赤茯苓各一錢，甘草五分，薑三片，棗二枚。

四獸飲：（寶鑒）治七情俱痰，五臟氣虛，瘧久不已。人參、白朮、白茯苓、陳皮、半夏、草果、甘草、烏梅、生薑、大棗各一錢，右拌鹽少許，淹食頃，以皮紙包裹，水浸濕慢火煨香熟，取出煎服，未發前連進數貼。

露薑飲：（寶鑒）治痰瘧。生薑四兩連皮搗爛，止取自然汁，約明日當發，隔夜安排，將紗片蓋，露一宿，五更初澄者一上飲之，或有痰吐任之即安。

清脾飲：（寶鑒）治食瘧。柴胡、半夏、黃芩、草果、白朮、赤茯苓、厚朴、青皮各一錢，甘草五分，薑三片，棗二枚。此方乃小柴胡、平胃、二陳合而爲一也，一方加常山二錢，煎之露服，五更截瘧，令人不吐爲妙，一名清脾湯。

［语释］

散邪汤：《宝鉴》治风疟初起。方药组成为川芎、白芷、麻黄、白芍药、防风、荆芥、紫苏、羌活各一钱，甘草五分，生姜三片，葱白三根，煎露一宿，早晨温服。

正气汤：《宝鉴》治同上。方药组成为柴胡、前胡、川芎、白芷、半夏、麦门冬、槟榔、草果、青皮、赤茯苓各一钱，桂枝、甘草各五分，生姜三片，大枣二枚。

果附汤：《宝鉴》治脾寒疟疾，面青振寒。方药组成为草果、附子（炮）各二钱五分，生姜七片，大枣二枚。

龙虎汤：《宝鉴》治热疟火盛，舌卷唇焦，鼻如烟熏，六脉洪紧。方药组成为石膏二钱五分，柴胡、黄连各一钱五分，黄芩、知母、黄柏各一钱，栀子八分，半夏七分，粳米百粒，生姜三片，大枣二枚。

柴陈汤：《宝鉴》治痰疟。方药组成为柴胡、半夏各二钱，人参、黄芩、陈皮、赤茯苓各一钱，甘草五分，生姜三片，大枣二枚。

四兽饮：《宝鉴》治七情俱痰，五脏气虚，疟久不已。方药组成为人参、白术、白茯苓、陈皮、半夏、草果、甘草、乌梅、生姜、大枣各一钱，又拌盐少许，淹渍一会儿，以皮纸包裹，水浸湿，慢火煨香熟，取出煎服，未发疟前，连服数剂。

露姜饮：《宝鉴》治痰疟。取生姜四两，连皮捣烂，榨取自然汁，估计明日疟疾发作，提前隔一宿安排好，将纱片盖住，露宿一夜，五更初将澄清的药液喝下，有痰者吐痰即安。

清脾饮：《宝鉴》治食疟。方药组成为柴胡、半夏、黄芩、草果、白术、赤茯苓、厚朴、青皮各一钱，甘草五分，生姜三片，大枣二枚。此方乃“小柴胡汤”、“平胃散”、“二陈汤”合而为一，另方加常山二钱，煎之露服，五更截疟，使人不吐为妙，又名“清脾汤”。

［词解］

①脾寒瘧疾：即疟疾。疟疾又称“脾寒”“打摆子”。

【原文】

辟邪丹：（寶鑒）治嵐瘴鬼瘧，菉豆、雄黑豆[①]各四十九粒，信砒五分另研，朱砂二錢，黃丹一錢，右末，滴水和匀，分作三十粒，每一粒取東南桃枝七枚研汁，和井華水[②]，早晨日出時面東吞之，虚人慎用。

雙解飲子：（寶鑒）治瘴瘧及寒瘧神效。肉豆蔻、草豆蔻各二箇，一箇煨一箇生，厚樸二寸，一寸薑汁浸一寸生用，甘草大者二兩，一半炙一半生，生薑二塊，一煨一生，右各銼合分二貼，棗二枚，梅一箇，空心溫服，一名交解飲，又名生熟飲。

觀音元：（寶鑒）治瘴瘧。半夏、生烏梅肉、母丁香、巴豆肉各十枚，曬，右末，薑汁糊丸如麻子，每五丸臨臥冷水下，有人於海角遇白衣人授之，因名焉。

老瘧丸：（寶鑒）治痎瘧久不差，腹痛。有母常山、草果各二兩，縮砂、檳榔、三棱、蓬朮、青皮、陳皮、烏梅、半夏各一兩，右先將常山草果酒醋各一碗浸一宿，後入八味同浸至晚，炭火煮乾，末，酒醋各半打糊，丸如梧子，白湯下三四十丸，日二服，服至八兩即除根。

消癖元：（寶鑒）治痎瘧。彌年經汗吐下，氣血虚，邪伏脅間成症癖，腹脇堅痛，名瘧母。芫花炒、朱砂各等分，右末，蜜丸如小豆，每十丸棗湯下，去癖須用芫花大戟破水之劑。

鼈甲飲子：（寶鑒）治老瘧，腹中結癥瘕，名曰瘧母[③]。鼈甲二錢，白朮、黃芩、草果、檳郎、川芎、陳皮、厚朴、白芍藥各一錢，甘草五分，薑三片，棗二枚，梅一個。

參歸鼈甲飲：（寶鑒）治老瘧，腹脅有塊，成瘧母。鼈甲醋煮一錢三分，黃芪蜜水炒、青皮、當歸、白茯苓、白朮、厚樸、川芎、香附子各八分，人參、縮砂、山楂肉、枳實各五分，甘草三分，薑三片，棗二枚，梅一箇，空心服。

［语释］

辟邪丹：《宝鉴》治瘴岚疟、鬼疟，方药组成为绿豆，雄黑豆各四十九粒，砒石五分（另研），朱砂二钱，黄丹一钱，又制成细末，滴水和匀，分作三十粒，每一粒用东南朝向的桃枝七根研汁，和井华水，于早晨日出时面东吞之，虚人慎用。

双解饮子：《宝鉴》治瘴疟及寒疟神效。方药组成为肉豆蔻、草豆蔻各二个（一个煨用，一个生用），厚朴二寸（一寸姜汁浸，一寸生用），甘草大者二两（一半炙用，一半生用），生姜二块（一块煨用，一块生用），又各自挫碎，合一起分为二剂，每一剂加枣二枚，梅一个，水煎，空服温服，又名“交解饮”，又名“生熟饮”。

观音丸：《宝鉴》治瘴疟。方药组成为半夏、生乌梅肉、母丁香、巴豆肉各十枚，晒干，又制成细末，以姜汁糊丸如麻子大小，临睡用冷水冲服五丸。有人在海角遇白衣人授之，因名“观音丸”。

老疟丸：《宝鉴》治痎疟久不瘥，腹痛。方药组成为母常山、草果各二两，缩砂、槟榔、三棱、蓬术、青皮、陈皮、乌梅、半夏各一两，又先将常山、草果与酒醋各一碗共同浸一宿，后入八味同浸至晚上，炭火煮干，研末，用酒醋各半打糊，制丸如梧子大小，每次白水冲服三四十丸，日二次，服至八两即除病根。

消癖元：《宝鉴》治痎疟。多年经“汗、吐、下”治疗，患者气血虚，邪伏胁间成癥瘕，腹胁坚痛，名“疟母”。方药组成为芫花（炒）、朱砂各等分，又研为细末，制成蜜丸，如小豆大小，每次枣汤冲服十丸，去癖须用芫花、大戟之类的破水之剂。

鳖甲饮子：《宝鉴》治老疟，腹中结癥瘕，名曰“疟母”。方药组成为鳖甲二钱，白术、黄芩、草果、槟郎、川芎、陈皮、厚朴、白芍药各一钱，甘草五分，生姜三片，大枣二枚，梅一个。

参归鳖甲饮：《宝鉴》治老疟，腹胁有块，成疟母。方药组成为鳖甲（醋煮）一钱三分，黄芪（蜜水炒）、青皮、当归、白茯苓、白术、厚朴、川芎、香附子各八分，人参、缩砂、山楂肉、枳实各五分，甘草三分，生姜三片，大枣二枚，梅一个，空腹服。

［词解］

①雄黑豆：指黑豆小紧者。

②井華水：天明时第一次汲取的井水，称为“井华水”。

③瘧母：指久疟不愈，胁下结块，触之有形，按之压痛，或胁肋胀痛，舌质紫黯，有瘀斑，脉细涩的病症。《张氏医通》：“疟母者，顽痰挟血食而结为癥瘕。”

【原文】

瘧疾治法：暑風、傷食及痰三症，祛暑消痰爲要。瘧得於暑及感冒與風，皆當汗解。寒瘧，非草果厚樸不散；熱瘧，非柴胡黃芩不清。陽瘧無汗，柴胡蒼朮葛根；陰瘧無汗，柴胡升麻川芎；汗多，白朮烏梅。風暑當發汗。治此病，春夏易，秋冬難，謂汗之難矣。如發寅卯而退于未申，或發未申而退於子醜，皆謂陰陽不分。用藥趁早，或移時分定陰陽，然後陽瘧截住，陰瘧升散。老瘧，系風暑之邪在陰分，宜用血藥引出陽分而散。老瘧，必有痰水瘀血結成痞塊，乃瘧母也，雖虛，非常山檳榔不除，但制熟不損胃。藥必半生半熟，所以分陰陽解寒熱。截瘧早則邪閉，遲則氣衰。不可帶熱，飲食恐成痞塊。遇發熱日，食飽，病劇。服藥當於未發前兩時，否則藥病交爭爲害。久瘧，虛浮，不食，死。忌猪牛肉。

［语释］

疟疾治法：疟疾同时兼有暑风、伤食及痰三症，应以祛暑、消痰为主。疟得于暑，及得于感冒与风，皆当汗解。寒疟，非草果、厚朴之药，不能散解；热疟，非柴胡、黄芩之药，不能清除。阳疟无汗，用柴胡、苍术、葛根解肌发汗；阴疟无汗，用柴胡、升麻、川芎升阳发汗；汗多，用白术、乌梅收敛。感受风暑之邪，当发汗治疗。治疟疾，春夏易，秋冬难，通过发汗治疗是较困难的。如疟发寅卯，而退于未申，或发未申，而退于子丑，都叫阴阳不分。治疟用药应趁早，或根据时间分定阴阳，然后阳疟截住，阴疟升散。老疟，是风暑之邪在阴分，宜用血分药，引出阳分而散之。老疟，必有痰水瘀血结成痞块，成“疟母”，患者虽虚，非常山、槟榔之药，疟不除，但将药制熟，则不损胃。药物一定要一半生一半熟，这样才会分阴阳、解寒热。截疟过早，则邪闭于内，过迟又会使患者气衰。治疗不可留热，饮食恐成痞块。遇发热日，不能食饱，否则病剧。服药当于发作前两个时辰服，否则药病交争为害。久疟，脉虚浮，不食，患者死。忌猪牛肉。

【原文】

柴平湯：（寶鑒）治諸瘧。柴胡、蒼朮各二錢，厚樸、陳皮、半夏、黃芩各一錢，人參、甘草各五分，薑三片，棗二枚，梅一箇。一名平胡飲子。

加減清脾湯：（寶鑒）治諸瘧。即小柴胡湯與人參養胃湯（並寒）合和也。寒多熱少，多用養胃湯，熱多寒少，多用小柴胡湯，寒熱匀則平用，每貼入桃柳枝各三寸，薑五片，棗二枚，空心溫服。

人參截瘧飲：（寶鑒）虛人截瘧宜用，一切瘧並可截。人參、白朮、白茯苓、當歸、青皮、厚朴、柴胡、黃芩、知母、常山酒浸、草果、鱉甲醋炙各八分，桂枝、甘草各三分，薑三片，棗二枚，梅一箇，桃仁七箇，煎露一宿，臨發日五更空心服，渣再煎，朝時服，糖拌烏梅下，忌雞魚豆腐麵食熱物。

不二飲：（寶鑒）治諸瘧疾，一劑截住，神效。雞心檳榔要一雌一雄，若重二錢則餘藥各二錢，常山、知母、貝母各等分，酒一盅，煎至八分，不可過熟，熟則不效，露一宿，臨發日五更溫服，勿令婦人煎藥。

（內局）**脾寒丹：**（醫林）治諸瘧。黃丹不拘多少，火上炒紫色，煨獨頭蒜，和勻，五月五日午時丸如梧子，每服七八丸，當發日早晨長流水面東吞下，合藥時不令陰人雞犬見之，或四更東桃柳枝煎湯下四丸。

斷瘧如聖丸：（寶鑒）信砒二錢，大蜘蛛三箇，雄黑豆四十九粒，右末，滴水丸如芡實，如來日發，今夜北斗下先獻過，次早以綿裹一丸，于男左女右耳內塞之立愈，一丸可救二人。

［语释］

柴平汤：《宝鉴》治诸疟。方药组成为柴胡、苍术各二钱，厚朴、陈皮、半夏、黄芩各一钱，人参、甘草各五分，生姜三片，大枣二枚，梅一个。又名“平胡饮子”。

加减清脾汤：《宝鉴》治诸疟。即“小柴胡汤”与“人参养胃汤”（均伤寒）合在一起。症见寒多热少，多用“养胃汤”治疗，而热多寒少，多用“小柴胡汤”治疗，若寒热匀等，则上述两方等量应用，每贴入桃枝、柳枝各三寸，生姜五片，大枣二枚，空腹温服。

人参截疟饮：《宝鉴》虚人截疟宜用，一切疟均可截。方药组成为人参、白术、白茯苓、当归、青皮、厚朴、柴胡、黄芩、知母、常山（酒浸）、草果、鳖甲（醋炙）各八分，桂枝、甘草各三分，生姜三片，大枣二枚，梅一个，桃仁七个，煎露一宿，疟临发作之日，五更空腹服，药渣再煎，早晨服，糖拌乌梅服下，忌鸡、鱼、豆腐、面食等热物。

不二饮：《宝鉴》治诸疟疾，一剂即可截住，神效。方药组成为鸡心形槟榔要一雌一雄，如果槟榔重二钱，则其余药各二钱，常山、知母、贝母各等分，酒一盅，煎至八分，不可过熟，熟则不效，露一宿，疟临发作之日，五更温服，勿令妇人煎药。

（内局）**脾寒丹：**《医林》治诸疟。黄丹不拘多少，火上炒成紫色，煨独头蒜，和匀，五月五日午时制丸剂如梧子大小，每次服七八丸，疟疾发作之日，早晨用长流水面东吞下，制作药时，不能令女人、鸡、犬见之，或在四更天时，取东向桃柳枝煎汤冲服四丸。

断疟如圣丸：《宝鉴》方药组成为砒石二钱，大蜘蛛三个，雄黑豆四十九粒，又制成细末，滴水制丸剂如芡实大小，疟疾如来日发作，则在今夜的北斗星下面先敬贡过，第二天早上以绵布包裹一丸，于男左耳，或女右耳内，塞之立愈，一丸可救二人。

【原文】

瘟疫[1]：冬傷於寒，春必病瘟。春應暖而反寒，夏熱反涼，秋涼反熱，冬寒反溫，病無少長，大率相似，謂之時行瘟疫。

脈法：未汗時，強急生，虛軟死。熱病汗後，脈靜者生，躁疾煩熱者死。（新增）《入門》云：“疫氣不拘於診。”陶節菴云：“勿藥無妨，至哉。”斯言大抵。脈和緩無力者生，躁急澀者死。

瘟疫形症：感四時不正之氣，使人痰涎壅盛，煩熱，頭疼身痛，憎寒壯熱，項強，睛疼，或飲食如常，起居依舊，甚至聲啞，或眼赤口瘡，大小腮腫，喉痹，咳嗽，稠痰，噴嚏。

瘟疫治法：切不可作傷寒正治而大汗大下，但當從乎中治，少陽，小柴胡湯（寒門）；陽明，升麻葛根湯（寒門）加減。初得疑似間，人參敗毒散（寒門）加乾葛以試之，或人多風痰、脚氣痿弱者，優佳。表症，荊防敗毒散（寒門）；半表半里，小柴胡湯；里症，大柴胡湯（寒門），發狂或大便泄，柴苓湯（寒門）去桂，代黃連，加幹葛一錢。

聖散子：（寶鑒）治疫癘流行，不問陰陽表里，連服取瘥。又治風溫濕溫等症。草豆蔻煨、猪苓、石菖蒲、赤茯苓、良薑、獨活、赤芍藥、附子、麻黃、厚樸、槁本、枳殼、柴胡、澤瀉、細辛、防風、白术、藿香、半夏、吴茱萸、蒼术、甘草各五分，薑三片，棗二枚。平朝煮一釜，老幼各飲一杯，則時氣不入。

十神湯：（寶鑒）治時令不正，瘟疫妄行。葛根二錢，赤芍藥、升麻、白芷、川芎、陳皮、麻黃、紫蘇葉、香附子、甘草各一錢，薑五片，葱白三莖。

［语释］

瘟疫：冬伤于寒，春必发瘟病。春应暖而反寒，夏应热而反凉，秋应凉而反热，冬应寒反温，反常的天气让人们生病，病发时无论老小，症状大致相似，这叫时行瘟疫。

脉法：瘟疫未发汗时，脉强急，患者生，脉虚软，患者死。热病发汗后，脉搏平静，患者生，脉躁疾，烦热，患者死。（本书新增脉法）《入门》云："疫气不拘于诊。"陶节庵云："勿药无妨，至哉。"这话大概是对的。脉和缓无力，患者生；脉躁急涩，患者死。

瘟疫形症：感受四时不正之气，使人痰涎壅盛，烦热，头疼身痛，憎寒壮热，项强，睛疼，或饮食如常，起居依旧，甚至声哑，或眼赤口疮，大小腮肿，喉痹，咳嗽，稠痰，喷嚏。

瘟疫治法：切不可作伤寒正治而用大汗大下之法，仅当从乎中治，病见少阳证，用"小柴胡汤"（伤寒为病）；病见阳明证，用"升麻葛根汤"（伤寒为病）加减。初得瘟病，又感觉怀疑，用"人参败毒散"（伤寒为病）加干葛以试治，有的人多风痰、脚气痿弱，疗效优好。瘟疫兼表症，用"荆防败毒散"（伤寒为病）；见半表半里之症，用"小柴胡汤"；见里症，用"大柴胡汤"（伤寒为病），症见发狂或大便泄，用"柴苓汤"（伤寒为病）去桂枝，用黄连代替，加干葛一钱。

圣散子：《宝鉴》治疫疠流行，不问阴阳表里，连服就可取得病愈的效果。又治风温、湿温等症。方药组成为草豆蔻（煨）、猪苓、石菖蒲、赤茯苓、良姜、独活、赤芍药、附子、麻黄、厚朴、藁本、枳壳、柴胡、泽泻、细辛、防风、白术、藿香、半夏、吴茱萸、苍术、甘草各五分，生姜三片，大枣二枚。天一亮煮一锅，老幼各饮一杯，则时气不入，瘟不流行。

十神汤：《宝鉴》治时令不正，瘟疫妄行。方药组成为葛根二钱，赤芍药、升麻、白芷、川芎、陈皮、麻黄、紫苏叶、香附子、甘草各一钱，生姜五片，葱白三根。

［词解］

①瘟疫：是感受疫病之气，造成流行的急性传染病的总称。临床以初起壮热，头身疼痛，或伴见烦躁，腹痛泄泻为其主要特征，甚则剧烈头痛，喷射性呕吐，惊厥，昏迷。

【原文】

瘟疫預防：常以雞鳴時，淨心誦四海神名三遍，則辟百鬼瘟疫火灾，東海神阿明，西海神巨乘，南海神祝融，北海神禺強。大豆或赤小豆新布帒盛納井中，大豆一宿，小豆三宿，大豆吞七粒，小豆舉家服，男十女二十。清酒一瓶，浸蘇合香元（氣門）九丸，時時飲之，又絳囊①盛三丸，當心帶之妙。

屠蘇飲：（寶鑒）辟瘟氣。白术一兩八錢，大黃、桔梗、川椒、桂心各一兩五錢，虎杖根一兩二錢，川烏六錢，右銼，盛絳囊，十二月晦日中沈井中，正月朔日②早曉出，藥入二瓶清酒中煎數沸，東向飲，從少至老飲一杯，其滓還沈井中，取水飲之。

（内局）**神聖辟瘟丹：**（寶鑒）歌曰：神聖辟瘟丹，當傳在世間，正元焚一炷，四季保平安。蒼术二兩，羌活、獨活、白芷、香附子、大黃、甘松、三乃子、赤箭、雄黃各一兩，右末，麵糊丸如彈子，黃丹爲衣，曬乾，正朝早晨焚一炷。（内局）加虎頭骨。

［语释］

瘟疫预防：常在鸡鸣时，净心诵颂四海神名三遍，则能辟百鬼、瘟疫、火灾，四海神明是：东海神阿明，西海神巨乘，南海神祝融，北海神禺强。将大豆或赤小豆用新布帒盛，放入井中，大豆一浸宿，小豆三浸宿，大豆吞七粒，小豆全家服，男的服十粒，女的服二十粒。清酒一瓶，浸“苏合香丸”（行气）九丸，时时饮之，又绛囊盛三丸，当胸佩带好。

屠苏饮：《宝鉴》辟瘟气。方药组成为白术一两八钱，大黄、桔梗、川椒、桂心各一两五钱，虎杖根一两二钱，川乌六钱，又挫碎，盛绛囊中，十二月中昏暗的日子放入深井中，正月朔日早晨早拿出，药入二瓶清酒中煎数沸，人面向东饮，从小儿至老人各饮一杯，其药渣还深井中，取井水饮之。

（内局）**神圣辟瘟丹**：《宝鉴》歌曰：神圣辟瘟丹，当传在世间，正元焚一炷，四季保平安。方药组成为苍术二两，羌活、独活、白芷、香附子、大黄、甘松、三乃子、赤箭、雄黄各一两，又制成细末，以面糊丸如弹子大小，黄丹为衣，晒干，早晨正朝太阳焚一炷。（内医院编纂的）加虎头骨。

［词解］

①绛囊：深红色的布袋。绛，深红色。

②朔日：农历的正月初一。

【原文】

不傳染法：（寶鑒）香油塗鼻耑，紙撚嚏之。雄黄、朱砂末，塗耳鼻内。門戶並開，水二斗置堂中心，煎蘇合香元（氣門）二十丸，其香能散疫氣，醫者診視不染。凡入疫家從容自左而入，男病醫坐於足，女病坐於頭，既出紙撚噴嚏。

大頭瘟：即頭痛肿，大如斗也，甚則潰裂，又染他人，俗呼狸頭瘟。從耳前後肿起，名蝦蟆瘟。從頤頷肿起，名鸕鷀瘟。十死八九，推運氣治之。

普濟消毒飲子：（寶鑒）治天行大頭瘟。黄芩、黄連（並酒炒）各五錢，人参三錢，陳皮、桔梗、玄參、柴胡、甘草各二錢，鼠粘子、馬勃、板藍根（無則用青黛）、連翹各一錢，升麻、白殭蠶各五分，右末，取一半白湯調，時時呷之，留一半蜜丸如彈子，每一丸細嚼，熟水下，或加防風、薄荷、川芎、當歸各一兩，水煎，分二三次服，肿甚，宜砭刺出血。

鸕鷀瘟方：《赤水》治頰腮紅肿、嘔惡發熱，下午煩躁，口苦，夜不能睡，脈洪大，此少陽陽明二經症。柴胡、貫衆各二錢，乾葛、竹茹、半夏麯各一錢，黄連、枳殼各七分，甘草四分，一貼而愈半，再服肿快消。

一方：《醫林》東向柏葉，乾末，白湯或酒一盃調服。桃樹蟲屎末，水調服方寸匕①。

［语释］

不传染法：《宝鉴》香油涂鼻耑，用纸捻搔鼻，使作嚏。或将雄黄、朱砂末涂于耳鼻内。或门窗均打开，将水二斗放置在房室中心，煎“苏合香丸”（行气）二十丸，其香能散疫气，医生看病不被传染。凡到疫家看病，应从容地自左边而进入，医生坐于男病人足部，或坐于女病人头部，用纸捻使患者作喷嚏。

大头瘟：即头痛肿，大如斗的病症，严重者，则出现溃烂破裂症状，该病又可传染他人，俗称“狸头瘟”。从耳前后肿起，名“虾蟆瘟”。从颐颔肿起，名“鸬鹚瘟”。十有八九死亡，只能按运气治疗。

普济消毒饮子：《宝鉴》治天行疫病，大头瘟。方药组成为黄芩、黄连（均酒炒）各五钱，人参三钱，陈皮、桔梗、玄参、柴胡、甘草各二钱，鼠粘子、马勃、板蓝根（无则用青黛）、连翘各一钱，升麻、白僵蚕各五分，又制成细末，取一半白汤调，时时呷之，留一半制成蜜丸，如弹子大小，每次一丸，细嚼熟水冲下，或加防风、薄荷、川芎、当归各一两，水煎，分二三次服，肿甚，宜针刺出血治疗。

鸬鹚瘟方：《赤水》治颊腮红肿、呕恶发热，下午烦躁，口苦，夜不能睡，脉洪大，此少阳、阳明二经症。方药组成为柴胡、贯众各二钱，干葛、竹茹、半夏曲各一钱，黄连、枳壳各七分，甘草四分，一剂而愈半，再服肿快速消退。

一方：《医林》取东向柏叶，晒干研末，用白汤或酒一杯调服。或桃树虫屎研末，水调服方寸匕。

［词解］

①方寸匕：是古尺正方一寸左右的量器，形状如刀匕，一方寸匕容积约等于现代的2.7毫升；按重量计算，一方寸匕的金石药末约为2克，草木药末约为1克。

［临床新用］

普济消毒饮子 本方现代主要用于流行性腮腺炎、风毒病、急性化脓性扁桃体炎、小儿呼吸道感染；流行性出血热、扁平疣、急性结膜炎、咽部急性疾病、口腔急性感染、流行性出血性结膜炎、急性病毒性心肌炎、丹毒聚星障多形性日光疹、头面部肿瘤放疗后早期口腔反应的治疗。

（1）**流行性腮腺炎** 应用本方加减治疗流行性腮腺炎100例，男性64例，女性36例。结果：4天内治愈者占全数77%以上，比一般病程缩短了3~5天，100例均恢复正常（刘颧远、王敏智．以普济消毒饮加减治愈流行性腮腺炎100例的报告．中医杂志，1958，（7）：463）。用本方加减治疗1~11岁的流行性腮腺炎患者300例，治疗以每日1剂，水煎内服，部分病例配合外敷紫金锭。多数病例服药1剂后，症状即明显减轻，2~3剂后大部分症状消失。除1例并发睾丸炎配合西药治疗，余皆经中医治愈，未留后遗症（钟玉皆．普济消毒饮加减治疗流行性腮腺炎300例．湖北中医杂志，1989，（1）：47）。用本方煎汤口服治疗患者90例，中医辨证属风热在卫型21例，热毒蕴结型69例。所有病例全部治愈，体温恢复正常最短为1天，最长8天，平均2.8天；腮肿消退最短者为2天，最长9天，平均3.7天，6天内消肿80例，占88.9%（徐德先．普济消毒饮治疗流行性腮腺炎．四川中医，1990，（5）：24）。

（2）**风毒病** 应用本方加减：川黄芩225克，胡黄连225克，净银花450克，净连翘450克，京元参450克，生甘草150克，牛蒡子450克，板蓝根450克，绿升麻225克，炒僵蚕225克，柴胡225克，陈皮225克，薄荷150克。共研细末，白蜜为丸，每粒净重3克。轻型及中型病例，口服3次，每次1粒。重型病例，口服4次，每次1粒。3天为1疗程。治疗风毒病74例。结果：全部病例均治愈，1疗程治愈52例，2疗程治愈19例，3疗程治愈3例（王文济、孙士明、叶仲．普济消毒丸治疗74例风毒病临床观察．上海中医药杂志，1963，（6）：26）。

（3）**急性化脓性扁桃体炎** 应用本方加减：双花15克，连翘9克，葛根9克，板蓝根12克，山豆根9克，马勃9克，桔梗9克，元参12克，生石膏30克，竹叶9克，甘草3克。水煎服，6岁以下1天1剂，7岁以上两天3剂。每剂水煎至150毫升，分2~3次服完。治疗急性化脓性扁桃体炎57例，结果：88%的病例在3天内体温恢复正常。随着体温下降，咽部脓性分泌物逐渐消失，血象恢复正常（毕可思．普济消毒饮加减治疗小儿急性化脓性扁桃体炎．山东中医杂志，1984，（4）：42）。

（4）**小儿呼吸道感染** 应用本方加减：黄芩、黄连、板蓝根、连翘、升麻、马勃、桔梗、玄参、薄荷、牛蒡子、僵蚕、柴胡、陈皮、甘草。每日1剂，加清水适量煎沸15~20分钟，倒置杯中，微温时频口饮之。治疗小儿呼吸道感染35例，男22例，女13例。结果：24小时内退热9例，96小时内退热21例，96小时以上仍未退热5例，平均退热时间51.4小时。48小时内痊愈5例，49~72小时内痊愈15例，73~96小时内痊愈10例；无效5例（许文颖．普济消毒饮治疗小儿呼吸道感染高热35例疗效观察．广西中医药，1989，12（1）：5）。

（5）**流行性出血热** 将流行性出血热患者入院体温在38.5℃以上，发病3~4天的病例随机分治疗组和对照组，每组各435例。治疗组用本方为主煎汤服，童便100~150毫升为引先服，重者1日4剂，徐徐服之，并随症加减；对照组用西药氢化可的松或氟美松、维生素C及适量液体支持疗法。低血压休克期两组采用同样抗休克方案，少尿期治疗方案亦同。结果：①退热情况：治疗组服药后徐徐退热，稳固下降，不再反复发热，平均热退天数2.5天；对照组服药后体温立即下降，但2.4小时后大都复升，反复2、3次后仍不退，亦有猛降猛升者，平均热退天数4.5天，两组比较有显著性差异（$P<0.01$）。

②休克发生率：治疗组发生休克127例（占29%），越过低血压期121例（占27.5%）；对照组发生143例（占32%），越过低血压期83例（占19%），两组比较均有显著性差异（$P<0.05$）。③少尿发生率：治疗组发生183例（占42%），越过少尿期167例（占38%）；对照组发生258例（占57%），越过少尿期101例（占23.2%），二组比较均有显著性差异（$P<0.05$）。④多尿发生率：治疗组258例，占59%；对照组276例，占60%，无显著差异。⑤从并发症的发生看，治疗组比对照组少。⑥从总死亡率看，治疗组死亡36例（占8.0%）；对照组死亡76例（占17.4%），二组有非常显著性差异（$P<0.001$）（胡元奎．普济消毒饮治疗435例发热期流行性出血热临床观察．陕西中医，1984，（3）：16）。

（6）扁平疣 用普济消毒饮加减治疗扁平疣患者185例，病程在3个月至5年之间。用法：每日1剂，水煎服，药渣再煎洗患部。结果：治愈181例，占97.8%；好转4例，占2.2%（裴宇浩．治疗扁平疣185例．四川中医，1988，（1）：39）。

（7）急性结膜炎 以普济消毒饮加减治疗本病164例306只眼。治疗方法：①治疗组：以普济消毒饮加减。基本方：黄芩、黄连、陈皮、玄参、柴胡、连翘、板蓝根、马勃、牛蒡子、薄荷、僵蚕、升麻。加减：发病初期加赤芍、川芎凉血活血，如睑结膜内有出血点或片状溢血加生地、丹皮，每日1剂，水煎服。②对照组：诺氟沙星、病毒灵眼药水，交替滴眼，每日10次，口服维生素C、B_2，螺旋霉素等。结果：治疗组总有效率98.7%，平均治愈时间为2.5天；对照组总有效率61.9%，平均治愈时间为6.1天，可见治疗组明显优于对照组（王宇．普济消毒饮治疗急性结膜炎疗效观察．黑龙江中医药，1995，（2）：20）。

（8）咽部急性疾病 以普济消毒饮治疗咽部急性疾病28例，其中急性扁桃体炎9例，化脓性扁桃体炎5例，急性咽炎12例，扁桃体周围脓肿2例。治疗方法：该方水煎服，日1剂。11岁以下小儿量减半，凡服药应放凉后慢慢吞咽，以药物多经过咽喉为宜。治疗结果：28例均在短期内治愈，一般服4~8剂，最少服用2剂即告痊愈（焦柏珍、娄兴玉．普济消毒饮治疗咽部急性急病48例．吉林中医药，1995，（4）：32）。

（9）口腔急性感染 用本方加减治疗急性化脓性冠周炎（22例）、牙周脓肿（18例）及合并颌面部间隙感染（5例）共45例患者，年龄在10~68岁之间，水煎口服。结果：治愈38例，显效4例，好转1例，无效2例，总有效率95.6%，治疗时间平均为5天（张敬荣．普济消毒饮治疗口腔急性感染疗效观察．天津中医，1992，（2）：11）。

（10）流行性出血性结膜炎 用本方治疗患者82例，设有西药对照组82例。中药组用本方煎服，每日1剂；西药组Vl服病毒灵、强的松，氯霉素眼药水常规点眼，小儿用量酌减。结果：中药组治愈57例，有效24例，无效1例，总有效率98.8%；西药组治愈11例，有效26例，无效45例，总有效率45.1%，两组比较有显著差异（$P<0.05$）（李瑞玉．普济消毒饮治疗流行性出血性结膜炎82例．河北中医，1989，（6）：31）。

（11）急性病毒性心肌炎 用本方加减治疗急性病毒性心肌炎93例，随机分成治疗组48例和对照组45例。方法：治疗组用本方加减。水煎服，每日1剂，15天为1疗程。对照组每日用维生素C 6~12克，静脉滴注，10天为1疗程。给予抗病毒、营养心肌药物。对快速性心律失常用多种小剂量抗心律失常药物联合应用，对缓慢型心律失常酌用阿托品，异丙肾上腺素。结果：治疗组治愈16例，有效28例，无效4例；对照组治愈10例，有效25例，无效9例，死亡1例。二组总有效率分别为91.7%和77.8%，差异显著。提示中药普济消毒饮治疗病毒性心肌炎疗效优于西药（汪溶．普济消毒饮加减治疗急性病毒性心肌炎48例．中国中西医结合杂志，1993，13（4）：244）。

（12）丹毒 用本方加减，煎汤口服配合外敷治疗丹毒52例，病程从2周到3年。结果：治疗后痊愈41例，好转8例，无效3例，总有效率达94.2%（李宗斌．加减普济消毒饮治疗丹毒52例小结．湖北中医杂志，1989，（5）：11）。

（13）聚星障 用普济消毒饮联合无环鸟苷眼药水治疗本病92例（93眼），随机分为两组：治疗组50例（51眼），对照组42例（42眼）。用法：①治疗组：以普济消毒饮加减内服，口服1剂，早晚分服，配合西药0.1%无环鸟苷眼药水滴眼，每小时1次，每次1滴。②对照组：以0.1%无环鸟苷眼药水滴眼，用法如前所述。另以素高捷疗眼药膏点眼，每日3次。结果：治疗组51眼中，治愈43眼，好转6眼，无效2眼，总有效率为96.1%；治愈天数最短14天，最长58天，平均28天。对照组42眼中，治愈26眼，好转9眼，无效7眼，总有效率为83.3%；治愈天数最短17天，最长60天，平均31天。两组有效率经统计学处理有显著差异（$X^2=4.28$，$P<0.05$）（陈国孝．普济消毒饮合无环鸟苷眼药水治疗聚星障．浙江中医杂志，1998，（8）：342）。

（14）**多形性日光疹**　以普济消毒饮加减治疗54例多形性日光疹。用法：处方：酒炒黄芩10克，酒炒黄连10克，牛蒡子12克，连翘12克，板蓝根15克，薄荷10克，白僵蚕10克，玄参15克，升麻10克，甘草6克，丹皮10克，木通10克，车前草30克。每日1剂，水煎分3次服用。配合西药氯化喹啉0.25克，每日2次；酮替酚片1毫克，每日2次；特非那丁片60毫克，每天2次。外用含激素的抗炎制剂氯地霜（本院自制制剂，含氯霉素和地塞米松）。以4周为1个疗程，1个疗程后评定疗效。结果：54例中痊愈46例（85.19%），显效4例（7.41%），好转2例（3.70%），无效2例（3.70%），总有效率96.30%（施天宁、蒋茹芬．普济消毒饮加减治疗多形性日光疹54例．中国中西医结合杂志，1998，（10）：630）。

（15）**头面部肿瘤放疗后早期口腔反应**　以普济消毒饮加减治疗头面部肿瘤放疗后早期口腔反应30例，其中喉癌7例，鼻咽癌15例，扁桃体癌5例，其他头面肿瘤3例。以上病例均经病理报告证实。用法：在放疗早期1～2周，出现口腔黏膜反应，如红肿疼痛。即予以口服普济消毒饮加减，一般服5～10剂。口服中药时，停用其他口腔黏膜保护药。结果：显效3例；有效19例；无效8例（郭冬．普济消毒饮治放疗后口腔反应．新中医，1998，（9）：45）。

【原文】

邪祟

脈法：脈來遲伏，或如雀啄，乃邪脈也。欲知祟害，心脈虛散，肝脈洪盛或浮沈，長短大小無定，或錯雜不倫，乍大乍小，乍長乍短，此皆邪脈，神志昏亂。乍踈乍數，乍大乍小，或結促，皆邪脈也。

邪祟形症：能言平生未見聞事，見五色鬼。見青鬼，肝虛；赤鬼，心虛；黃鬼，脾虛；白鬼，肺虛；黑鬼，腎虛，此乃氣血虛極，神光不足，或挾痰火也。神氣衰乏，邪因而入，理或有之。若夫氣血兩虛，痰滯心腎，升降不得，以致十二官[①]失職，視聽言動皆妄，非真有鬼祟也，以邪治之必殺人。

十疰[②]五尸：皆挾鬼邪之氣流注身體，令人寒熱淋漓，精神錯亂，積年累月，漸至頓滯，以至於死，死後復易傍人，乃至滅門，故號謂尸疰。一曰飛尸，二曰遁尸，三曰沉尸，四曰風尸，五曰伏尸。

驗尸疰法：（寶鑒）以紙覆痛處，燒病者頭髮，令病人以簇紙上，若尸疰則發粘著紙，此疰氣引之，非疰則不著紙。

禳法：（寶鑒）蘇合香元浸酒服之，又盛於蠟紙，當心佩之。女人感邪交通，取雄黃末一兩，松脂二兩，熔化，以虎爪攪丸如彈子，焚之用，焙[③]籠，令女坐其上，以被蓋之只留頭耳，不過三丸神效。

還魂湯：（醫林）治疰忤中惡，乾霍卒死。若口噤，折齒下湯，湯入口不下，分病人髮，左右捉，踏肩引之，藥下，複增取，盡二升立甦。麻黃去根節洗一兩五錢，甘草、桂皮各一兩，杏仁去皮尖一百五十枚，右每服四大錢，水一盞半，煎服，不拘時。《正傳》云麻：“黃三兩，桂枝二錢，杏仁十二粒，水煎灌，即醒，名還魂丹。”

［语释］

邪祟

脉法：脉来迟伏，或如雀啄，乃邪祟之脉。欲知邪祟为害，若见心脉虚散，肝脉洪盛或浮沉，长短大小无定，或错杂不伦，乍大乍小，乍长乍短，可知此皆邪脉，能使人神志昏乱。若见脉乍疏乍数，乍大乍小，或结促，也知皆邪祟之脉。

邪祟形症：邪祟患者能说平生未见未闻事，能见五色鬼。见青鬼，为肝虚所致；见赤鬼，为心虚所致；见黄鬼，为脾虚所致；见白鬼，为肺虚所致；见黑鬼，为肾虚，这都是气血虚极，神光不足，或挟痰火的缘故。神气衰乏，邪趁虚而入，按理或许有之。如果气血两虚，痰滞心肾，升降不得，以致十二官失职，视听言动皆妄，这不是真有鬼祟，按邪治疗，必使人死亡。

十疰五尸：皆挟鬼邪之气流注身体，令人寒热淋漓，精神错乱，积年累月，渐至患者呆滞，以至于死亡，死后又易傍他人，乃至灭门，故号称"尸疰"。五尸：一曰"飞尸"，二曰"遁尸"，三曰"沉尸"，四曰"风尸"，五曰"伏尸"。

验尸疰法：《宝鉴》以纸覆盖在痛处，烧患者头发，让病人堆积在纸上，若尸疰，发灰则发黏、着纸，此疰气引之，非疰则不着纸。

禳法：《宝鉴》"苏合香丸"浸酒服之，又盛在蜡纸中，当胸佩带。女人感邪祟，说自己能与鬼祟交流，治疗取雄黄末一两，松脂二两，熔化，以虎爪搅，制丸如弹子大小，焚之用，在笼下面微火烧丸，令女坐笼上，用被子盖住，只留头耳，焚不过三丸，神效。

还魂汤：《医林》治疰忤中恶，干霍乱卒死。若口噤，折齿下汤，汤入口不下，将病人头发分开，左右捉住，踏肩牵引，药下，再取灌服，灌二升，患者立苏。汤药组成为麻黄（去根、节，洗净）一两五钱，甘草、桂皮各一两，杏仁（去皮、尖）一百五十枚，又每剂四大钱，水一盏半，煎服，不拘时。《正传》云："麻黄三两，桂枝二钱，杏仁十二粒，水煎灌，即醒，名'还魂丹'。"

［词解］

①十二官：人体十二脏腑的合称。即心、肝、脾、肺、肾、膻中（心包络）、胆、胃、大肠、小肠、三焦、膀胱等十二脏腑。《素问·灵兰秘典论》："凡此十二官者，不得相失也。"

②十疰：十种疰病的合称。①指气疰、劳疰、鬼疰、冷疰、生人疰、死人疰、尸疰、食疰、水疰、土疰。见《千金要方》卷十七。②指风疰、寒疰、气疰、生人疰、凉疰、酒疰、食疰、水疰、尸疰、土疰。见《奇效良方》卷二十二。

③焙：用微火烘。

【原文】

蘇合香元：（寶鑒）治疰忤鬼氣，一切邪祟，及鬼魅狐狸等病，方見氣門。蠟紙裹一丸如彈子，當心帶之，一切邪神不敢近。又取二七丸，浸一瓶清酒中，時時溫服，令微醺，邪氣自絕。

太乙紫金丹：（寶鑒）治感鬼邪成鬼胎。溫酒化下半錠至一錠，方見解毒。一女子爲邪魅所交，腹中作痞，服此藥隨下惡物，其邪仍至，又服半錠，更燒三錠，藥氣滿屋，邪不復至。

桃奴元：（寶鑒）治邪祟尸疰客忤，魘夢不祥，言語錯亂，恍惚失常。桃奴七箇另研，玳瑁鎊細末，安息香去滓各一兩，右三味同入銀石器中，熬成膏；辰砂、犀角各五錢，琥珀、雄黃各三錢，龍腦、麝香、牛黃各二錢，桃仁十四箇麩炒，右末，入安息香膏，丸如芡實，陰乾密封固，置靜室，人參湯下一丸。

一方：（保元）（丹溪）治婦人如癲，不省人事，一日略蘇，診視間忽聞香氣又不省，此氣血虛邪從入，以秦承祖灸鬼法①灸之，病者哀告曰："我自去!"，遂愈。灸鬼法：《正傳》以病者兩手大拇指，用細麻繩扎縛，以大艾炷置於其中，兩箇甲及兩指角肉，四處著火，一處不著即無效，灸七壯神驗。

一方：（保元）凡感臭穢瘴毒暴絕，曰中惡，不治即死。燒炭火以醋沃之，令病人鼻受醋氣則復甦，藿香正氣（寒門）服之。

［语释］

苏合香元：《宝鉴》治疰忤鬼气，一切邪祟，及鬼魅狐狸等病，方药见"气门"篇。用蜡纸裹一丸如弹子大小，当胸佩带，一切邪神不敢近。又取十四丸浸泡在一瓶清酒中，时时温服，令微醺醉，邪气自绝。

太乙紫金丹：《宝鉴》治感受鬼邪，腹成鬼胎。温酒化下半锭至一锭丹剂，方药见"解毒"篇。一女子被邪魅所交，腹中作痞，服此药随下恶物，其邪魅仍至，又服半锭，再烧三锭，药气满屋，邪魅不再至。

桃奴元：《宝鉴》治邪祟、尸疰客忤，魔梦不祥，言语错乱，恍惚失常。方药组成为桃奴七个（另研），玳瑁镑成细末，安息香去渣各一两，又三味同入银石器中，熬成膏；辰砂、犀角各五钱，琥珀、雄黄各三钱，龙脑、麝香、牛黄各二钱，桃仁十四个（麸炒），又制成细末，入安息香膏，制丸如芡实大小，阴干后密闭封固，置静室，用时"人参汤"冲服一丸。

一方：《保元》《丹溪》治妇人如痫，不省人事，一日略苏，诊视间忽闻香气又不省，此气血虚邪从入，以秦承祖灸鬼法灸之，病者哀告曰："我自去!"，遂愈。灸鬼法：《正传》："以病者两手大拇指，用细麻绳扎缚，以大艾炷置于其中，两个甲及两指角肉，四处着火，一处不着即无效，灸七壮神验。"

一方：《保元》凡感臭秽瘴毒，致使暴绝，叫做"中恶"，不治即死。烧炭火用醋泼，使醋气蒸发，让病人鼻闻醋气则复苏，并服"藿香正气"（祛寒湿）。

［词解］

①秦承祖灸鬼法：秦承祖，南北朝刘宋时医家，精方药，尤擅长针灸，医术高明，被誉为"上手"，曾任太医令。灸鬼法：取鬼哭穴（少商外侧），一名手鬼眼，一名足鬼眼，法以二拇指并缚一处，须甲肉四处着火，艾灸七壮。

【原文】

一方：（保元）初到館驛，久廢冷房，睡中爲鬼物所魇①，但聞吃吃聲，傍人叫喚如不省，用牛黄、雄黄各一錢，朱砂五分，右末，每一錢床下燒，一錢酒灌下。又蘇合香元（氣門）酒調服。

一方：（保元）有人得病之初，譫語發狂，六部無脈，寸口上有動脈，此爲鬼脈，乃邪祟也，不用藥宜符呪，或從俗送鬼亦可。

一方：（保元）男子被鬼打，有青痕作痛者，金銀花煎服。

一方：（正傳）一婦人，年二十七，美貌，忽如醉如癡，頰赤面青，潮熱不嗜食，脈乍踈乍數而虛，每夜白衣少年與睡，醫與八物湯（虛勞）不效，召予治，見病家白犬枕戶閾，予曰此犬作恠，殺犬取心血膽汁，丸遠志、菖蒲、當歸、黄連、茯神、朱砂、側柏葉、草龍膽等安神藥，以八物湯吞下而愈。

一方：（正傳）治魇死不還。半夏末不拘多少吹入鼻中即蘇。《醫林》云："令病人仰臥，以物塞兩耳及二陰，以竹筒納鼻中，使兩人痛吹之，塞口傍，無令氣出，半日病人即噫噫，則勿吹。

狐狸精迷人：（保元）不問男女被他媱惑，直傳至死，其狐狸精來先用口、陰戶一展即昏迷不省，或男子來陽物上一展即昏迷，用真桐油抹在陰戶陽物上，其狐狸即大嘔而去，神效。

［语释］

一方：《保元》初到馆驿，住久废冷房，睡中为鬼物所魇，患者只闻吃吃声，别人叫唤如不省，用牛黄、雄黄各一钱，朱砂五分，又研成细末，每次一钱在床下烧，一钱酒灌下。又“苏合香丸“（行气）酒调服。

一方：《保元》有人得病之初，谵语发狂，六部无脉，寸口上有动脉，此为鬼脉，乃邪祟所致，不用药，宜用咒符，亦可从俗送鬼。

一方：《保元》男子被鬼打，有青痕作痛，金银花煎服。

一方：《保元》一妇人，年二十七，美貌，忽如醉如痴，颊赤面青，潮热不嗜食，脉乍疏乍数而虚，每夜白衣少年与睡，医生给予“八物汤”（虚劳患者）不效，叫我诊治，见病家白犬枕在门坎上，我说此犬作怪，杀犬取心血、胆汁，将远志、菖蒲、当归、黄连、茯神、朱砂、侧柏叶、草龙胆等安神药制成丸剂，用“八物汤”吞下而愈。

一方：《保元》治魇梦中睡死不还。半夏末不拘多少吹入鼻中即苏。《医林》云：“令病人仰卧，以物塞两耳及二阴，以竹筒纳鼻中，使两人猛吹之，塞口角，不要让气从两边出，半日病人即噫噫作声，这时就不要吹了。

狐狸精迷人：《保元》不问男女被狐狸精淫惑，直传至死，等狐狸精来时，先用口、阴户一展，狐狸精即昏迷不省，或男子将阳物上一展，狐狸精即昏迷，用真桐油抹在阴户、阳物上，其狐狸即大呕而去，神效。

［词解］

①魇：恶梦。相传有兽，名“魇”，其形狰狞，其声凄厉，夜夜游荡，能吞食熟睡的人梦的出口，人若被魇，将永世在梦魇中穿梭，魇魇相扣，不得解脱。

【原文】

癰疽①

脈法：數脈不時，生惡瘡也。浮洪滑，為陽徵；沉緩濇，為陰。脈數，身無熱，內有膿也。

癰疽：寒熱頭疼，惡心，筋攣，煩悶。陰滯於陽，發癰，大而高起，屬六腑，陽也，易治；陽滯於陰，發疽，平而內發，屬五臟，陰也，難治。未破時，毒攻臟腑，切忌熱藥；已破，臟腑既虧，切忌冷藥。未潰痛，瀉之；既潰痛，補之。穢氣所觸，和解；風冷所逼，溫散。小按痛，病淺；大按痛，病深。男左重，女右重。肿高軟者，發血脈肿；下堅者，發筋肉；色不變者，發骨髓。又有半陰半陽、似肿似痛、似赤似潰，脈數無力，用藥托里變陽者，生，内托不起，死，有熱生無熱，死，小癤無熱，不妨。肿痛、熱渴、便閉，邪在內，宜疎通；焮痛、寒熱、頭疼，在表，宜發散；焮痛，肿甚，邪在經絡，宜和解；微肿微痛不膿，氣血虛，宜補托；漫肿不痛不膿，或膿成不潰，虛甚，宜峻補。色黯，微肿痛，或膿成不出，或腐肉不潰，虛寒，溫補。未潰前雖例用敗毒，過則損脾，慎之。

［语释］

痈疽

脉法：数脉不时出现，生恶疮。脉浮洪滑，为阳症；脉沉缓涩，为阴症。脉数，身无热，痈疽内有脓。

痈疽：症见寒热头疼，恶心，筋挛，烦闷。阴滞于阳，发痈，肿大而高起，属六腑，阳症，易治；阳滞于阴，发疽，平而内发，属五脏，阴症，难治。痈疽未破时，毒攻脏腑，切忌热药；痈疽已破，脏腑已经亏损，切忌冷药。未溃肿痛，泻之；既溃虚痛，补之。秽气所触，和解；风冷所逼，温散。小按痛疼，病浅；大按痛疼，病深。男子左边发痈疽较重，女子右边发痈疽较重。痈疽肿高而软，血脉发肿；痈疽下底坚硬，发自筋肉；痈疽颜色没有变化，发自骨髓。又有症状表现为半阴半阳、似肿似痛、似赤似溃，患者脉数无力，通过用药托里，能变成阳症的患者，可治，而内托不起的患者，不治，而有热变生无热，也不治，对于小疖，虽然无热，但治疗无妨。痈疽患者症见肿痛、热渴、便闭，为邪在内，宜疏通；症见焮痛、寒热、头疼，为邪在表，宜发散；症见焮痛，肿甚，为邪在经络，宜和解；症见微肿、微痛，没有化脓，为气血虚，宜补托；症见漫肿，不痛不脓，或脓成不溃，为虚甚，宜峻补。痈疽色黯，微肿痛，或脓成不出，或腐肉不溃，患者虚寒，宜温补。痈疽未溃前，虽常规用“败毒散”治疗，但过用则损脾，应慎之。

[词解]

①癰疽：指发生于体表、四肢、内脏的急性化脓性疾患。痈，是感染毒邪，气血壅塞不通而致的局部化脓性疾病。发病迅速，易脓，易溃，易敛。初起局部光软无头，很快结块，表皮焮红肿胀、疼痛，逐渐扩大高肿而硬，触之灼热。疽，是为毒邪阻滞而致的化脓性疾病。其特征是初起如粟，不发热胀痛，易向四周扩大。溃烂之后，状如蜂窝，发于肌肉之间，凡皮肤厚而坚韧的地方都可发生，但多发于项后及背部。

【原文】

癰疽變膿淺深：手掩肿，熱軟而即復者，有膿；不熱強而不復者，無膿；按之堅硬者，未膿；半軟半硬者，已膿也。小按即痛，膿淺；重按乃痛，膿深。膿稠，實；膿稀，虛。

癰疽五善九惡：潰後動息自寧，飲食知味，一善。便尿調勻，二善。神彩精明聲清，三善。膿清肿消，色鮮不臭，四善。氣和，五善也。眼白睛黑緊小，一惡。不能飲食，不知味，服藥嘔，二惡。腹痛渴甚，三惡。肩背不平，四肢沉重，四惡。聲嘶色脱，脣鼻青黑，麵目四肢浮肿，五惡。煩躁時嗽，洩利尿淋，六惡。膿血大洩，色敗臭，焮痛甚，七惡。喘促短氣，恍惚嗜臥，八惡。未潰黑陷，麵青脣黑，便汚，九惡也。蓋五善見吉，九惡見六危。

癰疽五發：腦、鬢、眉、頤、揹，五處發至險，頤尤險。揹後五臟腧分生最重。因風則痒，氣則痛，食則寒，熱藥毒則堅硬，勞損則瘦弱，風氣食易治，毒藥勞損難治。

替鍼丸：（寶鑑）治癰疽膿成未破，或膿出不快。白丁香二十粒，硇砂、沒藥、陳倉米各一字研勻，米飯丸如粟米，貼瘡上即潰膿。蛾蜖殼燒存性，好酒調下，一時許，便出瘡口，服一枚出一口，服二枚出二口，名透膿散，治諸癰及付骨疽，不潰能代鍼。

[语释]

痈疽变脓浅深：手掩肿处，感觉热软，按而即复，有脓；不热，感觉紧硬，按而不复，无脓；按之坚硬，未脓；半软半硬，已脓。小按即痛，脓浅；重按才痛，脓深。脓稠，为实；脓稀，为虚。

痈疽五善九恶：痈疽溃后，劳作休息自安，饮食知味，一善。便尿调匀，二善。神彩精明声清，三善。脓清肿消，色鲜不臭，四善。气息平顺，五善。眼白，睛黑紧小，一恶。不能饮食，不知味，服药呕吐，二恶。腹痛渴甚，三恶。肩背不平，四肢沉重，四恶。声嘶色脱，唇鼻青黑，面目四肢浮肿，五恶。烦躁，常嗽，泄利尿淋，六恶。脓血大泄，色败臭，焮痛甚，七恶。喘促短气，恍惚嗜卧，八恶。未溃黑陷，面青唇黑，便污，九恶。大概五善见吉，九恶见六危。

痈疽五发：脑、鬓、眉、颐、背，五处发痈疽极为危险，颐发痈疽尤为危险。背后五脏腧分生痈疽最严重。因风则发痒，因气则发痛，因食则发寒，热药则发坚硬，劳损则瘦弱，因风、气、食，所致病症易治，因毒药、劳损，所致病症难治。

替针丸：《宝鉴》治痈疽脓成未破，或脓出不快。方药组成为白丁香二十粒，硇砂、没药、陈仓米各一字，研匀，用米饭制成丸剂，如粟米大小，贴疮上即使脓溃。蛾茧壳烧存性，好酒调服，一个时辰左右，脓便从疮口流出，服一枚蛾茧壳，脓便出一次，服二枚出二次，名"透脓散"，治诸痈及付骨疽，不溃能代针治疗。

【原文】

癰疽治法：初起寒熱，連翹敗毒散，加味不換金正氣散。虛而寒戰，乳香末一錢，熟水調下。隔蒜灸法治癰疽肿毒麻木，及瘰癧，先覆濕紙，看先乾處，獨頭蒜切片如三文錢厚，安其上，蒜上艾灸五炷，換蒜，若瘡大，蒜搗爛攤患處，鋪艾灸，若痛灸至不痛，不痛灸至痛，毒隨火散，大有囬生之功，若瘡白不膿，不問日期多灸。葱灸法治虛怯人患肿，或痛或不痛，或風襲經絡肢體，疼痛流注，或跌撲損傷，棒打刺痛，及婦人吹乳①陰症，腹痛，手足厥冷，葱頭杵爛，炒熱付之，冷則易之。潰後排膿，生肌内托，補中益氣湯（内傷）。諸托里藥選用。洗藥頻頻洗之，糯米飯糁雄黄末付之，膿去後，付諸生肌膏。

連翹敗毒散：（寶鑑）治癰疽初，憎寒壯熱甚，似傷寒頭疼拘急。羌活、獨活、柴胡、前胡、桔梗、川芎、赤茯苓、金銀花、枳殼、連翹、防風、荊芥、薄荷、甘草各七分，薑三片。

加味不換金加正氣散：（寶鑑）治癰疽寒熱，或挾風邪，或内氣虛餒。蒼术、橘紅、半夏麯、藿香、厚樸各一錢二分五里，甘草炙一錢，白茯苓、川芎各七分五里，木香五分，薑五片，棗二枚。

［语释］

痈疽治法：痈疽初起乍寒乍热，治疗方剂为"连翘败毒散"，"加味不换金正气散"。患者虚而寒战，用乳香末一钱，温开水调服。隔蒜灸法治痈疽肿毒麻木，及瘰疬，方法是先在患处盖湿纸，看到先干处，将独头蒜切片（如三文钱厚），放在上面，在蒜片上艾灸五炷，然后换蒜，若疮大，将蒜捣烂摊患处，将艾铺在上面灸，若痛则灸至不痛，不痛则灸至痛，毒则随火而散，本法大有回生之效，若疮白没有化脓，不问生疮时间长短，多灸。葱灸法治胆小之人患肿，患处或痛或不痛，或因风袭经络肢体，所致疼痛流注，或跌扑损伤，棒打刺痛，及妇人吹乳阴症，腹痛，手足厥冷，将葱头杵烂，炒热敷患处，葱凉则更换。溃后排脓，应生肌内托，治疗方剂为"补中益气汤"（内伤患者）。方药组成从各种托里药中选用。用洗药频频洗之，糯米饭掺雄黄末敷患处，脓去后，敷诸生肌膏。

连翘败毒散：《宝鉴》治痈疽初期，憎寒壮热甚，似伤寒头疼拘急。方药组成为羌活、独活、柴胡、前胡、桔梗、川芎、赤茯苓、金银花、枳壳、连翘、防风、荆芥、薄荷、甘草各七分，生姜三片。

味不换金加正气散：《宝鉴》治痈疽发寒热，或挟风邪，或内气虚馁。方药组成为苍术、橘红、半夏曲、藿香、厚朴各一钱二分五厘，甘草（炙）一钱，白茯苓、川芎各七分五厘，木香五分，生姜五片，大枣二枚。

［词解］

①吹乳：是哺乳期发生的乳房部的急性化脓性疾病，相当于现代医学的急性乳腺炎，多见于产后3~4周的初产妇，由于初产妇乳头较易破碎，或乳头先天性畸形、内陷，及乳汁多，而少饮等，均易导致乳汁郁积，乳络阻塞成块，郁久化热酿脓而成脓肿。《诸病源候论》卷四十引《养生方》云："热食汗出，露乳伤风喜发乳肿，名吹乳，因喜作痈。"

【原文】

仙方活命飲：（寶鑑）治一切癰疽毒肿，未成内消，已成既潰，排膿止痛，消毒。大黄五錢，金銀花三錢，當歸尾、皂殼刺、陳皮各一錢五分，乳香、貝母、天花粉、白芷、赤芍藥、甘草節各一錢，防風七分，沒藥五分，穿山甲三片燒另研，用好酒入瓦罐封口煎熟，隨瘡上下飲之，服後再飲酒二三盃側臥睡。忌酸物、鐵器在揹，皂殼刺為君在腹，白芷為君在四肢，金銀花為君。

十宣散：（寶鑑）治一切癰疽瘡疥，已成速潰，未成速散，敗膿自出，消惡肉，止痛生肌。人參、黄芪塩水浸蒸焙、當歸酒洗、厚樸薑制、桔梗、官桂、川芎、防風、白芷、甘草各等分為末，每三錢溫酒調服，不飲者，木香湯調服。

托里消毒散：（寶鑑）治癰疽，未成即消，已成既潰，能壯氣血，使毒氣不致内攻。金銀花、陳皮各三錢，黄芪塩水炒、天花粉各二錢，防風、當歸、川芎、白芷、桔梗、厚樸、穿山甲炒焦、皂殼刺炒各一錢，分作二貼，每一貼酒水相半煎服，病在下，只用水煎。

托里和中湯：（寶鑑）治癰疽潰後氣虛，飲食少思，或嘔吐洩瀉，久不收斂。人參、白术各一錢五分，黄芪、白茯苓、乾薑炮、陳皮、半夏各一錢，甘草炙、木香各五分，薑三片，棗二枚。

托里消毒飲：（寶鑑）治癰疽潰後氣虛不歛，及陰疽不潰發。人參、黄芪、白芍藥、白术、當歸、白茯苓、陳皮、連翹、金銀花各一錢，白芷、甘草各五分。

托里散：（寶鑑）治癰疽潰後久未收斂。人參、黄芪各二錢，白术、陳皮、當歸、熟地黄、白茯苓、白芍藥各一錢五分，甘草一錢。

托里溫中湯：（寶鑑）治癰疽陽氣下陷，腹痛洩瀉，咳逆昏憒。附子鉋二錢，乾薑、羌活各一錢二分五里，甘草炙一錢，益智仁、丁香、沉香、木香、茴香、陳皮各五分，薑五片。

托里益氣湯：（寶鑑）治癰疽肉色不變，或潰不歛。白术二錢，人參、白茯苓、貝母、陳皮、香附子、白芍藥、熟地黄、當歸各一錢，桔梗、甘草各五分。

[语释]

仙方活命饮：《宝鉴》治一切痈疽毒肿，能使脓未成时，在内消散，脓已成时溃破，能排脓止痛，消毒。方药组成为大黄五钱，金银花三钱，当归尾、皂壳刺、陈皮各一钱五分，乳香、贝母、天花粉、白芷、赤芍药、甘草节各一钱，防风七分，没药五分，穿山甲三片（炮，另研），将好酒加入瓦罐，封口，煮熟，根据疮的上下位置，于早或晚饮之，服后再饮酒二三杯，侧卧睡。忌酸物、铁器在背。方解：皂壳刺为君药，主治腹部痈疽，白芷为君药，主治四痈疽肢，金银花为君药，清热解毒。

十宣散：《宝鉴》治一切痈疽疮疥，脓已成能速溃，脓未成能速散，使败脓自出，消恶肉，止痛生肌。方药组成为人参、黄芪（盐水浸，蒸，焙干）、当归（酒洗）、厚朴（姜制）、桔梗、官桂、川芎、防风、白芷、甘草各等分为末，每三钱温酒调服，不饮酒者，木香煎汤调服。

托里消毒散：《宝鉴》治痈疽，脓未成即消散，脓已成使溃破，能壮气血，使毒气不致内攻。方药组成为金银花、陈皮各三钱，黄芪（盐水炒）、天花粉各二钱，防风、当归、川芎、白芷、桔梗、厚朴、穿山甲（炒焦）、皂壳刺（炒）各一钱，分作二剂，每一剂酒水各半煎服，病在下，只用水煎。

托里和中汤：《宝鉴》治痈疽溃后气虚，饮食少思，或呕吐泄泻，久不收敛。方药组成为人参、白术各一钱五分，黄芪、白茯苓、干姜（炮）、陈皮、半夏各一钱，甘草（炙）、木香各五分，生姜三片，大枣二枚。

托里消毒饮：《宝鉴》治痈疽溃后气虚不敛，及阴疽不溃发。方药组成为人参、黄芪、白芍药、白术、当归、白茯苓、陈皮、连翘、金银花各一钱，白芷、甘草各五分。

托里散：《宝鉴》治痈疽溃后久未收敛。方药组成为人参、黄芪各二钱，白术、陈皮、当归、熟地黄、白茯苓、白芍药各一钱五分，甘草一钱。

托里温中汤：《宝鉴》治痈疽阳气下陷，腹痛泄泻，咳逆昏愦。方药组成为附子（炮）二钱，干姜、羌活各一钱二分五厘，甘草（炙）一钱，益智仁、丁香、沉香、木香、茴香、陈皮各五分，生姜五片。

托里益气汤：《宝鉴》治痈疽肉色不变，或溃不敛。方药组成为白术二钱，人参、白茯苓、贝母、陈皮、香附子、白芍药、熟地黄、当归各一钱，桔梗、甘草各五分。

［**临床新用**］

托里消毒散 本方现代常用于治疗消化性溃疡、慢性骨髓炎、慢性化脓性中耳炎等属于气血亏虚，邪毒留聚者。

（1）消化性溃疡 消化性溃疡多有慢性节律性上腹痛病史，现已公认与幽门螺杆菌感染有关，脾虚邪恋是其主要病机。朱氏以托里消毒散加减治疗消化性溃疡52例，并设奥美拉唑加羟氨苄青霉素48例作对照。药用：党参12克，黄芪20克，白术10克，茯苓12克，炒白芍15克，当归12克，金银花20克，连翘10克，白芷6克，甘草6克，乌贼骨30克，浙贝母10克。痛甚，加制乳香、制没药各8克。每剂水煎3次，分3次/日，饭后30分钟服用。结果：①胃镜下溃疡愈合情况。治疗组52例中溃疡愈合42例（80.77%），好转7例（13.46%），无效3例，总有效率94.23%；对照组48例中溃疡愈合30例（62.50%），好转6例（12.50%），无效12例，总有效率75.0%。②HP消除率。治疗后治疗组消除率为85.1%（40/47）；对照组为84.09%（37/44）。③上腹痛缓解时间。治疗组（3.1±1.06）天，对照组（4.2±1.8）天。④副作用与随访结果。两组均未见明显的副作用发生。胃镜复查愈合满半年的病人，治疗组42例复发4例（9.52%），对照组30例复发2例（6.67%）。两组在愈合率与有效率，上腹痛缓解时间方面，经统计学处理有显著性差异（$P<0.05$）（朱卫东．托里消毒散加味治疗消化性溃疡52例．时珍国医国药，2001，12（3）：240）。

（2）慢性骨髓炎 慢性骨髓炎病情顽固，治疗困难，常因并发骨折、骨缺损、关节僵直、畸形等造成病残，甚至发生癌变而危及生命。气血亏虚，筋脉瘀滞，邪毒留聚是慢性骨髓炎发生和发展的主要病机，其中“虚”是发病的根本因素，“瘀”、“毒”是疾病形成与发展的重要条件。仇氏以托里消毒散加减，配合手术、局部换药治疗慢性骨髓炎49例，药用黄芪15~30克、党参15克、白术12克、丹参15克、赤芍12克、当归10克、银花15~25克、蒲公英10~15克、蚤休12克、薏苡仁18~25克、骨碎补12~15克、甘草5克。高热、烦渴者，加石膏、大青叶、败酱草；疼痛明显者，加乳香、没药；阴虚血热者，加元参、石斛；脾肾阳虚者，加鹿角胶、附子。结果：①痊愈29例，显效16例，有效3例，无效1例，痊愈率59.2%，有效率达98%。②创口1期愈合15例，占30.6%；2期愈合30例，占61.2%。窦道或术后开放创口愈合时间最短11天，最长47天，平均29.32天。③局部肿痛平均3.8天消失；平均住院61.4天。经与抗生素疗法治疗19例对照，两组间在痊愈率和局部肿痛消失时间方面有显著性差异（$P<0.05$）（仇湘中．益气化瘀解毒法治疗慢性骨髓炎疗效观察．中医正骨，1994，6（4）：25~26）。

（3）慢性化脓性中耳炎 慢性化脓性中耳炎是中耳部黏膜的慢性化脓性炎症，严重者可破坏骨质。多发于儿童，因急性化脓性中耳炎治疗不彻底，邪毒滞留或热病余毒未清，病性迁延日久，致脾虚失健，湿浊不化，湿热内蕴，每因感冒或污水灌耳而诱发或加重。叶氏采用内服托里消毒散加减方（党参、黄芪、茯苓、川芎、当归、白芍、皂角刺、白芷、桔梗各10克，金银花15克），同时配合外用吹耳粉（川黄连10克，黄柏8克、紫草8克、枯矾10克、煅龙骨15克），治疗慢性化脓性中耳炎36例，结果痊愈31例，有效5例，有效率达100%（叶艾风．内外合治慢性化脓性中耳炎36例小结．湖南中医杂志，1996，12（2）：20~21）。

【原文】

洗藥：（寶鑑）桑灰淋水。塩湯。苦參、防風、露蜂房、甘草煎水。瘡久不合，肉白膿少，虛冷，陳艾煎洗。

雄黃散：（寶鑑）去諸瘡惡肉。雄黃末一錢，巴豆一箇不去皮研，入乳香、沒藥各少許再研，付惡肉即消。俗用田螺搗付瘡口，能去惡生新。

神異膏：（寶鑑）治發揹[1]癰疽，及諸惡毒瘡癤，付之神效，膏藥雖多，效不及比（方見雜方）。

云母膏：（寶鑑）治癰疽、惡瘡、肿毒、折傷、瘰癧、骨疽[2]、内疽[3]、乳癰[4]、肺癰[5]、腸癰[6]，並外貼内服（方見雜方）。五發[7]及發揹，以敗蒲煎水洗貼，又取一兩，丸如梧子，溫酒下三十丸。瘰癧、骨疽亦如之。腸癰，甘草湯呑下，下膿即癒，忌食羊血。

糯米膏：（寶鑑）淨糯米三升入磁盆内，於耑午節前四十九日，以冷水沉之，一日再換水，勿令米碎，至耑午日取出，用絹帒盛之，風乾，再取少許炒黑為末，冷水調成膏，量瘡大小貼之，絹帛包定，候瘡癒為度，乾則換，常令濕。

牛糞熨法：（俗方）治一切癰疽毒肿。多取牛糞，瓦器炒熱，作片塗油，乘熱付瘡，冷則換熱，不計其數無間斷，而直至瘡根自消、瘡口突起為度。

秋麥熨法：（俗方）治四時成肿，或痰結隱痛將成陰肿，付之。秋牟[8]淨搗，以塩湯做飯，乘熱付之，冷則換熱，無有間斷，則能散結核而肿自消矣。

［语释］

洗药：《宝鉴》痈疽用桑灰淋水。或用盐水洗。或用苦参、防风、露蜂房、甘草煎水洗。若疮久不收口，肉白脓少，为虚冷，用陈艾煎汤洗。

雄黄散：《宝鉴》能去诸疮恶肉。方药组成为雄黄末一钱，巴豆一个，不去皮研末，入乳香、没药各少许再研，敷恶肉处即消散。俗用田螺捣敷疮口，能去恶生新。

神异膏：《宝鉴》治发背痈疽，及诸恶毒疮疖，敷患处之神效。治痈疽疮疖的膏药虽多，但疗效没有比得上本方的（方药组成见"杂方"）。

云母膏：《宝鉴》治痈疽、恶疮、肿毒、折伤、瘰疬、骨疽、内疽、乳痈、肺痈、肠痈，并外贴内服（方药组成见"杂方"）。五发及发背痈疽诸症，以霉变的蒲黄煎水洗贴患处，又取一两，制丸剂如梧子大小，温酒冲服三十丸。瘰疬、骨疽亦如此。肠痈，甘草汤吞下，下脓即愈，忌食羊血。

糯米膏：《宝鉴》净糯米三升，放入磁盆内，于端午节前四十九日，用冷水浸泡沉淀，一日换水一次，勿让米碎，至端午日取出，用绢袋盛放，风干，再取少许炒黑，研为细末，用冷水调成膏，根据疮大小贴之，然后用绢帛包定，候疮愈为度，米干则换，常令湿。

牛粪熨法：（民间方）治一切痈疽毒肿。多取牛粪，在瓦器上炒热，作饼状涂油，乘热敷疮上，凉则换热，不计其数，不间断，而直至疮根自消、疮口突起为度。

秋麦熨法：（民间方）治四季生肿毒，或痰结隐痛将成阴肿，用本方药敷患处。大麦净捣，以盐汤做饭，乘热敷患处，冷则换热，不间断，则能散结核而肿自消。

［词解］

①發背：痈疽之生于脊背部位的统称。由于脏腑俞穴皆在背脊部，患者者多因脏腑气血不调，或火毒内攻，或阴虚火盛凝滞，使气血蕴滞于背而发。

②骨疽：即附骨疽。为疽之生于筋骨部位。多因风寒湿阻于筋骨，气血凝滞而成。其症初起见寒热往来，继则筋骨疼痛，表面不红不热，但痛如锥刺，不能屈伸转动，久则寒郁化热，腐肉成脓，而外形仍漫肿无头，皮色不变。溃后稀脓淋沥不尽，不易收口，易形成瘘管和死骨，待死骨脱出后，才能逐渐

愈合。《灵枢·刺节真邪》："有所结，深中骨，气因于骨，骨与气并，日以益大，则为骨疽。"《外台秘要》："久疮不差，差而复发，骨从孔中出，名为骨疽。"

③内疽：腹内毒疮，即"痈"。现代指体内脏器的毒性肿块。

④乳癰：是以乳房部位结块肿胀疼痛，溃后脓出稠厚为特征的疾病。多发于产后哺乳的产妇，尤其是初产妇多见。乳痈初起见乳汁淤积结块，皮色不变或微红，肿胀疼痛，伴恶寒发热，头痛，周身酸楚，口渴，便秘，舌苔黄，脉数。

⑤肺癰：是指由于热毒瘀结于肺，以致肺叶生疮，血败内腐，形成脓疡的一种病证，属于内痈之一。临床以咳嗽、胸痛、发热、咯吐腥臭浊痰，甚则脓血相兼为主要特征。

⑥腸癰：因外邪侵袭，壅热肠腑；饮食不节，损及脾胃；饱食后暴急奔走或忧思恼怒，气机受阻等，导致肠腑传导失职，气血瘀滞，败血浊气壅遏，湿热积滞肠间，发而为肠痈。如热毒过盛，则败肉腐败，化而为脓。临床以发热恶寒，少腹肿痞，疼痛拘急为特征。

⑦五發：五脏之病各有其发生的部位和时间，简称五发。《素问·宣明五气篇》："五病所发，阴病发于骨，阳病发于血，阴病发于肉，阳病发于冬，阴病发于夏。"

⑧秋牟：大麦。牟，同"麰"。

【原文】

臟腑癰：肺癰，中府[1]隱隱痛，上肉微起，胠[2]滿喘，咳唾膿，寒熱，能食，實者，參蘇飲；虛者，小青龍湯（並寒門）。心癰，鉅闕[3]隱隱痛，上肉微起。肝癰，期門[4]隱隱痛，上肉微起，脇滿，臥則驚，尿澁，小柴胡湯（寒門）隨症加減。腎癰，京門[5]隱隱痛，上肉微起，肱下至小腹滿，八味元（五臟），或托里散加減。胃脘癰，中脘[6]隱隱痛，寒熱，身皮甲错，咳嘔唾膿，云母膏（雜方）作丸，桔梗、甘草煎湯下。腸癰，關元、天樞、丹田[7]隱痛，上肉微起，小腹肿，按痛，尿淋，寒熱，身皮甲錯，腹皮急如肿，繞臍生瘡膿出，或臍中膿出，若便膿者，自瘉；虛者，十宣散加茯苓；熱者，桃仁承氣湯（寒門），云母膏作丸，牛膝煎湯下。腹癰，生於肚腹皮里膜外，治同腸癰。

桔梗湯：（寶鑑）治肺癰。桔梗、貝母各一錢二分，當歸、瓜樓、薏苡仁各一錢，枳殼、桑白皮、防風、黃芪各七分，杏仁、百合、甘草節各五分，薑五片。

涼血飲：（寶鑑）治心癰[8]，退潮、止渴、解熱，能内消。木通、瞿麥、荊芥、薄荷、白芷、天花粉、赤芍藥、麥門冬、生乾地黃、梔子、車前子、連翹、甘草各八分，入燈心竹、葉煎服。

十六味流氣飲：（寶鑑）治癰疽、無名惡肿等疾，乃表里氣血藥也。人參、當歸、黃芪、桔梗、防風、木香、枳殼、川芎、官桂、白芍藥、檳榔、白芷、厚樸、紫蘇葉、烏藥、甘草各六分。

牧丹散：（寶鑑）治腸癰冷證，腹軟而痛，時下膿血。牡丹皮、人參、天麻、白茯苓、黃芪、薏苡仁、桃仁、白芷、當歸、川芎各一錢，官桂、甘草各五分，木香三分。

［语释］

脏腑痈：肺痈，症见中府隐隐痛，其上肉微肿，胠部满喘，咳唾脓，发寒热，能食，实者，用"参苏饮"治疗；虚者，用"小青龙汤"（并感风寒）治疗。心痈，症见巨阙隐隐痛，其上肉微肿。肝痈，症见期门隐隐痛，其上肉微肿，胁满，卧则惊，尿涩，治疗方剂为"小柴胡汤"（伤寒）随症加减。肾痈，症见京门隐隐痛，其上肉微肿，肱下至小腹满，治疗方剂为"八味丸"（补五脏），或"托里散"加减。胃脘痈，症见中脘隐隐痛，发寒热，身皮甲错，咳呕唾脓，将"云母膏"（杂方）作丸，用桔梗、甘草煎汤冲服。肠痈，症见关元、天枢、丹田隐痛，其上肉微肿，小腹胀，按痛，尿淋，寒热，身皮甲错，腹皮急如肿，绕脐生疮脓出，或脐中脓出，若便脓者，自愈；虚者，用“十宣散”加茯苓治疗；热者，用“桃仁承气汤”（伤寒蓄血）治疗，或“云母膏”作丸，牛膝煎汤冲服。腹痈，生于肚腹皮里膜外，治同肠痈。

桔梗汤：《宝鉴》治肺痈。方药组成为桔梗、贝母各一钱二分，当归、瓜蒌、薏苡仁各一钱，枳壳、桑白皮、防风、黄芪各七分，杏仁、百合、甘草节各五分，生姜五片。

凉血饮：《宝鉴》治心痈，能退潮热、止渴、解热，能使心痈内消。方药组成为木通、瞿麦、荆芥、薄荷、白芷、天花粉、赤芍药、麦门冬、生干地黄、栀子、车前子、连翘、甘草各八分，入灯心竹、叶适量煎服。

十六味流气饮：《宝鉴》治痈疽、无名恶肿等疾，本方乃表里气血药。方药组成为人参、当归、黄芪、桔梗、防风、木香、枳壳、川芎、官桂、白芍药、槟榔、白芷、厚朴、紫苏叶、乌药、甘草各六分。

牡丹散：《宝鉴》治肠痈冷证，腹软而痛，时下脓血。方药组成为牡丹皮、人参、天麻、白茯苓、黄芪、薏苡仁、桃仁、白芷、当归、川芎各一钱，官桂、甘草各五分，木香三分。

［词解］

①中府：穴位名。以手叉腰，在锁骨肩峰端与肱骨之间凹陷中取云门穴，云门穴直下，第一肋间隙中的穴位为中府穴。

②胠：腋之下，腰之上的部位。

③巨闕：穴位名。在体前正中线，脐上六寸处。

④期門：穴位名。在脐上六寸之巨阙穴旁开三寸五分处。

⑤京門：穴位名。又名气俞，第十二肋游离间处。

⑥中脘：人体部位之一。位于上腹部，前正中线脐上四寸处。祖国医学称胃叫胃脘，本穴在胃的中部故名中脘。

⑦關元、天樞、丹田：穴位名。關元，位于脐下三寸，四横指处。天樞，位于脐旁二寸处。“枢”指枢纽，而脐为上下腹之分界，脐上、下分别与天地相应。天枢穴在脐旁，与中焦相通，故名天枢。丹田，人体部位之一。丹田共有三处：两眉之间的印堂穴为上丹田，两乳之间的膻中穴为中丹田，脐下一寸三分处为下丹田。

⑧心癰：病名。痈疽之发于巨阙穴处者。因巨阙穴为心之募穴，故名。《圣济总录》：“巨阙隐隐而痛者，心疽也。心上肉微起者，心疽也。”多因心火炽热，兼素嗜酒过度或贪食辛热，使积热化火而成。证见寒热身疼，头面色赤，口渴引饮。

【原文】

諸癰：臀癰①，陰中之陰，道遠氣不到，中年後難治，初起，蔥熨，托里消毒飲。懸癰②，生兩陰間，初如松子甚痒，數十日赤肿如桃，即破便尿從中出，難治，首尾服國老膏，切禁涼藥。便癰③（便毒）同血疝④，生山藥、砂糖搗付，復元通氣散（氣門）。囊癰⑤見前陰門。

國老膏：（寶鑑）治懸癰。横紋大甘草帶節一兩，四寸切，以山澗長流水一椀，文武火，慢慢蘸水炙，自早至午，乾則投前水，再炙，直待水盡，看甘草中心潤透為度，細剉，好酒二升煎取一升，空心隨量飲之，三日一服，二三服可保無虞⑥，此藥雖不即消，二十日後必盡消。

附骨疽：因露臥、浴水，寒濕襲深，與痛風相類，初起痛不能轉，寒熱無汗，筋骨痛如刺，外無赤肿，菀⑦久熱而膿，用火鍼使毒不得內潰，甚則腐潰，碎骨出而癒。流注骨疽因痰火或感風寒而發，痰飲流注不論上下，結塊腫硬，或痛或不痛，按無血潮，淡紅不熱，破之出清水或薄血，通順散合二陳湯（痰濕）。

青草蒼栢湯：（寶鑑）治附骨疽始作，宜預防。蒼术、黄栢各三錢，青皮一錢五分，甘草節五分，水煎調薑汁三匙空心飲，冬加桂枝，夏加條芩，體虚加牛膝。

通順散：（寶鑑）專治痰腫及癰疽發揹一切痰患。赤芍藥、木通、白芷、何首烏、枳角、茴香、烏藥、當歸、甘草各一錢，酒水各半，煎服，宜於十宣散相間用之，並加忍冬籐，能順氣均血，治流注腫毒等症。虛加鉋附子，實加大黄，痰盛加南星半夏，腫硬不穿加川芎、麻黄、蔥白、全蝎、穿山甲，流注加獨活。此藥治流注癰疽發揹，至於救壞病、活死肌，弭[8]患未萌之前，拔根於即瘉之後，一名榮衛返魂湯。

蟾蜍膏：（寶鑑）治附骨疽久不差，膿汁敗壞，或骨從瘡孔出。桑白皮、烏豆煎湯淋洗，拭乾卻貼之。大蝦蟆一箇，亂髮一握，猪脂四兩，右以猪脂煎，去滓，凝如膏，貼之。

［语释］

诸痈：臀痈，臀居小腹之下，此阴中之阴，道远位僻，虽曰多血，然气运不到，血亦罕来，中年后发病难治，臀痈初起，用葱熨，内服“托里消毒饮”。悬痈，生于前后二阴之间，初如松子，甚痒，数十日红肿如桃，溃破后，便尿从中流出，难治，病初病后服“国老膏”，切禁凉药。便痈（便毒），症同血疝，将生山药、砂糖捣烂敷患处，内服“复元通气散”（行气）。囊痈，见“前阴门”篇。

国老膏：《宝鉴》治悬痈。横纹大的甘草（带节）一两，切成四寸长，取山涧长流水一碗，先武火烧开，再文火慢加热，用慢慢蘸水炙，自早至午，干则投前水，再炙，直待水尽，看甘草中心润透为度，挫细，加好酒二升，煎取一升，空腹随量饮之，三日一剂，二三剂可保无虞，此药虽不能立即消散痈肿，但二十日后必尽消。

附骨疽：因露卧、浴水，致使寒湿侵袭深入，与痛风相似，初起痛疼不能转侧，寒热无汗，筋骨痛如针刺，外不红肿，郁久热而化脓，用火针使毒不得内溃，严重的则腐溃，碎骨出而愈。流注骨疽因痰火或感风寒而发，痰饮流注不论上下，结块肿硬，或痛或不痛，按无血潮，淡红不热，破之出清水或薄血，治疗方剂用“通顺散”加“二陈汤”（化痰湿）。

青草苍栢汤：《宝鉴》治附骨疽始作，宜预防。方药组成为苍术、黄柏各三钱，青皮一钱五分，甘草节五分，水煎调姜汁三匙空腹饮，冬加桂枝，夏加条芩，体虚加牛膝。

通顺散：《宝鉴》专治痰肿及痈疽发背一切痰患。方药组成为赤芍药、木通、白芷、何首乌、枳角、茴香、乌药、当归、甘草各一钱，酒水各半，煎服，宜与“十宣散”交互服用，并加忍冬藤，能顺气均血，治流注肿毒等症。虚，加炮附子；实，加大黄；痰盛，加南星、半夏；肿硬不穿，加川芎、麻黄、葱白、全蝎、穿山甲；流注，加独活。此药治流注痈疽发背，以至于救坏病、活死肌，能弭患未萌之前，拔根于即愈之后，一名“荣卫返魂汤”。

蟾蜍膏：《宝鉴》治附骨疽久不瘥，脓汁败坏，或骨从疮孔出。方药组成为桑白皮、黑豆煎汤淋洗，擦干再贴药渣。大虾蟆一个，乱发一握，猪脂四两，又以猪脂煎，去渣，待凝如膏，贴患处。

［词解］

①臀癰：病名。指生于臀部之痈疮。该病因膀胱经湿热凝结而成。出《外科理例》卷五。

②懸癰：病名。①系指生于上腭，形如紫李的肿物，即上腭痈。多由火毒炽盛所致，治宜泻火解毒，消肿止痛，方用五味消毒饮加减。②系指会阴部脓肿。又称海底漏。多由三阴亏损，兼忧思气结，湿热蕴滞所致。其症在会阴部出现一小结块，形如大枣，肿胀发热，皮色不变，渐皮肤发红，疼痛明显，行走困难，化脓时痛如鸡啄，溃后流脓黄稠。

③便癰：病名。即血疝。《杂病证治准绳》：“血疝，其状如黄瓜在小腹两傍、横骨两尚约中，俗云

便痈，得于春夏重感大燠，劳于使内，气血流溢，渗入脬囊，留而不去，结成痈肿。”

④血疝：①指阴囊部位的瘀血肿痛，痛如锥刺，痛处不移，又名“瘀血疝”。多平素有瘀血，因劳累过度或受寒而诱发。②指小腹近外生殖器部位的痈踵。

⑤囊癰：是发生于阴囊部的特发性坏疽，以急性发作，阴囊红肿紫黑，迅速坏死，睾丸暴露为特点。多因肝肾热下注，或外湿内侵，蕴酿成毒所致。

⑥虞：忧虑。

⑦菀：古同“蕴”。郁结，积滞。

⑧弭：平息，停止，消除。

【原文】

疔疽[①]：因膏粱酒色，熱毒而發，形如疔蓋，黄疱中或紫黑，先寒後熱，先痒後痛，頭疼心驚眼花，重則嘔逆，難治，鍼刺知痛出血為好，如不痛無血，火鍼烙瘡焦黑，取痛為效。

紅絲疔[②]：一條紅絲急上，急用鍼刺紅絲所至處，出毒血，外付萍草根，又蟾酥、乳香和塗瘡口，若入心腹及咽喉，必至危殆。

拔疔法：（寶鑑）蒼耳莖葉燒灰，和雄黄、醋調塗，乾換根出。斑貓撚破，鍼刺疔，封之。馬齒莧和梳垢，封疔。白狗糞燒灰和酒服，又塗疔上。紫金丹（解毒）淡酒和下，又塗疔。（新增經驗）南瓜花擂付疔自拔，疸疔付之亦神效。

癰疽雜症：煩渴，八物湯（虛勞）加黄芪、麥門冬、山茱萸、五味子。嘔逆，潰前毒氣上攻也。潰後，六君子湯（痰飲）加木香、砂仁，獨参湯（氣門）。痰盛，通順散加南星、半夏，六君子湯。寒熱，加味不換金正氣散。洩瀉，乳粉托里散，木香、白茯苓煎湯調服，加味不換金正氣散，六君子湯加鉋附子。

［语释］

疔疽：因过食膏粱厚味，沉溺酒色，致使热毒郁积而发，形如疔盖，黄疱中或紫黑，先寒后热，先痒后痛，严重者出现头疼、心惊、眼花，甚则呕逆，难治，针刺知痛、出血为好，如不痛、无血，用火针将疮烙成焦黑，以感觉痛疼为效。

红丝疔：症见一条红丝迅速上窜，此时，应急用针刺红丝所至处，使出毒血，外敷萍草根，又将蟾酥、乳香调和，涂疮口，此药若入心腹及咽喉，必至危险。

拔疔法：《宝鉴》苍耳茎叶烧灰存性，和雄黄、醋调涂患处，药干更换时，将疔根拔出。或斑蝥捻破，刺破疔，用斑蝥封口。或马齿苋与梳垢调和，封疔。或白狗粪烧灰和酒服，再涂疔上。或“紫金丹”（解毒）用淡酒调和服下，再涂疔。（本书新增经验方）番瓜花蕾敷疔自拔，疸疔敷之亦神效。

痈疽杂症：痈疽患者症见烦渴，治疗方剂为“八物汤”（虚劳患者）加黄芪、麦门冬、山茱萸、五味子。呕逆，为溃前毒气上攻。溃后，治疗方剂为“六君子汤”（化痰饮）加木香、砂仁，“独参汤”（补气）。痰盛，治疗方剂为“通顺散”加南星、半夏，六君子汤。发寒热，治疗方剂为“加味不换金正气散”。泄泻，治疗方剂为“乳粉托里散”，木香、白茯苓煎汤调服，“加味不换金正气散”，“六君子汤”加炮附子。

［词解］

①疔疽：病名。系指鼻下及两腮焮肿生疮。因其症似疔形如无头疽故名。多因过食膏粱厚味，煎炒炙煿等燥热食物或误食死畜，陈腐菜蔬等，以致热毒蕴积而成。证见初起时局部焮肿，疼痛剧烈难忍，质硬如钉着骨不移，严重者全身寒热，口噤如痉状，或恶心呕吐，烦躁谵语，易发邪毒内攻，以致昏迷不省人事者。

②紅絲疔：是指多因手足皮肤损伤，感染邪热火毒，走注经络所致。以细红丝一条，迅速向上攻窜，疼痛发热为主要症状。

【原文】

乳粉托里散：（寶鑑）治癰瘡毒氣攻心，迷悶嘔吐，喉舌瘡初起，服此返出毒氣，不致内陷。菉豆粉四錢，乳香一錢，末，每二錢甘草湯調，時時呷下，或新水調服，或加硃砂二分，名乳香護心散，治同。

忍冬酒：（寶鑑）治癰疽惡瘡、揹癰乳癰，不問發自何處，初發當服。忍冬籐生取一把，以葉入砂盆研爛，入酒少許，塗付四圍，中心畱一口，又取五兩搥碎，甘草一兩，剉入砂瓶，水二碗，文武火煎至一碗，入好酒一大碗，煎數三沸，分三服。

忍冬丸：（寶鑑）治一切癰疽諸瘡，消渴後發疽尤宜。忍冬草不以多少，根莖花葉並用，入瓶内，好酒浸，以糠火煨一宿，曬乾，入甘草少許搗末，以所浸酒打麵糊丸如梧子，每服百丸酒飲任下。

灸疔疽法：（寶鑑）大蒜爛搗成膏，塗瘡四圍，畱瘡頂，以艾炷灸之，以爆為度，不爆難瘉，灸百壯無不瘉。

三仁膏：（俗方）癰疽初發神效。萆麻子去殼取仁，麻子去殼取仁，杏仁畱皮尖，右各細研，白清攪匀調付。

食疫死牛馬禽獸肉生疔：十患十死，急取紫金丹（解毒），淡酒化下，吐利神效。白頸蚯蚓擂爛，和酒濾去滓飲之，滓塗疔四圍，畱頭出毒。大蜘蛛放疔上自咂其毒，連易三五箇，其毒自敗。

［语释］

乳粉托里散：《宝鉴》治痈疮毒气攻心，迷闷呕吐，喉舌生疮初起，服此药能返出毒气，使痈疽不致内陷。方药组成为菉豆粉四钱，乳香一钱，研末，每二钱甘草汤调和，时时喝下，或新水调服，或加朱砂二分，名“乳香护心散”，治疗病症相同。

忍冬酒：《宝鉴》治痈疽恶疮、背痈、乳痈，不问痈发自何处，初发当服此药。方药组成为忍冬藤（鲜品）一把，将叶放入砂盆内研烂，入酒少许，涂敷在痈的四围，中心留一口，又取忍冬藤五两（捶碎），甘草一两，挫入砂瓶，水二碗，文武火煎至一碗，入好酒一大碗，煎数三沸，分三次服。

忍冬丸：《宝鉴》治一切痈疽诸疮，消渴后发疽尤宜。忍冬草不计多少，根茎花叶并用，入瓶内，好酒浸，以糠火煨一宿，晒干，入甘草少许捣末，以所浸酒打面糊丸如梧子大小，每次服百丸，酒饮任下。

灸疔疽法：《宝鉴》大蒜捣烂成膏，涂疮四围，留疮顶，以艾炷灸之，以破为度，不破难愈，灸百壮无不愈。

三仁膏：（民间方）治痈疽初发神效。方药组成为萆麻子去壳取仁，麻子去壳取仁，杏仁留皮尖，又各研细，以鸡蛋白清搅匀调敷。

食疫死牛马禽兽肉生疔：十患十死，急取紫金丹（解毒），淡酒化下，吐利神效。或将白颈蚯蚓擂烂，和酒滤去渣饮之，渣涂疔四围，留头出毒。或大蜘蛛放疔上，自咂其毒，连换三五个，其毒自败。

【原文】

諸瘡

大風瘡[①]：脈風，成癩，榮衛熱腐，遍身癩疹，初起白屑紫云，或皮落鼻壞，色敗毛落眉脱，俗謂龍病，防風通聖散（風門）。

白花蛇酒：（寶鑑）治大風癩瘡。白花蛇一條先蒸，糯米二鬥，缸底先安酒麯，次將蛇以絹帒盛之頓於麴上，後以糯飯頓於蛇上，以紙封缸口候三七日開，取酒將蛇去皮骨，焙乾末，每溫酒一盞，調蛇末一匙服之，仍以酒脚並糟，做餅食之。烏蛇釀酒法亦同。

［语释］

大风疮：风脉，成大风癞疮，是营卫受到热腐，遍身出现癞疹，初起白屑紫云，或皮落鼻坏，色败毛落眉脱，俗谓"龙鳞病"，治疗方剂为"防风通圣散"（祛风）。

白花蛇酒：《宝鉴》治大风癞疮。白花蛇一条先蒸，糯米二斗，缸底先安酒曲，次将蛇以绢袋盛之顿于曲上，后以糯饭顿于蛇上，以纸封缸口，候二十一日开，取酒，将蛇去皮骨，焙干研末，每次温酒一盏，调蛇末一匙服之，仍以酒脚连同酒糟做饼吃。乌蛇酿酒法亦同。

［词解］

①大風瘡：即麻风病，是感染疠毒，内侵血脉，损伤皮肤，筋脉经络及五脏，以遍身麻木，皮肤见红斑紫癜，脱屑等为主要表现的慢性疫病类。

【原文】

瘰癧[①]：頸前頸側，核如銀杏梅李也，生胷脇腋下，堅硬如石，形如馬刀蛤，曰馬刀瘡也，蓋因味厚氣鬱，與風熱毒蘊積而成。肝膽主筋，病則筋纍纍如貫珠，寒熱焮痛，孔竅相穿流汁，氣血虛而痰熱相乘，非斷慾絕慮淡食不治，婦人多有之。

梔子清肝湯：（寶鑑）治肝膽火盛，耳後頸項胷乳等處，結核肿痛寒熱。柴胡二錢，梔子酒炒、牧丹皮各一錢三分，赤茯苓、川芎、赤芍藥、當歸、牛蒡子各一錢，青皮、甘草炙各五分。

海藻散堅丸：（寶鑑）治瘰癧馬刀，堅硬，形瘦，潮熱，及癭氣[②]。神麯四錢，海藻、昆布、草龍膽、蛤粉、通草、貝母、白礬枯、眞松蘿各三錢，半夏二錢，右末，蜜丸如菉豆，蔥白湯下三十丸，或取末二錢溫酒調服。

益氣養榮湯：（寶鑑）治懷抱抑鬱，瘰癧流注，日晡發熱，或潰而不斂。黃芪一錢五分，人參、白朮各一錢，當歸酒洗、川芎、白芍藥酒炒、生地黃、陳皮、香附子、貝母各七分，柴胡、桔梗、地骨皮、甘草炙各五分煎服，日二次。

夏枯草散：（寶鑑）治瘰癧，散結氣，有補養厥陰血脈之功。夏枯草末六錢，甘草末一錢，和勻，每二錢，茶清調下，又取一兩水煎服，虛者多服，兼服十全大補湯（虛勞）加香附子、遠誌、貝母。治瘰癧馬刀，退寒熱之聖藥。

柴胡通經湯：（寶鑑）治少陽經分項側，有堅核不潰，名馬刀瘡。桔梗二錢，柴胡、連翹、當歸尾、黃芩黃連並酒炒、鼠粘子、三稜、甘草生各一錢，紅花一分。

［语释］

瘰疬：生于颈前颈侧，形如银杏梅李之核，或生胸胁腋下，坚硬如石，形如马刀蛤者，叫"马刀疮"，盖因味厚气郁，与风、热、毒蕴积而成。肝胆主筋，病则筋累累如贯珠，寒热焮痛，孔窍相穿流汁，气血虚而痰热相乘，非断欲、绝虑、淡食，不治，妇人多患此病。

栀子清肝汤：《宝鉴》治肝胆火盛，耳后颈项胸乳等处，结核肿痛，寒热。方药组成为柴胡二钱，栀子（酒炒）、牡丹皮各一钱三分，赤茯苓、川芎、赤芍药、当归、牛蒡子各一钱，青皮、甘草（炙）各五分。

海藻散坚丸：《宝鉴》治瘰疬形如马刀蛤，坚硬，或者形瘦，发潮热，及瘿气。方药组成为神曲四钱，海藻、昆布、草龙胆、蛤粉、通草、贝母、白矾枯、真松萝各三钱，半夏二钱，又制成细末，做蜜丸如绿豆大小，葱白煎汤冲服三十丸，或取药末二钱，温酒调服。

益气养荣汤：《宝鉴》治内心抑郁，瘰疬流注，日晡发热，或溃而不敛。方药组成为黄芪一钱五分，人参、白术各一钱，当归（酒洗）、川芎、白芍药（酒炒）、生地黄、陈皮、香附子、贝母各七分，柴胡、桔梗、地骨皮、甘草（炙）各五分煎服，每日二次。

夏枯草散：《宝鉴》治瘰疬，能散结气，有补养厥阴血脉之功。方药组成为夏枯草末六钱，甘草末一钱，和匀，每二钱清茶冲服，又取一两，水煎服，虚者多服，兼服“十全大补汤”（虚劳患者）加香附子、远志、贝母。本方为治瘰疬马刀，退寒热之圣药。

柴胡通经汤：《宝鉴》治少阳经分项侧，有坚核不溃，名马刀疮。方药组成为桔梗二钱，柴胡、连翘、当归尾、黄芩与黄连（均酒炒）、鼠粘子、三棱、甘草生各一钱，红花一分。

［词解］

①瘰癧：是发生於颈部淋巴结的慢性感染性疾病。常结块成串，累累如贯珠。俗称“疬子头”，或“老鼠疮”。多见於儿童或青年人，起病缓慢，初起时结核如豆，皮色不变，不觉疼痛，以后逐渐增大，相互融合成串，起脓时皮色转为暗红，溃后脓水清稀，并夹有败絮样物质，往往此愈彼溃，形成窦道。现代医学称之为颈部淋巴结结核。

②癭氣：瘿之别名。广义的瘿，泛指颈肩部的肿块。狭义者，指颈部的肿块。现代则专指甲状腺肿大或肿块类疾病。瘿气是以颈部长包块，不与皮肤粘连，触之光滑或有结节为主要证候的一种疾病。临床还常伴有心悸、多汗、手颤、急躁易怒以及眼球突出等症状。各种年龄均可患此病，尤其多见于青、壮年女性。

【原文】

外治法：（寶鑑）瘰癧日久成膿，若肿高消軟，麵色痿黄，皮膚壯熱，上蒸膿已成，鍼決核中，追毒藥錠紝[①]之，用膏貼之，夏枯草熬膏貼之。隔蒜灸（癰疽）尤妙。

蟾酥膏：（寶鑑）蟾酥如大豆許，白丁香十五枚，巴豆肉五粒，寒水石、寒食麵各少許，右各研，合和再研，蜜丸如菉豆，每一丸或二丸三丸入鍼竅中，如膿未盡再納數丸，以膿盡為度。

瘰癧膏：（寶鑑）眞香油四兩，象皮三錢，熬熟去滓，入官粉一兩五錢，黄蠟三錢，離火，熄[②]溫入孩兒茶一兩，乳香、沒藥各三錢，龍骨一錢五分，血竭一錢攪勻，以瓷器收貯，任意貼之。

奇效膏：（回春）貼瘰癧，未破內消，已破則和。眞香油一斤二兩，大黄六兩，入油，煤焞[③]，濾去滓，慢火，下淨黄丹半斤，慢火再熬，滴水成珠，下古石灰[④]炒過五錢，乳香、沒藥各四錢，黄蠟二兩，成膏，用油單紙攤貼。

琥珀膏：（寶鑑）治瘰癧，及腋下初如梅子，漸若連珠，不潰，或穿穴流膿不絕，經久成漏。琥珀一兩別研，丁香、木香各七錢五分，木通、桂心、當歸、白芷、防風、松脂、硃砂、木鱉子去殼各五錢，麻油二斤，右用琥珀、丁香、桂心、硃砂、木香為末，其餘並剉，以油浸一宿，於鐺中慢火煎，候白芷焦黄漉出，次下松脂末，濾去滓再澄，安鐺中慢熬，下黄丹一斤，以柳木篦不住手攪，令黑色，入水中成珠不散，看硬軟得所，入琥珀末攪勻，瓷器盛，紙上勻攤，貼之。

綠云膏：（寶鑑）治瘰癧。黄連、大黄、黄芩、玄參、黄栢、木鱉子去殼各一錢，細切，用香油一兩同煎，焦色去滓，入松脂五兩，再熬成膏，濾入水中扯拔如金色，再熬，放溫入猪膽汁三箇、銅綠三錢，醋浸一宿，去滓攪勻，攤貼如瘡口，不乾加乳香、沒藥、輕粉尤妙。又法，夏枯草、地榆各一兩，甘草三錢，蜜丸如菉豆，米飲下。

[语释]

外治法：《宝鉴》瘰疬日久成脓，若肿胀变软，面色萎黄，皮肤壮热，上蒸脓已成，用针刺破瘰核，加入药物缝合，用膏贴，夏枯草熬膏外贴。隔蒜灸（痈疽）尤妙。

蟾酥膏：《宝鉴》蟾酥剂量大小如大豆，白丁香十五枚，巴豆肉五粒，寒水石、寒食面各少许，又各研细，合和再研，做蜜丸如绿豆大小，每次将一丸，或二丸，或三丸加入用针刺破的孔窍中，如脓未尽再放入数丸，以脓尽为度。

瘰疬膏：《宝鉴》真香油四两，象皮三钱，熬熟去渣，入官粉一两五钱，黄蜡三钱，离火，待温入孩儿茶一两，乳香、没药各三钱，龙骨一钱五分，血竭一钱搅匀，以瓷器收贮，任意贴之。

奇效膏：《回春》贴瘰疬，能使未破者内消，已破者则愈合。真香油一斤二两，大黄六两，入油，煤火加热，滤去渣，慢火，下净黄丹半斤，慢火再熬，滴水成珠，下古石灰（炒过）五钱，乳香、没药各四钱，黄蜡二两，成膏，用油单纸摊贴。

琥珀膏：《宝鉴》治瘰疬，及腋下初如梅子，渐若连珠，不溃，或穿孔流脓不绝，经久成漏。方药组成为琥珀一两（另研），丁香、木香各七钱五分，木通、桂心、当归、白芷、防风、松脂、朱砂、木鳖子（去壳）各五钱，麻油二斤，又将琥珀、丁香、桂心、朱砂、木香研末，其余均挫碎，以油浸一宿，于铛中慢火煎，候白芷焦黄滤出，次下松脂末，滤去渣再澄，安铛中慢熬，下黄丹一斤，以柳木篦不住手搅，使色变黑，入水中成珠不散，看硬软程度，入琥珀末搅匀，瓷器盛放，纸上摊匀，贴之。

绿云膏：《宝鉴》治瘰疬。方药组成为黄连、大黄、黄芩、玄参、黄柏、木鳖子（去壳）各一钱，细切，用香油一两同煎，待药材色焦去渣，入松脂五两，再熬成膏，滤入水中，扯拔如金色，再熬，放温入猪胆汁三个、铜绿三钱，醋浸一宿，去渣搅匀，摊贴如疮口大小，不干时加乳香、没药、轻粉尤妙。另法，夏枯草、地榆各一两，甘草三钱，制蜜丸如绿豆大小，米汤冲服。

[词解]

①綻紝：缝合。

②熓：古同“火”。

③焞：古通“庖”。此处的意思指加热。

④古石灰：时间上较陈久的石灰。此灰要在破古庙，破古坟，或老旧房屋墙壁找，普通的石灰无效。

【原文】

糝貼藥：（寶鑑）白膠香、海螵蛸、降真香等分，末糝患處，外以水紙掩之，一夕而退。未破者，蜜蜂二十一箇，蛇蛻七分五里，蜈蚣二條耑午前收者，右用香油四兩，熬成，入光粉二兩，以桑枝七條急攪，候冷，出火氣，七日收貯，攤紙上，貼患處。

洗傅方：（寶鑑）治瘰癧。白芷、荊芥煎湯洗，拭乾，貼膏藥，膿汁出盡後，半夏、南星、血竭各一錢，輕粉少許，末唾調傅之。

一方：（寶鑑）治瘰癧。烏鷄卵一枚，穿頂納斑貓一箇，紙封其竅蒸熟去貓，日一服，煎五積散（寒門）下四五枚即效。

治瘰癧方：（新增）大蜘蛛四五箇，浸香油三四合，過六七日後，和人中白末，塗紙撚納瘡孔。

生肌膏：（新增）治瘰癧及諸瘡。油髮松脂、黃蠟、黃獷油、枯礬、乳香、沒藥、血竭、香油，又先以香油煎髮鎔化後去滓，和諸藥末，磁器收貯，塗舊藍①貼瘡。

毒腐散：（新增）治連珠瘰癧。砒霜、蟾酥各一錢，巴豆去油，白丁香、輕粉各五分，麝香、大蜘蛛、蛇含草、石雄黃各四分，糯米三錢，青黛水浸，右黃蠟、松脂、香油調付。

一方：（新增）治同上。巴豆去油、大黃、人中白各一錢，右雄黃、乳香、沒藥、砒霜、輕粉各五分，白丁香三分，大蜘蛛一箇，為末，糯米糊和付。一方，連珠久不合，以人吐蛔蟲，乾為末糝之。

［语释］

糁贴药：《宝鉴》方药组成为白胶香、海螵蛸、降真香等分，研末洒患处，外用水浸湿的纸掩盖，一晚则消退。未破者，蜜蜂二十一个，蛇蜕七分五厘，蜈蚣二条（端午前捉的），又用香油四两，熬成膏时，入光粉二两，以桑枝七条急搅，候冷，出火气，七日后收贮，摊纸上，贴患处。

洗傅方：《宝鉴》治瘰疬。方药组成为白芷、荆芥煎汤洗患处，擦干后，贴膏药，脓汁出尽后，以半夏、南星、血竭各一钱，轻粉少许，研末唾液调敷患处。

一方：《宝鉴》治瘰疬。取乌鸡蛋一个，顶尚穿孔，放入斑蝥一个，用纸将孔封闭，蒸熟后去斑蝥，每日一剂，用“五积散”（散寒湿）煎液冲服四五个即效。

治瘰疬方：（本书新增方剂）大蜘蛛四五个，浸入三四合香油中，过六七日后，加人中白末掺匀，涂纸捻上，放入疮孔。

生肌膏：（本书新增方剂）治瘰疬及诸疮。油髮、松脂、黄蜡、黄犷油、枯矾、乳香、没药、血竭、香油，又先以香油煎髮，熔化后去渣，掺和诸药末，磁器收藏，涂旧蓝布上，贴疮用。

毒腐散：（本书新增方剂）治连珠瘰疬。方药组成为砒霜、蟾酥各一钱，巴豆去油，白丁香、轻粉各五分，麝香、大蜘蛛、蛇含草、石雄黄各四分，糯米三钱，青黛水浸，又黄蜡、松脂、香油调敷患处。

一方：（本书新增方剂）治同上。巴豆（去油）、大黄、人中白各一钱，又雄黄、乳香、没药、砒霜、轻粉各五分，白丁香三分，大蜘蛛一个，研末，糯米糊调和敷患处。一方，连珠久不合，用人吐出的蛔虫，晒干研末涂洒患处。

［词解］

①舊藍：陈旧的布。藍，古同“襤”，襤褛。

【原文】

癭瘤：氣血凝滯，結為五癭①六瘤②，決不可破，破則殺人，有脂瘤決去脂則癒。癭，因憂恚傷心肺，多頸項肩；瘤，因勞慾邪氣乘經虛，隨處有之，初起，十六味流氣飲（癰疽）。

疳瘻：多項腋及陰僻肛門間，失治生寒熱，凡癰疽有宿膿枯骨，停蓄為漏，治法急宜溫散風冷，收水次之，生肌又次之。隔蒜灸法（癰疽）佳。

蜂房散：（寶鑑）治久年漏瘡。露蜂房炙黃七錢五分，穿山甲焦、龍骨各二錢五分，麝香少許，右末，臘猪脂調付。

雄黃膏：（寶鑑）治積年冷瘻，黃水不止。頭髮灰、黃蠟各五錢，雄黃、硫黃研細各二錢五分，和勻，用香油二兩熬成膏貼之。

六精膏：（寶鑑）治漏瘡久不癒，濃汁淋灕成血，不合，殺蟲妙。眞油二兩，童子亂髮、明松脂各一錢五分，蛇蛻皮四寸，黃蠟四錢，白清三錢，右先將清油、亂髮、蛇皮用磁器盛，熬亂髮色黃為度，次下三物，以柳枝不住手攪，凝如清蜜，磁器貯，紙撚塗塞。

燻洗方：（寶鑑）艾葉、五倍子、白膠香、苦練根等分，剉，於桶內燒，坐其上燻之。白芷、露蜂房或大腹皮、苦參煎湯燻洗，拭乾，取東向石榴根皮末乾糝，殺滛蟲。凡漏瘡，多穢惡，常洗淨，忌洗生水。

［语释］

瘿瘤：气血凝滞结为五瘿六瘤，绝不可刺破，破则使人死亡，只有脂瘤割去脂能病愈。瘿，因忧恚，伤心肺所致，多发于颈、项、肩部位；瘤，因劳欲邪气，乘经虚而入所致，随处可有，病发初起，用“十六味流气饮”（痈疽）治疗。

瘑瘘：多发于颈腋及阴僻肛门间，为失治生寒热所致，凡痈疽有宿脓枯骨，停蓄变为漏，治法：急病宜温散风冷，收水次之，生肌又次之。隔蒜灸法（痈疽）效果好。

蜂房散：《宝鉴》治久年漏疮。方药组成为露蜂房（烤黄）七钱五分，穿山甲（炮焦）、龙骨各二钱五分，麝香少许，又研为末，腊月之猪脂调敷患处。

雄黄膏：《宝鉴》治多年冷瘘，黄水不止。将头发灰、黄蜡各五钱，雄黄、硫黄研细各二钱五分，和匀，用香油二两熬成膏贴患处。

六精膏：《宝鉴》治漏疮久不愈，浓汁淋漓成血样，不合口，杀虫效果好。真油二两，儿童乱发、明松脂各一钱五分，蛇蜕皮四寸，黄蜡四钱，白清三钱，又先将清油、乱发、蛇皮用磁器盛放，熬至乱发色黄为度，然后加入余下三药，以柳枝不住手搅拌，待凝如清蜜，磁器收藏，以纸捻涂塞患处。

熏洗方：《宝鉴》方药组成为艾叶、五倍子、白胶香、苦练根等分，挫碎，放入桶内烧，令患者坐在上面熏蒸。用白芷、露蜂房，或大腹皮、苦参煎汤熏洗，擦干，取东向石榴根皮末干洒患处，能杀淫虫。凡漏疮，多秽恶，常洗净，忌洗生水。

［词解］

①五瘿：病证名。是根据不同的病因、病机及临床表现，将瘿分为五种。《圣济总录》中论曰：“石瘿、泥瘿、劳瘿、忧瘿、气瘿，是为五瘿”。石与泥则因山水饮食而得之；忧、劳、气则本于七情。其他医籍中五瘿大多为“石瘿、肉瘿、筋瘿、血瘿、气瘿”，还有“水瘿”、“土瘿”等提法。宋代陈无择著的《三因方》中对五瘿的临床表现具体描述为：“坚硬不可移者，名曰石瘿；皮色不变，即名肉瘿；筋脉露结者，名筋瘿；赤脉交络者，名血瘿；随忧愁消长者，名气瘿”。

②六瘤：病证名。六种瘤肿之合称。指气瘤、肉瘤、筋瘤、血瘤、骨瘤、脂瘤。除脂瘤外，均配合五脏而定名，如气瘤属肺，肉瘤属脾，筋瘤属肝，血瘤属心，骨瘤属肾。气瘤是指皮肤间的多发性肿瘤，肉瘤是由脂肪组织增生而形成的肿瘤，筋瘤是指体表静脉曲张交错而形成团块状的一种病变，血瘤是体表血络扩张、纵横丛集而形成的一种肿瘤，骨瘤指骨组织局限性肿大而形成的肿瘤，脂瘤又称粉瘤，是皮脂腺瘀积潴留而形成。

【原文】

取朽骨方：（寶鑑）久疽，及痔漏中有朽骨，宜取去之。烏骨鷄脛骨，砒霜實之，鹽泥固濟，火煅通紅，取出去泥研為末，飯丸如粟米，以紙撚入竅內，外用膏藥封之，其骨自出。

取漏蟲法：（寶鑑）取活鱔魚數條，令盤麯，以竹簽串定，香油塗上下，覆瘡上，以布巾縶定，良久痒痛不可忍，取鱔入水中，有蟲如線出焉，未盡再覆，蟲盡後以艾湯入白礬洗淨，黃連、檳榔末糝付，治膁瘡①。

治心漏方：（寶鑑）胷前有孔，常出血水，人多不知。鹿茸酥炙、附子鉋、鹽花等末，棗肉丸如梧子，空心酒下三十丸。

［语释］

取朽骨方：《宝鉴》久疽，及痔漏中有朽骨，宜取出。乌骨鸡胫骨，用砒霜将其髓孔充实，用盐泥封固，火煅通红，候凉去掉泥取出胫骨，研为细末，泛丸如粟米大小，用纸捻塞入窍内，外用膏药封贴，其骨自出。

取漏虫法：《宝鉴》取活鳝鱼数条，使盘曲起来，以竹签串定，香油涂满上下，覆盖在疮口上，用布巾系定，较长时间后痒痛不可忍，将鳝取下放入水中，就会看到有虫如线从鳝中爬出，虫未尽再覆盖，直到虫尽，然后以艾汤入白矾洗净，把黄连、槟榔末洒敷患处，治肷疮。

治心漏方：《宝鉴》胸前有孔常出血水，人多不知。方药组成为鹿茸（酥炙）、附子（炮）、盐花等末，用枣肉制丸如梧子大小，空腹以酒冲服三十丸。

［词解］

①膁瘡：下肢溃疡。膁，即肷，是身体两旁肋骨和胯骨之间的部分（多指兽类的）。

【原文】

疥癬：乾疥[1]，皮枯屑起；濕疥[2]，焮肿痛，流汁，易於傳染。乾疥，搔生白屑；濕癬[3]，狀如蟲行，搔之汁出。蓋血分熱燥，致風毒尅皮，浮淺為疥，深為癬，疥多挾熱，癬多挾濕。凡疥痛，加寒水石，痒加貫衆，微痒加蛇牀子，有蟲加雄黃，喜熱加硫黃。久不瘉，防風通聖散（風門）。何首烏、陳艾等分煎洗。冬瓜籐煎洗。溫泉浴之妙。濕癬，牛糞燒存性，眞油調塗。

一上散：（寶鑑）治疥癬痛痒。蛇牀子炒黑、狗脊（即貫衆）、白膠香[4]、寒水石各一兩，枯白礬、黃連各五錢，雄黃三錢五分，硫黃、吳茱萸各三錢，斑貓十四箇去翅足，右末，臘猪脂或香油調，先以蒼耳煎湯洗去痂後，掌中擦藥令熱，鼻中嗅二三次，卻擦瘡上，一擦即瘉。

一掃光：（回春）治疥瘡。枯礬一兩，硫黃七錢，五倍子、花椒各五錢，砒霜二分，香油煎鷄子令熟，去鷄子，只油調藥末付之。

秦礬散：（新增）治疥瘡。秦艽、藍漆各一錢五分，羌活、黃丹各一錢，膽礬、水銀各五分，右末，香油調塗。

解毒散：（新增）治濕癬。黃丹三錢，枯礬、石雄黃、乳香、沒藥、白芷、王不留行、人中白、輕粉各一錢，膽礬、辰砂各五分，右末糝。

［语释］

疥癣：干疥，症见皮枯屑起；湿疥，焮肿痛疼，渗黄水，容易传染。干疥，搔抓生白屑；湿癣，感觉如虫行，搔抓渗出黄水。大概血分热燥，致使风毒克伤皮肤，浮浅位为疥，深位为癣，疥多挟热，癣多挟湿。凡疥痛，方药加寒水石，痒则加贯众，微痒则加蛇床子，有虫则加雄黄，喜热则加硫黄。久不愈，治疗方剂为“防风通圣散”（祛风）。用何首乌、陈艾等分煎洗患处。或用冬瓜藤煎洗患处。洗温泉浴更好。治湿癣，将牛粪烧存性，真油调涂患处。

一上散：《宝鉴》治疥癣痛痒。方药组成为蛇床子（炒黑）、狗脊（即贯众）、白胶香、寒水石各一两，枯白矾、黄连各五钱，雄黄三钱五分，硫黄、吴茱萸各三钱，斑蝥十四个（去翅足），又研为末，腊猪脂或香油调，先以苍耳煎汤洗去痂后，将药方于掌中擦热，鼻中嗅二三次，再擦疮上，一擦即愈。

一扫光：《回春》治疥疮。方药组成为枯矾一两，硫黄七钱，五倍子、花椒各五钱，砒霜二分，香油煎鸡子，待鸡子熟时去鸡子，只用油调药末敷患处。

秦矾散：（本书新增方剂）治疥疮。方药组成为秦艽、蓝漆各一钱五分，羌活、黄丹各一钱，胆矾、水银各五分，又研为末，香油调涂患处。

解毒散：（本书新增方剂）治湿癣。方药组成为黄丹三钱，枯矾、石雄黄、乳香、没药、白芷、王不留行、人中白、轻粉各一钱，胆矾、辰砂各五分，又研为末洒患处。

［词解］

①乾疥：病名。因肺经燥气偏盛所起，证见皮肤粗糙干枯，瘙痒，搔之有白屑脱落。即马王堆汉墓帛书《五十二病方》之干骚（瘙）。《说文》："疥，瘙也。"《千金要方》："诸疥，瘙"。

②濕疥：病名。因脾经湿热偏盛郁结所致。"湿疥起小疮，皮薄常见水汁出，此风热气浅在皮肤间故也。"症见患处灼热痒痛，搔痒，搔后则流黄水，甚者可流黑汁。

③濕癬：病名。该病多因风湿热邪侵入肌肤而成。证见患处皮肤潮红，糜烂，瘙痒不止，搔破滋水淋漓，浸淫面不断扩大，皮内似虫行。《诸病源候论》："湿癣者，亦有匡郭，如虫行，浸淫色赤湿痒，搔之多汁成疮……其里亦有虫。"

④白膠香：即枫香脂。

【原文】

癩頭瘡[①]：頭上生瘡如癩，塩湯溫洗，服防風通聖散（風門）。

酒歸飲：（寶鑑）治頭瘡。酒當歸、白术各一錢五分，酒芩、酒芍藥、川芎、陳皮各一錢，酒天麻、蒼术、蒼耳各七分五里，酒黃栢、酒甘草各四分，防風三分水煎，日三服，服後穩睡片時。

［语释］

癞头疮：头上生疮如癞，盐汤温洗，服"防风通圣散"（祛风）。

酒归饮：《宝鉴》治头疮。方药组成为酒当归、白术各一钱五分，酒芩、酒芍药、川芎、陈皮各一钱，酒天麻、苍术、苍耳各七分五厘，酒黄柏、酒甘草各四分，防风三分水煎，日服三次，服后稳睡一会儿。

［词解］

①癩頭瘡：病名。头皮癣疾之一。又名"秃疮"、"白秃"。《医宗金鉴》："此证生白痂，小者如豆，大者如钱，俗名钱癣，又名肥疮，多生小儿头上，瘙痒难堪，却不疼痛。"

【原文】

陰蝕瘡：濕陰瘡[①]，腎虛風濕乘之，成瘡汁出。妬精瘡[②]，壯年久曠慾動，敗精流莖生瘡。陰蝕瘡，又名下疳瘡，熱結下焦經絡澁滯，或婦人有宿精，或月水時交合，房勞後不洗，莖睾肿痛，尿如淋，久蝕潰膿，屬肝經，龍膽瀉肝湯（前陰）、八正散（小便）。潰後，八物湯（虛勞）加柴胡、梔子、知母。

消疳敗毒飲：（寶鑑）專治下疳瘡。柴胡一錢五分，黃栢、赤芍藥、赤茯苓、木通、草龍膽各九分，連翹、荊芥、黃連、蒼术、知母各七分，防風、獨活各六分，甘草三分，燈心一團。

洗疳湯：（寶鑑）治下疳瘡。川練子、黃連、瓦松、川椒、葱根、艾葉等分煎水，以青布蘸洗立效。黃栢以磁鋒剐取末，蛤粉右等末糁上，名栢蛤散，治下疳濕瘡。

七寶檳榔散：（醫林）治玉莖上生瘡，漸至蝕透。檳榔、石雄黃、輕粉、黃栢、密陀僧、黃連、樸硝，右細末和勻，先以葱白漿水洗淨，軟布拭乾，如瘡濕乾糁，瘡乾少油調傅。

麝香輕粉散：（醫林）治疳蝕瘡。乳香、白礬各一兩，輕粉五錢，麝香五分，右末，每用一錢乾塗之。一方，輕粉麝香各五分，又有沒藥一兩。

銅絲散：（寶鑑）治男女陰蝕瘡、蟲蝕瘡。五倍子五錢，白礬一錢，乳香、銅綠各五分，輕粉二分五里，右末，洗后糁之。

［语释］

阴蚀疮：湿阴疮，为肾虚，被风湿所乘，成疮出水。妒精疮，为壮年久旷欲动，败精流茎生疮。阴蚀疮，又名“下疳疮”，因热结下焦，经络涩滞，或妇人有宿精，或月经时交合，房劳后不洗，致使茎睾肿痛，尿如淋，久蚀溃脓，属肝经，治疗方剂为“龙胆泻肝汤”（前阴病）、八正散（利小便）。溃后，治疗方剂为“八物汤”（虚劳患者）加柴胡、栀子、知母。

消疳败毒饮：《宝鉴》专治下疳疮。方药组成为柴胡一钱五分，黄柏、赤芍药、赤茯苓、木通、草龙胆各九分，连翘、荆芥、黄连、苍术、知母各七分，防风、独活各六分，甘草三分，灯心一团。

洗疳汤：《宝鉴》治下疳疮。方药组成为川楝子、黄连、瓦松、川椒、葱根、艾叶等分煎水，以青布蘸洗立效。黄柏以磁片边锋刮取细末，又将蛤粉等末掺入，名“柏蛤散”，治下疳湿疮。

七宝槟榔散：《医林》治玉茎上生疮，逐渐腐蚀穿透。槟榔、石雄黄、轻粉、黄柏、密陀僧、黄连、朴硝，又研为细末和匀，先以葱白浆水洗净，软布擦干，如疮湿，药粉干洒，疮干，药粉加少量油调敷。

麝香轻粉散：《医林》治疳蚀疮。方药组成为乳香、白矾各一两，轻粉五钱，麝香五分，又研为末，每次用一钱干涂患处。一方，轻粉、麝香各五分，又有没药一两。

铜丝散：《宝鉴》治男女阴蚀疮、虫蚀疮。方药组成为五倍子五钱，白矾一钱，乳香、铜绿各五分，轻粉二分五厘，又研为末，洗后洒涂患处。

［词解］

①濕陰瘡：即阴湿疮，男性一期梅毒硬下疳，中医称“阴湿疮”。梅毒螺旋体侵入阴茎之处，出现一个无痛结节，豌豆大的硬节破溃．表面形成溃疡，周边隆起，单发圆形。

②妬精瘡：女性一期梅毒硬下疳，中医称为“妒精疮”，在小阴唇附近有一指甲大的溃疡，表面在许多渗出物内含大量的梅毒螺旋体，传染性极大，触之质硬如橡皮，不痛不痒。

【原文】

臁瘡①：生於兩脚，肿爛臭穢，三陰虚也，八物湯（虛勞），先取蟲，後貼膏。生臁骨上，肉少皮薄，故為重。風熱濕毒，塩湯或蔥白湯洗之，次付黃蠟膏，或連翹敗毒散（癰疽）。

馬齒膏：（寶鑑）治臁瘡。馬齒莧煎取汁一釜，入黃蠟五兩，再熬成膏塗之。

黃蠟膏：（寶鑑）治內外臁瘡。香油一兩，入油，髮如梅大，熬消化入白膠香三錢、黃蠟一兩，鎔化後入龍骨、赤石脂、血竭末各三錢攪匀，候冷盛磁器，每用捏作薄片貼瘡上，絲帛縛定，三日後翻過貼之。

洗藥：（寶鑑）治臁瘡。以海桐皮、石榴皮煎湯洗後，牛蒡子五錢末燒燻之，無海桐皮代地骨皮。又槐枝蔥白川椒湯淋洗，乃貼膏藥。蠡魚腸以五味子火上炙貼，蟲出即去之。

［语释］

臁疮：生于两脚，肿烂臭秽，为三阴虚之故，治疗方剂为“八物汤”（虚劳患者），应先取虫，后贴膏药。疮生臁骨上，肉少皮薄，故病情重。臁疮为风热湿毒所致，应先用盐汤或葱白汤洗净，然后敷“黄蜡膏”，或“连翘败毒散”（痈疽）。

马齿膏：《宝鉴》治臁疮。马齿苋煎取汁一小锅，入黄蜡五两，再熬成膏，涂患处。

黄蜡膏：《宝鉴》治内、外臁疮。取香油一两，在锅内加入油，将如梅大小的头发团放入油中，熬消化后入白胶香三钱、黄蜡一两，熔化后入龙骨、赤石脂、血竭末各三钱搅匀，待冷盛放磁器中，每次用时，捏作薄片贴疮上，丝帛缚定，三日后翻过贴之。

洗药：《宝鉴》治臁疮。以海桐皮、石榴皮煎汤洗后，牛蒡子末五钱烧熏之，没有海桐皮，用地骨皮代替。又槐枝、葱白、川椒煎汤淋洗，然后贴膏药。鳢鱼肠在五味子火上烤，然后贴患处，虫出即去之。

［词解］

①肷：（qiǎn）腰两侧肋骨和胯骨之间的虚软处所生之疮。

【原文】

凍瘡：冬月凍傷成瘡，流水。耳爛，貝母末乾糁。足爛，黄丹猪脂調付。足根瘡潰，川椒湯洗，剐去腐肉，鍼刺出血，馬勃調牛髓付之。五倍子煎洗。兔雀腦生付。生附子末麵水調付。凡凍瘡皮爛不可忍，大黄末井水調付立效。

臘享膏：（寶鑑）治凍瘡。松脂、黄蠟各三兩七錢五分，猪脂、貒油①各二兩五錢，香油二合半，海松子油一合，右各煉去滓，和合成膏，先以藥水洗，後塗之。

［语释］

冻疮：冬月冻伤成疮，流水。耳烂，用干贝母末涂洒患处。足烂，将黄丹、猪脂调敷患处。足根疮溃，用川椒煎汤洗，剜去腐肉，针刺出血，马勃调牛髓敷患处。五倍子煎洗。兔雀脑生敷患处。用面水调生附子末敷患处。凡冻疮，皮烂不可忍，用井水调大黄末敷患处立效。

腊享膏：《宝鉴》治冻疮。方药组成为松脂、黄蜡各三两七钱五分，猪脂、獾油各二两五钱，香油二合半，海松子油一合，又各炼去渣，和合成膏，先以药水洗患处，然后涂之。

［词解］

①貒油：獾油。

【原文】

湯火瘡：湯燒傷，即急向火炙，強忍一時，不痛，忌冷物冷水，熱毒不出，側栢葉搗付。生胡麻搗付。柴灰白蜜調付。火燒瘡，好酒洗之，付塩。熱酒傷，糯米粉炒黑酒調付。皮脱者，阿膠酒熬付之。湯火、熱油傷，白蜜塗，竹膜付之。醋泥或醬汁付之，無痕。水中青苔付之。黄栢煎洗，右末，油調付。黑大豆煎服。西瓜灰香油調付。水溝泥付之。（新增經驗）冬栢油塗之神效。陶器細末香油調付。鍼刺瘡邊紅暈。

漆瘡：生蠏黄付之。石蠏汁塗之。芒硝湯令洗。井中苔搗付。生薑汁付之。鷄子黄付之。韭葉研付。紫蘇葉搗擦。人乳塗之。柳枝葉煎洗。芥子喫之。

月蝕瘡：小兒多有，生耳後，隨月盛衰。胡粉炒黄、枯礬、黄丹、黄連、輕粉各二錢，乾臙脂一錢，麝香少許，為末，香油調塗。黄連、枯白礬末付之。

内疳瘡：生口上腭，初如蓮花，根小而垂大，以刀決其根，鐵烙止血，雄黄、輕粉、粉霜、白芷、白蔹等末付之。

諸般惡瘡：諸般遍身瘡，及惡瘡出膿血，痛痒，升麻葛根湯合人參敗毒散（並寒），加天麻、蟬殼、生地黄、麥門冬。

［语释］

汤火疮：汤烧伤，即急速靠近汤火，强忍一时疼痛后，感觉不到痛，忌冷物、冷水，热毒不出，用侧柏叶捣烂敷患处。或鲜胡麻捣烂敷患处。或用白蜜调柴灰敷患处。火烧疮面，用好酒洗净，敷盐。热酒烧伤，用酒调炒黑的糯米粉，敷患处。皮脱者，用酒熬阿胶敷患处。汤火、热油烧伤，涂白蜜，用竹膜覆盖。将醋泥或酱汁敷在上面，不生疤痕。或用水中青苔敷患处。或用黄柏煎洗，又将黄百研末，油调敷患处。或黑大豆煎服。或用香油调西瓜灰敷患处。或水沟底泥敷患处。（本书新增经验方）冬柏油涂患处神效。陶器研细末，用香油调敷患处。或针刺疮面边红晕。

漆疮：用生蟹黄敷患处。或石蟹汁涂患处。或用芒硝汤洗。或井中苔捣烂敷患处。或生姜汁涂患处。

或鸡子黄敷患处。或韭叶研烂敷患处。或紫苏叶捣烂擦患处。或人乳涂患处。或柳枝叶煎洗。或吃芥子。

月蚀疮：小儿多患，生于耳后，随月盛衰。治疗方剂为胡粉（炒黄）、枯矾、黄丹、黄连、轻粉各二钱，干胭脂一钱，麝香少许，研成末，香油调涂患处。黄连、枯白矾末洒患处。

内痔疮：生于口上腭，初如莲花，根小而垂大，以刀割除其根，铁烙止血，再将雄黄、轻粉、粉霜、白芷、白蔹等末洒患处。

诸般恶疮：遍身各种恶疮，及恶疮出脓血，痛痒，治疗方剂为“升麻葛根汤”加“人参败毒散”（均伤寒），加天麻、蝉壳、生地黄、麦门冬。

【原文】

祛毒湯：《回春》治一切無名肿毒初起。大黄三錢半生半炒，貝母、穿山甲土炒成珠、殭蠶各二錢，水煎，用好酒一盞攪匀，空心服，渣滓再煎服，以利為度。

三白散：《回春》治一切肿毒，諸瘡疼痛。白芨、白蔹各一兩，白礬五錢，右末，入水碗中即沉底，外用桑皮紙托水搭於患處，熱則再易，直待肿處冰冷，將藥敷上立消。

追毒膏：《回春》治諸般惡瘡，及無名肿毒。芙蓉葉、白芨各四兩，孩兒茶二錢，青木香、沒藥各一錢，唐木香、乳香各五分，血竭一分，右末和匀，臨用時，看瘡大小，以生蜜調塗患處，以綿紙付之，不過三五次即消。

磨風膏：《醫林》治頭麵五發瘡肿[1]、疥癬、湯火破傷，磨風止痛滅瘢痕。大瓜樓二兩，瓜蔞根一兩，白附子、白芍藥、白茯苓、零陵香、白芨、白斂、白芷、白檀、升麻、細辛、藿香、黄芪、甘草、杏仁去皮尖各五錢，腦子二錢五分，黄蠟六兩，芝麻油一斤，右先藥十四味剉油内，浸百日，於臘日熳火木炭上，銀石器内，煎到白芷微焦黄，離火，入瓜樓二味着内煑百沸，重綿濾去滓，再慢火上煉，油香下黄蠟鎔開為度，傾在磁器内收，上糝腦子密封，旋用塗之。

乳香蠟油膏：《醫林》治瘑瘡[2]久不差。杏仁去皮、乳香各三錢，硫黄、輕粉各一錢五分，黄蠟五錢，麻油一合，右細末，先熬油沸入蠟鎔盡，次入諸藥，煎攪成膏，冷地出火毒，磁器收用。

［语释］

祛毒汤：《回春》治一切无名肿毒初起。方药组成为大黄三钱（一半生用，一半炒用），贝母、穿山甲（土炒成珠）、僵蚕各二钱，水煎，用好酒一杯搅匀，空腹服，渣滓再煎服，以利下为度。

三白散：《回春》治一切肿毒，及诸疮疼痛。方药组成为白芨、白蔹各一两，白矾五钱，又研为末，放入盛水碗中，即沉底，外用桑皮纸浸水搭于患处，纸热则再更换，直待肿处冰冷，将药末敷上，肿痛立消。

追毒膏：《回春》治各种恶疮及无名肿毒。方药组成为芙蓉叶、白芨各四两，孩儿茶二钱，青木香、没药各一钱，唐木香、乳香各五分，血竭一分，又研末和匀，临用时，看疮大小以生蜜调涂患处，以绵纸覆盖上面，不过三五次，肿痛即消。

磨风膏：《医林》治头面五发疮肿、疥癣、汤火破伤，“磨风膏”能止痛消瘢痕。方药组成为大瓜楼二两，瓜蒌根一两，白附子、白芍药、白茯苓、零陵香、白芨、白敛、白芷、白檀、升麻、细辛、藿香、黄芪、甘草、杏仁去皮尖各五钱，薄荷脑二钱五分，黄蜡六两，芝麻油一斤，又先将十四味药挫碎放入油内，浸渍百日，于腊日在用银石器在木炭上慢火煎，直至白芷微焦黄，离火，入瓜楼及根二味入内，煮百沸，多层绵滤去渣，再慢火上熬炼，油香下黄蜡熔开为度，倾倒在磁器内收藏，上洒薄荷脑密封，用时快速涂患处。

乳香蜡油膏：《医林》治疮病久不愈。方药组成为杏仁（去皮）、乳香各三钱，硫黄、轻粉各一钱五分，黄蜡五钱，麻油一合，又研细末，先将油熬沸，再入蜡熔尽，再加入诸药，熬搅成膏，倾倒地上放冷，出火毒，磁器收存备用。

［词解］

①五發瘡肿：病名。即五发疽，为痈疽生于脑、背、眉、鬓、鬓者之总称。见《外科精义》卷上。齐氏认为五发疽大概论之可分为三等，一者疽也，二者痈也，三者疖也。三者之候，惟疽最重。其因皆曰滋味与厚衣，衣服厚暖则易招寒；滋味过多，则五脏生热，脏腑积热，则血脉不流，毒气凝滞，邪气伏留，热搏于血，血聚则肉溃成疮。浅则为疖，实则为痈，深则为疽。

②瘑瘡：疮病。

【原文】

大黃膏：（寶鑑）治肿初結。大黃、當歸、黃栢等分右末，地黃汁和塗之。

紫草膏：（寶鑑）治熱毒瘡。紫草茸、黃連、黃栢、漏蘆各五錢，赤小豆末、菉豆粉各一合，右末，猪脂或清油調，日三付之。

一掃光：（寶鑑）治小兒頭瘡，及多蝨子蝨痒成瘡，膿水不止。牙皂、川椒各二錢研細，細茶、水銀各一錢，右末，油調擦上。

黃蠟膏：（寶鑑）治諸瘡，能生肌。香油、黃蠟、松脂各等分，右鎔化，待凝貼之，加油髮灰尤妙。

洗藥方：（寶鑑）治諸般惡瘡。黃栢、茵陳、荊芥、蔥白、藿香，煎水淋洗妙。洗諸般惡瘡毒，艾葉、細茶、蔥白、柳枝、桃枝、川椒濃煎湯，入鹽頻洗。

殺蟲方：（寶鑑）治惡瘡有蟲。龍骨、虎骨、白礬、露蜂房各二錢五分，硇砂、雄黃、土蜂房各二錢，膽礬、輕粉、乳香各一錢，麝香五分，片腦一字，右末，藥水洗後付之神效。諸瘡殺蟲，檳榔五錢，黃連二錢五分，穿山甲五片燒灰，麝香一字，右末，茶清調塗。諸惡瘡有蟲，須用斑貓、藜蘆。

生肌散：（寶鑑）治一切瘡，斂口大效。寒水石煆、滑石各一兩，烏賊骨、龍骨各五錢，密陀僧、枯白礬、乾臙脂、定粉①各二錢五分，右末，乾糁瘡中妙。

天疱瘡②方：（新增）紫金丹（解毒）五錠、水銀五錢，硃砂、雄黃各一錢，龍腦三分，右末，棗肉丸如菉豆，每十一丸空心熟水呑下，五日。

一方：（新增）治新舊天疱瘡。槐花三錢，輕粉二錢，硃砂、川芎、當歸炒、白芷各一錢，血竭、乳香、沒藥、皂角刺、孩兒茶、石雄黃各五分，丁香四分，牛黃二分，龍腦一分，麝香少許，觀其病輕重加減，右末，棗肉米粉打糊丸如菉豆，土茯苓煎湯下。

一方：（新增）治年久漏瘡，及天疱瘡。白蠟一錢五分作薄片入，水銀碎作粉一錢，無名石、銅綠、石雄黃各等分，百草霜倍入，捲藥末作紙撚三四箇，眞油燈引火，口含冷水燻鼻孔。

［语释］

大黄膏：《宝鉴》治肿胀刚要成疮。方药组成为大黄、当归、黄柏等分，又研成末，以地黄汁调和涂患处。

紫草膏：《宝鉴》治热毒疮。方药组成为紫草茸、黄连、黄柏、漏芦各五钱，赤小豆末、绿豆粉各一合，又研成末，以猪油脂或清油调和，每日三次敷患处。

一扫光：《宝鉴》治小儿头疮，及因虱子多虱痒成疮，脓水不止。方药组成为牙皂、川椒各二钱，研细，细茶、水银各一钱，又研成末，油调擦患处。

黄蜡膏：《宝鉴》治诸疮，能生肌。方药组成为香油、黄蜡、松脂各等分，又共同熔化，待凝时贴患处，加油发灰尤妙。

洗药方：《宝鉴》治各种恶疮。方药组成为黄柏、茵陈、荆芥、葱白、藿香，煎水淋洗效果好。洗各种恶疮毒，用艾叶、细茶、葱白、柳枝、桃枝、川椒煎浓汤，入盐频洗患处。

杀虫方：《宝鉴》治恶疮有虫。方药组成为龙骨、虎骨、白矾、露蜂房各二钱五分，硇砂、雄黄、土蜂房各二钱，胆矾、轻粉、乳香各一钱，麝香五分，片脑一字，又研成末，药水洗后洒患处神效。治诸疮，杀虫，方药组成为槟榔五钱，黄连二钱五分，穿山甲五片烧灰，麝香一字，又研成末，清茶调涂患处。诸恶疮有虫，须用斑蝥、藜芦。

生肌散：《宝鉴》治一切疮，能收敛疮口，效果很好。方药组成为寒水石（煅）、滑石各一两，乌贼骨、龙骨各五钱，密陀僧、枯白矾、干胭脂、定粉各二钱五分，又研成末，干撒疮中效果好。

天疱疮方：（本书新增方剂）“紫金丹”（解毒）五锭、水银五钱，朱砂、雄黄各一钱，龙脑三分，又研成末，以枣肉制丸如绿豆大小，每次十一丸空腹熟水吞下，连服五天。

一方：（本书新增方剂）治新旧天疱疮。方药组成为槐花三钱，轻粉二钱，朱砂、川芎、当归（炒）、白芷各一钱，血竭、乳香、没药、皂角刺、孩儿茶、石雄黄各五分，丁香四分，牛黄二分，龙脑一分，麝香少许，观其病轻重随症加减，又研成末，以枣肉米粉制糊丸如绿豆大小，土茯苓煎汤冲服。

一方：（本书新增方剂）治年久漏疮，及天疱疮。方药组成为白蜡一钱五分，切成薄片入，水银碎作粉一钱，无名石、铜绿、石雄黄各等分，百草霜剂量加倍入，用纸卷药末作捻三四个，真油灯点火，口含冷水熏鼻孔。

［词解］

①定粉：用铅矿制成的碱式碳酸铅。

②天疱瘡：天疱疮是一种慢性、大疱性皮肤病。中医文献中又称火赤疮、天疱等。《医宗金鉴·外科心法要诀》云：“初起小如芡实，大如棋子，燎浆水疱，色赤者为火赤疱；若顶白根赤，名天疱疮。俱延及遍身，掀热疼痛，未破不坚，泡破毒水津烂不臭。”本病以皮肤或黏膜上出现大疱、自觉瘙痒为临床特征。相当于西医的天疱疮和类天疱疮。

【原文】

青云生肌膏：（新增）去惡瘡。水銀、桂皮燒存性各一錢，硃砂三分，黃蠟、松香各一兩，眞油一合半，右同煎成膏。

黃云出毒膏：（新增）治同上。蟾酥、砒霜、龍腦、黃丹、輕粉、巴豆各等分，乳香倍入，右末，眞油調用。

神聖散：（新增）治諸般惡瘡，及無名腫毒，及天疱瘡等瘡。枯白礬、石硫黃各一錢五分，黃丹一錢三分，硃砂一錢，胡桐淚三分，輕粉、唐麝香各一分五里，右末，白芨糊作錠納於瘡口，能生肌合瘡。

灸瘡方：（新增）灸瘡不合。人糞燒存性，眞油調塗。

齒距瘡方：（新增）一婦人口內齦交穴生贅肉，長寸餘，妨礙飲食，房勞則痛不可堪，百藥無效，烙亦復出，得燕京醫方神驗，其方：莞花煎湯浸線一宿，取線繫其贅根勿緊，待二三日則贅色青黑，更緊紮之，自落，試於他贅亦神效。

责線方：（新增）治瘻瘤，及痔根细者。莞花五錢勿犯鐵，壁錢二錢，同細白線三錢並入小磁罐內，水一碗慢火煮至湯乾，取線陰幹，雙鉬活繫使易解，紮於病根蒂，兩頭留線，日日漸緊紮，以病處紫黑氷冷為度，輕者七日，重者十五日自然枯，落後用珍珠、輕粉、韶粉①、冰片為散，收瘡口為妙。一人股間有肉刺，用此線紮之自落。

諸瘡中風水發肿痛：鯉魚目及諸魚目燒灰研付，汗出即瘉。川椒一升和麵作餅，灰火煨熟封瘡上，冷則易付，出水為瘥。桑灰水漬之。蔥白、連鬚煎洗或煨研付之，又韭白搗爛熱付，以帛紮定，冷則易付，出水瘥。

［语释］

青云生肌膏：（本书新增方剂）去恶疮。方药组成为水银、桂皮（烧存性）各一钱，朱砂三分，黄蜡、松香各一两，真油一合半，又共同煎成膏。

黄云出毒膏：（本书新增方剂）治同上。方药组成为蟾酥、砒霜、龙脑、黄丹、轻粉、巴豆各等分，乳香剂量加倍，又研成末，真油调用。

神圣散：（本书新增方剂）治各种恶疮，及无名肿毒，及天疱疮等疮。方药组成为枯白矾、石硫黄各一钱五分，黄丹一钱三分，朱砂一钱，胡桐泪三分，轻粉、唐麝香各一分五厘，又研成末，白及糊作锭纳于疮口，能生肌合疮。

灸疮方：（本书新增方剂）灸疮不合。人粪烧存性，真油调涂患处。

齿距疮方：（本书新增方剂）一妇人口内龈交穴生赘肉，有长寸多长，妨碍饮食，房劳则痛不可忍，百药无效，烙也能再长出，得燕京医方，效果神验，其方：莞花（芫花）煎汤，浸线一宿，取线系其赘根，不要太紧，待二三日则赘色青黑，再扎紧一点，赘自脱落，试用于他赘，效果也非常好。

贳线方：（本书新增方剂）治瘿瘤，及痔根细者。方药组成为莞花五钱（不要接触铁器），壁钱二钱，与细白线三钱共同放入小磁罐内，加一碗水，慢火煮至汤干，取线阴干，系双活扣使易解，扎于病根根部，两头留线，每日逐渐扎紧，以病处紫黑冰冷为度，轻者七日，重者十五日，赘会自然枯落，落后用珍珠、轻粉、韶粉、冰片制成得散剂洒患处，收敛疮口效果好。一人股间有肉刺，用此线扎之自落。

诸疮中风水发肿痛：鲤鱼目及诸鱼目烧灰研末，涂洒患处，汗出即愈。或川椒一升和面作饼，灰火煨熟盖疮上，凉则更换再敷，出水为瘥。或桑灰水渍之。或葱白、连须煎洗，或煨研研末敷患处，又韭白捣烂热敷患处，以帛扎定，凉则更换，出水则瘥。

［词解］

①韶粉：红薯粉。

【原文】

諸傷

金瘡　止血生肌合瘡藥：白膠香、老松皮、白芷、血竭為末付之，或血竭末付之，又黃丹、白礬末付之，又黃丹、滑石末付之。

救急方：（寶鑑）金瘡，及諸傷，重痛悶慾死。取牛一只，割腹納其人可甦。又熱尿多灌即甦，童尿尤好。

箭鏃　金忍　中脈不出：鏃及鍼入肉，象牙屑和水塗上，鼠腦塗之，螻蛄汁頻塗，磁石着上。

攧撲　墮落　壓倒傷：如氣絕，急擘[①]開口灌熱小便，以袖掩口鼻，後開眼，蘇合香元（氣門），五丸熱湯，或童便下。

杖瘡：即服童便、好酒各一鍾，合而溫服，免血攻心，實者，鷄鳴散下之，虛者，當歸鬚散。外治擣蔥熱付。片豆腐塩水煮熱付，豆腐色紫換之，至色淡為度，鳳仙花連根葉搗付。蘿蔔搗付。

［语释］

诸伤

金疮　止血生肌合疮药：白胶香、老松皮、白芷、血竭研末敷患处，或血竭研末敷患处，又有用黄丹、白矾研末敷患处，或者用黄丹、滑石研末敷患处。

救急方：《宝鉴》金疮，及诸伤，伤重痛闷欲死。取活牛一只，将牛腹割开，把患者放于牛腹中，其人可苏。又用热尿多灌，其人即苏，童尿效果尤好。

箭镞　金忍　中脉不出：箭镞及针入肉，用象牙屑和水涂患处，或鼠脑涂患处，或蝼蛄汁频涂患处，或磁石敷患处。

攧扑　堕落　压倒伤：如气绝，急掰开其口，灌热小便，并以袖掩口鼻，然后眼就能睁开，或用五丸热汤，或童便冲服“苏合香元”（行气开窍），

杖疮：立即将童便、好酒各一钟合而温服，免血攻心，实者，用“鸡鸣散”行气降浊，虚者，用“当归须散”活血补血。外治，捣葱热敷患处。或用豆腐片盐水煮热敷患处，见豆腐色紫更换，至色淡为度，再将凤仙花连根叶捣烂敷患处。或萝卜捣敷患处。

［词解］

①擘：同“掰”。

【原文】

馬驢騾　咬踢傷：獨顆栗或栗嚼付，又燒灰貼付。艾灸傷處。鷄冠熱血塗或浸之。取其尿洗瘡，以糞塗之，又飲糞汁。

犬傷：人尿洗淨，胡桃殼半邊填滿人屎，掩瘡上，著艾灸之，殼焦屎乾易之，連日至三五百壯。杏仁嚼付。狂犬傷，蚯蚓糞封之。虎牙及頭頸骨末，酒調服。狂犬咬人，發狂如犬叫，蝦蟆膾食之。

貓鼠咬傷：貓傷，薄荷葉嚼付。虎骨及毛燒末塗之。鼠傷，取貓毛燒灰入麝香少許，津調付，或單麝香塗之。

蛇咬傷：雄黄末付之，蒿苣汁和付。白礬火鎔滴瘡。蒼耳葉汁酒和服滓付。人尿洗後，人唾及齒垽①塗之。人屎付之。

蜈蚣咬傷：取蜘蛛置咬處自吸其毒，烏鷄血及屎塗之。人頭垢塗之。塩湯漬之。蝸牛汁付之。

蜘蛛咬傷：羊乳飲之。飲酒大醉。鷄冠血塗之。韭白搗付，蔓菁子研油調付。

蚯蚓傷：塩湯飲又洗之。石灰水浸之。鷄屎付之。

蠼螋傷：烏鷄翎燒灰，鷄子清調付。猪脂苦酒和付。塩湯洗之。犀角磨汁付之。

蜂叮傷：搗芋莖付之。嚼青蒿付之。雄黄醋磨付之。醬付之。蜂房末猪脂和付。

壁鏡傷：壁鏡咬毒人必死，桑灰淋濃汁，調白礬末付之。雄黄末醋和付之。

夏月雜色毛蟲傷：豉一椀、清油半盞，同搗厚付，經一宿埋地棄之，白芷湯洗後，烏賊骨末付之。伏龍肝醋和作團，搓轉傷處，其毛皆出。麝香付之。蒲公英汁付之。馬齒莧搗付。

簽刺傷：鹿角燒灰和水塗之。栗楔生嚼付之。人頭垢付之。羊屎燒灰和猪脂付之。烏雄雞搗付。魚骨在肉中不出，嚼吳茱萸封之，又海獺皮煑服。鐵棘竹木刺，鼠腦厚付。

人咬傷：成瘡，龜板或鱉甲燒灰，油調付。

［语释］

马驴骡　咬踢伤：独个的栗子或栗子嚼敷患处，再烧灰贴敷患处。或艾灸伤处。或鸡冠热血涂或浸患处。或取其尿洗疮后，以粪涂患处，再饮粪汁。

犬伤：用人尿洗净后，将半边填满人屎胡桃壳，掩盖在疮上，放上艾灸之，待壳焦屎干更换，连续

直至三五百壮。或杏仁嚼敷患处。狂犬伤，用蚯蚓粪封伤口。或用虎牙及虎头颈骨，研末酒调服。狂犬咬人，发狂如犬叫，吃虾蟆脍。

猫鼠咬伤：被猫咬伤，将薄荷叶嚼敷患处。或虎骨及虎毛烧存性，研末涂患处。鼠伤，取猫毛烧灰，入麝香少许，津液调敷患处，或单味麝香涂患处。

蛇咬伤：用萵苣汁调和雄黄末，涂患处。或白矾加热熔化滴疮口。或用酒和苍耳叶汁服，药渣敷患处。或人尿洗后，将人唾及齿垽涂患处。或人屎涂患处。

蜈蚣咬伤：取蜘蛛置咬处，使其自吸其毒，再将乌鸡血及屎涂患处。或人头垢涂患处。或盐汤浸渍。或蜗牛汁涂患处。

蜘蛛咬伤：喝羊乳。或饮酒大醉。或鸡冠血涂。或韭白捣烂，以蔓菁子研油调敷患处。

蚯蚓伤：喝盐汤，再用盐汤洗患处。或石灰水浸渍。或鸡屎敷患处。

蠼螋伤：将乌鸡翎烧灰，用鸡子清调敷患处。或猪油脂与苦酒调和敷患处。或盐汤洗患处。或犀角磨汁涂患处。

蜂叮伤：将芋茎捣烂敷患处。或将青蒿嚼敷患处。或雄黄醋磨敷患处。或酱敷患处。或蜂房研末，以猪油脂调和敷患处。

壁镜伤：壁镜（即壁钱）咬人后，其毒能使人死亡，可用桑灰浸泡出浓汁，调白矾末敷患处。或用醋调雄黄末敷患处。

夏月杂色毛虫伤：豆豉一碗、清油半盏，同捣厚敷患处，经一宿后，将其埋地弃之，然后用白芷汤洗，再将乌贼骨末涂患处。或醋调伏龙肝作团，搓转伤处，其毛皆出。或麝香涂患处。或蒲公英汁涂患处。或马齿苋捣烂敷患处。

签刺伤：将鹿角烧灰和水涂患处。或将荔枝嚼烂，敷患处。或人头垢敷患处。或羊屎烧灰调和猪脂敷患处。或黑色雄鸡捣烂敷患处。鱼骨在肉中不出，将吴茱萸嚼烂盖在患处，再煮服海獭皮。铁棘、竹木刺，将鼠脑厚敷患处。

人咬伤：成疮，将龟版或鳖甲烧灰，用油调敷患处。

【原文】

鷄鳴散：（寶鑑）治金刃傷、打撲傷，血瘀凝積，煩悶慾絕。大黃酒蒸五錢，當歸尾三錢，桃仁二七粒研，酒煎，鷄鳴時服，次日下瘀血即癒，治折傷竗。花蕊石散治一切瘀血，内服外糝效，花蕊石四兩，硫黃一兩，右末，入瓦罐内，鹽泥固濟，安塼上火煆，經宿候冷，研細，每一大匙，童便入酒煎熱調服之。

當歸鬚散：（寶鑑）治打撲損傷，致氣凝血結，胸腹脇痛。當歸尾一錢五分，赤芍藥、烏藥、香附子、蘇木各一錢，紅花八分，桃仁七分，桂皮六分，甘草五分，酒水相半煎服。

二生膏：（寶鑑）治折傷手足。生地黃一斤，生薑四兩，右搗爛入酒糟一斤，炒熱布裹奄傷處熨之，傷筋損骨神效。傷損臂臼，脫出腫痛，生地黃搗爛攤油紙上，次糝木香末一層，右攤生地黃，貼患處。治折傷，斷筋損骨，生地黃搗取汁，好酒服，日二三次，又搗爛蒸熱，封傷處，一月筋骨連續。

化瘀散：（寶鑑）治杖打重，血上攻心，煩悶。蘇木、當歸尾各三錢，大黃、紅花各二錢，右末，每三錢溫酒童便調服。

軍中一撚金：（回春）治金瘡，傷破出血，並狗咬。要耑午日石灰，不拘多少炒研，生韭菜連根同搗作餅，陰幹為末，糝上止血生肌，千年生石灰尤竗。

鬱金膏：（回春）治一切腫毒杖瘡。欝金四兩，生地黃，入猪油一斤内煎枯去渣，入黃蠟八兩化開，入韶腦一兩，磁罐收貯，每用一兩加官粉二錢，鎔化攪勻，攤油單紙上，貼之神效。

［语释］

鸡鸣散：《宝鉴》治金刃伤、打扑伤，所致血瘀凝积，烦闷欲绝。方药组成为大黄（酒蒸）五钱，当归尾三钱，桃仁十四粒（研碎），酒煎，鸡鸣时服，次日下瘀血即愈，治跌打损伤效果好。花蕊石散，治一切瘀血，内服外洒均有效，其制法：花蕊石四两，硫黄一两，又研成末，放入瓦罐内，盐泥封闭，安放在砖上火煅，经一宿，待冷研细，每一大匙药末，用加入童便，且煎热的酒调匀服下。

当归须散：《宝鉴》治打扑损伤，致气凝血结，胸腹胁痛。方药组成为当归尾一钱五分，赤芍药、乌药、香附子、苏木各一钱，红花八分，桃仁七分，桂皮六分，甘草五分，酒水各半煎服。

二生膏：《宝鉴》治手足折伤。方药组成为生地黄一斤，生姜四两，又捣烂后入酒糟一斤，炒热布裹掩伤处熨，伤筋损骨神效。伤损臂臼，脱出肿痛，可将生地黄捣烂摊油纸上，再洒木香末一层，再摊生地黄，贴患处。治折伤，断筋损骨，可将生地黄捣取汁，好酒调服，日二三次，再将生地黄捣烂蒸热，封贴伤处，一个月能续接筋骨。

化瘀散：《宝鉴》治杖打较重，血上攻心，烦闷。方药组成为苏木、当归尾各三钱，大黄、红花各二钱，又研成末，每次三钱，温酒童便调服。

军中一捻金：《回春》治金疮，伤破出血，及狗咬。取端午日石灰，不限多少，炒后研末，生韭菜连根同捣作饼，阴干为末，洒患处止血生肌，千年生石灰更好。

郁金膏：《回春》治一切肿毒、杖疮。方药组成为郁金四两，生地黄，放入一斤猪油内，煎枯去渣，入黄蜡八两化开，入韶脑一两，磁罐收贮，每用一两加官粉二钱，镕化搅匀，摊油单纸上，贴之神效。

【原文】

解毒：諸中毒不省，多灌香油，以羽探喉。芒硝煎，甘草湯调服，利之。甘豆湯，並解百毒神效。

蠱毒[①]：門戶屋樑無塵潔淨必蓄，蠱家也，食其家妝，一匙在手後食之。紫金丹解蠱毒。

砒霜毒：飯中得易治，酒中得難治。毒在膈上，瓜蒂末吐之；在腹，紫金丹下之，臘猪膽水和服之。生菉豆汁服之。人糞汁灌之。猪狗羊鷄鴨血飲之。藍根汁和水調砂糖服之。稻稈灰和水作淋飲之。

菌毒：夜有光者、煑不熟者、煑訖照人无影者，皆有毒，蓋夏秋有毒，冬春無毒，地漿[②]飲之，人屎汁飲之，人頭垢和水服吐之。吐瀉不止，雀舌末井水調服。荷葉汁及末和水服。鮝魚[③]煑汁飲之。多飲香油。楓菌食之，笑不止而死，地漿人屎為竗。六畜及鵝鴨熱血飲之。

河豚毒：卵有毒，必死，蘆葦根汁，或人屎汁，或香油多灌吐出。白礬末白湯下。白扁豆末積水[④]服，羊蹄葉搗汁飲之。

［语释］

解毒：各类中毒所致患者不省人事，应多灌香油，以羽毛探喉使其吐。或芒硝煎液，以甘草汤调服，利下。“甘豆汤”解百毒神效。

蛊毒：门户屋梁无尘洁净，必蓄蛊，为蛊家，患者吃其嫁妆，并应一匙在手后吃。“紫金丹”解蛊毒。

砒霜毒：吃饭中砒霜毒，易治；饮酒中砒霜毒，难治。砒霜在横膈以上，服瓜蒂末吐出；在腹中，服“紫金丹”便下，并以腊猪胆水调和服下。或服生绿豆汤。或用人粪汁灌。或喝猪狗羊鸡鸭血。或用蓝根汁和水调砂糖服。或用稻秆灰泡水喝。

菌毒：菌类夜间发光，或煮不熟，或煮完后照不出人影，都有毒，大概夏秋菌类有毒，冬春无毒。若吃菌类中毒，喝地浆、人屎汁，或人头垢和水服吐。若出现吐泻不止，用井水调服雀舌末。或用水调服荷叶汁及末。或喝鲞鱼汤。或多饮香油。吃枫菌后，会出现笑不止而死，用地浆、人屎治疗。或喝六畜及鹅鸭热血。

河豚毒：其卵有毒，吃后必死，可用芦苇根汁，或人屎汁，或香油多灌，将其卵吐出。或白水冲服白矾末。或用积水冲服白扁豆末，或将羊蹄叶捣汁服。

［词解］

①蠱毒：是一种毒药，它的形态主要表现为4种，即毒虫蛊、动物蛊、植物蛊和物品蛊。附随其上的各种神秘观念，都与特定时代的意识形态特征，社会生产力水平以及畜蛊者的目的有直接联系。

②地漿：掘黄土地作坎，深约二尺许，灌水，搅混，俟其沉淀，取上面清液，即为地浆水。

③鮝魚：(xiǎng)，剖开晾干的鱼。

④積水：下雨聚集之水。

【原文】

川椒毒：戟喉，氣慾絕，喫大棗三枚。閉口椒，尤毒，下白沫，身冷痺，飲井水一二升，桂皮煎飲，地漿、黑豆汁、人尿多飲。

巴豆毒：大吐瀉，煩渴，發熱，黃連、黃栢煎服。黑豆煑汁飲之，寒水石磨水服，菖蒲或葛根搗汁飲之。冷水浸手足，藍根砂糖搗爛和水服。忌食熱物。

附子　天雄　川烏　草烏毒：中附子、天雄、川烏毒，心煩悶，頭岑岑然[①]，遍身皆黑，必死，菉豆、黑豆汁冷服，甘豆湯煎服。棗肉、飴糖食之，多飲井水，令吐瀉。中草烏毒，麻痺暈悶，甘豆湯飲之，又生薑汁飲之。童便飲之。黃連煎服。

躑躅　半夏　芫花　甘遂毒：躑躅毒，梔子煎服。半夏毒，生薑汁、乾薑汁飲之。芫花毒，桂皮煎服，又甘草、防風煎飲。甘遂毒，黑豆汁飲之。

海菜毒：多食傷人，腹痛發氣，吐白沫，飲熱醋即安。凡海菜傷，皆同此法。

［语释］

川椒毒：中花椒毒，患者感觉刺喉，气闷欲绝，急吃大枣三枚。闭口花椒，毒性尤强，中毒后能使患者吐白沫，身冷痹，急饮井水一二升，或桂皮煎服，或多喝地浆、黑豆汁、人尿。

巴豆毒：患者症见大吐、大泻，烦渴，发热，急用黄连、黄柏煎服。或黑豆煮汁服，或寒水石磨水服，或菖蒲，或葛根捣汁服。或冷水浸泡手足，蓝根砂糖捣烂和水服。忌食热物。

附子　天雄　川乌　草乌毒：中附子、天雄、川乌毒，心烦闷，头岑岑然，遍身皆黑，患者必死，急用绿豆、黑豆汁冷服，或“甘豆汤”煎服。或吃枣肉、饴糖，多饮井水，使患者吐泻。中草乌毒，症见麻痹晕闷，急服“甘豆汤”，再服生姜汁。或饮童便。或黄连煎服。

踯躅　半夏　芫花　甘遂毒：中羊踯躅毒，急将栀子煎服。中半夏毒，急服生姜汁、干姜汁。中芫花毒，急将桂皮煎服，再用甘草、防风煎饮。中甘遂毒，急服黑豆汁。

海菜毒：多吃伤人，腹痛发气，吐白沫，急饮热醋即安。凡海菜伤人，治法皆同。

［词解］

①岑岑然：头脑胀痛之意。

【原文】

馬毒：開剝死牛馬中毒，遍身生紫疱俱潰，服紫金丹。凡瘡，馬汗馬毛馬氣皆害。馬汁入瘡，毒氣攻心，燒粟稈灰淋汁蘸瘡，白沫出即瘥。生馬血，入人肉中害人。馬汗毒引入如紅線，以鍼刺瘡口出血，烏梅和核研爛和醋付之。馬汗及毛入瘡，冷水浸瘡，飲好酒。驢涎馬汗成瘡，烏頭末付之。馬毒，月經塗之。

諸獸肉毒：六畜肉毒，犀角磨汁一碗飲之。食馬獸六畜毒，黃栢末二三錢水調服。食自死鳥獸肝毒，人頭垢一錢熱湯和服。食猪肉毒，生韭汁飲之，燒猪骨末和水服，又犬屎燒灰酒和服。凡肉盛密器，蓋之膈宿，名鬱肉，又茅屋漏水霑濕脯，名漏脯，皆有毒，多飲人乳，又燒犬屎，或燒人屎，和酒服。食牛馬肉及肝中毒，先剉頭髪令寸長，拌好土，作溏泥二升，合和飲之，須臾髮皆貫所食物出。中馬肉毒，杏仁三兩，香豉二兩，和蒸一炊，久熟杵服，又多飲清酒即解。食狗肉不消，心下痞脹，口乾發熱妄語，煑蘆根汁飲之，又杏仁一升去皮研，水三升煎，去滓，分三服，下血片為效。中牛羊肉毒，煑甘草汁，服一二升。中生肉毒，地漿飲之。

諸禽肉毒：食鵝鴨肉毒，糯米泔或溫酒飲之，秫米水研汁飲之。中雉肉毒，吐下，犀角末和水服，又水磨服。食中毒箭死鳥獸肉，及野鳥肉中毒，貍骨燒灰和水服，又黑豆汁、藍葉汁飲之。

魚蟹毒：食魚中毒，煑魚腦飲之，冬苽汁飲之，海獺皮煑汁飲之，鮫魚皮燒灰和水服。蟹毒，藕汁冬苽汁煑蒜汁飲之，紫蘇煎飲。鱸魚鯸鮧①毒，蘆根煎服。鱔毒，食蟹。食鱠不消，飲薑汁，食瓜蒂末探吐，久成癥瘕，取水中石子數十燒赤，投五升水中七次，熱飲。魚肉不消成積，狗屎燒存性，末和酒服，日三。服天門冬後食鯉魚中毒，浮萍草服而解之。

［语释］

马毒：因开剥死牛马中毒，遍身生紫疱，俱溃破，服“紫金丹”治疗。凡疮，马汗、马毛、马气都会侵染。马的液体侵入疮，会出现毒气攻心，可将粟秆烧灰，浸汁蘸疮，出白沫即愈。生马血，侵入人肉中会害人。马汗毒若侵入，症状如红线，可用针刺疮口使其出血，将乌梅和核研烂，和醋敷患处。马汗及毛侵入疮，用冷水浸疮，饮好酒。驴涎、马汗侵染成疮，将乌头末涂洒患处。马毒，用月经涂。

诸兽肉毒：因吃六畜肉中毒，将犀角磨汁一碗服下。吃马兽六畜中毒，用水将黄柏末二三钱调服。吃自死鸟兽肝中毒，用人头垢一钱，热汤和服。吃猪肉中毒，服生韭汁，或烧猪骨研末，以水调服，或将狗屎烧灰，酒和服。凡将肉盛放在密器，盖之膈宿，名“郁肉”，又因茅屋漏水，沾湿肉脯，名“漏脯”，都有毒，人若吃了中毒，可多饮人乳，或将狗屎少存性，或将人屎烧存性，以酒和服。吃牛马肉及肝中毒，先将头发剪成寸长，用好土相拌，制成溏泥二升，合和服下，不一会儿，所吃食物皆被发贯便出。吃马肉中毒，将杏仁三两、香豉二两放在一起蒸，熟后蒸的时间长一点，然后捣烂服，或多饮清酒即解。吃狗肉不消化，心下痞胀，口干发热，妄语，煮芦根汁喝，或杏仁一升，去皮研末，水三升煎煮，去渣，分三次服，下血片为效。吃牛羊肉中毒，可煮甘草汁，服一二升。吃生肉中毒，饮地浆。

诸禽肉毒：吃鹅鸭肉中毒，喝糯米泔或温酒，或秫米水研汁服。吃鸡肉中毒，上吐下泻，犀角末和水服，或犀角磨水服。吃中箭毒而死的鸟兽肉，及野鸟肉中毒，狸骨烧灰和水服，或黑豆汁、大青叶叶汁饮。

鱼蟹毒：吃鱼中毒，可煮鱼脑喝，或冬瓜汁饮，或海獭皮煮汁饮，或鲛鱼皮烧灰和水服。吃蟹中毒，可饮藕汁、冬瓜汁、煮蒜汤，或紫苏煎汤饮。吃鲈鱼、河豚中毒，可将芦根煎汤服。吃鳝鱼中毒，可吃蟹解毒。食鲙不消，饮姜汁，或吃瓜蒂末探喉吐出，若久成癥瘕，取水中石子数十块，烧红后投五升水中，如此七次，热饮该水。吃鱼肉不消，成积滞，可将狗屎烧存性，研末和酒服，每日三次。服天门冬后食鲤鱼中毒，服浮萍草而解。

［词解］

①鯸鮧：河豚。

【原文】

苽[1]果毒：過食苽果，腹脹氣急，桂心末五錢，麝香少許，飯丸如菉豆水下。百菓毒，多飲香油吐之，又地漿藍汁甘草汁飲之。苽毒，石首魚煑汁服之。桃毒，桃梟[2]燒末和水服。

燒酒毒：過飲，麵青口噤、不省，甚則腐腸穿脇，初覺，脫衣推身，轉之無數，吐之即甦，又以溫湯淋洗一身，長令溫煖，若灌冷水即死。生苽及蔓取汁，開口灌之不住，又碎冰納口中及肛門，又葛根汁灌口則癒。

豆腐毒：過食，腹脹氣塞，井水多飲，若飲酒即死，毒甚生瘡，噫氣，遺精白濁，蘿葍煎飲，杏仁研飲之，米泔水飲之。

麪毒：熱麪毒，蘿葍汁飲之，無則取子水研飲之，又地骨皮煑汁飲之，又赤小豆末和水服。

［语释］

瓜果毒：过食瓜果，会出现腹胀气急的症状，可用桂心末五钱、麝香少许，泛丸如绿豆大小，水冲服。各种果毒，多饮香油吐出，或饮地浆、蓝汁、甘草汁。吃瓜中毒，可将石首鱼煮汤服。吃桃中毒，可将桃枭烧末和水服。

烧酒毒：过量饮酒，症见面青口噤、不省人事，甚则腐肠穿胁，刚觉察到时，脱衣推身，转之无数，吐出即清醒，或用温热水淋洗全身，使长时间保持温暖，若浇洗冷水即死。生瓜及蔓取汁，开口不住的灌，或将碎冰纳口及肛门中，或葛根汁灌口则愈。

豆腐毒：过食，则腹胀气塞，可多饮井水，如果再饮酒，即死，毒甚会生疮、噫气、遗精白浊，将萝卜煎汤服，或杏仁研汁服，或服米泔水。

面毒：吃热面中毒，可饮萝卜汁，没有效果则取萝卜子水研汁服，或地骨皮煮汁服，或赤小豆末和水服。

［词解］

①苽：疑作“瓜”。

②桃梟：（xiāo）一种与鸱鸺相似的鸟。

【原文】

誤呑水蛭鼠涎：（回春）誤呑水蛭，宜食蜜，又天泥丸如櫻桃，每一丸白水下，蛭抱泥同下。一男子誤呑鼠涎，低頭向暗處藏身不言，問亦不答，飲食俱揹人，竊食，以為中邪，用三牲祭之，其物經宿，其妻食之病亦如之，皆中鼠涎毒也，以吳茱萸塞貓口取貓涎，將吳茱萸令夫妻服之即癒。

烟燻毒：烟燻人，迷悶不省，生蘿葍汁飲之。炭燻頭疼，蘿葍汁飲之，子水研飲亦可。

石藥毒：中石藥毒，人參煎服，又鴈肪服之，又白鴨屎末和水服。

艾毒：艾葉久服，毒發，熱氣上衝，狂燥不禁，眼有瘡，甘豆湯冷服，藍葉汁、綠豆汁飲之。

蔬菜毒：諸菜毒發，狂或吐下，葛根煎服，生汁尤佳。烏鷄屎燒末和水服，香油多飲，甘草煎湯服。菜蔬魚肉毒，苦参三兩，苦酒一升煎服，吐出即瘉。

杏仁毒：誤食雙仁必死，藍葉汁飲之，又藍實水研取汁飲之，又地漿香油多灌。

誤吞金 銀 銅 鐵 鉛 鍼 錢 木屑：（回春）誤吞金銀銅鐵等物不化，砂仁濃煎服，其物自下。誤吞銅錢銅物，多食胡桃肉或荸薺，其銅自爛。誤吞鍼，蠶豆煑熟同韭菜喫下，鍼縱大便出。誤吞木屑，搶喉不下慾死，鐵斧磨水灌下。一婦人將燒酒貯錫壺，經旬服中鉛毒，陳土水入甘草湯服瘉。

［语释］

误吞水蛭鼠涎：《回春》误吞水蛭，宜食蜜，或天然泥土做丸如樱桃大小，每次一丸，白水冲服，蛭抱泥同下。一男子误吞鼠涎，低头向暗处藏身不言，问亦不答，饮食俱背人，偷吃食物，被以为中邪，用三牲祭驱鬼邪，其物经宿，其妻吃后病亦如他一样，都是中鼠涎毒，可用吴茱萸塞猫口取猫涎，让夫妻服吴茱萸即愈。

烟熏毒：烟熏人，迷闷不省，可取生萝卜汁服。炭熏头疼，饮萝卜汁，或萝卜子水研汁饮。

石药毒：服食石药中毒，可将人参煎服，或吃大雁肪，或白鸭屎末和水服。

艾毒：艾叶久服，将发毒，感觉热气上冲，会狂燥不禁，眼生疮，“甘豆汤”冷服，或服蓝叶汁、绿豆汁。

蔬菜毒：吃诸菜毒发，症见发狂或上吐下泻，葛根煎服，鲜葛根汁尤佳。乌鸡屎烧末和水服，香油多饮，甘草煎汤服。吃菜蔬鱼肉中毒，用苦参三两、苦酒一升煎服，吐出即愈。

杏仁毒：误食双杏仁必死，可服蓝叶汁，或蓝实水研取汁饮，或地浆香油多灌。

误吞金、银、铜、铁、铅、针、钱、木屑：《回春》误吞金银铜铁等物，不能消化，砂仁煎浓汤服，其物自下。误吞铜钱铜物，多吃胡桃肉或荸荠，其铜自烂。误吞针，将蚕豆煮熟同韭菜吃下，针从大便排出。误吞木屑，抢喉不下欲死，将铁斧磨水灌下。一妇人将烧酒贮锡壶，经旬服后中铅毒，把陈土和水，加入甘草汤服，病愈。

【原文】

鹽滷毒：（景岳）凡婦人服鹽滷垂死者，急取活鴨或鷄斬頭，將塞口中，以熱血灌之可解，若飲滷多，必數只，方盡收其毒。

甘豆湯：（寶鑑）解百藥百物毒。甘草黑豆各五錢，水煎取汁，温冷任意服之。或加竹葉或加薺苨尤佳。

（内局）**太乙紫金丹：**（寶鑑）一名萬病解毒丹，治蠱毒、草木諸肉毒、山嵐瘴氣、諸藥金石毒、鳥獸百蟲一切毒。文蛤去蟲土三兩，山茨菰去皮焙二兩，大戟洗焙一兩五錢，續隨子去皮油一兩，麝香三錢，右末，糯米粥和匀，搗作四十錠①，每服半錠，重者一錠，並薄荷湯下。自縊、落水、鬼迷、驚死，心頭溫者，並冷水磨灌即醒。蛇犬諸惡、蟲傷，以酒化服，又水磨塗傷處。加石雄黃一兩，硃砂五錢，名玉樞丹，治同。

［语释］

盐卤毒：《景岳》凡是妇女吃盐卤欲死，急取活鸭或鸡，斩头后将颈塞入患者口中，以热血灌之可解，若饮卤多，必数只鸡或鸭，才尽收盐卤毒。

甘豆汤：《宝鉴》解百药百物毒。甘草、黑豆各五钱，水煎取汁，温凉后任意服。或加竹叶，或加荠苨，效果尤佳。

（内医院编纂）**太乙紫金丹：**《宝鉴》一名“万病解毒丹”，治蛊毒、草木诸肉毒、山岚瘴气、诸药金石毒、乌兽百虫一切毒。方药组成为文蛤（去虫、土）三两，山茨菇（去皮，焙干）二两，大戟（洗净焙干）一两五钱，续随子去皮油一两，麝香三钱，又研成末，用糯米粥和匀，捣作四十锭，每次服半锭，重者一锭，均薄荷汤冲服。对自缢、落水、鬼迷、惊死患者，若心头温暖，均用冷水磨灌即醒。蛇犬诸恶、虫伤，用酒化服，或水磨涂伤处。方中加石雄黄一两，朱砂五钱，名“玉枢丹”，治同。

［词解］

①錠：即锭剂，系药物和细粉适宜粘合剂制成不同形状的固体制剂。锭剂的形状有长方形、纺锤形、圆柱形、圆锥形等。应用时以液体研磨，或粉碎后与液体混匀，供外用或内服，也有整粒吞服者。

［临床新用］

太乙紫金丹 本方现代主要用于急性扁桃体炎、咽喉炎、带状疱疹、痢疾、流行性脑脊髓膜炎、食道癌梗阻、嗜酸粒细胞增多症、急性化脓性感染、癫痫的治疗。

（1）**急性扁桃体炎及咽喉炎** 本方用以治疗扁桃体炎及咽喉炎，依病情轻重加减用量，若有继发感染而高热者，配合西药治疗。结果：169例病例中仅7例无效，其余痊愈（范若莉．紫金锭临床应用．中成药，1991，（11）：22）。本方加味外敷治疗慢性咽炎7例，用药3～6次后，2例显效，5例痊愈（黄国庆．紫金锭外敷治疗慢性咽炎．浙江中医杂志，1986，（12）：561）。

（2）**带状疱疹** 39例该病患者，采用梅花针点刺，配合负压罐及外敷紫金锭治疗，结果：显效10例，有效29例（陈凤兰、刘秀明．梅花针为主治疗39例带状疱疹．云南中医杂志，1987，（6）：19）。用紫金锭治疗带状疱疹381例，将紫金锭醋磨成稀糊状外涂，剂量视其疱疹面积大小而定，每日3次，一般以3～7天为1疗程。若遗有神经痛，使用消炎痛、维生素B，缓解疼痛。经1个疗程治疗，有293例患者痊愈，其中包括156例曾使用病毒灵、聚肌胞等药治疗无显著效果者，显效88例，有效率100%（董鹤琏．紫金锭治疗带状疱疹381例．广西中医药，1996，（6）：15）。

（3）**痢疾** 用紫金锭治疗50例小儿菌痢患者，依年龄增长增加给药量。结果：44例痊愈，3例好转，无效3例（张若芬．紫金锭治疗小儿菌痢50例．吉林中医药，1991，（1）：37）。

（4）**流行性脑脊髓膜炎** 用紫金锭治疗流脑患者21例，全部治愈。具体用法：本品研细末，每服0.1～1.8克，日3～4次。症状消失最快者3天，最迟7天，平均5天（胡秉军．紫金锭治疗流行性脑脊髓膜炎简介．江西中医药，1960，（11）：33）。

（5）**食道癌梗阻** 服用紫金锭并配合其他药物应用，不仅使食道吞咽梗阻、痰涎多等症状明显减轻，而且可获延长病人生命之效（林起铨．紫金锭在临床上的应用．中成药研究，1982，（5）：45）。用紫金锭和紫硇砂等量内服，对肿瘤生长有抑制作用，对初期食道癌有减轻梗阻，使食道通畅的作用（谢海洲．中成药引申应用集例．中成药研究，1983，（6）：23）。

（6）**嗜酸粒细胞增多症** 13例本病患者用紫金锭加用干蟾粉，并配合激素（强的松）治疗。经过1个疗程（7～14天或1月）的治疗，有7例治愈，6例有效（岳育新、赵世谦、邓福仁，等．联合应用干蟾粉、紫金锭和强的松治疗嗜酸粒细胞增多症13例临床观察．中西医结合杂志，1982，（1）：35）。

（7）**急性化脓性感染** 用紫金锭内服外敷治疗急性化脓性感染186例，其中急性淋巴结炎58例，疖肿54例，蜂窝组织炎38例，急性乳腺炎24例，痈肿6例，急性淋巴管炎4例，丹毒2例，局部均有红肿热痛等急性炎症症状。结果：治愈164例，24例最后形成脓肿作切开引流（葛伟彰．紫金锭治疗急性化脓性感染的临床观察．中医杂志，1961，（6）：20）。

（8）**癫痫** 用紫金锭治疗50例小儿癫痫属痰郁动气型，16例治愈，18例有效，有效率为68%（王焕庭．紫金锭治疗儿童癫痫50例效果观察．浙江中医杂志，1981，（11）：520）。105例儿童癫痫患者，65例患者给予紫金锭治疗，40例用紫金锭加苦参治疗。结果：紫金锭组中21例治愈，24例有效，无效20例；紫金锭加苦参组中17例治愈，13例有效，无效10例。说明两组对癫痫精神运动性发作及大发作疗效好，对小发作疗效不佳（王焕庭．紫金锭与苦参片治疗儿童癫痫105例报告．中医杂志，1983，（1）：48）。

【原文】

救急：危病有十：一霍亂、二纏喉風①、三吐下、四中砒霜毒、五尸厥、六中惡客忤、七脫陽[②]、八鬼魇鬼打、九孕婦横逆産、十胎衣不下。

脈法：中惡之脈，緊細易治，浮大難痊，脈至如喘，名暴厥[③]。

中惡：中惡客忤，凡人暮夜登厠，或出郊，或遊空冷室，忽見鬼物，口鼻吸著，驀然倒地，厥冷握拳，口鼻出血，或心腹絞痛，脹滿氣衝，與尸厥同，但腹不鳴，心腹煖，切勿移尸，即令衆人圍繞打皷[④]燒火，或燒麝香、安息香，候醒方移，先用銅器或瓦器盛熱湯，用厚衣襯腹上熨之，冷則易，蘇合香元（氣門）薑湯，或溫酒，或童便下三丸，且用備急丸。急取半夏皂角末吹鼻，心頭溫可活，又麝香一錢，研和醋服，又生薑汁醇酒各半盞，同煎百沸服，又韭汁灌口鼻，又菖蒲汁灌之，又灸臍中百壯。

［语释］

救急：危病有十：一是霍乱、二是缠喉风、三是吐下、四是中砒霜毒、五是尸厥、六是中恶客忤、七是脱阳、八是鬼魇鬼打、九是孕妇横逆产、十是胎衣不下。

脉法：中恶之脉，紧细脉易治，浮大脉病难好，脉至如喘，名"暴厥"。

中恶：中恶客忤，为人晚上或黑夜上厕，或出行郊外，或入空冷房室，忽见鬼物，口鼻吸附秽气，突然倒地，厥冷握拳，口鼻出血，或心腹绞痛，胀满气冲，与"尸厥"症状相同，但腹不鸣，心腹暖，切勿移动，立刻叫人围绕病人，打鼓烧火，或烧麝香、安息香，等患者醒后方可移动，先用铜器或瓦器盛热汤，用厚衣衬腹上，用热汤熨，汤冷则更换成热的，用姜汤，或温酒，或童便冲服"苏合香元"（开窍行气）三丸，并且服用"备急丸"。或急取半夏皂角末吹鼻，患者心头温，可救活，或麝香一钱，以醋研和服，或生姜汁、醇酒各半盏，同煎百沸服，或用韭汁灌口鼻，或菖蒲汁灌之，或灸脐中百壮。

［词解］

①纏喉風：又名阳毒喉风，多由火毒上冲所致。症见咽喉肿痛胀塞，甚或肿连腮项，红丝绕缠，且麻且痒，指甲青，痰壅肢厥，胸闷气促，目睛外突。清·程永培《咽喉经验秘传》："阳毒喉风身发热，肿连头项目睛突，气粗短促鼻扇张，主去痰涎方可治。"

②脫陽：①指阳气耗伤太过，以致神气不藏而出现幻觉、幻视、神志异常、或大汗淋漓、手足逆冷、蜷卧神疲等症状。《难经·二十难》："脱阳者见鬼。"②指男子因性交出现虚脱的症状。

③暴厥：即突然昏倒，不省人事。《素问·大奇论》："暴厥者，不知与人言"。即以暴死为厥。《素问·平人气象论》："寸口脉沉而喘，日寒热。"《素问·大奇论》："脉至如喘，名日暴厥。"王冰注："喘，谓卒来盛急，去而便衰，如人之喘状也。"

④皷："鼓"的异体字。

【原文】

尸厥：即中惡之類，凡吊死問疾，或入墓登塚，卒中邪惡，與臟氣相忤，忽然逆冷，頭麵青黑，牙關緊急，昏倒如尸，但氣不絕，脈無倫，或乍大乍小，或微細不見，心胷煖，是也，竹管吹兩耳即甦，急取蘇合香元（氣門），溫酒或薑湯調下，又還魂湯煎灌，又菖蒲汁灌之，又附子鮑一枚末，酒煎分二服，或薑汁半盞、酒一盞，煎百沸灌之。

還魂湯：（寶鑑）一名追魂湯，主中惡尸厥暴死，客忤鬼擊飛尸，奄忽口噤，氣絕。麻黄三錢，杏仁二十五粒，桂心、甘草各一錢煎服，口噤者，斡[①]開口灌之，藥下立甦。凡尸厥、欝冒、卒死、卒中之類，皆當發表。

［语释］

尸厥：即中恶之类，为向吊死者问询，或入墓登冢，卒中邪恶，与脏气相忤，忽然逆冷，症见头面青黑，牙关紧急，昏倒如尸，但气不绝，脉无伦，或乍大乍小，或微细不见，心胸暖，可用竹管吹两耳，患者即苏醒，或急取"苏合香元"（行气开窍），用温酒或姜汤调冲服，或用"还魂汤"煎灌，或菖蒲汁灌服，或附子（炮）一枚研末，酒煎分二次服，或姜汁半杯、酒一杯，煎百沸灌服。

还魂汤：《宝鉴》又名“追魂汤”，主中恶尸厥暴死，客忤鬼击飞尸，奄忽口噤，气绝。方药组成为麻黄三钱，杏仁二十五粒，桂心、甘草各一钱煎服，口噤者，斡开口灌服，药下立刻苏醒。凡尸厥、郁冒、卒死、卒中之类，皆当发表治疗。

［词解］

①斡：(wò)，旋转。

【原文】

鬼魘：鬼魘[1]，鬼打之症，人到客舍舘驛，及久無人居冷房，睡中為鬼所魘，喫喫作聲而不醒，令人吗喚，不急救即死，痛咬其足根及大拇指甲邊，並多唾其𩑶即活，仍用筆管吹兩耳，又取半夏或皂角末吹鼻，若元[2]有燈不可吹滅，如無燈切不可用燈照。夢中被刺，或被打諸般不祥，忽然吐血下血，甚者九竅出血，升麻、獨活、續斷、地黃各五錢，桂皮一錢，為末，每二錢白湯調下。

雄硃散：（寶鑑）治鬼魘。牛黃、雄黃各一錢，硃砂五分，右末，每挑一錢於牀下燒之，次挑一錢以酒調灌之。

［语释］

鬼魇：鬼魇，是鬼打之症，为人到客舍馆驿，及入住无人久居冷房，睡中为鬼所魇，吃吃作声而不醒，应叫人将其唤醒，不急救会死亡，或很咬其足根及大拇指甲边，并多在其面上吐唾，病人可醒过来，或仍用笔管吹两耳，或取半夏或皂角末吹鼻，如果原来有灯，不可吹灭，如无灯，切不可用灯来照。梦中感觉被刺，或被打各种不祥症状，忽然吐血下血，甚者九窍出血，方用升麻、独活、续断、地黄各五钱，桂皮一钱，研为末，每次二钱，用白水冲服。

雄朱散：《宝鉴》治鬼魇。方药组成为牛黄、雄黄各一钱，朱砂五分，又研成末，先拿一钱在患者床下烧，后那一钱用酒调和灌服。

［词解］

①鬼魇：亦称梦魇。其症恶梦离奇，或如有重物压身，常常突然惊醒。《肘后备急方》：“魇，卧寐不寤者，皆魂魄外游，为邪所执。”

②元：同“原”。

【原文】

欝冒卒死：欝冒[1]者，亦名血厥，婦人多有，平居無疾，忽如死人，身不動，不知人，目閉口啞，或但如眩冒[2]，移時方寤。此由汗多血少、氣併于血、陽上氣壅，藜蘆、瓜蒂、雄黃、白礬等末少許吹鼻。卒死者，乘年之衰，逢月之空，失時之和，因賊風所傷，是為三虛暴病卒死，或火氣入臟，則卒死。凡卒死者，口張目閉，手散尿遺，為虛，宜補氣；目閉口噤，手拳，為實，宜發表。赤色出兩顴，病雖瘉，卒死；黑色出額，雖不病，卒死。暴亡者，心腹溫，目中神彩不轉，口中無涎，舌與陰卵不縮，可活，雄雞冠血頻塗其𩑶，或滴鼻中，又牛黃清心元（風門）、蘇合香元（氣門）薑汁，或溫酒童便調灌，又半夏，或皂角末吹鼻，又牛黃或麝香一錢，溫酒調灌。驚怖卒死，溫酒灌之甚佳。

白薇湯：（寶鑑）治欝冒。白薇、當歸各一兩，人参五錢，甘草二錢五分，又鹿[3]末，每五錢煎服。

（內局）**備急丸：**（寶鑑）主諸卒死暴疾百病，及中惡客忤，鬼打麵青，口噤氣絕。

大黄、乾薑、巴豆霜各一兩，為末，蜜丸如小豆，三丸熱酒下。口噤，以酒化下即活，或溫水下亦得。

［语释］

郁冒卒死：郁冒，亦称“血厥”，妇女多患此病，表现为平居无疾，忽然像死人一样，身不动，不知人事，目闭口哑，或仅像眩冒症状一样，移时方醒。此由汗多血少、气并于血、阳上气壅所致，方用藜芦、瓜蒂、雄黄、白矾等末少许吹鼻治疗。卒死者，因年衰，逢月虚弱，失时令之和，被风邪所伤，这是三虚暴病卒死，或火邪之气入脏，则卒死。凡卒死者，症见口张目闭，手散尿遗，为虚，宜补气治疗；目闭口噤，手拳，为实，宜发表治疗。两颧若现赤色，病虽愈，患者会卒死；若额现黑色，虽不病，患者会卒死。暴亡者，若见心腹温，目中神采不转，口中无涎，舌与阴丸不缩，可活，用雄鸡冠血频涂其面，或滴鼻中，或用姜汁，或温酒、童便调“牛黄清心元”（清心豁痰）、“苏合香元”（行气开窍）灌服，或半夏或皂角末吹鼻，或牛黄或麝香一钱，温酒调灌。因惊恐卒死，温酒灌服甚佳。

白薇汤：《宝鉴》治郁冒。方药组成为白薇、当归各一两，人参五钱，甘草二钱五分，又制成粗末，每次五钱煎服。

（内局）**备急丸**：《宝鉴》主治诸卒死类暴疾百病，及中恶客忤，症见鬼打面青，口噤气绝。方药组成为大黄、干姜、巴豆霜各一两，研为末，制蜜丸如小豆大小，每次热酒冲服三丸。口噤患者，以酒化下即活，或温水下亦可。

［词解］

①欝冒：指郁闷眩晕，甚则发生一时性昏厥，但旋即可自行苏醒。可由血虚而亡津液，或肝气郁结、外邪阻遏等所致。《金匮要略》：“新产妇人……亡血复汗、寒多，故令郁冒”。

②眩冒：“冒为蒙冒之冒，世谓之昏迷者是矣。”《医学入门》：“头眩……或云眩晕，或云眩冒。眩言其黑，晕言其转，冒言其昏，一也。”见于颈椎病、脑动脉硬化、脑血管痉挛等病变引起的一过性脑缺血，或基底动脉供血不足。

③麁：疑为“麤”。“粗”的异体字。

［临床新用］

备急丸　本方现代主要用于肠梗阻、腹泻、急性阑尾炎的治疗。

（1）**肠梗阻**　本方治疗肠梗阻39例，具体用法：大黄、干姜、巴豆各为细末，使药量比例成3:2:1，制成丸剂，每丸重1克，每服14岁以内者1丸，15岁以上者1~2丸，每4小时服1次。所治39例患者，包括单纯性肠梗阻29例，蛔虫性肠梗阻7例，粘连性肠梗阻3例，结果：治愈35例，有效3例，无效1例，平均获效时间为6.2小时，总有效率为97.4%（符开智．三物备急丸治疗肠梗阻39例体会．云南中医杂志，1982，(2)：27)。将大黄、干姜、巴豆（去皮心，炒）各509，先捣大黄为末，另碾巴豆为脂，混合碾匀，炼蜜为丸，每粒梧桐子大小，含巴豆量0.07克，首次服4粒，据病情6~8小时后服3粒，一般不超过3次，儿童用量酌减。配合禁食、胃肠减压、补液等，治疗16例肠梗阻，结果：服药1次缓解者6例，2次缓解者5例，3次缓解者2例，无效3例（霍锡坚．三物备急丸治疗肠梗阻16例．四川中医，1993，(9)：20)。

（2）**腹泻**　药用大黄炭12克，制附子15克，干姜6克，硫黄粉、甘草各3克，制巴豆霜0.5克，日1剂，分3次温服，治疗200例沉寒凝滞型慢性腹泻，结果：195例痊愈，5例无效（卢书山．备急丸加味治疗沉寒凝滞型慢性腹泻200例．浙江中医杂志，1992，(11)：489)。

（3）**急性阑尾炎**　以三物备急丸减去干姜，制成的“巴黄片”及化瘀片、清解片，治疗急性阑尾炎150例，瘀滞期50例，蕴热期49例，毒热期51例，结果：治愈139例，好转9例，总有效率为98.7%（何清宁、罗连城、张炳生，等．清解片、化瘀片、巴黄片治疗急性阑尾炎150例疗效报告．中西医结合杂志，1985，(12)：717)。

【原文】

脱陽：凡大吐瀉後，元氣不接，四肢逆冷，麵黑氣喘，冷汗出外，腎縮，不省人事，須臾不救，與傷寒、陰陽易同症，桂枝二兩好酒煎服，又蓮鬚、葱白、三七莖酒煎服，又生薑一兩研酒煎服，又葱塩爛搗，炒熱熨臍下氣海。

大固陽湯：（寶鑑）治脱陽不省。大附子一枚炮，切作八片，白术、乾薑炮各五錢，木香二錢五分，水煎，去滓放冷灌服，須臾又進一服，神效。

［语释］

脱阳：凡大吐泻后，元气不能接续，症见四肢逆冷，面黑气喘，冷汗出外，阴囊收缩，不省人事，片刻会不救身亡，与伤寒、阴阳易同症，可用桂枝二两好酒煎服，或莲须、葱白、三七茎酒煎服，或生姜一两捣碎酒煎服，或葱、盐烂捣，炒热后熨脐下气海。

大固阳汤：《宝鉴》治脱阳不省人事。方药组成为大附子一枚（炮），切作八片，白术、干姜（炮）各五钱，木香二钱五分，水煎，去滓放冷灌服，一会儿后，再服一剂，神效。

【原文】

救凍死：四肢強直、口噤、只有微氣者，用炒灰囊盛熨心上，冷則易，開口氣出後，溫粥或溫酒薑湯灌之，若不先溫其心，便將火灸，則冷氣與爭，必死矣！又用氈或蒿薦[1]裹之，以索繫定放平穩處，兩人對麵輕輕滚轉，四肢溫和即活也。

救餓死：若纍日不得食，饥困将死者，顿喫飯及肉死，先以稀粥清稍稍咽下，令咽腸潤過，一日頻與稀粥，過數日乃與軟飯。

絞腸沙：見霍亂。

入井中卒死：凡入枯井古塚，先以鷄鴨毛投之，直下則無毒，若徘徊不下則有毒，當以酒灑其中，久乃入。夏月淘井多至殺人，古塚及深井中皆有伏氣，若入則令人冒悶奄忽而死，即取井水哄面，又調雄黄末一二錢服之。轉筋入腹痛慾死者，使四人捉住手足，灸臍左二寸十四壯，又生薑一兩、酒五盞，濃煎頻服，又醋煑衣絮裹轉筋處，又濃煎塩湯，浸手足，洗胷脇，即甦。

蛇入七竅：蛇入耳鼻口中挽不出，急以刀傷蛇尾，納川椒或胡椒二三粒裹着，即出。以艾灸蛇尾即出。後用雄黄末調人參湯服，制蛇毒。人卒為蛇繞不解，以熱湯淋之，無湯令人尿之，即解。

［语释］

救冻死：患者四肢强直、口噤、只有微弱气息，急将炒灰用囊盛放在胸口熨烫，凉则更换，待患者口能开，气息正常后，用温粥，或温酒，或姜汤灌服，若不先温其心，便用火炙，则热与冷气相争，患者必死！又用毡或蒿荐裹之，以绳索系定，放平稳处，两人面对相抱轻轻滚转，四肢温和即活。

救饿死：若多日没有吃饭，饥困将死，突然吃上一顿饭，或吃上一顿肉而撑死，应先用清稀粥让患者慢慢咽下，使咽喉肠管润过，一天频予稀粥，过数日后，再予软饭吃。

绞肠沙：见霍乱。

入井中卒死：凡入枯井古墓，先将鸡鸭毛投入，若直下，则没有毒气，若徘徊不下，则有毒气，应当用酒洒其中，过较长时间后才能入。夏季淘井多会使人死亡，因古墓及深井中皆有沉伏毒气，若进入，则令人冒闷奄忽而死，应立即取井水哄面，或调雄黄末一二钱服下。转筋入腹，痛疼欲死者，使四人捉住手足，在脐左二寸灸十四壮，或将生姜一两、酒五盏煎浓频服，或衣絮经醋煮后，裹转筋处，或将盐汤煎浓，浸手足，洗胸胁，患者即苏醒。

蛇入七窍：蛇入耳鼻口中拉不出，急用刀割蛇尾，放入川椒或胡椒二三粒裹住，蛇即出。或用艾灸蛇尾，蛇即出。蛇出后用雄黄末调人参汤服，以治疗蛇毒。人突然被蛇绕不解，以热汤浇烫，没有热汤，让人尿蛇，蛇即松开。

［词解］

①蒿薦：蒿草。薦，草。

【原文】

雜方

（内局）**芙蓉香：**（寶鑑）陳束、白檀各二兩，零陵香、甘松香、茅香各一兩，丁香、三乃子、八角香各七錢，小腦五錢，白芨四兩或五兩，右末，水和撚作條，陰幹燒之。（内局）芙蓉香每一封，入白檀香、陳束各一兩六錢，丁香五錢、八角香、三乃子各四錢二分五里，小腦、革草各二錢三分五里，零陵香、甘松香各一兩二分，白芨八錢，作炷用。

（内局）**衣香：**（寶鑑）茅香蜜炒一兩，白芷五錢，陳束、白檀香、零陵香、甘遂香、八角香、丁香、三乃子各二錢，並麄末，入小腦二錢作一貼，加龍腦尤好，置衣箱中。（内局）衣香每一封，入白檀香、陳束、丁香各九兩，零陵香、甘遂香、三乃子、八角香、小腦、革草各七兩六錢，龍腦一錢作封用。

（内局）**六香膏：**（寶鑑）治冬寒凍傷皸瘃[①]。白檀香、沉束、丁香、零陵香、甘遂香、八角香各一兩，為末，入三升蜜中浸之，封口，經七日或十日取出，微溫下篩去滓，入三乃子五錢、小腦三錢、冬瓜仁七兩或十兩，攪勻再下篩，貯器中用，其滓作團，燒灰甚佳，此謂江梅香。

一方：（内局）白清一鬥，以柳木篦不住手攪，入冬瓜仁末八兩六錢、三乃子末二兩、小腦末一兩、龍腦末一錢，和勻用。

［语释］

杂方

（内局）**芙蓉香：**《宝鉴》方药组成为陈束、白檀各二两，零陵香、甘松香、茅香各一两，丁香、三乃子、八角香各七钱，小脑五钱，白及四两或五两，又研成末，用水和，捻作条，阴干烧用。（内局）芙蓉香每一包，入白檀香、陈束各一两六钱，丁香五钱、八角香、三乃子各四钱二分五厘，小脑、革草各二钱三分五厘，零陵香、甘松香各一两二分，白及八钱，作炷用。

（内局）**衣香：**《宝鉴》茅香（蜜炒）一两，白芷五钱，陈束、白檀香、零陵香、甘遂香、八角香、丁香、三乃子各二钱，均制成粗末，入小脑二钱作一贴，加龙脑尤好，置衣箱中。（内局）衣香每一包，入白檀香、陈束、丁香各九两，零陵香、甘遂香、三乃子、八角香、小脑、革草各七两六钱，龙脑一钱。

（内局）**六香膏：**《宝鉴》治冬寒冻伤皸瘃。方药组成为白檀香、沉香、丁香、零陵香、甘遂香、八角香各一两，研成末，加入到三升蜜中浸渍，密闭，经七日或十日取出，微温过筛去渣，加入三乃子五钱、小脑三钱、冬瓜仁七两或十两，搅匀再过筛，贮器中用，其渣作团，烧灰甚佳，这叫“江梅香”。

（内局）蛋白清一斗，以柳木篦不住手搅，加入冬瓜仁末八两六钱、三乃子末二两、小脑末一两、龙脑末一钱，和匀用。

［词解］

①瘃：病名，即“冻疮”。

【原文】

（内局）**神仙太乙膏：**（寶鑑）玄參、白芷、當歸、官桂、赤芍藥、大黄、生地黄各一兩，浸麻油二斤，春五、夏三、炑七、冬十日，慢火煎令白芷焦黄色，去滓，下黄丹一斤，極攪匀，滴水成珠，候凝作片聽用。

（内局）**萬病無憂膏：**（回春）治風寒濕氣所傷，跌撲傷損，皆貼效，及治一切無名肿毒，便貼即消，已成能止痛，長肉生肌。川烏、草烏、大黄各六錢，當歸、赤芍藥、白芷、連翹、白蘞、白芨、木鱉子、烏藥、官桂各八分，桃、柳、桑、槐、棗枝各四錢，加苦參、皂角各五錢，右剉，用眞香油二斤浸藥一宿，用火熬至藥焦色，以生絹濾去滓不用，將油再熬一滚，入飛過黄丹十二兩炒過，陸續下，槐柳棍攪不住手，滴水成珠為度，離火，次入乳香、沒藥末各四錢，攪匀，收貯退火毒聽用。一方，加蘇合香二錢尤妙。

（内局）**神異膏：**（寶鑑）露蜂房、杏仁各一兩，黄芪七錢五分，蛇蜕塩水洗淨、玄參各五錢，亂髮鷄子大，香油十兩，黄丹五兩，右先將油及髪銚[1]中熬，候髪烊[2]盡入杏仁，候杏仁色黑綿濾去滓，乃入黄芪、玄參，熬一二時，少停入蜂房、蛇退，熬至紫黑色，又濾去滓，慢火熬，下黄丹急攪千餘轉，滴水不散膏成，磁器收貯，治諸般癰瘍毒。

（内局）云母膏：（寶鑑）云母、焰硝、甘草各四兩，槐枝、柳枝、陳皮、桑白皮、側柏葉、水銀各二兩，川椒、白芷、沒藥、赤芍藥、官桂、當歸、鹽花、黄芪、血竭、菖蒲、白芨、芎藭、木香、白蘞、防風、厚樸、麝香、柴胡、桔梗、松脂、人參、黄芩、蒼朮、草龍膽十四兩，清油二斤八兩，右除云母、焰硝、血竭、沒藥、乳香、麝香、黄丹、鹽花餘藥剉浸油中，十一日後文火煎，候白芷、附子焦黄色，以布絞去滓，再熬後下黄丹等八味末，以柳木篦不住手攪，直至膏凝，滴水成珠為度，傾在磁器內，彈水銀在上，每用，剮去水銀。凡癰疽瘡肿，外貼內服神效。

［语释］

（内局）**神仙太乙膏：**《宝鉴》方药组成为玄参、白芷、当归、官桂、赤芍药、大黄、生地黄各一两，浸入麻油二斤，春季浸五天、夏季浸三天、秋季浸七天、冬季浸十天，用慢火熬，待白芷焦黄色时，去药渣，下黄丹一斤，搅拌极匀，待滴水成珠时，候凝作片备用。

（内局）**万病无忧膏：**《回春》治风寒湿气所伤，跌扑伤损，贴患处都起效，及治一切无名肿毒，贴患处即消肿，对于脓已成者，能止痛，生肌长肉。方药组成为川乌、草乌、大黄各六钱，当归、赤芍药、白芷、连翘、白蔹、白及、木鳖子、乌药、官桂各八分，桃、柳、桑、槐、枣枝各四钱，加苦参、皂角各五钱，又挫细，用真香油二斤浸药一宿，用火熬至药材成焦色，用生绢滤去药渣不用，将油再熬一滚，陆续下入飞过黄丹（炒过）十二两，槐柳棍不住手搅，以滴水成珠为度，离火，然后加入乳香、没药末各四钱，搅匀，退火毒，收贮备用。另方，加苏合香二钱，效果尤好。

（内局）**神异膏：**《宝鉴》露蜂房、杏仁各一两，黄芪七钱五分，蛇蜕（盐水洗净）、玄参各五钱，乱发一团如鸡子大小，香油十两，黄丹五两，又先将油及发放在铫中煎熬，待发团烊尽入杏仁，待杏仁色黑以绵滤去药渣，再入黄芪、玄参，熬一二个时辰，少停，入蜂房、蛇退，熬至紫黑色，又滤去渣，再慢火熬，然后下黄丹，急搅千余转，待滴水不散成膏，磁器收贮，治诸般痈疖毒。

（内局）**云母膏：**《宝鉴》方药组成为云母、焰硝、甘草各四两，槐枝、柳枝、陈皮、桑白皮、侧柏叶、水银各二两，川椒、白芷、没药、赤芍药、官桂、当归、盐花、黄芪、血竭、菖蒲、白及、芎藭、木香、白蔹、防风、厚朴、麝香、柴胡、桔梗、松脂、人参、黄芩、苍术、草龙胆十四两，清油二斤八两，又除云母、焰硝、血竭、没药、乳香、麝香、黄丹、盐花外，其余药挫油中浸渍，十一天后文火煎熬，待白芷、附子呈焦黄色，以布绞去渣，再熬，下黄丹等八味末，以柳木篦不住手搅，直至膏凝，以滴水成珠为度，倾在磁器内，弹水银在上面，每用时，刷去表面水银。凡痈疽疮肿，外贴内服均神效。

［词解］

①銚：(diào)，煮水或熬东西用的器具。

②烊：溶化。

【原文】

（内局）**蛇油丸：**（内局）治瘰癧，及飲酒熱痰，或痰肿，或熱痰成積，或瘧疾，或小兒蛔蟲等症藥。蛇去頭尾，如法取油，菉豆水浸去皮，曬乾作末，右蛇油二升、菉豆粉一鬥，和匀入酒少許，作丸如菉豆，薑湯或溫酒吞下，此藥性涼，處冷者不可服。

（内局）**造煎藥法：**（寶鑑）白薑五兩，桂心二兩，丁香、胡椒各一兩五錢，為末，大棗蒸，去核取肉為膏二鉢（一鉢為三升），阿膠、煉蜜各三鉢，右先鎔阿膠，次入棗蜜，消化乃入四味藥末，攪匀，煎微溫下篩，貯器待凝取用甚佳。（内局）以白清一鬥，阿膠一鬥二升，先煎鎔化和匀，後入桂皮末六兩、官桂末六錢、乾薑末一兩四錢、胡椒末五錢、丁香末三錢、大棗肉八合，攪匀，再煎數沸，磁器收貯，候凝用之。

（内局）**造神麯法：**（寶鑑）六月六日，謂諸神集會之辰，故名為神麯，或此日脩合[①]，三伏内上寅日踏麯亦可。帶麩白麵（即白虎）二十五斤。蒼耳（即勾陳）自然汁一升。野蓼（即騰蛇）自然汁一升。青蒿（即青龍）自然汁一升。杏仁（即玄武）去皮尖雙仁搗如泥一升三合。赤小豆（即硃雀）煑熟搗如泥一升。右共脩合踏麯。

法制半夏：（寶鑑）大半夏一斤，石灰一斤、滾水七碗，入盆内攪掠，澄清去滓，將半夏浸之手攪，日曬夜露七日，撈出井華水洗淨三四次，泡三日，每日換水三次，撈起控乾，用白礬八兩，皮硝一斤，滾水七八碗，入盆内攪掠，浸半夏七日，日曬夜露，取出水洗三四次，泡三日，每日換水三次，取出控乾，入甘草、薄荷各四兩，丁香、枳實、木香、白薑、陳皮、青皮、枳殼、五味子、縮砂各五錢，白豆蔻、官桂各三錢，沉香一錢，右切片，滾水十五碗，將半夏同藥共入盆内，泡二七日，日曬夜露，攪之日足取出，藥與半夏用白布包住，放在熱炕用器皿覆住，三炷香時藥與半夏分胎，半夏乾收用。有痰火，及有痰疾中風不語者神效。

［语释］

（内局）**蛇油丸：**（内局）治瘰疬，及饮酒生热痰，或痰肿，或热痰成积，或疟疾，或小儿蛔虫等症。方药组成：蛇去头尾，按常法取油，绿豆水浸去皮，晒干研末，又蛇油二升、菉豆粉一斗，和匀入酒少许，制丸如绿豆大小，用姜汤或温酒冲服，此药性凉，居住冷处的患者不可服用。

（内局）**造煎药法：**《宝鉴》白姜五两，桂心二两，丁香、胡椒各一两五钱，研末，大枣蒸，去核取肉为膏二钵（一钵为三升），阿胶、炼蜜各三钵，又先熔阿胶，次入枣蜜，溶化后再入四味药末，搅匀，煎微温过筛，贮器待凝取用，疗效甚佳。（内局）蛋白清一斗，阿胶一斗二升，先煎溶化和匀，后入桂皮末六两、官桂末六钱、干姜末一两四钱、胡椒末五钱、丁香末三钱、大枣肉八合，搅匀，再煎数沸，磁器收贮，候凝备用。

（内局）**造神曲法：**《宝鉴》六月六日，谓诸神集会之辰，故名为神曲，或此日修合，三伏内上寅日踏曲亦可。带麸白面（即白虎）二十五斤。苍耳（即勾陈）自然汁一升。野蓼（即腾蛇）自然汁一升。青蒿（即青龙）自然汁一升。杏仁（即玄武）去皮尖、双仁，捣如泥一升三合。赤小豆（即朱雀）煮熟捣如泥一升。又共修合踏曲。

法制半夏：《宝鉴》大个半夏一斤，石灰一斤、滚水七碗，石灰与水入盆内搅掠，澄清去渣，将半夏放入浸泡，手搅，日晒夜露七日，捞出后用井华水洗净三四次，再泡三日，每日换水三次，然后捞起控干，将白矾八两，皮硝一斤，滚水七八碗，放入盆内搅掠，再浸泡半夏七日，日晒夜露，取出水洗三四次，泡三日，每日换水三次，取出控干，入甘草、薄荷各四两，丁香、枳实、木香、白姜、陈皮、青皮、枳壳、五味子、缩砂各五钱，白豆蔻、官桂各三钱，沉香一钱，又切成片，滚水十五碗，将半夏同药共入盆内，泡二七日，日晒夜露，搅之日足取出，药与半夏用白布包住，放在热炕用器皿盖住，三炷香时间后，将药与半夏分开，半夏晒干收藏备用。有痰火，及有痰疾中风不语者，用之神效。

[词解]

①脩合：加工制造。

【原文】

解鬱氣：（寶鑑）凡久閉空房不宜輙入，先以香物及蒼术皂莢焚之，使欝氣消散後可入，不然感之成疾。

辟蚊蠅：（寶鑑）五月取浮萍陰幹燒烟。百部根殺蠅蠓。藍漆末和，蠅食盡死。鰻鱺魚乾燒室中蚊盡死。五月五日，蝙蝠曬乾，和桂皮、乳香末燒，去蚊。木鱉子、川芎、石雄黃末燒之，能去蚊。

辟蚤蝨：（寶鑑）菖蒲殺蚤蝨及蟲。百部根煮洗，殺蝨，亦去犬牛蝨。青蒿煎洗，殺蝨。水銀、唾研塗，殺膚中蝨，輕粉亦同。濯[①]衣時粉糨[②]內入水銀少許研勻，糨衣永不生蝨。壁蝨、蜈蚣，萍燒烟燻之，即去。

辟蠹：（寶鑑）鰻鱺魚燒燻氊中，斷蛀蟲；置骨箱中，斷白魚，免諸蟲咬衣；燒燻諸竹木，辟蛀蟲。蕓薹辟蠹[③]，置書中，無蠹蟲。薺菜花捋[④]去，席下，辟蟲蠹。樓楂置衣箱中，殺蟲魚。烏賊魚骨投井中，蟲盡死。

[语释]

解郁气：《宝鉴》凡久闭空房，不宜立即就入住，应先用香料及苍术、皂荚之类焚烧，使郁气消散后可入，不然会感受郁气生成疾病。

辟蚊蝇：《宝鉴》五月份取浮萍阴干，烧烟可驱蚊蝇。百部根能杀灭蝇蠓。蓝漆末调和后，蝇吃后能死绝。鳗鲡鱼干烧室中，蚊子能死绝。五月五日，将晒干的蝙蝠，和桂皮、乳香末烧，能驱杀蚊子。木鳖子、川芎、石雄黄末焚烧，能去杀蚊子。

辟蚤虱：《宝鉴》菖蒲能杀蚤虱及虫。百部根煮液洗涤，能灭虱，亦能驱杀犬牛虱。青蒿煎液洗涤，能杀灭虱子。水银、唾研涂，杀肤中虱，轻粉亦同。洗衣时，粉糨内入水银少许研匀，洗后的衣物永不生虱。壁虱、蜈蚣，浮萍烧烟熏之，即离去。

辟蠹：《宝鉴》鳗鲡鱼烧熏毡，能断蛀虫；在骨箱中熏，能断白鱼，免诸虫咬衣；烧熏诸竹木，能辟蛀虫。芸薹能辟蠹虫，放置书中，书无蠹虫。荠菜花摘下，放在席下，能辟蠹虫。榠楂置衣箱中，能杀灭虫鱼。乌贼鱼骨投井中，水中虫全部死亡。

[词解]

①濯：（zhuó）洗。

②粉糨：即粉糊，用面等做成的可以粘贴东西的糊状物。

③蠹：（dù）蛀蚀器物的虫子。

④捋：（luō）用手轻轻摘取。

濟衆新編卷之六

【原文】

婦人

脈法：求嗣之脈，專在於尺。右尺偏旺，火動好色；左尺偏旺，陰虛非福。惟沉滑匀易，為生息。

求嗣：專責婦人，亦先調經，參看胞門。婦人無子，由血少不能攝精，宜養精血，亦宜鼓動微陽，玉鑰啓榮丸。瘦怯者，子宮乾澁，四物湯（血門）加香附、黃芩；肥盛軀，脂滿溢子宮，行濕燥痰，導痰湯（痰飮）加芎、歸、黃連。亦在男子，察尺虛實，陽虛，精冷不射子宮，固本健陽丹。命門脈微，補陽；洪擊，滋陰。腎脈浮大芤緊，補陰，帶洪數，兼瀉火，若腎脈微甚無火，陰陽雙補。四十後雖火動，只小兔絲子元（虛勞）、天門冬膏（燥門）。忌知母、黃栢寒涼藥。月經方絕，金水生時，乃受精結胎之候。

種子方：（濟陰）（丹经）云：凡婦人一月經行一度，必有一日絪緼[①]之候，於一時辰間，氣蒸而熱昏而悶，有欲交接不可忍之狀，此的候也，此時逆而取之則成丹，順而施之則成胎矣，當其欲情濃動之時，子宮內有如蓮花蕊者，不拘經淨幾日，自然挺出陰中，如蓮蕊初開，內人洗下體以手探之自知也，但含羞不肯言男子，預密告之令自言，一舉即中矣！

［语释］

妇人

脉法：求嗣之脉，专在于尺。右尺偏旺，为火动好色之脉；左尺偏旺，为阴虚非福之脉。惟沉滑匀易脉象，为繁育后代之脉。

求嗣：主要责任在女人，但亦先调理好月经的前提下，内容可参看“胞门”篇。女人不怀孕，是因血少不能摄精所致，治疗宜养精血，亦宜鼓动微阳，治疗方剂为“玉钥启荣丸”。瘦怯患者，子宫经血干涩，方用“四物汤”（补血）加香附、黄芩治疗；肥盛躯体，脂肪满溢子宫，应行湿燥痰，方用“导痰汤”（祛痰饮）加川芎、当归、黄连治疗。女人不怀孕亦在男子，可察看尺脉虚实，若阳虚，则精冷不能射入子宫，方用“固本健阳丹”治疗。命门脉微，应补阳；洪击，应滋阴。肾脉浮大芤紧，应补阴，若带有洪数脉，兼泻火，若肾脉微甚无火，应阴阳双补。四十后虽火动，但是肾气虚损，只服“小菟丝子丸”（虚劳患者）、“天门冬膏”（润燥）。忌知母、黄柏寒凉药。月经方绝，金水生时，乃受精结胎之候。

种子方：《济阴》《丹经》说凡妇人一月经行一次，必有一日氤氲之候，于一时辰间，气蒸而热昏而闷，有欲交接不可忍之状，此的候也，此时逆而取之则成丹，顺而施之则成胎矣，当其欲情浓动之时，子宫内有如莲花蕊的东西，不拘月经干净几天，自然挺出阴中，如莲蕊初开，女人洗下体以手探之自知，但含羞不肯言男子，预密告之令自言，一举即中！

［词解］

①絪緼：即“氤氲”。形容烟与气很盛。

【原文】

千金種子方：（保元）進火之時，至陰節間而止，不爾則過一宮矣，蓋深則少陰之分肅殺，之方何以生化？淺則厥陰之分融合，之方故能發生，所以受胎之處，在淺不在深也，非經後不可用事，經後一日男，二日女，三日男。

固本健陽丹：（寶鑒）凡人無子，多是精血清冷，或房勞過傷，以致腎水欠旺，不能直射子宮，故爾豈可專責於母血之不足？熟地黃、山茱萸各三兩，巴戟二兩，菟絲子、續斷酒浸、遠志制、蛇床子炒各一兩五錢，白茯神、山藥酒蒸、牛膝酒洗、杜沖酒洗切酥炒去絲、當歸身酒洗、肉蓯蓉酒浸、五味子、益智仁塩水炒、鹿茸酥炙各一兩，加枸杞子三兩，人參二兩，右末，蜜丸如梧子，空心塩湯或溫酒下五十七丸，臨臥再服。

補天育嗣丹：（保元）服則有子。熟地黃酒浸八兩、山茱萸酒蒸、山藥、枸杞子、當歸酒洗各四兩，白茯苓乳汁浸曬乾三次、牡丹皮各三兩，澤瀉、天門冬、鹿茸酥炙、虎脛骨酥炙、龜板酥炙、補骨脂塩水微炒各二兩，右並忌鐵器，細末，先用紫河車一具，朮泔水洗淨，再以長流水浸一刻，以取生氣，放砂鍋內蒸一日，極爛如糊，先傾自然汁於藥末和匀，將河車石臼杵如泥，卻將藥末同杵，丸如梧子，如乾少加煉蜜，每三錢空心溫酒下，忌三白①，此全補天元真氣，以人補人，玄玅不可言。

調經種玉湯：（寶鑒）治婦人無子，多因七情所傷，致經水不調，不能受孕。熟地黃、香附子炒各六錢，當歸身酒洗、吳茱萸、川芎各四錢，白芍藥、白茯苓、陳皮、玄胡索、牡丹皮、乾薑炒各三錢，官桂、熟艾各二錢，右分作四貼，薑三片煎，空心服，待經至之日服起，一日一貼，藥盡交媾必成孕矣！此藥百發百中。（回春）無薑、桂、艾三味。

百子附歸丸：（寶鑒）久服有孕，治月水參差不調。四制香附末十二兩（制法見胞），川芎、白芍藥、當歸、熟地黃、阿膠珠、陳艾葉各二兩，右末，用石榴一枚連皮搗碎，煎水打糊，丸如梧子，每百丸空心醋湯下。一名百子建中丸，無石榴，終始忌鐵。

［语释］

千金种子方：《保元》进种之时，至阴道中间而止，不然则错过地方，大概深处少阴之分肃杀，种子怎能化生？浅处厥阴之分融合，种子故能发生，所以怀孕之处，在浅不在深，非月经之后不可用事，经后一日怀孕，可生男，二日生女，三日生男。

固本健阳丹：《宝鉴》凡人无子，多是精血清冷，或房劳过伤，以致肾水欠旺，不能直射子宫，故怎能专责母血不足？方用熟地黄、山茱萸各三两，巴戟二两，菟丝子、续断（酒浸）、远志制、蛇床子（炒）各一两五钱，白茯神、山药（酒蒸）、牛膝（酒洗）、杜仲（酒洗，切段，酥炒去丝）、当归身（酒洗）、肉苁蓉（酒浸）、五味子、益智仁（盐水炒）、鹿茸（酥炙）各一两，加枸杞子三两，人参二两，又研成末，制成蜜丸如梧子大小，空腹盐汤或温酒冲服五十七丸，临睡再服一次。

补天育嗣丹：《保元》服则能有子。方药组成为熟地黄（酒浸）八两、山茱萸（酒蒸）、山药、枸杞子、当归（酒洗）各四两，白茯苓（乳汁浸，晒干，三次）、牡丹皮各三两，泽泻、天门冬、鹿茸（酥炙）、虎胫骨（酥炙）、龟版（酥炙）、补骨脂（盐水微炒）各二两，又均忌铁器，研为细末，紫河车一具，先用朮泔水洗净，再以长流水浸一刻，以取生气，放砂锅内蒸一日，蒸极烂如糊，先将自然汁倾倒于药末上和匀，将紫河车放在石臼内杵烂如泥，再将药末与之同杵，制丸如梧子大小，如果过干则少加炼蜜，每次三钱，空腹温酒冲服，忌三白，此能全补天元真气，以人补人，玄妙不可言。

调经种玉汤：《宝鉴》治妇人无子，无子多因七情所伤，致经水不调，不能受孕。方药组成为熟地黄、香附子（炒）各六钱，当归身（酒洗）、吴茱萸、川芎各四钱，白芍药、白茯苓、陈皮、玄胡索、牡丹皮、干姜（炒）各三钱，官桂、熟艾各二钱，又分成四贴，每贴入姜三片，水煎，待经至之日空腹服，一日一贴，药服完后交媾必怀孕！此药百发百中。《回春》中无干姜、官桂、艾三味。

百子附归丸：《宝鉴》久服该丸剂能怀孕，治月水参差不调。方药组成为四制香附末十二两（制法见胞），川芎、白芍药、当归、熟地黄、阿胶珠、陈艾叶各二两，又研成末，将石榴一枚连皮捣碎，煎水打糊，制丸剂如梧子大小，每次百丸，空腹醋汤冲服。另一名叫“百子建中丸”，但方内无石榴，终始忌铁。

［词解］

①三白：指葱白、韭白、薤白。《药性论》：“忌三白。”《品汇精要》：“忌萝卜、葱白、韭白、薤白。”

【原文】

玉鑰啟榮丸：（寶鑒）治婦人無子。香附子搗去皮毛，醋水浸三日，炒乾，細末，十五兩，當歸二兩，白芍藥、川芎、赤石脂、藁本、人參、牡丹皮、白茯苓、白薇、桂心、白朮、白芷、玄胡索、沒藥各一兩，右除石脂、沒藥外，餘藥剉酒浸三日，焙乾末足十五兩，重羅極細入，別研赤石脂、沒藥末，煉蜜丸如彈子，每取一丸，雞未鳴時，先以溫茶或薄荷湯漱口，後細嚼，溫酒或白湯下，以乾物壓下，服至一月效。一名女金丹，無桂心，有熟地黃，治婦人無子，或無痰火等疾，經候亦調，容顏不減，但久無孕，乃子宮有陰無陽，不能生發，宜服此鼓動微陽，一月即效，或赤白帶下，崩漏，及血風血氣，虛勞諸症無所不治，真女中金丹也。

煖宮螽斯①丸：（寶鑒）婦人無子者服之。厚朴一兩二錢五分，吳茱萸、白茯苓、白芨、白斂、石菖蒲、白附子、桂心、人參、沒藥各一兩，細辛、乳香、當歸酒浸、牛膝酒洗各七錢五分，右末，蜜丸如小豆，酒下一二十丸，壬子日修合，一名壬子丸。

續嗣狀元丹：（保元）種子第一方。山藥、山茱萸酒蒸、栢子仁各四兩、鹿茸酥炙、沈香、肉蓯蓉、天門冬、麥門冬、人參、熟地黃酒蒸、巴戟、枸杞子、白茯苓、五味子、當歸酒洗、杜沖去絲酒炒、牛膝酒洗、菟絲子酒蒸、茴香塩水炒、鱉甲酥炙、破故紙炒、何首烏米泔浸、石菖蒲各一兩，朱砂五錢，右細末，酒麪糊丸如梧子，每四十丸，空心溫塩湯下，忌燒酒、胡椒、乾薑、煎炒物。治虛損、陽事不舉、少弱而痼冷、心腎不交、無子、遺精白濁，臨臥又服。

烏鳳丸：（保元）治婦人無子。香附米一斤四制，酒醋童便米泔各浸四兩，炒乾，白茯苓、熟地黃各四兩，當歸、茴香、蓮肉各二兩，陳皮去白一兩五錢，川芎、白芍藥、白朮土炒、山藥、酸棗仁、黃栢、知母各一兩，大附子一箇（看虛實用），吳茱萸、黃芪蜜炙、阿膠蛤粉炒作珠各五錢，右用雄烏骨雞吊死，去毛屎淨蒸熟，連骨搗爛同前藥末蜜丸，每服二錢，臨經日日三服，半月見效。

仙傳種子藥酒方：（保元）白茯苓一斤，大棗蒸取肉半斤，胡桃肉泡去皮六兩，白蜜六斤，入鍋熬滾，入前三味攪勻，再用微火熬滾傾入磁罈，又入燒酒二十斤、糯米白酒十斤、黃芪蜜炙、人參、白朮、當歸、川芎、白芍藥炒、生地黃、熟地黃、小茴香、枸杞子、覆盆子、陳皮、沈香、木香、官桂、砂仁、甘草各五錢，乳香、沒藥、五味子各三錢，右細末，共入密罈和勻，笋葉封口，麪外固，入鍋大柴火煮二炷香出，埋土中三日，去火毒，每日早午晚三時，男女各飲數盃，勿令醉，安魂魄、悅顏色、添髓駐精、滋陰降火、補兀調經、壯筋骨明目，寒暑不侵除百病，能生子。服時戒氣惱怒，忌生冷。

［语释］

玉鑰启荣丸：《宝鉴》治妇人无子。香附子（捣去皮毛，醋水浸三日，炒干，研成细末）十五两，当归二两，白芍药、川芎、赤石脂、蒿本、人参、牡丹皮、白茯苓、白薇、桂心、白术、白芷、玄胡索、没药各一两，又除赤石脂、没药外，余药挫碎，酒浸三日，焙干研末，共计十五两，将药末多次过筛制成极细粉，将赤石脂、没药单研成末，将以上药末加炼蜜制丸，如弹子大小，每次取一丸，在鸡未鸣时先用温茶或薄荷汤漱口后细嚼，再用温酒或白汤冲下，再吃干物压下，服至一月起效。另一名称叫“女金丹”，处方中没有桂心，有熟地黄，治妇人无子，或妇人既无痰火等疾，经候亦调，容颜不减，但久不怀孕，乃子宫有阴无阳，不能生发之故，宜服此方以鼓动微阳，一月即效，或妇人赤白带下，崩漏，及血风血气，虚劳诸症，无所不治，真女中金丹。

暖宫螽斯丸：《宝鉴》妇人无子者服之。方药组成为厚朴一两二钱五分，吴茱萸、白茯苓、白及、白敛、石菖蒲、白附子、桂心、人参、没药各一两，细辛、乳香、当归（酒浸）、牛膝（酒洗）各七钱五分，又研成末，制成蜜丸如小豆大小，每次酒冲服一二十丸，壬子日修合，又名“壬子丸”。

续嗣状元丹：《保元》种子第一方。方药组成为山药、山茱萸（酒蒸）、柏子仁各四两、鹿茸（酥炙）、沉香、肉苁蓉、天门冬、麦门冬、人参、熟地黄（酒蒸）、巴戟、枸杞子、白茯苓、五味子、当归（酒洗）、杜仲（去丝酒炒）、牛膝（酒洗）、菟丝子（酒蒸）、茴香（盐水炒）、鳖甲（酥炙）、破故纸（炒）、何首乌（米泔浸）、石菖蒲各一两，朱砂五钱，又研成细末，以酒面制成糊丸，如梧子大小，每次四十丸，空腹温盐汤冲服，忌烧酒、胡椒、干姜、煎炒物。治虚损、阳事不举、少弱而痼冷、心肾不交、无子、遗精白浊，临睡再服一次。

乌凤丸：《保元》治妇人无子。方药组成为四制香附米一斤（酒、醋、童便、米泔各四两浸泡，然后炒干），白茯苓、熟地黄各四两，当归、茴香、莲肉各二两，陈皮（去白）一两五钱，川芎、白芍药、白术（土炒）、山药、酸枣仁、黄柏、知母各一两，大附子一个（看虚实用），吴茱萸、黄芪（蜜炙）、阿胶（蛤粉炒作珠）各五钱，又将雄乌骨鸡吊死，把毛、屎去净，蒸熟，连骨捣烂，同前药末制成蜜丸，每次服二钱，临经日日服三次，半月见效。

仙传种子药酒方：《保元》方药组成为白茯苓一斤，大枣（蒸熟取肉）半斤，胡桃肉（泡去皮）六两，白蜜六斤，将蜜入锅熬滚，入前三味搅匀，再用微火熬滚后倾入磁坛，再入烧酒二十斤、糯米白酒十斤、黄芪（蜜炙）、人参、白术、当归、川芎、白芍药（炒）、生地黄、熟地黄、小茴香、枸杞子、覆盆子、陈皮、沉香、木香、官桂、砂仁、甘草各五钱，乳香、没药、五味子各三钱，又研细末，共入密坛和匀，笋叶封口，用面将外封固，放入盛水的锅中，大柴火煮二柱香时间拿出，埋土中三日，去火毒，每日早、午、晚三时，男女各饮数杯，不要让他们醉，能安魂魄、悦颜色、添髓驻精、滋阴降火、补虚调经、壮筋骨明目、寒暑不侵、除百病，能生子。服时戒气恼怒，忌生冷。

［词解］

①螽斯：昆虫，身体绿色或褐色，善跳跃，对农作物有害。

【原文】

交合避忌：忌丙丁日、弦望晦朔①、大風大雨大霧、大寒大署、大雷電霹靂、天地晦冥②、日月蝕③、虹霓、地動、日月星辰、火光下神廟佛寺、井竈圊廁④、塚墓尸柩傍。

十月養胎：一月足厥陰脈，二月足少陽脈，三月手心主脈，四月手少陽脈，五月足太陰脈，六月足陽明脈，七月手太陰脈，八月手陽明脈，九月足少陰脈，十月足太陽脈。

妊娠脈：手少陰動甚有妊，主血故也。尺脈搏擊與寸殊別。經斷三月尺不止是胎，細勻易產，大浮緩氣散難產。

艾醋湯：（寶鑒）驗胎有無，以好醋煮艾葉服半盞，腹中大痛是孕，不痛無孕。

［语释］

交合避忌：忌丙丁日、弦望晦朔、大风大雨大雾、大寒大暑、大雷电霹雳、天地晦暗、日月蚀、虹霓、地动、日月星辰、火光下神庙佛寺、井灶圊厕、冢墓尸柩傍。

十月养胎：怀胎后，一月，养足厥阴脉；二月，养足少阳脉；三月，养手心主脉；四月，养手少阳脉；五月，养足太阴脉；六月，养足阳明脉；七月，养手太阴脉；八月，养手阳明脉；九月，养足少阴脉；十月，养足太阳脉。

妊娠脉：手少阴脉动的强烈，为怀孕，因该脉主血。尺脉搏击与寸脉区别很大。月经断三个月，尺脉不止，是怀胎，细匀脉，易产，大浮缓脉，为气散难产。

艾醋汤：《宝鉴》验证是否怀孕，用好醋煮艾叶服半杯，腹中大痛是怀孕，不痛则没有怀孕。

［词解］

①弦望晦朔：弦望，指农历每月十五。晦朔，指农历每月初一。

②晦冥：晦暗。

③日月蚀：指日食和月食。

④圊厠：厕所。圊，（qīng）厕所。

【原文】

辨男女法：摸腹如覆杯者，男；如肘頸參差者，女。左乳傍有核，男；右有核，女。遣孕婦南行，急呼之，左顧男，右顧女。

辨男女脈：左疾男，右疾女，俱滑疾雙男。左尺大，男；右尺大，女。左沉實，男；右浮大，女；左右俱沉實，雙男；左右俱浮大，雙女。

轉女為男法：始孕以斧置孕婦床下，勿令知。石雄黄一兩，盛絳囊，帶孕婦左臂。一云，弓絃縛腰中，滿三月解之。萱草花佩之，雄雞長尾三莖，置孕婦臥席下，而勿令知。取夫頭發、手足爪甲，鋪孕婦床下，勿令知。

惡阻[①]**：**吐嘔惡心，或吐清水，頭眩，惡食，擇食，多從痰治，或誤交合，子宮穢盛者，過百日即愈。孕婦所思之物，任意食之必愈，肥人多痰，瘦人多熱。稟受弱者，顏色如故，脈和，但體重、頭眩、惡食，好食鹹酸，甚則寒熱，心憒，嘔吐痰水，恍惚。

［语释］

辨男女法：抚摸孕妇腹部，若形状像盖的杯子，怀的是男婴；若形状像肘颈参差不平，怀的是女婴。孕妇左乳傍有核，怀的是男婴；右有核，怀的是女婴。让孕妇往南走，突然叫她，从左边回头看，怀的是男婴；从右边回头看，怀的是女婴。

辨男女脉：左手脉疾，怀的是男婴；右手脉疾，怀的是女婴；左右俱滑疾，怀的是双胞胎男婴。左手尺脉大，怀的是男婴；右手尺脉大，怀的是女婴。左手脉沉实，怀的是男婴；右手脉浮大，怀的是女婴；左右脉俱沉实，怀的是双胞胎男婴；左右脉俱浮大，怀的是双胞胎女婴。

转女为男法：把斧子放置在刚怀孕的孕妇床下，不要让其知道。或石雄黄一两，盛放再绛色的囊中，佩带在孕妇左臂。有的说，将弓弦扎在腰中，满三月解之。或佩带萱草花，将三根雄鸡长尾羽毛，放置在孕妇卧席下，而不让其知道。或取其夫头发、手足爪甲，铺在孕妇床下，不要让其知道。

恶阻：孕妇出现吐呕恶心，或吐清水，头眩，恶食，挑食，多从痰治，有的误交合，子宫秽盛，过百日即自愈。孕妇出现上述症状时，她所想吃的东西，让她任意吃，恶阻必愈，胖人多痰，瘦人多热。禀素体弱的孕妇妊娠恶阻，症见颜色不变，脉搏平和，但体沉、头眩、恶食，好食成酸，甚则寒热，心愦，呕吐痰水，恍惚。

［词解］

①恶阻：即妊娠恶阻，指妇女怀孕以后，1~3个月期间，出现恶心、呕吐、眩晕、胸闷，甚至恶闻食味，或食入即吐等症状。

【原文】

二陳湯：（寶鑒）婦人經閉，不食，瘦弱，似虛勞，然果子雜物喜食，是有孕，二陳湯（痰飲）加縮砂、吉更，入姜棗烏梅服，消痰順氣。

芩連半夏湯：（寶鑒）治惡阻病，胸背滿痛。黄芩一錢二分五里，白术、半夏各一錢，赤茯苓七分五里，黄連、陳皮、當歸、梔子、枳殼、香附子、人參、蒼术、縮砂、甘草各五分薑七片。

歸元散：（寶鑒）治惡阻，全不入食。白术、白茯苓、陳皮各一錢五分，半夏一錢，人參、川芎、當歸、白芍藥、丁香、甘草各五分，桔梗、枳殼各二分五里，薑五片，棗二枚。

參橘散：（寶鑒）治惡阻病，嘔吐痰水，全不入食。橘皮、赤茯苓各一錢五分，麥門冬、白术、厚樸、人參、甘草各一錢，薑七片，青竹茹雞子大。

保生湯：（寶鑒）治婦人月經不行，身無病似病，脈滑大而六脈俱匀，乃孕婦之脈也，精神如故，惡聞食氣，或但嗜一物，或大吐，或時吐清水，此名惡阻，宜服此。白术、香附子、烏藥、橘紅各二錢，人參甘草各一錢，薑三片。

[语释]

二陈汤：《宝鉴》妇人月经停止，不吃东西，身体瘦弱，似虚劳患者，然而喜欢吃果子杂物，这是怀孕的表现，“二陈汤”（化痰饮）加缩砂、桔梗治疗，并入生姜、大枣、乌梅煎服，能顺气消痰。

芩连半夏汤：《宝鉴》治恶阻病，胸背满痛。方药组成为黄芩一钱二分五里，白术、半夏各一钱，赤茯苓七分五里，黄连、陈皮、当归、栀子、枳壳、香附子、人参、苍术、缩砂、甘草各五分姜七片。

归元散：《宝鉴》治妊娠恶阻，什么食物也不吃。方药组成为白术、白茯苓、陈皮各一钱五分，半夏一钱，人参、川芎、当归、白芍药、丁香、甘草各五分，桔梗、枳壳各二分五里，生姜五片，大枣二枚。

参橘散：《宝鉴》治恶阻病，呕吐痰水，什么食物也不吃。方药组成为橘皮、赤茯苓各一钱五分，麦门冬、白术、厚朴、人参、甘草各一钱，生姜七片，青竹茹鸡子大一团。

保生汤：《宝鉴》治妇人月经不来，身无病似病，脉滑大而六脉俱匀，此乃怀孕妇之脉，患者精神如故，恶闻食物气味，有的仅嗜吃一种食物，有的大吐，有的时吐清水，这叫“恶阻”，宜服此药。方药组成为白术、香附子、乌药、橘红各二钱，人参甘草各一钱，生姜三片。

【原文】

妊娠禁忌：大忌交合，又忌胎殺所、遊繕修刀削、土役、打擊、擊縛。飲食忌驢、馬、犬、兔等肉，及無鱗魚、螃蠏、羊肝、鼈肉、麥芽、莧菜、蒜、鮎魚、鴨肉及卵，又雞肉及卵。合糯米食，又忌食雀肉、飲酒。食諸般菌蕈，令子驚風而夭。藥忌芫青、斑貓、水蛭、虻蟲、烏頭、附子、天雄、野葛、水銀、巴豆、牛膝、薏苡、蜈蚣、三稜、代赭、芫花、麝香、大戟、蛇蛻、雄黄、雌黄、芒硝、牡丹、桂、槐花、牽牛、皂角、半夏、南星、通草、瞿麥、乾薑、硇砂、乾漆、桃仁、茅根、躑躅花、螻蛄、牛黄、藜蘆、金銀箔、胡粉、蟬蛻、龍腦、蝟皮、鬼箭羽、馬刀、樗雞、衣魚、神曲、葵子、犀角、大黄。

妊娠將理：衣無太溫，食無太飽，勿妄服藥、針灸、舉重、登高、涉險、勞力、心驚，臨月不可洗頭，勿登高廁，勿多睡，時時行步。

胎漏胎動：孕婦血漏，屬氣虛，有熱犯房下血，八物湯（虛勞）加阿膠、艾葉；胎動下血，腹痛，宜行氣；胎漏下血，無腹痛，宜清熱。勞傷小腹，常墜，甚則子宮墮出者，氣陷，補中益氣湯（內傷）；因房勞，八物湯，酒黃芪為君，防風、升麻為使。因母病胎動，治母則胎安；因胎病致母疾，安胎則母自愈，犯房胎動氣欲絕，飲竹瀝一升。下血，服涼藥反甚，脾虛不攝血，補中益氣湯。

［语释］

妊娠禁忌：大忌夫妻交合，又忌到动物宰杀场所、游看修缮刀剑利器、劳役、受到打击、被打击捆绑。饮食忌驴、马、犬、兔等肉，及无鳞鱼、螃蟹、羊肝、鳖肉、麦芽、苋菜、蒜、鲇鱼、鸭肉及鸭蛋，还有鸡肉及鸡蛋。吃糯米做的食物时，又忌食雀肉、饮酒。吃各种菌蕈，会令子惊风而夭亡。药物忌服用芫青、斑蝥、水蛭、虻虫、乌头、附子、天雄、野葛、水银、巴豆、牛膝、薏苡、蜈蚣、三棱、代赭石、芫花、麝香、大戟、蛇蜕、雄黄、雌黄、芒硝、牡丹、官桂、槐花、牵牛、皂角、半夏、天南星、通草、瞿麦、干姜、硇砂、干漆、桃仁、茅根、踯躅花、蝼蛄、牛黄、藜芦、金银箔、胡粉、蝉蜕、龙脑、刺猬皮、鬼箭羽、马刀蛤、樗鸡、衣鱼、神曲、葵子、犀角、大黄。

妊娠将理：衣不要太暖和，吃饭不要太饱，不要乱服药、乱针灸、举重、登高、涉险、劳力、心惊，临近产期不可洗头，不要上高处大小便，不要多睡，时时步行。

胎漏胎动：孕妇漏血，属气虚，是有热犯子宫而致下血，治疗方剂为“八物汤”（虚劳患者）加阿胶、艾叶；胎动下血，腹痛，宜行气；胎漏下血，无腹痛，宜清热。劳伤小腹，常坠胎，甚则子宫堕之而出，为气虚下陷，治疗方剂为“补中益气汤”（虚劳内伤）；因房事劳伤，方用“八物汤”治疗，加酒黄芪为君药，防风、升麻为使药。因母病胎动，治母则胎安；因胎病致母疾，安胎则母自愈，犯房胎动，气欲绝，饮竹沥一升。下血，服凉药反甚，为脾虚不统摄血液，方用“补中益气汤”治疗。

【原文】

膠艾四物湯：（寶鑒）治胎漏腹痛。熟地黃、當歸、川芎、白芍藥、阿膠珠、條芩、白朮、縮砂、艾葉、香附子炒各一錢，糯米一撮，空心服。

桑寄生散：（寶鑒）治胎漏，及經血妄行。桑寄生、續斷、川芎、當歸、白朮、香附子、阿膠珠、茯神各一錢，人參、甘草各五分，薑三片。

安胎飲：（寶鑒）治胎動不安，五六箇月常服數貼，甚妙。白朮二錢，條芩一錢五分，當歸、白芍藥、熟地黃、縮砂、陳皮各一錢，川芎、紫蘇葉各八分，甘草四分。一方有人參，無熟地黃代生地黃。胎不安加阿膠，胎痛加縮砂。黃芩安胎者降火也，縮砂安胎者行氣也，若血虛而胎不安，阿膠主之。

獨聖散：（寶鑒）治因墮落，胎動腹痛。縮砂細末二錢，熱酒調下，須臾覺腹內熱，胎已安，不飲酒者，米飲調下，或蔥湯下，蔥粥治胎動，糯米粥入蔥白三五莖，再煎用之。單蔥白濃煮飲，治胎動腰痛搶心，或下血，若或胎死，亦出即愈。

杜續丸：（寶鑒）治胎動不安腰痛，以此防墮。杜沖炒、續斷各二兩末，棗肉丸如梧子，米飲下五七十丸。（本草綱目）云胎藏不安，杜沖去皮瓦上焙乾，木臼搗末，棗肉丸如彈子，每一丸糯米飲化下，日二服。

［语释］

胶艾四物汤：《宝鉴》治胎漏腹痛。方药组成为熟地黄、当归、川芎、白芍药、阿胶珠、条芩、白术、缩砂、艾叶、香附子（炒）各一钱，糯米一把，空腹服。

桑寄生散：《宝鉴》治胎漏，及经血妄行。方药组成为桑寄生、续断、川芎、当归、白术、香附子、阿胶珠、茯神各一钱，人参、甘草各五分，生姜三片。

安胎饮：《宝鉴》治胎动不安，怀孕五六个月时，常服数贴，效果甚好妙。方药组成为白术二钱，条芩一钱五分，当归、白芍药、熟地黄、缩砂、陈皮各一钱，川芎紫、苏叶各八分，甘草四分。另一方，有人参，无熟地黄，代之为生地黄。胎动不安，加阿胶；胎痛，加缩砂。黄芩，既安胎又降火；缩砂，既安胎又行气；若血虚而胎不安，阿胶主之。

独圣散：《宝鉴》治因堕落，胎动腹痛。方用缩砂细末二钱，热酒调下，须臾觉腹内热，胎已安，不饮酒者，米汤调下，或葱汤冲服，葱粥治胎动，糯米粥入葱白三五根，再煎服用。单葱白浓煮汤，治胎动腰痛抢心，或下血，若或胎死，亦能使死胎出，病即愈。

杜续丸：《宝鉴》治胎动不安腰痛，服此方防堕胎。杜仲（炒）、续断各二两，研末，以枣肉制成丸剂，如梧子大小，米汤冲服五十至七十丸。《本草纲目》云："胎藏不安，杜仲去皮瓦上焙干，木臼内捣末，以枣肉制丸，如弹子大小，每次一丸，用糯米汤化下，每日二次。"

【原文】

半產[①]：氣血虛，不榮養而自墜，猶枝枯果落，七情火亦墮胎，蓋屬虛屬熱，重於正產十倍調治。三、五、七陽月易墮，芩术湯清熱，氣血虛，入八物湯（虛勞）。若婦人不肯服藥，四、五年老雌雞入紅穀小黃米煮粥，食之固胎，單紅蛤煎服亦好。

半產漏下脈：革脈主之，弱則血耗立危。少陰浮緊，疝、瘕腹中痛，半產而墮胎。

芩术湯：（寶鑑）治懷孕四五月常墮不安者，內熱甚故也。子芩三錢、白术一錢五分，煎服安胎，聖藥也。蓋孕，則脾土運化，遲而生濕，濕則生熱，故以黃芩清血熱，白术健脾燥濕，凡安胎之藥，皆從此方推之。

金匱當歸散：（寶鑑）孕婦常服，養血清熱，素慣半產者宜服。黃芩、白术、當歸、川芎、白芍藥各一兩，爲末，每三錢溫酒調下，或酒糊和丸，米飲下五、七十丸。

芎歸補中湯：（寶鑑）氣血虛不能榮養，致胎漏[②]，每數月而墮。黃芪、當歸、白术、杜仲、白芍藥各一錢，乾薑、阿膠珠、川芎、五味子、木香、人參、甘草各五分。一方無木香。

安榮湯：（寶鑑）胎氣不固，時常小産。熟地黃、白芍藥、川芎、當歸、阿膠珠、香附子、桑寄生、白术、黃芩、縮砂各一錢，糯米百粒。

和痛湯：（寶鑑）治小産、心腹痛。當歸、川芎、白芍藥酒炒、熟地黃各一錢三分，玄胡索一錢，澤蘭、香附子、青皮各八分，桃仁、紅花各五分，以水一鍾[③]，童便、清酒各半鍾，煎服甚佳。

［语释］

半产：气血虚不荣养胎元而自坠，好比枝枯果自脱落，七情火也能导致堕胎，大概属虚属热，调治时，应比正产重视十倍。三、五、七阳月易堕胎，"芩术汤"能清热安胎，若气血虚，加"八物汤"（虚劳患者）。若妇人不肯服药，用四、五年的老母鸡加入红谷、小黄米，煮粥，吃后能固胎，单红蛤煎服效果亦很好。

半产漏下脉：革脉主之，弱则血耗，孕妇立危。少阴脉浮紧，为疝、瘕腹中作痛，会致半产而堕胎。

芩术汤：《宝鉴》治怀孕四五月，胎动不安常堕，为内热甚之故。方药组成为子芩三钱、白术一钱五分，煎服能安胎，圣药。大概孕则脾土运化迟而生湿，湿则生热，故以黄芩清血热，白术健脾燥湿，凡安胎之药皆以此方推之。

金匮当归散：《宝鉴》孕妇常服，能养血清热，平素半产者宜服。方药组成为黄芩、白术、当归、川芎、白芍药各一两，研为末，每次三钱，温酒调服，或以酒糊丸，米汤冲服五十至七十丸。

芎归补中汤：《宝鉴》气血虚不能荣养胎元，致胎漏，每每数月而堕。方药组成为黄芪、当归、白术、杜仲、白芍药各一钱，干姜、阿胶珠、川芎、五味子、木香、人参、甘草各五分。另一方，没有木香。

安荣汤：《宝鉴》治疗胎气不固，时常小产。方药组成为熟地黄、白芍药、川芎、当归、阿胶珠、香附子、桑寄生、白术、黄芩、缩砂各一钱，糯米百粒。

和痛汤：《宝鉴》治小产、心腹痛。方药组成为当归、川芎、白芍药（酒炒）、熟地黄各一钱三分，玄胡索一钱，泽兰、香附子、青皮各八分，桃仁、红花各五分，以水一钟，童便、清酒各半钟，煎服甚佳。

［**词解**］

①半産：病名。即小产。出《金匮要略·妇人妊娠病脉证并治》。

②胎漏：多因孕后气血虚弱，或肾虚，血热等因素导致冲任不固，不能摄血养胎，症见阴道不时下血，量少或按月来血，并无腰酸腹痛及小腹下坠等症。《医学入门》："不痛而下血者为胎漏。"

③鍾：古代的容量单位。古代计容量的单位由小到大排列：最小的是"勺"，相当于今天的一小汤匙；十勺为一合（gě），十合为一升，十升为一斗，十斗为一斛，六斛四斗为一钟。

【原文】

察色驗胎生死：胎死，則産母面唇指甲舌青、心腹脹、口臭，如兩臉微紅，或面赤舌青，母活子死；面青舌赤沫出，母死子活；舌黑子已死，佛手散。

欲産候：漿[①]雖出，腹不痛，腹雖痛，腰不甚痛，曰弄痛。臍腹俱痛，連腰引痛，穀道[②]挺迸，眼中生火，是欲産。

脈法：脈見離經。離經者，一呼三至，或一呼一至也。見此則一周日内生也，尺脈轉急，如切繩轉珠。

保産：八九箇月不能謹慾，氣血虚故，爲難産也。但待時候，不妄服催生藥。富貴安逸之人多難産，貧賤辛苦之人多易産。不曾行動，曲身側臥，胎不轉動，以致横逆産。禁其喧閧[③]，且進粥飯，令人扶行或憑物而立，痛緊然後坐草[④]，且進催生藥，直待兒逼産門，用力。凡臨産不可驚動。恐怯則氣不行，上閉下脹，以致難産，急服紫蘇飲，以寬其氣。

達生散：（寶鑑）孕婦臨月服二十余貼，易産無病。大腹皮酒洗二錢，甘草炙一錢五分，當歸、白术、白芍藥各一錢，人參、陳皮、紫蘇葉、枳殼、縮砂研各五分，入青蔥五葉，煎服，或以煎水下益母丸尤佳。一名縮胎飲。

佛手散：（寶鑑）孕婦臨月服之，則縮胎易産。當歸六錢，川芎四錢作一貼水煎，臨熟入酒少許，再煎溫服。若加益母草三錢妙。益母丸，治産前後諸病及難産，神效。益母草五月五日收采，不犯鐵器，爲末，蜜丸彈子，每一丸，白湯或溫酒化下。

［**语释**］

察色验胎生死：胎死，则产母面、唇、指甲、舌呈现青色，心腹胀，口臭，如果两脸微红，或面赤舌青，则母活子死；若面青舌赤，沫出，则母死子活；若舌黑，则子已死亡，服"佛手散"治疗。

欲产候：浆虽出，腹不痛，或腹虽痛，腰不甚痛，叫做"弄痛"。若脐腹俱痛，连腰引痛，肛门挺迸，眼中生火，是欲产之症。

脉法：脉见离经。离经脉，为一呼三至，或一呼一至。见此脉，孕妇则一周内生产，此时尺脉转急，如切绳转珠。

保产：怀孕八九个月，因不谨慎欲生产，为气血虚，是难产。只等到预产期时生产，不乱服催生药。富贵安逸之人多难产，贫贱辛苦之人多易产。孕妇不常运动，整日曲身侧卧，胎不转动，以致横逆产。禁止孕妇喧哄，且按时吃粥饭，让人扶其行走，或凭物而立，痛紧，然后坐草，且服催生药，直到胎儿逼近产门，用力。凡临产孕妇不可被惊动。恐怯则气不行，上闭下胀，以致难产，急服“紫苏汤”，以宽其气。

达生散：《宝鉴》孕妇临月服本方二十余贴，易产无病。方药组成为大腹皮酒洗二钱，甘草（炙）一钱五分，当归、白术、白芍药各一钱，人参、陈皮、紫苏叶、枳壳、缩砂（研碎）各五分，入青葱叶五根，水煎服，或以水煎液冲服“益母丸”，效果尤佳。又名“缩胎饮”。

佛手散：《宝鉴》孕妇临月服之，则缩胎易产。方药组成为当归六钱，川芎四钱，作一贴，水煎，快要煎煮好时加入酒少许，再煎温服。若加益母草三钱，效果更好。益母丸，治产前产后诸病及难产，神效。益母草，五月五日收采，不犯铁器，研为末，制成蜜丸，如弹子大小，每次一丸，白汤或温酒化服。

［词解］

①漿：即羊水，是指怀孕时子宫羊膜腔内的液体。在整个怀孕过程中，它是维持胎儿生命所不可缺少的重要成分。

②穀道：肛门。

③閧：同“哄”，喧闹。

④坐草：产科学名词。为临产之别名。出《经效产宝》卷上。因古代产妇临产时，或坐于草蓐上分娩，故名。

【原文】

子癎[①]：妊婦項背強直，筋攣口禁，痰盛昏迷，時作時止，或發抽搐，反張不省，輕者，四物湯（血門）加葛根、牡丹皮、秦艽、細辛、防風、竹瀝服之。

羚羊角湯：（寶鑑）治子癎重者。羚羊角鎊、獨活、酸棗仁、五加皮各一錢二分，防風、薏苡仁、當歸、川芎、茯神、杏仁各七分，木香、甘草各五分，薑三片。

［语释］

子痫：孕妇项背强直，筋挛口禁，痰盛昏迷，时作时止，或发抽搐，角弓反张，不省人事，轻者，“四物汤”（补血）加葛根、牡丹皮、秦艽、细辛、防风、竹沥，水煎服。

羚羊角汤：《宝鉴》治子痫重者。方药组成为羚羊角（镑片）、独活、酸枣仁、五加皮各一钱二分，防风、薏苡仁、当归、川芎、茯神、杏仁各七分，木香、甘草各五分，生姜三片。

［词解］

①子癎：是妊娠六月以后至正常分娩时，出现四肢抽搐，不省人事，且反复发作的一种病症。妊娠期间出现高血压、水肿、蛋白尿，则为“先兆子痫”。子痫是重度妊高征中最严重的病情变化。妊高征的基本病理变化是全身小动脉痉挛，特别是在直径小于200微米的小动脉更易发生痉挛。

【原文】

子煩[①]：孕婦心煩燥悶，多於受胎後四、五月間，相火[②]盛，或值天令，君火[③]大行，暑熱乘之，俱能發燥胎動。

竹葉湯：（寶鑑）白茯苓二錢，麥門冬、黄芩各一錢五分，防風一錢，青竹葉七片。又竹瀝細細飲之則最妙。

［语释］

子烦：孕妇多于受胎后四、五月间，出现心烦燥闷症状，这为相火盛，或遇季节热，君火大行，暑热乘之，俱能燥闷，胎动。

竹叶汤：《宝鉴》方药组成为白茯苓二钱，麦门冬、黄芩各一钱五分，防风一钱，青竹叶七片。或将竹沥细细饮，效果最好。

［词解］

①子烦：指妊娠期间，出现胸腹胀满，甚则喘急疼痛，烦躁不安的症状。主因孕而烦，乃为阴虚阳亢之故。

②相火：相火在肝肾，禀命行令，以潜藏守位为要。

③君火：君火在心，主发神明，以明著为要。

【原文】

子肿[①]：胎中有水，多於五六月遍身肿，腹脹喘急，或腹大高於胸，氣逆，常服鯉魚，若不治損胎，平胃散（六腑）加赤茯苓、桑白皮。自脚面肿至膝腿，足趾間黃水出，曰子氣

鯉魚湯：（寶鑑）治子肿。白朮、赤茯苓各二錢，白芍藥、當歸各一錢五分，橘紅五分，先取鯉魚一箇，修事如食法，水煮取清汁一盞半，入藥及薑七片，煎至一盞，空心溫服，以水盡肿消爲度。一方，山梔仁炒末，每一錢米飲調服不拘時。

全生白术散：（寶鑑）治子肿。白朮一兩，生薑皮、大腹皮、陳皮、茯苓皮、桑白皮各五錢，右末，每二錢米飲調下。

茯苓湯：（寶鑑）治子肿。當歸、川芎、白芍藥、熟地黃、白朮、赤茯苓、澤瀉、條芩、梔子炒、麥門冬、厚樸、甘草各七分，薑五片。一方，桑白皮五錢、赤小豆三合，煎服治子氣。

天仙藤散：（保元）治自三月成胎後，兩足漸肿至腿膝，步艱喘悶，足指間出黃水，謂之子氣。天仙藤、紫蘇葉、陳皮、香附子炒、烏藥、木瓜、甘草各等分，薑三片煎服，加蒼朮爲妙。天仙藤即青木香藤，洗略炒用。

［语释］

子肿：指孕妇胎中有水，孕妇多于五六月遍身肿，腹胀喘急，或腹胀高出胸，气逆，应常服鲤鱼，若不治疗，会损伤胎儿，方用“平胃散”（运脾化湿）加赤茯苓、桑白皮。自脚面肿至膝腿，足趾间黄水出，名“子气”。

鲤鱼汤：《宝鉴》治子肿。方药组成为白术、赤茯苓各二钱，白芍药、当归各一钱五分，橘红五分，先取鲤鱼一个，修事如吃法，水煮取清汁一杯半，入药及姜七片，煎至剩一杯，空腹温服，以水肿尽消为度。另一方，山栀仁炒末，每次一钱，米汤调服，不限时。

全生白术散：《宝鉴》治子肿。方药组成为白术一两，生姜皮、大腹皮、陈皮、茯苓皮、桑白皮各五钱，又研成末，每次二钱，米汤调服。

茯苓汤：《宝鉴》治子肿。方药组成为当归、川芎、白芍药、熟地黄、白术、赤茯苓、泽泻、条芩、栀子（炒）、麦门冬、厚朴、甘草各七分，生姜五片。另一方，桑白皮五钱、赤小豆三合，水煎服，治“子气”。

天仙藤散：《保元》治自三月成胎后，两足渐肿至腿膝，步艰喘闷，足指间出黄水，叫做“子气”。天仙藤、紫苏叶、陈皮、香附子炒、乌药、木瓜、甘草各等分，生姜三片，水煎服，加苍术效果好。天仙藤，即青木香藤，略洗炒用。

［词解］

①子肿：病名。出《医学入门》。俗称琉璃胎。指怀孕至五、六个月时，胎体渐长，由于脾肾阳虚，运化失职，水湿泛滥，流于四末，症见两足浮肿，遍及下肢，渐至周身，头面皆肿，小便短少。

［临床新用］

鲤鱼汤　本方现代主要用于羊水过多症和妊娠水肿症等疾病的治疗。徐氏报道治疗12例羊水过多症病人，初产妇7例，经产妇5例；年龄25～30岁；发病在26～32孕周。B超示羊水过多，羊水池9～11公分，宫高、腹围大于正常孕周，其余正常。11例有腹胀、不能平卧，2例下肢水肿。11例均为盼望继续妊娠者。治以鲤鱼汤：鲤鱼1条约250克，白术12克，白芍12克，茯苓12克，生姜5片。鲤鱼去鳞、肠，加水煮，熟后去鱼，取鱼汤煎余药，每日1剂。治疗结果：显效8例，服药12～18剂，腹胀减轻，能平卧，B超检查羊水量正常范围，并持续到足月分娩；有效3例，服药6剂，自觉腹胀减轻，小便增多，但未坚持继续服药；无效1例，行引产术，总有效率为91.7%（徐润芝，等．鲤鱼汤治疗羊水过多症．山东中医杂志，1997，（1）：29）。王氏报道治疗30例，药物组成及用法：鲤鱼1条（0.5～1公斤），白术20克，茯苓10克，当归10克，白芍15克，生姜6克，陈皮10克。鲤鱼去鳞和内脏，加水煮熟后去渣留汁，加上药，水煎空腹服。一般服药2～3天。结果：有效率达96.7%（王晓琴．鲤鱼汤治疗羊水过多．山西中医，2001，17（3）：31）。

【原文】

子淋[①]：積熱膀胱，或胎氣壅滿，尿澁作痛，芎歸湯加木通、麥門冬、人參、燈心、甘草，臨月加滑石。麥門冬、赤茯苓、木通、竹茹煎服，蔥白切和鹽炒，熱熨臍下。

澤瀉湯：（寶鑑）治子淋。澤瀉、桑白皮、赤茯苓、枳殼、檳榔、木通各一錢五分，薑五片，空心服。

［语释］

子淋：积热膀胱，或胎气雍满，尿涩作痛，"芎归汤"加木通、麦门冬、人参、灯心、甘草，临产加滑石。或麦门冬、赤茯苓、木通、竹茹煎服，葱白切后和盐炒，热熨脐下。

泽泻汤：《宝鉴》治子淋。泽泻、桑白皮、赤茯苓、枳壳、槟榔、木通各一钱五分，生姜五片，空腹服。

［词解］

①子淋：亦称妊娠小便淋痛。多因孕妇有阴虚、实热、湿热、气虚等原因，致使膀胱气化不行，出现小便频数，点滴而下，淋漓疼痛等症状。《诸病源候论》："妊娠之人，胞系于肾，肾患虚热成淋，故谓子淋也。"

［临床新用］

泽泻汤　本方现代主要用于眩晕、高脂血症、中耳积液、外感后失音、梅尼埃病、椎－基地动脉缺血、过敏性鼻炎、心悸、呕吐的治疗。

（1）**眩晕**　应用泽泻汤治疗内耳眩晕92例。结果：临床近期治愈51例，显效33例，无效8例。总有效率91.3%（彭暾．泽泻汤治疗内耳眩晕病92例．陕西中医，1989，（12）：534）。应用本方治疗眩晕55例，呕甚者加半夏、生姜，浮肿者加茯苓，高血压者加钩藤、菊花。结果：痊愈55例，随访2年未复发44例（杨福盛．泽泻汤治疗眩晕55例临床观察．湖北中医杂志，1988，（6）：14）。应用加味泽泻汤合云南灯盏花注射液治疗60例眩晕。加减：耳鸣重者加龙骨、牡蛎；呕吐重者加代赭石、生姜；复视者加菖蒲、菊花；有肢麻者加羌活、木瓜。结果：痊愈42例，显效12例，好转5例，无效1例（赵良辰、张爱焕．加味泽泻汤合云南灯盏花注射液治疗眩晕60例．实用中医药杂志，1998，（4）：15）。

（2）**高脂血症**　应用泽泻汤加减治疗高脂血症30例。结果：胆固醇高者21例，有效18例，有效率为85.7%，疗前平均为251.32毫克%，疗后平均为201.19毫克%，下降50.13毫克%；甘油三酯高者26例，有效21例，平均下降值为49.21毫克%。与疗前相比有显著性差异（$P<0.05$）（柴可夫．泽泻汤加味治疗高脂血症30例．中医药研究，1988，（4）：28）。

（3）**化脓性中耳炎**　应用本方加柴胡治疗化脓性中耳炎35例。脾虚湿盛者加苡仁50克；肝胆湿热者加龙胆草20克；脾气虚者加黄芪30克。结果：痊愈29例，占83%；好转6例，占17%（张大成．泽泻汤加柴胡治疗化脓性中耳炎35例．成都中医学院学报，1988，（1）：19）。

（4）**中耳积液** 应用加减泽泻汤治疗中耳积液75例，共81只患耳，全部经鼓膜穿刺证实有积液存在，痊愈60只，占74.1%，显效6只，占7.4%，有效7只，占8.6%，无效8只，占9.9%，总有效率为90.1%（孙佛全．加减泽泻汤治疗中耳积脓75例．上海中医杂志，1981，（1）：32）。

（5）**外感后失音** 应用加减牡蛎泽泻汤治疗外感后失音43例，总有效率为88.9%，其中慢性喉炎，声带息肉和声带结节疗效较好，喉头结核和声带创伤者疗效较差（李朝栋．加减牡蛎泽泻汤治疗外感后失音45例．成都中医学院学报，1990，（1）：27）。

（6）**梅尼埃病** 应用泽泻汤加钩藤、菊花治疗梅尼埃病32例。结果：治愈21例，显效6例，好转3例，无效2例。总有效率90.6%（邱世泽．加味泽泻汤治疗梅尼埃病．陕西中医，1986，（3）：129）。应用本方加减治疗梅尼埃病40例，如耳鸣严重加石菖蒲、郁金。结果：临床治愈34例，有效6例（胡乃坤．加味泽泻汤治疗眩晕证．湖南中医杂志，1987，（1）：30）。重用本方中泽泻50~70克治疗此病42例，呕吐剧烈者加半夏10克。结果：治愈36例，好转5例，无效1例（刘东云．泽泻汤治疗梅尼埃病42例．中医杂志，1991，（3）：110）。应用泽泻汤加味治疗梅尼埃病63例。气血两虚加党参、黄芪、当归；肝阴不足加白芍、枸杞子；因情志不畅诱发者加柴胡、郁金、合欢花；呕甚者加半夏、生姜。结果：显效51例，有效12例（吴春燕．泽泻汤加味治疗梅尼埃病63例．安徽中医学院学报，1996，（6）：24）。应用加味泽泻汤治疗梅尼埃病32例。呕吐频作者加代赭石、竹茹以降逆止呕；脘闷不食者，加枳壳、砂仁以芳香和胃。结果：32例全部治愈。眩晕消失时间最短者3天，最长者10天，平均6.5天。眩晕消失后，给予六君子汤加泽泻、车前子以固本善后（王悦．加味泽泻汤治疗梅尼埃病32例．南京中医药大学学报，1997，（1）：58）。应用加味泽泻汤治疗梅尼埃病60例。脘闷不食者加白蔻仁、砂仁；气郁化火，头目胀痛者加黄连、龙胆草。治疗期间停用西药。结果：60例患者中，治愈29例，显效18例，有效9例，无效4例，总有效率93.3%（李宝华．加味泽泻汤治疗梅尼埃病60例．山西中医，1998，（5）：12）。应用泽泻汤合五苓散加减治疗梅尼埃病65例。临床以单侧耳聋或耳鸣，伴有阵发性眩晕、恶心、呕吐，发作时眼球水平震颤为标准。结果：治愈60例，好转4例，无效1例，总有效率98.5%（王锡德、肖兰芳、冀萍，等．加减泽泻汤治疗梅尼埃病65例．河北中医，1998，（1）：15）。

（7）**椎－基底动脉缺血** 应用泽泻汤加味治疗椎－基底动脉缺血性眩晕55例。服药1周主要症状消失者14例，服药2周主要症状消失者30例，服药3周主要症状消失者11例。总有效率100%（文金水．茯苓泽泻汤加味治疗椎．基底动脉缺血性眩晕55例．河南中医，1993，（1）：22）。

（8）**过敏性鼻炎** 应用泽泻汤加味治疗过敏性鼻炎100例。气虚加黄芪、山药；眩晕加天麻、苍术；风邪偏重加细辛、苍耳子；阴虚加乌梅、五味子。治疗结果：治愈90例，显效10例（徐振华、王晓梅．泽泻汤加减治疗过敏性鼻炎．云南中医中药杂志，1997，（2）：19）。

（9）**心悸** 某女，45岁。心悸经年，加重1月。气短胸闷，面色青黯，神疲怯寒，四肢不温，头目昏重，时欲泛恶，舌淡胖，苔滑多津，脉沉细结代。心电图示：频发室性早搏，心律不齐。前医给服重镇安神养血之剂及西药近1月，均无建树。辨证为心脾阳虚，水饮上于阳位，胸阳不展所致。方用泽泻汤加桂枝、枳实。服药10剂，心悸感消失。心电图复查室性早搏消失，大致正常心电图。2年后复发，仍以上方加红参10克，服药6剂而瘥（杨昌宁．泽泻汤治验3则．新中医，1998，（1）：51）。按：本例虽无有形之痰可稽，然无形之痰饮却显见于各症之中，如头昏、泛恶等。其病机乃心阳不振，脾不制水，水邪上干阳位。治宜振奋心脾之阳，通阳制水。故以泽泻汤健脾制饮，桂枝、枳实通阳化饮，振奋心阳，桂枝之温且能制泽泻之寒淡之性，使之利水而无伤阳之弊。生姜辛温，宣散水气。各药合用，有振心阳，健脾气，制水饮之功，药效卓著。

（10）**呕吐** 某男，26岁。患呕吐病10余年，近日加重。症见呕吐清水痰涎，脘中痞塞，不能进食，食则呕吐，头昏目眩，肢软乏力，舌淡，苔白滑多津，脉沉细。入院前用镇吐药和吴茱萸汤收效甚微，X线未见异常。入院诊断：神经性呕吐。处方为泽泻汤加高良姜、姜汁。服1剂呕吐缓作，再剂吐止，随后以香砂六君汤调补脾胃，2周后痊愈出院，随访迄今未发（杨昌宁．泽泻汤治验3则．新中医，1998，(1)：51)。

【原文】

孕婦轉脬：尿脬爲胎所壓，轉在一邊，胞系了戾[①]不通。胎若舉起，胞系得疏，水道自行。

参术飲：（寶鑑）治孕婦轉胞尿閉。四物湯（血門）材各一錢，加人参、白术、半夏、陳皮各一錢，甘草五分、薑三片，煎飲後探吐，又予又吐，小便立通，神效。

一法：（寶鑑）治轉胞、尿閉、脹急。令産婆香油塗手，入産門，托起其胎，則尿出如注，脹愈。又法，將孕婦倒竪起，則尿自出。

［语释］

孕妇转脬：尿脬被胎儿所压，转在一边，致使胞系了戾不通。若举起胎儿，胞系得到疏张，水道自然畅通。

参术饮：《宝鉴》治孕妇转胞，致尿闭，“四物汤”（补血）方组中的药材各一钱，加人参、白术、半夏、陈皮各一钱，甘草五分、生姜三片，煎汤服下，然后探喉吐处，又喝又吐，小便立通，神效。

治转脬一法：《宝鉴》治转胞、尿闭、胀急。令产婆香油涂手，入产门，托起胎儿，则尿出如注，胀愈。又法，将孕妇倒竖起，则尿自出。

［词解］

①胞系了戾：病证名。胞系，通指泌尿系统。了戾，反转不顺。指膀胱气化功能反常，导致脐下急痛，小便淋沥不通的病症。《金匮要略·妇人杂病脉证并治》：“此名转胞，不得溺也。以胞系了戾，故致此病。但利小便则愈，宜肾气丸主之。”

【原文】

子嗽[①]：外感風寒，久嗽不止，貝母去心麩炒黄末，砂糖屑丸如櫻桃，常含化神效。

紫菀湯：（寶鑑）治妊娠咳嗽、胎不安。紫菀、天門冬各二錢，桔梗一錢五分，杏仁、桑白皮、甘草各一錢，竹茹雞子大，水煎去滓，入蜜半匙，再一沸溫服。

［语释］

子嗽：孕妇外感风寒，久嗽不止，可将贝母去心，麸炒使色黄，研末，以砂糖末制成丸剂，如樱桃大小，常含化神效。

紫菀汤：《宝鉴》治妊娠咳嗽、胎不安。方药组成为紫菀、天门冬各二钱，桔梗一钱五分，杏仁、桑白皮、甘草各一钱，竹茹鸡子大一团，水煎去渣，入蜜半匙，再煎一沸，温服。

［词解］

①子嗽：亦名妊娠咳嗽。多因阴虚火旺，或痰火上扰，以致肺失清肃，咳嗽频作。《女科百问》第六十九问“妊娠而嗽者，谓之子嗽。”

【原文】

子痢[①]：下痢赤白，腹中疼痛，里急後重。熱者，芩术湯。風虚者，胃風湯，香連丸（並大便），腸冷兼瘧痢，醒脾飲子。

當歸芍藥湯：（寶鑑）治子痢。白芍藥、白术各一錢五分，當歸、白茯苓、澤瀉、條芩各一錢，木香、檳榔、黄連、甘草各七分，煎服。白痢腹痛，去芩、連，加乾薑。

鴨子煎：（寶鑑）治同上。生薑，年少者百錢，年老者二百錢，搗取自然汁，鴨子一箇，打破入薑汁內攪勻，右煎至八分，入蒲黃三錢，再煎五、七沸，空心溫服，立效。

子瘧[②]：妊婦患瘧，寒熱往來，露薑飲（瘧門）。

醒脾飲子：（寶鑑）治子瘧、寒瘧[③]。厚樸、草豆蔻研各五錢，乾薑三分，甘草二分，薑五片，棗二枚，空心服。

濟生石膏湯：（寶鑑）治妊娠熱瘧[④]，渴飲無度。石膏二錢、生地黃一錢五分，黃芩、麥門冬、人參、知母、乾葛各一錢，甘草五分，烏梅一箇。

［语释］

子痢：为孕妇下痢赤白，腹中疼痛，里急后重。热者，方用“芩术汤”治疗。风虚者，方用“胃风汤”，“香连丸”治疗（均使患者大便），肠冷兼疟痢，方用“醒脾饮子”治疗。

当归芍药汤：《宝鉴》治子痢。方药组成为白芍药、白术各一钱五分，当归、白茯苓、泽泻、条芩各一钱，木香、槟榔、黄连、甘草各七分，煎服。若下白痢腹痛，去黄芩、黄连，加干姜。

鸭子煎：《宝鉴》治同上。生姜（年轻患者百钱，年老患者二百钱）捣取自然汁，鸭蛋一个，打破后放入姜汁内搅匀，再煎至声八分，入蒲黄三钱，再煎五、七沸，空腹温服，立效。

子疟：为妊妇患疟，寒热往来，方用“露姜饮”（疟疾）治疗。

醒脾饮子：《宝鉴》治子疟、寒疟。方药组成为厚朴、草豆蔻（研）各五钱，干姜三分，甘草二分，生姜五片，枣二枚，空腹服。

济生石膏汤：《宝鉴》治妊娠热疟，渴饮无度。方药组成为石膏二钱、生地黄一钱五分，黄芩、麦门冬、人参、知母、干葛各一钱，甘草五分，乌梅一个。

［词解］

①子痢：病证名。《叶氏女科证治》卷二：“妊娠下痢，名曰子痢。”

②子瘧：病名。指怀孕期间患疟疾。出《盘珠集胎产症治》。即妊娠疟。

③寒瘧：病名。疟疾之一。症见寒多热少，不思饮食。《素问·疟论》：“夫寒者，阴气也;；风者，阳气也。先伤于寒，而后伤于风，故先寒而后热也。病以时作，名曰寒疟。”

④熱瘧：病名。疟疾之一。症见恶寒轻，发烧重。

【原文】

子懸[①]：胎氣不和，逆上心胷，脹滿疼痛。葱白兩握，濃煎快服。

紫蘇飲：（寶鑑）治子懸，及臨産驚惶，氣結難産。紫蘇葉二錢五分，人參、大服皮、川芎、陳皮、白芍藥、當歸各一錢，甘草五分，薑四片，葱白三莖。

［语释］

子悬：为孕妇胎气不和，逆上心胸，胀满疼痛。可用葱白两把，浓煎快服。

紫苏饮：《宝鉴》治子悬，及临产惊惶，气结难产。方药组成为紫苏叶二钱五分，人参、大服皮、川芎、陈皮、白芍药、当归各一钱，甘草五分，生姜四片，葱白三根。

［词解］

①子懸：指妊娠胸胁胀满，甚或喘急，烦躁不安者，又称子朝、胎气上逆、胎上逼心、胎气上逼。《妇人大全良方》：“紫苏饮治妊娠胎气不和，怀胎迫上胀满疼痛，谓之子悬。”

［临床新用］

紫苏饮　本方现代常用于治疗妊娠期疾病，如子悬、子嗽、子肿、滑胎、子气、胎位不正等因肝郁气滞乘脾所致者。

（1）**胎气上逆**　一女怀孕7个月余，由于与家人不睦，争吵之后，忽觉胸胁胀痛，旋即坐卧不安，呼吸迫促，烦躁不宁，苔薄黄，脉弦滑。郭氏用紫苏饮加减治疗，疏肝扶脾，理气行滞，用紫苏、大腹皮、白芍、陈皮、人参、白术、黄芩、砂仁。并嘱其心情宽畅，平心怡养，忌动怒，以遵胎教，3剂而安（郭秀美．“百病生于气”之妇科辨治举隅．中医函授通讯，1999，18（6）：33）。

（2）**妊娠咳嗽**　一女妊娠6月，咳嗽已20余天，痰少，不易咯出，胸胁胀闷，泛泛欲呕，咳而小腹隐痛，腰酸，纳谷欠佳，二便自调，苔薄黄，舌淡红，脉滑数。咳嗽日久，有动胎之虑，证属胎气上逆，肺失肃降。胡氏用紫苏饮加减治疗，养肺化痰安胎。药用川贝末3克（吞服），紫苏、陈皮、五味子、生甘草各5克，大腹皮、川芎、当归各6克，太子参、竹茹各10克，炒白芍15克。二剂，水煎服。二诊咳嗽大减，诸症好转。上方去大腹皮，加菟丝子12克补肾安胎，炒白芍15克柔肝缓急，续进3剂而愈（胡雯．紫苏饮在妊娠病中的运用．江苏中医，1993，（7）：35）。

（3）**妊娠水肿**　一女妊娠6月，就诊前10余日觉两足浮肿，按之凹陷，胸胁胀闷，饮食无味，心烦烘热，小溲短少，大便溏薄，日行2次，苔薄腻，脉滑。证属脾虚湿热，胡氏选紫苏饮加减治疗，健脾利湿清热。药用：砂仁3克（后下），陈皮5克，大腹皮、炒苍白术各6克，紫苏、防己、地骨皮各10克，太子参、云苓各15克，炒白芍12克。2剂后肿势顿减，再于上方加枸杞子10克养阴宁心，服2剂而愈（胡雯．紫苏饮在妊娠病中的运用．江苏中医，1993，（7）：35）。

（4）**滑胎**　又称习惯性流产。一女已连续自然流产2次，曾注射黄体酮保胎无效。就诊时已妊娠70天，感腰酸膝软，神疲乏力，腹部隐痛，泛泛欲恶，大便自调，舌苔薄腻，舌淡红，脉浮滑。证系肾虚胎气上逆，胡氏用紫苏饮加减治疗，补肾安胎，和胃宽中。药用：砂仁（后下）、生甘草各3克，陈皮、炒子芩各5克，党参、紫苏、炒白术各10克，杜仲、桑寄生各12克，炒白芍15克。三剂，水煎服。二诊诸症好转。后继服原方每2日1剂，服至妊娠6月。随访足月而平安生产（胡雯．紫苏饮在妊娠病中的运用．江苏中医，1993，（7）：35）。

（5）**胎位不正**　胎位不正是引起难产的原因之一，常见横位、斜位、臀位。吕氏认为本病发生主要因气滞和气虚，因而治以调气和血转胎，方用紫苏饮加减：当归15克，川芎9克，枳壳、紫苏梗各6克，砂仁3克。气虚者，加党参、黄芪、甘草，以益气生血养胎；有热者，加炒黄芩；有寒者，加艾叶；胎位过低难转动者，少加升麻益气升提。取得了较好疗效（吕长惠．中医治疗胎位异常的体会．湖北中医杂志，2000，22（4）：38）。

（6）**妊娠水肿**　妊娠水肿是妊娠期的常见并发症。徐氏论治妊娠水肿，若面目及四肢浮肿或遍及全身皮薄而光亮，伴脾气虚或肾阳虚证者，辨为“子肿”，用“全生白术散”合“金匮当归散”加减；若先由脚肿渐及于腿，皮色不变，随按随起，伴气滞证者，辨为“子气”，用“紫苏饮”合“天仙藤散”加减，疗效满意（徐敏华．106例妊娠水肿的分型及治则．上海中医药杂志，1985，（2）：25）。

【原文】

妊婦感寒：産前安胎，產後補血，治法不可汗、下、利小便，但和解，小柴胡湯（寒門）。葱白十莖，生薑二兩煎，連服取汗。熱病，浮萍、樸硝、大黄、蛤粉、藍根等末，貼臍護胎。

芎蘇飲：（寶鑑）治孕婦感寒。川芎、紫蘇葉、白芍藥、白术、麥門冬、陳皮、乾葛各一錢，甘草五分，薑五片，葱白三莖。

黄龍湯：（寶鑑）治孕婦感寒，寒熱如瘧。柴胡四錢、黄芩、人參、甘草各一錢。

［语释］

妊妇感寒：产前安胎，产后补血，如果感受伤寒，治法不可用“汗、下、利小便”的治疗方法，只能“和解”，方用“小柴胡汤”（伤寒为病）。如果怀孕期间感寒，可用葱白十根，生姜二两煎煮，连续服发汗。如果孕妇发热病，可用浮萍、朴硝、大黄、蛤粉、蓝根等研末，贴肚脐护胎。

芎苏饮：《宝鉴》治孕妇感寒。方药组成为川芎、紫苏叶、白芍药、白术、麦门冬、陈皮、干葛各一钱，甘草五分，生姜五片，葱白三根。

黄龙汤：《宝鉴》治孕妇感寒，寒热如疟。方药组成为柴胡四钱、黄芩、人参、甘草各一钱。

【原文】

妊婦不語：重身九月而瘖[1]，胞絡[2]繫腎脈貫舌本而爲胎所壓，胞絡不通也，産則自愈，四物湯（血門）加芒硝、大黄一錢，水煎去滓，入蜜少許沉冷，時時呷服，火降金清則能言矣。

兒在腹中哭：因登高取物，脱出兒口母臍疙瘩，令婦曲腰拾地物，使兒復得含入口，即止。黄連濃煎呷服。多年空屋下鼠穴土令婦噙之，腹中作鐘聲，亦爲末酒調服。

［语释］

妊妇不语：孕妇九月重身而不能说话，是因胞络系肾脉贯舌本而为胎所压，胞络不通之故，产后则自愈，方用“四物汤”（补血）加芒硝、大黄一钱，水煎去滓，入蜜少许沉冷，时时呷服，火降金清则能言。

儿在腹中哭：小儿腹中哭，盖脐带上疙瘩含在儿口中，因娠妇登高举臂而脱出儿口，因此作声，令妊妇曲腰拾地上物，仍入儿口即止。或黄连浓煎呷服即止。或多年空屋下鼠穴土，让孕妇含在口中，即止。腹中作钟声，亦可将黄连研末酒调服，即止。

［词解］

①瘖：缄默。

②胞絡：①脉学名词。分布于胞宫上的络脉。《素问·奇病论》：“胞络者，系于肾，少阴之脉贯肾……”②胞，同“包”，指心包络。《素问·痿论》：“悲哀太甚则胞络绝。”《医门棒喝二集》卷一：“胞络居于膻中，……盖心脏如人，包络如人穿之衣，膻中如人居之屋，三焦经脉分布屋中而散络于衣上也。”③推拿部位名。出《幼科推拿秘书》。位于无名指近端指节的腹面。

【原文】

十産候：正産，月滿腹痛，漿水淋下，用力即生。坐産，孕婦疲倦，久坐兒塞生路，高懸手巾，令産婦攀引，輕輕屈足即生。臥産，産母仰臥平身，不偃[1]曲即生。横産，兒露手或臂，産母仰臥，徐推兒下截令身正，以手中指摩其肩推上正之，漸引手攀其耳令頭正，候兒身正門路順，服催升藥。逆産，先露足，坐産先露臀，皆用力太早之過，若手足先露，細針刺手足心三、四次，塩塗輕輕送入，又露足，塩塗脚心因急搔，並以塩摩母腹。偏産兒，頭逼産門而偏指一傍，露額者，令産母仰臥，輕輕推兒頭耑正向産門，或露頭後骨偏拄穀道，當以棉衣炙熱裹手，急於穀道外傍徐推進上令頭正。礙産，産門露頂不可下者，臍帶攀挂兒肩，産母仰臥，輕輕推兒近上，徐以中指按兒兩肩，脱臍帶。盤腸産，臥産時子腸[2]先出，兒即隨産，治法頂貼如聖膏收縮，以水即洗，如腸頭爲風吹乾不入者，磨刀水微溫潤腸，磁石煎飲一盃，又法溫湯潤腸，令産母仰臥，以言安慰，用醋半盞，井水七分，調和，忽哄其面背則收。熱産盛暑，宜靜室陰涼免發熱。凍産嚴冬，宜密閉房戶，溫和厚覆下體免難産。又有傷産過月，或一二三四五年而産者，或用力太早，漿水先下，敗血裹住，宜井水磨京墨服即産。

［语释］

十产候：

一正产，月满腹痛，浆水淋下，用力即生。

二坐产，孕妇疲倦，久坐会使胎儿堵塞产道，可高处悬挂手巾，令产妇攀引，轻轻屈足即生。

三卧产，产母仰卧平身，不偃曲即生。

四横产，胎儿先露手或臂，可令产妇仰卧，徐推儿下截，令其身正，以手中指按其肩推上使身正，慢慢地伸手摸攀其耳令头正，候胎儿身正，产门畅顺，服催升药。

五逆产，胎儿先露足，坐产先露臀，皆用力太早之过，若手足先露，可用细针刺手足心三、四次，用盐涂，再轻轻送入，再露足，用盐涂脚心，并趁机急播，并以盐摩孕妇腹部。

六偏产儿，胎儿头逼产门而偏向一傍，露额，令孕妇仰卧，轻轻推儿头使端正向产门，或露头后骨偏拄谷道，此时当用棉衣烤热裹手，急于肛门外傍徐推进，使胎儿向上令头正。

七碍产，产门露出胎儿头顶，确不能产下，为脐带攀挂胎儿肩，可让产妇仰卧，轻轻推儿靠近上方，慢慢地用中指按压胎儿两肩，使脐带脱离。

八盘肠产，孕妇卧产时，子宫先出，儿即随产，治法：孕妇头顶贴“如圣膏”，使子宫收缩，以水即洗，如肠头为风吹干不能缩入，可用磨刀水，微温润肠头，磁石煎饮一杯。另法：温汤润肠，令产妇仰卧，以言安慰，用醋半杯，井水七分，调和，忽哄其面、背，子宫则收回。

九热天酷暑生产，孕妇宜静室阴凉处，避免发热。寒冷严冬生产，宜密闭房户，用温暖厚被盖住下体，避免难产。

十再有伤产过月，或一、二、三、四、五年而生产者，或用力太早，浆水先下，胎儿败血裹住，宜井水磨京墨服，即产。

［词解］

①偃：(yǎn) 仰面倒下，放倒。

②子腸：即子宫。《妇科辑要》：“子宫脱出，又名子肠不收。”

【原文】

交骨不開難產：產時交骨[①]不開，陰氣虛也。

龜殼散：（寶鑑）治產難日久垂死，及矮石女子[②]交骨不開者。龜殼一箇，生男女婦人頭髮一握燒存性，川芎、當歸各一兩，右末，每三錢，煎服，良久生胎死胎俱下。

黑神散：（寶鑑）治產難，及橫逆產，凡坐草[③]日久，漿水多下，則血必乾，子道艱澀，如舟坐灘，須湧水而後可通，服此藥再固其血，則如魚得水，決自轉生。百草霜、白芷各等份右末，每取兩大錢，清酒童便各半盞，入麝香少許，煎沸熱服，不過再服，即驗。一法，服此藥後，外用葱白二斤，搗爛鋪於小腹上，取急水灘頭沙一鬥炒熱，舖裹於葱上，輕輕略探即產。一名，催生如神散。一名，神應黑散。

［语释］

交骨不开难产：产时交骨不开，为阴虚气弱。

龟壳散：《宝鉴》治难产日久垂死，及矮石女子交骨不开。方药组成为龟壳一个，生过男女孩子的妇女的头发一把，烧存性，川芎、当归各一两，又研成末，每次三钱，煎服，良久活胎死胎俱下。

黑神散：《宝鉴》治产难，及横逆产，凡临产日久，浆水多下，则血必干枯，产道艰涩，好比舟搁沙滩，须大水将其涌入水中，而后方可通行，服此药再固其血，则如鱼得水，一定能顺利生产。方药组成为百草霜、白芷各等份，又研成末，每取两大钱，清酒、童便各半盏，入麝香少许，煎沸热服，胎儿未产下再服，即验。另法，服此药后，外用葱白二斤，捣烂铺于小腹上，取炒热急水滩头之沙一斗，铺裹于葱上，轻轻略探产道即産。又名，“催生如神散”。又名，“神应黑散”。

［词解］

①交骨：①交骨指耻骨。古人认为未产前交骨闭合，临产时交骨开，若此骨不开，则分娩困难，易

致难产。②交骨指骶尾关节部分。③推拿穴位名。

②矮石女子：身体敦实的矮小女人。

③坐草：产科学名词。出《经效产宝》卷上。为临产之别名。因古代产妇临产时，或坐于草蓐上分娩，故名。

【原文】

催生　宜滑利藥：滑利之藥，兔腦髓，筆頭灰，弩才[①]，蛇退。水血下多，子道乾澀，猪脂、香油、蜜酒、童尿、葵子、牛乳、滑石、榆白皮。若風冷氣血滯者，牛膝、蔥白、桂心、生薑。若觸悪氣，心煩燥悶，麝香、朱砂、乳香、竹茹。漿水盡下，胞乾不産，香油、清蜜各一碗，微沸，調滑石末一兩服之，外以油蜜摩母腹，即驗。油蜜童尿最效，和益母膏尤妙。

如聖膏：（寶鑑）治難産及死胎不下危急。巴豆十六箇去殼，蓖麻子四十九粒去殼，麝香二錢，同搗如泥攤絹帛上，貼臍上一時，産下即洗去。一方，蓖麻子去皮一兩，雄黄二錢，同研成膏，塗母右脚心，纔[②]産速洗去，否則腸出。用此膏塗頂上，腸自入，亦名如聖膏。

單鹿茸湯：（新增經驗）主氣血虚難産。胞系於腎，以此峻補，腎液則易生，鹿茸一兩或五錢，濃煎連服。

禳法[③]**：**（寶鑑）産母尋常穿衣，以籠竈頭及竈口，勿令知。海馬、石燕子、鸓鼠[④]皮兩手各把，又坐赤馬皮。

［语释］

催生　宜滑利药：滑利之药有兔脑髓，笔头灰，弩才，蛇退。水血下多，产道干涩，可用猪脂、香油、蜜酒、童尿、葵子、牛乳、滑石、榆白皮。若风冷致气血滞涩，可用牛膝、葱白、桂心、生姜。若触恶气，心烦燥闷，可用麝香、朱砂、乳香、竹茹。浆水尽下，胞宫干枯不产，可用香油、清蜜各一碗，微沸，调滑石末一两服，外用油蜜抚摸冲服腹部，即验。油蜜、童尿最有效，与“益母膏”一起服尤妙。

如圣膏：《宝鉴》治难产及死胎不下，危急之症。方药组成为巴豆十六个（去壳），蓖麻子四十九粒（去壳），麝香二钱，一起同捣如泥，摊绢帛上，贴脐上一个时辰，产下即洗去。一方，蓖麻子（去皮）一两，雄黄二钱，同研成膏，涂孕妇右脚心，产下胎儿即速洗去，否则肠出。将此膏涂孕妇头顶上，胞宫自入，亦名“如圣膏”。

单鹿茸汤：（本书新增经验方）主治孕妇气血虚，所致难产。胞系于肾，以此峻补，则肾液易生，鹿茸一两或五钱，浓煎连服。

禳法：《宝鉴》将产妇平常穿的衣服，笼住灶头及灶口，勿令知。或两手各握一把海马、石燕子、鼯鼠皮，或坐在赤马皮上。

［词解］

①弩才：一种用机械力量射箭的弓，泛指弓。

②纔：“才”的异体字。

③禳法：用来祈祷消除灾殃方法。

④鸓鼠：（léi）鼯鼠的别称。

【原文】

下死胎：平胃散（六腑）加樸硝五錢，酒水相半煎服，又烏雞去毛細剉，水三升煮取二升去雞，用手巾蘸湯摩臍下，用佛手散。猪脂、白蜜各一升，酒二升，合煎，分二服，即下。

香桂散：（寶鑑）下死胎。桂心三錢，麝香五分，右末作一貼，溫酒調下，須臾即下。

［语释］

下死胎：平胃散（运脾化湿）加朴硝五钱，酒水相半煎服，又乌鸡去毛细切，水三升，煮取二升，去鸡，用手巾蘸汤摩脐下，服用“佛手散”。或猪脂、白蜜各一升，酒二升，合煎，分二次服，死胎即下。

香桂散：《宝鉴》能下死胎。方药组成为桂心三钱，麝香五分，又研成末作一贴，温酒调下，须臾死胎即下。

【原文】

胞衣[①]不下：稍久則血入胞中，胞脹沖心，喘急疼痛，必致危篤。以小物緊繫臍帶後切斷，使惡血不入胞中，只要心安，勉進粥飯，有驗。氣虛，芎歸湯倍桂皮以溫之。

牛膝湯：（寶鑑）治產後胞衣不下，腹滿即殺人，服此爛下。滑石、冬葵子各二錢，木通、當歸、牛膝、瞿麥各一錢五分。

一方：（寶鑑）猪脂、白蜜、清油各半盞，火上熔化，分二溫服，極驗，但多服猪脂亦效。三姓家雞卵各一箇，三姓家水各一匙，三姓家塩各一撮，相和頓服，仍探口吐之，即下。蔥白濃煎湯，熏洗下部。童尿一升、生薑、蔥白各三錢，煎數沸，熱服。令產婦以自已頭發耑入喉探嘔。赤豆二十一粒，白湯呑下。

禳法：（寶鑑）取產母梱覆井口上，勿令知。初洗兒湯一盃服之，勿令知。

［语释］

胞衣不下：产后胞衣不下，稍久则血入胞中，胞胀冲心，喘急疼痛，必致危险。用细物紧扎脐带后切断，使恶血不入胞中，只要产妇心情平和，尽量进粥饭，对胞衣产下有效果。产妇气虚，可用“芎归汤”，其中桂皮剂量加倍，以温之。

牛膝汤：《宝鉴》治产后胞衣不下，恶血入胞中，致腹满即会使人死亡，服此可使胞衣烂下。方药组成为滑石、冬葵子各二钱，木通、当归、牛膝、瞿麦各一钱五分。

一方：《宝鉴》治胞衣不下可用猪脂、白蜜、清油各半杯，火上熔化，分二次温服，效果极验，但多服猪脂亦效。或取三姓人家的鸡蛋各一个，三姓人家的水各一匙，三姓人家的盐各一捏，相和顿服，再探口吐出，胞衣即下。或葱白浓煎汤，熏洗下部。或童尿一升、生姜、葱白各三钱，煎数沸，热服。或让产妇用自己头发梢，入喉探呕。或赤豆二十一粒，白水吞服。

［词解］

①胞衣：胎盘与胎膜的总称。

【原文】

產後脈：新產緩滑，吉，實大弦惡，死。洪實，不調，實大堅強急，死。沉微、沉細、附骨不絕生

兒枕痛[①]：產後敗血未下，成塊，按腹愈痛，淤血，芎歸湯加三棱、蓬朮、玄胡索、牡丹皮、桃仁、紅花。按腹不痛，血虛，四物湯（血門）加人參、白朮、茯苓。若痛而作嘔，胃虛，六君子湯（痰飲），如渴，加乾薑、白芍藥。

失笑散：（寶鑑）治產後兒枕臍腹痛。五靈脂、蒲黃炒各等分，右末，每二錢和醋熬成膏，水一盞煎至七分，熱服立效。

起枕散：（寶鑑）治兒枕痛極苦。當歸、白芍藥各二錢，川芎一錢五分，白芷、桂心、蒲黃、牡丹皮、玄胡索、五靈脂、沒藥各七分，水煎，入好醋，空心服。

［语释］

产后脉：孕妇新产后，脉缓滑，预后好，若脉实大弦，预后不好，多死。脉洪实不调者，或脉实大坚强急者，多死。脉沉微、沉细，附骨不绝者，生。

儿枕痛：产后败血未下，成块，按腹愈痛，为淤血，治疗方剂“芎归汤”加三棱、蓬术、玄胡索、牡丹皮、桃仁、红花。按腹不痛，为血虚，治疗方剂“四物汤”（补血）加人参、白术、茯苓。若腹痛而作呕，为胃虚，治疗方剂“六君子汤”（化痰饮），若渴，加干姜、白芍药。

失笑散：《宝鉴》治产后儿枕脐腹痛。方药组成为五灵脂、蒲黄（炒）各等分，又研成末，每二钱和醋熬成膏，水一杯煎至剩七分，热服立效。

起枕散：《宝鉴》治产妇儿枕痛，极痛苦。方药组成为当归、白芍药各二钱，川芎一钱五分，白芷、桂心、蒲黄、牡丹皮、玄胡索、五灵脂、没药各七分，水煎，入好醋，空腹服。

［词解］

①兒枕痛：病证名。又名儿枕、儿枕不安、块痛、产枕痛、血枕痛、血块痛、血母块、产后儿枕腹痛、产后腹中块痛等。出《古今医鉴》卷十二。多因产后恶露未尽，或风寒乘虚侵袭胞脉，瘀血内停所致产后数日内，胞宫尚未复常而有阵缩，小腹常有轻微阵痛的症状。

［临床新用］

失笑散 本方现代主要用于冠心病心绞痛、宫外孕、妇科出血症、子宫内膜异位症、流产、引产、病毒性肝炎、痛经、崩漏的治疗。

（1）**冠心病心绞痛** 用失笑散加味治疗冠心病心绞痛46例，用药：五灵脂、生蒲黄、川芎、桃仁、红花各15克，每日1剂，水煎服。1个月为1疗程。1～5个疗程有心绞痛症状的44例中，显效12例，改善27例，无效5例。对症状的显效率为27.30%，总有效率为88.6%，心电图改善总有效率为28.1%（山西医学院心血管病研究组．失笑散的实验研究（摘要）．新医药学杂志，1976，（5）：41）。

（2）**宫外孕** 用本方合胶艾四物汤为主配合抗生素治疗18例宫外孕。用药10～20剂均获痊愈（广州中医学院．方剂学．广州科技出版社，1979.150）。

（3）**妇科出血证** 用当归9～12克，川芎、生蒲黄各6～9克，炒五灵脂、桃仁各10克为基本方治疗月经过多，或经期延长，崩漏等症状有明显疗效。59例患者中显效43例，有效7例，无效9例，总有效率为84.7%（周柏魁．加减失笑四物汤治疗妇科出血证59例．湖北中医杂志，1990，（4）：17）。

（4）**子宫内膜异位症** 应用失笑散加味并随证加减治疗子宫内膜异位症，失笑散加味方：炒蒲黄8克，五灵脂12克，血竭、田七粉1.5克（冲服）。结果：痊愈12例，显效16例，无效2例（林君玉．失笑血竭汤治疗子宫内膜异位30例小结．江苏中医，1990，（8）：14）。

（5）**流产、引产** 应用失笑散方（五灵脂、炒蒲黄各等量。混合研末，制成丸剂）。每次5克，日服2次，从行引产术时开始服用5天。用于辅助中期妊娠引产。82例中，服药组56例，平均年龄26岁，平均妊月5.4月；对照组26例，平均年龄21岁，平均妊月5.7月。两组均用1%利凡诺10毫升羊膜腔注射引产，但服药组加服失笑散。结果：服用失笑散的引产病例，自觉症状减轻，引产时间缩短11.3%，出血量减少40%，不顺利者减少32.5%；胎盘胎膜排出比对照组好，不完整数减少12%，而且引产后仅1天即有60%的病例自行排出。对早期妊娠不宜行吸宫术者20例，均为6周以上妊娠，进行了内服本方加味的药物流产临床观察。药物：生蒲黄、五灵脂、川芎、川牛膝、益母草、香附各10克，当归、丹参各15克。日服1剂，分2次，连服3～5天。服药后阴道流血，将生蒲黄改炒蒲黄，继服3天停药。如气血亏虚者可再服补中益气汤、归脾汤以善其后。结果受孕时间越短、疗效越好。认为本方用于中止早期妊娠，可以免除子宫内膜受损及并发症，可作为不宜行吸宫术者的一种补救措施。本方在行结扎术后应用，能防止腰痛、腹痛，一般服1次痛止（潘仁静．失笑散在计划生育工作中的应用．浙江中医学院学报，1985，(2)：20)。以失笑散合桂枝茯苓丸治疗42例人工流产后恶露不尽者，41例获痊愈，1例无效，治愈率达97.6%，服药1~2剂（程琼璧．桂枝茯苓丸合失笑散治疗人工流产后恶露不尽42例．湖北中医杂志，1986，(2)：42)。对人流术后阴道出血100例，用本方合佛手散治疗，日1剂，结果有效率为94%（刘建英．佛手散合失笑散治疗人流术后阴道出血100例．四川中医，1994，(7)：44)。用失笑散加味治疗人流不全26例。方药：五灵脂、蒲黄炭各10克，黄芩炭、黄柏炭各9克，金银花20克。水煎服，日1剂，并禁食温补之品。结果：26例均获痊愈，其中3剂合并子宫腔内感染配合抗生素治疗。止血时间最长7天，最短3天，平均4.5天（王瑞美、张宝贵．失笑散加味治疗人流不全26例．福建中医药，1998，(1)：17)。

（6）**病毒性肝炎**　运用失笑散合茵陈蒿汤治疗病毒性肝炎200例，临床治愈率70%，总有效率95%。基本方：五灵脂、炒蒲黄各10~15克，茵陈30~60克，栀子10克，大黄10~30克。急性黄疸型，加黄柏、薏苡仁、茯苓、郁金、蒲公英、金钱草等；急性无黄疸型，加龙胆草、丹皮、泽泻、茯苓、薏苡仁、车前子、木通、赤芍等；慢性迁延型，加郁金、延胡索、白芍、当归、川芎、白术、鸡内金、薏苡仁等；慢性活动型，加赤芍、丹皮、龙胆草、醋柴胡、郁金、蒲公英、枳壳、延胡索、白花蛇舌草等；肝脾肿大型，加当归、白芍、川芎、郁金、延胡索、枳壳、制鳖甲、三棱、莪术、白花蛇舌草等。结果：急性病毒性肝炎139例，治愈112例，占80.6%。好转27例，占19.4%。慢性肝炎61例，治愈28例，占45.9%，好转23例，占37.7%；无效10例，占16.4%（赵鑫．茵陈失笑散治疗病毒性肝炎200例．湖北中医杂志，1985，(5)：17)。

（7）**痛经**　应用失笑散加味治疗痛经108例，于经前2~3天服用，5~7剂为1疗程，服3~6周，显效72例，有效34例，无效2例（印玉琪．活血化瘀治疗痛经108例观察．新疆中医药，1986，(1)：32)。以本方合四逆散治疗原发性痛经80例，1日1剂，经前3天内服用，每服6剂为1疗程，连服3个月经周期。结果治愈65例，显效7例，好转6例，无效2例，总有效率97.5%（李艳萍、国亚利．四逆散合失笑散治疗原发性痛经80例．河北中医，1991，(3)：16)。用失笑散合桃红四物汤治疗瘀滞性痛经60例，自月经第5天开始连服20天为1疗程。日1剂。结果：临床治愈28例，好转24例，无效8例；近期有效率为86.7%，大多数服药1个疗程即见效（程开良．桃红四物汤合失笑散治疗瘀滞性痛经60例．江西中医药，1991，(3)：47)。

（8）**崩漏**　用失笑散加味治疗崩漏36例，1日1剂，水煎2次分服。阴虚明显者可加女贞子、旱莲草，血热加丹皮，有寒象者可加炮姜、鹿角霜等。血止后视其病情给予归脾丸、六味地黄丸等以巩固疗效。结果：服药3剂血止者22例，6剂内血止者13例，1例因子宫肌瘤较大服药9剂无明显效果而改用它法治疗。有效病例随访1年未复发者29例，6例半年后复发服上方仍治愈。总治愈率为94.4%（王秀华．失笑散加味治疗崩漏36例．陕西中医，1996，(6)：270)。

仙方活命饮　本方现代主要用于血栓性静脉炎、扁桃体周围脓肿、急性扁桃体炎、痔疮、肛窦炎、肛瘘术后、麦粒肿、睑腺炎、巴氏腺囊肿、阑尾炎、盆腔炎、子宫颈炎、阴道炎、妇科术后感染、带状疱疹后遗神经痛、银屑病、复发性口腔溃疡、溃疡性结肠炎、返流性食管炎、消化性溃疡、放射性骨坏死、坐骨结节滑囊炎、骨髓炎、痈疡、阴疮、乳痈瘀症、乳蛾、鼻渊、石林的治疗。

（1）**血栓性静脉炎**　用仙方活命饮内服加外敷治疗血栓性静脉炎12例，内服方药：金银花50克，蒲公英30克，连翘、天花粉、当归、鸡血藤、香附、陈皮、丝瓜络各15克，威灵仙、防风、穿山甲、白芷、赤芍、红花、乳香、没药、木香、苍术、黄柏、生甘草各10克，怀牛膝25克。黄酒50毫升，人药同煎，每日1剂。药渣趁热装纱布袋内熨患处，每日1次。结果：治愈9例，显效3例（姜福连．内服外熨仙方活命饮治疗血栓性静脉炎12例．辽宁中医杂志，1991，(5)：34)。用本方辨证加减治疗血栓性静脉炎111例，其中湿热型60例，血瘀型51例。结果：湿热型治愈49例，好转11例，血瘀型治愈28例，好转20例（李在明、赵昌兰、李培峰，等．血栓性静脉炎135例临床观察．新中医，1992，

(10)：24)。

(2) **乳腺炎** 以仙方活命饮加减合鹿角酒治疗急性乳腺炎35例。方药：鹿角酒方：①鹿角片20克，封缸糯米酒50克，也可用白谷酒50克。②仙方活命饮加减方：生大黄、蒲公英、金银花、当归尾、天花粉各12克，陈皮、粉甘草、制乳没、穿山甲各6克，赤芍药、香白芷、北防风、大贝母各9克，皂角刺3克，随症加减。先用方②10分钟后再温服方①，半小时后用手巾热敷患侧乳房。结果：服药1~3剂痊愈者31例，4~6剂症状消失者3例，无效1例（陈少军．加减仙方活命饮合鹿角酒治疗急性乳腺炎35例临床观察．湖北中医杂志，1989，(5)：8)。以本方加味内服及药渣外敷治疗急性乳腺炎108例。方药组成：银花20克，防风、白芷各10克，大贝20克，花粉、乳香（炒）、没药（炒）各10克，柴胡（醋炒）20克，香附（醋炒）12克，黄芩、王不留行各10克。并随症加减。结果：痊愈82例，好转15例，有效10例，无效1例（崔建中、杜培君．仙方活命饮加味治疗急性乳腺炎108例．内蒙古中医药，1994，(2)：7)。

(3) **扁桃体周围脓肿、急性扁桃体炎** 以仙方活命饮加味治疗扁桃体周围脓肿60例，其中男54例，女6例；年龄18~55岁；以青壮年发病较多，常发生于急性扁桃体炎的4~6天，体温均高于37℃。方药：金银花、白芷、贝母、防风、赤芍、生当归、皂角刺、穿山甲、天花粉各10克，乳香、没药、陈皮、甘草各6克。形成期加牛蒡子、山豆根；溃脓期重用穿山甲、皂角刺；气虚者，加黄芪、党参。结果：服3~7剂后，57例痊愈，3例加用穿刺排脓痊愈；总有效率为100%（李山英、顾远胜．仙方活命饮治疗急性扁桃体周围脓肿60例．山东中医杂志，1992，11(5)：15)。用仙方活命饮治疗急性扁桃体炎36例，男19例，女17例。年龄最大者65岁，最小者4岁。病程最长者8天，最短者3天。全部病例均为双侧扁桃体Ⅱ°以上肿大。方药：金银花9~30克，当归尾6~15克，赤芍6~15克，制乳香3~15克，制没药3~15克，浙贝母3~15克，天花粉6~15克，炙山甲3~15克，炒皂刺3~15克，陈皮6~18克，生甘草3~9克，防风3~15克，白芷6~15克。热毒较重者，重用金银花，大剂可用至60克，选加蒲公英、野菊花、紫花地丁等以加强清热解毒之力；疼痛不甚者，去乳香、没药；大便干结者，加大黄；大渴津伤者，去白芷、陈皮，重用天花粉或加玄参；气虚者，加黄芪。不论各型，均可加牛蒡子、山豆根、射干、马勃。每日1剂，日3服，煎时可加白酒50克，儿童及不胜酒力者不宜加酒。结果：36例中单纯使用中药治疗者14例；应用抗生素后，疗效不明显，转而服用中药治疗者22例。36例全部治愈。服药最少者2剂，最多者6剂。一般服用1~2剂即可见效，服用3~6剂，症状可基本消失（毛进军．仙方活命饮治疗急性扁桃体炎36例．河南中医，1995，(5)：35)。

(4) **痔疮** 以仙方活命饮加味坐浴熏洗治疗混合痔脱出嵌顿38例，并设37例为对照组。治疗方法：两组患者均予庆大霉素24万单位静滴1次/日，氟哌酸0.2克口服3次/日，外用马应龙痔疮膏涂敷患处。治疗组以仙方活命饮加味煎后坐浴，组方：银花、红藤、败酱草各30克，防风、白芷、当归、赤芍、陈皮、穿山甲、皂角刺、乳香、没药、天花粉、贝母各20克，生甘草10克。连煎2次，每次均加水1000毫升煎后滤液，两次煎液混匀肛门坐浴，先熏后洗，每次10~20分钟，早、晚各1次。对照组以高锰酸钾1∶5000稀释后坐浴。两组治疗7天后评估疗效。结果：两组患者痔核消肿回纳所需时间：治疗组2~3.5天，平均2.8±0.5天；对照组3~7天，平均4.5±1.6天。两组检验，$P<0.05$。治疗3天后两组症状改善程度比较：治疗组明显优于对照组($P<0.05$)（白滋华．仙方活命饮坐浴熏洗治疗混合痔脱出嵌顿38例．四川中医，1999，(10)：47)。

(5) **肛窦炎** 以仙方活命饮加味合外用方治疗肛窦炎156例。药用：金银花、陈皮、甘草、花粉、乳香、没药、归尾、白芷、防风、赤芍、皂角刺、炮山甲、大黄、黄柏。随症加减。外用硝黄散熏洗（苦参、大黄、芒硝、黄柏）。结果：经过10~20天治疗156例自觉症状均消失，阳性体征消失，取得满意疗效（黄甲申．仙方活命饮为主治疗肛窦炎156例．湖南中医学院学报，1994，(2)：24)。

(6) **肛瘘术后** 用仙方活命饮加减治疗肛瘘术后58例，设西药治疗对照组20例。治疗组58例，男性42例，女性16例，年龄最小22岁，最大66岁，平均年龄42岁，其中单纯性肛瘘42例，复杂性肛瘘16例，病程最短2个月，最长10年；对照组20例中，年龄最小25岁，最大56岁，平均年龄41

岁，其中单纯性肛瘘14例，复杂性肛瘘6例，病程最短1个月，最长6年。治疗方法：治疗组：以仙方活命饮加减：银花、生地、北生黄芪各15克，当归尾、白芷、浙贝、黄柏、地榆、赤芍、连翘、牛膝各10克，乳香、没药各6克，甘草3克。不痛减去乳香、没药；出血加田七5克；便结加大黄12克（后下），麻子仁20克；小便不利加小茴香、车前子各15克；配合氟哌酸0.2克，灭滴灵0.4克，每日3次口服，便后0.01%高锰酸钾坐浴20分钟，化腐膏外敷，每日1次。对照组：用氟哌酸0.2克，灭滴灵0.4克，每日3次口服，外治同上，其他则以对症治疗为主，如大便秘结给予大黄苏打1.2克，日3次15服，疼痛用去痛片止痛。治疗结果：治疗组：治疗后合并症较少而轻，术后第3天患者大多疼痛较轻或不疼痛，渗血现象不严重，术后大便秘结5例，占8.6%；小便不利2例，占3.4%；术后感染2例，占3.4%。一般15~18天治愈，创口愈合良好；对照组术后合并症一般较重，疗程较治疗组长，术后第3天仍有多数患者自觉疼痛，动则痛甚，大便秘结8例，占40%；小便不利2例，占10%；术后感染2例，占10%，疗程为18~25天，创口有少部分由肉芽增生而造成疤痕比皮肤高，二组比较，治疗组合并症少而轻，疗程短（陈映标．仙方活命饮加减在肛瘘术后的应用观察．实用中医药杂志，1996，(6)：8)。

（7）**麦粒肿**　运用仙方活命饮化裁治疗麦粒肿30例中，男21例，女9例；年龄8~35岁；病程2~6天；其中单眼者24例，双眼者6例。用药：金银花25克，白芷10克，防风10克，当归10克，陈皮10克，大贝10克，炮山甲10克，赤芍15克，天花粉15克，紫花地丁15克，乳香6克，没药6克，甘草3克，水煎，内服，每日1剂。热毒甚者加蒲公英，大便干结者加大黄。结果：服药4~5天后，红肿及硬结完全消退者为痊愈，共25例；6~7天消退者为好转，共3例；无效2例（文晖．仙方活命饮治疗麦粒肿30例．湖北中医杂志，1989，(4)：封三)。

（8）**睑腺炎**　以仙方活命饮加减内服合药渣外敷治疗睑腺炎36例。药用：银花30克，公英、连翘各20克，当归、紫花地丁各15克，防风、黄连各10克，制没药、赤芍、穿山甲、大黄各6克，甘草10克（儿童酌减量）。每日1剂，水煎早晚服，第2煎药渣局部热敷。结果：全部治愈，大多数2~3天即治愈（樊玉敏．仙方活命饮加减治疗睑腺炎36例．湖北中医杂志，1994，(3)：封三)。

（9）**巴氏腺囊肿**　应用仙方活命饮加减治疗妇科巴氏腺囊肿7例，病程最短为10天，最长为30天，囊肿最大为鸽蛋大，最小为拇指大，均有急性或亚急性炎症经过，经一般西药间断治疗后病情未见改善，就诊时有局部红、肿、疼痛，并有坠胀及异物感，外阴有时自已能触及结节。中医属湿遏热郁，血瘀痰结型。用药：金银花15克，地丁15克，蒲公英15克，当归10克，赤芍10克，白芷10克，天花粉10克，制乳没各10克，皂刺10克，山甲珠10克，甘草6克。溺赤涩痛加木通、生地；大便秘结加大黄；外阴肿痛加黄柏、薏苡仁；局部瘙痒加苦参、白鲜皮；心烦不寐加麦冬、酸枣仁。每日1剂，早晚分2次煎服。每次煎汁不少于150毫升内服，第3次煎汁熏洗外阴及囊肿部。结果：治疗1~3周后，显效5例，有效2例（丁国材．仙方活命饮加减治巴氏腺囊肿．江西中医药，1995，(5)：61)。

（10）**阑尾炎**　以本方加减配合抗生素治疗阑尾脓肿98例，结果痊愈64例，显效33例，死亡1例；包块平均消失时间为11.3天（史习之．中西医结合治疗阑尾脓肿98例．中西医结合杂志，1987，(5)：298)。以本方加减治疗急性阑尾炎56例，其中急性单纯性阑尾炎32例，急性化脓性阑尾炎12例、阑尾脓肿12例。结果：痊愈40例，好转12例，无效4例，总有效率为92.8%，平均治疗时间7天（陈敦涵．仙方活命饮治疗急性阑尾炎56例．云南中医杂志，1989，(5)：14)。对57例阑尾周围脓肿随机分为仙方活命饮治疗组32例，抗生素治疗组25例，并同时配合注射器腹腔吸脓。结果：中药组均治愈，大多服药7~15剂治愈，临床表现恢复时间平均12天，治愈后随访1~11年，除1例有轻度肠粘连外，其他均良好。西药组亦均治愈，但治疗期间有3例形成不全性肠梗阻，4例切开引流，1例形成肠瘘；临床表现基本恢复时间平均21.5天；随访1~11年，有1例轻度，2例重度肠粘连，其他良好。中药组疗效优于西药组（陈凤桐．仙方活命饮治疗阑尾周围脓肿32例观察．河北中医，1990，(1)：6)。运用仙方活命饮化裁治疗急性阑尾炎30例。其中男22例，女8例，年龄最小16岁，最大57岁，发热者23例。方药：银花40克，天花粉15克，穿山甲、当归、赤芍、生大黄（后下）各12克，延胡索、乳香、没药、大贝、陈皮各10克，皂角刺、白芷、防风各9克，甘草6克。无发热者去白芷、防风。根据病情，灵活加减。水煎服，每日1剂，早晚服。服药期间忌食鱼腥、辛辣之物。结果：治愈28例；有效2例。总有效率100%。服药最多15剂，最少8剂（杨景山、徐焕文、金社．仙方活命饮治疗急性阑尾炎30例．四川中医，1996，(7)：26)。

(11) **盆腔炎** 用仙方活命饮治疗盆腔炎34例。均为门诊患者，年龄最大44岁，最小21岁；发病5~22天；临床均伴见一侧或双侧下腹部坠胀疼痛，有时白带增多；均经妇科检查或B超确诊盆腔脓肿或炎性包块。方药：穿山甲12克，天花粉20克，甘草节6克，乳香6克，没药6克，白芷6克，赤芍12克，浙贝母12克，防风10克，皂角刺12克，当归尾12克，陈皮10克，金银花30克。若需增加清热解毒效力，可加蒲公英、瓜蒌、黄柏、赤茯苓；有炎性包块者，加红花、三棱、莪术。每日2剂，水煎，分4次服。药渣用醋炒后布包，乘热敷于少腹部，每次30分钟。治疗结果：治愈15例；显效9例；好转8例；无效2例。总有效率为94.1%（景文川、陈时晋．仙方活命饮治疗盆腔炎34例．江苏中医，1996，(6)：18)。

(12) **子宫颈炎、阴道炎、妇科术后感染** 用仙方活命饮加减治疗宫颈炎21例，阴道炎30例，妇科术后感染11例。少腹胀痛加红藤、败酱草；少腹硬痛或有块拒按加桃仁、红花、三棱、莪术；带下、阴痒加瓜蒌仁、冬瓜仁，配合坐药（儿茶、五倍子、铜绿、雄黄、青黛、冰片、川椒、蛇床子、地肤子）治疗。用药后炎症及肿块消失，腹变软，宫颈糜烂愈合，白带正常。结果：所治62例中，症状消失58例（侯士林．仙方活命饮加减擅治“带下”、“阴痒”．新中医，1986，(11)：7)。

(13) **带状疱疹后遗神经痛** 用仙方活命饮加减治疗带状疱疹后遗神经痛44例。其中男26例，女18例，年龄45~85岁。基本方：银花12克，乳香、没药、皂刺、白芷各6克，赤芍、当归尾、花粉、陈皮、桃仁、延胡索各10克，穿山甲、甘草各3克，丹参30克，红花5克。加减：病在腰肋区者，加川楝子10克，郁金12克，柴胡6克；上肢加片姜黄12克；下肢加川牛膝15克；疼痛日久不除者加全蝎5克。每日1剂，水煎服。结果：44例均全部治愈，服药最少9剂，最多26剂（赵昌兰、李培峰．仙方活命饮加减治疗带状疱疹后遗神经痛．四川中医，1996，(12)：49)。

(14) **银屑病** 用仙方活命丸剂治疗寻常型银屑病25例，治疗方法：治疗组采用仙方活命饮（银花、防风、白芷、皂角刺、穿山甲、天花粉、乳香、没药、赤芍、陈皮），将各药提取后制成丸剂，每次服6克，每天3次。对照组采用复方青黛散胶囊，每次服6克，每天3次，两组均以30天为1疗程，2个疗程后进行疗效评价。结果：治疗组治愈率72%，总有效率92%；对照组治愈率56%，总有效率72%。两组之间差异具有显著性意义，说明仙方活命丸组优于对照组（赵昌兰、李培峰．仙方活命丸剂治疗寻常型银屑病的临床观察．湖南中医学院学报，1998，(3)：50)。

(15) **复发性口腔溃疡** 采用仙方活命饮加减治疗复发性口腔溃疡50例。药用：金银花、浙贝母各30克，防风、当归、白芷、炮山甲（先煎）、皂角刺各10克，天花粉、徐长卿各20克，丹参、赤芍各15克，生甘草6克，全蝎6~12克。溃疡面较深较大者，加生龙骨、煅牡蛎各30克；灼痛明显者，加生石膏、生薏苡仁各30~60克；大便干结者，加制大黄10克；舌苔黄腻者，加黄芩10克，白豆蔻（后下）6克。每日1剂，水煎分服，10日为1疗程。结果：本组病例经1疗程治疗后，35例显效，12例好转，3例无效（陆建斌．仙方活命饮加减治疗复发性口腔溃疡50例．浙江中医杂志，1999，(7)：292)。

(16) **溃疡性结肠炎** 应用仙方活命饮加减治疗慢性非特异性溃疡性结肠炎42例，其中男24例，女18例；年龄最小者16岁，最大者67岁，25~45岁居多；病程最短者6个月，长者达5年。治疗方法：仙方活命饮加减：基本方为：金银花、皂角刺、穿山甲各30克，防风、天花粉、没药、槐花各9克，当归、甘草各10克，川贝母、乳香、白及各6克。加减：腹泻较重者，加诃子、罂粟壳各6克；腹痛明显者，加木香、枳壳各6克；里急后重明显者，加黄柏9克，黄连6克；便脓血较多者，加丹皮、侧柏叶各9克。治疗结果：10~20天后，24例痊愈，占57.14%；10例好转，占23.81%；8例无效，占19.05%。其中痊愈病例1年后追访有5例复发，仍采用基本方加减治疗，痊愈3例，好转1例，无效1例（徐淑萍．仙方活命饮加减治疗慢性非特异性溃疡性结肠炎42例．浙江中医杂志，1996，(1)：16)。

(17) **反流性食管炎** 应用仙方活命饮加减治疗反流性食管炎104例，其中男64例，女40例；年龄最小者20岁，最大者70岁，其中以35~55岁居多，共56例；病程最短者1个月，最长者15年；初发病例93例，复发病例11例。用药：金银花、皂角刺各30克，当归12克，陈皮、赤芍、天花粉各10克，贝母、炙穿山甲、乳香、没药、甘草各6克，嗳腐吞酸者，加海螵蛸、瓦楞子各10克；咽部出血者，加仙鹤草15克，藕节10克；咽喉肿痛者，加射干、玄参各10克。水煎服。结果：治疗1~3周后，78例痊愈（疼痛、灼痛感消失，1年以上不复发），占75%；12例有效（疼痛、灼热感减轻，或愈后1年内复发），占11.5%；14例无效（治疗前后无明显变化），占13.5%。总有效率达86.5%。复发者5例，仍用本法治疗，4例获愈，1例有效（贾东强．仙方活命饮加减治疗反流性食管炎104例．浙江中医杂志，1990，(4)：155)。

(18) **消化性溃疡** 以仙方活命饮去皂角刺、陈皮，加红花159，砂仁10克，甘草5克为基础方。对病久或体弱者，加黄芪、山药；便血或吐血者，加大黄；吐酸嘈杂者，加煅瓦楞子；偏寒者，加高良姜、附子；胃阴不足者，加石斛、木瓜、五味子，共治疗胃及十二指肠溃疡16例，效果满意（王明武、赵会文、梁天安．仙方活命饮治疗上消化道溃疡．四川中医，1985，(2)：25)。对消化性溃疡88例，随机分为中药组58例，西药组30例，中药组胃溃疡8例，球部溃疡44例，复合性溃疡6例；西药组胃溃疡5例，球部溃疡22例，复合眭溃疡3例。中药组以仙方活命饮加减：金银花10克，连翘10克，白芷10克，浙贝母10克，防风10克，白芍24克，甘草10克，白及10克，黄芪20克，当归10克，党参10克，茯苓10克，制乳香6克，大黄3克。水煎，每日1剂，3次服。西药组用硫酸铝片。结果：中药组临床治愈47例，显效8例，进步3例，平均治疗天数29.8天，西药组临床治愈20例，显效9例，无效1例，平均治疗天数31.8天。两组总有效率无显著性差异（$P>0.05$），但治愈率差异非常显著（$P<0.01$）（张玉亮．仙方活命饮加减治疗消化性溃疡58例疗效观察．国医论坛，1988，(1)：38)。用仙方活命饮治疗消化性溃疡53例，男39例，女14例；年龄最小20岁，最大60岁；各例均经上消化道钡透及纤维胃镜检查确诊。药用：当归尾、赤芍、浙贝母、天花粉、金银花各15克，防风、白芷、陈皮、皂角刺各10克，乳香、没药、山甲、甘草各6克，水煎服，每日1剂，30天为1疗程。1个疗程后根据钡透或纤维胃镜复查结果判定疗效。结果：治愈35例，好转15例，无效3例。总有效率为94.3%（杨华、葛文英、葛子端．仙方活命饮治疗消化性溃疡．四川中医，1990，8(8)：22)。

(19) **放射性骨坏死** 对42例颌骨放射性骨坏死患者采用“仙方活命饮”加减与手术刮治相结合进行治疗。方法：口腔洁治与药物含漱：患者就诊后即作全13牙超声波洁治，病灶区3%双氧水冲洗，再给予0.2%洗必泰液每天含漱数次。中药治疗处方：当归、穿山甲各12克，金银花、天花粉、白芷、防风、皂角刺、陈皮、浙贝母各10克，乳香、没药各9克，赤芍、甘草各8克。加减：无脓者去穿山甲、皂角刺；红肿疼痛严重者加升麻、蒲公英、连翘；病程较长，体质虚弱者去赤芍、加黄芪、党参。每天1剂，水煎服，分早餐前与睡前2次服用，7天为1疗程，一般服用3。4疗程。配合局部理疗、手术刮治。结果：痊愈23例，好转14例，无效5例（古向生、蔡剑波、沈强，等．仙方活命饮加减配合局部刮治治疗放射性骨坏死．新中医，1999，(10)：24)。

(20) **坐骨结节滑囊炎** 用仙方活命饮治疗坐骨结节滑囊炎21例。年龄最小50岁，最大78岁，平均67岁。囊肿最大10cm×10cm×6cm，最小3cm×3cm×2cm。病程最短1个月，最长5年。药用仙方活命饮加减：白芷10克，防风10克，金银花10克，赤芍10克，防风8克，角刺10克，没药10克，浙贝母10克，炮山甲10克，乳香10克，当归尾10克，天花粉10克，甘草10克。偏于虚寒者去金银花、天花粉，加黄芪20克，附子10克。日1剂，水煎2次，合匀后分3次温服。10天为1疗程。配合热敷法：以松树根适量煎水5000毫升，煮沸30分钟待温，坐盆敷洗局部。每日2次，每次20~30分钟。结果：治愈20例，好转1例，其中治疗时间最长30天，最短7天。15例采用单纯服药治疗（廖培松．仙方活命饮治疗坐骨结节滑囊炎21例．广西中医药，1997，(3)：25)。

(21) **肺炎** 运用仙方活命饮治疗肺炎46例，其中男性28例，女性18例，年龄最小18岁，最大67岁。治疗方法：全部病例人院后，即给予中药治疗，基本方：银花30克，穿山甲20克，防风10克，白芷12克，当归10克，陈皮10克，贝母10克，黄芩10克，皂角刺20克，天花粉15克，甘草5克，桑白皮12克，桔梗12克，脓痰或带铁锈色痰者加鱼腥草30克，胸痛者加瓜蒌15克。水煎去渣兑后口服，渣再煎1次，每日1剂，7天为1疗程。治疗结果：服药后显效29例，占63.1%；有效11例，占23.9%；无效6例，占13.0%。总有效率为40例，占87%（朱英伟．仙方活命饮治疗肺炎46例．福建中医药，1997，(4)：37）。

（22）**骨髓炎** 以仙方活命饮和阳和汤治疗骨髓炎28例，并配合外用药。结果：治疗3~4个月痊愈者19例，5~6个月治愈者4例，转手术1例（刘宇富．中医治疗骨髓炎28例临床观察．新中医，1990，(4)：37）。

（23）**痈疡** 治疗有头疽43例，采用中药治疗32例，并辅以西药治疗11例。其中热毒型28例以仙方活命饮加减用药：银花、连翘、黄芩、蒲公英、蚤休、当归尾、赤芍、丹皮、乳香、没药、黄芪、穿山甲、皂角刺；气血两虚型8例，以本方加减用药：党参、白术、茯苓、当归、白芍、川芎、银花、连翘、黄芩、黄连、穿山甲、皂角刺、蚤休；阴虚型7例以本方加减用药：生地、白芍、花粉、知母、玄参、天门冬、麦门冬、黄芪、当归、皂角刺、穿山甲、川贝进行治疗；合并糖尿病者加用胰岛素、降糖灵等，同时外敷金黄散加拔毒膏合治，结果：治疗30天，痊愈43例；总有效率为100%（赵本贞．仙方活命饮加减治疗有头疽43例．河南中医，1988，(5)：31）。应用仙方活命饮为基础方，热盛加蒲公英、连翘；湿重加黄柏、车前子；寒重加桂枝、姜；气虚加黄芪、太子参；肝郁加柴胡、生栀子。水煎，日1剂，病情重者每日2剂，外敷黄地膏（黄芪、地榆、当归、红藤、冰片粉配制而成）。治疗半阴半阳肿疡54例，结果：痊愈46例，好转6例，无效2例；总有效率为96.3%（李航生、金枝．加减仙方活命饮合黄地膏外敷治疗半阴半阳肿疡54例．湖北中医杂志，1988，(6)：23）。用本方加减合外治治疗重症有头疽227例，结果痊愈225例，死亡2例，大多15~60天治愈（杨天玉．重症有头疽227例临床观察．中国医药学报，1990，(1)：38）。

（24）**阴疮** 用仙方活命饮配外用药治疗阴疮35例，病程最短2天，最长23天，平均11天。治疗方法：内服方：仙方活命饮加味。药用：金银花20克，连翘10克，紫花地丁20克，当归尾、赤芍、皂角刺、白芷、防风各10克，生甘草3克，陈皮6克。带下量多或阴痒颇剧加炒黄柏10克，生薏苡仁20克，地肤子10克；外阴肿痛剧烈加炙乳没、制香附各10克；伴尿频、急、痛加车前草、瞿麦各10克。外治法：青敷膏敷患处，每日换药1次。治疗结果：治愈20例；好转12例；无效3例。有效率达91.4%（任春玲．仙方活命饮配外用药治疗阴疮35例．辽宁中医杂志，1997，(5)：215）。

（25）**乳痈** 以仙方活命饮合硝黄液外敷治疗乳痈30例。药用：外用硝黄液冷敷，由大黄、芒硝各60克，加味至8000毫升，煎熬40分钟，药液凉后冷敷；内服仙方活命饮方：银花20克，白芷、当归、川贝母、防风、甘草各10克，乳香、没药各6克，皂刺、天花粉、陈皮各10克。水煎服，每次饮酒1小盅，7天为1个疗程。结果：7天痊愈26例，14天痊愈3例，切开引流1例（刘康平．仙方活命饮治疗乳痈30例．陕西中医，1989，(8)：366）。应用仙方活命饮加味治疗外吹乳痈56例，年龄22~39岁；初产妇42例，经产妇14例；发病时间为产后15~30天28例，产后1.6个月19例，6个月以上9例。用药：炙穿山甲10克，炒皂刺10克，当归尾10克，象贝母10克，天花粉10克，乳香6克，没药6克，白芷10克，防风10克，金银花30克，陈皮6克，生甘草6克，水煎服，日1剂，分3次饭后服用。服药同时可再把煎过的中药渣用布袋包好，趁热做湿热敷，热敷30分钟后，再轻用力按摩局部，也可用木梳梳之，梳时注意由上方开始向乳头方向梳。结果：痊愈51例，占92.8%；好转5例，占7.2%；总有效率达100%（李智敏．仙方活命饮加味治疗外吹乳痈56例．山东中医杂志，1993，12(5)：17）。

（26）**痹证** 运用仙方活命饮加减治疗热痹22例，药用：金银花30克，白芷、浙贝母、防风、赤芍、归尾、木通、皂角刺、穿山甲各10克，陈皮、乳香、没药、甘草各6克。每日1剂。水煎服，头煎、二煎加水煎沸后30分钟取汁，分2次温服，三煎时加水2500毫升煮沸后取汁外洗。结果：经3~5周治疗后，16例痊愈，6例好转（戚莎莉、戴陆庆．仙方活命饮加减治疗热痹．浙江中医杂志，1998，

(4)：165)。

(27) **乳蛾** 用仙方活命饮化裁配合静脉点滴青霉素和氨苄青霉素治疗小儿乳蛾30例（治疗组），并与单纯用青霉素和氨苄青霉素静脉点滴治疗30例（对照组）进行对比观察。治疗方法：治疗组药用银花、花粉、板蓝根各15克，防风、赤芍、白芷、皂角刺、浙贝母、连翘、蝉蜕各10克。发热、恶寒、无汗者加生石膏15克。抗生素的用法同对照组。对照组：每日静滴青霉素及氨苄青霉素1次，常规剂量。患者体温超过39.5℃者，均以临时退热处理。结果：治疗组退热、咽痛消失及核肿大减轻的时间短于对照组（鲁艳芳．仙方活命饮化裁治疗小儿乳蛾30例．湖北中医杂志，1999，(5)：217)。

(28) **鼻渊** 应用仙方活命饮加味治疗鼻渊68例，均为实证；年龄3～68岁；病程短者3～12天，长者数年。用药：金银花18克，甘草6克，防风9克，白芷9克，当归9克，赤芍9克，乳香6克，没药9克，川贝母6克，天花粉6克，陈皮9克，穿山甲4.5克，皂角刺3克，苍耳子9克，辛夷12克，薄荷9克，川芎9克，石菖蒲9克，水煎，每日1剂，分2次服用。面颊部痛，或痛连上齿者，重用白芷；巅顶、枕后痛者加藁本9～12克，蔓荆子6～9克。结果：经3～19天治疗，痊愈66例，好转2例，治愈率97%，有效率100%（徐献军、李明．仙方活命饮加味治疗鼻渊68例．山东中医杂志，1991，10(2)：36)。

(29) **石淋** 应用仙方活命饮加减治疗石淋86例，病史最短5天，最长3年。肾结石23例，输尿管结石36例，复合性结石15例，膀胱结石12例。治疗方法：仙方活命饮加减：炮穿山甲10克，郁金12克，皂角刺6克，天花粉15克，鸡内金10克，金钱草30克，琥珀末5克（冲服），金银花12克，车前子20克，白芷6克，白芍18克，枳壳10克，乳香6克，没药6克，滑石30克，随证加减。水煎，日1剂，10天为1疗程，3疗程后判定疗效。治疗结果：痊愈61例，占70.93%；好转14例，占16.28%；无效11例，占12.79%；总有效率87.20%。治疗时间最短5天，最长28天，平均18天。1个疗程内治愈者56例，占65%（容弟生．仙方活命饮加减治疗石淋86例．广西中医药，1998，(1)：21)。

【原文】

血暈：有二，下血過多暈者，昏悶煩亂眼花，芎歸湯，如血不止，倍炒黑乾薑，甚則口噤，氣冷不醒，獨參湯（氣門），身熱氣急，加童便一盞，身寒，加附子。以醋哄面，醋沃炭火熏鼻。下血小而暈者，惡露[①]上搶，心下滿急，口噤不省，花蘂石散（諸傷），奪命散，諸破血藥妙。

清魂散：（寶鑑）治產後血暈。荊芥穗五錢，川芎二錢分，人參、澤蘭葉各一錢二分五里，甘草一錢，右末，溫酒熱湯各半盞，調二錢灌之，下咽即甦。荊芥散治血暈如神，荊芥穗搗末，每二錢，童便一盞調熱服，口噤斡開灌之。

奪命散：（寶鑑）治血暈譫妄。沒藥、血竭各等分，右末，每三錢，童便好酒各半盞，煎數沸調服神效。一名血竭散。

[语释]

血晕：有二种情况，一是产妇下血过多导致的眩晕，症见昏闷、烦乱、眼花，方用“芎归汤”治疗，如血不止，将干姜剂量加倍炒炭，严重者若出现口噤，气冷不醒，可服用“独参汤”（补气），若身热气急，加童便一杯，若身寒，加附子。或用醋哄面，将醋泼在炭火上蒸汽熏鼻。二是产妇下血量少而眩晕，为恶露上抢，心下满急，口噤不省，方用“花蕊石散”（诸伤），“夺命散”，应用各种破血药效果好。

清魂散：《宝鉴》治产后血晕。方药组成为荆芥穗五钱，川芎二钱分，人参、泽兰叶各一钱二分五里，甘草一钱，又研成末，温酒、热汤各半杯，调二钱灌服，咽下即苏。“荆芥散”治血晕效果如神，将荆芥穗捣成末，每次二钱，童便一杯调，热服，口噤斡开灌服。

夺命散：《宝鉴》治血晕谵妄。方药组成为没药、血竭各等分，又研成末，每次三钱，童便、好酒各半杯，煎数沸调服。神效。又名“血竭散”。

［词解］

①恶露：是指胎儿娩出后，阴道流出的血样分泌物。可以分为血性恶露、浆性恶露、白恶露。

【原文】

血崩[①]：是謂重傷，大劑芎歸湯加芍藥。若小腹滿痛，是肝已壞危，四物湯（血門）加蒲黄、生地黄汁、阿膠、薊根、陳皮、白芷。參看血門治之。

補氣養血湯：（寶鑑）治小産後下血不止。人參、黄芪、當歸、白术、白芍藥酒炒，艾葉、阿膠、川芎、青皮、香附子炒、縮砂研，甘草炙各一錢。

衄血[②]：口鼻黑色起，及衄血，氣血亂不歸元，此胃絕肺敗，荊芥散妙。緋線一條，並産母頂心發兩條，緊扎産母中指節，犀角地黄湯（血門）妙。

［语释］

血崩：可以说是重症急病，宜服用大剂量的“芎归汤”，加芍药。若小腹满痛，表明肝已受损，患者危险，方用“四物汤”（补血）加蒲黄、生地黄汁、阿胶、蓟根、陈皮、白芷。参看“血门”篇治疗。

补气养血汤：《宝鉴》治孕妇小产后下血不止。方药组成为人参、黄芪、当归、白术、白芍药（酒炒），艾叶、阿胶、川芎、青皮、香附子（炒）、缩砂（研），甘草（炙）各一钱。

衄血：口鼻起黑色，及衄血，为气血乱不归元，这是胃绝肺败的征兆，服“荆芥散”效果好。或绯线一条，并从产妇头顶心发两条，紧扎产母中指节，服用“犀角地黄汤”（凉血止血）效果好。

［词解］

①血崩：指月经过多，或非时而下，像河流决堤，崩泻而下的急性病症。崩之病名首见于《内经》：“阴虚阳搏谓之崩”。

②衄血：病证名。一指非外伤性头部诸窍及肌表出血。一指鼻出血。

【原文】

喘嗽：極危，多死。産後咳喘，多痰血入肺，乃血下過多，榮血暴竭，孤陽絕陰，大劑芎歸湯，奪命散，獨參湯（氣門）。

二母散：（寶鑑）治産後惡露流入肺經，咳嗽。桃仁杏仁各二錢，知母、貝母、白茯苓、人參各一錢。

小參蘇飲：（寶鑑）治産後敗血入肺，面黑發喘欲死。蘇木二兩剉，水二碗煎至一碗，調入人參細末一錢服。

咳逆：不止，欲死，官桂五錢，薑汁三合煎，溫服二合，以手炙火，摩背令熱，時時塗藥汁，以盡爲度。壁鏡窠三、五箇，取汁熱呷，當歸、玄胡索、血竭、沒藥各一錢，末每二錢，童便調。

七珍散：（寶鑑）治産後不語。人參、生地黄、石菖蒲、川芎各二錢，細辛、防風、辰砂各一錢，右末，每一錢薄荷湯調服。加甘草一錢，名八珍散。

［语释］

喘嗽：产妇喘咳，为极危症，多死。产后咳喘，多因痰血入肺，乃血下过多，荣养之血暴竭，阴绝则阳孤，治疗方剂为大剂“芎归汤”，“夺命散”，“独参汤”（补气）。

二母散：《宝鉴》治产后恶露流入肺经，出现咳嗽。方药组成为桃仁杏仁各二钱，知母、贝母、白茯苓、人参各一钱。

小参苏饮：《宝鉴》治产后败血入肺，面黑发喘欲死。方药组成为苏木二两（挫碎），水二碗煎至剩一碗，加人参细末一钱调服。

咳逆：产妇咳嗽不止，欲死，可用官桂五钱，姜汁三合，煎煮，温服二合，剩余一合，以手烤火，按摩脊背令热，不时涂药汁，以药汁尽为度。或取壁镜窠三、五个，水煎取汁热呷，或当归、玄胡索、血竭、没药各一钱，研末后，每二钱童便调服。

七珍散：《宝鉴》治产后不语。方药组成为人参、生地黄、石菖蒲、川芎各二钱，细辛、防风、辰砂各一钱，又研成末，每次一钱，薄荷汤调服。加甘草一钱，名“八珍散”。

【原文】

產後見鬼譫語：敗血干心，童便調蘇合香元（氣門），昏冒瞑目不省，蓋因血暴亡，甚則循衣摸空錯語，全生活血湯（胞門），八物湯（虛勞）去芍藥，加琥珀、柏子仁、遠志、朱砂、金銀。

交感地黃煎元：（寶鑑）治產後眼見黑火，發狂如見鬼狀，或中風角弓反張，或下血如豚①肝狀，臍腹疼痛，結爲癥瘕。生地黃二斤洗搗，以布裂汁畱滓，以生薑汁炒地黃滓，以地黃汁炒生薑滓，各至乾燥爲末爲度，蒲黃四兩，當歸、玄胡索、琥珀各一兩，右末，蜜丸如彈子，當歸酒化下一丸。

［语释］

产后见鬼谵语：为败血扰心，童便调“苏合香丸”（行气开窍），若昏冒瞑目，不省人事，盖因血液突然亡失所致，严重的若出现循衣摸空，错语，治疗方剂为“全生活血汤”（补养胞宫），“八物汤”（补虚劳）去芍药，加琥珀、柏子仁、远志、朱砂、金银铂。

交感地黄煎元：《宝鉴》治产后眼冒黑星，发狂如见鬼状，或中风，角弓反张，或下血如豚肝状，脐腹疼痛，结为癥瘕。方药组成为生地黄二斤洗捣，以布绞汁留渣，以生姜汁炒地黄渣，以地黄汁炒生姜渣，各至干燥成末为度，蒲黄四两，当归、玄胡索、琥珀各一两，又研成末，制成蜜丸，如弹子大小，每次用当归酒化服一丸。

［词解］

①豚：小猪，亦泛指猪。

【原文】

產後發熱：血虛，熱入血室，發熱悶燥，晝輕夜重，或譫語見鬼而寒熱。下血多脈虛，內不痛，增損四物湯。惡露不盡，惡寒脅滿，腹痛有塊，食傷，惡寒頭痛，噯酸厭食膈悶，內傷挾外感，補中益氣湯（內傷）加川芎、白芷、羌活、防風。早起勞力，歸朮保產湯，感冒風寒，五積散（寒門）去麻黃，入醋少許。傷寒挾食，行氣香蘇散（胷門），蒸乳①乳硬脹痛，揉乳自愈。大小產後熱入血室，小柴胡湯（寒門）加五靈脂、黃連、赤茯苓。產後煩熱或口渴，陳葵莖煎服神效。

芎歸調血飲：（寶鑑）治產後去血過多，以致發熱心煩，腹痛、頭暈眼花，或口噤神昏。當歸、白朮、川芎、白茯苓、熟地黃、陳皮、便香附、烏藥、乾薑、益母草、牧丹皮、甘草各七分五里，薑五片，棗二枚。

歸朮保產湯：（保元）產後諸疾，以末治之，大補氣血爲主，治一切虛脾胃弱，或惡露不行，或去血過多，或飲食失節，或怒氣相沖，致寒熱自汗，口乾煩喘，腹痛，頭眩眼黑，昏瞶不省。當歸酒洗一錢五分，川芎、白芍藥酒洗、熟地黄、白术炒、白茯苓、便香附各一錢，陳皮、乾薑炒黑各八分，炙甘三分。氣虛，加人参七分、薑三片、棗一枚。去血過多，倍芎歸乾薑。胷滿，加枳實、縮砂、厚朴、山楂。脅痛，加青皮、桂皮。小腹痛，加玄胡、桃仁、紅花、蘇木。有汗，加黄芪蜜炒、酸棗炒。口乾苦，加麥門。惡露不行，加益母、牡丹、桃仁，入童便酒。吐痰，加半夏、貝母。咳嗽，加五味子、桑白皮。氣惱，加烏藥。昏憒口噤，加荊芥。

理脾湯：（回春）治食傷，胸膈飽悶，寒熱，不思食。厚朴一錢五分，蒼术、山楂肉、陳皮、神曲、麥芽各一錢，乾薑炒黑八分，縮砂七分，甘草三分。泄瀉，加白术、白茯苓。便閉，加桃仁、紅花。尿閉澀，加大腹皮、車前子。

牛黄膏：（寶鑑）治產後熱入血室。朱砂、郁金各三錢，牛黄二錢五分，牧丹皮二錢，甘草一錢，龍腦五分，右末，蜜丸如皂子，每一丸井水化下。

柴胡四物湯：（寶鑑）治產後發熱，及熱入血室。柴胡、生地黄各二錢，川芎、赤勺藥、當歸、黄芩各一錢，人參、半夏、甘草各五分，薑三片。一名三元湯。

［语释］

产后发热：产妇血虚，热入血室，致发热闷燥，昼轻夜重，或谵语见鬼而发寒热。下血多脉虚，腹内不痛，加减“四物汤”治疗。产妇恶露不尽，恶寒胁满，腹痛有块，伤食，恶寒头痛，嗳酸，厌食，膈闷，为内伤挟外感，治疗方剂为“补中益气汤”（内伤）加川芎、白芷、羌活、防风。早起劳作所伤，服用“归术保产汤”，若感冒风寒，方用“五积散”（伤寒）去麻黄，入醋少许。若伤寒挟食滞，应行气导滞，方用“香苏散”（舒胸解表），若产后蒸乳，乳硬胀痛，捻乳自愈。大小产后热入血室，治疗方剂为“小柴胡汤”（伤寒）加五灵脂、黄连、赤茯苓。产后烦热或口渴，陈葵茎煎服，神效。

芎归调血饮：《宝鉴》治产后失血过多，以致发热心烦，腹痛、头晕眼花，或口噤神昏。方药组成为当归、白术、川芎、白茯苓、熟地黄、陈皮、便香附、乌药、干姜、益母草、牡丹皮、甘草各七分五里，生姜五片，大枣二枚。

归术保产汤：《保元》产后诸疾，以末治之，大补气血为主，治一切脾胃虚弱，或恶露不行，或失血过多，或饮食失调，或怒气相冲，致寒热自汗，口干烦喘，腹痛，头眩眼黑，昏聩不省。方药组成为当归（酒洗）一钱五分，川芎、白芍药（酒洗）、熟地黄、白术（炒）、白茯苓、便香附各一钱，陈皮、干姜（炒黑）各八分，炙甘草三分。产妇气虚，加人参七分、生姜三片、大枣一枚。产妇失血过多，川芎、当归、干姜剂量加倍。若胸满，加枳实、缩砂、厚朴、山楂。若胁痛，加青皮、桂皮。若小腹痛，加玄胡、桃仁、红花、苏木。若出汗，加蜜炒黄芪、炒酸枣。若口干苦，加麦门。若恶露不行，加益母草、牡丹皮、桃仁，加童便、酒。若吐痰，加半夏、贝母。若咳嗽，加五味子、桑白皮。若气恼，加乌药。若昏愦口噤，加荆芥。

理脾汤：《回春》治伤食，症见胸膈饱闷，发寒热，不思饮食。方药组成为厚朴一钱五分，苍术、山楂肉、陈皮、神曲、麦芽各一钱，干姜（炒黑）八分，缩砂七分，甘草三分。若泄泻，加白术、白茯苓。若便闭，加桃仁、红花。若尿闭涩，加大腹皮、车前子。

牛黄膏：《宝鉴》治产后热入血室，所致寒热往来，烦躁不安等症。方药组成为朱砂、郁金各三钱，牛黄二钱五分，牡丹皮二钱，甘草一钱，龙脑五分，又研成末，制蜜丸如皂子大小，每次一丸，井水化服。

柴胡四物汤：《宝鉴》治产后发热，及热入血室所致之症。方药组成为柴胡、生地黄各二钱，川芎、赤勺药、当归、黄芩各一钱，人参、半夏、甘草各五分，生姜三片。又名“三元汤“。

［词解］

①蒸乳：产后二、三日内忽然发热，乳房胀满疼痛，但不红肿，性急易怒，舌质正常，脉弦滑或弦数。

【原文】

產後乳汁不行（見乳）　**乳癰**[①]（見乳）　**㚷㠐**[②]（見乳）　**㚷頭破裂**（見乳）　**乳懸症**[③]（見乳）

產後陰脫[④]：臨産用力太過，陰門脫出肿痛，清水出尿淋，四物湯（血門）加龍骨，外以沸湯和香油熏洗，蓖麻子搗貼頂上，硫黄、烏賊魚骨五錢，五倍子二錢五分，爲末付患處。產後生腸[⑤]不收或不斂，或陰出如合鉢，有岐或損落，並補中益氣湯（内傷）去柴胡，八物湯（虛勞）加生麻防風酒炒黄芪爲君，外以枳殼煎水溫浸。陰戶出肉線[⑥]三、四尺，牽引心腹極痛，先服失笑散數貼，仍用生薑三斤留皮搗爛，清油二斤拌炒，油乾爲度，卻用熟絹摺作數層，令輕輕盛起肉線，使屈曲作團納陰戶，卻用絹帒褁油姜溫付肉線熏之，冷則易，肉線入後再服失笑散、芎歸湯調理，禁切斷肉線。

當歸黄芪飲：（寶鑑）治產後陰脫。黄芪酒炒三錢，人參、當歸，升麻各二錢，甘草一錢，水煎日三服。

[语释]

产后乳汁不行　乳痈　㚷㠐　㚷头破裂　乳悬症（参见“乳”篇）

产后阴脱：产妇临产时用力太过，以至于子宫脱出肿痛，清水出，尿淋，治疗方剂为“四物汤”（补血）加龙骨，外用热水和香油熏洗，并将蓖麻子捣烂贴头顶，将硫黄、乌贼鱼骨五钱，五倍子二钱五分，研末敷患处。产后子宫脱出不收或不敛，或脱出如合钵，有岐，或损落，治疗方剂均为“补中益气汤”（内伤）去柴胡，“八物汤”（虚劳）加生麻、防风（酒炒），黄芪为君药外，以枳壳煎水温浸脱出物。阴户出肉线三、四尺，牵引心腹极痛，先服“失笑散”数贴，再用生姜三斤（留皮）捣烂，清油二斤拌炒，以油干为度，再用折作数层的柔软绢布，轻轻盛起肉线，使产妇身体屈曲作团，将肉线纳阴户中，再用绢袋包裹油姜，温敷肉线熏蒸它，凉则更换，待肉线缩入后，再服“失笑散”、“芎归汤”加以调理，严禁切断肉线。

当归黄芪饮：《宝鉴》治产后阴脱。方药组成为黄芪（酒炒）三钱，人参、当归，升麻各二钱，甘草一钱，水煎日三服。

[词解]

①乳癰：指乳房部结块，肿胀疼痛，皮色不变或微红，溃后脓出稠厚，伴恶寒发热，头痛，周身酸楚，口渴，便秘，苔黄，脉数的病症。多发于产后哺乳的产妇，尤其是初产妇多见。

②㚷㠐：女性常见恶性肿瘤之一。初起乳房肿块，质地坚硬，推之不移，溃后状似泛莲、似菜花。㚷，同“奶”。

③乳懸症：病名。妇女产后两乳房下垂过长之病证。出《疮疡经验全书》。多因孕妇产后瘀血上攻，或胃虚血燥所致。证见两乳房逐渐下垂，甚至伸长过腹，且伴疼痛，或疼痛难忍。

④產後陰脫：①即阴挺。相当于子宫脱垂。《医学正传》：“产后阴脱，谓阴户中宫脱下也。”②指阴户开而不闭。多由分娩损伤胞络或举动、房劳所致。

⑤腸：指子宫。

⑥肉線：指子宫。

【原文】

鬱冒[①]：產後亡血，心神無養，昏冒不省，移時方悟，亦曰血厥。又婦人經來又發，汗則表里俱虛，亦爲此症，全生活血湯（胞門）。

產後風痓[②]：發熱，若舌卷唇急，手指微動，乃風痓，歸荊湯。荊芥穗略炒爲末三錢，豆淋酒[③]調下。氣血大虛，不宜發表，通用血風湯。產後中風，切不可作風治，八物湯（虛勞）加減。因虛遇風挾痰，人參竹瀝之類。角弓反張，四物湯（血門）加秦艽羌活。

歸荊湯：（寶鑑）治產後風痓。荊芥穗微炒、當歸身、尾各等分，右末，每三錢，豆淋酒調下。

二合湯：（保元）治孕婦吐沫、口噤不省。陳皮、白茯苓、半夏、石菖蒲、麥門冬、當歸、川芎、白芍藥、生地黃、遠志各一錢，甘草五分，竹茹一團，薑三片。

血風湯：（寶鑑）治產後諸風攣急或痿弱。川芎、當歸、熟地黃、白朮、白茯苓各一兩，白芍藥、秦艽、羌活、白芷各七分，防風五錢，右一半細末，溫酒調下二錢，以一半爲末，蜜丸如梧子，溫酒下五七十丸。

豆淋酒：（寶鑑）治產後風。黑豆一升炒熟，乘熱投三升清酒中密封，隨量飲之。

［语释］

郁冒：产后失血，心神无养，昏冒不省，移时方悟，亦称“血厥“。或妇女经来后，又出现经下，若发汗治疗，则表里俱虚，亦会发生郁冒之症，方用“全生活血汤”（补养胞宫）治疗。

产后风痓：产后发热，若舌卷唇急，手指微动，乃发“风痓”，方用“归荆汤”治疗。方药组成为荆芥穗（略炒，研末）三钱，豆淋酒调下。气血大虚，不宜发表治疗，通用“血风汤”治疗。产后中风，切不可按风治疗，方用“八物汤”（虚劳）加减治疗。因虚遇风挟痰，药用人参、竹沥之类治疗。若产妇出现角弓反张，用“四物汤”（补血）加秦艽、羌活。

归荆汤：《宝鉴》治产后风痓。方药组成为荆芥穗（微炒）、当归身、尾各等分，又研成末，每次三钱，豆淋酒调下。

二合汤：《保元》治孕妇吐沫、口噤不省。方药组成为陈皮、白茯苓、半夏、石菖蒲、麦门冬、当归、川芎、白芍药、生地黄、远志各一钱，甘草五分，竹茹一团，生姜三片。

血风汤：《宝鉴》治产后诸风所致挛急或痿弱。方药组成为川芎、当归、熟地黄、白术、白茯苓各一两，白芍药、秦艽、羌活、白芷各七分，防风五钱，又一半研细末，每次温酒调下二钱，以一半研末，制成蜜丸，如梧子大小，每次温酒冲服五十至七十丸。

豆淋酒：《宝鉴》治产后风。方药组成为黑豆一升炒熟，乘热投三升清酒中密封，随量饮之。

［词解］

①鬱冒：郁，为郁结而气不舒也；冒，为昏冒而神不清也。指郁闷眩晕，甚则发生一时性昏厥，但旋即可自行苏醒。可由血虚而亡津液，或肝气郁结、外邪阻遏等所致。《金匮要略》：“新产妇人……亡血复汗、寒多，故令郁冒”。

②風痓：痓，痉挛。指产后受风痉挛。

③豆淋酒法：黑豆半升，净拣簸炒令烟出，以酒三升，所浸之液。

【原文】

雞爪風：（醫宗）灸法治婦人雞爪風，因月家得此症，不時而發，手足拘攣，拳束疼痛，其法依左右穴膝骨兩傍各有一小窩，共四穴，名曰鬼眼穴，各灸三壯，其症即愈。

產後頭痛：產後發熱，頭疼身痛，非感冒，多血虛[①]，或敗血，芎歸湯加荊芥穗二錢

［语释］

鸡爪风：《医宗》用灸法治产妇因生产在产月得鸡爪风，产妇不时而发，手足拘挛，拳束如鸡爪状，疼痛难伸，治法依膝骨两傍左右穴各有一小窝，共四穴，名曰“鬼眼穴”，各灸三壮，其症即愈。

产后头痛：产后发热，头疼身痛，非感冒多血虚，或败血，治疗方剂为“芎归汤”加荆芥穗二钱。

［词解］

①虗："虚"的异体字。

【原文】

產後血瘕：心腹痛無定處，童尿三升，生地黃汁，生藕汁各一升，生薑汁二升，右先煎三味約三分減二分，下薑汁慢火煎如餳①，每一合溫酒調服。參看兒枕痛條。

羊肉湯：（寶鑑）冬月解産寒氣入産門，臍下脹痛手不可近，此寒疝也。羊肉四兩，當歸、陳皮各二兩，生薑一兩右剉，水三碗，酒一盞，煎至一碗，去滓，分二服。

［语释］

产后血瘕：产后心腹痛疼，痛无定处，可用童尿三升，生地黄汁，生藕汁各一升，生姜汁二升，又先煎前三味，约三升熬减二升时，下姜汁慢火煎如饧，每次一合，温酒调服。参看"儿枕痛"条。

羊肉汤：《宝鉴》能解除冬天生产，寒气入产门，脐下胀痛，手不触及，这是寒邪引起的寒疝。方药组成为羊肉四两，当归、陈皮各二两，生姜一两，又切成薄片，水三碗，酒一杯，煎至剩一碗，去渣，分二次服。

［词解］

①餳：糖稀。

【原文】

產後嘔逆：產後腹脹滿悶，嘔吐不定，由敗血入脾胃，故不能食。

抵聖湯：（寶鑑）治產後嘔逆，噁心，不能飲食。赤芍藥、半夏、澤蘭葉、人參、陳皮各一錢五分，甘草五分，薑七片。一名拒勝湯。

和脾飲：（保元）治產後嘔吐。陳皮、半夏、白朮、白茯苓、砂仁、藿香、人參、神麯、當歸、甘草，薑五片。

［语释］

产后呕逆：产后腹胀满闷，呕吐不定，由败血入脾胃所致，故不能食。

抵圣汤：《宝鉴》治产后呕逆，恶心，不能饮食。方药组成为赤芍药、半夏、泽兰叶、人参、陈皮各一钱五分，甘草五分，生姜七片。又名"拒胜汤"。

和脾饮：《保元》治产后呕吐。方药组成为陈皮、半夏、白术、白茯苓、砂仁、藿香、人参、神曲、当归、甘草，生姜五片。

【原文】

產後淋瀝遺尿：產理不順，脬傷，遺尿無時急，以大劑驟補，稍遲亦難成功。

參朮膏：（寶鑑）治產後脬損成淋。人參二錢五分，白朮二錢，黃芪一錢五分，陳皮、桃仁、白茯苓各一錢，甘草五分水煎，猪羊脬後入藥再煎，去滓空心服。一產婦因收生者不謹，損破尿脬，而致淋瀝不禁，遂爲廢疾①，因思肌肉在外而破尚可補完，診其脈虛甚，試與峻補，服參朮膏至一月而安，蓋血氣驟長，其脬自完，恐稍遲亦難成功。

［语释］

产后淋沥遗尿：产妇生产时，因护理不当，损伤尿脬，致使产妇时时尿急遗尿，治应急用大剂药品骤补，稍迟亦难成功。

参术膏：《宝鉴》治产后脬损成淋。方药组成为人参二钱五分，白术二钱，黄芪一钱五分，陈皮、桃仁、白茯苓各一钱，甘草五分水煎，猪羊脬后入药再煎，去渣空腹服。一产妇因接生者不谨，损破尿脬，而致淋沥不禁，遂为废疾，因考虑肌肉在外而破尚可修补，在内则无法直接处理，诊其脉非常虚，试予峻补治疗，服“参术膏”一个月，产妇病愈，盖血气骤然增长，其脬自行修复完成，恐稍迟亦难成功。

［词解］

①癈疾：我国古代依照自然人因受害而致残轻重程度分成残疾、废疾和笃疾三种。残疾是指身体部分机能失去作用，废疾是指精神上或身体机能上达到废于人事的程度，笃疾是指身体机能或精神受到重大不治的伤害，比废疾更为严重。

【原文】

產後泄痢： 產後月内泄痢，鴨子煎四物湯（血門），加桃仁、黃連、木香，或當歸芍藥湯。

保產止瀉湯：（回春）治產後泄瀉。人参、白术土炒、白茯苓、陳皮、白芍藥炒、乾薑炒、澤瀉、厚樸、砂仁、當歸酒炒、甘草炙各等分，薑棗煎服。

的奇散：（寶鑑）治產後泄瀉，惡露不行，此餘血滲入大腸爲，瀉下青黑色物是驗。大荊芥穗於盞内撚火燒存性，不得犯油火，入麝香少許，研為末，每取一錢，沸湯一二呷調服，神效。

［语释］

产后泄痢： 产后月内泄痢，可将鸭子与“四物汤”（补血）同煎，加桃仁、黄连、木香，或与“当归芍药汤”同煎。

保产止泻汤：《回春》治产后泄泻。方药组成为人参、白术（土炒）、白茯苓、陈皮、白芍药（炒）、干姜（炒）、泽泻、厚朴、砂仁、当归（酒炒）、甘草（炙）各等分，加姜枣煎服。

的奇散：《宝鉴》治产后泄泻，恶露不行，这是产后余血渗入大肠所致，泻下青黑色便物便是证明。大荆芥穗在盏内捻火上烧存性，不得犯油火，入麝香少许，研为末，每次取一钱，用沸汤调呷服，神效。

【原文】

產後大便秘結： 血虚多汗，胃燥亡津也，八物湯（勞虚）。血虚火燥，加味逍遙散。産前後不通，芎歸湯，加防風、枳穀、甘草各二錢，薑棗煎服。便閉脹滿，氣急難以坐臥，麥芽末三錢酒調下。

滋腸五仁丸：（寶鑑）治產後陰血虚耗，大便閉澀。橘紅末四兩，杏仁桃仁各一兩，栢子仁五錢，松子仁二錢五分，郁李仁一錢，右各另研爲膏，合橘紅末蜜丸如梧子，米飲下五六十丸。

［语释］

产后大便秘结： 产妇血虚多汗，胃燥亡津致大便秘结，方用“八物汤”（劳虚患者）治疗。若血虚火燥，方用“加味逍遥散”治疗。若产前产后大便不通，治疗方剂为“芎归汤”，加防风、枳谷、甘草各二钱，入适量姜、枣，水煎服。若便闭胀满，气急难以坐卧，麦芽末三钱酒调服。

滋肠五仁丸：《宝鉴》治产后阴血虚耗，大便闭涩。方药组成为橘红末四两，杏仁、桃仁各一两，柏子仁五钱，松子仁二钱五分，郁李仁一钱，又各另研为膏泥，加橘红末制成蜜丸，如梧子大小，米汤冲服五十至六十丸。

【原文】

產後浮肿：敗血循經流入四肢，血行肿消即愈，忌峻利藥。虚者，四君子湯（氣門）加蒼术。

澤蘭散：（寶鑑）治產後風肿、水肿。澤蘭、防己各等分，右末，每二錢，溫酒或醋湯調下。

小調經散：（寶鑑）治產後浮肿。當歸一兩，桂心、赤芍藥各五錢，沒藥、琥珀、甘草各二錢，細辛、麝香各一錢，右末，每一錢，溫酒入薑汁調服。

［语释］

产后浮肿：产后败血循经流入四肢，致使四肢浮肿，若血液运行，则肿消病愈，忌峻利药。虚者，方用“四君子汤”（补气）加苍术治疗。

泽兰散：《宝鉴》治产后风肿、水肿。泽兰、防己各等分，又研成末，每次二钱，温酒或醋汤调服。

小调经散：《宝鉴》治产后浮肿。方药组成为当归一两，桂心、赤芍药各五钱，没药、琥珀、甘草各二钱，细辛、麝香各一钱，又研成末，每次一钱，温酒入姜汁调服。

【原文】

產後治法：大補氣血爲主，雖有雜症以末治之，胎前無滯，產後無虛。禁發表、禁芍藥，然酒炒黄則無妨。先逐瘀後行補，若不逐瘀，服參芪，瘀血攻心。

補虛湯：（寶鑑）人參、白术各一錢五分，當歸、川芎、黄芪、陳皮各一錢，甘草七分，薑三片。熱輕，倍茯苓；熱重，加酒黄芩；熱甚，加乾薑炒黑，引諸藥入肝經生血。

［语释］

产后治法：产后以大补气血为主，虽有其他病症，在以后治疗，胎前无滞，产后无虚。禁发表、禁服芍药，然服酒炒黄芩则无妨。先逐瘀后行补，若不逐瘀，服参芪，瘀血攻心。

补虚汤：《宝鉴》人参、白术各一钱五分，当归、川芎、黄芪、陈皮各一钱，甘草七分，姜三片。若产妇发热轻，茯苓加倍；若热重，加酒黄芩；若发热严重，加炒黑干姜，能引诸药入肝经生血。

【原文】

產後虛勞：產後未滿月，七情、過勞，或針工、恣食生冷粘硬之物，及犯觸風寒，所致其症虛羸，食不消，時有咳嗽，頭目昏痛，發渴，盜汗寒熱，名蓐勞，凡百日内交合成勞慎之，當歸建中湯（虛勞），補虛湯，或歸术保産湯。

猪腎湯：（保元）治產後蓐勞，發熱盜汗。人參、當歸各等分，猪腰子一箇切片，糯米半合，蔥白三根，淡豆豉一合，以水煮米熟，取清汁一盞，入藥二錢，煎至八分，不拘時服。

當歸羊肉湯：（寶鑑）治蓐勞。肥羊肉四兩，當歸、川芎、黄芪各一兩二錢五分，生薑一兩五錢右剉，水九盞煎至三盞，分三服。一方，無羊肉，代以猪内腎一雙。

增損四物湯：（寶鑑）治產後亡血，榮衛虛損，乍寒乍熱。四物湯（血門），去熟地黄，加人參、乾薑、甘草等分煎服。

［语释］

产后虚劳：产后未满月，因七情、过劳，或针灸、恣食生冷黏硬之物，及犯触风寒，所致其症虚羸，食不消化，时有咳嗽，头目昏痛，发渴，盗汗寒热，名“蓐劳”，凡百日内交合，能成蓐劳，应谨慎，治疗方剂为“当归建中汤”（虚劳患者），“补虚汤”，或“归术保产汤”。

猪肾汤：《保元》治产后蓐劳，发热盗汗。方药组成为人参、当归各等分，猪腰子一个切片，糯米半合，葱白三根，淡豆豉一合，以水煮，待米熟，取清汁一杯，入药二钱，再煎至剩八分，不限时服。

当归羊肉汤：《宝鉴》治蓐劳。方药组成为肥羊肉四两，当归、川芎、黄芪各一两二钱五分，生姜一两五钱又切成薄片，水九盏煎至剩三盏，分三次服。另方，无羊肉，代以猪内肾一双。

增损四物汤：《宝鉴》治产后失血，荣卫虚损，乍寒乍热。“四物汤”（补血），去熟地黄，加人参、干姜、甘草等分煎服。

【原文】

妊娠通治

芎歸湯：（寶鑑）治產前產後諸疾，血暈不省，橫生逆產，死胎不下，血崩不止。臨月服之則縮胎易產，產後服之則惡血自下。川芎、當歸各五錢，水煎，日二三服。又治半產去血多、產後去血多、崩中去血多、金瘡去血多、拔牙齒去血多，及一切去血過多，眩暈悶絕，不省人事者，連進數服即醒。

益母膏：（寶鑑）一名還魂丹，通治妊娠諸病，及催生，神效，又治橫產、逆產，及死胎不出、胞衣不下。益母草重午日①不犯鐵器彩取，洗淨搗取汁，銀石器熬成膏，右每取一大匙，溫酒或白湯化下。

［语释］

妊娠通治

芎归汤：《宝鉴》治产前产后诸病，如血晕不省，横生逆产，死胎不下，血崩不止。临产服之则缩宫易产，产后服之则恶血自下。方药组成为川芎、当归各五钱，水煎，每日服二三次。又治小产失血多、产后失血多、崩中失血多、金疮失血多、拔牙齿失血多，及一切失血过多，所致眩晕闷绝，不省人事等症，连服数服患者即苏醒。

益母膏：《宝鉴》又名“还魂丹”，通治妊娠诸病，及能催生效果非常好，又治横产、逆产，及死胎不出、胞衣不下。益母草重午日采取，不犯铁器，洗净捣取汁，银石器熬成膏，又每取一大匙，温酒或白汤化下。

［词解］

①重午日：由于古之“五”与“午”字通，所以五月初五这一天，也是午月午日，称为“重午日”，即叫“端午日”，这一天的午时，是一年中阳气最盛的时候，因此它成了夏季里最具指标的日子。

【原文】

過月不產：按月行經胎自長者，名盛胎，蓋氣血充盛，養胎之外猶見餘血也。若胎，數月血大下者，謂漏胎，蓋因事動經血，下而不傷子宮也，雖不墮胎，氣血大虛，多致十二三月，或二十四五月生者，八物湯（虛勞），加黃芪、鹿角膠珠，峻補之。

［语释］

过月不产：按月来月经，而胎自长，名叫“盛胎”，可能孕妇气血充盛，养胎之外还见余血。若怀孕，经血数月大下，叫做“漏胎”，可能因事动扰了经血，使经血下而未伤子宫，这种情况虽不致堕胎，但会使孕妇气血大虚，多导致孕妇十二三个月，或二十四五个月生产，治疗方剂为“八物汤”（补虚劳），加黄芪、鹿角胶珠，峻补之。

【原文】

寡婦師尼①之病異乎妻妾：此二種，獨陰無陽，欲心萌而不遂，陰陽交爭，惡風體倦，寒熱面赤，心煩，或自汗，必肝脈[2]弦長而出寸口，稍涉勞動，與月候[3]時，其症尤極，四物湯（血門）加人參、茯神、陳皮、柴胡、羌活、香附子、甘草。

柴胡抑肝湯：（寶鑑）治寡居獨陰無陽，欲心萌而多不遂，以致寒熱類瘧。柴胡二錢，青皮一錢五分，赤芍藥、牧丹皮各一錢，地骨皮、香附子、梔子、蒼术各七分，川芎、神麯炒各五分，生地黄、連翹各三分，甘草二分。

芙蓉散：（寶鑑）治男無室、女無夫，思欲動火，以致胷痛自汗、頰赤脈亂。用芙蓉葉有花帶花有子帶子，采一朵搗爛，和井水濾去滓服即效。

［语释］

寡妇、师尼之病异乎妻妾：这两种人，独阴无阳，欲心萌动而不能如愿，致使体内阴阳交争，症见恶风体倦，寒热面赤，心烦，或自汗，肝脉必弦长而出寸口，稍涉劳作，或在月经时，其症尤其严重，治疗方剂为“四物汤”（补血）加人参、茯神、陈皮、柴胡、羌活、香附子、甘草。

柴胡抑肝汤：《宝鉴》治寡居独阴无阳，欲心萌动而多不如愿，以致寒热如疟。方药组成为柴胡二钱，青皮一钱五分，赤芍药、牡丹皮各一钱，地骨皮、香附子、栀子、苍术各七分，川芎、神曲（炒）各五分，生地黄、连翘各三分，甘草二分。

芙蓉散：《宝鉴》治男无妻室、女无丈夫，思欲之火萌动，以致胸痛自汗、颊赤脉乱。用芙蓉叶（有花带花，有子带子），采一朵捣烂，和井水滤去渣服，即效。

［词解］

①師尼：指出家女子。

②肝脈：①解剖结构名。指肝脏的经脉，即足厥阴肝经。《灵枢·经脉》：“厥阴者，肝脉也。”②脉学名。指肝脏的脉象。

③月候：指月经。

【原文】

藏燥症[1]：婦人悲傷欲哭，象如神靈所作，數欠伸，有自哭自笑者，紅棗燒存性，米飲調服神效，燃火燒存性不得犯油火，入麝香少許，研爲末，每取一錢，沸湯一二呷調服，神效。

甘麥大棗湯：（寶鑑）甘草一兩，小麥三合，大棗七枚，水二升煎至一升溫服，産前後皆可用。

［语释］

藏燥症：妇人悲伤欲哭，象如神灵所作，频作欠伸，有自哭自笑者，可用红枣烧存性，米汤调服，神效，燃火烧存性不得犯油火，入麝香少许，研为末，每取一钱，沸汤调呷服，神效。

甘麦大枣汤：《宝鉴》方药组成为甘草一两，小麦三合，大枣七枚，水二升煎至剩一升，温服，产前后皆可用。

［词解］

①藏燥症：即脏燥症，指妇人无故悲伤，不能自制，甚或哭笑无常，频作呵欠。

［临床新用］

甘麦大枣汤　本方现代主要用于癔病、精神分裂症、歇斯底里精神性发作、神经衰弱、更年期综合征、惊厥、癫痫、紫癜、小儿紫癜性肾炎、小儿遗尿症、慢性咽炎、脏燥的治疗。

（1）**癔病**　甘麦大枣汤重用甘草治疗本病 27 例，结果治愈 24 例，显效 2 例，进步 1 例。仅有 2 例复发（南通地区精神病防治院．谈谈甘麦大枣汤治疗癔病的体会．江苏医药中医分册，1978，（1）：65）。以甘麦大枣汤为主治疗癔病 25 例，其中 5 例配合电针治疗，结果治愈 22 例，显著进步 2 例，进步

1 例（周勤芳．甘麦大枣汤治疗歇斯底里精神性发作 25 例疗效观察．中医杂志，1960，（2）：32）。

（2）**精神分裂症**　用甘麦大枣汤加龙骨牡蛎治疗病程较长，经反复使用多种抗精神病药物无效或疗效差的精神分裂症患者 79 例。服药 7～70 天，其中 62 例合用小剂量氯丙嗪，结果：痊愈 5 例，显效 23 例，好转 34 例，无效 17 例（周长法．甘麦大枣汤加龙骨牡蛎治疗精神分裂症七十九例．浙江中医杂志，1982，（6）：273）。用本方加野百合、生地治疗精神分裂症 146 例，其中有 17 例加小剂量氯丙嗪，服药 7～98 天，结果：痊愈者 11 例，显效 44 例，好转 64 例，无效 27 例，其疗效明显高于单用氯丙嗪者（周长法．用程门雪老师的经验治疗 746 例"精神分裂症"临床报告．上海中医药杂志，1982，（6）：273）。

（3）**歇斯底里精神性发作**　用本方治疗歇斯底里精神性发作 35 例，结果：治愈 28 例，显著进步者 3 例，进步者 2 例，总有效率 92%。复发者 2 例，占 8%（周勤芳．甘麦大枣汤治疗歇斯底里精神性发作 35 例．中医杂志，1960，（2）：105）。

（4）**神经衰弱**　以甘麦大枣汤加百合、知母治疗 100 例神经衰弱患者，头痛、失眠基本消失者 28 例，有效 64 例（江苏新医学院二附院．甘麦大枣汤加味治疗神经衰弱 100 例．江苏医药，中医分册，1976，（1）：47）。以甘麦大枣汤加浮小麦、苏叶、半夏、磁石等为基础方用以治疗顽固性神经衰弱 34 例，依不同兼证加减相应药物，其 34 例患者，30 例有效，无效者 4 例（张常真．复方甘麦大枣汤治疗神经衰弱 34 例临床观察．新医药学杂志，1980，（1）：38）。

（5）**更年期综合征**　甘麦大枣汤治疗 54 例更年期综合征患者，结果痊愈 35 例，好转 14 例，无效 5 例（刘浩江．黑逍遥散合甘麦大枣汤加减治疗更年期综合征．新中医，1988，（9）：51）。以本方治疗 133 例更年期综合征，服药后，其中 20 例阴道细胞学检查测定，雌激素水平升高者 8 例，下降者 3 例，余 9 例无改变；对潮热、汗出、失眠、头痛、烦躁、腹胀的有效率分别为 94.4%，84.1%，92.7%，86.8%，67.8%，70.2%（林永毪．加味甘麦大枣汤治疗妇女更年期综合征 133 例分析．福建中医药，1985，（4）：34）。应用本方治疗妇女更年期综合征 30 例，严重失眠及烦躁者可酌加酸枣仁或茯神，症状重者增加服药时间，30 人中显效率为 73.3%，总有效率为 100%（周其林．甘麦大枣汤对更年期症候群有效．福建中医药杂志，1960.（10）：17）。用甘麦大枣汤加味治疗男女更年期综合征 38 例。妇女月经量多者，加生蒲黄、木香；心烦懊侬，加山栀、豆豉；寐不安者，加五味子、珍珠母等；夜尿频者，加"缩泉丸"。临床症状经治消失者占 22 例，12 例患者症状明显好转；4 例无效（史亦谦、金涛．更年安治疗更年期综合征 38 例临床观察．浙江中医学院学报，1997，（2）：20）。

（6）**惊厥、癫痫**　用本方治疗情绪性惊厥 8 例，服药 3～4 周，显效 4 例，有效者 4 例；难治性癫痫 6 例，混合性热痉挛 2 例，小儿癫痫和热性痉挛 8 例，其中有 7 例合抗癫痫药，显效 2 例，有效 4 例，未见副作用（张锦藏摘译．甘麦大枣汤对情绪性惊厥及小儿癫痫的治疗．国外医学·中医中药分册，1985，7（2）：48）。

（7）**紫癜**　用甘麦大枣汤合"八珍汤"为基础方，加减治疗原发性血小板减少性紫癜 30 例。其中胸腹烦满者，合"栀子厚朴汤"；内热炽盛，迫血妄行者，加用"清热地黄汤"；清热解毒，加连翘、紫草。结果：痊愈者 18 例，显效者 2 例（张楠．治疗原发性血小板减少性紫癜的经验和体会．中医杂志，1964，（7）：261）。

（8）**小儿紫癜性肾炎**　以中药甘麦大枣汤为主治疗 19 例紫癜性肾炎患儿，随证加减，症见发热咽痛者，加银花、黄芩；血压高者，加夏枯草；浮肿者，加白茅根、车前草；血尿加三七、大小蓟。药量按年龄适当增减。疗程视病情定为 1～3 个月，同时辅以西药免疫抑制剂治疗。结果：治愈 15 例（症状、体征消失，尿常规化验连续 3 次以上正常）；显效 3 例（症状、体征消失，尿常规化验明显改善）；无效 1 例（段群录、王世茹．甘麦大枣汤加味结合西药治疗小儿紫癜性肾炎 19 例．中西医结合杂志，1988，（6）：377）。

（9）**小儿遗尿症**　用本方加煨益智、桑螵蛸、菟丝子治疗小儿遗尿属下焦虚寒者 28 例，疗程为 10 天，2 疗程后全部痊愈，观察 8～12 个月，2 例复发，继用原方治愈（李荣健．甘草大枣汤治疗小儿遗尿症．湖北中医杂志，1986，（1）：19）。

(10) **慢性咽炎** 用本方加减治疗17例慢性咽炎。咽部水肿者，加半夏、厚朴；咽部充血者，加生地、玄参；灼热干痛者，加半枝莲、银花；咽部黏腻、泛恶者，加苏梗；烦躁，加百合等。效果良好（王振录．甘麦大枣汤治疗慢性咽炎．浙江中医杂志，1986，(1)：19)。

(11) **脏躁** 用本方合“龙麦汤”治疗脏躁虚劳虚烦不得眠27例，治愈20例，随访2~10年，未见复发（郝西英．加减龙麦汤治疗妇人脏躁27例．赤脚医生杂志，1980，(1)：38)。甘麦大枣汤加味治疗脏躁38例，其中男性12例，患者在发病前均有情志内伤病史，依症状轻重及不同兼证加减药物：心中烦闷，夜寐不安，口干，舌红少苔，加百合，生地等；失眠多梦，情绪易波动，惊恐不安，脉弦数，加酸枣仁、知母等；纳谷不佳，便于，加麻仁、茯苓等。38例患者中有28例经治疗诸症悉平，生活自理，达到痊愈；有7例取得一定疗效；3例无效；总有效率为92.1%（董良泰．甘麦大枣汤加味治疗脏躁38例席京中医药大学学报．1996，(6)：22)。

【原文】

婦人雜病： 婦人者，衆陰之所集，常與濕居，所以別立方者，有氣血不調、胎産崩傷之異故也，比男極難療，蓋欲多於男，加嫉妬憂恚、慈戀愛憎、深著情不自抑，養血健脾爲本，降火清鬱爲標。

逍遙散：（寶鑑）治月經不調及血虐，五心煩熱，寒熱如瘧。白术、白芍藥、白茯苓、柴胡、當歸、麥門冬各一錢，甘草、薄荷各五分，薑三片。

加味逍遙散：（寶鑑）治血虐煩熱，潮熱盜汗，痰嗽似勞。白芍藥、白术各一錢二分，知母、地骨皮、當歸各一錢，白茯苓、麥門冬、生地黄各八分，梔子、黄栢各五分，桔梗、甘草各三分。

滋陰至寶湯：（寶鑑）治婦人諸虐百損，五勞七傷①，經脈不調，寒熱羸瘦。當歸、白术各一錢，白茯苓、陳皮、知母、貝母、便香附、地骨皮、麥門冬、白芍藥酒炒各八分，柴胡、薄荷、甘草各五分，薑三片。

婦人陰門諸病 詳見前陰門

［语释］

妇人杂病： 妇女，众阴之所集，常与湿居，所以另立方治，是因妇女有气血不调、胎产崩伤之不同，比男子极难疗，且欲多于男，加上嫉妒、忧恚、慈恋、爱憎、深陷情不能自抑，因此应养血健脾为本，降火清郁为标。

逍遥散：《宝鉴》治月经不调及血虚，所致五心烦热，寒热如疟。方药组成为白术、白芍药、白茯苓、柴胡、当归、麦门冬各一钱，甘草、薄荷各五分，生姜三片。

加味逍遥散：《宝鉴》治血虚烦热，潮热盗汗，痰嗽似劳。方药组成为白芍药、白术各一钱二分，知母、地骨皮、当归各一钱，白茯苓、麦门冬、生地黄各八分，栀子、黄柏各五分，桔梗、甘草各三分。

滋阴至宝汤：《宝鉴》治妇人诸虚百损，五劳七伤，经脉不调，寒热羸瘦。方药组成为当归、白术各一钱，白茯苓、陈皮、知母、贝母、便香附、地骨皮、麦门冬、白芍药（酒炒）各八分，柴胡、薄荷、甘草各五分，生姜三片。

妇人阴门诸病 详见前阴门

［词解］

①五勞七傷：久视伤血、久卧伤气、久坐伤肉、久立伤骨、久行伤筋，是渭五劳所伤。七伤：大饱伤脾，大怒气逆伤肝，强力举重久坐湿地伤肾，行寒饮冷伤肺，忧愁思虑伤心，风雨寒暑伤形，恐惧不解伤志。

[临床新用]

逍遥散 本方现代主要用于忧郁症、神经官能症、妇女腰痛、产后泌乳障碍、卵巢囊肿、经前期紧张综合征、更年期综合征、乳腺增生症、乳腺瘤、高泌乳素血症、肝癌疼痛、胆道蛔虫病、消化性溃疡、胃下垂、肠道易激综合征、黄褐斑、胆囊炎、小儿厌食症、泌尿系结石、小儿顿咳、糖尿病、高脂血症、特发性水肿、单纯性甲状腺肿大、老年震颤、不射精、视网膜病变、咽部异感症、声带小结、儿童视神经萎缩、男性乳房发育症、月经不调、痛经、不孕症便秘、阳痿、银屑病、唇颤、失眠、遗尿的治疗。

（1）忧郁症（性病恐怖症） 以逍遥散为基本方，兼湿热下注加萹蓄、瞿麦等；兼肾阴虚加知母、黄柏等；兼心阴虚加夜交藤、合欢皮等；兼。肾阳虚加仙茅、仙灵脾等，并结合心理疗法，治疗本病60例。痊愈32例，显效16例，有效8例，无效4例，总有效率93.3%（庄逢康．逍遥散为主方治疗性病恐怖症（忧郁症）60例临床分析．北京中医，1996，（2）：22）。将110例抑郁性神经症随机分为逍遥散治疗组58例，治愈17例，显效24例，有效12例，无效5例；安慰剂对照组52例，显效5例，有效12例，无效35例；总有效率分别为91.38%和32.69%（P<0.005）。同时，观察治疗组患者24小时尿MHPG·S04排出量明显增加，升值为315.26±169.70微克/小时，对照组为119.06±224.46微克/小时，差异非常显著（P<0.001）（张美增．逍遥散治疗抑郁性神经症临床研究．山东中医药大学学报，1998，（1）：34）。

（2）神经官能症 逍遥散加远志、菖蒲等为基本组成，治疗神经官能症47例，31例治愈，14例好转，2例无效，总有效率96%。加减法：心慌失眠加酸枣仁、柏子仁、夜交藤；肝阳上亢加代赭石、草决明、地龙；厌食加砂仁、焦山楂、神曲等；胸闷加瓜蒌、薤白、佛手等；肾虚腰酸者加杜仲、川断、枸杞子等；气血虚弱加黄芪、党参、熟地黄等；痰多加胆南星、半夏、陈皮等；手指麻木加地龙、桂枝（王照程．逍遥散加减治疗神经官能症47例．福建中医药，1999，（5）：26）。本方为基本方，兼血虚明显者，重用杭芍，加阿胶；兼实热者，加黄芩；兼阴虚者，加青蒿、龟版，柴胡改用银柴胡；兼气虚者，加黄芪；兼血瘀者，加丹参、桃仁、红花；兼虚烦不寐者，加酸枣仁、生龙牡；胸痛明显者，加元胡、川楝子。治疗心脏神经官能症50例，显效30人，有效16人，无效4人，总有效率92%（郭瑞敏、朱静．逍遥散加味治疗心脏神经官能症I临床疗效分析．天津中医，1996，（4）：24）。

（3）妇女腰痛 以逍遥散加白芥子为主，随症加减，治疗本病96例，治疗1～3周后，68例痊愈，11例有效，17例无效（郝海山．逍遥散加白芥子治疗妇女腰痛96例．浙江中医杂志，1991，（3）：112）。

（4）产后泌乳障碍 用逍遥散加花粉、丝瓜络、漏芦，治疗本病30例，7天为1疗程。治愈21例，好转7例，无效2例，总有效率为93.3%（宁永兰．逍遥散为主治疗产后泌乳障碍．安徽中医临床杂志，1995，（4）：12）。以逍遥散加麦冬、通草、香附等，配合食疗方（赤小豆、新小米、白芝麻、精盐），治疗本病38例，显效22例，好转9例，无效7例，总有效率81.5%（尹凤媛．逍遥散加减配合食疗治疗产后乳汁分泌不足38例临床观察．黑龙江中医药，1996，（1）：39）。

（5）卵巢囊肿 本方去生姜，加益母草、牛膝、木香。肾虚加杜仲、枸杞；气虚血瘀明显者加三棱、香附。治疗卵巢囊肿30例，经治3个月，24例痊愈，3例有效，3例无效（王耀邦．中药治疗卵巢囊肿30例．实用中西医结合杂志，1993，（6）：374）。以逍遥散加皂刺、川芎、瓦楞子为基本方，伴热象加栀子、生地；伴寒象加肉桂、炮姜；伴气虚加黄芪、党参；伴阴虚加生地炭、黄芩炭；伴气滞血瘀加郁金、枳壳；伴肾虚加熟地黄、川续断，治疗卵巢囊肿186例，痊愈124例，好转48例，有效率92%，对痛经、月经不调，子宫出血的改善率分别为70%、78%和100%（王珍、刘爱梅。逍遥散加减治疗卵巢囊肿186例．河南中医，1999，（3）：46）。

（6）经前期紧张综合征 应用逍遥丸治疗本病32例，治愈22例，显效6例，有效3例，无效1例，总有效率96.88%（史冬梅．逍遥丸治疗经前期紧张综合征．时珍国药研究，1996，（1）：11）。以逍遥散加香附、郁金为基本方（轻者可服逍遥丸），改作汤剂，治疗以水肿、乳胀、头痛及烦躁、抑郁等为主要表现的经前期紧张综合征62例，治愈47例，好转14例，无效1例，总有效率98%（王君．逍遥散加减治疗经前期紧张综合征62例．陕西中医，1997，(6)：242)。以逍遥散加钩藤、丹皮、青皮等治疗本病属肝郁化热者45例，治愈32例，显效6例，有效4例，无效3例，总有效率为93.3%；对照组30例，给服安宫黄体酮、谷维素，治愈9例，显效4例，有效3例，无效14例，总有效率为53.3%，对血清性激素及临床症状的改善均以治疗组为优（殷燕云．逍遥散加味治疗经前期紧张综合征45例．南京中医药大学学报，1999，(2)：84)。

(7) **更年期综合征** 运用逍遥散加枸杞子、酸枣仁为基本方，阴虚肝郁型，去干姜，加黑山栀、牡丹皮、大生地；心肺郁结型，去干姜，加淮小麦、合欢皮、广郁金、大枣；心肾不交型，去干姜，加龟版、鳖甲、阿胶；脾肾阳虚型，去枸杞子，加仙灵脾、潼蒺藜、益智仁。治疗本病36例，治愈23例，好转9例，未愈4例（程珂兰．逍遥散加减治疗更年期综合征36例．上海中医药杂志，1999，(5)：29)。

(8) **乳腺增生症** 以逍遥丸为主治疗本病132例。显效103例，有效20例，好转6例，无效3例，总有效率为97.7%。伴月经量少，经期腹痛者加当归丸10~15粒/日；伴更年期肝肾阴虚证者加更年康3~6片/日；经前乳房胀痛甚者加香附、赤芍等；经后乳房胀痛甚者加夏枯草、橘核等，逍遥丸每次服用99，日2服。于经期过后连服20天（至月经来潮时停服）为1疗程，连续服用2个疗程（邹丽洁．逍遥丸为主治疗乳腺增生症132例．中医杂志，1993，(2)：86)。以逍遥散加王不留行、丝瓜络或橘络、牛膝为基本方，气滞加青皮、陈皮、橘核；血瘀加桃仁、红花、制乳没；痰结加王不留行、海蛤壳、全瓜蒌、大贝母，治疗本病107例，10天为1疗程。结果：治愈83例，好转21例，无效3例，总有效率为97.2%（彭芷美．逍遥散加减治疗乳腺增生病107例．江西中医药，1990，(1)：35)。以本方为基础方，肝气郁结者，加郁金、陈皮等，气滞血瘀者，加青皮、香附等；气虚血瘀者，去柴胡、薄荷，加黄芪、党参等；痰气郁结者，去柴胡、薄荷，加陈皮、半夏。治疗乳腺增生病182例，治愈75例，显效78例，好转20例，无效9例，显效率84.1%（王家信，等．逍遥散加减治疗乳腺增生病182例．吉林中医药，1984，(2)：25)。以逍遥散加海藻、昆布、肉苁蓉等为主方，肿块坚硬者加三棱、莪术等；气虚者加党参；阴虚者加天冬、玄参；触痛明显加元胡、乳香、没药；痰结气滞加半夏、海蛤壳，治疗乳腺增生病57例，治愈41例，显效7例，有效4例，无效5例，总有效率91.23%，治愈率为71.93%（施秋丽、俞兰英．逍遥散加味治疗乳腺增生病57例．福建中医药，1999，(5)：30)。采用逍遥散加王不留行、鹿角霜、路路通，日1剂，水煎服，治疗本病93例，临床治愈51例，显效28例，好转7例，无效7例，总有效率91.5%（王元浩．逍遥散加味治疗乳腺增生病93例．辽宁中医杂志，1999，(2)：71)。以逍遥丸配合维生素E治疗本病86例，治愈56例，好转20例，无效10例，总有效率85.7%（姜晶，等．逍遥丸配合维生素E治疗乳腺囊性增生病86例．黑龙江中医药，1998，(1)：35)。以逍遥散为基本方，胀甚加郁金、山甲、瓜蒌仁；痛甚加青皮、元胡、川楝子；红肿加公英、连翘、二花。治疗乳腺增生病23例，16例治愈，5例好转，2例无效，总有效率91.3%，最快治疗4天，最慢1个月（董继斌．逍遥散加味治疗乳腺增生23例．陕西中医，1997，(6)：266)。以逍遥散加炙山甲、郁金等为基本方，痛甚加川楝子、元胡；气虚甚加生黄芪；月经后期加泽兰；腰膝痰软加鹿角霜；大便干结加生大黄。治疗本病66例，乳房疼痛消失，肿块完全消失43例；乳痛消失，肿块明显缩小16例；无效7例，总有效率为89.4%（杜春美．逍遥散加减治疗乳腺小叶增生66例．实用中医药杂志，1997，(2)：8)。以逍遥散加半夏、浙贝母、三棱等为主，乳房胀痛加香附、川楝子；胀痛而灼热者加栀子。治疗乳腺增生病26例，治愈16例，好转9例，无效1例，总有效率96.15%（覃英．逍遥散加味治疗乳腺增生病26例．广西中医药，1999，(6)：25)。

(9) **乳腺瘤** 以逍遥散加三棱、全瓜蒌、生牡蛎等为基本方，热盛痰结加浙贝、夏枯草；心烦易怒加栀子、知母；乳房胀甚加延胡索、川楝子；气虚加黄芪、党参；阴虚血少加熟地、首乌。治疗乳腺瘤174例，临床治愈130例，显效29例，好转10例，无效5例，总有效率为97.13%（杜希岱．逍遥散加减治疗乳腺瘤174例．江苏中医，1996，(8)：26)。

（10）**高泌乳素血症** 用逍遥散加减治疗本病54例，服药8～54天，泌乳素值降至正常者49例，部分下降而未达正常水平者5例，有效率90.7%（李秀珍．逍遥散加减治疗高泌乳素血症54例．中西医结合杂志，1991，（7）：439）。

（11）**肝癌疼痛** 对80例晚期肝癌疼痛患者，随机分治疗组和对照组各40例，均以“介入加栓塞治疗为主，对症支持、中药益气健脾为辅”为治疗原则，治疗组在此基础上，加用逍遥散3克。日3次口服。结果：治疗组和对照组疼痛发生率分别为40%和60%，有非常显著性差异（$P<0.01$）（徐均．逍遥散预防晚期肝癌疼痛临床观察．实用中医内科杂志，1999，（3）：7）。

（12）**胆道蛔虫病** 逍遥散加减治疗本病264例，24小时内痊愈者228例，48小时内痊愈者30例，因呕出蛔虫自愈者6例（李成声．逍遥散加减治疗胆道蛔虫病264例疗效观察．中国中医药学报，1994，（5）：28）。

（13）**消化性溃疡** 逍遥散加乌贼骨、元胡、香附为主，脾胃气虚加党参、山药、黄芪，寒邪内盛加良姜、肉桂，胃中灼热加丹皮、黄芩、黄连等。治疗消化性溃疡48例，痊愈9例，显效22例，有效13例，无效4例，总有效率达91.2%（李坤乔．逍遥散加味治疗消化性溃疡48例．云南中医中药杂志，1998，（5）：24）。

（14）**胃下垂** 逍遥散去当归、薄荷、生姜，痞胀加枳实、陈皮；湿阻加藿香、厚朴；血瘀加玄胡、川楝子，治疗28例胃下垂患者，平均服药24剂，痊愈15例，显效8例，有效4例，无效1例（胡联学．逍遥散治疗胃下垂28例．湖北中医杂志，1992，（5）：17）。

（15）**肠道易激综合征** 以参芪逍遥散为主，胀痛甚加枳壳、木香、玄胡；泻甚去当归加砂仁、扁豆；腹冷加炮姜、肉桂；脘腹灼热加黄芩、黄连。经治1～2个月，52例肠道易激综合征患者痊愈34例，好转18例（章继才．参芪逍遥散治疗肠道易激综合征52例．四川中医，1997，（11）：25）。将95例肠易激综合征患者随机分为A、B、C三组。A组32例，口服硝苯吡啶加谷维素；B组30例，口服逍遥丸；C组33例，口服逍遥丸合心理疗法。总有效率：治疗4周分别为29%、23%和30%；治疗2个月后复诊，复发率分别为12%、6%和2%（孔冰．逍遥丸配合心理行为治疗肠易激综合征对照研究．中国中西医结合杂志，1998，（8）：494）。

（16）**黄褐斑** 以加味逍遥散为主方：当归、熟地、白芍、白芷、茯苓、柴胡、炙甘草、丹皮、薄荷。气虚乏力明显者，加党参或人参；脾胃虚弱者，加陈皮、半夏；内热明显者，加栀子、生地。一般均酌加郁金、丹参、荆芥、蝉衣等。治疗黄褐斑30例，痊愈19例，好转8例，无效3例（孙立亭．加味逍遥散治疗黄褐斑30例．中国中医药信息杂志，1998，（4）：55）。逍遥散加味治疗160例黄褐斑，15剂为1疗程。结果：治愈129例，显效21例，好转7例，无效3例（吴国春．加味逍遥散治疗黄褐斑160例．临床皮肤科杂志，1992，（6）：30）。对100例黄褐斑患者，予内服逍遥丸10克，1日2次，静脉注射维生素C100毫克加10%葡萄糖注射液20毫升，1日1次，皮损处稍用力外擦3%双氧水，1日2次，10天为1疗程。结果：经治3～4个疗程，无无效病例，显效86例，有效14例，总有效率100%，随访1年无复发（刑飞．内服中药逍遥丸加维生素C静注联合外擦3%双氧水治疗黄褐斑100例疗效观察．实用中西医结合杂志，1998，（3）：271）。

（17）**胆囊炎** 本方随症加减治疗急慢性胆囊炎168例，包括急性胆囊炎32例，慢性胆囊炎136例。结果：显效79例，有效89例，均有效。加减法：胁痛时作牵及肩背、嗳气频频者，加郁金、川楝、青皮、枳壳；胁痛固定如刺、舌暗者，加红花、丹参；口干、舌红者，加沙参、石斛、杞子；发热、呕吐、便秘者，加生军、芒硝、枳实、山栀；合并胆石者，加金钱草、海金沙（顾小侠．逍遥散加减治疗急慢性胆囊炎168例．江西中医药，1999，（1）：27）。

（18）**小儿厌食症** 以逍遥散加炒麦芽、鸡内金等为基本组成，治疗本病50例，平均治疗20.5天，痊愈30例，好转20例，总有效率100%。加减法：咳嗽加川贝、杏仁；食积郁热加连翘、蒲公英；阴伤口干加乌梅、沙参、玉竹；大便干去酒军，加生大黄；呕吐加苏梗、半夏、竹茹；易感者加生芪、防风；虫积倍大白，加川椒、黄柏（范道长、于荣军．逍遥散加味治疗小儿厌食症50例．陕西中医，

1995，(12)：541)。

(19) **泌尿系结石** 逍遥散加金钱草、鸡内金等为主，肝气郁甚加郁金、青皮、炒枳壳；瘀重加三棱、莪术、三七；气虚加党参、黄芪；肾亏加桂附八味丸等，治疗本病40例，痊愈26例，好转10例，无效4例，总有效率为90%（滕书文．逍遥散加减治疗泌尿系结石．浙江中医学院学报，1995，(5)：28)。

(20) **小儿顿咳** 以逍遥散加紫菀、代赭石、百部、地龙等为主，治疗小儿顿咳30例，年龄1～5岁28例，6～10岁2例；病程1～4个月，日1剂，服药2～5剂后，27例痊愈，2例显效，1例无效，总有效率96.7%。加减法为：热邪偏盛，加黄芩、鱼腥草；咳嗽重，加苏梗、杏仁；呕吐频繁者，加姜半夏；呛咳痰少，舌红苔净者，加沙参、玉竹；两目红赤者，加夏枯草、桑叶（刘芳贵．逍遥散加减治疗顿咳30例．浙江中医杂志，1995，(8)：371)。

(21) **糖尿病** 逍遥散加生黄芪、枸杞子为基本方，随症加减，治疗糖尿病60例。结果：痊愈22例，显效18例，好转14例，无效6例，总有效率90%（刘麟．逍遥散加减治疗糖尿病60例．时珍国药研究，1993，(4)：8)。

(22) **高脂血症** 用逍遥丸治疗本病84例，以山楂精降脂片治疗42例作对照。结果：治疗组降低总胆固醇、甘油三酯的显效率分别为71.4%和67.9%，总有效率分别为90.5%和86.9%；对照组降低二者的显效率分别为45.2%和35.7%，总有效率为78.5%和76.2%，组间比较有统计学意义（$P<0.05$）（杨大勇．逍遥丸治疗高脂血症84例．陕西中医，1995，(3)：109)。采用逍遥散加味治疗高脂血症40例，基本组成为逍遥散加紫丹参、山楂等，肝阳上亢加天麻、钩藤、地龙；痰浊阻滞加石菖蒲、胆南星、法半夏；肾阴亏虚加首乌、枸杞子、旱莲草；肾阳虚加补骨脂、锁阳、巴戟天；气虚者加党参、黄芪；气滞血瘀加三七、水蛭、蒲黄，临床控制15例，显效14例，有效8例，无效3例，总有效率为92.5%；对照组20例，给服烟酸肌醇酯片，次0.49，日3次，临床控制3例，显效7例，有效5例，无效5例，总有效率为75%，两组均以1个月为1疗程，经统计学处理有显著性差异（$P<0.05$）（朱建军．加味逍遥散治疗高脂血症40例．浙江中医杂志，1999，(12)：515)。

(23) **特发性水肿** 以逍遥散去大枣，加天仙藤为基本组成，面足水肿甚者，酌加防己、冬瓜皮；月经不调者，酌加益母草、泽兰；面红，头晕、头痛、心悸失眠者，加生龙牡；体重渐增者，加草决明、丹参、山楂；自汗、气短、无力，可加黄芪。治疗本病48例，总有效率93.95%（耿丽萍．加味逍遥散治疗特发性水肿48例临床观察．内蒙古中医药，1997，(2)：11)。

(24) **单纯性甲状腺肿大** 运用逍遥散加郁金、海藻等为主，颈部肿痛加金银花、连翘；气滞甚者加香附、佛手；气郁化火去焦术，加丹皮、栀子、夏枯草；痰湿重者，加清半夏、苍术；兼畏寒肢冷者，加熟附子、干姜；伴心悸失眠者，加炒枣仁、夜交藤、柏子仁。治疗单纯性甲状腺肿大患者36例，治愈32例，显效3例，无效1例，总有效率97.2%（谭秀兰．逍遥散加味治疗单纯性甲状腺肿大症36例．山东中医学院学报，1996，(3)：189)。

(25) **老年震颤** 以逍遥散为主，气虚头晕，面色皖白，动则气短汗出者加人参、黄芪；头痛痰多，行走不稳者加天麻、白僵蚕、钩藤；神识恍惚，词不达意者加磁石粉、酸枣仁、远志、朱砂。治疗老年震颤30例，结果治愈23例，有效6例，无效1例（许世平．逍遥散加减治疗老年震颤30例观察．河北中医，1994，(1)：29)。

(26) **不射精** 以逍遥散加龙骨、牡蛎、穿山甲等为基本方，痰湿者加法半夏、陈皮、白芥子；湿热者加龙胆草、黄芩、丹皮、栀子，阳虚者加仙茅、仙灵脾、韭菜子；阴虚肝旺者合六味地黄汤，并配合性知识和心理治疗，治疗不射精87例，治愈76例，好转8例，无效3例，有效率96.6%（门波．逍遥散加味治疗不射精87例．河南中医，1997，(3)：174)。

(27) **视网膜病变** 对120例中心性浆液性脉络膜视网膜病变患者，男100例，女20例，治以逍遥散为基础方，肝郁为主者，加香附、郁金；脾虚为主者，加焦三仙、鸡内金；肝郁化火者，加丹皮、栀子；肝肾阴虚者，合杞菊地黄汤化裁。结果：74例显效，38例有效，8例无效，总有效率为93.94%，经1年~9年随访，复发率为14.29%（魏承朴．逍遥散治疗中心性浆液性脉络膜视网膜病变120例．国医论坛，1994，(3)：31）。采用逍遥散加丹皮、菊花、车前子等为主，病变早期加酒芩，后期加枸杞子、菟丝子，治疗本病70例，治愈49例，好转15例，无效6例，总有效率91.4%，复发率为11.4%（袁胜本、滕青华、陈美英．逍遥散加减治疗中心性浆液性脉络膜视网膜病变．山东中医杂志，1999，(4)：165）。

(28) **咽部异感症** 以逍遥散加木蝴蝶、厚朴治疗该病198例，6剂为1疗程，经1~3个疗程，治愈172例，好转14例，无效12例（张在跃．加味逍遥散治疗咽部异感症198例．新中医，1997，(8)：41）。

(29) **声带小结** 以逍遥散加三棱、莪术、天竺黄等，配合西药治疗声带小结68例，对照组66例单纯以西药治疗。经治2个月，治疗组23例痊愈，21例基本治愈，14例好转，10例无效，总有效率85.3%；对照组12例治愈，10例基本治愈，15例好转，29例无效，总有效率为56.1%，组间比较有非常显著性差异（$P<0.01$）（丁国章．逍遥散合西药治疗声带小结68例．上海中医药杂志，1995，(3)：29）。

(30) **儿童视神经萎缩** 本方加栀子、菊花、丹皮治疗本病70例（136只眼），辨证属肝郁血虚型，平均治疗86.7天，有效眼为126只（韦玉英．明目逍遥汤治疗血虚肝郁儿童视神经萎缩的临床研究．北京中医，1986，(4)：17）。

(31) **男性乳房发育症** 以逍遥散加味治疗本病62例，其中痊愈52例，显效7例，无效3例，1个月为1疗程，一般1~5个疗程（邹定华．逍遥散加味治疗男性乳房发育症．甘肃中医，1994，(6)：35）。逍遥丸治疗本病35例，年龄17~73岁，病程为3个月~5年，治愈率89%（谢昭安．逍遥丸治疗男子乳房发育症35例．中西医结合杂志，1988，(2)：86）。

(32) **月经不调** 以逍遥散为基础方，月经先期加丹皮、山栀子等；月经后期加香附、丹参、三七等；月经先后不定期加丹参、益母草等；月经过多加蒲黄炭、泽兰等；月经过少加桃仁、红花等；经期延长加茜草炭、乌贼骨等。治疗月经不调58例，显效45例，有效8例，无效5例，总有效率91.4%（曾雪英．逍遥散加减治疗月经不调58例．湖南中医学院学报，1996，(4)：18）。本病治疗组56例和对照组25例，均采用针灸治疗，治疗组加用逍遥散为基本方，偏寒盛加吴萸、干姜等；偏热盛加丹皮、栀子；偏气虚加黄芪、党参；偏血虚加熟地、阿胶；气滞者加香附、枳壳等；血瘀者加玄胡、五灵脂等，结果：治疗组和对照组总有效率分别为98.22%和84.00%，组间有统计学意义（$P<0.01$）（黄巍．逍遥散加针灸治疗月经不调56例．南京中医药大学学报，1996，(1)：61）。

(33) **痛经** 以逍遥散加减治疗原发性痛经52例，于经前3~5天开始服药，5~7天为1疗程。结果：治愈14例，好转32例，有效率为88.4%（龚励俐．逍遥散加减治疗原发性痛经52例疗效观察．贵阳中医学院学报，1985，(3)：42）。

(34) **不孕症** 以逍遥散加郁金、香附等为基本方，治疗本病30例，年龄24~38岁，兼肾虚者加覆盆子、菟丝子等；兼血瘀者加桃仁、川牛膝、益母草；兼痰湿者加陈皮、半夏等。日1剂，水煎服，于月经来潮结束后第4天开始服药，连用7天，3个月经周期为1疗程。经治1~3个疗程，20例怀孕，10例未孕，但月经不调等症状均有不同程度改善（吴介作．逍遥散加减治疗不孕症30例．新中医，1995，(5)：38）。

(35) **便秘** 以逍遥散去茯苓为主，治疗便秘56例，治愈30例，有效26例，全部有效。加减法：肠道实热，口苦苔黄加大黄、芒硝、槟榔；阴虚内热，舌红少津加生地、玄参、麦冬；血虚重用当归、白芍，加熟地、桃仁；等等（李长江．逍遥散加减治疗便秘体会．云南中医中药杂志，1997，(4)：15）。

(36) **阳痿** 用逍遥散合三子丸（菟丝子、蛇床子、五味子）加蜈蚣为基础方，命门火衰者酌加巴戟天、仙灵脾、肉苁蓉；心脾虚损者加夜交藤、炒枣仁；惊恐伤肾者加升麻、炒枣仁；湿热下注者加车前子、泽泻。15天为1疗程，治疗阳痿43例，结果治愈31剂，有效9例，无效3例（孙国均．逍遥散合三子丸加减治疗阳痿43例．吉林中医药，1990，(2)：17)。

(37) **银屑病** 以加味逍遥散为基本方，治疗成年女性银屑病34例。加减法：瘙痒甚加苦参、全虫、海桐皮；咽痛加玄参、板蓝根；斑片肥厚加乌梢蛇、蜈蚣；咽干口燥，舌红少津加花粉、沙参。局部外用紫连膏或维生素软膏润肤，配合心理咨询治疗。结果：基本痊愈14例，好转17例，无效3例，总有效率为91.18%（叶建州．加味逍遥散配合心理咨询治疗成年女性银屑病34例疗效观察．云南中医中药杂志，1997，(5)：12)。

(38) **唇颤** 某女，57岁，1994年8月28日初诊。家人代诉：7天前因丈夫聚赌输钱甚多，与之争吵，突发唇颤，经西医诊疗无效。刻诊：口唇颤动不能自禁，情志抑郁，面色黯黄，不思饮食，脉象弦细。因唇颤不能自禁而无法查其舌诊。方以逍遥散加天麻、川芎、蝉衣。4剂。9月4日复诊，诸症大减，又进上方4剂后，病告痊愈（许广宏．逍遥散临床新用．光明中医，1999，(4)：35)。按：本证乃因郁怒伤肝，肝木乘脾，脾失健运，痰浊内生，风痰内扰，气血阻滞，筋脉失养，唇肌失于濡润故唇颤。治以逍遥散疏肝理脾，调和气血。加天麻平肝解痉以缓挛急，蝉衣祛风解痉，川芎祛风活血行气，并引诸药上行。

(39) **失眠** 某女，33岁，1995年3月30日诊。失眠半年。近1周因情志不畅加重，彻夜难眠或仅能浅睡1~2小时。服西药镇静安眠、中药补心脾养血安神等药无效。刻诊：头晕神疲，急躁易怒，胸闷太息，口干，双乳胀痛，月经量少，色晦暗，经期一般仅1天。末次月经2月4日，舌红苔薄黄，脉左关弦数。治以逍遥散加枣仁、珍珠母、夜交藤、郁金，2剂，诸症减轻，眠转佳。又3剂，月经来潮，每晚睡6。7小时，继以上方加鸡血藤、丹参、女贞子善后调理（王坤山、王慧艳．逍遥散调治神经和精神病验案．湖北中医杂志，1997，(1)：42)。按：肝主疏泄主谋虑，性喜条达。本案患者为情志所伤，肝气郁遏，气机不畅，气血转枢不利，欲伸而不达，内扰神志，神不守舍，故而不寐。治以疏肝养血，令气机通畅，精神内守，故投以逍遥散加味，应手而效。

(40) **遗尿** 某男，5岁，1996年8月5日初诊。遗尿1年余。患儿发育正常，3岁时曾因高热致痉厥，平素偏食，大便时溏时干，昼间好动不知疲倦，夜间常惊惕、梦呓。曾多方治疗不效。舌淡红，苔薄白，脉弦缓。予逍遥散加钩藤、蝉衣、太子参。日1剂。1周后复诊，夜间惊惕，梦呓明显减轻，服药期间，仅遗尿1次。上方再进7剂，诸症除，遗尿止。随访半年，未见复发（朱圣奎．逍遥散作涩剂用心得．浙江中医杂志，1998，(7)：321)。按：此例患儿，病因高热而致。且夜间常有惊惕、梦呓，知其肝有遗热；偏食，大便时溏时干，为肝木乘脾土之征。故以逍遥散加味，药用柴胡、白芍、当归、钩藤、蝉衣疏肝、柔肝、平肝；白术、茯苓、太子参、甘草健脾，令肝脾调和，遗尿自止。

【原文】

胞

脈法：脈微，氣血俱虛，年少者，亡血也，赤白漏①日下血數升，脈急者死，遲者生。寸關調，而尺不至者，及脈如琴弦，若小腹痛，主月水不利。帶下，宜遲浮，忌虛滑。

胞爲血室：胞，爲子宮，男藏精，女藏月水，寒則無子，衝脈爲血海，任脈主胞胎，相資有子。衝任爲血海，諸經朝會，男運行無積，故不滿，女停止有積，故能滿，有時溢，故爲月信。

月候形色：血，陰也，陰從陽，故紅也，血爲氣配，氣之寒熱、升降、凝滯、清濁，血亦隨之成塊者，氣凝；臨經痛者，氣滯；行後痛者，氣血虛；色淡者，亦虛而水渾之也；妄行者，氣亂；紫者，熱，甚則黑，或以紫黑爲風冷，用溫熱藥危哉，雖不對，期色鮮則無妨也。

［语释］

胞

脉法：妇女脉微，为气血俱虚，而年少者，则为失血之脉，妇女赤白带日下数升，脉急者，多死；脉迟者，多生。寸关脉正常，而尺脉不至，以及脉如琴弦，加小腹痛，主月经不调。带下之脉，宜迟浮，忌虚滑。

胞为血室：胞，男藏精，女为子宫，藏月水，寒则无子，冲脉为血海，任脉主胞胎，相资有子。冲任为血海，为诸经朝汇之所，男运行无积聚，故不满，女停止有积聚，故能满，有时溢，则为月经。

月候形色：血，属阴，阴从阳，则为红，血为气配，气有寒热、升降、凝滞、清浊，而血随气成块，为气凝；临经痛者，为气滞；行后痛者，为气血虚；色淡者，为虚而水浑杂其中；血妄行者，为气乱；血色紫暗者，为热，严重者则黑，有的以为紫黑为风冷，用温热药治疗，危险啊！虽然这样治疗不对症，但是经色鲜，则无妨。

［词解］

①赤白漏：病证名。即赤白带下。

【原文】

和血治法：經色紫者，風也，四物湯（血門）加防風、白芷、荊芥。色黑，或成塊紫黑者，熱也，四物湯加芩連香附。淡白者，虛也，芎歸湯加人參、黃芪、白芍藥、香附子。淡者，有水渾也，二陳湯（痰飲）加川芎、當歸，或八物湯（虛勞）。如烟塵水者、如屋漏水者、如豆汁者，或帶黃者，濕痰也，二陳湯加秦艽、防風、蒼术，一云如黑豆汁者，四物湯加芩連。成塊色不變者，氣滯也，四物湯加香附、玄胡索、枳穀、陳皮。通用百子附歸丸。

月候不調：或前，或後，或多，或少。凡行後痛者，虛也，八物湯（虛勞）；多者，氣虛也；將行作痛，及凝塊不散者，滯也；不調之中趲①前者，爲熱，四物湯（血門）加芩連柴胡；退後，爲虛，四物湯加黃芪、陳皮、升麻、人參；常時與經前作痛者，血積也；經後痛者，血虛也；常時發熱者，血虛有積也；經行發熱者，血虛有熱也。

［语释］

和血治法：经色紫暗，属风，治疗方剂为“四物汤”（补血）加防风、白芷、荆芥。色黑，或紫黑成块，属热，治疗方剂为“四物汤”加黄芩、黄连、香附。经色淡白，属虚，治疗方剂为“芎归汤”加人参、黄芪、白芍药、香附子。经色淡，有水混杂，治疗方剂为“二陈汤”（化痰饮）加川芎、当归，或“八物汤”（虚劳患者）。经色如烟尘水、或如屋漏水、或如豆汁，或带黄者，为湿痰，治疗方剂为“二陈汤”加秦艽、防风、苍术，还有的说如黑豆汁者，方用“四物汤”加黄芩、黄连治疗。经色成块，为气滞，治疗方剂为“四物汤”加香附、玄胡索、枳谷、陈皮。通用方剂“百子附归丸”。

月候不调：月经或前，或后，或多，或少，均为不调之候。凡行经后痛疼者，患者虚，方用“八物汤”（补虚劳）治疗；月经量多，为气虚；将要来月经时作痛，及经下块凝不散，为气滞；月经不调，经来提前，为热，治疗方剂为“四物汤”（补血）加黄芩、黄连、柴胡；月经退后，为虚，治疗方剂为“四物汤”加黄芪、陈皮、升麻、人参；时常于经前作痛者，为血积；经后痛者，为血虚；时常发热者，为血虚有积；经行发热者，为血虚有热。

［词解］

①趲：（zǎn）赶，快走。

【原文】

清熱調血湯：（寶鑑）治經水將來，腹中陣痛，乃氣血俱實也。當歸、川芎、白芍藥、生乾地黄，黄連，香附子，桃仁，紅花，蓬术，玄胡索，牧丹皮各七分。

清經四物湯：（寶鑑）治經水不及期而來，乃血虛有熱。當歸一錢五分，生乾地黄、條芩、香附子各一錢，白芍藥、黄連薑汁炒各八分，川芎、阿膠珠、黄栢、知母各五分，艾葉、甘草各三分。

通經四物湯：（寶鑑）治經水過期不行，乃血虛有寒。當歸一錢五分，熟地黄、白芍藥、香附子、蓬术、蘇木各一錢，木通八分，川芎、官桂、甘草各五分，紅花三分，桃仁二十箇，空心服。

四制香附丸：（寶鑑）治月候不調，能調和經脈。香附米一斤分作四制。一用塩水加薑汁浸煮畧炒，主降痰。一用米醋浸煮畧炒，主補血。一用山梔仁四兩同炒去梔，主散欝。一用童便洗過不炒主降火，右末，入川芎、當歸各二兩同爲末，酒麴糊丸如梧子，每五七十丸，隨證作湯下。（入門）香附米一斤，分四包，用酒、醋、童便、塩水各浸七日，焙乾擣末，醋糊丸，塩酒下。

七制香附丸：（寶鑑）治月候不調，結成癥瘕，或骨蒸發熱。香附米十四兩分七包，一包同當歸二兩酒浸，二包同蓬术二兩童便浸，三包同牧丹皮、艾葉各一兩米泔浸，四包同烏藥二兩米泔浸，五包同川芎、玄胡索各一兩水浸，六包同三稜、柴胡各一兩醋浸，七包同紅花、烏梅各一兩鹽水浸，右各浸春五、夏三、鞦七、冬十日，曬乾只取香附為末，以浸藥水打糊丸如梧子，臨臥酒下八十丸。

[语释]

清热调血汤：《宝鉴》治月经将来，腹中阵痛，乃气血俱实。方药组成为当归、川芎、白芍药、生干地黄，黄连，香附子，桃仁，红花，蓬术，玄胡索，牡丹皮各七分。

清经四物汤：《宝鉴》治月经不到期而来，乃血虚有热。方药组成为当归一钱五分，生干地黄、条芩、香附子各一钱，白芍药、黄连（姜汁炒）各八分，川芎、阿胶珠、黄柏、知母各五分，艾叶、甘草各三分。

通经四物汤：《宝鉴》治月经过期不来，乃血虚有寒。方药组成为当归一钱五分，熟地黄、白芍药、香附子、蓬术、苏木各一钱，木通八分，川芎、官桂、甘草各五分，红花三分，桃仁二十个，空腹服。

四制香附丸：《宝鉴》治月经不调，能调和经脉。香附米一斤，分作四制。一份用盐水加姜汁浸煮后略炒，主降痰。一份用米醋浸煮后畧炒，主补血。一份用山栀仁四两同炒去栀，主散郁。一份用童便洗过（不炒），主降火，又研成末，入川芎、当归各二两同为末，以酒曲制糊丸，如梧子大小，每次五十至七十丸，或随症作汤服。《入门》香附米一斤，分四包，用酒、醋、童便、盐水各浸七日，焙干捣末，以醋糊丸，盐酒服下。

七制香附丸：《宝鉴》治月经不调，结成癥瘕，或骨蒸发热。香附米十四两分七包，一包同当归二两酒浸，二包同蓬术二两童便浸，三包同牡丹皮、艾叶各一两米泔浸，四包同乌药二两米泔浸，五包同川芎、玄胡索各一两水浸，六包同三棱、柴胡各一两醋浸，七包同红花、乌梅各一两盐水浸，又各浸时间是：春季五天、夏季三天、秋季七天、冬季十天，晒干，只取香附研末，以浸药水打糊丸如梧子大小，临睡酒冲服八十丸。

【原文】

血閉：月事不來者，胞脈[①]閉而迫肺心，氣不下也。經閉有三，一者胃弱形瘦，氣血衰不生津，名血枯，此中焦胃熱結也。二者便尿不利，心胞脈洪數，乃血海[②]乾枯，此下焦胞脈熱結也。三者因勞心，心火上行，此上焦心肝肺熱結也。凡室女童男[③]，思慮傷心，而血逆竭，女則月事先閉，男則神色先散，蓋心病不能養脾，故厭食，脾虚肺虧，故發嗽。心爲氣血之主，脾爲氣血之本。經閉，久則血滲脾經發肿，宜活血健脾行氣。

通血治法：先降火後補血。胃弱血枯，補中益氣湯（内傷）加川芎、生地黄、天花粉。大小產後失血經閉，十全大補湯（虚勞）。濕痰經閉，導痰湯（痰飲）加川芎、當歸、黄連，忌生地黄。脾胃鬱火，耗血不通，歸脾湯（神門）。鬱怒傷血不通，加味歸脾湯，先理脾氣，則血通，更有凝滯，可行血。經來身痛，五積散（寒門）去乾薑、桂皮，加羌獨活、牛膝。咳嗽，又加杏仁、五味子。

三和湯：（寶鑑）治熱結血閉。生乾地黄、白芍藥、川芎、當歸、連翹、大黄、樸硝、薄荷、黄芩、梔子、甘草各七分。此方乃集四物湯（血門）、調胃承氣湯（寒門）、涼膈散（火門）三方也。

玉燭散：（寶鑑）治月候凝滯不通，漸成癥瘕。當歸、白芍藥、川芎、熟地黄、大黄、芒硝、甘草各一錢。大便泄者不可用。

通經湯：（寶鑑）治月閉。當歸、川芎、白芍藥、生乾地黄、大黄、官桂、厚樸、枳穀、枳實、黄芩、蘇木、紅花各七分，烏梅一箇，薑三片，棗二枚。心氣不得下通，故月事不來，宜用黄連、厚樸之類，導痰降火，則月事來矣，此藥是也，宜加黄連七分。

烏藥湯：（寶鑑）治婦人血海疼通。香附子二錢，烏藥一錢五分，當歸一錢，木香甘草各五分。

加味歸脾湯：（寶鑑）治肝脾怒鬱，月經不通。即歸脾湯（神門）加柴胡、山梔各一錢。

六合湯：（寶鑑）治月經不行，結塊疼痛。四物湯（血門）加蓬术、官桂等分。

瑞金散：（寶鑑）治月經不行，血氣撮痛。薑黄一錢五分，牡丹皮、蓬术、紅花、當歸、赤芍藥、川芎、玄胡索、官桂各七分，水一盞，酒半盞，煎服。

［语释］

血闭：女子月经不来，为胞脉闭而迫心肺，气不下行。经闭有三种情况，一是胃弱形瘦，气衰血少，不能生津，名“血枯”，这是中焦胃热结。二是便尿不利，心胞之脉洪数，乃血海干枯，此下焦胞脉热结。三是因劳心，心火上行，此上焦心肝肺热结。心为气血之主，脾为气血之本。凡未婚男女思虑伤心，而使血逆竭，女则月经先闭，男则神色先散，盖心病不能养脾，脾虚肺亏，故出现厌食，发嗽。经闭日久，则血渗脾经，身体发肿，宜活血、健脾、行气。

通血治法：先降火后补血。胃弱血枯所致经闭，治疗方剂为“补中益气汤”（内伤）加川芎、生地黄、天花粉。大小产后失血经闭，治疗方剂为“十全大补汤”（虚劳）。湿痰经闭，治疗方剂为“导痰汤”（痰饮）加川芎、当归、黄连，忌生地黄。脾胃郁火，耗血经闭不通，方用“归脾汤”（健脾养心）。郁怒伤血，经闭不通，方用“加味归脾汤”治疗，先理脾气，则血通，而有凝滞，可行血。经来身痛，治疗方剂为“五积散”（去寒湿）去干姜、桂皮，加羌独活、牛膝。咳嗽，再加杏仁、五味子。

三和汤：《宝鉴》治热结经闭。方药组成为生干地黄、白芍药、川芎、当归、连翘、大黄、朴硝、薄荷、黄芩、栀子、甘草各七分。此方乃“四物汤”（补血）、“调胃承气汤”（伤寒热症）、“凉膈散”（泻火）三方集合而成。

玉烛散：《宝鉴》治月经凝滞不通，渐成癥瘕。方药组成为当归、白芍药、川芎、熟地黄、大黄、芒硝、甘草各一钱。大便泄者不可用。

通经汤：《宝鉴》治经闭。方药组成为当归、川芎、白芍药、生干地黄、大黄、官桂、厚朴、枳谷、枳实、黄芩、苏木、红花各七分，乌梅一个，生姜三片，大枣二枚。心气不得下通，故月经不来，宜用黄连、厚朴之类，导痰降火，则月事来矣，此方药治此病，宜加黄连七分。

乌药汤：《宝鉴》治妇人血海疼通。方药组成为香附子二钱，乌药一钱五分，当归一钱，木香甘草各五分。

加味归脾汤：《宝鉴》治肝脾怒郁，月经不通。治疗方剂为“归脾汤”（健脾养心）加柴胡、山栀各一钱。

六合汤：《宝鉴》治月经不行，结块疼痛。方药组成为“四物汤”（补血）加蓬术、官桂等分。

瑞金散：《宝鉴》治月经不行，血气撮痛。怪样子出屋姜黄一钱五分，牡丹皮、蓬术、红花、当归、赤芍药、川芎、玄胡索、官桂各七分，水一盏，酒半盏，煎服。

［词解］

①胞脈：《素问·评热病论》：“胞脉者，属心而络于胞中。月事不来者，胞脉闭也。”《灵枢·五音五味篇》“冲脉、任脉皆起于胞中。”胞脉主要的作用是主女子行月经和养胞胎的。

②血海：指冲脉。“冲为血海”、“任主胞胎”，冲任盛则上行为乳，下络胞宫。

③室女童男：指未婚男女。

【原文】

室女月經不行：女十四歲，衝任[①]盛而血自下，若感寒，血氣不順，腹脹、寒熱、頭身疼，小溫經湯。十五六歲，誤食生冷，經不通，日夜寒熱、手足麻、食少、頭疼、嘔惡、腹結塊痛，加減四物湯。

小溫經湯：（保元）當歸酒洗、便香附炒、熟地黃、白芍藥酒炒各一錢，川芎、黃芩、枳殼各七分，白术五分，白芷、羌活、柴胡、縮砂、小茴香酒炒各四分，桂枝三分，甘草二分。血氣刺心腹難忍，加玄胡索、幹漆炒各五分。咳嗽，加杏仁七箇，五味子十粒，桔梗七分，薑三片，水煎熱服。

加減四物湯：（保元）便香附、熟地黃各一錢，當歸酒洗、川芎、枳殼、柴胡、白芍藥酒炒各六分，白芷、玄胡索、小茴香酒炒、白术醋炒、青皮、縮砂、官桂、甘草各五分空心服。遍身痛，加羌活。（回春）加紅花四分，去官桂，名四物調經湯。

牡丹皮湯：（寶鑑）治室女經閉，咳嗽，發熱。當歸、牧丹皮各一錢五分，白芍藥、生地黃、陳皮、白术、香附子各一錢，川芎、柴胡、黃芩各七分，甘草四分。

［语释］

未婚女子月经不行：女子十四岁，冲任充盛而月经自来，若感寒邪，血气不顺，症见腹胀、寒热、头身疼，方用“小温经汤”治疗。十五六岁，误食生冷，会导致月经不通，日夜寒热、手足麻木、食少、头疼、呕恶、腹结块痛，方用“加减四物汤”治疗。

小温经汤：《保元》方药组成为当归（酒洗）、便香附（炒）、熟地黄、白芍药（酒炒）各一钱，川芎、黄芩、枳壳各七分，白术五分，白芷、羌活、柴胡、缩砂、小茴香（酒炒）各四分，桂枝三分，甘草二分。女子十四岁感受寒邪，则寒凝气滞，使血气上攻心腹，疼痛难忍，加玄胡索、干漆（炒）各五分。若咳嗽，加杏仁七个，五味子十粒，桔梗七分，生姜三片，水煎热服。

加减四物汤：《保元》方药组成为便香附、熟地黄各一钱，当归（酒洗）、川芎、枳谷、柴胡、白芍药（酒炒）各六分，白芷、玄胡索、小茴香（酒炒）、白术（醋炒）、青皮、缩砂、官桂、甘草各五分，水煎煮，空腹服。若遍身痛，加羌活。（回春）加红花四分，去官桂，名“四物调经汤”。

牡丹皮汤：《宝鉴》治未婚女子经闭，咳嗽，发热。方药组成为当归、牡丹皮各一钱五分，白芍药、生地黄、陈皮、白术、香附子各一钱，川芎、柴胡、黄芩各七分，甘草四分。

［词解］

①衝任：冲任是奇经八脉中的两脉，王冰说“冲为血海”、“任主胞胎”，《内经》认为冲脉为“十

二经之海”，张景岳指出“冲脉为月经之本”。冲脉，上至于头，下至于足，贯穿全身，成为气血的要冲，能调节十二经气血，故称“十二经脉之海”，又称“血海”，同妇女的月经有关。任脉，行于腹面正中线，其脉多次与手足三阴及阴维脉交会，能总任一身之阴经，故称“阴脉之海”，任脉起于胞中，与女子妊娠有关，故有“任主胞胎”之说。

【原文】

血結成瘕：衝任皆起胞中，爲血之海，血澀不行則成瘕①疼痛，宜調氣破血，消食豁痰，衰其太半而止，不可猛攻傷元氣。

婦术破症湯：（寶鑑）治經閉腹有積塊疼痛。香附子醋炒一錢五分，三稜、蓬术並醋煮、赤芍藥、白芍藥、當歸尾、青皮各一錢，烏藥七分，紅花、蘇木、官桂各五分，入酒少許煎服。

桃仁散：（入門）治經不調，或淋瀝不斷，後複來如瀉水，或前，或後，或閉，四肢沈重，欲眠不食，腹中堅痛，多思酸物。赤芍藥、生地黄各一錢，桃仁、半夏、澤蘭葉、牛膝、當歸、桂心、牡丹皮、人參、蒲黄、川芎、甘草各五分，生薑煎服。

四物調經湯：（寶鑑）治經閉有積塊動痛。香附醋炒一錢，當歸、川芎、白芍藥酒炒、柴胡、黄芩、枳殼各七分，熟地黄、陳皮、白术、三稜、蓬术並醋炒、白芷、茴香鹽水炒、玄胡索各五分，青皮、縮砂、紅花、甘草各三分，薑三片，葱白三莖。

［语释］

血结成瘕：冲任皆起胞中，为血之海，血涩不行则成瘕疼痛，宜调气破血，消食豁痰，使病消减大半而止，不可猛攻伤元气。

妇术破症汤：《宝鉴》治经闭腹有积块疼痛。方药组成为香附子（醋炒）一钱五分，三棱与蓬术（均醋煮）、赤芍药、白芍药、当归尾、青皮各一钱，乌药七分，红花、苏木、官桂各五分，入酒少许，煎服。

桃仁散：《入门》治月经不调，或淋沥不断，后又来如泻水，月经或前，或后，或闭，四肢沉重，欲眠不食，腹中坚痛，多思酸物。方药组成为赤芍药、生地黄各一钱，桃仁、半夏、泽兰叶、牛膝、当归、桂心、牡丹皮、人参、蒲黄、川芎、甘草各五分，生姜数片，煎服。

四物调经汤：《宝鉴》治经闭有积块活动痛疼。方药组成为香附（醋炒）一钱，当归、川芎、白芍药（酒炒）、柴胡、黄芩、枳壳各七分，熟地黄、陈皮、白术、三棱与蓬术（均醋炒）、白芷、茴香（盐水炒）、玄胡索各五分，青皮、缩砂、红花、甘草各三分，生姜三片，葱白三根。

［词解］

①瘕：妇女肚子里结块的病。

【原文】

腸覃　石瘕　血蠱：腸覃①，寒氣客大腸，與胃相搏爲瘕，日久瘜肉乃生，始如雞卵，久如懷胎，按堅推移，月事時下，此氣病血不病，二陳湯（痰飲）加香附、稜蓬鼈甲並醋炒。石瘕②，胞傷瘀結，久則硬加石，塞子門大如孕，月事不下，此先感寒而後血壅所致。血蠱③，即癥瘕甚者，腹硬如石。

桃仁煎：（寶鑑）治婦人血蠱、血瘕、經閉。桃仁、大黄、樸硝各一兩，虻蟲炒五錢，右末，先以醇醋一升二合，銀石器中慢火煎取七合許，下桃仁、大黄、虻蟲末，極攪，次下樸硝，更熟，攪良久出之，丸如梧子，前一日不吃，晚飯五更初溫酒吞五丸，取下惡物如豆汁雞肝，未下再服，見鮮血即止藥。

抱甕丸：（寶鑑）治血蠱，婦人鬼胎如抱甕。芫花、吳茱萸、川烏、秦艽、柴胡、白殭蠶、巴戟、巴豆各等分，爲末，蜜丸如梧子，每七丸，蜜酒下，恶物立出。輕者，去芫花、巴戟、巴豆，名斬鬼丹。

［语释］

肠覃　石瘕　血蛊：肠覃，为寒气客大肠，与胃相搏结为瘕，日久成瘜肉，初如鸡蛋大小，久如怀胎，按之坚硬能移，月经按时来，此气病血不病，治疗方剂为“二陈汤”（化痰饮）加香附、三棱、莪蓬、鳖甲（均醋炒）。石瘕，为胞伤气血瘀结而成，久则硬如石，堵塞产道，大如孕胎，月经不来，此先感受寒邪，而后瘀血壅滞所致。血蛊，即癥瘕症状较重者，腹硬如石。

桃仁煎：《宝鉴》治妇人血蛊、血瘕、经闭。方药组成为桃仁、大黄、朴硝各一两，虻虫（炒）五钱，又研成末，先将醇醋一升二合放在银石器中，慢火煎取七合左右，再加入桃仁、大黄、虻虫末，搅极匀，再加入朴硝，煮极熟，搅良久倾出，制丸如梧子大小，前一天不吃饭，晚饭五更初，温酒吞服五丸，则下恶物如豆汁鸡肝样，若未下，再服，见鲜血即停药。

抱瓮丸：《宝鉴》治血蛊，妇人怀鬼胎如抱瓮。方药组成为芫花、吴茱萸、川乌、秦艽、柴胡、白僵蚕、巴戟、巴豆各等分，研为末，制成蜜丸，如梧子大小，每次七丸，蜜酒服下，则恶物立出。轻者，去芫花、巴戟、巴豆，名“斩鬼丹”。

［词解］

①腸覃：古病名。是一种小腹内生长的肿物，而女子月经又按时来潮的病证，类似卵巢囊肿。《灵枢·水胀》：“肠覃者，寒气客于肠外，与卫气相搏，气不得荣，因有所系，癖而内著，恶气乃起，息肉乃生。其始生也，大如鸡卵，稍以益大，至其成，如怀子之状，久则离岁，按之则坚，推之则移，月事以时下，此其候也。”

②石瘕：因寒邪侵犯，使瘀血滞留于子宫的病证。《灵枢·水胀》：“石瘕生于胞中，寒气客于子门，子门闭塞，气不得通，恶血当泻不泻，衃以留止，日以益大，状如怀子，月事不以时下，皆生于女子，可导而下。”

③血蠱：病名。①子宫肌瘤。②因跌仆坠堕后误用补涩所致腹胀膨满之证。《证治汇补》：“坠堕闭锉、气逆、气郁，误行补涩则瘀蓄于胃，心下胀满，食入即吐，名曰血逆；瘀蓄于脾，大腹膨胀，渐成鼓满，名曰血蛊。”

【原文】

血枯：黄帝曰：胷脇支滿，妨於食，先聞腥臊臭，出清液，先唾血，四肢清，目眩，時時前後血，此得之年少時大脫血，或醉入房，氣竭肝傷，月事衰少不來，四物湯（血門）加桃仁紅花，或八物湯（虛勞）。

烏賊骨丸：（寶鑑）治血枯。烏賊魚骨、藘茹各等分，右末，雀卵，不拘多少，和丸如小豆，每十丸煎鮑魚湯下，日三服壓以美饍。

［语释］

血枯：《皇帝内经·素问》：“帝曰：有病胸胁支满者，妨于食，病至则先闻腥臊臭，出清液，先唾血，四支清，目眩，时时前後血，病名为何，何以得之？岐伯曰：病名血枯，此得之年少时，有所大脱血。若醉入房，中气竭，肝伤，故月事衰少不来也。”治疗方剂为“四物汤”（补血）加桃仁、红花，或“八物汤”（补虚劳）。

乌贼骨丸：《宝鉴》治血枯。乌贼鱼骨、芦茹各等分，又研成末，制丸如雀卵形，不限多少，大小如小豆，每次十丸，煎鲍鱼汤冲服，日服三次，服后以美味食物压一压。

【原文】

血崩血漏：忽然暴下爲崩，淋瀝不止爲漏。崩漏有三，一者脾虚下陷，與相火相合，濕熱下迫，漏不止，色紫黑，腐臭，中有白帶，脈沉疾弦洪，或腰痛臍下痛，大補脾胃，升舉血氣。二者故貴奪勢，心氣不足，火旺血脈，又飲食失節，容顔如常，經水不時下，先以言慰令心不動，大補氣血，舉養脾胃，微加鎮墜心火之藥，補陰瀉陽。三者悲哀太甚，胞絡絶陽氣，内動心下，崩也。

崩漏治法：經血錯亂妄行，遽止則成瘀，不止則昏暈，先服五靈脂末一錢，溫酒下，能行能止，後用五積散（寒門）加荊芥、防風，入醋，二貼不止更服五靈脂，去故生新。胃氣下陷，血暴下，益胃升陽湯（内傷），急則治標，白芷煎湯調百草霜末，甚者棕櫚灰，或狗頭骨灰，或五靈脂半生半炒，酒調服後，四物湯（血門）加黄芩、黄連、人參、黄芪、香附、乾薑調理。室女思男血崩成勞，四物湯加柴胡、黄芩，或條芩、荊芥穗，或加味逍遙散（婦人）。凡崩漏，有寒有熱。

［语释］

血崩血漏：女子经血忽然暴下为“血崩”，淋沥不止为“血漏”。崩漏有三种情况，一是脾虚下陷，与相火相合，湿热下迫，致使血漏不止，颜色紫黑，腐臭，中杂白带，脉沉疾弦洪，或腰痛脐下痛，应大补脾胃，以升举血气。二是过去高贵，如今失势，使自己心气不足，血脉火旺，又加饮食失节，虽容颜如常，但经水不时下，应先用话安慰她，让其心中思虑不要太多，并大补气血，补养脾胃，方药中应微加镇坠心火之药，补阴泻阳。三是悲哀太甚，胞络阳气绝微，心下内动，而致血崩。

崩漏治法：崩漏为经血错乱妄行，急止则成瘀，不止则昏晕，先服五灵脂末一钱，温酒冲下，能行血止血，后用“五积散”（祛寒湿）加荆芥、防风，入醋，二贴不止，再服五灵脂，去故生新。若胃气下陷，经血暴下，方用“益胃升阳汤”（内伤），急则治标，用白芷煎汤调百草霜末服下，严重者，服棕榈灰，或狗头骨灰，或五灵脂末（半生半炒），酒调服后，再用“四物汤”（补血）加黄芩、黄连、人参、黄芪、香附、干姜调理。室女思男血崩成劳，治疗方剂为“四物汤”加柴胡、黄芩，或条芩、荆芥穗，或“加味逍遥散”（妇人）。凡崩漏，患者有寒有热，应辨证治疗。

【原文】

備金散：（寶鑑）治血崩不止。香附子炒黑四兩，當歸尾一兩二錢，五靈脂炒一兩，右末，每二錢，醋湯調，空心服。

涼血地黄湯：（寶鑑）治腎水虚，不能鎮胞絡相火爲血崩。羌活、防風、柴胡各一錢，生地黄、當歸各五分，知母、黄栢、荊芥、細辛、蔓荊子、黄芩、川芎、藁本、黄連、升麻、甘草各三分，紅花一分。

開鬱四物湯：（寶鑑）治故貴奪勢，先富後貧，因心氣所使，而下爲崩漏。香附米炒、當歸身、白芍藥酒炒、熟地黄、白术各一錢，川芎、黄芪、蒲黄炒、地榆、人參各五分，升麻三分。

伏龍肝散：（寶鑑）治衝任經虚，崩漏不止，臍腹冷痛。川芎艾葉各一錢五分，伏龍肝一錢，赤石脂、麥門冬各七分，當歸、乾薑、熟地黄、官桂、甘草各五分，棗二枚，煎服，或末，米飲調二錢服。

奇效四物湯：（寶鑑）治血崩神效。四物湯（血門）加阿膠珠、艾葉、黄芩共七錢，薑五片。

全生活血湯：（寶鑑）治崩漏多血，暴亡心神無所養，昏冒，不省瞑目，法當補而升舉，以助其陽，則目張神不昏。此補血養血、生血益陽，以補手足厥陰。白芍藥、升麻各一錢，防風、羌活、獨活、柴胡、當歸身、葛根、甘草各七分，藁本、川芎各五分，生地黃、熟地黃各四分，蔓荊子、細辛各三分，紅花一分。

［语释］

备金散：《宝鉴》治血崩不止。方药组成为香附子（炒黑）四两，当归尾一两二钱，五灵脂（炒）一两，又研成末，每次二钱，醋汤调，空腹服。

凉血地黄汤：《宝鉴》治肾水虚，不能镇胞络相火，成为血崩。方药组成为羌活、防风、柴胡各一钱，生地黄、当归各五分，知母、黄柏、荆芥、细辛、蔓荆子、黄芩、川芎、藁本、黄连、升麻、甘草各三分，红花一分。

开郁四物汤：《宝鉴》治过去高贵如今失势，原先富后来贫，因心情所使，而下为崩漏。方药组成为香附米（炒）、当归身、白芍药（酒炒）、熟地黄、白术各一钱，川芎、黄芪、蒲黄（炒）、地榆、人参各五分，升麻三分。

伏龙肝散：《宝鉴》治冲任经虚，崩漏不止，脐腹冷痛。方药组成为川芎艾叶各一钱五分，伏龙肝一钱，赤石脂、麦门冬各七分，当归、干姜、熟地黄、官桂、甘草各五分，枣二枚，水煎服，或制成末，每次用米汤调服二钱。

奇效四物汤：《宝鉴》治血崩神效。方药组成为"四物汤"（补血）加阿胶珠、艾叶、黄芩共七钱，生姜五片。

全生活血汤：《宝鉴》治崩漏多血，经血暴亡，心神无所养，症见昏冒，瞑目不省，治法应补而升举，以助其阳，患者则目张神不昏。此方能补血养血、生血益阳，以补手足厥阴。方药组成为白芍药、升麻各一钱，防风、羌活、独活、柴胡、当归身、葛根、甘草各七分，藁本、川芎各五分，生地黄、熟地黄各四分，蔓荆子、细辛各三分，红花一分。

【原文】

赤白帶下①：脾傳之腎，小腹寃熱②而出白。任脈自胞上過，帶脈貫臍，故濕熱寃結不散爲帶，赤者，熱入小腸屬血，白者，熱入大腸屬氣，與赤白濁③一般，但不痛耳，脈浮惡寒不治。

帶下治法：胃中積痰滲入膀胱，腰酸頭暈，小腹脹痛，肢倦，宜升提，甚者，用吐，二陳湯（痰飲）加兩术升柴。屬濕熱宜燥濕爲先。肥人白帶是濕痰，瘦人白帶是熱。血崩久則亡陽，故白滑之物下流不止，血海將枯，通用補經固真湯，必斷厚味。月經不調，暮則發熱，小腹里急，掌熱口燥，此屬帶下，曾經半産，瘀在小腹。虛寒，歸脾湯（神門），補中益氣湯（內傷），五積散（寒門）加香附、茴香、吳茱萸，甚者，酒煮當歸丸。大八梢魚卵食之，或煎服竗。

蒼柏樗皮丸：（寶鑑）治肥人白帶，是濕痰。蒼术、黄柏、樗根白皮、海石、半夏南星炮、川芎、香附子、乾薑各等分，爲末，醋糊丸，如梧子，白湯下五七十丸，夏月，去乾薑，代滑石。

芩栢樗皮丸：（寶鑑）治瘦人帶下是熱。黄芩、黄栢、樗根白皮、滑石、川芎、海石、青黛、當歸、白芍藥各等分，右末，醋糊丸如梧子，白湯下五七十丸。

補經固真湯：（寶鑑）治白帶、血崩，久則血少復亡其陽，故白滑之物下流不止，血海將枯也。乾薑細末、人參各二錢，郁李仁泥、柴胡、甘草炙、陳皮、黄芩各一錢，白葵花七朵，右剉，除黄芩以水二盞先煎藥至一盞七分，再入黄芩煎至一盞，空心熱服，以美饍壓之。

［语释］

赤白带下： 脾湿传肾，女子小腹冤热而下出白带。任脉自胞上过，带脉贯脐，故湿热冤结不散为带，色赤者，为热入小肠，属血；色白者，为热入大肠，属气，与赤白浊症状一样，只是不痛，脉浮，恶寒，多难治。

带下治法： 胃中积痰渗入膀胱，致使腰酸头晕，小腹胀痛，肢倦，宜升提治疗，严重者，用吐法治疗，治疗方剂为“二陈汤”（化痰饮）加两术及升柴。若属湿热，宜燥湿。胖人白带，属湿痰；瘦人白带，属热。血崩日久则亡阳，故白滑之物下流不止，血海将枯，通用“补经固真汤”治疗，饭食一定要断厚味。月经不调，日暮则发热，小腹里急，掌热口燥，此属带下病，为曾经小产，瘀血在小腹。若虚寒，治疗方剂为“归脾汤”（养心安神），补中益气汤（补内伤），五积散（祛寒湿）加香附、茴香、吴茱萸，严重者，酒煮“当归丸”。或吃大八梢鱼卵，或煎服，效果好。

苍柏樗皮丸：《宝鉴》治胖人白带，是湿痰为病。方药组成为苍术、黄柏、樗根白皮、海石、半夏与南星炮制、川芎、香附子、干姜各等分，研为末，以醋糊丸，如梧子大小，白水冲服五十至七十丸，夏季，用滑石代替干姜，。

芩柏樗皮丸：《宝鉴》治瘦人带下，是热邪为病。方药组成为黄芩、黄柏、樗根白皮、滑石、川芎、海石、青黛、当归、白芍药各等分，又研末，以醋糊丸，如梧子大小，白水冲服五十至七十丸。

补经固真汤：《宝鉴》治白带、血崩，病久则血少又亡其阳，故白滑之物下流不止，血海将枯。方药组成为干姜（细末）、人参各二钱，郁李仁泥、柴胡、甘草（炙）、陈皮、黄芩各一钱，白葵花七朵，又挫碎，除黄芩以外，以水二盏先煎药，至剩一盏七分，再入黄芩煎至剩一盏，空腹热服，以美食压之。

［词解］

①赤白帶下：多因肝郁化热，脾虚聚湿，湿热下注，损及冲任、带脉，以致白带夹胞络之血混杂而成。

②寃熱：闷热，郁热。寃，古同“冤”，郁闷。

③赤白濁：指以小便混浊不清而溲时，并无尿道淋漓涩痛为主要特征的疾患。临床上常根据小便混浊的颜色区别为两类，尿浊而色白如泔浆者为“白浊”，溺色混浊而带赤者为“赤浊”。

【原文】

酒煮當歸丸：（寶鑑）治白帶長流不止，腰以下如在水雪中，面白目青，肌肉消瘦，此上中下三陽真氣俱虛也。當歸一兩，良薑、附子炮各七錢，茴香五錢，右剉，以好酒一盞半同煮至酒盡，焙乾，乃入玄胡索四錢炒黄，塩全蝎各三錢，柴胡二錢，炙甘草、川練子、丁香、木香、升麻各一錢，右細末，酒麪糊丸，如梧子，空心淡醋湯下五七十丸。

五色帶下： 白如涕、赤如絳、黄如爛瓜、青如藍、黑如衃，五臟俱虛，五色並下皆血病，胃風湯（大便），五積散（寒門）去麻黄加荊芥穗，伏龍肝散妙。

地榆散：（寶鑑）治漏下五色，黄瘦虛竭。地榆三兩剉，醋一升煮十餘沸，空心熱服一合。

寒入血室　熱入血室： 經不通、繞臍、寒疝痛、脈沈緊，此寒客血室。傷寒發熱，經水適來適斷，書明夜譫見鬼，此熱入血室，柴胡四物湯（婦人）。

桂枝桃仁湯：（寶鑑）治寒入血室。桂枝、赤芍藥、乾地黄酒洗各二錢，甘草炙一錢，桃仁三十箇，薑三片，棗二枚。

柴胡破於湯：（寶鑑）治熱入血室，及蓄血證。柴胡二錢，黃芩、半夏、赤芍藥、當歸、生地黃各一錢，桃仁、五靈脂、甘草各五分。

經斷復行：七七後天癸[1]當住反每月卻行，或過多不止，四物湯（血門）加人參、吳茱萸各一錢，薑棗煎服。

[语释]

酒煮当归丸：《宝鉴》治白带长流不止，腰以下感觉寒冷如在水雪中，面白目青，肌肉消瘦，此为上中下三阳真气俱虚。方药组成为当归一两，良姜、附子（炮）各七钱，茴香五钱，又挫碎，以好酒一盏半同煮至酒尽，焙干，乃入玄胡索四钱（炒黄），盐全蝎各三钱，柴胡二钱，炙甘草、川楝子、丁香、木香、升麻各一钱，又研细末，以酒曲糊丸，如梧子大小，空腹淡醋汤服下五十至七十丸。

五色带下：带下见色白如涕、色赤如绛、色黄如烂瓜、色青如蓝、色黑如衄，为五脏俱虚，五色并下皆血病，治疗方剂为"胃风汤"（大便），"五积散"（寒门）去麻黄，加荆芥穗，"伏龙肝散"效果好。

地榆散：《宝鉴》治漏下五色，黄瘦虚竭。地榆三两（挫碎），醋一升，煮十余沸，空心热服一合。

寒入血室　热入血室：经不通、绕脐痛、寒疝痛、脉沉紧，此寒客血室。女子伤寒发热，经水适来适断，白天夜明则妄说见鬼，此为热入血室，治疗方剂为"柴胡四物汤"（妇人）。

桂枝桃仁汤：《宝鉴》治寒入血室。方药组成为桂枝、赤芍药、干地黄（酒洗）各二钱，甘草（炙）一钱，桃仁三十个，生姜三片，大枣二枚。

柴胡破于汤：《宝鉴》治热入血室，及蓄血证。方药组成为柴胡二钱，黄芩、半夏、赤芍药、当归、生地黄各一钱，桃仁、五灵脂、甘草各五分。

经断复行：七七四十九岁后，天癸当住反每月却行，或月经过多不止，治疗方剂为"四物汤"（血门）加人参、吴茱萸各一钱，姜枣适量，水煎服。

[词解]

①天癸：促进人体生长、发育和生殖机能，维持妇女月经和胎孕所必须的物质。它来源于男女之肾精，受后天水谷精微的滋养而逐渐充实。此指女子月经。

濟衆新編卷之七

【原文】

小兒： 初生曰嬰兒，三歲曰小兒，七八歲曰齔[①]，九歲十歲曰齠[②]，十一歲至十四歲曰童丱[③]，十五歲依大科部位三指診脈。

脈法： 六七至平，四五至遲，九至十至數弦急，氣不和。沉緩傷食，促急虛驚，浮風數熱，遲寒沉細爲冷，洪緊傷寒，脈亂不治。

病機總要： 凡兒病，太半胎毒[④]，小半傷食，外感風寒十分之一，大率脾虛肝盛腎水弱，心火旺肺金受制。

初生： 未啼前，急以綿褁手指，蘸黃連甘草煎汁，拭口中惡物；綳褁兒後，朱砂或牛黃末少許抹口中，痘稀無胎瘡，豆豉煎汁，三匙灌口，養脾消食，下胎毒。乳勿太飽，恐吐。桃柳桑槐嫩枝煎，和猪膽，溫洗少驚風。延生第一方，臍帶落後，置新瓦上，炭火圍燒存性，末五分，朱砂二分五里，調生地黃、當歸身煎水，抹上腭及乳頭，一日內盡吞無瘡疹諸疾。

保護法： 厚衣過煖，傷皮膚。天氣和暖無風，抱見日光，氣血堅剛。枕豆袋。一向仰臥，恐成驚疾，時時回動。覆衾露兒面。三五月勿豎頭抱出。六月與稀粥。啼時勿飮乳，勿見恠。乳多損胃。宜足暖頭涼，常以帛護顖門風府。常以舊衣作衣，不可用新。

［语释］

小儿： 刚初生叫“婴儿”，三岁叫“小儿”，七八岁叫“齔”，九岁十岁叫“齠”，十一岁至十四岁叫“童丱”，十五岁依大科部位，三指诊脉。

脉法： 一息六七至，为常脉，四五至，为迟脉，九至十至，是数弦急脉，为气不和。脉沉缓，为伤食，促急为虚惊，浮为风，数为热，迟为寒，沉细为冷，洪紧伤寒，脉乱不治。

病机总要： 凡儿病，多半为胎毒，小半为伤食，十分之一为外感风寒，大概小儿脾虚、肝盛、肾水弱、心火旺，肺金受制。

初生： 婴儿未啼前，急用绵裹手指，蘸黄连甘草煎液，擦口中恶物；将婴儿包裹后，用少许朱砂或牛黄末抹口中，少痘疹，无胎疮，若将豆豉煎汁，灌口三匙，能养脾消食，下胎毒。哺乳婴儿时，喂乳不要太饱，太饱恐婴儿吐乳。将桃、柳、桑、槐嫩枝煎煮，和猪胆汁，温洗婴儿，则婴儿少惊风。诞生第一方，即将落后的脐带，置新瓦上，炭火围烧存性，研末五分，朱砂二分五里，用生地黄、当归身煎液调和，抹婴儿上腭及母亲乳头，一日内让婴儿吞尽，则不会生疮疹诸疾。

保护法： 婴儿用厚衣包裹过暖，会损伤皮肤。在天气和暖，无风的日子，抱出婴儿见日光，能使之气血坚刚。枕豆袋。让婴儿整日仰卧，恐成惊疾，应时时将其翻转。盖被子时，应让婴儿的面露出。三、五个月时，不要竖头、抱出。六个月时，可喂稀粥。婴儿啼时，不要喂乳乳，勿见怪。乳汁过多，则损胃。婴儿宜足暖头凉，应常以帛护囟门、风府。常以旧衣为婴儿作衣，不可用新。

［词解］

①齔：（chèn）古同“龀”。指小孩换牙（乳齿脱落长出恒齿）；

②齠：（tiáo）指儿童换牙。

③丱：（guàn）古代儿童束的上翘的两只角辫；年幼。

④胎毒：病名。婴、幼儿疮疖、疥癣、痘疹等病统称胎毒。《幼幼集成》："凡胎毒之发，如虫疥、流丹、湿疮、痈疖、结核、重舌木舌、鹅口口疮，与夫胎热、胎寒、胎搐、胎黄是也。"其病因是由于孕妇恣食辛热，甘肥厚味，或生活调摄失宜，遗毒于胎，或郁怒悲思等因素使生子是病证。

【原文】

胎熱胎寒：胎熱①，眼閉二便閉，不乳多啼，釀乳方。胎寒②，身冷泄清黑，腹痛多啼，白薑散。

白薑散：（入門）白薑③、木香、官桂、陳皮、檳榔、甘草各等分，嘔，加木瓜、丁香，面青肢冷，去檳榔，加川芎、當歸，水煎，量兒大小，以綿蘸灌之。

釀乳方：（入門）澤瀉五分，生地黄四分，猪苓、赤茯苓、天花粉、茵陳、甘草各二分水煎，令乳母捏去宿乳服之，良久乳兒，此釀乳法餘皆倣此。有單小便不通者，心氣積熱併於小腸，急用生地龍數條，蜜少許，研勻敷陰莖上，内用蠶退燒灰，入朱砂、龍腦、麝香少許，爲末，麥門冬、燈心煎湯調服。有不乳、尿難者，乳汁四合，葱白一寸，煎三沸，灌之。

［语释］

胎热胎寒：胎热，表现为婴儿眼闭，二便闭，不吃乳，多啼，治疗方剂为"酿乳方"。胎寒，表现为身冷，泄清黑，腹痛多啼，治疗方剂为"白姜散"。

白姜散：《入门》方药组成为白姜、木香、官桂、陈皮、槟榔、甘草各等分，若呕，加木瓜、丁香，面青肢冷，去槟榔，加川芎、当归，水煎，据婴儿大小，以绵蘸灌服。

酿乳方：《入门》方药组成为泽泻五分，生地黄四分，猪苓、赤茯苓、天花粉、茵陈、甘草各二分，水煎，让乳母捏去宿乳服，良久再喂婴儿，此酿乳法余皆仿此。单有小便不通者，心气积热并于小肠，急用生地龙数条，蜜少许，研匀敷阴茎上，内用蚕退烧灰，入朱砂、龙脑、麝香少许，研为末，麦门冬、灯心煎汤调服。有不吃乳、尿难下者，用乳汁四合，葱白一寸，煎三沸，灌服。

［词解］

①胎熱：①指临产两目失明。《叶氏女科证治》：妊娠将临月，两目失明，不见灯火，头痛眩晕，腮颔肿不能转侧，此肝经热毒上攻，由过食炙煿、火酒、辛辣等物，名曰胎热。"②指婴儿出生后目闭面赤，眼胞浮肿，烦啼不已，溺赤粪稠之症。此因小儿在母胎时感热所致，多因孕母恣食辛热炙煿之物，或患热病失于清解，以致胞宫积热，影响及胎儿。

②胎寒：指婴儿百日内，觉口冷腹痛，身起寒粟，时发战栗，曲足握拳，日夜啼哭不已，或口噤不开的症状。多因母腹痛而致，亦有产妇喜啖甘肥生冷，或胎前外感风寒暑湿，或因用凉药，内伤胎气，则生后昏昏多睡。

③白薑：指干姜。

【原文】

變蒸①：變生五臓，蒸養六腑，俗謂牙生骨長，陰陽水火蒸於氣血，使成形體，每三十二日一變，三百二十日十變，五蒸乃成人，其症似傷寒而身熱耳，尻冷，上唇中發一點白疱，狀如魚目，熱隨發，實者自愈，弱者平和飲子。（入門）又有三大蒸，初生至五百十二日變蒸畢，平和飲子。

平和飲子：（入門）白茯苓一錢五分，人參、甘草各五分，升麻二分，弱者加白术一錢，煎服，可免百病，此微和之藥。

柴胡散：（入門）治變症，骨熱心煩，啼不已。柴胡、人參、麥門冬、甘草各二分，龍膽草、防風各一分煎服。

［语释］

变蒸：婴儿通过变生五脏，蒸养六腑而成长，俗谓牙生骨长，阴阳水火蒸于气血，使成形体，每三十二日一变，三百二十日十变，五蒸乃成人，其症似伤寒而身热耳，尻冷，上唇中发一点白疱，状如鱼目，热随时发生，实者自愈，弱者用“平和饮子”治疗。《入门》中又有三大蒸，初生至五百十二日变蒸毕，方用“平和饮子”治疗。

平和饮子：《入门》方药组成为白茯苓一钱五分，人参、甘草各五分，升麻二分，弱者，加白术一钱，煎服，可免百病，此微和之药。

柴胡散：《入门》治变症，骨热心烦，啼不已方药组成为柴胡、人参、麦门冬、甘草各二分，龙胆草、防风各一分煎服。

［词解］

①變蒸：又名小儿变蒸。指婴儿在生长过程中，或有身热、脉乱、汗出等症，而身无大病者。此说始于西晋·王叔和《脉经》。《诸病源候论》卷四十五：“小儿变蒸者，以长气血也。”《备急千金要方》卷五：“凡小儿自生三十二日一变，再变为一蒸。凡十变而五小蒸，又三大蒸，积五百七十六日，大小蒸都毕，乃成人。”并谓“小儿所以变蒸者，是荣其血脉，改其五脏。”多数医家认为变蒸不是疾患，而是小儿发育中的一种自然见解。

【原文】

繼病魃①病：兒生十餘月母又有娠，令兒飲乳身瘁神不爽，或瘧痢，伏翼②燒灰細研五分，粥飲下，夜明砂袋盛佩之。

噤口：即鵝口瘡③，眼閉，啼聲漸小，舌上聚肉如粟，吮乳不得，吐白沫，二便通，此胎熱毒流心脾，以亂髮纏指，蘸薄荷汁軾淨，如不脫用保命散。又龍腦、南星和薑汁灌之。

撮口④：面目黃赤，氣喘，啼聲不出，此胎熱毒流心脾，舌強唇青，撮口聚面，白殭蠶二枚略炒末，蜜調付唇口，又牛黃一錢、竹瀝一合，調和，時抹口中。

［语释］

继病魃病：儿生十余月母又妊娠，若让儿吮乳，则母身瘁神不爽，或发疟痢，可将伏翼烧灰细研五分，粥汤冲服，将夜明砂装入袋中佩带。

噤口：即鹅口疮，婴儿表现为眼闭，啼声渐小，舌上生肉粒，不能吮乳，吐白沫，二便通，这是胎中热毒流入心脾所致，可用乱发缠指，蘸薄荷汁擦净，如擦不掉，用“保命散”治疗。或龙脑、南星和姜汁灌服。

撮口：婴儿表现为面目黄赤，气喘，啼不出声，这是胎中热毒流入心脾所致，症见舌强唇青，撮口聚面，可用白僵蚕二枚，略炒研末，蜜调敷唇口，或牛黄一钱、竹沥一合，调和，时抹口中。

［词解］

①魃：(jì）传说中的小儿鬼。

②伏翼：即夜明砂，蝙蝠粪。

③鹅口瘡：口腔黏膜附着一片片白色乳凝状物，可见于颊黏膜、舌面及上腭等处，有时可蔓延至咽部，不易擦掉，强行揩去，容易出血。如病变累及食道、气管、支气管、肺泡时，会出现吞咽困难、恶心呕吐、咳嗽、呼吸困难、声音嘶哑等症状。

④撮口：病名。又称撮口喉风，系指口唇如口袋收撮，不能饮食，喉内风痰壅塞的病证。其病因

《焦氏喉科枕秘》认为："此症因脾胃蓄痰，风火扰动而起。"

【原文】

臍風①：斷臍後，爲風濕所勝，或尿濕綳裙而成，面赤、喘急、啼聲不出、臍突腹脹，不能飲乳，甚則發搐、噤口，宜宣風散，臍肿，荊芥煎洗後葱葉火灸，侯冷刮薄貼之，臍出血水汁或赤肿，當歸、白石脂末，蝦蟆燒灰，油髮灰，皆可付。斷臍作瘡，枯白礬、龍骨、當歸末，皆可糁，百日內見上三證，手足踡者，不治。

保命散：（寶鑑）治鵝口瘡，不能吮乳。馬牙硝五錢，枯白礬、朱砂各一錢，右末，每取一字用白鵝糞擂水調塗舌上，及口內，日三次。

一撚金散：（寶鑑）治同上。雄黃三錢，硼砂一錢，甘草五分，龍腦少許，右末，乾糁或蜜調塗之。

宣風散：（寶鑑）治臍風，撮口、多啼不乳、口出白沫。全蝎二十一箇，全者酒炙爲末，入麝香末一字，和勻，每取半字，以金銀器煎湯調下。

通心飲：（寶鑑）治旋螺風②，赤肿而痛，清心火，通小便，退潮熱。連翹、木通、瞿麥、梔子仁、黃芩、甘草各四分，入燈心、麥門，煎服。

香螺膏：（寶鑑）治臍風，肿硬如盤。田螺三箇，入麝香少許，右搗爛搭臍上，須臾再易，肿痛立消。

［语释］

脐风：婴儿断脐后，被风湿所胜，或尿湿绷棚裙，而成脐风，症见面赤、喘急、啼声不出、脐突腹胀，不能饮乳，甚则发搐、噤口，宜"宣风散"治疗，若脐肿，荆芥煎洗患处后，用葱叶火灸，待凉后，刮出葱叶内的薄膜贴上，若脐出血水或红肿，可把当归、白石脂末，或虾蟆烧灰，或油发灰，洒敷患处。断脐后成疮，枯白矾、龙骨、当归末，皆可洒敷患处，若百日内见上三证，且手足蜷，患者多不治。

保命散：《宝鉴》治婴儿鹅口疮，不能吮乳。方药组成为马牙硝五钱，枯白矾、朱砂各一钱，又研成末，每取一字，用白鹅粪研磨水调涂舌上及口内，日三次。

一捻金散：《宝鉴》治同上。方药组成为雄黄三钱，硼砂一钱，甘草五分，龙脑少许，又研成末，干洒或蜜调涂患处。

宣风散：《宝鉴》治脐风，症见撮口、多啼不乳、口出白沫。方药组成为全蝎完整者二十一个，酒炙，研末，入麝香末一字，和匀，每取半字，以金银器煎汤调下。

通心饮：《宝鉴》治旋螺风，赤肿而痛，能清心火，通小便，退潮热。方药组成为连翘、木通、瞿麦、栀子仁、黄芩、甘草各四分，入灯心、麦门，煎服。

香螺膏：《宝鉴》治脐风，肿硬如盘。田螺三个，放入麝香少许，再捣烂置脐上，须臾再易，肿痛立消。

［词解］

①臍風：又称撮口、噤口。为邪毒由脐部创口侵入而得的新生儿急性恶候。临床以唇青口撮、牙关紧闭、苦笑面容、阵发性抽搐、角弓反张为特征。即现代医学的新生儿破伤风。

②旋螺風：病证名。见《普济方》。指小儿龟头红肿疼痛，多由风热湿毒郁结所致。

【原文】

客忤中惡：客忤①者，小兒神氣軟弱，忽有非常之物觸之，或經神廟佛寺，鬼氣客忤，其狀口吐青黃白沫，可下水穀鮮雜，面變五色，腹痛瘈瘲[2]似癇，但眼不上竄耳，其口中懸雍以竹鍼或指爪摘破，急作醋炭皂角燒烟熏之，蘇合香元（氣門）薑湯下，又竈心黃土蚯蚓糞等研水調塗兒頭上及五心。中惡[3]者，卒然心腹刺痛，悶亂欲死，人中青黑，服蘇合香元，未醒皂角末吹鼻。中馬汗氣，或馬鳴驚忤者，取馬尾燒烟熏兒面有效。

雄麝散：（寶鑑）治客忤。雄黃一錢，乳香五分，麝香一字，右末，每一字刺雄黃雞冠血調灌之，仍以母衣覆兒身即愈。

［语释］

客忤中恶：小儿客忤，症见小儿神气软弱，为有不寻常的东西忽然惊扰他，或经神庙佛寺被鬼气惊吓，其状为口吐青黄白沫，可便下水谷鲜杂，面变五色，腹痛瘛疭似痫，但眼不上窜，应将其口中悬雍垂以竹针或指爪摘破，急把醋泼炭火上，烧皂角，用烟熏蒸，姜汤冲服“苏合香丸”（行气开窍），又用灶心黄土、蚯蚓粪等，研水调涂儿头上及五心处。中恶，为卒然心腹刺痛，闷乱欲死，人中青黑，服“苏合香丸”，若不醒，将皂角末吹鼻。中马汗气，或被马鸣惊忤，取马尾烧烟熏儿面有效。

雄麝散：《宝鉴》治客忤。方药组成为雄黄一钱，乳香五分，麝香一字，又研成末，每一字，刺雄黄鸡冠血调和，灌服，再以母亲衣物盖儿身，即愈。

［词解］

①客忤：客忤之名出《诸病源候论·小儿杂病诸候·中客忤候》。此证多见于小儿，多因小儿神气未定，卒见生人，或突闻异声、见异物，引起惊吓啼哭，甚或面色变易。若兼风痰相搏，累及脾胃，而受纳失调，则导致腹泻、口吐涎沫、腹痛、反侧瘛疭，状若惊痫。

②瘈瘲：同“瘛疭”。中医指痉挛的症状。

③中惡：《证治要诀·中恶》：“中恶之证，因冒犯不正之气，忽然手足逆冷，肌肤粟起，头面青黑，精神不守，或错言妄语，牙紧口噤，或头旋晕倒，昏不知人。即此是卒厥、客忤、飞尸、鬼去。吊死、问丧、入庙、登冢，多有此病。”

【原文】

夜啼：有四，一寒、二熱、三口瘡、四客忤。寒，則腹痛而啼，面青白，口有冷氣，手足腹冷，曲腰而啼，又下半夜啼，六神散。熱，則心燥而啼，面赤，口中熱，尿赤，腹煖，或有汗，仰身而啼，又上半夜啼，必痰熱也，到曉方息，導赤散（六腑）加黃芩。月內夜啼驚搐者，由胎中受驚，有痰，抱龍丸。夜啼不止，蟬退二七枚去足爲末，朱砂一字，蜜調下。大凡作心熱心虛治之。

六神丸：（寶鑑）治腹冷痛夜啼。白茯苓、白扁豆炒各二錢，人參、白朮、山藥炒各一錢，甘草炙七分，右麁末，每取一錢，薑三片，棗二枚，煎服。

鎮驚散：（寶鑑）治胎驚夜啼。朱砂、牛黃、麝香各少許，右合細研，猪乳汁調稀抹入口，令咽下。

燈心散：（寶鑑）治小兒心燥夜啼。燈花三四顆，研細，以燈心煎湯調塗口中，以乳汁下，日三。一方燈花七枚，硼砂一字，朱砂少許，研細，蜜調抹唇上，立止。

黃連飲：（寶鑑）治心經有熱夜啼。人參二錢，黃連一錢五分，甘草炙五分，青竹葉十片，薑一片，煎取汁灌口中。

［语释］

夜啼：小儿夜啼有四种原因，一是寒、二是热、三口疮、四客忤。寒，则腹痛而啼，面青白，口有冷气，手足腹冷，曲腰而啼，又下半夜啼，方用“六神散”治疗。热，则心燥而啼，面赤，口中热，尿赤，腹暖，或有汗，仰身而啼，又上半夜啼，必为痰热，到晓方息，治疗方剂为“导赤散”（清热通淋）加黄芩。月内夜啼惊搐者，因胎中受惊，有痰，方用“抱龙丸”治疗。夜啼不止，取蝉退十四枚，去足研末，朱砂一字，蜜调服下。小儿夜啼，一般作心热心虚治疗。

六神丸：《宝鉴》治腹冷痛夜啼。方药组成为白茯苓、白扁豆（炒）各二钱，人参、白术、山药（炒）各一钱，甘草（炙）七分，又制成粗末，每次取一钱，加生姜三片，大枣二枚，水煎服。

镇惊散：《宝鉴》治胎惊夜啼。方药组成为朱砂、牛黄、麝香各少许，又合研成细末，猪乳汁调稀抹入小儿口中，令咽下。

灯心散：《宝鉴》治小儿心燥夜啼。方药组成为灯花三四颗，研细，以灯心煎汤调涂口中，以乳汁冲服，日三次。另方，灯花七枚，硼砂一字，朱砂少许，研细，蜜调抹唇上，儿哭立止。

黄连饮：《宝鉴》治心经有热夜啼。方药组成为人参二钱，黄连一钱五分，甘草（炙）五分，青竹叶十片，生姜一片，煎取汁灌口中。

【原文】

胎驚①癇風：由孕婦嗜欲、忿怒、驚撲、傷風，兒初生即嘔吐搐掣喎斜，身腰強直，臍腹腫起，與噤口撮口同證，眉間紅赤者生，青黑者死。新增：胎中犢糞，乳調服之。胎中鼠，及新生無毛鼠雛，煎服有效，亦治二三歲兒急驚。

辰砂膏：（寶鑑）治胎驚癇風，及噤口風。辰砂三錢，玄明粉二錢，硼砂、馬牙硝各一錢五分，全蝎、真珠末各一錢，麝香一字，右末，油紙封褁，自然成膏，每取一豆許，薄荷湯調下，或乳汁調塗乳頭上，令兒吮之。

［语释］

胎惊痫风：初生儿惊风多由孕妇嗜欲、忿怒、惊扑、伤风所致，表现为呕吐、搐掣、㖞斜、身腰强直、脐腹肿起，与噤口、撮口证相同，婴儿若眉间红赤，可生，若青黑，多死。新增：初生儿惊风，可将胎中儿粪，以乳调服。或胎中鼠，及新生无毛雏鼠，煎服，亦治二三岁儿急惊，有效。

辰砂膏：《宝鉴》治胎惊痫风，及噤口风。方药组成为辰砂三钱，玄明粉二钱，硼砂、马牙硝各一钱五分，全蝎、真珠末各一钱，麝香一字，又研成末，油纸封裹，自然成膏，每次取一个豆子剂量，用薄荷汤调服，或乳汁调涂乳头上，令儿吮服。

［词解］

①胎驚：新生儿非因脐风而出现的惊风证。主要表现有惊厥，知觉全失，手足抽动，面部肌肉痉挛，呈阵发性发作，不发时无异常徵象，多由孕妇饮食调养失常，或精神因素，影响胎儿所致。

【原文】

急驚風：聞不常聲及六畜聲而驚，由内熱或挾風邪而成，實也，牙關緊急，搖頭竄視，張口出舌，角弓反張，身體掣顫，手足搐搦，四肢踡變，十指開合，此八候俱全，十無一生，男搐左視，左眼上竄，順女搐右視，右眼下竄，順先用蘇合香元（氣門），瀉青丸（五臟），龍腦安神丸（神門），牛黄抱龍丸。搐有真假，假者，搐搦反張，斜視而牙開不緊，是外感風寒，内傷飲食，挾驚而成也，頻發不死。

錢氏安神丸：（寶鑑）治急驚風，及心熱驚啼。麥門冬、馬牙硝、白茯苓、山藥、寒水石、甘草各五錢，朱砂三錢，龍腦二字，右末，蜜和兩作三十丸，每服一丸砂糖水化下。

（内局）**抱龍丸**：（寶鑑）治驚風，潮搐，身熱，昏睡。能下痰熱，乃心肺肝藥也。牛膽制南星一兩，無膽星則取生者，剉，炒熟用，天竺黄五錢，雄黄、朱砂各二錢五分，麝香一錢，右末，煮甘草膏丸如皂子，溫水化下，一百日內兒一丸，作三次服，五歲兒一二丸服，臘雪水煮甘草和藥尤佳。（內局）臘劑，去天竺黃，以鈞鉤藤代用。

加味敗毒散：（保元）治急驚風，初發熱，搐搦，眼上視，及風寒頭疼，發熱，咳嗽，鼻塞聲重，及痘疹欲出發搐，並時行瘟疫。羌活、獨活、柴胡、前胡、白茯苓、人參、枳殼、桔梗、天麻、全蝎、殭蠶、白附子、地骨皮、川芎、甘草、薑三片煎，熱服。本方無錢數，臨病斟酌分數用之。

［语释］

急惊风：婴幼儿听不寻常的声音及六畜声而受惊，是由内热或挟风邪而成，属实证，表现为牙关紧急，摇头窜视，张口出舌，角弓反张，身体掣颤，手足搐搦，四肢蜷变，十指开合，若此八种症候俱全，则十无一生，男搐左视，左眼上窜，同样女搐右视，右眼下窜，用药顺序为“苏合香丸”（行气开窍），“泻青丸”（清肝泻火），“龙脑安神丸”（镇惊开窍），“牛黄抱龙丸”。抽搐有真假，假者，表现为搐搦反张，斜视，而牙开不紧，为外感风寒，内伤饮食，挟惊而成，频繁发作，不会死亡。

钱氏安神丸：《宝鉴》治婴幼儿急惊风，及心热惊啼。方药组成为麦门冬、马牙硝、白茯苓、山药、寒水石、甘草各五钱，朱砂三钱，龙脑二字，又研成末，用蜜制成三十丸，每次服一丸，砂糖水化服。

（内医院编纂）**抱龙丸：**《宝鉴》治婴幼儿惊风，潮搐，身热，昏睡。该方剂能除痰热，是心肺肝药。牛胆制南星一两，无胆星则取生品（挫碎，炒熟用），天竺黄五钱，雄黄、朱砂各二钱五分，麝香一钱，又研成末，甘草煮成膏，然后制丸剂如皂子大小，温水化服，一百天内的婴幼儿每次一丸，作三次服，五岁以内的婴幼儿，每次服一二丸，腊月雪水煮甘草和药尤佳。（内医院编纂）腊月制剂时，以钓钩藤代替天竺黄。

加味败毒散：《保元》治婴幼儿急惊风，症初见发热，搐搦，眼上视，及风寒头疼，发热，咳嗽，鼻塞声重，及痘疹欲出，发搐，并时行瘟疫。方药组成为羌活、独活、柴胡、前胡、白茯苓、人参、枳壳、桔梗、天麻、全蝎、白僵蚕、白附子、地骨皮、川芎、甘草、生姜三片，水煎热服。本方无剂量，临症斟酌各加剂量。

【原文】

慢驚風：吐泄日久，或大病後，或過服寒藥，脾敗而成，體冷或熱，口眼牽引，瘈瘲[①]，脈沈遲，宜溫補。男以泄得爲重，女以吐得爲重。

錢氏白术散：（寶鑑）治吐泄久不止，津枯煩渴，欲成慢驚。乾葛二錢，人參、白术、白茯苓、木香、藿香、甘草各一錢，右麁末，每二錢任意煎服。一名白术散。泄瀉，加山藥、白扁豆、肉豆蔻；已成慢驚，加天麻、細辛、全蝎、白附子。驚風，泄瀉煩渴，皆津液內耗，不問陰陽，多服尤好。

益黃散：（寶鑑）治慢驚風。黃芪二錢，人參陳皮各一錢，白芍藥七分，生甘草炙、甘草各五分，白茯苓四分，黃連二分，右麁末，水煎，時時服。

加味术附湯：（寶鑑）治吐瀉後變成慢驚，或因臟寒洞泄得者。附子炮、白术各一兩，肉豆蔻煨二箇，木香、甘草炙各五錢，右麁末，每二錢薑三片棗二枚煎服。

［语释］

慢惊风：病因吐泄日久，或大病后，或过服寒药，脾败所致，症见体冷，或热，口眼抽掣，瘛疭，脉沉迟，宜温补。男婴因泄泻所得病情为重，女婴因呕吐所得病情为重。

钱氏白术散：《宝鉴》治吐泄久不止，以致津枯烦渴，欲成慢惊。方药组成为干葛二钱，人参、白术、白茯苓、木香、藿香、甘草各一钱，又研成粗末，每次二钱任意煎服。又名“白术散”。若泄泻，加山药、白扁豆、肉豆蔻；已成慢惊，加天麻、细辛、全蝎、白附子。惊风、泄泻烦渴，皆津液内耗，不问阴阳，多服尤好。

益黄散：《宝鉴》治慢惊风。方药组成为黄芪二钱，人参、陈皮各一钱，白芍药七分，生甘草（炙）、甘草各五分，白茯苓四分，黄连二分，又研成粗末，水煎，随时服。

加味术附汤：《宝鉴》治吐泻后变成慢惊，或因脏寒洞泄变成慢惊。方药组成为附子（炮）、白术各一两，肉豆蔻（煨）二个，木香、甘草（炙）各五钱，又研成粗末，每二钱加生姜三片、枣二枚煎服。

［词解］

①瘈瘲：（chì zòng）同“瘛疭”。中医指痉挛的症状。

【原文】

急慢驚風通治

（内局）**牛黃抱龍丸：**（寶鑑）治急慢驚風，痰嗽，潮搐，能鎮驚安神。牛膽南星一兩，天竺黃五錢，雄黃、辰砂各二錢五分，麝香、真珠、琥珀各一錢，牛黃五分，金箔十片，右細末，水煑甘草膏丸如芡實，金箔爲衣，三歲兒服一丸，五歲二丸，十歲三五丸，薄荷湯化下。（内局）臘劑，去天竺黃以鈞鉤藤代用

牛黃抱龍丸：（入門）治同上。鈞藤一兩五錢，膽星八錢，天竺黃二錢五分，雄黃、人參、茯苓各一錢五分，辰砂一錢二分，麝香五分，殭蠶三分，牛黃二分，爲末，用甘草四兩煎膏，丸如芡實，金箔爲衣，每服一丸或半丸，薄荷煎湯磨服。

星香散：（寶鑑）治慢驚風，搐搦竄視，涎潮。南星炮二錢五分，木香、橘紅各一錢，全蝎二箇，薑四片，煎頻灌，大便去涎愈。

［语释］

（内局）**牛黄抱龙丸：**《宝鉴》治婴幼儿急慢惊风，痰嗽，潮搐，该方剂能镇惊安神。牛胆南星一两，天竺黄五钱，雄黄、辰砂各二钱五分，麝香、珍珠、琥珀各一钱，牛黄五分，金箔十片，又研成细末，水煮甘草成膏，制丸剂如芡实大小，以金箔为衣，三岁儿每次服一丸，五岁服二丸，十岁服三至五丸，用薄荷汤化服。（内医院编纂）腊月制剂时，用钓钩藤代替天竺黄

牛黄抱龙丸：《入门》治同上。方药组成为钓藤一两五钱，胆星八钱，天竺黄二钱五分，雄黄、人参、茯苓各一钱五分，辰砂一钱二分，麝香五分，僵蚕三分，牛黄二分，研为末，用甘草四两煎膏，制丸如芡实大小，以金箔为衣，每次服一丸或半丸，用薄荷煎汤磨服。

星香散：《宝鉴》治慢惊风，搐搦窜视，涎潮。方药组成为南星（炮）二钱五分，木香、橘红各一钱，全蝎二个，生姜四片，煎液频灌，大便去涎，病愈。

【原文】

慢脾風[①]**：**慢驚之重者，胃氣極虛，肢冷，痰涎往來，面青額汗，舌短頭低，眼合口噤，微搐，吐舌頻嘔，脈沈微，四君子湯（氣門）加生附子。

黑附湯：（寶鑑）治慢脾風危急者。附子炮三錢，木香一錢五分，白附子一錢，甘草炙五分，右分二貼，薑五片，水煎，以匙灌下，若手足煖而甦省，即止。

蝎附散：（寶鑑）治慢脾風，回陽豁痰。附子炮二錢，南星炮、白附子炮、木香各一錢，全蝎七箇，右剉，取一錢，薑五片煎服。

［语释］

慢脾风：慢惊重者，胃气极虚，症见肢冷，痰涎往来，面青额汗，舌短头低，眼合口噤，微搐，吐舌频呕，脉沉微，方用“四君子汤”（补气）加生附子治疗。

黑附汤：《宝鉴》治慢脾风危急者。方药组成为炮附子三钱，木香一钱五分，白附子一钱，甘草（炙）五分，又分成二贴，每贴加生姜五片，水煎，以匙灌下，若手足暖而苏醒，即止。

蝎附散：《宝鉴》治慢脾风，该方剂能回阳豁痰。方药组成为炮附子二钱，炮南星、炮白附子、木香各一钱，全蝎七个，又挫碎，每次取一钱，加生姜五片煎服。

［词解］

①慢脾風：病证名。慢惊风的一种类型。见《仁斋小儿方论》。又名脾风、虚风。症见闭目摇头，面唇发青发黯，额上汗出，四肢厥冷，手足微搐，气弱神微，昏睡不语，舌短声哑，呕吐清水，指纹隐约。多因吐泄既久，脾虚气弱，肝失濡养所致。

【原文】

天吊驚風[①]**：**由心肺熱，痰欝氣滯，外觸風邪，頭目仰視（驚風則無仰視），啼笑無常，如神祟，甚者爪甲青，蘇合香元（氣門）、抱龍丸。

鈞藤散：（寶鑑）治天吊。人参、犀角各五分，全蝎、天麻各二分，甘草一分。一名鈞藤飲，有鈞藤一味。

鈞藤膏：（寶鑑）治驚風内鈞。木香、薑黄各二錢，乳香、沒藥各一錢五分，木鼈子肉五箇，右末，蜜調成膏收罐内，以鈞藤煎湯或薄荷湯化下少許。

［语释］

天吊惊风：因心肺热痰，痰郁气滞，外触风邪，致使头目仰视（惊风则无仰视），啼笑无常，状如神祟，甚者爪甲青，治疗方剂为“苏合香元”（行气开窍）、“抱龙丸”。

钓藤散：《宝鉴》治天吊惊风。方药组成为人参、犀角各五分，全蝎、天麻各二分，甘草一分。又名“钓藤饮”，加钓藤。

钓藤膏：《宝鉴》治惊风内钓。方药组成为木香、姜黄各二钱，乳香、没药各一钱五分，木鳖子肉五个，又研成末，用蜜调成膏收罐内备用，用时以钓藤煎汤或薄荷汤化服少许。

［词解］

①天吊驚風：病证名。惊风的一种类型。出《本草纲目》。症见目久不下，眼见白睛，角弓反张，不能出声。天吊，即“天钓”。

【原文】

痓痉[①]**：**痓病，寒熱，似傷寒，但脈沈遲弦細，搖頭露眼，噤口，搐搦，項強，背反張，如發癇，終日不醒爲異，亦驚風之類，有二，柔痓，有汗身軟，理中湯（寒門）；剛痓，無汗身強，麻黄葛根湯，通用小續命湯（風門），或先服烏藥順氣散（風門）。

麻黄葛根湯：（入門）治太陽發熱，惡寒無汗，剛痓。麻黄、芍藥各三錢，葛根一錢五分，蔥白七莖，薑五片，豆豉一合。

［语释］

痓痉：痓病发寒热，症似伤寒，但脉沉迟弦细，摇头露眼，噤口，搐搦，项强，背反张如发痫，但终日不醒，与痫相区别，亦是惊风之类的疾病，有二种症状，一是柔痓，表现为有汗身软，治疗方剂为“理中汤”（温中祛寒）二是刚痓，表现为无汗身强，治疗方剂为“麻黄葛根汤”，通用“小续命汤”（祛风），或先服“乌药顺气散”（祛风）。

麻黄葛根汤：《入门》治太阳发热，恶寒无汗，刚痓。方药组成为麻黄、芍药各三钱，葛根一钱五分，葱白七茎，生姜五片，豆豉一合。

[词解]

①痓痙：病证名。痓同痉，即痉病。

【原文】

癲癇[①]：卒倒，目瞪流涎，四肢縮掣，其聲惡，叫過後惺惺，似剛痓而四體柔，似急驚而吐沫。陽癇，仰臥，面光，啼叫，脈浮，在腑易治，牛黄瀉心湯、清心滚痰丸（並神）。陰癇，身冷不能啼，面黯，脈沈微，在臟難治，釣藤散，量加官桂、附子。驚癇，朱砂安神丸（神門）。食癇，紫霜丸。風痰癇，追風祛痰丸（神門）。慢驚成癇，至聖來復丹（氣門），薄荷湯下一二丸。

紫霜丸：（寶鑑）治食癇，及腹有食積，痰癖[②]，吐乳。代赭石醋淬七次、赤石脂各一兩，杏仁泥、巴豆霜入二石末相和，搗千杵，若硬入小蜜，貯密器中，月內兒服麻子大一粒，乳汁化下，百日內服小豆大。食癇，用此取積並不虛人，凡兒有熱不欲飲乳，眠睡不寧常常驚悸，此皆發癇之漸，即以此藥導之，減其盛勢則無驚風釣癇之患矣。一方，赭石二錢，巴豆二十一粒去皮油，杏仁二十一箇，右末，飯丸如粟米服。

[语释]

癫痫：表现为突然昏倒，目瞪，流涎，四肢缩掣，发出难听的叫声，叫过后惺惺如睡醒，症状如刚痓而四肢柔，似急惊而吐沫。癫痫阳证，表现为仰卧，面光，啼叫，脉浮，病在腑，易治，治疗方剂为“牛黄泻心汤”、“清心滚痰丸”（均清心开窍）。癫痫阴证，表现为身冷，不能啼叫，面黯，脉沉微，病在脏，难治，治疗方剂为“钓藤散”，酌加官桂、附子。惊痫，治疗方剂为“朱砂安神丸”（镇心安神）。食痫，“紫霜丸”治疗。风痰痫，“追风祛痰丸”（化痰开窍）。慢惊成痫，“至圣来复丹”（祛痰开窍），每次用薄荷汤冲服一二丸。

紫霜丸：《宝鉴》治食痫，及腹有食积，痰癖，吐乳。方药组成为代赭石（醋淬七次）、赤石脂各一两，杏仁泥、巴豆霜中加入前二味石药末，相和，捣千杵，若太硬难捣，可加入少量蜂蜜，捣好后贮密器中，一个月以内婴儿，可服麻子大一粒，乳汁化服，百日内婴儿，可服小豆大。食痫，用该药消除积滞并不会致人虚损，凡婴儿有热，不想吃奶，眠睡不宁，常常惊悸，出现这些将要发痫的征兆，即以此药导之，减其盛势，则无惊风钓痫之患。另方，代赭石二钱，巴豆二十一粒（去皮，去油），杏仁二十一个，又研成末，泛丸如粟米大小服用。

[词解]

①癫痫：又称“羊角风”。轻者，身体局部麻木，电刺一样感觉，失神发呆，眨眼点头，吞咽咂嘴，语言中断，幻听幻觉，日发次数不等；重者，突然倒地，意识丧失，口吐白沫，眼睛上翻，牙关紧闭，全身抽搐，两便失禁，有的癫痫狂奔走，拿刀动仗，打人损物；更甚者，出现持续性大发作，而危急生命。可分为风、惊、痰、食、虚、瘀、滞七类。

风痫；症见脸色发青、发紫、脖子发硬、突然昏倒、不省人事、两眼向上看、肢体僵直、抽搐吐沫。发作前有头晕目眩、头痛、恶心、肢体麻木等前兆。病因：肝阳亢盛，有痰火，感受风寒，闭阻经脉；或肝功失调，风寒外侵，肝风内扰，血虚郁闭。

惊痫；症见突然昏倒、神志丧失、肢体强直、抽搐，多数发作前惊叫。轻者神志不清，神情呆滞，有无目的行为。病因：胎儿腹中受惊，先天胆气不足，或出生后暴受惊吓，则遇适当条件发病。因高烧惊厥，治不及时或未治愈而转为癫痫。因肝肾虚弱，经受突然刺激或长时间强刺激，受惊发病。

痰痫；症见发作时突然倒地、不省人事、喉中痰鸣、口吐涎沫或口角流涎、脸色发青、口唇青紫、手脚抽搐、身体僵直，并伴有异常叫声。病因：一是温热积久，灼伤津液，蓄成痰饮。二是脾胃虚弱，运化失职，积为痰饮，或由进食生冷油腻过多，消化不良，积为痰饮，遇诱因发为癫痫。

食痫；症见脸色发青、脘腹胀满、腹痛、恶心、呕吐、大便秽臭或便秘。发作时两眼发直、四肢抽搐，重者昏倒、口吐涎沫。病因：一是小儿哺乳不节，伤及脾胃。二是母乳有问题，或者含有较强的刺激成分，如酒精或副作用较强的药物成分等，伤及小儿脾胃。三是常人脾胃虚弱，饮食不节，尤其易转为痰痫。

虚痫；症见素脸色发白或脸色晦黯，常头晕目眩、腰酸腿软，或肢体乏力、耳鸣、失眠、精神萎靡不振。发作时突然昏倒、两眼失神、四肢颤动或抽搐、大小便失禁，或者神情呆痴，无行为意识。病因：一是先天不足，脏器不健，若生活调理不当，遇饮食、寒热、情感等刺激因素发病。二是久病不愈，造成肝肾亏虚或脾胃虚弱，肝肾亏虚导致精血不足，脾胃虚弱造成运化失职，饮食聚积生痰，蒙蔽清窍。三是外伤、产后失血过多或贫血等因素带来不足之症。四是积劳成虚，不胜外邪。

瘀痫；症见发作时突然昏倒、不省人事、口吐涎沫、全身抽搐或者一侧肢体抽搐、局部肌肉抽动、两眼直视或向一侧斜视，有时伴有尖叫声，有些患者会出现精神症状，发作过后体乏无力。病因：一是脑外伤或是脑血栓等心脑血管病变引起综合征。二是部分脏器由于出血等原因造成瘀证，影响血液循环。三是气滞脉络，造成气血不畅。

滞痫；症见发病前常表现出忧郁、焦躁、容易生气乃至发火、胸满腹胀或者腹痛难忍。发作时突然昏倒、不省人事、四肢抽搐，轻者失神、脸色苍白或蜡黄、目光呆痴、面部肌肉抽搐或嘴角不自觉地蠕动。病因：一为气滞，心情不愉快，或者怒气难消，肝气郁滞，或者气滞胸膈。二为脾胃失调，多生津液，阻遏气机。三为肠道不畅，清气不举，浊气难下，或因宿便滞留，津液难通，浊气上逆。四为经脉阻滞，气机不畅，甚而导致清窍失养。

②痰癖：《诸病源候论·癖病诸候》：“痰癖者，由饮水未散，在于胸府之间，因遇寒热之气相搏，沉滞而成痰也。痰又停聚，流移于胁肋之间，有时而痛，即谓之痰癖。”

【原文】

疳病①：多食肥甘，或早食飯粥，乳哺不節而得，初起內熱中滿，酷嗜瓜果酸鹹、炭米泥土，多飲水，氣血虛憊，形瘦腹脹，二十前曰疳，二十後曰勞，治忌妄表、過涼、峻溫、驟補，須扶胃兼疎導，實者，先疎利後和胃，不可因循以致積久成疳。疳勞，潮熱盜汗，骨蒸咳嗽，泄瀉脇硬，面如銀，不治，八物湯（虛勞）加柴胡、黃芪、陳皮、半夏、使君子、蝦蟆灰、鼈甲，去白术。

肥兒丸：（寶鑑）此藥消疳化積磨癖，清熱伐肝，補脾進食，殺蟲。胡黃連五錢，使君子肉四錢五分，人參、黃連薑汁炒、神曲炒、麥芽炒、山楂肉各三錢五分，白术、白茯苓、甘草炙各三錢，蘆薈碗盛泥裹糠灰火煨透二錢五分，右末，黃米糊丸如菜豆，米飲下二三十丸。

肥兒丸：（入門）治身黃、肚腹脹急、脇硬痞塊、泄瀉瘦弱。黃連薑炒、神曲炒各一兩，麥芽炒、肉豆蔻煨、使君子各五錢，檳榔、木香各二錢，右細末，猪膽浸糕丸如麻子，每三四十丸米飲下。去豆蔻、檳榔、木香，加蕪荑、青皮，名黃連肥兒丸，治諸疳疳眼②。

煑肝丸：（寶鑑）治疳眼，盲膜③不見物。夜明砂、青蛤粉、穀精草各等分，右細末，小兒一錢，七歲以上三錢，猪肝一大片，批開糝藥，麻線縛定，米泔半碗煑肝熟，取出肝，湯則傾碗內熏眼，取肝分三次嚼訖，卻以肝湯下，一日三服，十日必退，如大人雀目，空心服，至夜便見物。

［语释］

疳病：婴幼儿因多食肥甘，或早食饭粥，或吃奶不节制而得，初起感觉内热中满，好吃瓜果酸咸、炭米泥土，饮水多，致使气血虚惫，形瘦腹胀，二十前叫“疳”，二十后叫“劳”，忌乱发表、过凉、峻温、骤补治疗，须扶胃兼疏导，实证，要疏利，后和胃，不可因循守旧，以致积久成疳。小儿疳劳，症见潮热盗汗，骨蒸，咳嗽，泄泻胁硬，面如银，多不治，治疗方剂为“八物汤”（补虚劳）加柴胡、黄芪、陈皮、半夏、使君子、虾蟆灰、鳖甲，去白术。

肥儿丸：《宝鉴》此药消疳、化积、磨癖，清热伐肝，补脾进食，杀虫。方药组成为胡黄连五钱，使君子肉四钱五分，人参、黄连（姜汁）炒、神曲（炒）、麦芽（炒）、山楂肉各三钱五分，白术、白茯苓、甘草（炙）各三钱，芦荟（碗中盛泥，裹糠灰火，煨透）二钱五分，又研成末，用黄米制成糊丸，如菜豆大小，每次米汤服下二三十丸。

肥儿丸：《入门》治身黄、肚腹胀急、胁硬痞块、泄泻瘦弱。方药组成为黄连（姜炒）、神曲（炒）各一两，麦芽（炒）、肉豆蔻（煨）、使君子各五钱，槟榔、木香各二钱，又研为细末，用猪胆汁浸制成糕丸，如麻子大小，每次米汤服下三四十丸。若去掉豆蔻、槟榔、木香，加芜荑、青皮，名叫“黄连肥儿丸”，治诸疳、疳眼。

煮肝丸：《宝鉴》治疳眼，盲膜不见物。方药组成为夜明砂、青蛤粉、谷精草各等分，又研成细末，小儿每次一钱，七岁以上每次三钱，猪肝一大片，批开掺洒药末，麻线缚定，米泔半碗将肝肝熟，取出肝，汤则倾碗内熏眼，取肝分三次嚼完，再以肝汤冲服，一日三次服，十日必退，如大人雀目，空服服，至夜便看见物体。

[词解]

①疳病：是因喂养不当，损伤婴儿脾胃，津气耗伤，影响生长发育，以全身虚弱羸瘦为主要表现的营养缺乏性疾病。

②疳眼：病名。出《秘传眼科龙木论》。即小儿疳眼，为疳积上目。指眼部干涩羞明，白睛失去润泽，黑睛生翳，溃穿可成蟹眼、旋螺突起，甚至珠塌失明，伴口渴、腹泻、肚胀大、青筋暴露等症的眼疾。多因肝郁脾虚、湿热薰蒸所致。

③盲膜：即横膈

[临床新用]

肥儿丸 本方现代主要用于小儿顽固性荨麻疹的治疗。以肥儿丸丸治疗小儿顽固性荨麻疹25例。红斑性荨麻疹19例，水肿性荨麻疹6例。用法：肥儿丸1~2岁1片，2~3岁2~3片，再大者依次类推，10岁以上服12片。以泻下为度。结果：24例服1次量在12小时内泻下稀便后，皮疹消失。1例12小时后大便未解，皮疹仍在，在原量上加1片，口服4小时后皮疹消失，大便泻出。25例患儿皮疹消失后均未再复发（乔学军．肥儿丸治疗小儿顽固性荨麻疹25例观察．河南中医药学刊，1998，（5）：56）。

【原文】

諸熱：肝熱，多驚怒，尋衣，左頰先赤，寅卯時甚，泄青丸（五臟）。心熱，壯熱飲水，合睡咬牙，發驚，上竄，額先赤，搖頭，巳午時甚，導赤散（六腑）。脾熱，面黄肚大，身熱渴飲，鼻先赤，嗜臥，夜益甚，泄黄散（五臟）。肺熱，右頰先赤，寒熱，咳嗽喘悶，壯熱飲水，日西時甚，泄白散（五臟）。腎熱，虛熱身重，足熱，脛骨蘇蘇如蟲蝕狀，頤先赤，下竄畏明，六味地黄丸（五臟）。實熱，氣麁渴飲，尿赤澀，大便硬，掀衣暴叫，唇焦黑，四順清涼飲（火門）。虛熱，病後虛弱，日數三次發熱，不渴自汗，困倦，不食乳，大小便如常，四君子湯（氣門）、錢氏白术散、補中益氣湯（内傷）加地骨皮、鼈甲。

（内局）**小兒清心丸：**（寶鑑）治諸熱，及驚熱煩燥。人參、茯神、防風、朱砂、柴胡各二錢，金箔三十片，右末，蜜丸如梧子，每一丸竹瀝調下。（内局）臘劑加犀角牛黄。

天乙丸：（寶鑑）凡小兒生理本天一生水[①]之妙，凡治病以水道通利爲捷徑，此方清心利小便，所以散火也，凡小兒蘊熱，丹毒驚風，痰熱變蒸，發熱之病用之最當，而嘔吐泄利，無不治也。澤泄三錢，滑石、猪苓各二錢五分，燈心一兩六錢，以米粉漿水洗，曬乾爲末，入水澄之，浮者爲燈心，取二錢五分，赤茯苓、白茯苓、茯神各一錢七分，右末，用人參一兩，煎膏丸如櫻桃，朱砂爲衣，金箔裹之，每一丸以燈心麥門冬湯，或薄荷湯化下。

［语释］

诸热：若肝热，患者多惊怒，表现为寻找衣物，而左面颊先红，寅卯时尤甚，以泄青丸（泻肝热）。若心热，患者表现为壮热饮水，合睡咬牙，发惊，视上窜，额头先红，摇头，巳午时尤甚，以导赤散（泻心火六腑）。若脾热，患者表现为面黄肚大，身热渴饮，鼻先红，嗜卧，夜更甚，以泄黄散（泻脾热）。若肺热，患者表现为右脸颊先红，寒热往来，咳嗽喘闷，壮热饮水，日西时尤甚，以泄白散（泻肺热）。若肾热，患者表现为虚热身重，足热，胫骨苏苏如虫咬一样，颐先赤，视下窜畏明，以六味地黄丸（补肾阴）。实热，表现为气粗渴饮，尿赤涩，大便硬，掀衣暴叫，唇焦黑，以四顺清凉饮（泻火）。虚热，多位病后虚弱，表现为日数三次发热，不渴自汗，困倦，小儿不吃奶，大小便如常，以四君子汤（补气健脾）、钱氏白术散、补中益气汤（健脾益气）加地骨皮、鳖甲。

（内局）**小儿清心丸：**《宝鉴》治诸热，及惊热烦躁。人参、茯神、防风、朱砂、柴胡各二钱，金箔三十片，又研末，制蜜丸如梧大小子，每次一丸，用竹沥调下。（内医院编纂）腊剂加犀角牛黄。

天乙丸：《宝鉴》一般小儿生理，本有天一生水之妙，凡治病以水道通利为快捷方式，此方剂能清心利小便，所以能散火，对小儿因蕴热，丹毒惊风，受痰热变蒸，一切发热之病，用之最当，而呕吐泄利，也无不治。方药组成为泽泻三钱，滑石、猪苓各二钱五分，灯心一两六钱，以米粉浆水洗，晒干研末，入水澄之，浮者为灯心，取二钱五分，赤茯苓、白茯苓、茯神各一钱七分，又研成末，用人参一两，煎膏制成丸剂，如樱桃大小，以朱砂为衣，金箔包裹，每次一丸，以灯心麦门冬汤，或薄荷汤化服。

［词解］

①天一生水：出自“河图洛水”的天地生成数口：“天一生水，地六成之；地二生火，天七成之；天三生木，地八成之；地四生金，天九成之；……”

【原文】

諸積：有傷乳傷食[①]而身熱，惟肚熱甚耳，夜間熱者，傷積之驗也。癖積，在兩脇下痞塊者，時痛，寒熱，肚熱，咳嗽吐痰，面黄腹脹，便青泄，尿如油，腸鳴，夜發熱。

消乳食丸：（入門）行氣消乳食。香附一兩，砂仁、陳皮、三稜、蓬术、神曲、麥芽各五錢，右末，糊丸如麻子，每二十丸紫蘇煎湯下。

消食餅：（回春）治小兒傷食，皮黄肌瘦，肚腹脹大，用此焦餅令兒常食之。蓮肉、山藥炒、白茯苓、神曲炒、麥芽炒、白扁豆炒各等分，右細末，每四兩入曲一斤，以水和匀，烙焦如餅，使兒食之。一方，有山楂、芡仁。

白餅子：（寶鑑）腹中有癖則不食，但飲乳，此主之。滑石、輕粉、白附子、南星炮各一錢，爲末，巴豆二十四粒去皮膜，水一升，煮水盡爲度，右研匀，糯米飯丸，如菜豆，捏作餅子，三歲以上三五餅，蔥白湯下。一名玉餅子。一名白玉餅。

尅堅膏：（回春）專貼小兒癖塊，發熱，羸瘦者。木鼈子、穿山甲、川烏、甘草、甘遂、當歸右剉各八錢，先用真香油一斤入鍋内，將前藥熬成灰濾去滓，再慢火熬，滴水不散，方下黄丹八兩，熬滴水成珠，方下細藥入内，再不見火，蘆薈、阿魏、硼砂、皮硝、水紅花子各五錢，硇砂三錢，麝香一錢，右細末，入内攪匀不熬，攤爲膏藥，貼時先用皮硝水洗皮膚，以膏貼癖，二三日後覺肚内疾作疼，四五日發痒，糞後有膿血之物，是其驗也，水紅花子即蓼花子也。

消癖清肌湯：（新增）治腹有癖塊，寒熱如虐，口渴尿赤，盜汗，咳嗽，或晝歇夜發。柴胡、鼈甲各一錢，黄芩、山楂肉、神曲、白芍藥各七分，半夏、地骨皮、人參、木通各五分，胡黄連、甘草各三分，薑三片煎服，甚則加稜蓬，虚則加苓术。

萬安膏：（新增）治傷食吐泄，心腹絞痛，或痢疾腹痛。平胃散（六腑）水煎調蘇合香元（氣門）二三丸，入蜜少許，不拘時服。

［语释］

诸积：小儿有伤乳伤食而身热，单肚子热的厉害，而夜间发热，证明是伤积。癖积，则在两胁下成痞块，时痛，发寒热，肚子热，咳嗽吐痰，面黄腹胀，便泄色青，尿如油，肠鸣，夜发热。

消乳食丸：《入门》能行气，消乳食。方药组成为香附一两，砂仁、陈皮、三棱、蓬术、神曲、麦芽各五钱，又研成末，制成糊丸，如麻子大小，每次二十丸，紫苏煎汤服下。

消食饼：《回春》治小儿伤食，症见皮黄肌瘦，肚腹胀大，用此焦饼让儿常吃。方药组成为莲肉、山药（炒）、白茯苓、神曲（炒）、麦芽（炒）、白扁豆（炒）各等分，又研细末，每四两入神曲一斤，以水和匀，像烙饼那样烙焦，让儿吃。另方，有山楂、芡仁。

白饼子：《宝鉴》小儿腹中有癖则不吃饭，只吃奶，此药主之。方药组成为滑石、轻粉、白附子、南星（炮）各一钱，研为末，巴豆二十四粒，去皮膜，水一升，以将水煮尽为度，又研匀，用糯米饭制丸，如菜豆大小，捏作饼子，三岁以上每次三五饼，葱白汤服下。又名“玉饼子”。又名“白玉饼”。

克坚膏：《回春》专贴治小儿癖块，及小儿发热、羸瘦。方药组成为木鳖子、穿山甲、川乌、甘草、甘遂、当归（又切薄片）各八钱，先将真香油一斤放入锅内，把前药放入油中，熬枯滤去渣，再慢火熬，待成滴水不散时，再下黄丹八两，待熬成滴水成珠时，再下细料药入内，不再加热，其中细料药芦荟、阿魏、硼砂、皮硝、水红花子各五钱，硇砂三钱，麝香一钱，研细末，加入后搅匀，不再熬，摊成膏药，贴时先用皮硝水洗皮肤，以膏贴癖，二三日后觉肚内癖块作疼，四五日发痒，便后有脓血之物，是起效。水红花子，即蓼花子也。

消癖清肌汤：（本书新增方剂）治腹有癖块，寒热如虐，口渴尿赤，盗汗，咳嗽，或昼歇夜发。方药组成为柴胡、鳖甲各一钱，黄芩、山楂肉、神曲、白芍药各七分，半夏、地骨皮、人参、木通各五分，胡黄连、甘草各三分，生姜三片，煎服，严重者，则加棱蓬，虚者，则加苓术。

万安膏：（本书新增方剂）治伤食吐泄，心腹绞痛，或痢疾腹痛。“平胃散”（运脾化湿）水煎调“苏合香丸”（行气开窍）二三丸，入蜜少许，不限时服。

［词解］

①傷乳傷食：病证名。见《医宗金鉴·幼科杂病心法要诀》。由乳食不节，损伤脾胃，运化失常而致腹胀肠鸣泄泻，粪腥臭且夹乳瓣或未消化的食物，疼痛啼叫，口渴尿赤，多伴有腹痛，面色黄滞，发热，不喜饮食。《幼科发挥》：“伤乳食，物出作馊酸气者是也。”

【原文】

好吃泥土：乃脾虚胃熱所致，面色青黄或蟲動，不急治生癖症，清脾養胃湯，又方，好黄土爲末，濃煎黄蓮汁和爲餅，服之，名黄金餅。

清脾養胃湯：（保元）石膏、黄芩、陳皮、白术、白茯苓、甘草、胡黄蓮、使君子等分，煎服，或爲末，放於飲食内，令兒服。

［语释］

好吃泥土：是脾虚胃热所致，症见面色青黄，或虫迹，不急治生癖症，治疗方剂为“清脾养胃汤”，另方，好黄土研末，浓煎黄莲汁和作饼，让小儿吃，名“黄金饼”。

清脾养胃汤：《保元》石膏、黄芩、陈皮、白术、白茯苓、甘草、胡黄莲、使君子等分，煎服，或为末，放于饮食内，令儿服。

【原文】

吐瀉：乳食過飽，生冷不節，脾虛則泄，胃虛則吐，久則成慢驚與疳，當分虛實。傷寒乳，或外感風寒而吐腥臊、瀉青白、身涼不渴，是寒，理中湯（寒門），或先泄後吐，乃虛冷，四君子湯（氣門）。傷熱乳，或感暑而吐酸臭、泄黃赤、身熱面赤，是熱，益元散（暑門）合四苓散（寒門），或先吐後泄，熱在脾胃，白虎湯（寒門）。傷風吐泄，木克土，憎寒壯熱，頭疼，咳嗽氣促，蓋熱者，先服鈎藤散，後服益黃散，冷者，先服益黃散，後服鈎藤散。內傷乳食，腹脹吐泄，如抱壞雞卵臭，消乳食丸。腹痛吐乳，萬安膏。傷濕吐泄，身重，腹脹，尿澀，泄下如水傾出，腹不痛，燥濕湯（大便），平胃散（六腑），虛者，異功散（六腑）。吐泄久不止，氣下陷，升陽益胃湯、補中益氣湯（並內傷），虛渴，錢氏白术散。吐泄日久，臟寒氣脫，面青肢冷，四君子湯加木香、訶子、肉豆蔻、陳皮。臟寒甚，欲作慢驚，附子理中湯（寒門）。

香橘餅：（寶鑑）治初生停乳、吐泄。厚樸、神曲、麥芽、縮砂各五錢，木香、橘皮、青皮各二錢五分，右末，蜜丸如芡實，每一丸，以紫蘇葉煎湯或米飲任下。

木瓜丸：（寶鑑）治初生吐不止。木瓜、麝香、木香、檳榔、膩粉各一字，右末，麵糊丸如黍米，甘草湯下一二丸。

燒針丸：（寶鑑）治內傷乳食，吐泄不止危甚者。黃丹、朱砂、白礬枯各等分，右末，棗肉丸如芡實，每一丸，用鐵挑於燈焰上燒存性，乳汁或米飲化下，此藥清鎮，專主吐泄。

助胃膏：（寶鑑）治小兒吐泄，和脾胃進乳食。山藥五錢，人參、白术、白茯苓、陳皮、甘草各二錢五分，木香一錢，縮砂二十箇，白豆蔻七箇，肉豆蔻二箇，右末，蜜丸如皂子，每一丸，米飲化下或木瓜湯調下一錢。

［语释］

吐泻：小儿吃奶过饱，或生冷不节，致使脾虚而泄，胃虚而吐，日久则成慢惊与疳积，治疗当分虚实。伤冷乳，或外感风寒而吐腥臊、泻青白、身凉不渴，是寒邪为病，治疗方剂为“理中汤”（温中散寒），若先泄后吐，为虚冷，治疗方剂为“四君子汤”（补气）。伤热乳，或感暑而吐酸臭、泄黄赤、身热面赤，是热邪为病，治疗方剂为“益元散”（清暑）合“四苓散”（祛寒湿），若先吐后泄，为热在脾胃，治疗方剂为“白虎汤”（清热生津）。若伤风吐泄，为木克土，症见憎寒壮热，头疼，咳嗽气促，盖热邪为病，先服“钓藤散”，后服“益黄散”，冷者，先服“益黄散”，后服“钓藤散”。若内伤乳食，腹胀吐泄，味臭如抱窝的坏鸡蛋，治疗方剂为“消乳食丸”。若腹痛吐乳，用“万安膏”治疗。若伤湿吐泄，身体沉重，腹胀，尿涩，泄下如水倾出，腹不痛，治疗方剂为“燥湿汤”（通大便），“平胃散”（运脾化湿），虚人，用“异功散”（健脾理气）。若吐泄久不止，则致气虚下陷，治疗方剂为“升阳益胃汤”、“补中益气汤”（均内伤），若虚渴，“钱氏白术散”治疗。吐泄日久，会使脏寒气脱，症见面青肢冷，治疗方剂为“四君子汤”加木香、诃子、肉豆蔻、陈皮。脏寒严重，欲作慢惊，治疗方剂为“附子理中汤”（温中祛寒）。

香橘饼:《宝鉴》治初生儿不吃奶、吐泄。方药组成为厚朴、神曲、麦芽、缩砂各五钱，木香、橘皮、青皮各二钱五分，又研成末，制成蜜丸，如芡实大小，每次一丸，以紫苏叶煎汤或米饮任意服下。

木瓜丸:《宝鉴》治初生儿吐不止。方药组成为木瓜、麝香、木香、槟榔、腻粉各一字，又研成末，以面糊丸，如黍米大小，用甘草汤冲服一二丸。

烧针丸:《宝鉴》治内伤乳食，吐泄不止危重者。方药组成为黄丹、朱砂、白矾枯各等分，又研成末，以枣肉制丸如芡实大小，每次一丸，用铁挑于灯焰上烧存性，乳汁或米饮化服，此药能清能镇，专治吐泄。

助胃膏:《宝鉴》治小儿吐泄，和脾胃进乳食。方药组成为山药五钱，人参、白术、白茯苓、陈皮、甘草各二钱五分，木香一钱，缩砂二十个，白豆蔻七个，肉豆蔻二个，又研成末，制成蜜丸如皂子大小，每次一丸，米饮化服，或木瓜汤调服一钱。

【原文】

啓脾散:（入門）百病愈後俱用此藥調脾。蓮肉一兩，白术、白茯苓、山藥炒、神麯炒、山楂肉各五錢，人參、猪苓去皮、澤瀉、藿香、木香、當歸身、白芍藥微炒、砂仁炒各三錢，肉豆蔻煨三箇，陳皮二錢，甘草一錢，右末，薑湯任意調服。驚風後，加辰砂、滑石各二錢，調服。

土龍膏:（俗方）治暑熱入心肺，身熱煩渴，吐瀉，小便不利。地龍大者十餘條，入黃土泥餅中，作團，如鵝鴨卵，慢火煨熟，浸香薷煎湯，或車前子糯米同炒煎湯，澂取用，微溫和些蜜頻服。一方，真黃土化水，數沸，入地龍，鏇即傾出，待清取用。

[语释]

启脾散:《入门》百病愈后都用该药调脾。方药组成为莲肉一两，白术、白茯苓、山药（炒）、神曲（炒）、山楂肉各五钱，人参、猪苓去皮、泽泻、藿香、木香、当归身、白芍药（微炒）、砂仁（炒）各三钱，肉豆蔻（煨）三个，陈皮二钱，甘草一钱，又研成末，姜汤任意调服。惊风后，加辰砂、滑石各二钱，调服。

土龙膏:（民间方）治暑热入心肺，所致身热烦渴，吐泻，小便不利。方药组成为地龙大者十余条，放进黄土制成的泥饼中，作成团，如鹅鸭卵状，慢火煨熟，用香薷煎汤浸泡，或车前子、糯米同炒，再煎汤，澄清取用，微温和些蜜频服。另方，用水将真黄土化开，煮开数沸，入地龙，立即倾出，待清取用。

【原文】

感冒風寒: 貪睡，口中熱，呵欠，煩悶，傷風也。頭目痛，畏人畏寒，傷寒也。頭身痛，鼻涕咳嚏，頰赤眼澀，山根[①]青，皆傷風寒，通用參蘇飲（寒門）。（新增）葱鬚細切入真油，煎一二沸，服之，治感冒及痰嗽，又治驚風初起。

人參羌活散:（寶鑑）治傷風寒，發熱。羌活、獨活、柴胡、前胡、枳殼、桔梗、人參、赤茯苓、川芎甘草各二分，天麻、地骨皮各一分，薄荷三葉。

惺惺散:（寶鑑）治傷風發熱，痰嗽煩渴。人參、白术、白茯苓、桔梗、川芎、白芍藥、瓜蔞根、甘草各二分五里，細辛、薄荷各一分，薑二片。

[语释]

感冒风寒: 症见贪睡，口中热，呵欠，烦闷，为伤风。症见头目痛疼，畏人畏寒，为伤寒。而头身俱痛，流鼻涕，咳嗽喷嚏，颊赤眼涩，山根青，为伤风寒，通用“参苏饮”（伤寒）。（本书新增方剂）葱须细切，放入油中，煎煮一二沸，服葱须，治感冒及痰嗽，又治惊风初起。

人参羌活散：《宝鉴》治伤风寒，发热。方药组成为羌活、独活、柴胡、前胡、枳壳、桔梗、人参、赤茯苓、川芎甘草各二分，天麻、地骨皮各一分，薄荷三叶。

惺惺散：《宝鉴》治伤风发热，痰嗽烦渴。方药组成为人参、白术、白茯苓、桔梗、川芎、白芍药、瓜蒌根、甘草各二分五厘，细辛、薄荷各一分，生姜二片。

［词解］

①山根：它又称“健康宫”。在两眼之间，为鼻子的起点。能反映人体的健康体质情况。

【原文】

痰涎喘嗽：痰者，風苗，火靜則伏於脾，動則壅於肺，痰火交作則咳喘，瀉白散（五臟），合導痰湯（痰飲），寒嗽，華盖散（咳嗽），熱咳，清金降火湯（咳嗽）。涎者，脾肺虛而流溢在咽喉，如水雞聲①，喘咳煩悶，抱龍丸。馬脾風②者，寒邪入肺，寒欝為熱，痰咳上氣，肺脹齁䶎③，若不速治，立危。

馬脾風散：（寶鑑）治馬脾風。辰砂二錢五分，甘遂一錢五分，輕粉五分，右末，每取一字，以溫漿水④少許，上滴香油一點，抄藥⑤在油花上，待沉下，却去漿水，灌之神效。

［语释］

痰涎喘嗽：痰，为风邪之苗，火静则痰伏于脾，火动则痰壅于肺，痰火交作则咳喘，治疗方剂为“泻白散”（泻肺平喘）合“导痰汤”（化痰饮），寒嗽，用“华盖散”（咳嗽），热咳，用“清金降火汤”（咳嗽）。涎，因脾肺虚而流溢在咽喉，患者发出水鸡声，喘咳烦闷，治疗方剂为“抱龙丸”。马脾风，为寒邪入肺，郁而为热，痰咳上气，肺胀齁䶎，若不速治，患者立危。

马脾风散：《宝鉴》治马脾风。方药组成为辰砂二钱五分，甘遂一钱五分，轻粉五分，又研成末，每取一字，以温浆水少许，上滴香油一点，把药洒在油花上，待沉下，再去浆水，灌服神效。

［词解］

①水雞聲：证名。系指喉间痰鸣声连连不断，好象水鸡（即田鸡）叫声的症状。出《金匮要略·肺痿肺痈咳嗽上气病脉证治》：“咳而上气，喉中水鸡声，射干麻黄汤主之。”

②馬脾風：病证名。出《医学纲目》。又名风喉、暴喘。为小儿“暴喘而胀满”（《幼科证治准绳》）的危重证候。症见胸高气壅，肺胀喘满，两胁抬动，鼻翼扇动，大小便秘，神气闷乱。多因“胸膈积热，心火凌肺，痰热壅盛”（《幼幼集成》）所致。

③齁䶎：（hōu）（è）形容鼻息声，打鼾声。

④漿水：为用粟米加工，经发酵而成的白色浆液。

⑤抄藥：抓起药物。

【原文】

泄痢：疳痢，瀉青白黃沫；水痢，色變無常，目胞肿，腹脹，好飲水，漸瘦瘠，蘇感元（大便）；赤痢，黃芩芍藥湯（大便）；白痢，益元散（署門）；赤白痢，六神丸（大便）。一方，五倍子炒黃末、烏梅末，水浸丸如彈子，每一丸，白痢，米飲；赤痢，薑湯；水瀉，冷水下。

腹痛腹脹：腹痛者，身熱口渴，便祕尿赤，腹熱，暴痛暴止，積熱，黃芩芍藥湯（大便）。麵青白，肢逆冷，甚則吐瀉，臟寒，理中湯（寒門），乳食所傷，痛消乳食丸。諸痛大同小異，惟蟲痛，小兒多有口出涎沫，發無時，肩背痛，食則加痛，脣紫黑，葢早食肥甘，濕熱化生，或傷冷，胃寒痛，安蛔理中湯（寒門），練陳湯（蟲門）。腹脹者，喘嗽悶亂，有積實也，紫霜丸，不喘，無積，虛也，六君子湯（痰飲）。諸脹皆有脾胃虛，氣不升降，當分新舊虛實，補脾消導，如一時壅滯脹悶，急下通利。盤腸痛[1]者，因寒欝小腸，臍腹刺痛似内鈞，但盤腸曲腰、乾啼、額汗為異，盖腸食成霍而痛急，以葱白搗炒熨臍腹，蘇合香丸（氣門），薑湯下。

乳香散：（寶鑑）治盤腸内吊腹痛。乳香、沒藥各少許，細研，另取木香一塊，於乳鉢内磨，水一分，滾數沸，調乳沒末服之。

消積丸：（寶鑑）治乳食傷積，腹脹氣急。丁香、縮砂各十二箇，使君子肉五箇，烏梅肉、巴豆肉各三箇，右末，飯丸如麻子，每三丸或五丸，橘皮湯下。

安蟲散：（寶鑑）治蟲痛。胡粉炒黄、檳榔、苦練根、鶴蝨、白礬半生半枯各二錢，右末，每服一字，大兒五分，米飲調下。或以米糊丸如麻子，一歲兒，溫漿水入清油打匀送下，名曰安蟲丸。

苦練丸：（新增）治小兒多食膏粱甘味，化為蚘蟲，經年不愈。苦練根、鶴蝨、朱砂各一兩，檳榔五箇，麝香一錢，右末，麵糊丸如小豆，每三丸白湯下，日三。

［语释］

泄痢：痡痢，症见泻下青白黄沫；水痢，泻下色变无常，眼泡肿，腹胀，好饮水，渐瘦瘠，治疗方剂为“苏感元”（通大便）；赤痢，治疗方剂为“黄芩芍药汤”（通大便）；白痢，治疗方剂为“益元散”（清暑利湿）；赤白痢，治疗方剂为“六神丸”（通大便）。另方，五倍子炒成黄末、烏梅研末，水浸制成丸剂，如彈子大小，每次一丸，若白痢，米汤服下，若赤痢，姜汤服下，若水泻，用冷水服下。

腹痛腹胀：小儿腹痛，身热口渴，便秘尿赤，腹热，暴痛暴止，为积热，治疗方剂为“黄芩芍药汤”（通大便）。若面色青白，四肢逆冷，甚则吐泻，为脏寒，治疗方剂为“理中汤”（温中祛寒），因吃乳所伤，服用“痛消乳食丸”。诸痛大同小异，惟虫痛，小儿多口出涎沫，痛发无时，肩背痛，食则更痛，唇色紫黑，盖早食肥甘，化生湿热，或伤冷，胃寒痛疼，治疗方剂为“安蛔理中汤”（温中安蛔），“楝陈汤”（驱虫）。小儿腹胀，喘嗽闷乱，有积实所致，治疗方剂为“紫霜丸”，若不喘，为无积，属虚，治疗方剂为“六君子汤”（化痰饮）。诸胀皆有脾胃虚，若气不升降，当区分新旧虚实，以补脾或消导治疗，如一时壅滞胀闷，应急便下通利。小儿盘肠痛，是因寒郁小肠，肠食成霍而痛急，脐腹刺痛似内钓，盘肠痛但见小儿曲腰、干啼、额汗，应与腹痛相区别，以葱白捣烂炒热，熨脐腹，姜汤冲服“苏合香丸”（行气）。

乳香散：《宝鉴》治盘肠内吊腹痛。方药组成为乳香、没药各少许，细研，另取木香一块，放于乳钵内磨，水一分，烧开数沸，调乳香、没药末服。

消积丸：《宝鉴》治乳食伤积，腹胀气急。方药组成为丁香、缩砂各十二个，使君子肉五个，乌梅肉、巴豆肉各三个，又研成末，泛丸如麻子大小，每次三丸或五丸，橘皮汤冲服。

安虫散：《宝鉴》治虫痛。方药组成为胡粉（炒黄）、槟榔、苦练根、鹤虱、白矾（一半生，一半枯）各二钱，又研成末，每次服一字，大的儿童五分，米汤调服。或以米糊制丸，如麻子大小，一岁小儿，用温浆水入清油打匀送下，名曰“安虫丸”。

苦练丸：（本书新增方剂）治小儿多食膏粱甘味，化为蛔虫，经年不愈。方药组成为苦练根、鹤虱、朱砂各一两，槟榔五个，麝香一钱，又研成末，以面糊丸，如小豆大小，每次三丸，白汤服下，每日三次。

［词解］

①盘肠痛：又名肠痛。症见腹痛曲腰，叫哭不已，不乳，面色青白，两眉蹙锁，大便泻青，额上汗出等。多由小儿脾气不足，感受寒邪风冷，搏于肠间所致。

【原文】

五軟五硬：五軟者，頭項軟，天柱骨[①]倒，補中益氣湯（内傷），亦有熱者。手軟，肝虚，無力，不舒伸。脚軟，行遲髓虚筋弱，不能束骨，腎氣丸（五臟），加鹿茸、牛膝、五加皮。身軟，身熱筋痿，飲食不為肌膚，四君子湯（氣門），或補中益氣湯。口軟，語遲，胎中因母驚，使心神虚，舌本不通。盖五軟稟受不足，或久瀉，大病後虚弱而成。五硬者，頭、項、手脚、身、口強直冰冷，乃肝受風，烏藥順氣散（風門）。

涼肝丸：（入門）治肝膽伏熱，脣麵俱紅，肌膚熱，筋緩項軟，又治痘後目赤肿痛。黄芩、茺蔚子、玄参酒洗、大黄酒炒、知母各一兩，防風二錢，人參、赤茯苓各一錢五分，右末，蜜丸如菉豆，量兒大小，食後茶清下。

健骨散：（寶鑑）治頭軟，頭不能正。頭軟者，天柱倒也。白殭蠶炒為末，每服五分或一錢，薄荷泡酒調下，日三。

薏苡丸：（寶鑑）治手軟。薏苡仁、當歸、秦艽、酸棗仁、防風、羌活各五錢，右末，蜜丸如芡實，荊芥湯化下。

鹿茸四斤丸：（寶鑑）治身軟，筋骨痿弱。肉蓯蓉、牛膝、木瓜、菟絲子、熟地黄、鹿茸、天麻、杜冲、五味子各等分，為末，蜜丸如梧子，溫酒或米飲下三五十丸。一名，加減四斤丸。

菖蒲丸：（寶鑑）治心氣不足，五六歲不能言。石菖蒲、人參、麥門冬、遠志、當歸、川芎各二錢，乳香、朱砂各一錢，右末，蜜丸如麻子，每一二十丸米飲下，日三服。

五加皮散：（寶鑑）治三歲不能行。五加皮二錢五分，牛膝酒洗、木瓜各一錢二分五里，右末，每一錢米飲調下。

［语释］

五软五硬：五软者，一是头项软，因天柱骨倒所致，治疗方剂为“补中益气汤”（内伤），亦有因热所致。二是手软，属肝虚，小儿体无力，不舒伸。三是脚软，小儿行迟，属髓虚，筋弱不能束骨，治疗方剂为“肾气丸”（补肾），加鹿茸、牛膝、五加皮。四是身软，小儿身热，属筋痿，饮食不养肌肤，治疗方剂为“四君子汤”（补气），或“补中益气汤”。五是口软，小儿语迟，因胎中母惊，使心神虚，舌本不通。盖五软之证，因患儿禀受不足，或久泻，或大病后虚弱而成。五硬者，为头、项、手脚、身、口强直冰冷，是肝受风，治疗方剂为“乌药顺气散”（祛风）。

凉肝丸：《入门》治肝胆伏热，唇面俱红，肌肤热，筋缓项软，又治痘后目赤肿痛。方药组成为黄芩、茺蔚子、玄参（酒洗）、大黄（酒炒）、知母各一两，防风二钱，人参、赤茯苓各一钱五分，又研成末，制成蜜丸，如绿豆大小，据儿大小，饭后清茶冲服。

健骨散：《宝鉴》治头软，头不能正。头软，为天柱倾倒。炒白僵蚕研末，每次服五分或一钱，薄荷泡酒调服，每日三次。

薏苡丸：《宝鉴》治手软。方药组成为薏苡仁、当归、秦艽、酸枣仁、防风、羌活各五钱，又研成末，制成蜜丸，如芡实大小，荆芥汤化服。

鹿茸四斤丸：《宝鉴》治身软，筋骨痿弱。方药组成为肉苁蓉、牛膝、木瓜、菟丝子、熟地黄、鹿茸、天麻、杜冲、五味子各等分，研为末，制成蜜丸，如梧子大小，温酒或米汤服下三十至五十丸。又名“加减四斤丸”。

菖蒲丸：《宝鉴》治心气不足，五六岁不能说话。方药组成为石菖蒲、人参、麦门冬、远志、当归、川芎各二钱，乳香、朱砂各一钱，又研成末，制成蜜丸，如麻子大小，每次一二十丸，米汤服下，每日服三次。

五加皮散：《宝鉴》治三岁不能行走。方药组成为五加皮二钱五分，牛膝（酒洗）、木瓜各一钱二分五厘，又研成末，每次一钱，米汤调服。

［词解］

①天柱骨：人体结构名。即颈柱骨。又名旋台骨。

【原文】

解顱[①]**：**頭縫開解不合，由腎氣不成，腦髓虛也，八味元，腎氣丸（並五臟），八物湯，十全大補湯（並虛勞），或南星、白斂末，醋調貼顱上。

人參地黃丸：（保元）治腎氣不成，顱顖自開，及氣血不充，筋骨呈露，如鶴之膝。六味地黃丸（五臟），去澤瀉，加人參、鹿茸。一方，或加當歸、鹿茸、牛膝。

［语释］

解颅：婴儿头缝开解不合，因肾气未形成，脑髓虚之故，治疗方剂为"八味元"，"肾气丸"（均补肾），"八物汤"，"十全大补汤"（均补虚），或将南星、白敛末，醋调贴头上。

人参地黄丸：《保元》治肾气未形成，颅囟自开，及气血不充，筋骨呈露，如鹤之膝。药组成为六味地黄丸（补五臟），去泽泻，加人参、鹿茸。另方，有的加当归、鹿茸、牛膝。

［词解］

①解顱：病证名。出《诸病源候论》。又名囟开不合、囟解。指小儿到一定年龄，囟门应合而不合，头缝开解以致囟门较正常为大，或可见囟门部稍稍隆起。正常小儿的颅骨缝，大都在出生六个月间时，开始骨化，后囟在二至四个月时闭合，前囟在一岁至一岁半时闭合。如延迟不合，多由父母精血不足，以致小儿先天肾气虚弱，不能充养脑髓而成。多见于脑积水、佝偻病等病症。

【原文】

顖填顖陷[①]**：**顖填者，顖門肿起，因乳哺失常，或寒熱乘脾，寒氣上冲，牢鞕[②]（453页），補中益氣湯（内傷），熱氣上冲，柔軟，瀉青丸（五臟）。顖陷者，顖門成坑，因臟腑有熱，渴飲，致泄痢，脾胃虧陷，補中益氣湯，或十全大補湯（虛勞），加附子，或黃狗頭骨炙黃末，鷄子清調付。

髮不生　齒不生：髮不生者，氣血不能榮上。齒不生者，髓不能充骨，十全大補湯（虛勞），加塩炒知母、黃栢，吞腎氣丸（五臟），或雄鼠糞二十枚，每日一粒揩齒齦，老鼠脊骨末入，麝香少許，鍼刺齦數處，擦日三四。

蓯蓉丸：（寶鑑）治髮不生。當歸、生乾地黃、肉蓯蓉、白芍藥各一兩，胡粉五錢，右末，蜜丸如黍米，每十丸，黑豆湯下，兼磨化二三十丸，塗擦頭上。

［语释］

囟填囟陷：囟填，为囟门肿起，因乳哺失常，或寒热乘脾，寒气上冲所致，牢韧坚硬，状如带齿木屐，治疗方剂为"补中益气汤"（内伤），若热气上冲，柔软，治疗方剂为"泻青丸"（清肝泻火）。囟陷，为囟门凹陷，因脏腑有热，口渴多饮，致泄痢，脾胃亏陷，治疗方剂为"补中益气汤"，或"十全大补汤"（虚劳），加附子，或黄狗头骨炙黄研末，以鸡子清调敷患处。

发不生　齿不生：发不生，为气血不能荣上。齿不生，为髓不能充骨，治疗方剂为"十全大补汤"（虚劳），加盐炒知母、黄柏，吞服"肾气丸"（补肾），或雄鼠粪二十枚，每日一粒揩齿龈，老鼠脊骨研末，入麝香少许，针刺龈数处，每日擦三四次。

苁蓉丸：《宝鉴》治发不生。方药组成为当归、生干地黄、肉苁蓉、白芍药各一两，胡粉五钱，又研成末，制成蜜丸，如黍米大小，每次十丸，黑豆汤冲服，兼磨化二三十丸，涂擦头上。

［词解］

①顖填顖陷：均为小儿颅囟异常的疾患，均有囟门未闭的症状。但囟陷主要是以囟门下陷为主证，常见于腹泻严重失水的患儿，而囟填是以囟门高凸为特征，常见于肝风内动的患者。囟填囟陷二者虽有囟门不闭，但它们一般均无头颅增大、颅缝开解的症状。

②鞕：(áng) 带齿的木屐。

【原文】

龜背龜胷：龜背者，風入脊骨，或坐太早，背突如龜背，何首烏末調龜尿，付脊骨凸。龜胷者，肺熱脹滿，胷骨高起，盖因乳母多食辛熱，痰咳喘急，瀉白散（五臟），加酒炒片芩、薑炒山梔，痰盛，合二陳湯（痰飲）。

松蘂丹：（寶鑑）治龜背。松花、枳殻、防風、獨活各一兩，麻黄、大黄、前胡、桂心各五錢，右末，蜜丸如黍米，粥飲下十丸。

百合丹：（寶鑑）治龜胸。大黄七錢五分，天門冬、杏仁、百合、木通、桑白皮、枳殻、甜葶藶、石膏各五錢，右末，蜜丸如菉豆，白湯下五七丸至十丸。

［语释］

龟背龟胸：小儿患龟背，为邪风入脊骨，或坐太早，脊背突起如龟背，治疗用何首乌末调龟尿，涂敷在凸起的脊骨上。小儿患龟胸，为肺热胀满，胸骨高起，盖因乳母多食辛热，痰咳喘急，治疗方剂为“泻白散”（清肺平喘），加酒炒片芩、姜炒山栀，若痰盛，加“二陈汤”（化痰饮）。

松蕊丹：《宝鉴》治龟背。方药组成为松花、枳壳、防风、独活各一两，麻黄、大黄、前胡、桂心各五钱，又研成末，制成蜜丸，如黍米大小，每次粥汤服下十丸。

百合丹：《宝鉴》治龟胸。方药组成为大黄七钱五分，天门冬、杏仁、百合、木通、桑白皮、枳壳、甜葶苈、石膏各五钱，又研成末，制成蜜丸，如绿豆大小，白汤冲服五、七丸至十丸。

【原文】

滯頤[①]：熱涎流出，黏稠漬於頤間，胃火上炎，通心飲、瀉黄散（五臟）。冷涎清而自流，胃虛不能收約。

木香半夏丸：（寶鑑）治胃虛冷涎。木香、半夏麯、丁香各五錢，白薑、白术、青皮、陳皮各二錢五分，右末，蒸餅丸如麻子，米飲灌下。

［语释］

滞颐：热涎流出黏稠，浸渍于颐间，为胃火上炎，治疗方剂为“通心饮”、“泻黄散”（清心泻火）。冷涎清而自流，为胃虚不能约束。

木香半夏丸：《宝鉴》治胃虚冷涎。方药组成为木香、半夏曲、丁香各五钱，白姜、白术、青皮、陈皮各二钱五分，又研成末，蒸饼丸如麻子大小，米汤灌服。

［词解］

①頤：面颊，腮。

【原文】

丹毒[①]：有赤白，皆因母食五辛，及尿衣不乾，濕熱之毒於血相博，而風乘之，自腹出四肢易治，自四肢入腹難治，百日內發者，及入腎、入腹則必死，急以細鍼刺出惡血，即消，犀角地黃湯（血門），犀角消毒飲（皮門），升麻葛根湯（寒門），或焰硝、大黃等末，井水調勻，雞羽塗之。又蚯蚓糞二分，焰硝一分，新汲水調敷。（新增經驗）馬齒莧擣付，色變易之，神效。冬則青黛代用。南瓜去皮割付，水流即愈。

諸瘡：因孕婦七情之慾、飲食之毒，發於頭麵、胷背、四肢，初生月內發者淺，一二歲發者深，消毒保嬰丹（痘疹），犀角地黃湯（血門），外用兒父尿以雞羽刷瘡上，或臘猪脂付之，或春柳條、荊芥、夏棗業、槐枝、鞦苦参煎湯溫洗，癩頭瘡，防風通聖散（風門）酒制為末，每一錢煎服。外以黃蠟膏諸瘡付之。詳見諸瘡門参攷。

大連翹飲：（寶鑑）治諸瘡。甘草四分，柴胡、黃芩、荊芥各三分，蟬殼二分五里，連翹、車前子、瞿麥、滑石、惡食、赤芍藥、梔子、木通、當歸、防風各二分，燈心十莖，竹葉二片。

生料四物湯：（寶鑑）治同上。生地黃、赤芍藥、川芎、當歸、防風各三分，黃芩、薄荷各二分。

牛黃解毒丹：《保嬰》治小兒胎瘡諸熱。甘草、金銀花各一兩，紫草茸酒洗五錢，牛黃三錢，右末，煉蜜丸如梧子，量兒大小，薄荷或蟬蛻湯化服。（滙編）金銀花、紫草茸各一兩，甘草五錢，牛黃三錢，或加蟬蛻，制法服法同上。

猪膽散：（新增）治胎毒。黃丹、石雄黃、乳香、沒藥、白芷、王不留行各一錢，右末，猪膽一部調塗。

［语释］

丹毒：患儿皮肤发赤白，皆因母食五辛，及尿湿衣不干，湿热之毒于血相博，而风乘之，丹毒自腹出四肢易治，自四肢入腹难治，百日内发丹毒，及丹毒入肾、入腹则必死，应急以细针刺出恶血，丹毒即消，治疗方剂为“犀角地黄汤”（凉血），“犀角消毒饮”（凉血），“升麻葛根汤”（凉血透疹），或焰硝、大黄等末，井水调匀，鸡羽涂患处。或蚯蚓粪二分，焰硝一分，用新汲水调敷患处。（本书新增经验方）马齿苋捣敷患处，色变更换，神效。冬则青黛代用。南瓜去皮，切片敷患处，水流即愈。

诸疮：因孕妇七情之欲、饮食之毒，使婴幼儿疮发头面、胸背、四肢，初生婴儿月内发者，病浅，一二岁发者，病深，治疗方剂为“消毒保婴丹”（消痘疹），“犀角地黄汤”（凉血），外用患儿父亲之尿，以鸡羽刷疮上，或腊猪脂敷患处，或将春柳条、荆芥、夏枣业、槐枝、秋苦参煎汤温洗，若发癞头疮，“防风通圣散”（祛风解表）酒制研末，每次一钱煎服。外用黄蜡膏敷诸疮上。详见“诸疮门”作为参考。

大连翘饮：《宝鉴》治诸疮。方药组成为甘草四分，柴胡、黄芩、荆芥各三分，蝉壳二分五厘，连翘、车前子、瞿麦、滑石、恶食、赤芍药、栀子、木通、当归、防风各二分，灯心十根，竹叶二片。

生料四物汤：《宝鉴》治同上。方药组成为生地黄、赤芍药、川芎、当归、防风各三分，黄芩、薄荷各二分。

牛黄解毒丹：《保婴》治小儿胎疮诸热。方药组成为甘草、金银花各一两，紫草茸（酒洗）五钱，牛黄三钱，又研成末，炼蜜制丸，如梧子大小，据患儿大小，用薄荷或蝉蜕汤化服。《汇编》为金银花、紫草茸各一两，甘草五钱，牛黄三钱，或加蝉蜕，制法服法同上。

猪胆散：（本书新增方）治胎毒。方药组成为黄丹、石雄黄、乳香、没药、白芷、王不留行各一钱，又研成末，猪胆一个调涂患处。

［词解］

①丹毒：是以患部突然皮肤鲜红成片，色如涂丹，灼热肿胀，迅速蔓延为主要表现的急性感染性疾病。《素问·至真要大论》云：“少阳司天，客胜则丹疹外发，及为丹慄疮疡……”《诸病源候论·丹毒病诸候》云：“丹者，人身忽然掀赤，如丹涂之状，故谓之丹。或发于足，或发腹上，如手掌大，皆风

热恶毒所为。重者，亦有疽之类，不急治，则痛不可堪，久乃坏烂。”

【原文】

痘疹[1]

痘瘡預防：每遇冬溫煖，恐春發痘，預服黑荏油[2]一升，逐日飲令盡，永不出痘。

稀痘兎紅丸：（寶鑑）一名太極丸。臘月初八日，取生兎一只，取血以蕎麥麵和之，少加雄黄四五分，後乾成餅丸。初生小兒，三日後與菉豆大者二三丸，乳汁下；一歲兒，五丸或七丸；三歲後十五丸，服久則遍身發出紅斑，是其驗也，有終身不出痘疹者，雖出也稀。小兒已長，會飲食者，就以兎血啖之尤妙，或云不必八日，但臘月兎亦可用，然終不若八日佳。

三豆飲：（寶鑑）赤小豆、黑豆、菉豆各一升，甘草五錢，右水煑熟，逐日飲汁喫豆，任意服，已染則輕解，未染者服之過七日，永不出。

（内局）**消毒保嬰丹：**（保元）未經痘者，每春分鞦分時服一丸，痘毒能漸消化。纏豆籐（即毛豆梗上纏繞細紅籐，八月間彩，陰幹）一兩五錢，赤豆七十粒，黑豆三十粒，山楂肉、牛蒡子、生地黄、辰砂各一兩，升麻、連翹各七錢五分，荊芥、防風、獨活、甘草、當歸、赤芍藥、黄連、桔梗各五錢，經霜絲瓜（長五寸者）二箇，燒存性，右極末，和匀，淨砂糖拌丸如李核，每服一丸，濃煎甘草湯化下。右藥預辦精料，遇春分、鞦分，或正月十五日、七月十五日脩合，務在精誠，忌婦人、猫、犬，合時向太陽祝藥曰：“神仙真藥，體合自然，嬰兒吞服，天地齊年吾奉，太上老君急急如律令勑。”一氣七遍。（入門）有七夕制法。

［语释］

痘疹

痘疮预防：每遇暖冬，恐春天发痘疹，可预先服黑荏油一升，逐日服尽，永不出痘。

稀痘兔红丸：《宝鉴》又名“太极丸”。腊月初八日，取活兔一只，取血加荞麦面相和，少加雄黄四五分，然后干成饼丸。初生三日后小儿，给予绿豆大小二三丸，乳汁冲下。一岁小儿，服五丸或七丸，三岁后，服十五丸，久服则遍身发出红斑，是其效验，服后有终身不出痘疹的，虽出也稀少。待小儿长大会吃饭后，就饮兔血，效果更好，有人说不一定腊月初八日的活兔，只要是腊月里的兔就可用，然而终不若初八日的好。

三豆饮：《宝鉴》方药组成为赤小豆、黑豆、绿豆各一升，甘草五钱，又用水煮熟，逐日饮汤吃豆，任意服用，对已染豆疹的患者，能轻易解除，未染染豆疹的患者，服七日以上，永不出豆。

（内局）**消毒保婴丹：**《保元》未出痘者，每春分秋分时服一丸，能逐渐消除痘毒。缠豆藤（即毛豆梗上缠绕细红藤，八月间采，阴干）一两五钱，赤豆七十粒，黑豆三十粒，山楂肉、牛蒡子、生地黄、辰砂各一两，升麻、连翘各七钱五分，荆芥、防风、独活、甘草、当归、赤芍药、黄连、桔梗各五钱，经霜后的丝瓜（五寸长）二个，烧存性，又将诸药研极细末，和匀，用净砂糖拌匀，制成丸剂，大小如李核，每次服一丸，甘草浓煎汤化服。再就是，制药要预办精料，待春分秋分或正月十五日、七月十五日制备，务在精诚，忌妇人、猫、犬，制备时朝太阳祝药曰：“神仙真药，体合自然，婴儿吞服，天地齐年，吾奉太上老君急急如律令敕。”一口气说七遍。《入门》有七夕制法。

［词解］

①痘疹：泛指感受外邪所致的多种出疹性疾病。如麻疹、风疹、水痘等等。一般多由于外感风邪，血热毒盛所致。

②黑荏油：苏子油。荏，白苏。

【原文】

痘有五般症：肝為水疱，色青而小。肺為膿疱，色白而大。心為瘢，色赤而小。脾為疹，色赤黃而小。歸腎變黑。凡痘疹一色大小不等吉，或痘疹二三色相合凶。

痘瘡治法：或發、或瀉、或解肌、或化毒，涼血清肺調其臟腑，平其飲食，謹禁忌，嚴攝養，適寒溫，始終無他症，不可下，當用平和藥，頻與乳食，不受風寒可也。

發熱三朝[①]**：**初起似傷寒，呵欠噴嚏，耳後有紅筋，尻足耳尖冷，睡中急驚，眼澀、暴熱、肌繃，熱甚或驚搐，切不把持，使氣血流通可也。昏睡喜嚏悸者將發痘，四臟俱有症腎獨無候，疑似未辨。升麻葛根湯、參蘇飲（並寒），挾驚痰壅，薄荷湯化，抱龍丸，或瀉青丸（五臟），腰痛痘必黑陷，神解湯。蓋未出發散，已出忌發散，自初熱至出痘，終日或吐瀉無妨，宜多汗而能食，免黑陷，渴則金銀花茶、糯米茶、紅花子茶、三豆飲，切忌冷水。熱盛發搐為吉，紅綿散調加味六一散表之。

加味敗毒散：（寶鑑）發熱似傷寒未解，疑似間服此解表。柴胡、前胡、羌活、獨活、防風、荊芥、薄荷、枳殼、桔梗、川芎、天麻、地骨皮各三分，煎服宜加紫草、蟬殼、紫蘇、麻黃、蔥白汗之。本方除參苓，恐助火也。

紅綿散：（寶鑑）全蝎、麻黃、荊芥穗、天麻、甘草各五分，更加薄荷、紫草、蟬殼煎服。

加味六一散：（寶鑑）治熱毒大盛，狂言煩渴，及痘瘡紅紫黑陷。滑石六兩研水飛，甘草細末六錢，辰砂水飛三錢，片腦三分另研別入，右和勻，春秋以燈心煎湯調下，夏月以新汲水調下，三五歲兒服一錢，十歲服二錢，發熱初用加味敗毒散調下能解毒，稀痘出痘紅紫者宜效。

解毒湯：（寶鑑）治發熱慾出痘而腰痛。柴胡一錢五分，乾葛一錢，麻黃、白茯苓、升麻、防風各八分，甘草五分煎服，溫覆出汗，不汗再進一服，免出腎經之痘，此法甚奇。

四物解肌湯：（寶鑑）即升麻乾葛湯（寒門），去甘草，代黃芩也。凡傷寒痘疹疑似未辨，以辛涼藥調之，即此湯也。

［语释］

痘有五般症：水疱属肝，色青而小。脓疱属肺，色白而大。瘢属心，色赤而小。疹属脾，色赤黄而小。变黑归肾。凡痘疹表现为一种颜色，且大小不等，预后好，而痘疹二三种颜色相杂，预后凶。

痘疮治法：或发、或泻、或解肌、或化毒，凉血清肺调其臟腑，平其饮食，谨守禁忌，严格摄养，寒温宜，始终无他症，不可下法治疗，当用平和药，频与乳食，不受风寒，这样对防治疾病就可以了。

发热三朝：豆疹初起，症似伤寒，打呵欠喷嚏，耳后有红筋，尻、足、耳尖冷，睡中急惊，眼涩、暴热、肌绷，热甚或惊搐，病人切不把持自己，要使体内气血流通。昏睡，喜嚏，惊悸，为患者将要发痘的征兆，四脏俱有症状，独肾脏没有，疑似未明辨之时，用“升麻葛根汤”、“参苏饮”（均发表散寒），若惊悸痰壅，薄荷汤化服“抱龙丸”，或“泻青丸”（清热），若腰痛，痘必黑陷，方用“神解汤”治疗。盖未出豆疹时，发散治疗，已出豆疹时，则忌发散，自初热至出痘期间，有的吐泻无妨，宜多法汗而能食，避免黑陷，渴则服金银花茶、糯米茶、红花子茶、三豆饮，切忌冷水。热盛发搐为吉，“红绵散”调“加味六一散”发表治疗。

加味败毒散：《宝鉴》小儿发热似伤寒未解之状，疑似间服此解表。方药组成为柴胡、前胡、羌活、独活、防风、荆芥、薄荷、枳壳、桔梗、川芎、天麻、地骨皮各三分，煎服宜加紫草、蝉壳、紫苏、麻黄、葱白汗之。本方除去人参、茯苓，恐其助火。

红绵散：《宝鉴》方药组成为全蝎、麻黄、荆芥穗、天麻甘草各五分，再加薄荷、紫草、蝉壳煎服。

加味六一散：《宝鉴》治热毒大盛，狂言烦渴，及痘疮红紫黑陷。方药组成为滑石六两水飞研细，甘草细末六钱，辰砂水飞三钱，片脑三分，另研另入，又将诸药和匀，春秋以灯心煎汤调服，夏月以新汲水调服，三五岁儿服一钱，十岁服二钱，发热初用“加味败毒散”调服能解毒，稀痘、出痘红紫者，效果较好。

解毒汤：《宝鉴》治发热欲出痘而腰痛。方药组成为柴胡一钱五分，干葛一钱，麻黄、白茯苓、升麻、防风各八分，甘草五分煎服，温覆出汗，不出汗再服一服，免出肾经之痘，此法甚奇。

四物解肌汤：《宝鉴》即升麻干葛汤（伤寒为病），去甘草，代以黄芩。凡伤寒痘疹疑似未辨，以辛凉药调服，即此汤。

［词解］

①三朝：三天。

【原文】

出痘三朝：痘瘡初出與麻疹痱瘡相似，但痘根窠紅活，頂圓突，堅實，捫之礙手者，痘也。發熱一日或二日出者，為重，微熱三日後出，或四五日身涼，見痘，为輕。出盛而内外壅熱、煩渴、譫譫，猪尾膏。痘瘡初出如粟米、黍米、菉豆，大似真珠，光澤明淨為吉。一出即變黑，腎症也，為凶，保元湯加紫草、紅花。色紅赤，手摸皮軟不礙指，名賊痘，過三日變成水疱，甚至紫黑疱，危也，保元湯加紫草、蟬推、紅花，以成水疱，保元湯合四苓散（寒門）。

消毒飲：（寶鑑）治痘不快出，及胷前稠密，急用三四服，快透解毒。鼠粘子二錢，荊芥穗一錢，生甘草、防風各五分，煎服或加山楂子、酒芩、紫草服，或和犀角磨汁服，尤佳。

犀角消毒飲：（寶鑑）治痘疹未能快透，或已出熱尚未解，急服此藥。鼠粘子二錢，荊芥穗、防風、黄芩各一錢，犀角屑、甘草各五分。

化毒湯：（寶鑑）治痘出不快，且令稀少。紫草茸一錢，升麻、甘草各五分，入糯米五十粒。

解毒防風湯：（寶鑑）凡痘出速或密，或七日後壯熱毒盛，氣弱聲啞。防風一錢，地骨皮、黃芪、白芍藥、枳殼、荊芥穗、鼠粘子各五分。

透肌湯：（寶鑑）治痘不快透。紫草、白芍藥、升麻各一錢，糯米五十粒。

加味四聖散：（寶鑑）治痘出不快，或陷伏倒靨①，一切恶候。紫草茸、木通、木香、黄芪、川芎、人参、甘草各四分，蟬殼二分，入糯米百粒。

紫草飲：（寶鑑）治痘瘡出不快，三四日隱隱將出未出。紫草二兩，以百沸湯一大椀沃之，以物盖定勿令氣出，候溫，服半合或一合，痘即出。治痘紫草皆當用茸，有發出之功，今人用根，反利大便，大便泄者勿用。

絲瓜湯：（寶鑑）發痘疹最竗，取絲瓜連皮子燒存性，為末，砂糖溫水調下半匙許，或以紫草茸、甘草煎湯，調服，或煎服。

連翹升麻湯：（寶鑑）治瘡疹一發便密如蠶種或糠粃，毒盛者，即升麻葛根湯（寒門）加連翹一味也。

九味神功散：（保元）痘出，毒氣太盛，血紅一片，不分地界，如蚊蠶種，或諸失血，或吐瀉，七日以前諸症可服解毒。黄芪蜜水炒、人参、白芍藥酒炒、生地黄酒洗、紫草茸、紅花、鼠粘子炒研各一錢，前胡、甘草各五分，熱甚，加黄芩、黄連並酒炒各一錢，有驚，加蟬退，若痘粒淡黑色者，有寒乘之，加桂一錢，大便閉，加大黄。

［语释］

出痘三朝：痘疮初出与麻疹痱疮相似，但痘根窠红活，顶圆突，坚实，扪之碍手。发热一天或二天出痘者，病情较重，发微热，三天后出痘，或四五天身凉出痘，病情较轻。痘出繁盛，而内外壅热、烦渴、谵谵，服“猪尾膏”治疗。痘疮初出，状如粟米、黍米、绿豆，大似珍珠，光泽明净，病情预后好。痘疹一出即变黑，属肾症，病情预后不好，治疗方剂为“保元汤”加紫草、红花。痘色红赤，手摸皮软不碍指，名“贼痘”，过三天变成水疱，甚至紫黑疱，病人危险，治疗方剂为“保元汤”加紫草、蝉推、红花，而水疱以成，“保元汤”合“四苓散”（祛寒湿）。

消毒饮：《宝鉴》治痘不快出，及胸前痘出稠密，急服三四剂，快速透解热毒。方药组成为鼠粘子二钱，荆芥穗一钱，生甘草、防风各五分，煎服，或加山楂子、酒芩、紫草，煎服，或加犀角所磨液汁和服，效果尤佳。

犀角消毒饮：《宝鉴》治痘疹未能快透，或痘已出，热未解，急服此药。方药组成为鼠粘子二钱，荆芥穗、防风、黄芩各一钱，犀角屑、甘草各五分。

化毒汤：《宝鉴》治痘出不快，且痘出令其稀少。方药组成为紫草茸一钱，升麻、甘草各五分，入糯米五十粒。

解毒防风汤：《宝鉴》凡痘速出或密集，或七日后壮热毒盛，气弱声哑，用该药治疗。方药组成为防风一钱，地骨皮、黄芪、白芍药、枳壳、荆芥穗、鼠粘子各五分。

透肌汤：《宝鉴》治痘不快透。方药组成为紫草、白芍药、升麻各一钱，糯米五十粒。

加味四圣散：《宝鉴》治痘出不快，或陷伏倒靥，一切恶候。紫草茸、木通、木香、黄芪、川芎、人参、甘草各四分，蝉壳二分，入糯米百粒。

紫草饮：《宝鉴》治痘疮出不快，三四日隐隐将出未出。方药组成为紫草二两，以百沸汤一大碗浇上，以物盖定，勿令气出，待温，服半合或一合，痘即出。治痘疹用的紫草，都应当用紫草茸，取其发散透疹之功，今人用根，反利大便，大便泄者勿用。

丝瓜汤：《宝鉴》该药发痘疹最妙，取丝瓜（连皮带子）烧存性，研为末，用温水调砂糖冲服约半匙，或以紫草茸、甘草煎汤，调服，或煎服。

连翘升麻汤：《宝鉴》治疮疹一发便密如蚕种或糠秕，若热毒炽盛，即用“升麻葛根汤”（伤寒）加连翘。

九味神功散：《保元》痘出，因毒气太盛，症见血红一片，不分地界，如蚊蚕种，或诸失血，或吐泻，七日以前这些病症可服该药解毒。方药组成为黄芪（蜜水炒）、人参、白芍药（酒炒）、生地黄（酒洗）、紫草茸、红花、鼠粘子（炒研）各一钱，前胡、甘草各五分，热甚，加黄芩、黄连（均酒炒）各一钱，若惊悸，加蝉退，若痘粒淡黑色，有寒乘之，加桂一钱，若大便闭，加大黄。

［词解］

①倒靥：病症名。痘疮不能结痂，谓之倒靥。《证治准绳·幼科》：“痘疮遍身溃烂，不结痂者，倒靥也。”痘疮初见一二日细小，四、五日渐大顶平，至六七日即脚渐润，顶愈平陷，其色全白，形如豆壳；若脓清不满，成未痂只是嫩皮，由气血虚弱所致。

【原文】

起脹三朝：順痘①，則自昨始有脹意，先出者先起，次第漸起，毒之深淺與虚實，全在此關，蓋上體已脹，下體緩慢者，無害。下體已脹，上體緩慢者，逆。若起脹時，漿滯不行，頂陷不起，或風寒所尅，水楊湯洗浴，痘密勢重，九味神功散。熱，加芩、連、連翹。淡黑，加官桂。血熱，太紫紅，四物湯（血門）加紫草、紅花、黄芩，或保元湯加芎、歸、木香。泄瀉，脾胃大虚，保元湯加官桂、木香。頂平色枯，恐陷伏，保元湯。有痘長大而紫黑，手摸痛，名痘疔，保元湯加惡實、荊芥、芩、連，外用銀簪挑破疔頭，令父母吮去惡血，中黑陷，外白起，或外黑赤，內白陷，氣虚血熱，保元湯加芎、歸、木香。原不起，頂灰白中陷，氣虚，單人參湯（氣門）。五六日頂尖滿起如皷疔，捫之礙指，光澤名潤，肥滿紅活，或出不快，直待起脹時陸續出，如粟米，於痘腔隙處圓淨者，吉。根窠全不起，痘麵紅肿如瓠瓜之狀，或痘疔黑中有眼，如鍼孔，或遍身陷伏，腹脹不食，氣促神昏者，凶。

內托散：（寶鑑）活血均氣，調氣補虚，內托瘡毒使之盡出，令易收易靨②，即癰疽門十宣散加白芍藥一味也。若紅紫黑陷，屬熱毒者，去桂，加紫草、紅花、黄芩。若淡白灰黑，陷伏，屬虚寒者，加丁香。當貫膿而不貫膿者，倍人參、黄芪、當歸，煎熟，入人乳、好酒，溫服。

歸茸湯：（保元）治痘瘡已成，出齊而難脹，或已脹齊而難靨者，由內虚故耳。蓋痘即出，灰白色，及頂平不起，或陷伏者，氣血大虚也，宜此方。嫩鹿茸酥炙、當歸身酒洗，每剉五錢，好酒煎溫服。

紫草膏：（寶鑑）治痘疹不起脹。白附子、麻黄、紫草茸、甘草各五錢，蟾酥一錢，全蝎二十箇，白殭蚕炒八箇，右細末，另將紫草一兩剉熬成膏，又用蜜二兩，入酒半盞，煉過同紫草膏攪勻，調藥末，丸如皂角子。一歲兒半丸，三歲兒一丸用之。紅紫黑陷者，紫草湯化下。淡白灰陷者，好酒化熱服。

［语释］

起胀三朝：顺痘，则自昨天开始有胀意，痘先出则先胀起，次第渐起，毒之深浅与虚实，全在此关，盖上体已起胀，下体缓慢起胀，无害。而下体已起胀，上体缓慢起胀，为逆痘，危险。若起胀时，浆汁滞而不生，顶陷不起，或因风寒所克，用“水杨汤”洗浴，痘密，病势重，服“九味神功散”。若发热，加黄芩、黄连、连翘。若痘淡黑，加官桂。若血热，痘色过于紫红，治疗方剂为“四物汤”（补血）加紫草、红花、黄芩，或“保元汤”加川芎、当归、木香。若泄泻，为脾胃大虚，治疗方剂为“保元汤”加官桂、木香。若痘顶平色枯，恐陷伏，用“保元汤”治疗。若痘长大而紫黑，手摸痛，名“痘疔”，治疗方剂为“保元汤”加恶实、荆芥、黄芩、黄连，外用银簪挑破疔头，令父母吮去恶血，若痘中心黑陷，外白起，或外黑赤，内白陷，为气虚血热，治疗方剂为“保元汤”加川芎、当归、木香。痘原不起，顶灰白中陷，为气虚，服“单人参汤”（补气）。若五六日后，痘顶尖满起如鼓疗，扪之碍指，光泽名润，肥满红活，或痘出不快，直待起胀时陆续出，如粟米，于痘腔隙处圆凈者，预后较好。若根窠全不起，痘面红肿如瓠瓜之状，或痘疔黑中有眼，如针孔，或遍身陷伏，腹胀不食，气促神昏者，危险。

内托散：《宝鉴》功能活血均气，调气补虚，内托疮毒使之尽出，令易收易靥，即痈疽门中的“十宣散”加白芍药。若痘色红紫黑陷，属热毒，去桂，加紫草、红花、黄芩。若痘色淡白灰黑，陷伏，属虚寒，加丁香。当贯脓而不贯脓，人参、黄芪、当归剂量加倍，煎好后入人乳、好酒，温服。

归茸汤：《保元》治痘疮已成，出齐而难胀，或已胀齐而难靥，因内虚之故。盖痘已出，色灰白，或顶平不起，或陷伏，皆为气血大虚，宜服该方。方药组成为嫩鹿茸（酥炙）、当归身（酒洗），每次切薄片五钱，好酒煎煮，温服。

紫草膏：《宝鉴》治痘疹不起胀。方药组成为白附子、麻黄、紫草茸、甘草各五钱，蟾酥一钱，全蝎二十个，白僵蚕（炒）八个，又研细末，另将紫草一两切细熬成膏，又用蜜二两，入酒半杯，炼过后同紫草膏搅匀，调和药末，制成丸剂，如皂角子。一岁儿，服半丸，三岁儿，服一丸。若痘色红紫黑陷，紫草汤化服。若痘色淡白灰陷，好酒热服。

［词解］

①顺痘：痘有顺痘和逆痘。顺痘，痘疮会灌浆饱满，颜色红润，一般危险性比较小。逆痘痘疮顶是平面的，或者是凹陷的，颜色紫暗色，生命危险。

②靨：（yè）星光渐微渐隐的样子。

【原文】

貫膿[1]三朝：痘，以胃氣為主，胃氣升騰，化毒成膿，自肌肉上貫起，漸至頂尖，充滿光潤者，順。當結膿窠而不結，由血熱相搏，毒氣內外灌注，必復入心，宜猪尾膏。若化膿不滿者，氣血因寒小緩，宜保元湯加乾薑、官桂、糯米。血虛色淡者，四物湯（血門）去地黃加紅花少許。中空乾燥無膿血、枯小，活血散加當歸。貫膿時，九竅慎宜封閉，飲食藥餌極忌寒涼，解毒及發滲之劑若傷脾胃，清氣下陷不能貫膿，不治。若畧有清水，根窠紅活，猶有生意，內托散倍人參、黃芪、當歸，煎，入好酒、人乳各半盞，溫服，此貫膿之巧法也。若未曾解毒，則至此水不能化反歸胃，胃病則不能成就，或吐瀉陷伏，宜定中湯。若壯熱毒盛，氣弱聲啞，宜解毒防風湯。漿行疱里，肥滿黃色或蒼蠟色，或黃綠色者，吉。頭麵先囬漿，四肢方纔起脹者，吉。貫膿時，或吐瀉不食，腹脹聲啞，寒戰咬牙，痘爛無膿，肌肉黑者，凶。貫膿純是清水，皮白薄如水泡三四日，遍身抓破，或痘中乾枯，全無血水，皮白乾如豆殼者，凶。

［语释］

灌脓三朝：痘，以胃气为主，胃气升腾，则化毒成脓，脓自肌肉上灌起，渐至顶尖，充满光润者，为顺痘。当结脓而窠不结，因血热相搏，毒气内外灌注，必复入心，宜服“猪尾膏”。若化脓不满，为气血因寒小缓，宜服“保元汤”加干姜、官桂、糯米。痘因血虚色淡，方药为“四物汤”（补血）去地黄，加红花少许。痘中空干燥无脓血、枯小，方药为“活血散”加当归。痘灌脓时，九窍慎宜封闭，饮食药饵大忌寒凉，解毒及发散渗利之剂若伤脾胃，则清气下陷，不能灌脓，病必不治。痘若略有清水，根窠红活，还可以灌脓，治疗方剂为“内托散”，其中人参、黄芪、当归剂量加倍，水煎液入好酒、人乳各半杯，温服，此灌脓之巧法。若未解毒治疗，则致使痘中清水不能化脓，水反归胃，胃病则不能成就浓浆，或吐泻致痘陷伏，宜服“定中汤”。若壮热毒盛，气弱声哑，宜服“解毒防风汤”。若浆行疱里，肥满黄色或苍蜡色，或黄绿色者，预后良好。若头面痘先回浆，四肢痘才起胀者，预后良好。痘灌脓时，若吐泻不食，腹胀声哑，寒战咬牙，痘烂无脓，肌肉黑者，病情危险。若痘灌脓时，纯是清水，皮白薄如水泡三四日，遍身抓破，或痘中干枯，全无血水，皮白干如豆壳者，病情危险。

［词解］

①貫膿：应作“灌脓”。

【原文】

收靨[1]三朝：將靨時，漿老痂結，如果熟蒂落，氣收血平，光色始斂，自上而下按之堅硬，蒼蠟色或黃黑色，或似紫紅葡萄色者，佳。當靨不靨，謂慢，有毒盛不結痂者，猪心龍腦膏紗。若發熱蒸蒸，甘露囬天飲。觸穢不收靨，異功散調四糞散紗。寒戰咬牙，足膝如冰，耳尻反熱，起脹貫膿收靨時極忌，乃氣血虛，宜保元湯加桂，甚者異功散救之。痘痂不焦，是內熱蒸，外散漫，而行宜風散導之，生犀磨汁解之，必着痂矣。痂落，從頭上至胷膈手腹腰足，節節緩緩靨下者，吉，自下先靨者，凶。靨謝後瘢紅者，吉，白無血色者，凶，補氣血藥預防之。或一時盡黑非靨，火極攻里，即凶。遍身皆靨，惟數顆不靨者，凶。

甘露囬天飲：（寶鑑）砂糖屑半盞，入百沸湯一碗，調服。

［语释］

收靨三朝：痘将靨时，脓浆老，痂结，如瓜熟蒂落，气收血平，光色始敛，自上而下按之坚硬，色苍蜡或黄黑，或似紫红葡萄色者，预后良好。当靨不靨，可以说是慢靨，有毒盛不结痂者，服"猪心龙脑膏"效果好。若发热发蒸，服"甘露回天饮"。触感秽气，不收靨，用"异功散"调服"四粪散"效果好。若发寒战，咬牙，足膝如冰，耳尻反热，这是起胀贯脓收靨时的大忌，是气血虚所致，宜"保元汤"加桂枝，严重者。服"异功散"救治。痘痂不焦，是内热蒸散，而用"宣风散"消导，或生犀磨汁解治，必会结痂。痂落，从头顶至胸膈手腹腰足，节节缓缓靨下者，预后良好，自下先靨者，病情危险。痂落瘢红者，预后良好，而白无血色者，预后不好，可用补气血药预防。若痘一时尽黑非靨，为火极攻里，病情危险。遍身皆靨，惟数颗痘不靨，病情危险。

甘露回天饮：《宝鉴》砂糖屑半杯，入百沸汤一碗，调服。

［词解］

①收靨：指痘毒透尽将愈，疮面收缩。《痘科类编释意》："痘至九日、十日之间，脓浆满足而色苍蜡者，必发热熏蒸，此回浆之候也，俗名谓之烧浆，又谓之干浆。盖真阳运化，其水自消烁而收靨矣。"

【原文】

通治：首尾保元湯為主。不快出、不起脹、不貫膿、不收靨，通用猪尾膏救之。凡出痘、起脹、囬漿、貫膿、頂陷不起、漿汁不行，俱以水楊湯浴之。

保元湯：（寶鑑）人參二錢，嫩黄芪、甘草各一錢，薑一片。一二日初出，乾紅少潤，此毒尚淺，宜用活血勻氣，兼解毒之藥，加白芍藥一錢、當歸五分以活血，加陳皮五分以勻氣，加玄參、鼠粘子各七分以解毒。二三日根窠雖圓而頂陷者，為氣虚弱，血亦難聚，宜加川芎、官桂。四五日根窠雖起，色不光澤，為氣弱血盛，宜加白芍藥、官桂、糯米。五六日，氣盈血弱，色昏紅紫，宜加木香、當歸、川芎。六七日不能成漿，為氣血少，寒不能制，宜加官桂、糯米。七八日，毒雖化漿而不滿，宜加官桂、糯米發陽助漿。八九日，漿不冲滿，氣弱而險，宜加糯米以成漿。十一日十二日，血盡漿足，濕潤不斂者，内虚也，加白术、白茯苓助其收斂。十三十四十五日，毒雖盡解，或有雜症相，仍以此藥隨證加減，不可用大寒大熱之劑，恐致内損之患。

［语释］

通治：痘疹前后以"保元汤"为主。痘出不快、不起胀、不贯脓、不收靨，通用"猪尾膏"救治。凡出痘、起胀、回浆、贯脓、顶陷不起、浆汁不行，都用"水杨汤"洗。

保元汤：《宝鉴》方药组成为人参二钱，嫩黄芪、甘草各一钱，生姜一片。痘出一二日，干红少润，此毒尚浅，宜用活血匀气之药，兼解毒之药，可加白芍药一钱、当归五分以活血，加陈皮五分以匀气，加玄参、鼠粘子各七分以解毒。痘出二三日，若根窠虽圆而顶陷，为气虚血弱，气血难以聚集，方中宜加川芎、官桂。痘出四五日，若根窠虽起，但色不光泽，为气弱血盛，方中宜加白芍药、官桂、糯米。痘出五六日，若气盛血弱，痘疹色暗红紫，方中宜加木香、当归、川芎。痘出六七日，不能成浆，为气弱血少，不能制寒，宜加官桂、糯米。痘出七八日，若毒化浆汁而不满，方中宜加官桂、糯米发阳助浆。痘出八九日，若浆汁不能充满，为气弱而凶险，宜加糯米以成浆。痘出十一日、十二日，痘中血尽浆足，但湿润不敛，为内虚，宜加白术、白茯苓助其收敛。痘出十三、十四、十五日，毒虽尽解，若有杂症，仍以此药随证加减，不可用大寒大热之剂，否则恐致内损。

［临床新用］

保元汤 本方现代主要用于慢性肾功能衰竭、冠心病心肌梗死、肝炎、白细胞减少症、感冒、虚喘、的治疗。

（1）**慢性肾功衰** 本方治疗慢性肾功衰30例，结果：显效16例，好转3例，无效11例，其中死亡6例（中国医药国际学术会议论文集．中国学术出版社，1987，（12））。

（2）**冠心病** 本方制成保元膏治疗冠心病22例，每瓶含人参30克，黄芪180克，肉桂6克，甘草24克，每瓶分6天服完，5瓶为1疗程，共服2疗程。结果：显效8例，有效11例，无效3例，总有效率为86.4%，显效率为31.8%（陈铁汉．保元汤治疗冠心病22例临床和实验观察．湖南中医杂志，1995，（6）：20）。

（3）**心肌梗死** 本方治疗阳虚型心肌梗死8例，症见畏寒肢冷，结果四肢均转温（胡绍添．保元汤对阳虚患者外周循环的影响．中医杂志，1982，（5）：39）。

（4）**肝炎** 本方去肉桂加板蓝根，党参代人参，治疗慢性肝炎6例，其中慢性迁延性乙型肝炎4例，慢性活动性肝炎2例。结果均显效，平均服药时间为32.6天（金一平．保元汤的现代研究概况．中医药信息，1990，（3）：19）。

（5）**白细胞减少症** 本方加减治疗白细胞减少症120例，其中服用解热镇痛剂、磺胺、抗甲状腺药物所致者11例，放疗化疗后13例，无确切病因者96例。年龄最小18岁，最大68岁。日1剂，早晚分服，4周为1疗程，每周服药5天停2天，结果：显效68例，有效43例，无效9例，总有效率为92.5%（王海．保元汤治疗白细胞减少症120例．北京中医杂志，1992，（2）：33）。

（6）**感冒** 本方合生脉散治疗新产妇感冒90例，每日1剂，7剂为1疗程，结果：痊愈62例，有效24例，无效4例，总有效率95.36%（金一平．保元汤的现代研究概况．中医药信息，1990，（3）：19）。

（7）**虚喘** 本方治疗虚喘26例，其中肺气虚弱者加防风、白术；肾气虚弱与肺肾气虚兼心阳衰弱者加胡桃肉、生姜；自汗甚者加龙骨、牡蛎；喘满病重加五味子、葶苈子；咽喉伴有不利者加沙参、玉竹、贝母，去肉桂。结果：显效14例，好转7例，无效5例（韩生知．保元汤加味治疗虚喘26例疗效观察．江西中医药，1991，（6）：347）。

【原文】

解毒：踈則無毒，密則有毒，宜酒炒芩連清涼之劑解瘡毒。痘初出，如胷前稠密，急服消毒飲加山楂子、酒黄芩、紫草茸，太多犀角地黄湯（血門），出如蚊蛟色黑者，毒氣與熱相搏，宜猪尾膏。毒欝藏燥，黑陷，驚狂譫妄，加味六一散。解痘毒，三豆飲，絲瓜湯。熱者，解毒湯（寒門），虚者，保元湯加川芎、官桂、糯米。

加味犀角消毒飲：（寶鑑）治痘疹，毒氣壅遏，未能匀透，及口舌生瘡，不能吮乳。鼠粘子一錢二分，甘草五分，防風、升麻各三分，荊芥穗、麥門冬、犀角屑、吉更各二分。

神功散：（寶鑑）治痘毒太盛，以此解之，毒氣即散，陷者，即起。川芎、當歸、升麻、甘草各六兩，右麄末，一起取東流水煎三次，每次用水三碗，文武火煎至一碗半，濾下，又煎二次，共藥水四碗半，聴用，又用好朱砂四兩，以絹袋懸入磁罐，加煎藥水封固，水煑盡為度，取出焙乾，為末，以紙羅過，聽用，再以引經散，用糯米二三合，以紙包緊，外用黃泥固濟，入火煉紅，冷定打碎，取米黃色者用之，白色者不用。每服以朱砂末一錢，米末一錢，煉蜜二匙，好酒二匙，百沸湯一小鍾，共一處調匀，用茶匙餵盡，取效。

黑散子：（寶鑑）解痘毒，初出服此便消。不出臘月猪糞，瓶子盛，瓦片盖口，火煅存性，放冷研細，每二錢新水調下。

照灯影法：（寶鑑）凡痘形色雖險，若燈光影與痘根圓暈相為周旋，根窠紅活，漿影深厚，則皆可調治。若根窠不紅不起，血死不活，漿無影者，雖輕難治，故白日亦必用麻油紙撚照之，眼法神巧全在於此。

［语释］

解毒：痘出稀疏则体内无毒，若稠密则有毒，宜用酒炒黄芩、黄连清凉之剂，以解疮毒。痘初出，如胸前稠密，急服“消毒饮”加山楂子、酒黄芩、紫草茸，许多“犀角地黄汤”（凉血），痘出如蚊蛟色黑者，为毒气与热相搏，宜服“猪尾膏”。若毒郁脏燥，痘疹黑陷，惊狂谵妄，服“加味六一散”。解痘毒，方用“三豆饮”，“丝瓜汤”。热者，服“解毒汤”（清热），虚者，服“保元汤”加川芎、官桂、糯米。

加味犀角消毒饮：《宝鉴》治痘疹，因毒气壅遏，不能均匀出透，及口舌生疮，不能吮乳。方药组成为鼠粘子一钱二分，甘草五分，防风、升麻各三分，荆芥穗、麦门冬、犀角屑、桔梗各二分。

神功散：《宝鉴》治痘毒太盛，以此药解之，服后毒气即散，陷者即起。方药组成为川芎、当归、升麻、甘草各六两，又制成粗末，合一起加东流水煎三次，每次用水三碗，文武火煎至剩一碗半，过滤，又煎二次，共得滤液四碗半，备用，又用好朱砂四两，以绢袋悬入磁罐，加入上药液封固，水煮尽为度，取出焙干，研为末，以纸罗过筛，备用，服用时再加引经散，即用糯米二三合，以纸包紧，外用黄泥固济，入火炼红，冷定打碎，取米黄色者用之，白色者不用。每次服时，用朱砂末一钱，米末一钱，炼蜜二匙，好酒二匙，百沸汤一小钟，共放一处调匀，用茶匙喂尽，起效。

黑散子：《宝鉴》能解痘毒，豆疹初出服此便消。制法是将不出腊月猪粪，用瓶子盛放，以瓦片盖口，火煅存性，放冷研细，每次二钱，新水调服。

照灯影法：《宝鉴》凡痘形从色泽看，虽预后不好，但若用灯光照痘根圆晕，相互转动，看到痘根窠红活，浆影深厚，则可调治。若根窠不红不起，血死不活，浆无影，病看似虽轻，却难治，因此，为了更准确地诊断病情，白日亦必用麻油纸捻照之，眼法神巧全在于此。

【原文】

痘疹宜食物：（寶鑑）宜食菉豆、赤小豆、黑豆、雄猪肉、石首魚、廣魚、鰒魚、山藥、海松子、葡萄、煨栗子、蔓菁、蘿葍、菰茭、軟白飯。泄瀉，糯米粥。起脹，蕎麥麵、母酒、雪糕、砂糖。

浴法：（寶鑑）氣血虚弱或為風寒所尅，不能起脹、成漿、貫膿，或枯燥陷伏，胡荽煎湯浴之。兔皮毛煎湯，臘猪肉煑湯並可。

水楊湯：（寶鑑）楊柳五斤，春冬用枝，夏秋用葉，洗淨搗碎，取長流水一斤，大釜煎六七沸去渣，將三分之一注盆中，先用保元湯加川芎、桂皮、糯米煎服，乃乘熱洗浴良久，以油紙撚點燈照之，纍纍然有起勢，陷處肖圓暈紅絲，此漿影也，漿必滿足，如不滿又如前浴，弱者，只浴頭麵手足，勿浴背，如照燈而無起勢，則必添湯久浴，使透徹肌肉，疎通內外，令毒氣隨煖氣而發也。此藥升提，開豁萬竅，枯者轉潤，白者轉紅，陷伏者自起矣！冬寒則溫房內浴之。

［语释］

痘疹宜食物：《宝鉴》痘疹宜服食绿豆、赤小豆、黑豆、雄猪肉、石首鱼、广鱼、鳆鱼、山药、海松子、葡萄、煨栗子、蔓菁、萝卜、菇茭、软白饭。若泄泻，服糯米粥。若起胀，服荞麦面、母酒，还可服食雪糕、砂糖。

浴法：《宝鉴》患者气血虚弱，或为风寒所克，痘疹不能起胀、成浆、贯脓，或枯燥陷伏，用胡荽煎汤洗浴。兔皮毛煎汤，或腊猪肉煮汤均可。

水杨汤：《宝鉴》杨柳五斤，春冬用枝，夏秋用叶，洗净捣碎，取长流水一斤，大锅煎六七沸去渣，将三分之一注盆中，先用“保元汤”加川芎、桂皮、糯米煎服，再乘热长时间洗浴，用油纸捻点灯照，会看到累累然有起胀之势，陷处似圆晕红丝，这是浆影，浆必会满灌，如不满灌又如前洗浴，体弱者，只洗头面手足，勿洗背，若照灯而无起胀之势，则必添汤久浴，使痘疹透彻肌肉，疏通内外，令毒气随嗳气而发散。该汤药能升提，开豁万窍，可是枯者转润，白者转红，陷伏者自起！冬天寒冷则到温房内洗浴。

【原文】

痘瘡諸症：聲音，不問痘已出未出，失聲者，身溫，解毒防風湯，身冷，內托散倍吉更。咽喉痛，痘出，咽喉痛，消毒飲、如聖飲，毒入臟腑，猪尾膏。驚搐，慾發瘡疹，先身熱，驚跳搐搦，非驚風，加減紅綿散、瀉青丸（五臟），導赤散（六腑）。嘔吐，凡顯痘疹而吐瀉者，吉，謂邪氣皆出也，痘出後忌之，宜定中湯。寒甚，腹痛吐瀉，理中湯（寒門）加木香、丁香、肉豆蔻。吐瀉，異功散、木香散、參苓白术散、補中益氣湯（並內傷）。痰喘，前胡枳殼湯，痘紫黑陷伏，痰盛，先用抱龍丸以降痰。煩渴，脾胃虛，津液少，不可與冰水，木香散、保元湯加麥門冬、五味子，或參苓白术散加乾葛、天花粉、五味子，或定中湯。痒痛，血不榮肌，小活血散、百花膏、內托散去桂，倍白芷、當歸、木香。寒戰，氣虛，保元湯加桂；血虛，保元湯加川芎、當歸。咬牙，乃熱毒入臟腑，加味宣風散。失血，犀角地黃湯（血門）。尿澀，導赤散或大連翹飲。便祕，四順清涼飲（火門），油漿法[①]。斑爛[②]，痘毒出盛，表虛難靨，致肌肉壞爛，膿下不乾作痛，敗痛散、硝膽膏，穢氣冲觸，發痒抓破，宜內托散。倒靨，痘形陷伏，內傷氣虛，內托散、保元湯。外感及觸穢，調解散。黑陷，毒氣入里，心神昏悶，猪尾膏、四糞散。護眼，痘出太盛恐入眼，消毒飲加酒炒芩連、桑白皮、草龍膽，外塗臙脂膏。

[语释]

痘疮诸症：

声音方面，不问痘已出未出，出现失声、身温症状，服“解毒防风汤”，若身冷，方用“内托散”，其中桔梗剂量加倍。

咽喉方面，若痘出，而咽喉痛，服“消毒饮”、“如圣饮”，若毒入脏腑，服“猪尾膏”。

惊搐方面，欲发疮疹，出现先身热，惊跳，搐搦，这不是惊风之症，治疗方剂为“加减红绵散”、“泻青丸”（清肝），“导赤散”（清心）。

呕吐方面，凡痘疹显现，并吐泻者，可说邪气皆出，预后良好，痘出后忌吐泻，宜服“定中汤”。寒甚，腹痛吐泻，治疗方剂为“理中汤”（温中祛寒）加木香、丁香、肉豆蔻治疗。吐泻，也可服“异功散”、“木香散”、“参苓白术散”、“补中益气汤”（均内伤）。

患者痰喘，服“前胡枳壳汤”，若痘紫黑陷伏，痰盛，应先用“抱龙丸”以降痰。

患者烦渴，为脾胃虚弱，导致津液少，可服“木香散”、“保元汤”加麦门冬、五味子，或“参苓白术散”加干葛、天花粉、五味子，或“定中汤”。不可给予冰水。

患者痒痛，为血不荣肌，治疗方剂为“小活血散”、“百花膏”及“内托散”，方中去桂枝，白芷、当归、木香剂量加倍。

患者寒战，为气虚，治疗方剂为“保元汤”加桂；若血虚，“保元汤”加川芎、当归。

患者咬牙，乃热毒入脏腑，可服“加味宣风散”。

患者失血，服“犀角地黄汤”（滋阴凉血）。

患者尿涩，服“导赤散”或“大连翘饮”。

患者便秘，服“四顺清凉饮”（清火），或“油浆法”治疗。

斑烂之症，为痘毒太盛，散出体表，表虚难靥，致肌肉坏烂，脓下不干作痛，治疗方剂为“败痛散”、“硝胆膏”，若被秽气冲触，发痒抓破，宜服“内托散”。

倒靥之症，症见痘形陷伏，为内伤气虚，治疗方剂为“内托散”、“保元汤”。

患者外感及触秽，宜服“调解散”。

痘疹黑陷，为毒气入里，症见心神昏闷，治疗方剂为“猪尾膏”、“四粪散”。

防护眼睛，若痘出太盛，恐入眼，治疗方剂为“消毒饮”加酒炒黄芩、酒炒黄连、桑白皮、草龙胆，外涂胭脂膏。

［词解］

①油漿法：香油、清酱各一杯，搅匀，将小竹筒插入肛门内，取油酱灌入竹筒内，或以物推入肛门内，大便即通。

②斑爛：指痘中浆汁未成而溃烂。

【原文】

如聖飲：（寶鑑）治咽喉痛。麥門冬、桔梗各一錢，鼠粘子、甘草各五分，入竹葉三片。

加減紅綿散：（寶鑑）治痘未出先驚搐。麻黄、荊芥穗、全蝎、天麻、薄荷、紫草茸、蟬殼各五分，蔥白一莖。

定中湯：（寶鑑）收歛胃氣，止吐瀉，神妙。取真正黄色土不雜沙石者一塊，置碗內，以百沸湯泡之，以盖合定，候溫，又用兩酒盞，和水飛雄黄末一錢，水飛朱砂末五分，少加砂糖，溫服二服，立止。

異功散：（寶鑑）治痘靨之際，頭溫足冷，腹脹渴瀉，如寒戰咬牙，腹脹，足冷過膝者，用此救之。木香、當歸各三分五里，桂皮、白术、白茯苓各三分，陳皮、厚朴、人參、肉豆蔻煨、丁香各二分五里，附子炮、半夏各一分五里，薑三片，棗二枚。此等症亦多屬熱，不可不察，有熱則不可用。

木香散：（寶鑑）治痘瘡，腹脹，渴瀉。木香、丁香、桂皮、陳皮、半夏、赤茯苓、人參、訶子皮、大腹皮、前胡、甘草各三分，薑三片。冷症可用，熱症不可用。

前胡枳殼湯：（寶鑑）治痘出後痰盛喘急。前胡、枳殼、大黄、赤茯苓、甘草各六分。

紅花子湯：（寶鑑）治痘渴，及痘不快出。紅花子一合煎服。

［语释］

如圣饮：《宝鉴》治咽喉痛。方药组成为麦门冬、桔梗各一钱，鼠粘子、甘草各五分，入竹叶三片。

加减红绵散：《宝鉴》治痘未出先惊搐。方药组成为麻黄、荆芥穗、全蝎、天麻、薄荷、紫草茸、蝉壳各五分，葱白一根。

定中汤：《宝鉴》能收敛胃气，止吐泻，效果极佳。制法为取真正黄色土一块，内不掺杂沙石，放置碗内，以百沸汤冲泡，盖严密，待温，取两酒杯汤液，加入水飞雄黄末一钱，水飞朱砂末五分，砂糖少量，搅匀，温服二剂，病立止。

异功散：《宝鉴》治痘靥之际，头温足冷，腹胀渴泻，寒战咬牙，腹胀，足冷过膝。方药组成为木香、当归各三分五厘，桂皮、白术、白茯苓各三分，陈皮、厚朴、人参、肉豆蔻煨、丁香各二分五厘，附子（炮）、半夏各一分五厘，生姜三片，大枣二枚。此等症亦多属热，不可不察，有热则不可用。

木香散：《宝鉴》治痘疮，腹胀，渴泻。方药组成为木香、丁香、桂皮、陈皮、半夏、赤茯苓、人参、诃子皮、大腹皮、前胡、甘草各三分，生姜三片。冷症可用，热症不可用。

前胡枳壳汤：《宝鉴》治痘出后，痰盛喘急。方药组成为前胡、枳壳、大黄、赤茯苓、甘草各六分。

红花子汤：《宝鉴》治痘渴，及痘不快出。红花子一合煎服。

【原文】

烏梅湯：（寶鑑）治同上。黑豆、菉豆各一合，烏梅三箇，煎服。一方，甘草、瓜蔞根各二錢，煎服。

小活血散：（寶鑑）治血不榮肌、痒痛。白芍藥細末，每一錢淡酒調下。百花膏、白蜜畧用湯和，時時鷄羽刷身上。

紫草木通湯：（寶鑑）治痘瘡不快，煩躁、咬牙、尿澀。紫草茸、木通、人参、赤茯苓、糯米各四分，甘草二分。

油醬法：（寶鑑）治大便久不通。香油、清醬[①]各一合，攪令十分和匀，以小竹筒插入肛門内，取油醬灌入竹筒内，或以物推入肛門内，即通。

敗草散：（寶鑑）治痘瘡斑爛。多年盖屋上爛草，曬乾細末糁之。若渾身瘡爛，則攤於席上，令坐臥其上，此草經霜雪雨露，感天地陰陽之氣，善解瘡毒。

硝膽膏：（寶鑑）治同上。芒硝為末，調猪膽汁塗之，無芒硝，焰硝亦可。

［语释］

乌梅汤：《宝鉴》治同上。方药组成为黑豆、绿豆各一合，乌梅三个，水煎服。另方，甘草、瓜蒌根各二钱，水煎服。

小活血散：《宝鉴》治血不荣肌、痛痒。白芍药细末，每次一钱，淡酒调服。“百花膏”、白蜜用汤略加调和，时时用鸡羽蘸刷身上。

紫草木通汤：《宝鉴》治痘疮不快，烦躁、咬牙、尿涩。方药组成为紫草茸、木通、人参、赤茯苓、糯米各四分，甘草二分。

油酱法：《宝鉴》治大便久不通。香油、清酱各一合，搅极匀，以小竹筒插入肛门内，取油酱灌入竹筒内，或以物推入肛门内，大便即通。

败草散：《宝鉴》治痘疮斑烂。取多年附盖在屋上的烂草，晒干，研细末，洒患处。若浑身疮烂，则洒摊于席上，让患者坐在上面，此草经霜雪雨露，感受天地阴阳之气，善解疮毒。

硝胆膏：《宝鉴》治同上。芒硝研末，调猪胆汁涂患处，无芒硝，用焰硝亦可。

［词解］

①清醬：即酱油。

【原文】

調解散：（寶鑑）治外感及觸穢，謂倒靨，當溫散寒邪。青皮、陳皮、桔梗、枳殻、當歸、紫蘇葉、半夏、川芎、紫草茸、木通、乾葛、甘草各三分，人參一分五里，薑三片，棗二枚。

猪尾膏：（寶鑑）治痘瘡陷伏，倒靨，不起發，或毒氣入里，黑陷危惡者。龍腦一錢，刺取小猪尾尖血，丸如小豆，淡酒或紫草飲化下，熱盛，則新伋水化下，神驗，盖猪尾無一時休息，取振掉發揚之意也。

百祥丸：（寶鑑）治痘紫黑陷伏，寒戰，口噤，戛齒[①]，危證。紅芽大戟不以多少漿水煑軟，去骨曬乾，復納汁中煑汁盡，焙乾末，水丸如黍米，每一二十丸，研脂麻湯下。此方太峻，宜代以棗變百祥丸、加味宣風散。

棗變百祥丸：（寶鑑）治痘黑陷，及大便祕結。紅芽大戟去骨一兩，大棗去核二十枚，右水二盞，同煎，水盡為度，去大戟不用，薑棗肉作丸，如上法服之。盖大戟性峻，以棗變者緩其性也。

宣風散：（寶鑑）治痘青乾黑陷，煩渴腹脹而喘，二便赤澀，乃熱蓄於內，宜服黑丑四兩，取頭末一兩半生半炒，陳皮、甘草各二錢五分，檳榔二箇，右細末，二三歲兒服五分，四五歲已上兒一錢，蜜湯下。

［语释］

调解散：《宝鉴》治出痘时外感风寒，及冲触秽气，形成倒靥，当温散寒邪。方药组成为青皮、陈皮、桔梗、枳壳、当归、紫苏叶、半夏、川芎、紫草茸、木通、干葛、甘草各三分，人参一分五厘，生姜三片，大枣二枚。

猪尾膏：《宝鉴》治痘疮陷伏，倒靥，不起发，或毒气入里，黑陷危恶者。龙脑一钱，刺取小猪尾尖血，制成丸剂如小豆大小，淡酒或紫草汤化服，若热盛，则用新汲水化服，效神验，盖猪尾常动，无一时休息，取其振掉发扬之意。

百祥丸：《宝鉴》治痘紫黑陷伏，寒战，口噤，戛齿，病情危证。取红芽大戟（不限多少）浆水煮软，去骨晒干，又纳汁中煮，汁尽为度，焙干研末，制成水丸，如黍米大小，每次一二十丸，研脂麻汤服下。此方太峻，宜用"枣变百祥丸"、"加味宣风散"代替。

枣变百祥丸：《宝鉴》治痘黑陷，及大便秘结。方药组成为红芽大戟（去骨）一两，大枣（去核）二十枚，又水二杯，同煎，水尽为度，去大戟不用，以姜枣肉作丸，如上法服之。盖大戟性峻，以枣肉缓其性。

宣风散：《宝鉴》治痘青干黑陷，烦渴，腹胀而喘，二便赤涩，为热蓄于内，宜服该散剂。方药组成为黑丑四两，取头末一两（半生半炒），陈皮、甘草各二钱五分，槟榔二个，又研细末，二三岁儿服五分，四五岁以上儿服一钱，蜜汤服下。

［词解］

①戛齒：即"戛齿"，又叫"齘齿"。指小儿夜晚入睡后磨牙，是儿科一种比较常见的症状。部分成人也有夜间磨牙的症状。

【原文】

加味宣風散：（寶鑑）治同上，即宣風散加青皮二錢五分也，依上法服之，先下黑糞，次下褐糞，後以四君子湯（氣門）加厚朴、木香、糯米煎服和胃，良久糞黃，瘡自微出，又以胡荽酒噴身，即發起。

龍腦膏子：（寶鑑）治痘瘡未透，心煩狂燥，氣喘妄語，或見鬼神，或已發而倒靨黑陷，不速治則毒入臟必死。梅花腦子[①]一錢，研細末，滴猪心血，丸如豆子，每服一丸，井華水化下，心煩狂燥，紫草湯化下，黑陷，温淡酒化下，服畢少時，心神便定得睡，瘡復透活。一名猪心龍腦膏。

毒聖散：（寶鑑）治黑陷，氣欲絕。穿山甲取前足及嘴上者，炒研為末，木香煎湯入酒少許，調五分服。入麝香少許尤妙。

四糞散：（寶鑑）治倒靨黑陷危惡者。童男、黑猫、黑犬、黑猪各一具，取未破陽雄者先於重九日各置淨室中，無雜食，收其屎陰乾，至臘月初八日日末，出時火煅存性，細末，每用一錢蜜水調下。一方倉卒無此藥，只取無病小兒糞燒灰，以蜜水調下。一名無價散。一名捷效化毒散。一名萬金散。

二角飲：（寶鑑）治痘焦乾黑陷，身熱如火。犀角、羚羊角各等分，井水濃磨取汁服，有回生之功。

一方：（寶鑑）治黑陷。牛黃清心元（風門），半碗井水調下。烹鼠水溫服亦可。

臙脂膏：（寶鑑）乾臙脂蜜調兩眼眶，則痘不入眼。

［语释］

加味宣风散：《宝鉴》治同上，即“宣风散”加青皮二钱五分，按上法服，先便下黑粪，次下褐粪，后以“四君子汤”（补气）加厚朴、木香、糯米煎服和胃，长时间后便下黄色粪便，痘疮自己微出，再以胡荽酒喷身，痘即发起。

龙脑膏子：《宝鉴》治痘疮未出透，患者心烦狂燥，气喘妄语，或言见鬼神，或痘已发而倒靥黑陷，不速治则毒入脏必死。方药组成为梅花脑子一钱，研细末，滴入猪心血液，制成丸剂，如豆子大小，每次服一丸，用井华水化服，若心烦狂躁，用紫草汤化服，若痘疹黑陷，温淡酒化服，服完后一会儿，心神安定，便安然得睡，痘疮又透发复活。又名“猪心龙脑膏”。

毒圣散：《宝鉴》治痘疮黑陷，气息欲绝。方药组成为穿山甲（取前足及嘴上部分）炒研为末，木香煎汤，入酒少许，调服穿山甲末五分。加入麝香少许，效果更好。

四粪散：《宝鉴》治痘疮倒靥黑陷，病情危恶之症。方药组成为童男、黑猫、黑犬、黑猪雄性未破阳者，于九月九日各处净室，不吃杂乱食物，收其粪便阴干，到腊月初八日日末，拿出火煅存性，研为细末，每次用一钱，蜜水调服。另方，若仓促无此药，只取无病小儿粪便烧灰存性，以蜜水调服。又名“无价散”。又名“捷效化毒散”。又名“万金散”。

二角饮：《宝鉴》治痘焦干黑陷，身热如火。方药组成为犀角、羚羊角各等分，井水磨浓汁服，有救死回生之功。

一方：《宝鉴》治痘疹黑陷。方药组成为“牛黄清心丸”（清心豁痰），用半碗井水调服。用煮鼠水温服亦可。

胭脂膏：《宝鉴》干胭脂蜜调敷两眼眶，则痘不入眼。

［词解］

①梅花脳子：冰片。

【原文】

痘後翳膜：痘後餘毒入眼，生翳膜遮睛，瀉青丸（五臟）大效，但活血解毒則疼痛自止，翳膜自去。

密蒙花散：（寶鑑）治痘疹入眼生翳膜。密蒙花、青箱子、決明子、車前子各等分，為末，取二錢，用羊肝一大片，薄批糁藥，濕紙裹煨熟，空心以米泔嚼下。

地黃散：（寶鑑）治痘後翳遮黑睛，多至失明。生地黃、熟地黃、當歸、防風、羌活、蟬殼、犀角、木賊、穀精草、白蒺藜、大黃各一錢，玄參五分，木通甘草各二分五里，右末，每取五分，以羊肝煑汁調服。

兎屎湯：（寶鑑）治痘後生翳障。兎屎焙乾為末，每一錢，茶清調下最玅。

痘後癰癤：牛蒡子根搥碎如泥，和菉豆、黑豆、赤小豆末等分，炒付，如乾則入醋尤妙。

消毒湯：（寶鑑）赤芍藥、連翹各一錢，甘草節、桔梗各五分，貝母、忍冬草、白芷、瓜蔞根各三分。此即（丹溪）消痘癰方也。

犀角化毒丹：（寶鑑）治痘疹餘毒未解，頭麵身體多生癰癤，或唇口肿破生瘡，牙齦出血口臭。桔梗一兩，連翹、玄參各六錢，生乾地黄酒洗，赤茯苓、鼠粘子微炒各五錢，焰硝、犀角鎊、甘草各三錢，青黛二錢，右末，蜜和，兩作二十丸，每一丸，薄荷湯化下。

綿繭散：（寶鑑）綿繭一箇，須用出蛾空者，以生白礬末填滿其中，炭火燒令礬汁盡，取出研細乾糁之。

［语释］

痘后翳膜：痘出后余毒入眼，生翳膜遮睛，服"泻青丸"（清肝）效果极好，只要活血解毒，则疼痛自止，翳膜自去。

密蒙花散：《宝鉴》治痘疹入眼，生翳膜。方药组成为密蒙花、青箱子、决明子、车前子各等分，研为末，取二钱，掺洒在薄劈的一大片羊肝中，湿纸包裹煨熟，空腹米泔嚼服。

地黄散：《宝鉴》治痘后翳遮黑睛，多致患者失明。方药组成为生地黄、熟地黄、当归、防风、羌活、蝉壳、犀角、木贼、谷精草、白蒺藜、大黄各一钱，玄参五分，木通、甘草各二分五厘，又研成末，每次取五分，以羊肝煮汁调服。

兔屎汤：《宝鉴》治痘后生翳障。兔粪焙干研末，每次一钱，清茶调服效果最好。

痘后痈疖：将牛蒡子根捶碎如泥，绿豆、黑豆、赤小豆末等分与之和，炒热敷患处，如药泥干则入醋，效果更好。

消毒汤：《宝鉴》方药组成为赤芍药、连翘各一钱，甘草节、桔梗各五分，贝母、忍冬草、白芷、瓜蒌根各三分。此即《丹溪》的"消痘痈方"。

犀角化毒丹：《宝鉴》治痘疹余毒未解，头面身体多生痈疖，或唇口肿破生疮，牙龈出血口臭。方药组成为桔梗一两，连翘、玄参各六钱，生干地黄（酒洗），赤茯苓、鼠粘子（微炒）各五钱，焰硝、犀角（镑片）、甘草各三钱，青黛二钱，又研成末，以蜜和药粉，制成二十丸，每次一丸，薄荷汤化服。

绵茧散：《宝鉴》用出蛾空绵茧一个，将生白矾末填满其中，放在炭火烧，让矾末熔化，让茧吸尽，取出研成细末，干洒患处。

【原文】

痘後瘖[①]**：**（痘疹心法）此毒在腎也。痘後失音有二，咽痛不能言者，此毒氣結於咽喉，痰壅作痛而然，天花散主之。心熱不能言者，心中心熱未徹，腎虛不能上接於陽，雖有聲而不能言，四物湯（血門）去芎加麥門、白茯。（趙氏經驗）痘靨後聲啞，甘吉湯（咽喉）加牛蒡子、山豆根、菖蒲、訶子肉各三分，煎服，愈。痘後聲啞，用菖蒲七分，吉更、牛蒡子、玄參、麥門、知母各五分，荊芥、杏仁各三分，訶子肉二分，水煎，入竹瀝二三匙，服之愈。生痘，喉乾聲啞，用清肺散，麥門、桔梗各二錢，麻黄一錢五分，知母、荊芥、天花粉各一錢，訶子、石菖蒲各八分，水煎，入竹瀝，服之愈。（痘疹心法）云女子種痘，經水忽行，暴瘖不能言者，心主血，舌者，心之苗，血去則心虛，心虛則少陰脉不能上榮於舌，故猝不語也，先以當歸養心湯，養血利心竅，待其能言，以十全大補湯（虛勞）調之。

天花散：（寶鑑）治痘後失聲。天花粉、吉更、白茯苓、訶子、石菖蒲、甘草各等分，右細末，用水調半匙在碗內，外以小竹七莖、黄荊七條，縛作一束，點火在碗內煎，臨臥服。

當歸養心湯：《痘疹新法》當歸身、麥門冬、升麻炒、人參、甘草炙、生地黄酒洗，右細剉，加燈心十二莖，水一盞，煎至七分，食後服。

［语释］

痘后喑：《痘疹心法》说致痘后失音，毒在肾。痘后失音有二种情况，一是咽痛不能言，为毒气结于咽喉，痰壅作痛而致，"天花散"主治。二是心热不能言，心中邪热未透，肾虚不能上接于阳，虽有声而不能言，治疗方剂为"四物汤"（补血）去川芎，加麦门、白茯苓。《赵氏经验》："痘靥后声哑，甘吉汤（咽喉）加牛蒡子、山豆根、菖蒲、诃子肉各三分，煎服，愈。"痘后声哑，用菖蒲七分，桔梗、牛蒡子、玄参、麦门、知母各五分，荆芥、杏仁各三分，诃子肉二分，水煎，入竹沥二三匙，服后病愈。生痘后，喉干声哑，用"清肺散"，方药组成为麦门、桔梗各二钱，麻黄一钱五分，知母、荆芥、天花粉各一钱，诃子、石菖蒲各八分，水煎液，入竹沥，服之病愈。《痘疹心法》云："女子种痘，经水忽行，暴喑不能言者，心主血，舌者，心之苗，血去则心虚，心虚则少阴脉不能上荣于舌，故猝不语也，先以当归养心汤，养血利心窍，待其能言，以十全大补汤（虚劳）调之。"

天花散：《宝鉴》治痘后失声。方药组成为天花粉、桔梗、白茯苓、诃子、石菖蒲、甘草各等分，又研成细末，用水调半匙在碗内，外用缚作一束小竹子七根、黄荆七条点火熬，临睡服。

当归养心汤：《痘疹新法》方药组成为当归身、麦门冬、升麻（炒）、人参、甘草（炙）、生地黄（酒洗），又切薄片，加灯心十二根，水一杯，煎至剩七分，饭后服。

［词解］

①瘖：（yīn）同"喑"。哑，不能说话。

【原文】

附孕婦痘瘡：孕婦發痘瘡，罩胎散，熱甚，參蘇飲（寒門），瘡稠密，内托散，倍芍藥、當歸，去桂皮，加香附、烏藥，胎動，安胎散。

罩胎散：（寶鑑）赤茯苓、白术、當歸、赤芍藥、柴胡、乾葛、人參、吉更、條芩、防風、陳皮、荊芥、枳殼、紫草、阿膠、白芷、川芎、縮砂、甘草各三分，入糯米百粒，柿蔕七箇，苧根七寸，瓜蒂一箇，以銀器用荷葉盖覆，水煎，空心服。無銀器以砂罐煎之，荷葉雖無不妨。

安胎散：（寶鑑）人參、陳皮、大腹皮、白术、當歸、川芎、白芍藥、便香附、縮砂、紫蘇葉、赤茯苓、甘草各三分，燈心七莖，糯米百粒。

［语释］

附孕妇痘疮：孕妇发痘疮，服"罩胎散"，若热甚，服"参苏饮"（解表散寒），若痘疮稠密，服"内托散"，处方芍药、当归剂量加倍，去掉桂皮，加香附、乌药，若胎动，服"安胎散"。

罩胎散：《宝鉴》方药组成为赤茯苓、白术、当归、赤芍药、柴胡、干葛、人参、桔梗、条芩、防风、陈皮、荆芥、枳壳、紫草、阿胶、白芷、川芎、缩砂、甘草各三分，入糯米百粒，柿蒂七个，苎根七寸长，瓜蒂一个，放入银器内，水煎煮，用荷叶覆盖，煎液空腹服。无银器用砂罐煎煮，没有荷叶也无妨。

安胎散：《宝鉴》方药组成为人参、陈皮、大腹皮、白术、当归、川芎、白芍药、便香附、缩砂、紫苏叶、赤茯苓、甘草各三分，灯心七根，糯米百粒。

【原文】

麻疹①

麻疹諸症：痘屬五臟，為陰，難出難靨；麻屬六腑，為陽，易出易靨，藥宜始終清涼。麻毒，原來只腸胃之熱蒸於肺，挾外感內傷並發，與痘症表似同，而里實異，初熱三日，出脹共三日，出而又沒，沒而又出，沒一周時許，重者，遍身绷脹，眼亦封閉，有赤白微黃不同，仍要紅活，最嫌黑陷，仍有夾斑、夾丹、夾瘡同出者，初起呵欠、寒熱、咳嗽、噴嚏、流涕、頭眩，升麻葛根湯（寒門），加紫蘇葉、蔥白，潮熱盛，加黃芩、黃連、地骨皮。譫語，辰砂六一散（暑門）。咳甚，涼膈散（火門）加桔梗、地骨皮。泄瀉，四苓散（寒門）。便血，犀角地黃湯（血門）。寒熱似瘧，小柴胡湯（寒門）。已出，煩躁作渴，解毒湯合白虎湯（並寒）。喘滿便祕，前胡枳殼湯（痘疹）。便祕，小承氣湯（寒門），防風通聖散（風門）。譫語尿秘，導赤散（六腑）。如狂，解毒湯。便血或尿血，犀角地黃湯合解毒湯。吐衄血，解毒湯，輕者，黃芩湯（大便），重者，涼膈散。泄瀉，解毒湯合四苓散。喘兼尿澀，柴胡湯（寒門）。盖治麻，氣虛，四君子湯（氣門），血虛，四物湯（血門），天寒傷冷，則溫中之藥一時之權也。始終以升麻葛根湯、消毒飲（痘疹），解毒湯隨症選用。

蔥白湯：（寶鑑）生蔥去青葉，取白根連鬚，不拘多少，水煎取汁服。

蘇葛湯：（寶鑑）紫蘇葉、乾葛、甘草各二錢，白芍藥一錢五分，陳皮、縮砂研各五分，薑三片，蔥白二莖。

葛根麥門冬散：（寶鑑）石膏一錢，乾葛、麥門冬各六分，人參、升麻、赤茯苓、赤芍藥、甘草各三分。

［语释］

麻疹

麻疹诸症：痘疹属五脏为病，为阴，难出难靥；麻疹属六腑为病，为阳，易出易靥，宜始终用清凉之药治疗。麻疹之毒，为肠胃之热蒸于肺，并挟外感内伤而发，与痘疹表症相似，而本质实异，症见初热三日，出胀共三日，出而又没，没而又出，消退一周左右，重者，遍身肿胀，眼亦封闭，疹有赤白微黄不同颜色，但是最好红活，最嫌黑陷，若夹有斑块、丹疹、疮疹同时出现，初起呵欠、寒热、咳嗽、喷嚏、流涕、头眩，治疗方剂为“升麻葛根汤”（解肌透疹）加紫苏叶、葱白。若潮热盛，加黄芩、黄连、地骨皮。若谵语，治疗方剂为“辰砂六一散”（清热解暑）。若咳嗽厉害，方用“凉膈散”（清热泻火）加桔梗、地骨皮。若泄泻，服“四苓散”（祛寒湿）。若便血，服“犀角地黄汤”（凉血）。症见寒热似疟，服“小柴胡汤”（伤寒为病）。若疹已出，烦躁作渴，服“解毒汤”合“白虎汤”（均清热解毒）。若喘满便秘，服“前胡枳壳汤”（痘疹）。若便秘，服“小承气汤”（泻热），“防风通圣散”（祛风通便）。若谵语尿闭，服“导赤散”（清心泻火）。若发狂，服“解毒汤”。若便血或尿血，服“犀角地黄汤”合“解毒汤”。若吐衄血，服“解毒汤”，轻者，服“黄芩汤”（通大便），重者，服“凉膈散”。若泄泻，服“解毒汤”合“四苓散”。若喘兼尿涩，服“柴胡汤”（伤寒）。治疗麻疹，患者若表现为气虚，服“四君子汤”（补气），若表现为血虚，服“四物汤”（补血），因天寒伤冷，则温中之药不可常用，为一时之宜。治疗麻疹要始终以“升麻葛根汤”、“消毒饮”（痘疹），“解毒汤”随症选用。

葱白汤：《宝鉴》生葱去青叶，取带须白根，不限多少，水煎取汁服。

苏葛汤：《宝鉴》方药组成为紫苏叶、干葛、甘草各二钱，白芍药一钱五分，陈皮、缩砂研各五分，生姜三片，葱白二根。

葛根麦门冬散：《宝鉴》方药组成为石膏一钱，干葛、麦门冬各六分，人参、升麻、赤茯苓、赤芍药、甘草各三分。

［词解］

①麻疹：是由麻疹病毒引起的急性呼吸道传染病。多发生在冬春季节，任何年龄的人都可发生，但是在婴幼儿多见。症状麻疹起病急，有发烧、流涕、喷嚏、咳嗽、声音嘶哑、眼结膜充血、畏光流泪、

眼睑浮肿等症状，有时也出现呕吐，腹泻等症状。

【原文】

养老（新增）

老因血衰：夫人，年少則兩腎間一點動氣①，鼓舞變化，大闔周身熏蒸三焦，消化水穀，外禦六淫，內當萬慮，晝夜無停，年老則氣血俱耗，平居，七竅反常，啼哭無淚，笑反有淚，鼻多濁涕，耳作蟬鳴，喫食口乾，寢則涎溢，溲尿自遺，便燥或瀉，晝則多睡，夜臥惺惺不眠，此老人之病也。

老人保養：老人雖有外感，切忌苦寒藥，及吐汗下，宜以五穀、五菜、五果、禽獸鱗介與平和之藥調治。如老人一向憊乏，則當加溫補調治饘粥②以為養。大牴老人之病，治法補養氣血為主可也。

[语释]

老因血衰：人，在年少时，两肾间一点动气鼓舞着人体的生长变化，大概熏蒸着周身三焦，消化着水谷饮食，外可抵御六淫侵袭，内可担当愁思忧虑，昼夜不停，而年老时，则气血俱耗，肾间动气平居，七窍出现功能反常，如啼哭无泪，笑反有泪，鼻多浊涕，耳作蝉鸣，吃食口干，寝则溢涎，溲尿自遗，便燥或泻，昼则多睡，夜卧惺惺不眠，这些都是老年人之病。

老人保养：老人虽有外感，切忌服用苦寒之药，及“吐、汗、下”法治疗，宜用五谷、五菜、五果、禽兽鳞介及平和之药调治。若老人平素疲惫，宜服稠粥温补调治。大抵老人之病，以补养气血为主。

[词解]

①兩腎間一點動氣：指两肾之间所藏的真气，是命门火的体现，是生命的根本，是人体阳气的根源。人体脏腑经脉之气以及三焦气化，均赖肾间动气的作用。明代孙一奎《医旨绪余·右肾水火辨》：“万物各一太极，人生先生两肾如豆子果实，发芽时分形两瓣，两肾间所生之根蒂，其中含一点真气，又名动气”。

②饘粥：稠粥。

【原文】

蘇荏粥：蘇子水沉去浮者，淨洗乾炒，真荏子①，右不拘多少等分，同搗爛和水濾汁，粳米末少許，同煑作粥，調薑汁清蜜食之，能治老人大便乾燥，或咳嗽氣虛，風祕②，血祕③，便甚艱澀。咳嗽喘急，加杏仁。

三仙粥：海松子去皮、桃仁泡去皮尖各一合，鬱李仁泡去皮一錢，右同搗爛和水濾取汁，入碎粳米少許，煑粥，空心服之，治老人忽然頭痛腹痛，惡心不食，正是風祕，臟腑壅滯，氣聚腦中，腹脹惡心不慾食，上至於巔，則頭痛神不清。

橘杏丸：治老人虛人氣祕風祕，服之則大便自無澀滯，兼能最治咳嗽。橘皮去白、杏仁去皮尖、萊菔子各等分，右末，蜜丸如梧子，米飲下七十丸，此治晝便難，若夜便難去杏仁用桃仁。

蓮蔥飲：治老人虛人大便祕澀。大蔥白連根三莖，連根五錢，新水一錢，煎之，蔥爛熟去蔥蓮，入阿膠珠二錢，攪令鎔化，空心服，忌和蜜服。

蓮子粥：主止渴止痢，益神安心，強智益氣，聰耳明目，補臟腑，養氣力，潤皮膚，肥五臟，補虛羸，治水氣，除百疾令人喜。蓮肉去心皮六兩，芡仁炒四兩，白茯苓水飛三兩，右末，和勻，每一兩，海松子細屑五錢，水一升，同和，入米泔心或碎米心煑成粥，和蜜少許，長服極佳。

［语释］

苏荏粥：方药组成为苏子（以水漂去浮者，洗净，晒干，炒）、白苏子，二药不限多少等分，一同捣烂，和水得滤汁，加粳米末少许，同煮作粥，加入适量姜汁、清蜜调服，能治老人大便干燥，或咳嗽气虚，风秘，血秘，便下艰涩。若咳嗽喘急，加杏仁。

三仙粥：方药组成为海松子（去皮）、桃仁（泡去皮尖）各一合，郁李仁（泡去皮）一钱，又一同捣烂，和水滤取汁，放入碎粳米少许，煮粥，空腹服，治老人忽然头痛腹痛，恶心不食，即风秘，为脏腑壅滞，腹胀恶心不欲食，气聚于脑，则头痛神不清。

橘杏丸：治老弱之人气秘、风秘，服后能使大便通畅无涩滞，兼治咳嗽。方药组成为橘皮（去白）、杏仁（去皮尖）、莱菔子各等分，又研成末，制成蜜丸，如梧子大小，每次米汤冲服七十丸，该药治白天便下艰难，若夜间便下艰难，去杏仁，用桃仁。

莲葱饮：治老弱之人大便秘涩。方药组成为大葱白（带根须）三根，连须根五钱，新汲水一钱，煎煮，以葱烂熟为度，去葱、莲，放入阿胶珠二钱，搅拌使之溶化，空腹服，忌和蜜服。

莲子粥：能止渴止痢、益神安心、强智益气、聪耳明目、补脏腑、养气力、润皮肤、肥五脏、补虚羸、治水气，除百疾令人喜。方药组成为莲肉（去心皮）六两，芡仁（炒）四两，白茯苓（水飞）三两，又研成末，和匀，每次一两，且加海松子细屑五钱，水一升，入米泔心或碎米心煮成粥，和蜜少许，长服效果极佳。

［词解］

①荏子：白苏子。

②風祕：病证名。是因风邪而出现大便秘结症状。患者多伴有眩晕、腹胀等兼症。可见於风热感冒，大肠燥结；或见於中风病人肠胃积热等。《证治要诀·大便秘》：“风秘之病，由风搏肺脏，传于大肠，故传化难，或其人素有风病者，亦多有秘。

③血祕：病证名。由血虚津枯或跌打瘀滞等所致大便秘结。《医碥·大便不通》：“凡老人、产妇血液干枯或病后血虚或发汗、利小便太过以致津涸便秘者。”

【原文】

杏桃粥：通經脉，潤血脉，令肥健，止咳嗽，聰耳目。杏仁泡去皮尖，水沉去毒，胡桃肉去皮，右不拘多少各等分，搗磨作屑，和水下篩取汁煑，入粳米粉少許作粥，調清蜜任食之。入夏後禁用。

蘇杏粥：主調中下氣，利大小便，潤心肺，消痰氣，益五臟，治上氣咳逆，咳嗽喘急，霍亂反胃，寧肺氣，行風氣，滑腸胃，通血脉，潤肌膚。蘇子水沉去浮者，淨洗炒，真荏子有熱則生用，有寒則炒用，杏仁泡去皮尖，水沉去毒，右各等分，以水細磨，下篩取汁煑，入米泔心成粥和蜜用。

榛子粥：主益氣力，實腸胃不食不飢，開胃健行，平脾胃，長肌肉，溫中止痢，壯氣除煩。榛子水沉去皮，不拘多少，用水磨濾取汁，煮沸以粳米作泔，量入成粥，和蜜服，長服極佳。

山楂粥：主消食積，化宿滯，行結氣，療痢疾，健胃開膈，消痰塊血塊，治魚肉滯。山楂肉去核細末一兩，桂皮細末一錢，長流水一升，同和煮沸，粳米粉量入作粥，和蜜服。

栗子粥：益氣，厚腸胃，治一切風頭風鏇，手戰筋惕肉瞤，惡心厭食，氣虛嘈雜，風痺，麻木不仁，偏枯。黄栗細末，不拘多少，和水煑，入碎米心或米泔心作粥，和蜜服。

［语释］

杏桃粥：能通经脉，润血脉，令壮健，止咳嗽，聪耳目。方药组成为杏仁（泡去皮尖，水泡去毒），胡桃肉（去皮），又不限多少各等分，捣碎，和水下筛取汁，煎煮，加入粳米粉少许作粥，调清蜜任意服。入夏后禁用该方。

苏杏粥：能调中下气，通利大小便，润心肺，消痰气，益五脏，治上气咳逆，咳嗽喘急，霍乱反胃，宁肺气，行风气，滑肠胃，通血脉，润肌肤。方药组成为苏子（水漂去浮者，洗净，炒），白苏子（有热则生用，有寒则炒用），杏仁（泡去皮尖，水泡去毒），又各等分，加水细磨，下筛取汁，煎煮，入米泔心成粥，和蜜用。

榛子粥：能益气增力，充实肠胃，即使不吃东西也不感觉饥饿，能开胃健行，平脾胃，长肌肉，温中止痢，壮气除烦。方药组成为榛子（水浸去皮），不拘多少，加水磨滤取汁，煮沸以粳米作泔，量入成粥，和蜜服，长服极佳。

山楂粥：主消食积，化宿滞，行结气，疗痢疾，健胃开膈，消痰块血块，治鱼肉滞。方药组成为山楂肉（去核，研成细末）一两，桂皮（研细末）一钱，长流水一升，同和煮沸，粳米粉量入作粥，和蜜服。

栗子粥：能益气，厚肠胃，治一切风邪所致头晕目旋，手战筋惕肉瞤，恶心厌食，气虚嘈杂，风痹，麻木不仁，肌肉偏枯。把黄栗研成细末，不限多少，和水煎煮，入碎米心或米泔心作粥，和蜜服。

【原文】

木果粥：強筋骨，治足膝無力、霍亂轉筋。木果[①]細末一兩和水煑，入粟米泔或粳米泔作粥，調薑汁清蜜用之。

紅柿粥：潤心肺、止消渴、療肺痿、清心熱、開胃氣、解酒熱、安胃熱、止口乾、治吐血、補元氣。紅柿不拘多少下篩取汁，和糯米泔煑成粥，任食之，和蜜尤好。或和粘米粉成泥作粳團餅，可以補中益氣。

百柿粥：溫補，厚腸胃、健脾胃、消宿食、去黴黑、除宿血、潤聲喉。乾柿不拘多少水浸，下篩取汁，和糯米泔煑成粥，任食之，和蜜用亦好。或和粘米粉作餅粳團，可以堅大便。或和水麥粉作云頭餅，可以實腸胃，益氣力。

梨菁飲：除客熱、止心煩、消風熱、治胷中熱結，又能下氣。生梨磨取汁二合，菁根[②]磨取汁一合同和，調清蜜少許用。

桂粟飲：解煩渴、止渴、止瀉、實大腸、止霍亂。粟米一升，水沉淨洗炒極熱，桂皮去麁皮五錢，並為細末，同和，每一合溫蜜水調下。

［语释］

木果粥：能强筋骨，治足膝无力、霍乱转筋。木果细末一两，加水煎煮，再入粟米泔或粳米泔作粥，调姜汁清蜜适量服用。

红柿粥：润心肺、止消渴、疗肺痿、清心热、开胃气、解酒热、安胃热、止口干、治吐血、补元气。红柿不限多少下筛取汁，加糯米泔煮成粥，任意服食，和蜜效果尤好。或和黏米粉，制成粳团饼，可以补中益气。

百柿粥：具温补之性，能厚肠胃、健脾胃、消宿食、去面黑、除宿血、润声喉。干柿不限多少水浸，下筛取汁，和糯米泔煮成粥，任意服食，若加蜜效果更好。或和粘米粉作粳饼团，可以实大便。或和水麦粉作云头饼，可以实肠胃，益气力。

梨菁饮：能除客热、止心烦、消风热、治胸中热结，又能下气。生梨磨取汁二合，芜菁根磨取汁一合，掺匀，调清蜜少许服。

桂粟饮：能解烦渴、止渴、止泻、实大腸、止霍乱。粟米一升，水浸泡洗净，炒极热，桂皮（去粗皮）五钱，均研为细末，二药调匀，温蜜水调服，每次一合。

［词解］

①木果：即木瓜。

②菁根：芜菁根。

【原文】

薏苡飲：治肺痿、肺氣吐膿血、咳嗽。又治風濕痺、筋脉攣急、乾濕脚氣，輕身，勝瘴氣，老人咳喘。薏苡粉二合，真荏子炒、蘇子炒各一合，右蘇子真荏子用水細磨，濾取汁煑，入薏苡粉成粥，和蜜用，或單薏苡作末，煑粥亦好，久服令人能食。

寧嗽糖：補虚乏、益氣力、潤五臟、消痰止咳，治肺氣喘嗽，肺痿咳嗽，鎮心神。百合二兩，天門冬一兩，桂皮、胡椒、橘皮各三錢，桔梗二錢，右細末，糯米一斗，造稀糖同和，再熬成軟糖，無時隨量食。

牛骨膏：補中益氣、強筋骨、健行步、益髓填精、氣力健壯、肌膚肥澤、益壽延年。嫩肥黄犍牛去其肉取其骨，用大鼎多灌水煎至一斗許，漉濾貯器待凝，去油只取精明者[①]，重湯[②]化為水，入鹽少許量，宜飲下。或和五味食之。

雪梨膏：治咽喉瘡痛、口瘡、膈熱，止嗽定喘、消炎開胃。生梨三箇，去皮切片、去核，胡桃二十一粒，碎硼砂一錢五分，生薑五錢，右水二升煎半，和蜜二合，煮數沸，頻頻小小飲下。

［语释］

薏苡饮：治肺痿、肺气所致吐脓血、咳嗽。又治风湿痹痛、筋脉挛急、干湿脚气，能轻身、能胜瘴气，及治老人咳喘。方药组成为薏苡粉二合，白苏子（炒）、苏子（炒）各一合，再加水细磨，滤取汁，煎煮，入薏苡粉熬成粥，和蜜服食，或单薏苡作末，煮粥服食，效果亦好，长期服食能使人饭量增加。

宁嗽糖：能补虚乏、益气力、润五脏、消痰止咳，治肺气喘嗽，肺痿咳嗽，能镇心安神。方药组成为百合二两，天门冬一两，桂皮、胡椒、橘皮各三钱，桔梗二钱，又研细末，糯米一斗，做稀糖同和匀，再熬成软糖，根据食量随时服用。

牛骨膏：能补中益气、强筋骨、健行步、益髓填精，使气力健壮、肌肤润泽、益寿延年。嫩肥黄犍牛去其肉取其骨，用大锅多灌水，煎至剩汤液一斗左右，过滤，贮器中待凝，去表面油脂层，只取胶冻，水浴加热将其化为水，入盐少许，酌量饮服。或加五味调拌服食。

雪梨膏：治咽喉疮痛、口疮、膈热，能止嗽定喘、消炎开胃。取生梨三个（去皮切片、去核），胡桃二十一粒，碎硼砂一钱五分，生姜五钱，又水二升，煎至剩半升，调蜜二合，煮数沸，频频少量饮服。

［词解］

①精明者：即骨胶冻。

②重湯：即水浴加热。

【原文】

梨硼膏：治天行咳嗽失音，咽痛，小兒咳喘。生梨一箇，蔕邊作小孔，去穰入硼砂五分，清蜜滿入，封其孔，先以濕紙裹之，次以黄土泥裹煨，待濃熟食之。

桂椒錠：補脾開胃、消滯溫中，治痰喘嗽、腦腹冷痛，又解酒毒。橘皮一兩五錢，天門冬一兩，桂皮五錢，乾薑、胡椒各二錢，丁香一錢，右細末，乾柿百箇去核，同和擣為泥，作錠用之。

五果茶：（俗方）治老人氣虛，外感咳嗽。胡桃十箇，銀杏十五箇，大棗七箇，生栗留外皮七箇，切生薑一塊，細切煎服。或加銀杏，或加胡桃九粒，和蜜或砂糖尤好。無外氣，只咳嗽，去生栗加黃栗。

［语释］

梨硼膏：治流行感冒所致咳嗽失音，咽痛，及小儿咳喘。取生梨一个，果蒂边作小孔，挖去穰，放入硼砂五分，用清蜜灌满，将孔封住，用湿纸裹住，再以黄土泥裹煨，待熟透，食梨。

桂椒锭：能补脾开胃、温中消滞，治痰喘咳嗽、脑腹冷痛，又能解酒毒。方药组成为橘皮一两五钱，天门冬一两，桂皮五钱，干姜、胡椒各二钱，丁香一钱，又研成细末，取去核的干柿百个，相和同同捣为泥，作锭剂服用。

五果茶：（民间方）治老人气虚外感导致的咳嗽。方药组成为胡桃十个，银杏十五个，大枣七个，生栗（留外皮）七个，生姜（细切）一块，煎服。或加银杏，或加胡桃九粒，和蜜或砂糖效果尤好。无外感气虚，只咳嗽，去生栗，加黄栗。

濟衆新編卷之八

藥性歌（元三百三首，增八十三首）

人參味甘，大補元氣，止渴生津，調榮養衛。肺中實熱，並陰虛火動、老嗽吐血，勿用。肺虛氣短，少氣虛喘、煩熱，去蘆用之。反藜蘆，忌鐵。

黃芪性溫，收汗固表，托瘡生肌，氣虛莫少。得防風其功愈大，用綿軟箭榦者，以蜜水浸炒用之。

白术甘溫，健脾強胃，止瀉除濕，兼歐痰痞。去蘆油。

茯苓味淡，滲濕利竅，白花痰涎，赤通水道。去皮。

甘草甘溫，調和諸藥，炙則溫中，生則瀉火。解百藥毒。反甘遂、海藻、大戟、芫花。梢，去溺，管澀痛。節，消癰疽焮腫。子，除身熱。身，生炙隨用。

當歸性溫，生血補心，扶虛益損，逐瘀生新。頭，止血上行。身，養血中守。尾，破血下流。全，活血不走。酒浸洗，體肥。痰盛，薑汁漬曬乾用。

川芎味溫，能止頭痛，養新生血，開鬱上行。服久服令人暴。

白芍酸寒，能收能補，瀉痢腹痛，虛寒勿用。下痢用炒，後重用生。

赤芍酸寒，能瀉能散，破血通經，產後勿犯。

生地微寒，能清濕熱、骨蒸煩勞，兼消瘀血。忌蘿菖、薑汁。炒不泥。膈痰。忌銅鐵。

熟地微溫，滋腎補血，益髓填精，烏鬚黑髮。酒浸蒸用。勿犯鐵器。忌蘿菖。

麥門甘寒，解渴去煩，補心清肺，虛熱自安。溫水浸去心，不令人心煩。忌鐵。

天門甘寒，肺痿肺癰，消炎止嗽，喘熱有功。溫水浸去心皮。忌鐵。

黃連味苦，瀉心除痞，清熱明目，厚腸止痢。去鬚生用，瀉心清熱；酒炒，厚腸胃；薑炒，止嘔吐。

黃芩苦寒，枯瀉肺火，子清大腸，濕熱皆可。去朽枯飄者，治上焦；條實者，治下焦。

黃栢苦寒，降火滋陰，骨蒸濕熱，下血堪任。去麄皮切片，蜜炒、酒炒、人乳炒、童便炒，或生用，隨病用之。忌鐵。

梔子性寒，解鬱除煩，吐衄胃痛，火降小便。清上焦鬱熱，用慢火炒黑；清三焦實火，生用。能清麯屈之火。

連翹苦寒，能消癰毒，氣聚血凝，濕熱堪逐。

石膏大寒，能瀉胃火，發渴頭痛，解肌立安。

滑石沉寒，滑能利竅，解渴除煩，濕熱可療。白色者佳，雜色者有毒。

知母味苦，熱渴能除，骨蒸有汗，痰咳皆舒。去皮毛，忌鐵器。生用瀉胃火，酒炒瀉腎火。

貝母微寒，止嗽化痰，肺癰肺痿，開鬱除煩。去心。

大黃苦寒，破血消瘀，快膈通腸，破除積聚。酒炒，上達巔頂；酒洗，中至胃脘；生用，下行。

芒硝苦寒，濕熱積聚，蠲痰潤燥，疎通便閉。即朴硝。用再煎鏈，傾入盆內，結成芒硝也。

柴胡味苦，能瀉肝火，寒熱往來，瘧疾均可。去蘆，忌銅鐵。

前胡微寒，寧嗽消痰，寒熱頭痛，痞悶能安。去蘆，毛軟者佳。

升麻性寒，清胃解毒，升提下陷，牙疼可逐。
桔梗味苦，療咽肿痛，載藥上升，開胸利壅。去蘆。
紫蘇味辛，風寒發表，梗下諸氣，消除脹滿。
麻黃味辛，解表出汗，身熱頭疼，風寒發散。止汗用根。
葛根味甘，傷寒發表，溫瘧往來，止渴解酒。
薄荷味辛，最清頭目，祛風化痰，骨蒸宜服。
防風甘溫，能除頭暈，骨節痺疼，諸風口噤。
荊芥味辛，能清頭目，表寒祛風，治瘡消瘀。
細辛辛溫，少陰頭痛，利竅通關，風濕皆用。
羌活微溫，祛風除濕，身疼頭疼，舒筋活骨。
獨活甘苦，頸項難舒，兩足濕痺，諸風能除。
白芷辛溫，陽明頭疼，風熱瘙痒，排膿通用。
藁本氣溫，除痛巔頂，寒濕可祛，風邪可屏。
香附味甘，快氣開鬱，止痛調經，更消宿食。搗去毛，忌鐵。
烏藥辛溫，心腹脹痛，小便滑數，順氣通用。
枳實味苦，消食除痞，破積化痰，冲墻倒壁。水浸切片，麸炒。
枳殼微溫，快氣寬腸，胸中氣結，脹滿堪當。水浸軟，去穰麸炒。氣血弱者，勿與枳殼，以其損氣也。
白蔻辛溫，能祛瘴翳，益氣調元，止嘔和胃。
青皮苦寒，能攻氣滯，削堅平肝，安脾下食。少用熱水浸透去穰曬乾。
陳皮甘溫，順氣寬膈，留白和脾，去白消痰。溫水略洗，不可久泡，滋味盡去。
蒼朮甘溫，健脾燥食，發汗寬中，更祛瘴疫。米泔水浸二宿，刮去黑皮。
厚朴苦溫，消脹泄滿，痰氣瀉痢，其功不緩。去麤皮，薑汁浸炒，亦有生用者。
南星性熱，能治風痰，破傷身強，風搐皆安。薑湯泡透切片，薑汁浸炒一兩研末，臘月黑牯牛膽，將末入，攪勻，懸風處吹乾，名“牛膽南星”。
半夏味辛，健脾燥濕，痰厥頭疼，嗽嘔堪入。生薑湯泡透切片，再用薑汁浸炒用。如治風痰，用皂角、白礬、生薑煎湯泡透，炒乾用。
藿香辛溫，能止嘔吐，發散風寒，霍亂為主。
檳榔辛溫，破氣殺蟲，逐水祛痰，專除後重。
腹皮微溫，能下膈氣，安胃健脾，浮肿消去。此有鴆糞毒，用黑豆水洗淨曬。
香薷味辛，傷署便澀，霍亂水肿，除煩解熱。
扁豆微涼，轉筋吐瀉，下氣和中，酒毒能化。
猪苓味淡，利水通淋，消肿除濕，多服損腎。去砂石，忌鐵。
澤瀉苦寒，消肿止渴，除濕通淋，陰汗自遏。
木通性寒，小腸熱閉，利竅通經，最能導滯。去皮。
車前氣寒，尿澀眼赤，小便能通，大便能實。
地骨皮寒，解肌退熱，有汗骨蒸，強陰涼血。忌鐵。
木瓜味酸，濕肿脚氣，霍亂轉筋，足膝無力。忌鐵。
葳靈苦溫，腰膝冷痛，積痰痃癖，風濕通用。

牧丹苦寒，破血通經，血分有熱，無汗骨蒸。忌鐵。
玄參苦寒，清無根火，消肿骨蒸，補腎亦可。肉堅黑者佳，忌銅鐵。
沙參味苦，消肿排膿，補甘益肺，退熱除風。
丹參味苦，破積調經，生新去惡，祛除帶崩。
苦參味苦，癰肿瘡疥，下血腸風，眉脫赤癩。
龍膽苦寒，療眼赤疼，下焦濕肿，肝經煩熱。忌鐵。
五加皮寒，去痛風痺，健步堅筋，益精止瀝。
防己氣寒，風濕脚痛，熱積膀胱，消癰散肿。去皮酒浸洗。
地榆沉寒，血熱堪用，血痢帶崩，金瘡止痛。胃弱者少用。
茯神補心，善鎮驚悸，恍惚健忘，兼除怒恚。去皮。
遠志氣溫，能敺驚悸，安神鎮心，令人多記。甘草湯漬一宿，搥去骨，曬乾用。
酸棗味酸，歛韓祛煩，多眠用水，不眠用炒。去殼。
菖蒲性溫，開心通竅，祛痺除風，出聲至妙。忌鐵。
栢子味甘，補心益氣，歛汗扶虛，更除驚悸，
益智辛溫，安神益氣，遺溺遺精，嘔逆皆治。去殼。
甘松味香，善除惡氣，浴體香肌，心腹痛已。
小茴性溫，能除疝氣，腹痛腰疼，調中煖胃。鹽湯洗炒。
大茴味辛，疝氣脚氣，肿痛膀胱，止嘔開胃。
乾薑味辛，表解風寒，炮苦逐冷，虛熱尤甚。
附子辛熱，行走不守，四肢厥逆，囬陽功有。厥冷囬陽，用生；引諸藥行經，用麪裹火煨，去皮臍切四片，用童便浸透炒乾。
川烏大熱，搜風入骨，濕痺寒疼，破積之用。
木香微溫，散滯和胃，諸風能調，行肝瀉肺。
沉香降氣，煖胃逐邪，通天徹地，衛氣堪誇。
丁香辛熱，能除寒嘔，心腹疼痛，溫胃可曉。氣血勝者勿與丁香，以其益氣。
砂仁性溫，養胃進食，止痛安肽，通經破滯。
蓮肉味甘，健脾理胃，止瀉澀精，清心養氣。
肉桂辛熱，善通血脉，腹痛虛寒，溫補可得。
桂枝小梗，横行手臂，止汗舒筋，治手足痺。
吳茱辛熱，能調疝氣，臍腹寒疾，酸水通治。
延胡氣溫，心腹卒痛，通經活血，跌撲血崩。
薏苡味甘，專除濕痺，筋脉拘攣，肺癰肺痿。去殼淨。
肉蔻辛溫，脾胃虛冷，瀉痢不休，功可立等。麪裹煨熟，切碎紙包，搥去油。忌銅。
草蔻辛溫，治寒犯胃，作痛嘔吐，不食能治。
訶子味苦，澀腸止痢，痰嗽喘急，降火歛肺。
草果味辛，消食除脹，截瘧逐痰，解瘟辟瘴。
常山苦寒，截瘧吐痰，解傷寒熱，水脹能寬。酒浸切片。
良薑性熱，下氣溫中，轉筋霍亂，酒食能攻。
山楂味甘，磨消肉食，療疝催瘡，消膨健胃。少用溫水潤透，去子取肉。

神麯味甘，開胃消食，破結逐痰，調中下氣。炒用。
麥芽甘溫，能消宿食，心腹膨脹，行血散滯。用大麥生芽炒用。
蘇子味辛，驅痰降氣，止咳定喘，更潤心肺。炒用。
白芥子辛，轉化脅痰，瘧蒸痞塊，服之能安。炒用。
甘遂苦寒，破癥消痰，麵浮蠱脹，利水能安。反甘草。
大戟甘苦寒，消水利便，腫脹症堅，其功瞑眩。反甘草、海藻。
芫花寒苦，能消脹蠱，利水瀉濕，止咳痰吐。反甘草。
商陸辛甘，赤白各異，赤者消腫，白利水氣。
海藻鹹寒，消癭散癧，除脹破癥，利水通闕。反甘草。
牽牛苦寒，利水消腫，蠱脹痃癖，散滯除壅。姙婦忌服。黑者，屬水效速；白者，屬金效遲，研爛取頭末。
葶藶苦辛，利水消腫，痰欬癥瘕，治喘肺癰。
三稜味苦，利血消癖，氣滯作疼，虛者當忌。醋浸透炒。
莪术溫苦，善破痃癖，止痛消瘀，通經最宜。醋浸炒。
五靈味甘，血痢腹痛，止血用炒，行血用生。
乾漆辛溫，通經破瘕，追積殺蟲，效入奔馬。炒用。
蒲黃味甘，逐瘀止崩，補血須炒，破血宜生。
蘇木甘鹹，能行積血，産後月經，兼醫撲跌。
桃仁甘寒，能潤大腸，通經破瘀，血瘕堪當。水泡去皮尖。
紅花辛溫，最消瘀熱，多則通經，少則養血。
薑黃味辛，消癰破血，心腹結痛，下氣最捷。大者為薑黃。
鬱金味苦，破血生肌，血淋溺血，鬱結能舒。小者為鬱金。
金銀花甘，療癰無對，未成則散，已成則潰。忌鐵。
漏蘆性寒，祛惡瘡毒，補血排膿，生肌長肉。
蒺藜味苦，療瘡瘙痒，白癜頭瘡，翳除目朗。
白芨味苦，功專收斂，腫毒瘡瘍，外科最善。
蛇床辛苦，下氣溫中，惡瘡疥癩，逐瘀祛風。
天麻味辛，能驅頭眩，小兒驚癇，拘攣癱瘓。
白附辛溫，治麵百病，血痺風瘡，中風諸證。
全蝎味辛，却風痰毒，口眼喎斜，風癇發搐。
蟬蛻甘平，消風定驚，殺疳除熱，退翳侵睛。
殭蠶味鹹，諸風驚癇，濕痰喉痺，瘡毒瘢痕。
木鼈甘溫，能追瘡毒，乳癰腰疼，消腫最速。去殼。
蜂房鹹苦，驚癇瘈瘲，牙疼腫毒，瘰癧腸癰。
花蛇溫毒，癱瘓喎斜，大風癩疥，諸毒彌佳。
槐花味苦，痔漏腸風，大腸熱痢，更殺蚘蟲。
鼠黏子辛，能消瘡毒，瘾疹風熱，咽疼可逐。
茵陳味苦，退膽除黃，瀉濕利水，清熱為涼。
蔓荊味苦，頭痛能醫，拘攣濕痺，淚眼堪除。

兜鈴苦寒，能熏痔漏，定喘消炎，肺熱久嗽。
百合味甘，安心定膽，止嗽消浮，癰疽可啖。
秦艽微寒，除濕榮筋，肢節風痛，下血骨蒸。
紫菀苦辛，痰喘欬逆，肺痿吐膿，寒熱並濟。酒洗。
金沸草寒，消炎止嗽，明目袪風，逐水尤妙。
桑皮甘辛，止嗽定喘，瀉肺火邪，其功不淺。紅皮忌鐵。
杏仁溫苦，風痰喘嗽，大腸氣閉，便難切要。水泡去皮尖，雙仁有毒，勿用。
烏梅酸溫，收斂肺氣，止渴生津，能安瀉痢。
天花粉寒，止咳祛煩，排膿消毒，善除熱痰。即瓜蔞根。
密蒙花甘，主能明目，虛翳青盲，服之效速。
菊花味甘，除熱袪風，頭眩眼赤，收淚殊功。家園黃菊花甘甜者佳，酒漬曬。
木賊味甘，益肝退翳，能止月經，更消積聚。
決明子甘，能除肝熱，目痛收淚，仍止鼻血。
犀角酸寒，化毒辟邪，解熱止血，消肿毒蛇。忌鹽。
羚羊角寒，明目清肝，却驚解毒，神智能安。忌鹽。
龜甲味甘，滋陰補腎，逐瘀續筋，更醫顱顋。
鼈甲酸平，老嗽骨蒸，散瘀消肿，去痞除崩。肉，冷甘，主熱氣濕痺，婦人帶下，益氣補不足，然不可久食。
海螵蛸鹹，下血除癥，通經水肿，目翳心疼。
火麻味甘，下乳催生，潤腸通結，小水能行。
山豆根苦，療咽肿痛，敷蛇蟲傷，可救急用。俗名“金鎖匙”，取根口嚼汁。
益母草甘，女科為主，產後肽前，生新去瘀。忌鐵。
紫草苦寒，能通九竅，利水消膨，痘疹最要。
地膚子寒，去膀胱熱，皮膚瘙痒，除熱甚捷。
楝根性寒，能追諸蟲，疼痛一止，積聚立通。
樗根味苦，瀉痢帶崩，腸風痔漏，燥濕澀精。
澤蘭甘苦，癰肿能消，打撲損傷，肢體虛浮。
牙皂味辛，通關利竅，敷肿痛消，吐風痰妙。
瓜蔕苦寒，善能吐痰，消身浮肿，並治黃疸。
巴豆熱辛，除胃寒積，破癥消痰，大能通利。去皮心膜，或生、或熟聽用。
斑猫有毒，破血通經，諸瘡瘰癧，水道能行。
胡黃連苦，治老骨蒸，小兒疳痢，盜汗虛驚。
使君甘溫，消疳清濁，瀉痢諸蟲，總能除却。煨去殼取肉。
赤石脂溫，保固腸胃，潰瘍生肌，澀止瀉痢。
青黛酸寒，能平肝木，驚癇疳痢，兼除熱毒。
阿膠甘溫，止欬膿血，吐衄肽崩，虛羸可啜。蛤粉炒成珠用。
白礬味酸，善解諸毒，治證多能，難以盡述。
玄明粉辛，善除宿垢，化積消痰，諸熱可療。用朴硝一斤，蘿蔔一斤同煑，蘿蔔熟為度，綿紙濾過此盆內，露一宿收之，宜冬月制。

通草味甘，善治膀胱，消癰散肿，能通乳房。
枸杞甘溫，填精固髓，明目祛風，陰興陽起。酒洗。忌鐵。
黃精味甘，能安臟腑，五勞七傷，此藥大補。洗淨，九蒸九曬用之。鈎吻略同，切勿誤用。
何首烏甘，填精種子，黑髮悅顏，長生不死。九蒸九曬用之。忌銅鐵。
五味酸溫，生精止渴，久嗽虛勞，金水枯竭。此酸味歛踈肺氣，不宜多，多則閉其邪，恐成虛熱。
山茱性溫，澀精益髓，腎虛耳鳴，腰膝痛止。名“石棗”，酒浸蒸熟，取肉去核，核反能瀉精。
石斛味甘，却驚定志，壯骨補虛，善祛冷痺。去根，酒洗。
破故紙溫，腰膝酸痛，興陽固精，鹽酒炒用。即“補骨脂”。
藷蕷甘溫，理脾止瀉，益腎補中，諸虛何怕。即“乾山藥”。
蓯蓉味甘，峻補精血，若驟用之，反動便滑。酒洗，去浮甲，忌鐵。
菟絲甘平，夢遺滑精，腰疼膝冷，填精強筋。水洗淨，用酒同入砂罐內煑爛，擣成餅曬，入丸藥用。
杜冲辛甘，益腎固精，腰膝酸疼，小便淋瀝。去皮，酒和薑汁炒去絲，忌鐵。
牛膝味苦，除濕痺痿，補精強足，破瘀下胎。酒洗。
巴戟辛甘，大補虛損，精滑夢遺，強筋固本。酒浸，搥去骨，曬乾用。
龍骨味甘，夢遺精泄，崩帶腸癰，驚癇風熱。火煆。
胡巴溫煖，補腎臟虛，膀胱諸疝，脹痛皆除。
鹿茸甘溫，益氣滋陰，泄精溺血，崩帶堪任。
牡蠣微寒，澀精止汗，崩帶脅痛，老痰祛散。火煆，左顧者佳。肉，即石花，食之有益，令人細肌膚、美顏色。
楝子味苦，膀胱疝氣，中濕傷寒，利水之劑。
虎骨味辛，轉治脚膝，定痛追風，能壯筋骨。
萆薢甘溫，風寒濕痺，腰背冷疼，填精益氣。
寄生甘苦，腰痛頑麻，續筋壯骨，風濕尤佳。忌銅鐵。
續斷味辛，接骨續筋，跌撲折傷，且固遺精。酒浸洗用。
麝香辛煖，善通關竅，伐鬼安驚，解毒甚妙。
乳香辛苦，療諸惡瘡，生肌止痛，心腹尤良。
沒藥溫平，治瘡止痛，跌打損傷，破血通用。
阿魏性溫，除癥破結，却鬼殺蟲，傳尸可滅。
水銀性寒，治疥殺蟲，斷絕胎孕，催生立通。
靈砂性溫，能通血脉，殺鬼辟邪，安魂定魄。
砒霜有毒，風痰可吐，截瘧除哮，能消沉痼。
雄黃甘辛，辟邪解毒，更治蛇虺，喉風瘜肉。
珍珠氣寒，鎮驚除癇，開聾磨翳，止渴墜痰。
牛黃味苦，大治風痰，安魂定魄，驚癇靈丹。
琥珀味甘，安魂定魄，破瘀消症，利水通澀。
血竭味鹹，跌撲傷損，惡毒瘡癰，破血有準。

硫黄性熱，掃除疥瘡，壯陽逐冷，寒邪敢當。
龍腦味辛，目痛喉痺，狂燥妄語，真為良劑。
蘆薈氣寒，殺蟲消疳，癲癇驚搐，服之立安。
硇砂有毒，潰癰爛肉，除翳生肌，破癥消毒。
硼砂味辛，療喉肿痛，膈上熱痰，噙化立中。
朱砂味甘，鎮心養神，敺邪殺鬼，安魂定魄。
竹茹止嘔，能除寒痰，胃熱欬噦，不寐安歇。即竹上青皮刮下用。
竹葉味甘，退熱安眠，化痰定喘，止渴消煩。用淡竹。
竹瀝味甘，除虚痰火，汗熱渴煩，效如開鎖。
燈草味甘，通利小水，癃閉成淋，濕肿為最。
艾葉溫平，敺邪逐鬼，漏血安胎，心疼即愈。陳久愈佳。
川椒辛熱，敺邪逐冷，明目殺蟲，溫而不猛。
胡椒味辛，心腹冷痛，下氣溫中，跌撲堪用。
石蜜甘平，入藥煉熟，益氣補中，潤燥解毒。
葱白辛溫，發表出汗，傷寒頭疼，肿痛皆散。
韭味辛溫，祛除胃熱，汁清血瘀，子醫夢泄。
大蒜辛溫，化肉消穀，解毒散癰，多用傷目。
食鹽味鹹，能吐中痰，心腹卒痛，過多損顔。
茶茗味苦，熱渴能濟，上清頭目，下消食氣。早彩為茶，晚彩為茗。
酒通血脉，消愁遣興，少飲壯神，過則損命。
醋消肿毒，積瘕可去，産後金瘡，血暈皆治。
淡豆豉寒，能除懊憹，傷寒頭疼，兼理瘴氣。
紫河車甘，療諸虚損，勞瘵骨蒸，培植根本。
人乳味甘，補陰益陽，悦顔明目，羸瘦仙方。
童便氣涼，撲損瘀血，虚勞骨蒸，熱嗽尤捷。
生薑性溫，通暢神明，痰嗽嘔吐，開胃極靈。
五倍苦酸，療齒疳䘌，痔癬瘡膿，兼除濕熱。
瞿麥辛寒，專除淋病，且能墮胎，通經立應。
蓽澄茄辛，除脹化食，消痰止噦，能止鬼氣。係嫩胡椒青時摘取者，是也。
蛇蜕辟惡，能除翳膜，腸痔蠱毒，驚癇搐搦。
瓜蔞仁寒，寧嗽化痰，傷寒結胷，解渴止煩。去殼用仁，重紙包磚壓滲之，只一度去油。
射乾味苦，逐瘀通經，喉痺口臭，癰毒堪憑。
鶴蝨味苦，殺蟲追毒，心腹卒痛，蛔蟲堪逐。
豨薟味甘，追風除濕，聰耳明目，烏鬚黑髮。蜜酒浸九曬為丸服。
覆盆子甘，腎損精竭，黑鬚明眸，補虚續絕。去蒂。
郁李仁酸，破血潤燥，消肿利便，關格通道。碎殼取仁，湯泡去皮研。
伏龍肝溫，治疫安胎，吐血欬逆，心煩妙哉。取年深色變褐者佳。
穿山甲毒，痔癬惡瘡，吹嬭肿痛，鬼魅潛藏。用甲剉碎，土炒成珠。
蚯蚓氣寒，傷寒瘟病，大熱狂言，投之立應。

磁石味鹹，磚殺鐵毒，若誤呑針，繫線即出。
青礞石寒，硝煅金色，墜痰消食，神妙莫測。用焰硝同入鍋內，火煅如金色者佳。
花蕊石寒，善止諸血，金瘡血流，產後血泄。火煅研。
代赭石寒，下胎崩帶，兒疳瀉痢，驚癇鬼怪。
蓖麻子辛，吸出滯物，塗頂肚收，塗足胎出。去殼取仁。
雄雞味甘，動風助火，補虛溫中，血漏亦可。有風人，並患骨蒸者，俱不宜食。
羊肉味甘，轉補虛羸，開胃補腎，不致陽痿。
猪肉味甘，量食補虛，動風痰物，多食虛肥。
牛肉屬土，補脾胃弱，乳養虛羸，善滋血涸。
螃蟹味鹹，散血解結，益氣養筋，除胸煩熱。
雞內金寒，溺遺精泄，噤痢漏崩，更除煩熱。
萹蓄味苦，疥瘙疽痔，小兒蛔蟲，女人陰蝕。
熊膽味苦，熱蒸黃疸，惡瘡蟲痔，五疳驚癇。
蘇合香甘，誅惡殺鬼，蠱毒癇痓，夢魘能起。
安息香辛，辟邪毆惡，逐鬼消蠱，鬼胎能落。黑黃色燒香，鬼懼神散。
檀香味辛，升胃進食，霍亂腹痛，中惡鬼氣。
膃肭臍熱，補益元陽，毆邪辟鬼，痃癖勞傷。酒浸，微火炙令香。
鹿角膠溫，吐衄虛羸，跌撲傷損，崩帶安胎。
仙茅味辛，腰足攣痺，虛損勞傷，陽道興起。㕮咀制，米泔十斤，乳石不及一斤，仙茅忌鐵。
夜明砂糞，能下死胎，小兒無辜，瘰癧堪裁。
華撥味辛，溫中下氣，痃癖陰疝，霍亂瀉痢。
鯉魚味甘，消水肿滿，下氣安胎，其功不緩。
鯽魚味甘，和中補虛，理胃進食，腸澼瀉痢。
犬肉性溫，益氣壯陽，炙食作渴，陰虛禁嘗。不可與蒜同食，頓損人。
芡實味甘，能益精氣，腰膝酸疼，皆主溫痺。去殼取仁。
藕味甘寒，解酒清熱，消煩逐瘀，止吐衄血。
龍眼味甘，歸脾益智，健忘怔忡，聰明廣記。
茅根味甘，通關逐瘀，止吐衄血，客熱可去。
柿子氣寒，能潤心肺，止渴化痰，澀腸禁痢。
石榴皮酸，能禁精漏，止痢澀腸，染鬚尤妙。忌鐵。
陳倉穀米，調和脾胃，解渴除煩，能止瀉痢。愈陳愈佳。
萊菔子辛，喘欬下氣，倒壁冲墻，脹滿消去。即蘿葍子也。
芥菜味辛，除邪通鼻，能利九竅，多食通氣。
砂糖味甘，潤肺和中，多食損齒，濕熱生蟲。
飴糖味甘，和脾潤肺，止渴消痰，中滿休食。
麻油性冷，善解諸毒，百病能除，功難悉述。
白菓甘苦，喘嗽白濁，點茶壓酒，不可多嚼。
胡桃肉甘，補腎黑髮，多食生痰，動氣之物。
梨味甘酸，解酒除渴，止嗽消炎，善祛煩熱。無多食，令寒中作泄。產婦金瘡屬血虛，切忌。

榧實味甘，主療五痔，蠱毒三蟲，不可多食。
菉豆氣寒，能解百毒，止渴除煩，諸熱可除。
大棗味甘，調和百藥，益氣養脾，中滿休嚼。
鰻鱺魚甘，勞瘵殺蟲，痔漏瘡疹，崩疾有功。
鱔魚味甘，益智補中，能祛狐臭，善散濕風。血塗口眼喎斜，左患塗右，右患塗左。
蟾蜍清涼，殺疳蝕癖，瘟疫能碎，瘡毒可祛。
蛤蜊肉冷，能止消渴，酒毒堪除，開胃頓豁。
田螺性冷，例大小便，消肿除濕，醒酒立現。
桑椹子甘，解金石燥，清除熱渴，染鬚髮皓。
胡麻仁甘，疔肿惡瘡，熟補虛損，筋壯力強。一名鉅勝，黑者佳。
兔肉味甘辛，補中益氣，止渴健脾，孕婦無食。春夏忌食。
白鵝肉甘，大補臟腑，最發瘡毒，痼疾勿與。
鴨肉散寒，補虛勞怯，消水肿脹，退驚癇熱。
雀卵氣溫，善扶陽痿，可致堅強，常能固閉。
烏賊魚平，益氣通經，益精有子，骨主漏崩。
魴魚味甘，調和脾胃，和芥食之，能助肺氣。痢人不可食。
蠡魚甘寒，浮肿五痔，瘡者當忌，膽主喉痺。
鮫魚性平，補益五臟，皮主吐血，魚毒最良。
鱖魚甘平，下血腸風，補勞益脾，去腹內蟲。即錦鱗魚也，膽主魚鯁在喉不下。
石魚甘平，益胃消食，腹脹暴痢，淋用頭石。
鯔魚甘平，開胃健脾，通利五臟，百藥無忌。
鱸魚甘平，補益五臟，益筋補骨，和胃調腸。
鮎魚甘溫，浮肿利水，稍益胃氣，無腮殺人。赤目赤鬚殺人，不可與牛肝野雞猪同食。
比目魚甘，補虛開胃，食之甚益，多反動氣。
魚共魚益人，大毒在尾，要治其毒，煑飲獺皮。
河豘甘溫，補虛去濕，脚氣痔疾，肝卵尤毒。與水芹同煑則無毒。
大口魚肉，味鹹性平，食之補氣，腸脂尤良。
八梢甘平，善治肉滯，卵主補陽，養血成胎。能治眩氣。
小八梢魚，性平味甘，養血益氣，只供食品。
鰱魚性平，味亦甘美，卵如真珠，色紅尤佳。
白魚性平，開胃下食，去水助脾，補肝明目。漢江生者尤好，冬月鑿冰取之。
銀條魚平，同薑作羹，食之甚美，健胃寬中。疑今銀口魚也。
凡諸魚鮓，性平味甘，雖云無毒，不益脾胃。
凡諸魚膾，溫而甘味，喉中氣結，心下酸水。和薑芥醋食之。
石決明肉，味鹹性涼，啖之明目，殼消翳障。
蟹則鹹寒，胷熱消食，亦治胃氣，霜前有毒。獨螯獨目四目六足皆有毒，不可食。
蟶則甘溫，心胷煩熱，產後虛損，亦能補虛。
淡菜甘溫，補虛益陽，消食久痢，大益婦人。治崩漏帶下，癥瘕，產後血結冷痛。
海參鹹平，清潤津液，能補脾腎，婦人尤益。性滑，患泄痢者勿食。

瓦壟肉溫，補中益陽，心腹冷氣，消食健胃。殼燒紅醋淬，醋丸服，治痰積症癖。又燒存性，小兒走馬疳付之有效。
蝦則甘平，主治五痔，久食動風，小兒尤忌。烏鬚及煑色白者，不可食。
海菜鹹寒，能下熱煩，癭瘤結氣，通利水道。
海帶味鹹，疝氣下水，癭瘤結氣，能軟堅硬。
甘苔鹹寒，主痔殺蟲，霍亂吐瀉，除心煩熱。
鹿角菜寒，大下熱氣，小兒骨蒸，能解麪毒。疑今青角。
大豆甘平，補臟益中，調中煖胃，久服身重。
赤豆酸平，水腫脹滿，消渴利溲，排癰膿血。
粟米鹹寒，益氣養腎，去胃中熱，能利小便。
糯米甘寒，補中益氣，能止霍亂，令人多熱。壅諸經絡，四肢不收，發風動氣，不必多食久食。
青粱微寒，胃痺熱中，消渴利溲，能止泄痢。
黃粱甘平，益氣和中，霍亂吐利，能除煩渴。功勝于青白粱也。
黍米甘溫，益氣補中，不可久食，令人多煩。
稷米甘冷，益氣補虛，壓丹石毒，多食發冷。
小麥微寒，主除煩熱，止渴利溲，能養肝氣。
大麥鹹溫，益氣調中，止泄補虛，久食肥健。
蕎麥甘寒，實腸益氣，雖動諸病，能鍊五臟。久食動風。
秫蜀甘溫，溫中澀腸，能止霍亂，黏者同黍。功效同黍也。
荏子辛溫，下氣止嗽，止渴潤肺，補精填髓。
醬性冷利，除熱止煩，殺魚菜毒，又殺火毒。
豆腐甘平，益氣和脾，清熱散血，多食膨脹。漿水治毒。
雀肉性煖，壯陽益氣，益精興陽，能煖腰膝。
雉肉微寒，補中益氣，止泄除瘻，三冬宜食。自五月至八月不宜，食之發五痔瘡疥。
鶉肉甘平，補臟益氣，能消熱結，小兒疳痢。
猯肉甘平，水脹垂死，食之肥健，久痢大效。
柑子大寒，腸胃熱毒，止渴利溲，能解酒毒。
柚子味甘，去胃惡氣，能解酒毒，橘之大者。
蒲萄甘平，濕痺治淋，益氣強志，乾則發痘。
蘡薁味酸，止渴益氣，亦堪作酒，籐通小便。
栗子鹹溫，益氣厚腸，補腎耐飢，略煨尤良。
櫻桃甘熱，調中益脾，能悅顏色，止水穀痢。
荔枝甘平，通神益智，止渴好顏，核治疝氣。
李實味甘，骨節勞熱，亦能益氣，不可多食。
獼猴桃寒，止渴解煩，熱壅反胃，能下石淋。
海松子溫，主骨節風，風痺頭眩，潤膚補虛。
榛子甘平，益氣寬腸，開胃健行，令人不飢。
芋子辛平，寬腸充肌，補益破血，葉主止瀉。

蔓菁甘溫，通利五臟，消食下氣，益氣治膽。
萊菔甘溫，消食止渴，痰癖利關，肺痿勞嗽。
菘菜甘涼，胷熱利腸，消食下氣，解酒止渴。多食發冷病，惟生薑可解。
竹笋甘寒，利水消渴，除煩益氣，多食發冷。
西瓜甘寒，煩渴暑毒，寬中下氣，血痢利洩。
甜瓜甘寒，止渴除煩，通利三焦，能利小便。
冬瓜甘寒，消渴積熱，利大小腸，壓丹石毒。
胡瓜甘寒，不可多食，能動寒熱，又發瘧疾。
南瓜甘溫，補中益氣，羊肉同食，令人氣壅。多食發脚氣、黃疸，同猪肉煮食甚良。
絲瓜性冷，一切惡瘡，小兒痘疹，乳疽丁瘡。
萵苣苦冷，通利五臟，胷膈壅氣，多食患冷。
茄子甘寒，傳尸勞氣，五臟虛勞，多食動氣。
水芹甘平，養神益精，肥健止煩，利大小腸。
蕨菜甘寒，利水暴熱，不可久食，消陽脚弱。
苜蓿性涼，脾胃邪氣，熱毒黃疸，利大小腸。
忍冬甘寒，外感寒熱，身肿熱痢，癰疽熱渴。即金銀花，籐無毒。忌鐵。
甘藷甘平，強腎健脾，補虛益氣，代食不飢。海中之人不食五穀食此多壽。
海桐皮苦，腰脚麻痺，瀉痢疳癬，善除風氣。
黃梅微溫，產後寒熱，消痰下氣，腹痛瘀血。
烟草辛熱，逐瘴治痰，寒毒風濕，殺蟲亦堪。純陽，善行善散，用於陰滯神效。若陽盛氣越而多燥多火，及氣虛多汗者，不宜。或多吸醉倒，冷水一口，解之即醒。若煩悶者，用白糖解之。